Second Edition



# Pacific OBSTETRICS

PACIFIC BOOKS

Obstetrics

# 머리말

이 책의 집필을 맡게 되면서 학생 때의 기억들이 떠오릅니다. 산부인과라는 학문은 제 기억으로는 만만하지는 않은 과목 중의 하나였습니다. 일단 용어도 생소하고 내용 자체도 여러 학문이 융합되어 이루어져 있기 때문에 쉽지는 않았었던 것 같습니다. 그리고 무엇보다도 실습을 하지 않으면 거의 이해할 수 없는 것이 바로 산부인과라고 생각합니다. 학생 시절 때, 산부인과 내용을 이해하기 힘들었던 저로서는 좋은 참고서가 나오기만을 손꼽아서 기다렸고 산부인과의 여러 참고서들을 보았었지만 저를 만족시켜 주지는 못하였고 저는 산부인과가 어렵고 나가가기 힘든 학문이라는 생각을 가진 채 의과대학을 졸업하였습니다.

왜 학생들이 산부인과라는 학문에 친근히 다가갈 수 없는지에 대해 이후 많이 고민했습니다. 학생 때는 산부인과라는 학문이 어렵기 때문이라고 생각했습니다. 하지만 제가 전공의 시절을 겪으면서 느낀 것은 산부인과라는 학문을 알기 쉽게 알려주는 길잡이가 없기 때문이라는 것을 알게 되었습니다. 실제로 제가 지난 몇 년간 전공의 시절에 학생들을 가르치면서 느낀 것은 학생들이 궁금해 하고 잘 모르는 부분은 제가 학생 때 몰랐던 부분과 거의 동일하였고 이를 하나하나 설명해 주니 대부분의 학생들이 쉽게 이해하였던 기억이 납니다. 직접 산부인과라는 임상에 부딪히면서 몸소 체험한 지식을 통하여 학생들에게 쉽게 설명해 주면서 큰 보람을 느꼈습니다.

저는 지난 1년간의 거의 모든 시간을 이 참고서 집필에 쏟았습니다. 어떻게 하면 학생들이 더욱 쉽게 이해할 수 있고 더욱 관심을 가질 수 있는지에 대해 많이 연구하고 고민하였습니다. 이 책이 여러분의 산부인과 공부에 작은 도움이나마 될 수 있기를 바랍니다.

마지막으로, 이 참고서를 집필하면서 물심양면으로 도와주신 퍼시픽북스의 이웅현 사장님과 직원 여러분께 감사드립니다. 그 분들의 도움이 없었다면 이런 참고서를 집필할 생각조차 하지 못했을 것입니다.

학생 여러분, 부디 항상 건승하시길 빌겠습니다.

2011년 4월

산부인과 전문의 박영수

# Obstetrics

# 차 례
# CONTENTS

# 1

# 서 론

# Overview

## 1.1 Vital statistics

### 1. 임신과 출생에 관련된 용어

#### 1) Perinatal period

(1) 태아 출생 전후의 시기를 지칭하는 용어로 태아의 출생부터 출생 후 28일까지의 시기를 의미한다.

(2) 임신 20주 이후에 태어나거나 출생 체중이 500g 이상인 태아에서만 정의할 수 있다.

#### 2) Birth

(1) 태아가 모체로부터 완전히 만출되는 것(complete expulsion)을 의미한다.

(2) 역시 임신 20주 이후에 태어나거나 출생 체중이 500g 이상인 태아에서만 정의할 수 있다. 이 조건을 만족하지 않는 경우 유산(abortus)이라 명명한다.

#### 3) Birth weight

분만 직후의 신생아 무게

#### 4) Birth rate

(1) 인구 천 명당 생존 출생아 숫자의 비율을 말한다.

(2) Number of live birth / 1,000 population

#### 5) Fertility rate

(1) 15세에서 44세의 여성 인구 천 명당 생존 출생아 숫자의 비율을 말한다.

(2) Number of live birth / 15～44세 여성 1,000명

## 2. 사망에 관련된 용어

### 1) Live birth

자발호흡 혹은 생체징후(heart beat, respiration, spontaneous movement of voluntary muscle)가 있는 신생아의 출생을 말한다.

### 2) Stillbirth(fetal death)

생체징후가 없는 태아의 출생을 말한다.

### 3) Neonatal death

(1) Early neonatal death : 신생아가 생후 7일 동안에 사망한 것을 말한다.

(2) Late neonatal death : 신생아가 생후 8일~28일에 사망한 것을 말한다.

### 4) Stillbirth rate(fetal death rate)

(1) 천 명의 출생아에 대하여 사산아 숫자의 비율을 말한다.

(2) Number of stillborn neonate / 1,000 birth(livebirth+stillbirth)

### 5) Neonatal mortality rate

(1) 천 명의 신생아에 대하여 생후 28일 동안 사망한 아이 숫자의 비율을 말한다.

(2) Number of neonatal death / 1,000 live births

### 6) Perinatal mortality rate

(1) 천 명의 출생아에 대하여 사산과 신생아 사망을 합한 숫자의 비율을 말한다.

(2) Number of stillbirth+neonatal deaths / 1,000 total birth

### 7) Infant death

신생아가 출생 12개월 이내에 사망한 경우를 말한다.

### 8) Infant mortality rate

(1) 천 명의 신생아 중에 대하여 영아 사망 숫자의 비율을 말한다.

(2) Number of infant death / 1,000 live birth

## 3. 체중에 관련된 용어

### 1) Low birthweight(LBW)

출생 체중이 2500g 미만인 경우를 말한다.

### 2) Very low birthweight(VLBW)

출생 체중이 1500g 미만인 경우를 말한다.

### 3) Extremly low birthweight(ELBW)

출생 체중이 1,000g 미만인 경우를 말한다.

## 4. 재태 연령에 관련된 용어

### 1) Term neonate

재태 연령 37주 1일~42주 0일에 태어난 신생아(260~294일)

### 2) Preterm neonate

재태 연령 37주 1일 이전에 태어난 신생아(259일까지)

### 3) Postterm neonate

재태 연령 42주 0일 이후에 태어난 신생아(295일부터)

## 5. 임신의 중단에 관련된 용어

### 1) Abortus

20주 이내에 태어나거나 혹은 재태 연령이 500g 이하로 만출된 embryo 혹은 fetus를 말한다.

### 2) Induced termination of pregnancy

살아 있는 태아를 제거하기 위해 인위적으로 분만을 유도하는 것을 말한다.

## 6. 모성 사망과 관련된 용어

### 1) Direct maternal death

(1) 임신, 진통, 산욕기의 합병증으로 인한 모성 사망을 말한다.

(2) 진통 도중에 uterine rupture가 발생하여 산모가 사망하는 경우가 대표적이다.

### 2) Indirect maternal death

(1) 기존 질환 혹은 임신, 진통, 산욕기 도중에 생긴 질환이 임신으로 악화되어 산모가 사망하는 경우를 말한다.

(2) 산모의 mitral stenosis로 인해 분만 중에 사망하는 경우가 대표적이다.

### 3) Nonmaternal death

(1) 임신과 연관되지 않은 사고, 우연한 원인으로 산모가 사망하는 경우이다.

(2) 자동차 사고나 악성 종양으로 인해 산모가 사망하는 경우가 대표적이다.

### 4) Maternal mortality ratio

(1) 십만 명의 신생아에 대하여 임신이나 분만과 같은 생식 과정이 원인이 되어 산모가 사망한 숫자의 비율을 말한다.

(2) reproductive process로 인한 모성사망수 / 100,000 live births

### 5) Pregnancy - associated death

임신 중 혹은 임신 종결 이후 1년 이내에 발생하는 산모의 사망을 말한다.

### 6) Pregnancy - related death

Pregnancy - associated death 중에서 그 원인이 임신과 관련되어 있는 경우를 의미한다.

# 1.2 Measures of obstetrical care

## 1. Perinatal mortality

인구 천 명당 사산과 신생아 사망을 합한 숫자의 비율을 의미한다.

## 2. Infant deaths

영아 사망 3대 원인 : congenital malformation, preterm birth & low birthweight, sudden infant death syndrome

## 3. Maternal mortality

표 1-1 Criteria for estimating age during the fetal period

| Cause of Death | Unite States 1991 = 1999[c] (n = 4200) Percent | Pooled Data for Developed Countries after 1990[d] (n = 2047) Percent |
|---|---|---|
| Embolism | 19.6 | 20.5 |
| Hemorrhage | 17.2 | 18.5 |
| Gestational hypertension | 15.7 | 22.2 |
| Infection | 12.6 | 2.8 |
| Other pregnancy - related | 34.1 | 29.4 |
| Cardiomyopathy | 8.3 | |
| Stroke | 5.0 | |
| Anesthesia | 1.6 | |
| Others[e] | 19.2 | |
| Unknown | 0.7 | 6.6 |

[a] Data from Centers for Dosease Cpntrol and Prevention reported by Chang and colleagues(2003).
[b] Data from the World Health Organization reported by khan and associates(2006).
[c] Includes abortion and ectopic pregnancy.
[d] Excludes abortion and ectopic pregnancy.
[e] Includes cardiovascular, pulmonary, neurological, and other medical conditions.

### 1) 임신 초기의 모성 사망 원인

자궁외 임신, 유산, 낙태

### 2) 임신 후기의 모성 사망 원인

고혈압성 질환, 색전증, 출혈, 감염

## 4. Severe maternal morbidity

모성 사망을 유발할 수 있는 심각한 질환이나 상태를 의미한다.

**표 1-2** Severe obstetrical Morbidities Identified[a] During Delivery Hospitalizations - United States, 1991～2003

| Category | Percent of Morbidities[b] | Category | Percent of Morbidities[b] |
|---|---|---|---|
| Transfusions | 48 | Septicemia | 4.2 |
| Eclampsia | 14 | Renal failure | 2.5 |
| Hysterectomy | 12 | Stroke | 2.5 |
| Cardiac events | 7.6 | Invasive monitoring | 1.8 |
| Respiratory failure | 6.7 | Hemorrhagic shock | 1.5 |
| Anesthesia complications | 4.6 | Pulmonary embolism | 0.8 |
| Mechanical Ventilation | 4.2 | | |

a Identified by International Classification of Diseases, Ninth Revision, Clinical Modification (ICD - 9 - CM) codes.

b Percent exceeds 100 because some patients had multiple diagnoses.

# Chapter 1. 서 론

## 1.1 Vital statistics

### ❑ 임신과 출생에 관련된 용어

1) Perinatal period
태아 출생 전후의 시기. 태아의 출생 후부터 28일까지의 시기를 의미

2) Birth
(1) 태아가 모체로부터 완전히 만출되는 것(complete expulsion)
(2) 임신 20주 이후에 태어나거나 출생 체중이 500g 이상인 태아에서만 정의

3) Birth rate
Number of live birth / 1,000 population

### ❑ 사망에 관련된 용어

1) Neonatal death
(1) Early neonatal death : 신생아가 생후 7일 동안에 사망한 것
(2) Late neonatal death : 신생아가 생후 8일~28일에 사망한 것

2) Perinatal mortality rate
Number of stillbirth+neonatal deaths / 1,000 total birth

### ❑ 체중에 관련된 용어*

1) Low birthweight(LBW)
출생 체중이 2500g 미만

2) Very low birthweight(VLBW)
출생 체중이 1500g 미만

3) Extremly low birthweight(ELBW)
출생 체중이 1,000g 미만

### ❑ 재태 연령에 관련된 용어*

1) Term neonate
37주 1일~42주 0일에 태어난 신생아(260~294일)

2) Preterm neonate
37주 1일 이전에 태어난 신생아(259일까지)

3) Postterm neonate
42주 0일 이후에 태어난 신생아(295일부터)

### ❑ 임신의 중단에 관련된 용어

1) Abortus
2) 20주 이내에 태어나거나 혹은 재태 연령이 500g 이하로 만출된 embryo 혹은 fetus

## 1.2 Measures of obstetrical care

### ❑ Infant deaths

영아 사망 3대 원인★ : congenital malformation, preterm birth & low birthweight, sudden infant death syndrome

### ❑ Maternal mortality★

1) 임신 초기의 모성 사망 원인

자궁외 임신, 유산, 낙태

2) 임신 후기의 모성 사망 원인

고혈압성 질환, 색전증, 출혈, 감염

# 2

# 모체와 태아의 해부학과 생리학

Maternal and fetal anatomy and physiology

## 2.1 Maternal anatomy

### 1. Anterior abdominal wall

#### 1) Skin

앞복벽 피부의 dermal fiber는 가로 방향(transverse orientation)으로 배열되어 있다. 따라서, 피부를 절개할 때 미용 효과를 위해서 low transverse(Pfannenstiel) incision을 흔히 사용한다.

#### 2) Subcutaneous layer

(1) 표층 : Camper fascia

(2) 심층 : Scarpa fascia

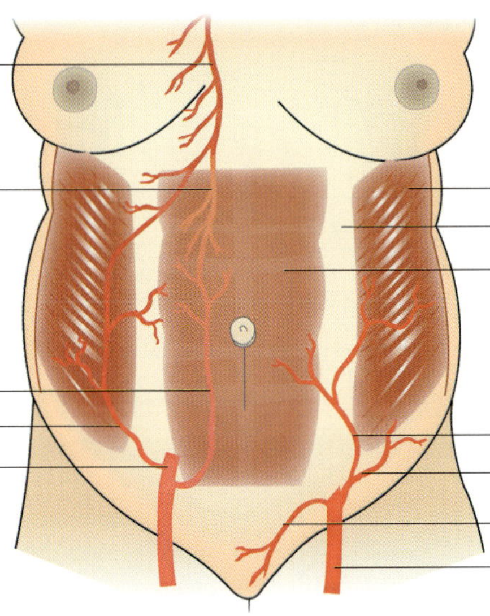


그림 2-1 Muscles and blood vessels of the anterior abdominal wall.

### 3) Rectus sheath

External oblique, internal oblique, transverse abdominis muscle의 aponeurosis가 midline에서 융합하여 형성된다.

### 4) Blood supply

(1) Femoral artery branch
- ① Superficial epigastric artery
- ② Superficial circumflex artery
- ③ External pudendal artery

(2) External iliac artery branch
- ① Inferior deep epigastric vessel
- ② Deep circumflex iliac vessel

### 5) Innervation

(1) Intercostal nerve($T_{7\sim11}$)

(2) Subcostal nerve($T_{12}$)

(3) Iliohypogastric and ilioinguinal nerve($L_1$)

## 2. External generative organs

### 1) Vulva

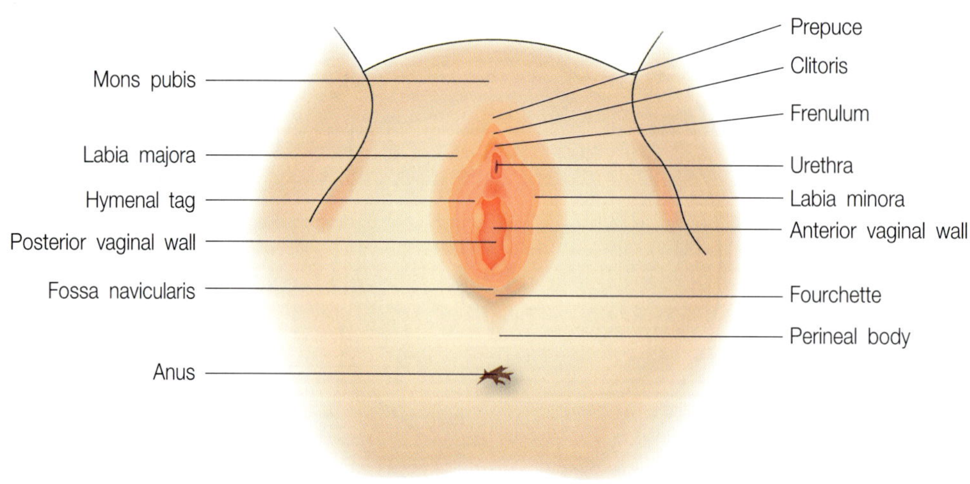


그림 2-2 External female reproductive organs

(1) Mons pubis

치골 결합을 덮는 지방 조직

(2) Labia majora

① 남성에서의 scrotum과 상동 기관

② 대음순의 바깥쪽 표면은 치모(hair)로 덮여 있지만 안쪽 표면에는 없다.

(3) Labia minora

① 남성에서의 penis의 ventral shaft와 상동 기관이다.

② Hair follicle은 없지만 많은 sebaceous follicle은 존재한다.

(4) Clitoris

① Glans, corpus, crura로 구성되어 있으며 성적인 흥분을 담당하는 기관이다.

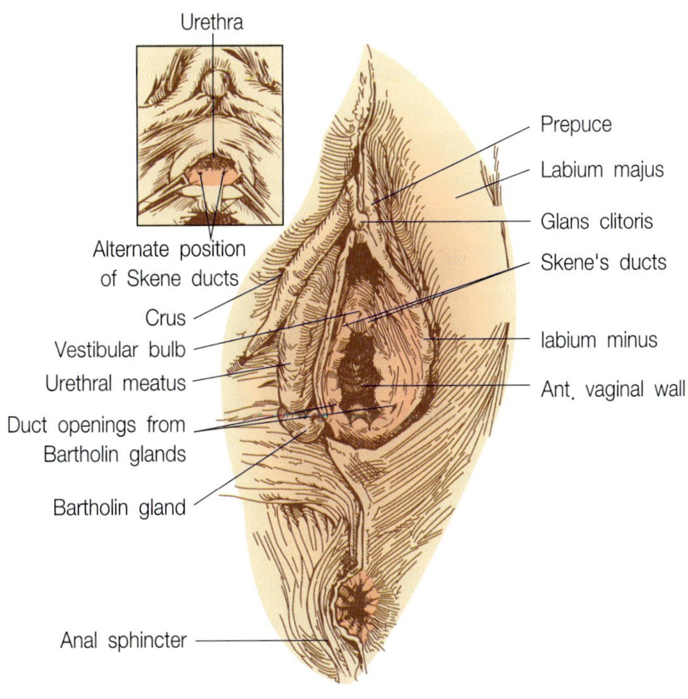


그림 2-3 External female reproductive organs.

(5) Vestibule

① 정의

소음순에 의해 둘러싸여 있는 아몬드 모양의 공간을 지칭하는 용어이다.

② 특징

- 총 6개의 구멍이 존재
- Urethra, vagina, 2 Bartholin gland ducts, 2 Skene gland duct

③ Vestibular gland

- Bartholin gland : hymenal ring의 5, 7시 방향으로 점액을 분비한다.
- Skene gland : largest paraurethral gland라고도 불리고 요관 입구 근처로 점액을 분비한다.

④ Vestibular bulb

남성에서의 corpus spongiosum과 상동기관으로 정맥 집합체로 구성되어 있다.

⑤ Vaginal opening and hymen

- 질입구는 처녀막 또는 처녀막 잔류물(remnant)에 의해 둘러싸여 있다.
- 처녀막은 듬성듬성 구멍이 뚫려있는 탄력 결합 조직으로 구성된 얇은 막이다.

## 2) Vagina

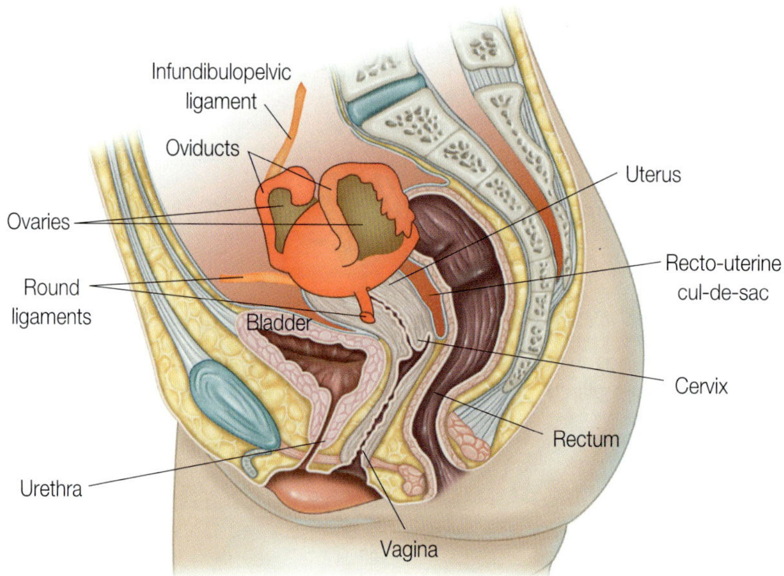


그림 2-4 Sagittal section of the pelvis.

(1) 해부학적 위치

① Vulva와 uterus를 연결하는 구조물이다.

② 앞뒤로 방광과 직장이 존재한다.

(2) 기원

① Upper portion : mullerian duct에서 기원

② Lower portion : urogenital sinus에서 기원

(3) 조직학적 특징

① 질 표면은 nonkeratinized stratified squamous epithelium으로 구성되어 있다.

② 질에는 샘이 존재하지 않지만 질 모세혈관에서 분비되는 transudate가 윤활제 역할을 수행한다.



## 3) Perineum

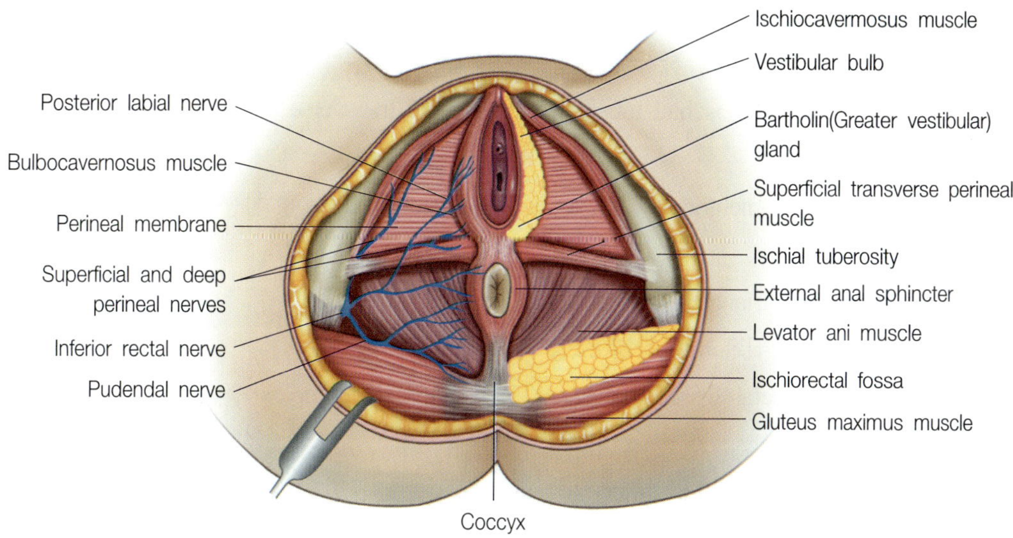


그림 2-5 Perineal anatomy.

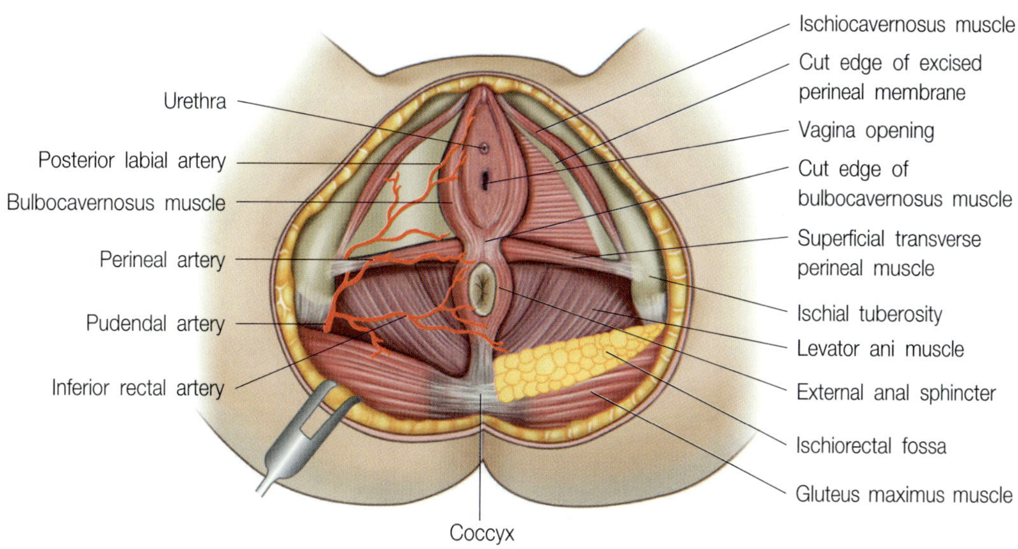


그림 2-6 Perineal anatomy.

(1) 해부학적 위치

① 회음부는 양쪽 넓적다리(thigh) 사이에 존재하는 다이아몬드 모양의 영역을 의미한다.

② 앞쪽으로는 치골 결합, 뒤쪽으로는 꼬리뼈, 앞쪽 바깥쪽으로는 골반뼈의 ischiopubic rami와 ischial tuberosity, 뒤쪽 바깥쪽으로는 sacrotuberous ligament가 경계를 형성하고 있다.

(2) 구성

① Anterior triangle

- 회음부 앞쪽의 삼각형 모양 영역을 지칭하는 용어
- Pubic rami, ischial tuberosity, superficial transverse perineal muscle이 경계를 형성한다.
- Perineal membrane에 의해 표층(superficial space)과 심층(deep space)으로 구분된다.

② Posterior triangle

- 회음부 뒤쪽의 삼각형 모양 영역을 지칭하는 용어
- Ischiorectal fossa, anal canal, anal sphincter complex 등을 포함한다.

(3) Vascular supply and innervation

주로 internal pudendal artery와 pudendal nerve가 담당한다.

## 4) Anus

(1) Anal sphincter

① External, internal sphincter의 두 가지가 있다.

② 질식 분만 중에 흔히 손상되어 incontinence의 원인이 되기도 한다.

(2) Anal cushion

① Anal canal 안에 존재하는 혈관 완충 조직을 말한다.

② 임신 중에는 혈관의 engorgement로 인해 부풀면서 치질(hemorrhoid)을 유발하는 경우가 많다.

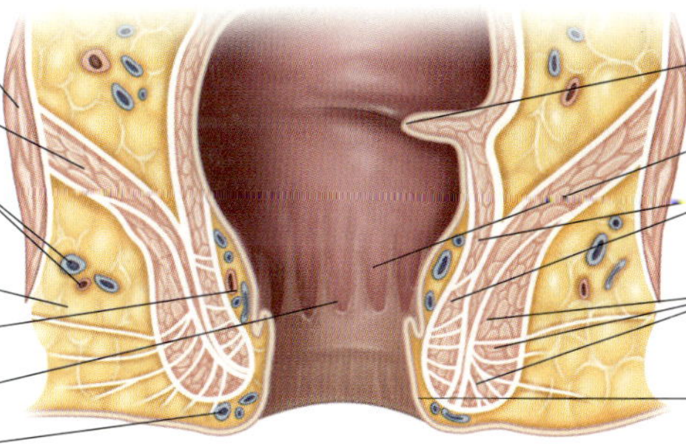


그림 2-7 Anatomy of the anorecum, drawn of show relations of the internal anal sphincter, the external anal sphincter, and the levator ani muscles.

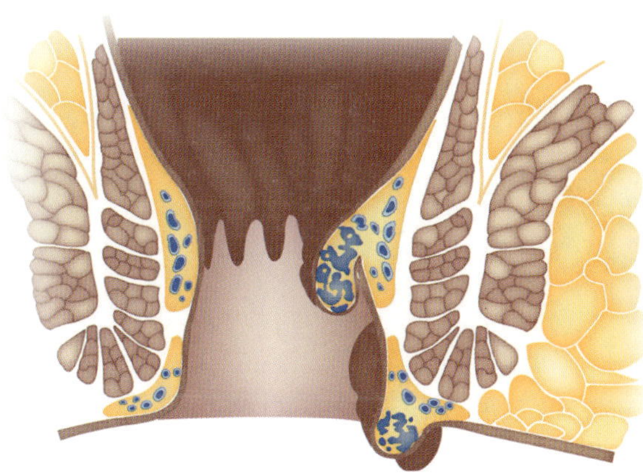

그림 2-8 Veins within the anal cushions engorge to form hemorrhoids.

## 3. Internal generative organs

### 1) Uterus

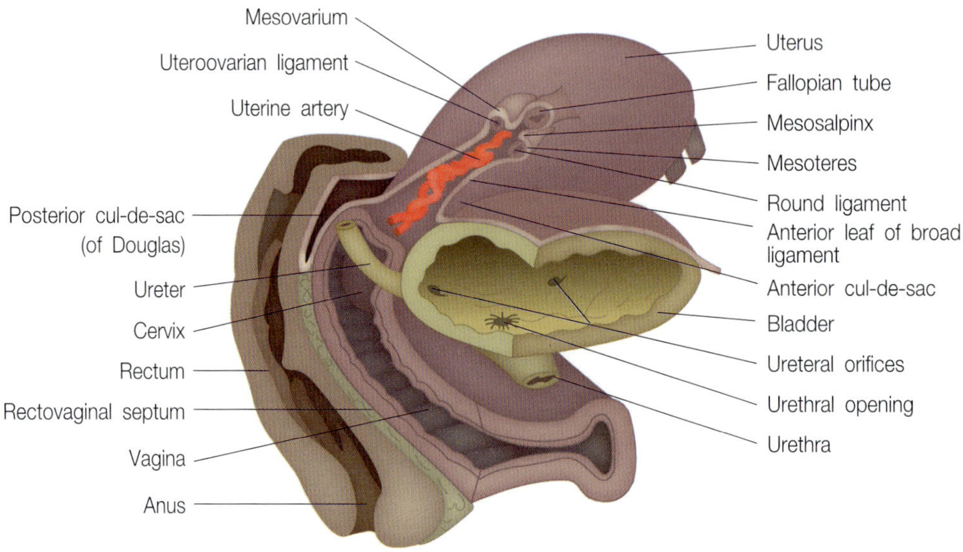


그림 2-9 Vertical section through the uterine end of the right broad ligament.

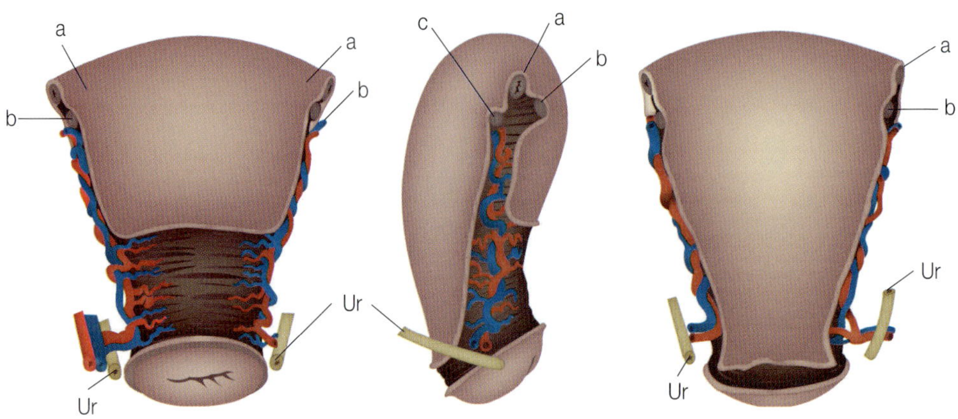


그림 2-10 Anterior (A), right lateral (B), and posterior (C) views of the uterus of an adult woman. (a=oviduct; b=round ligament; c=ovarian ligament; Ur=ureter.)

(1) 개괄

① 구성

- 자궁은 uterine body와 cervix로 구성된다.
- Isthmus란 internal cervical os와 endometrial cavity 사이의 부위를 말하며 임신시에는 lower uterine segment라고도 부른다.

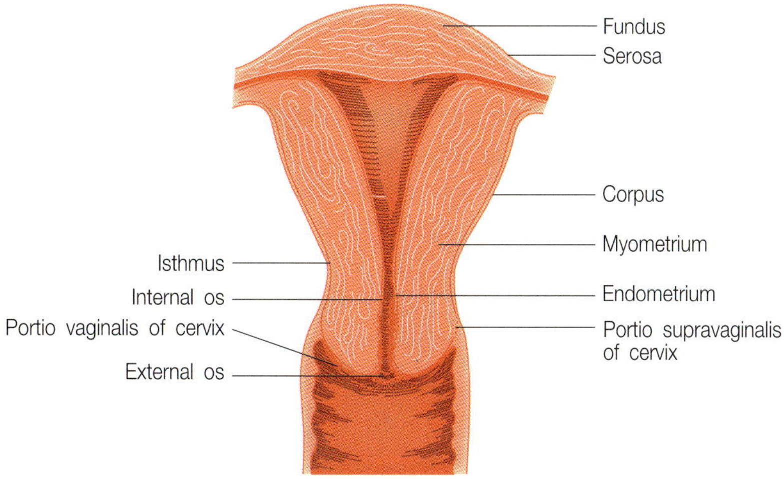


그림 2-11 Uterine and cervical anatomy.

② 크기

- Prepubertal uterus : 2.5～3.5cm
- Adult nulliparous women : 6～8cm
- Multiparous women : 9～10cm

③ Pregnancy - induced uterine change

- 자궁 무게 : 임신 전에는 70g이던 것이 만삭에는 1,100g에 달한다.
- 만삭 자궁의 부피 : 5L

(2) Cervix

① 자궁 경부는 자궁과 질을 연결시켜 주는 구조물로 양쪽 끝에 작은 구멍이 뚫려 있으며 이를 internal, external os라고 명명한다.

② External cervical os는 출산 전에는 작고, 타원형 모양을 가지지만 출산 후에는 옆으로 길쭉한 모양으로 바뀌게 된다.

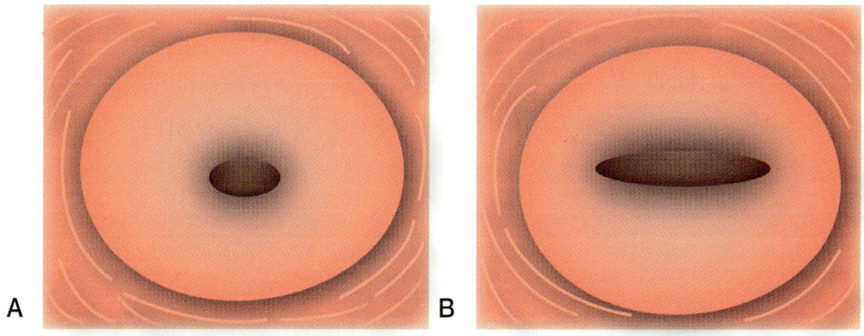


그림 2-12 Differences in cervical os apperance due to labor and delivery.
A, Nulliparous cervix. B, Parous cervix.

### (3) Uterine body

① Endometrium

- Uterine cavity를 덮고 있는 mucosal layer를 말한다.
- 자궁 내막은 표면 상피 세포, 샘, 수많은 혈관 등으로 구성되어 있다.

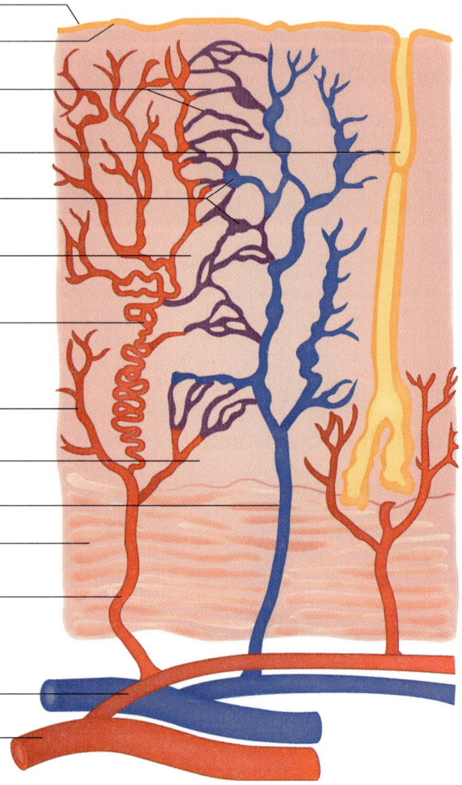


그림 2-13 Vascular supply to the endometrium.

② Myometrium

- 자궁의 대부분을 구성하는 평활근 조직이다.
- 출산 후에 태반 부착 부위에서의 출혈을 방지하기 위해서는 자궁 근섬유들이 수축하여 자궁 혈관을 압박하는 과정이 가장 중요하다.

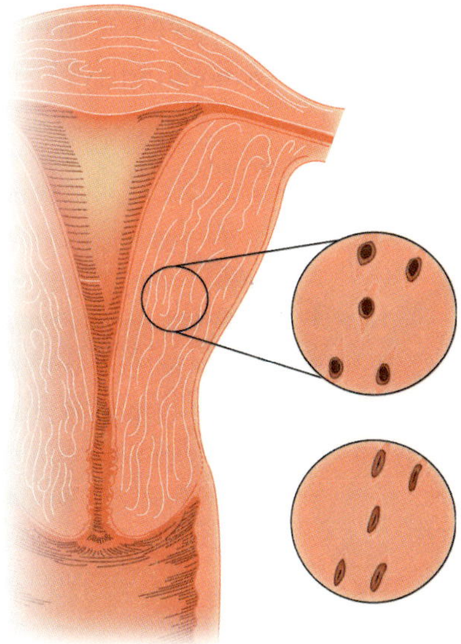

그림 2-14 The smooth muscle fibers compress traversing blood vessels when contracted.

③ Ligaments

- Round ligament
- 난관의 전하방부에서 기원하여 broad ligament를 따라서 inguinal canal 아래쪽으로 통과하여 대음순의 위쪽 부위에서 끝난다.
- 남성에서의 고환 길잡이(gobernaculum testis)와 상동 기관이다.
- Broad ligament
  - 자궁의 lateral margin에서 pelvic sidewall까지 뻗쳐 있는 두 개의 날개와 같이 생긴 구조물
  - Pelvic cavity를 anterior, posterior compartment로 나눈다.
  - 아래쪽 부분은 결합 조직으로 pelvic floor와 연결되어 있는데 이중 가장 두꺼운 부분을 cardinal ligament라고 부른다.
- Uterosacral ligament
- 자궁 경부의 뒷가쪽(posterolateral side)에서 천골(sacrum)을 덮고 있는 근막(fascia)으로 연결된다.
- Douglas pouch의 가쪽 경계(lateral boundary)를 형성한다.

④ Blood vessels

- 난소 동맥(ovarian artery)은 대동맥에서 직접 기시하여 infundibulopelvic ligament를 통해 광인대(broad ligament)를 통과한 후에 자궁 동맥과 anastomosis를 형성한다.

- 골반은 광범위한 collateral circulation을 갖고 있으며, internal iliac artery는 aorta, external iliac artery, femoral artery와 anastomosis를 형성하고 있다.

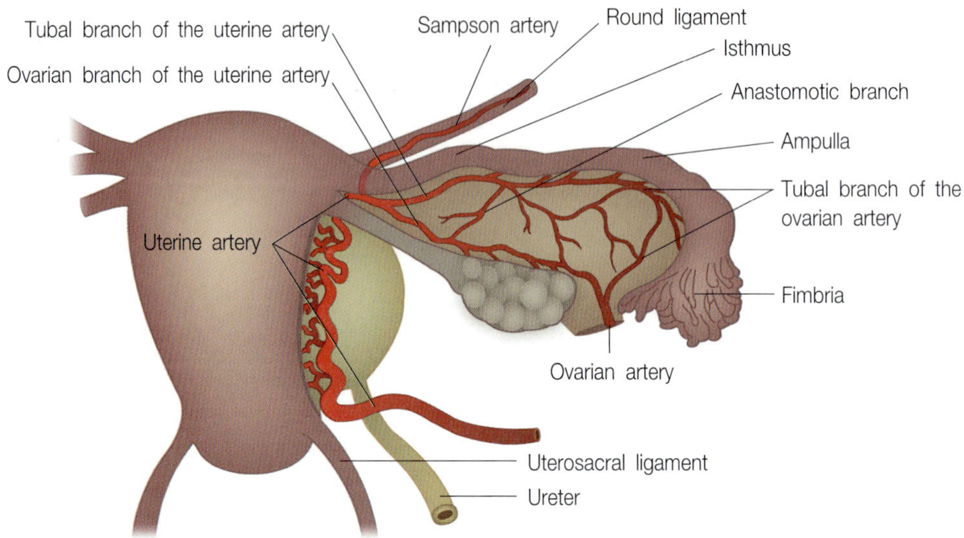


그림 2-15 Blood supply to the left ovary, left fallopian tube, and left side of the uterus.

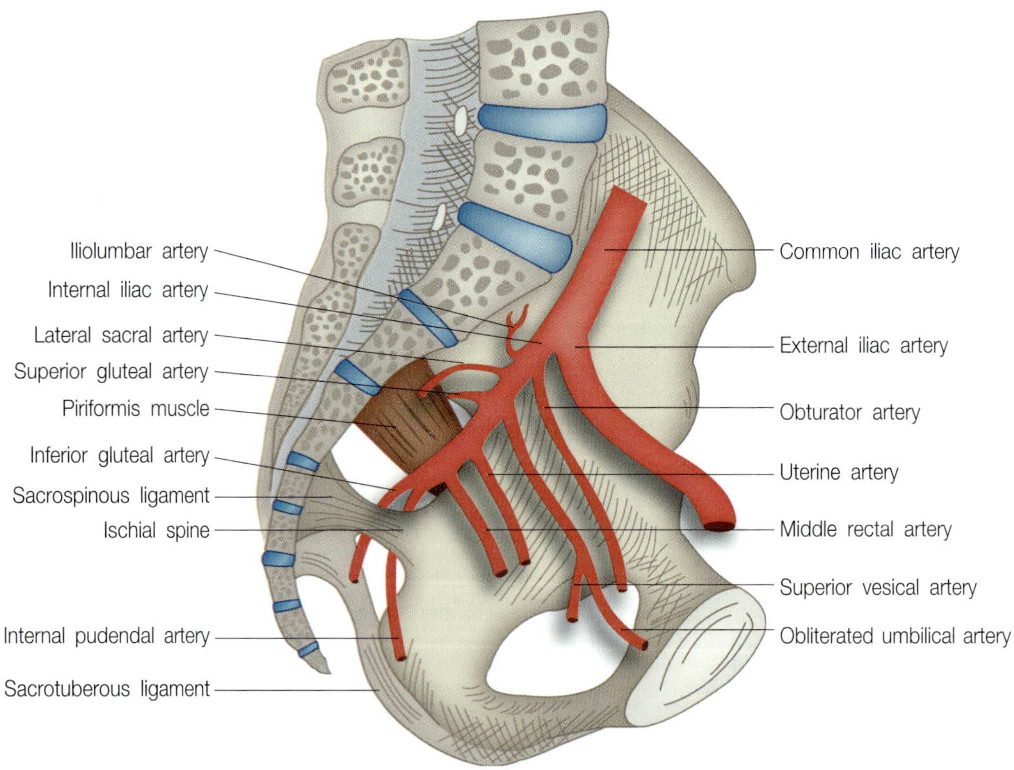


그림 2-16 Pelvic blood supply.

⑤ Lymphatics

- 자궁 경부로부터의 lymphatics
  주로 internal iliac node로 drainage된다.
- 자궁 체부로부터의 lymphatics
  internal iliac node나 para-aortic lymph node로 drainage된다.

⑥ Innervarion

- sensory from uterus : $T_{11\sim12}$
- sensory from cervix and upper birth canal : $S_2 \sim S_4$
- sensory from lower birth canal : pudendal nerve

## 2) Fallopian tube

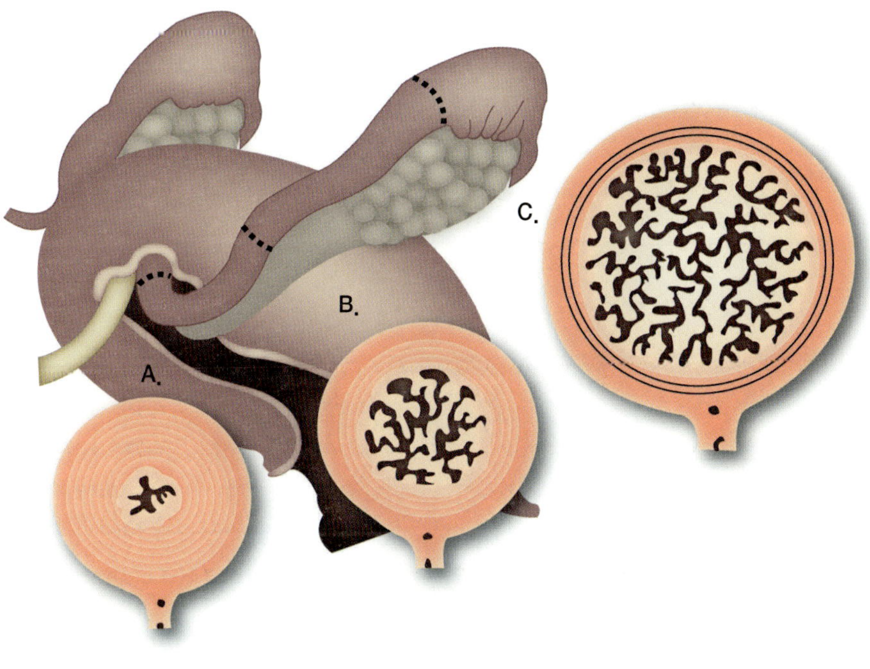


그림 2-17 The fallopian tube of an dult woman with cross-sectioned illustrations of the gross structure in several portions. **A,** isthmus. **B,** ampulla, and **C,** Infundibulum. Below tghese are photographs of corresponding histoligical section.

① interstitial portion : 자궁 근층 내에 묻혀있는 부분

② isthmus : 난관에서 가장 좁은 부분

③ ampulla : 난관에서 가장 두꺼운 부분

④ infundibulum : 난관이 복강으로 연결되는 부분

### 3) Ovaries

(1) Cortex

다양한 발달 단계의 난포가 존재한다.

(2) Medulla

많은 혈관들이 존재하고 loose connective tissue로 구성되어 있다.

## 4. Musculoskeletal pelvic anatomy

### 1) Pelvic bones

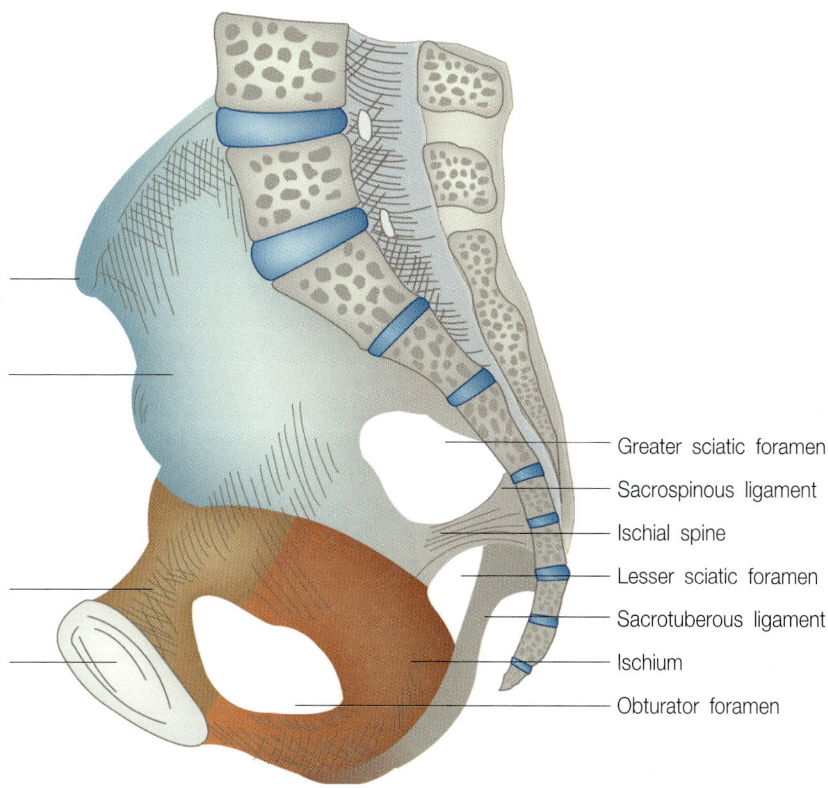


그림 2-18 Sagittal view of pelvic bones.

(1) Pelvic bone의 구성

Sacrum, coccyx, two innominate bone

(2) True pelvis vs false pelvis

① True pelvis

- 정의

골반강에서 linea terminalis의 아래쪽 공간을 지칭한다.

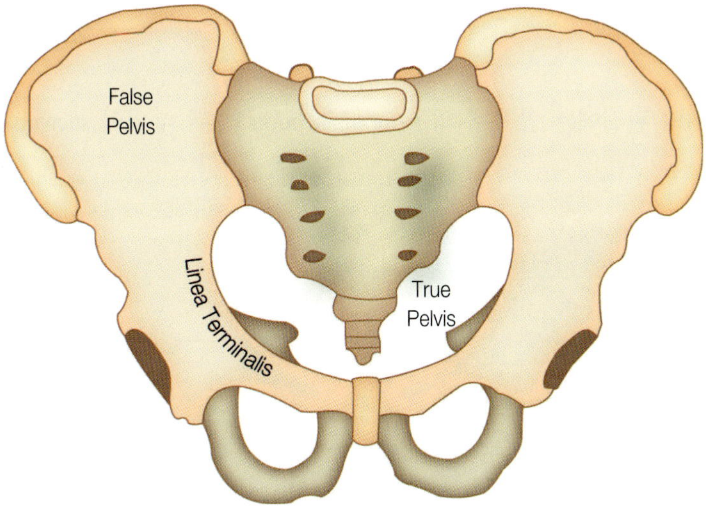


그림 2-19 Normal female pelvis with the false and true pelves identified.

- ischial spine
  - true pelvis에 존재하는 산과적으로 중요한 구조물이다.
  - 두 spine 사이의 거리인 interspinous diameter는 산도에서 가장 짧은 직경을 가진다.

② False pelvis

골반강에서 linea terminalis의 위쪽 공간을 지칭한다.

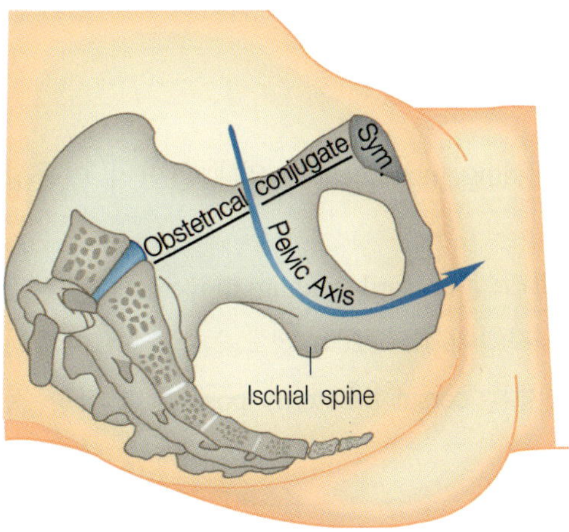


그림 2-20 The cavity of the true pelvis is comparable to an obliquely truncated, bent cylinder with its greatest height posteriorly. Note the curvature of the pelvic axis.

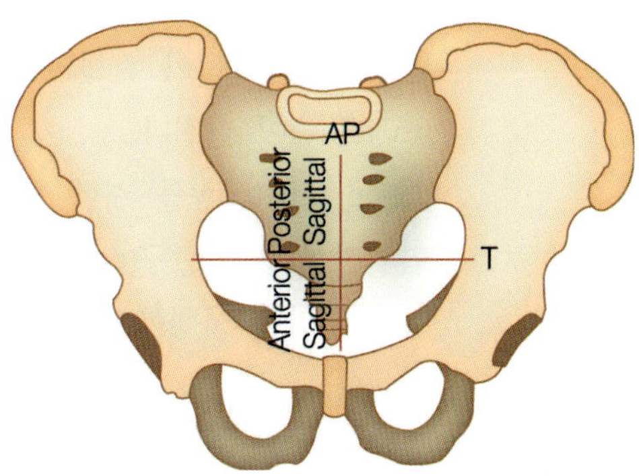


그림 2-21 Adult female pelvis.
Anteroposterior(AP) and transverse(T) diameters of the pelvic inlet are illustrated, as well as the posterior sagittal diameter of the inlet.

## 2) Pelvic joints

(1) 구성

골반뼈의 관절에는 앞 부위의 symphisis pubis와 뒤 부위의 sacroiliac joint가 있다.

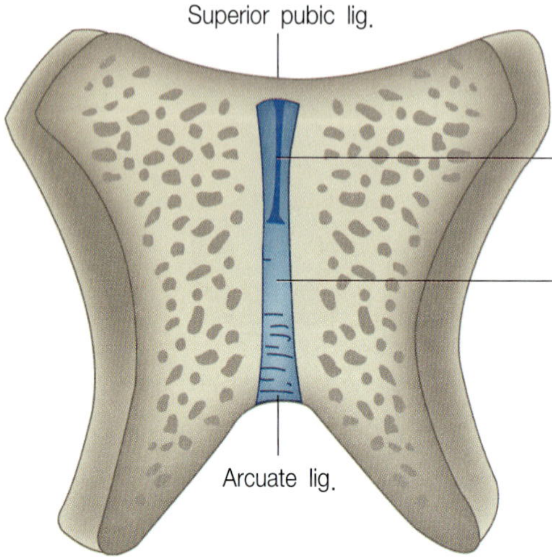


그림 2-22 Frontal section through the symphysis pubis.
lig. : ligament

(2) Relaxation of the pelvic joints

① Symphysis pubis

- 임신 초반기부터 이완되기 시작하여 마지막 3개월 동안 급속히 이완된다.
- 분만 이후 3~5개월이 지나면 원래대로 회복된다.

② Sacroiliac joint

- 만삭 시기에는 이 관절의 upward gliding movement에 의해 골반의 이동성(mobility)이 커진다.
- dorsal lithotomy를 취할 경우 이 관절의 upward gliding movement가 최대화되면서 골반 출구(pelvic outlet)의 직경이 1.5~2cm 정도 늘어난다. 따라서 질식 분만을 시행할 때의 산모의 자세는 dorsal lithotomy position가 가장 적당하다.

## 3) Planes and diameters of the pelvis

(1) 골반 입구(pelvic inlet)

① 정의

true pelvis와 false pelvis의 경계면을 말한다.

② 경계

- posterior : promontory and alae of sacrum
- lateral : linea terminalis
- anterior : horizontal rami of the pubic bone and symphysis pubis

③ 골반 입구의 중요한 직경

- 앞뒤 직경(anteroposterior diameter)
  - Obstetrical conjugate
    - sacral promontory와 symphysis pubis의 가장 가까운 거리를 말한다.
    - 정상적으로 10cm 이상이다.
  - True conjugate
    실제적인 골반 입구의 앞뒤 직경을 말한다.
  - Diagonal conjugate
    - 유일하게 내진을 통해 측정할 수 있는 앞뒤 직경이다.
    - symphysis의 lower margin에서 promontory까지의 거리를 말한다.
    - obstetrical conjugate는 diagonal conjugate에서 1.5~2cm을 빼면 된다.

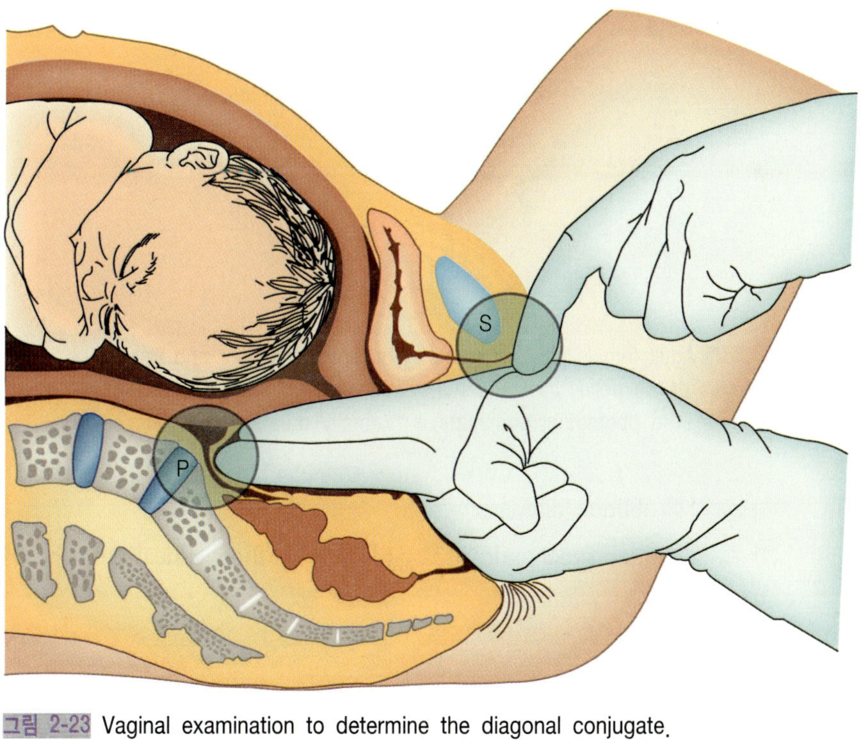


그림 2-23 Vaginal examination to determine the diagonal conjugate.
P : sacral promontory, S : symphysis pubis

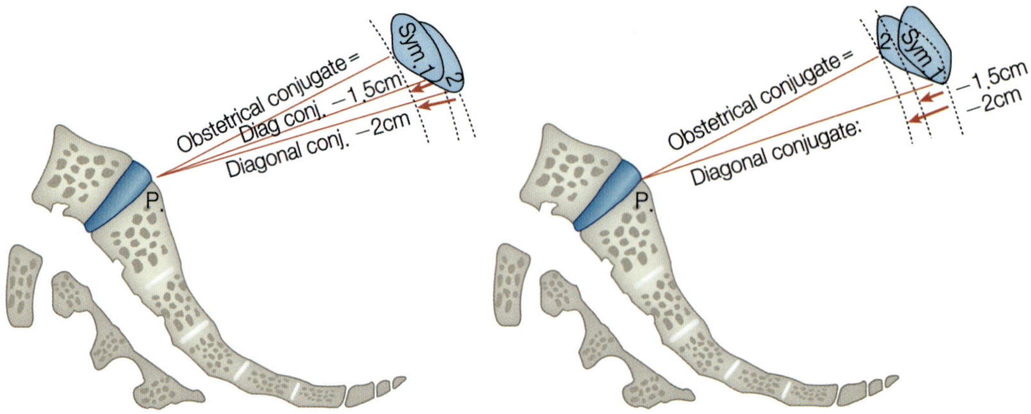


그림 2-24 Variations in length of the diagonal conjugate dependent on height and inclination of the symphysis pubis.
P : sacral promontory, S : symphysis pubis.

• 가로 직경(transverse diameter)

양쪽 linea terminalis 사이의 가장 긴 거리를 의미한다.

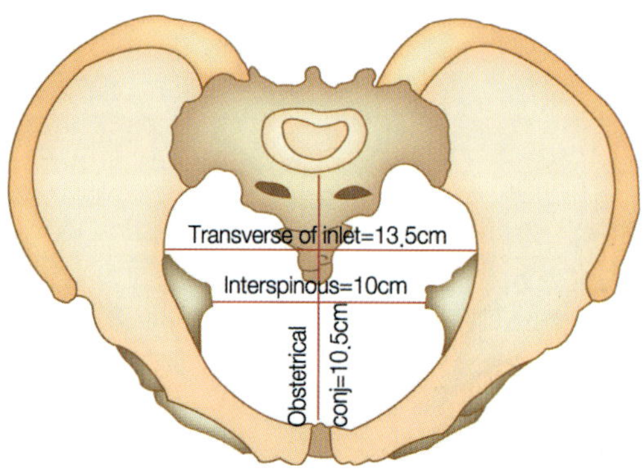


그림 2-25 Adult female pelvis demonstrating anteroposterior and transverse diameters of the pelvic inlet and transverse(inter - spinous) diameter of the midpelvis. The obstetrical conjugate is normally greater than 10cm.

• 사선 직경(oblique diameter)

한 쪽 sacroiliac synchondrosis로부터 반대 쪽 iliopectineal eminence까지의 거리를 말한다.

④ Engagement

태아 머리의 biparietal plane이 pelvic inlet을 통과하여 true pelvis까지 내려온 경우를 말한다.

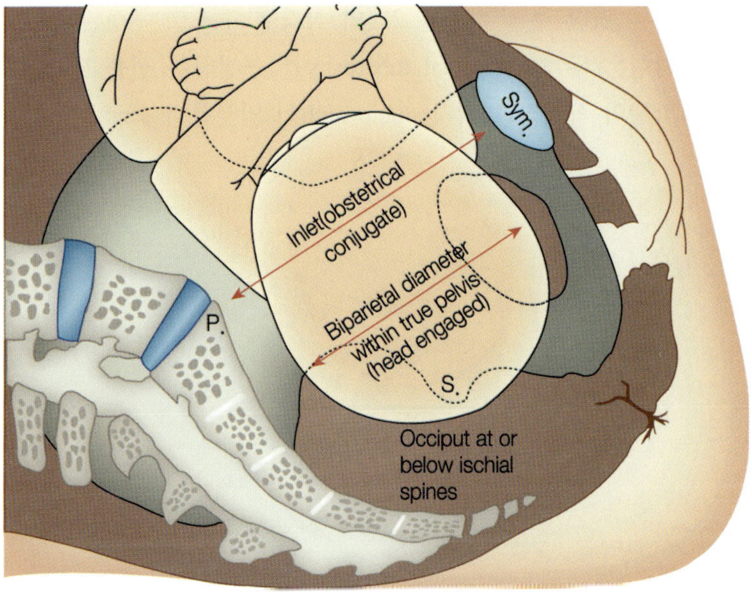


그림 2-26 When the lowermost portion of the fetal head is at or below the ischial spines, it is usually engaged. Exceptions occur when there is considerable molding, caput formation, or both.
P : sacral promontory, S : ischial spine, Sym : symphysis pubis.

(2) 중간 골반(midpelvis)

① ischial spine level의 골반강을 말하며 골반에서 가장 좁은 부위이다.

② interspinous diameter는 골반 내의 가장 작은 직경으로 10cm 정도이다.

(3) 골반 출구(pelvic outlet)

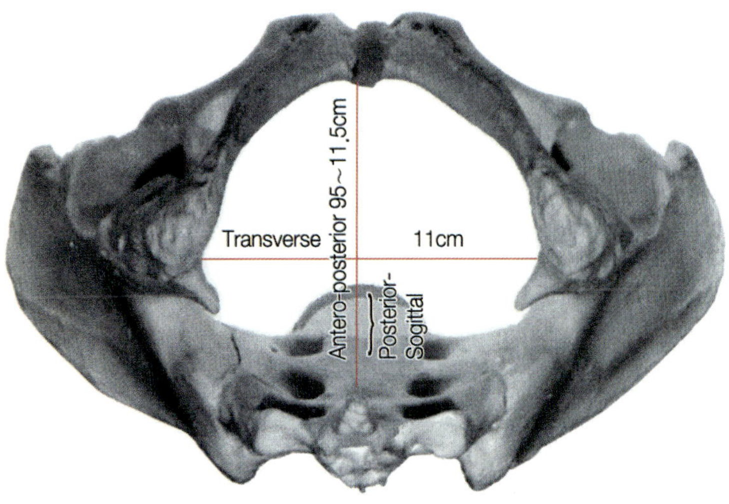


그림 2-27 Pelvic outlet with diameters marked.
Note that the anteroposterior diameter may be divided into anterior and posterior sagittal diameters.

① 서로 다른 평면 축을 가지는 2개의 삼각형 구조로 구성된다.

② 두 삼각형은 두 개의 ischial tuberosity를 연결하는 선을 밑변으로 공유한다.

③ 두 삼각형의 꼭지점은 각각 pubic arch의 앞부분과 sacral tip이다.

## 4) Pelvic shapes

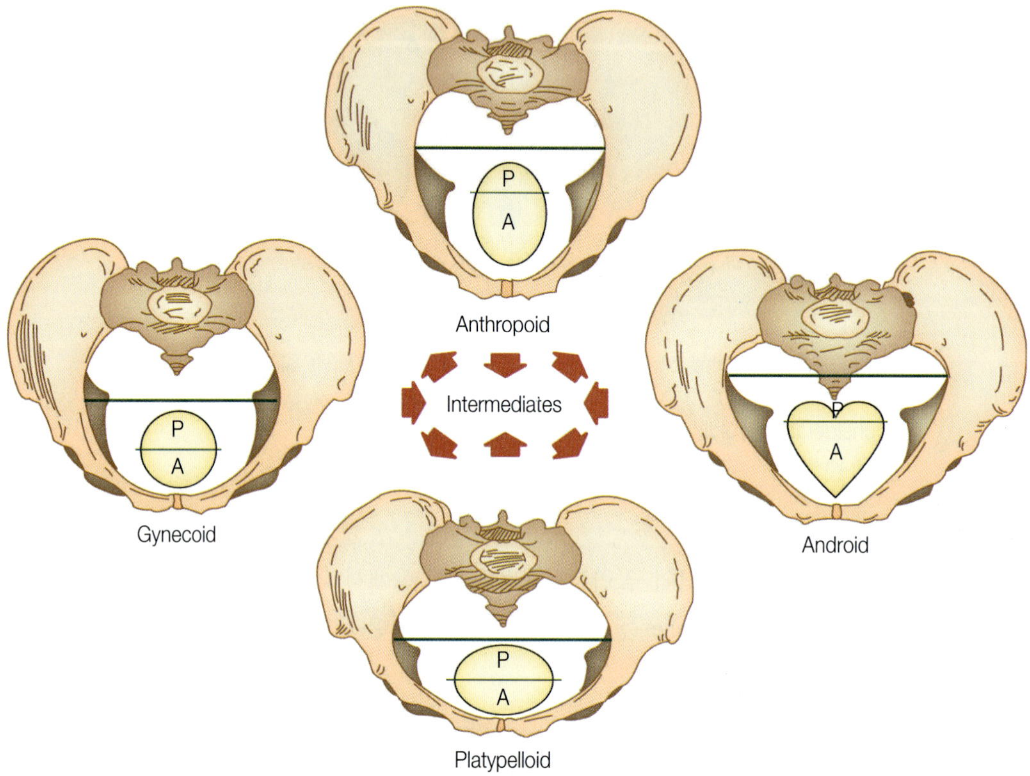


그림 2-28 The four parent pelvic types of the Caldwell - Moloy classification.
A line passing through the widest transverse diameter divides the inlets into posterior(P) and anterior(A) segments.

(1) Gynecoid

① pelvic inlet이 둥근 모양을 취하는 골반 형태이다.

② 전체 여성의 절반이 이 형태의 골반을 가지고 분만에 가장 적합한 골반 모양이다.

(2) Android

① pelvic inlet의 posterior sagittal diameter가 anterior sagittal diameter에 비해 훨씬 짧고 앞부분이 narrow한 삼각형 모양을 취하는 골반 형태이다.

② 질식 분만에 매우 좋지 않은 골반 모양이다.

(3) Anthropoid

pelvic inlet의 앞뒤 직경이 좌우 직경보다 큰 모양을 취하는 골반 형태이다.

(4) Platypelloid

pelvic inlet의 모양이 납작한 gynecoid 모양을 취하는 골반 형태이다.



## 5) Muscular support

(1) pelvic diaphragm

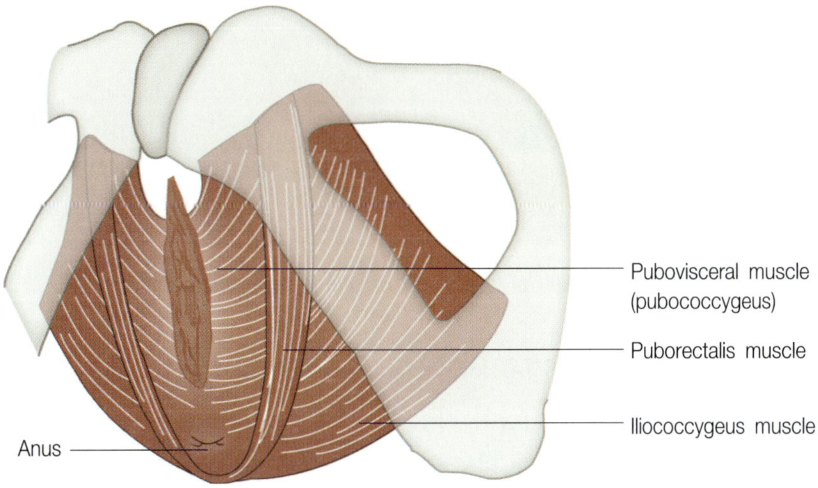


그림 2-29 Pelvic floor muscles.

① pelvic diaphragm은 골반 내의 장기를 지지하는 넓은 근육 구조물을 지칭한다.

② 이는 levator ani muscle과 coccygeus muscle의 두 가지 근육 집합체로 구성되어 있다.

③ levator ani muscle은 pubococcygeus, puborectalis, ileococcygeus muscle로 구성된다.

④ pubococcygeus muscle은 최근에는 pubovisceral muscle이라고 더 흔히 불리며 pubovaginalis, puboperinealis, puboanalis muscle의 세 가지로 세분할 수 있다.

(2) 질식 분만으로 인한 변화

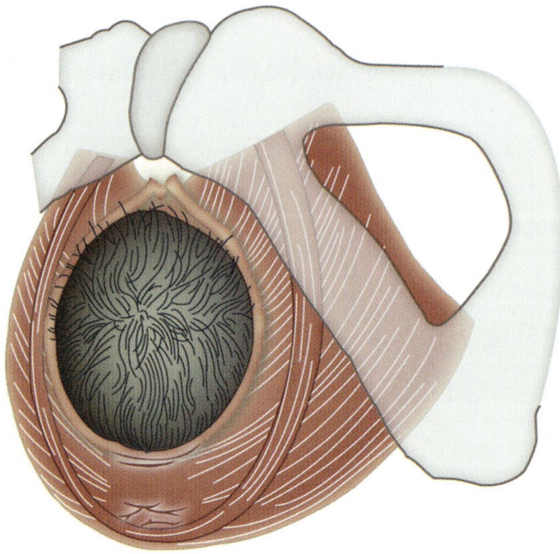

그림 2-30 Illustration of levator ani muscle stretch during delivery.

① 질식 분만을 시행할 경우 levator ani muscle이 손상되기 쉽고 그 중에서는 pubovisceral muscle의 손상이 가장 흔하다.

② 이는 이후에 골반 장기 탈출증(pelvic organ prolapse)이나 요실금(urinary incontinence)의 원인이 된다.

# 2.2 Implantation, embryogenesis, and placental development

## 1. The ovarian - endometrial cycle

### 1) Ovarian cycle

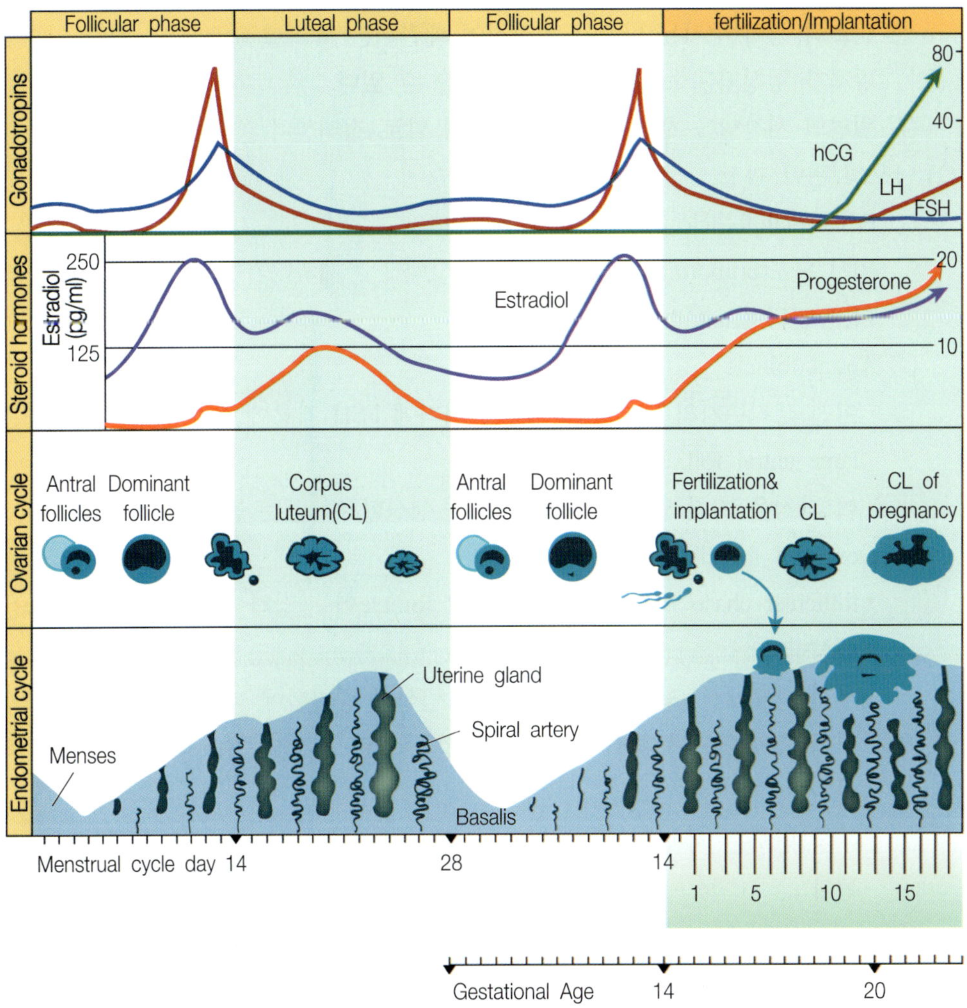


그림 2-31 Gonadotropin control of the ovarian and endometrial cycles.
The ovarian - endometrial cycle has been structured as a 28 - day cycle. The follicular phase(days 1 to 14) is characterized by rising levels of estrogen, thickening of the endometrium, and selection of the dominant "ovulatory" follicile. During the luteal phase(days 14 to 28), the corpus luteum produces estrogen and progesterone, which prepare the endometrium for implantation. If implantation occurs, the developing blastocysts will begin to produce human chorionic gonadotropin(hCG) and rescure the corpus luteum, thus mainaining progesterone production.
FSH : follicle - stimulating hormone, LH : luteinzing hormone.

(1) 개괄

① 여성은 일생동안 대략 400회의 생리 주기를 가지고 각 생리 주기마다 하나의 난자가 난포(follicle)에서 배출된다.

② 각 생리 주기마다 몇 개의 원시 난포(primordial follicle)가 성숙하면서 이들 중 하나가 우성 난포(dominant follicle)로 발달하여 난자가 배출되는 과정이 반복된다.

③ 난소의 생식 주기는 난포가 성장하여 배란되는 follicular phase와 배란 이후의 황체가 형성되는 luteal phase로 구분할 수 있다.

④ 월경의 시작일을 생리 주기의 첫 번째 날로 정의한다.

(2) 난포의 변화 과정

① Primordial follicle

원시 난포(primordial follicle)는 휴면 상태로 존재하다가 이들 중 일부의 군집이 동원되어 antral follicle로 자란다.

② Antral follicle

- 이전 생리주기의 late luteal phase 시기에 FSH 작용에 의해 antral follicle은 large antral follicle로 성장하게 된다.
- 이 과정을 거친 난포만이 estrogen을 생산할 수 있는 능력을 지닌다.

③ Dominant follicle

- follicular phase 시기에 소수의 antral follicle이 성장하여 dominant follicle을 형성한다.
- 우성 난포에서 estradiol과 inhibin의 생성이 증가함에 따라 pituitary gland에서의 FSH 생산이 감소하게 되어 우성 난포로 자라지 못한 다른 난포들은 퇴화된다.
- 우성 난포는 지속적으로 성장하여 배란 직전의 난포(preovulatory follicle)가 된다.

④ 배란(ovulation)

- estrogen 분비가 증가됨에 따라 positive feedback에 의해 LH의 생성이 늘어나면서 LH surge가 일어난다.
- LH가 증가하면서 발생하는 일련의 여러 기전에 의해 preovulatory follicle에서 배란이 일어난다.
- 배란 시점은 LH 생성이 증가하기 시작하는 시점 이후로는 34~36시간 후에, LH 분비가 최고조에 도달하는 시점 이후로는 10~12시간 후에 해당한다.

⑤ Corpus luteum

- 배란이 일어나면 luteal phase에 돌입한다.
- 배란되고 남겨진 dominant follicle은 황체로 변화하고 다량의 progesterone을 생산한다.
- 임신이 일어나지 않을 경우 황체는 배란 후 9~11일 경에 퇴화된다.

(3) Two - cell - two gonadotropin principle

① Granulosa cell과 theca cell은 난포의 주된 구성 세포로 난소 호르몬의 생산에 주된 역할을 한다.

② follicular phase 동안에 theca cell은 LH에 반응하여 androstenedione을 생산하고 granulosa cell은 FSH에 반응하여 estradiol을 형성한다.

③ Luteal phase 동안에 theca cell은 LH(또는 hCG)에 반응하여 androstenedione을 생산하고 granulosa cell 역시 LH(또는 hCG)에 반응하여 progesterone과 estradiol을 형성한다.

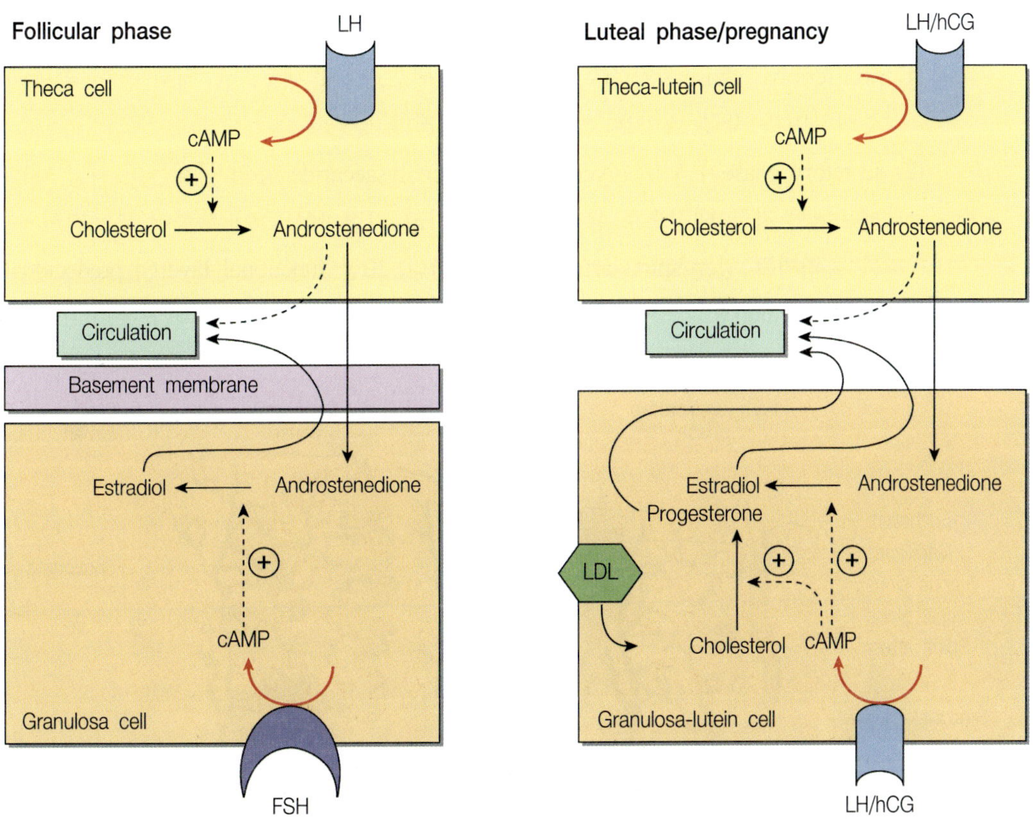


그림 2-32 The two-cell-two-gonadotropin principle of ovarian steroid hormone production.

## 2) Endometrial cycle

(1) 개괄

① 여성의 자궁 내막은 증식과 탈락을 주기적으로 반복한다.

② 생리 때에 떨어져 나가는 자궁 내막의 표면층을 functional layer라고 부르고 자궁 내막의 재생에 관여하는 자궁 내막의 심층을 basalis layer라고 한다.

③ 자궁 내막 관점에서의 생리 주기는 크게 배란 이전의 proliferative phase, 배란 이후의 secretory phase로 구분할 수 있다.

④ 난소 생식 주기와 연관해서 proliferative phase는 follicular phase에 해당되고, secretory phase는 luteal phase에 해당된다.

⑤ 자궁 내막의 조직학적 검사를 통해서 이 자궁 내막이 현재 생리 주기의 몇 일째인가를 예측하는 것을 endometrial dating이라고 한다. 이러한 예측은 생리주기의 특정 시기에 자궁 내막이 특징적인 조직학적 소견을 보이므로 가능하다.

⑥ Proliferative phase가 사람에 따라 그 기간이 매우 다양한 것에 반하여 secretory phase는 12~14일 정도로 거의 일정하다.

(2) 자궁 내막의 변화 과정

① proliferative phase 동안에는 혈관 내피 세포, 기질 세포, 샘 세포 등이 활발히 증식하면서 자궁 내막은 점차로 두꺼워진다.

② secretory phase가 되면 glycopotein, mucopolysaccaride 등의 물질들이 자궁 내막 세포에서 자궁 내강으로 분비되기 시작하고 기질 세포들이 부풀어 오르면서 이를 둘러싸고 있는 spiral arteriol이 발달한다. 또한 functional layer의 predecidual transformation으로 자궁 내막은 태아가 착상하기에 적합한 상태가 된다.

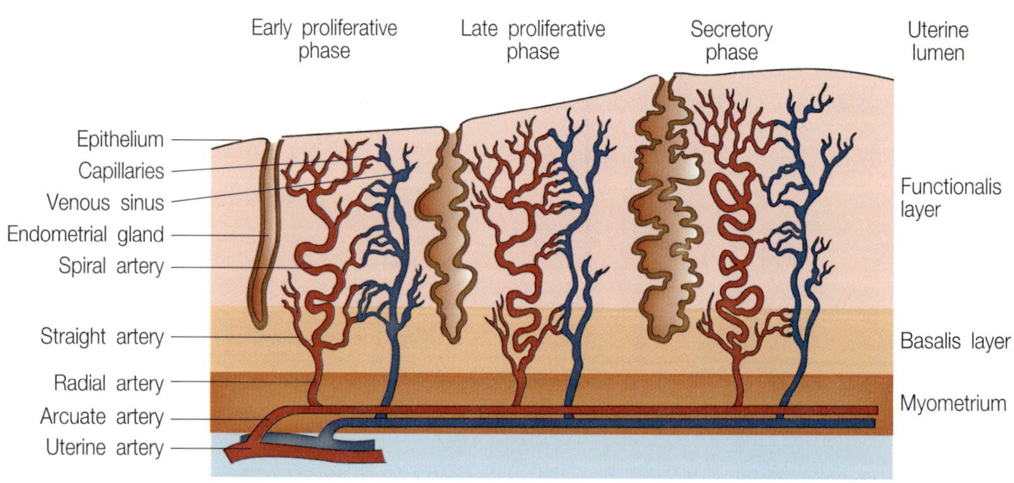


그림 2-33 The endometrium consists of two layers, the functionalis layer and basalis layer.

③ 이후 임신이 되지 않을 경우에는 황체가 퇴화되면서 progesterone의 생산량이 줄어들어 endometrium의 functional layer가 떨어져 나가 생리가 시작된다.

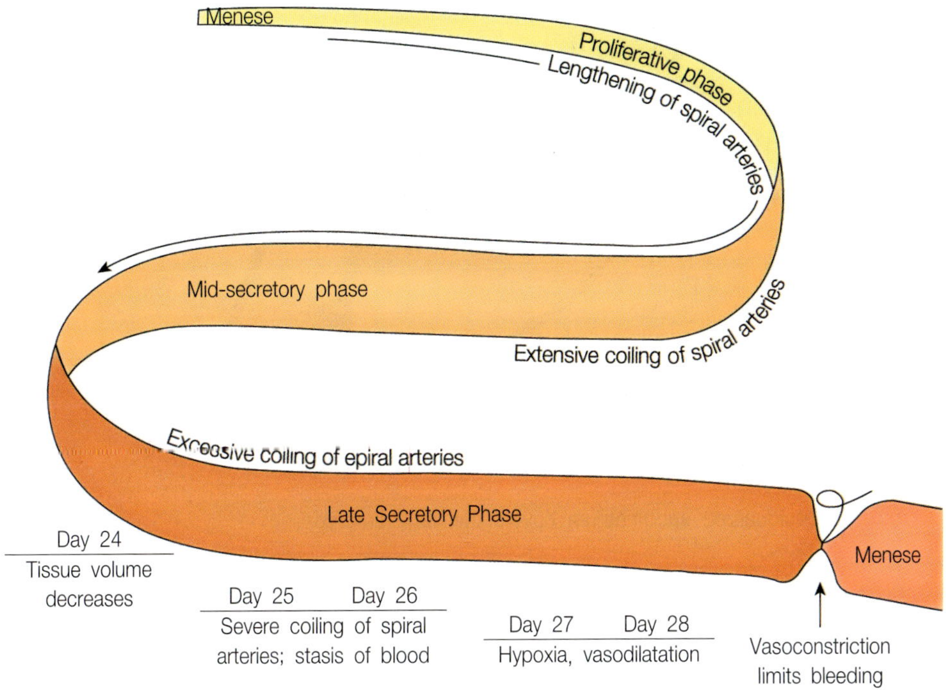


그림 2-34 The spiral arteries of human endometrium are modified during the ovulatory cycle.

## 2. Decidua

### 1) 정의

(1) Decidua의 정의

태아가 착상될 경우 자궁 내막은 임신에 적합하게 변형되는데 이러한 임신 상태의 자궁 내막을 decidua라고 정의한다.

(2) Decidualization의 정의

태아가 착상될 경우 secretory endometrium이 decidua로 변형되는 과정을 decidualization이라 명명한다.

## 2) Decidual structure

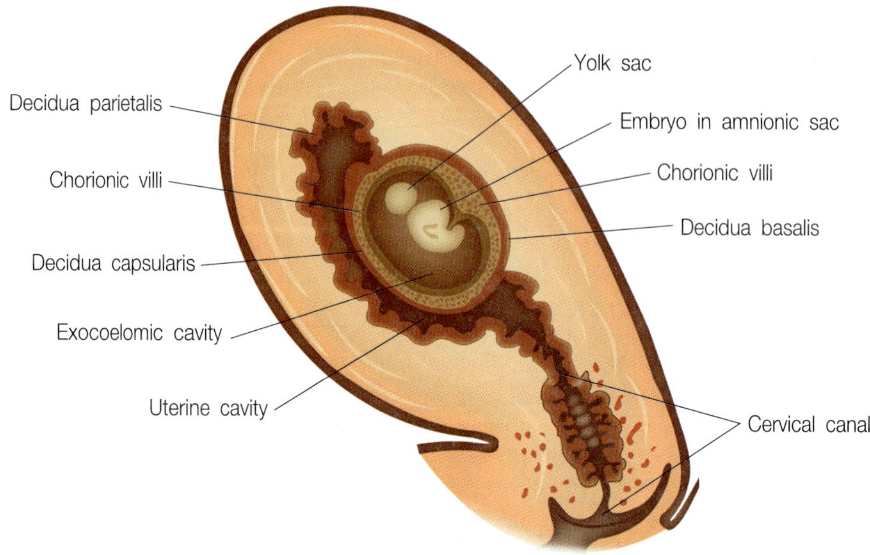


그림 2-35 Decidualized endometrium covers the early embryo.

(1) Decidua basalis : 배반포(blastocyst)가 착상한 부위 바로 아래의 decidua를 말한다.

(2) Decidua capsularis : 배반포(blastocyst)를 덮고 있으면서 자궁 내강과 태낭을 분리시켜 주는 decidua 부위

(3) Decidua parietalis

① decidua basalis, capsularis 이외의 나머지 decidua

② 임신 14~16주가 되면 태낭이 커지면서 decidual parietalis와 capsularis가 서로 만나고 합쳐지게 되어 decidua vera를 형성하게 된다.

# 3. Implantation, placental formation, and fetal membrane development

## 1) 수정과 착상

(1) Ovum fertilization and zygote cleavage

① 배란과 수정

- 배란이 일어나면 난포에서 난모세포(oocyte)가 복강 내로 배출되고 곧바로 난관으로 들어간다.
- 수정은 배란된 후부터 수 시간 안에 난관에서 일어난다. 따라서 수정을 위해서는 난모세포가 난관에 도착할 당시에 이미 정자가 존재해야 한다.
- 이런 이유로 임신을 위해서는 부부관계를 배란 2일 전~당일 사이에 가지는 것이 좋다.

② 수정 이후의 발달 과정

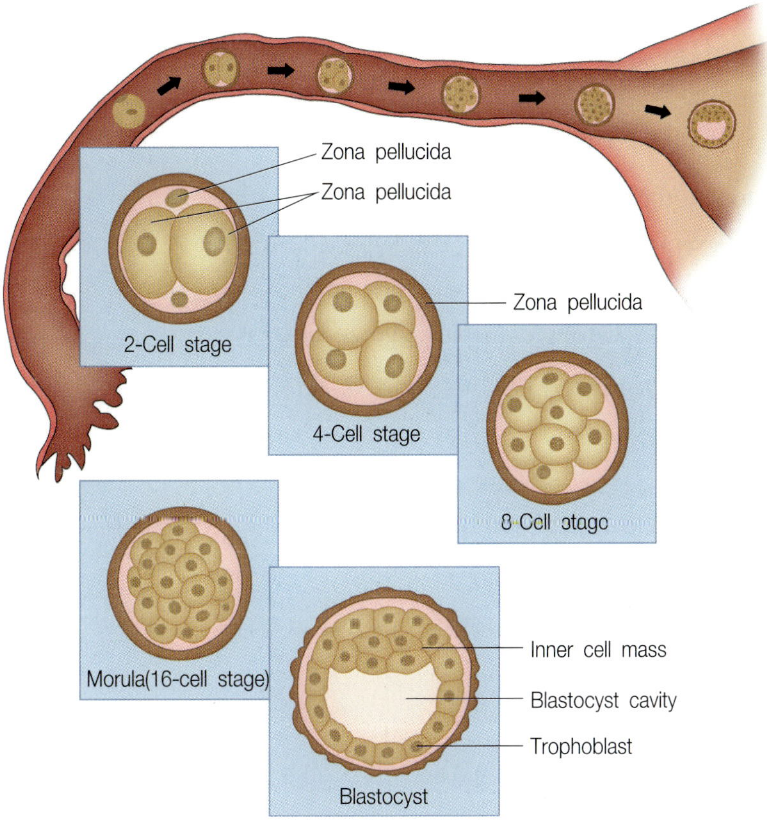


그림 2-36 Zygote cleavage and formation of the blastocyst.

- Zygote

  oocyte가 정자와 만자 수정이 되면 46개의 염색체를 가지고 있는 diploid cell이 형성되는데 이를 zygote라고 한다.

- Blastomere

  zygote가 분열되어 발생한 세포를 말한다.

- Morula
  - blastomere가 계속 분열하면서 솔방울과 비슷한 구형 세포 집합체가 만들어 지는데 이를 morula라고 한다.
  - 수정 후 3일째에 morula는 난관에서 자궁강 내로 들어가게 된다.

- Blastocyst
  - morula 세포들 사이사이로 점차적으로 액체가 축적되면서 blastocyst를 형성한다.
  - blastocyst 내부의 세포들은 지속적으로 분열되어 inner cell mass와 tropho-

blast를 형성한다. inner cell mass는 embryo로 분화되는 세포들의 집합체이고 trophoblast는 태반의 주된 구성 물질이 된다.

- blastocyst 내부의 세포 숫자가 107개가 되면 배란 이후로 계속해서 oocyte를 둘러싸고 있던 막인 zona pellucida가 벗겨져 나가게 되는데 이를 hatching이라고 한다.

(2) blastocyst implantation

① 자궁강 내의 blastocyst가 분열하면서 100~250개 정도의 세포를 가지게 되면 착상이 일어나는데 이 시기는 대략 수정 후 6~7일 경이다.

② Blastocyst가 착상을 위해 자궁내막에 부착되는 과정을 apposition이라 하는데 이에는 integrin이라고 불리는 세포 부착 물질이 중요한 역할을 한다.

(3) Trophoblast

① 개괄

- trophoblast는 morula시기부터 나타나며 계속 분화하면서 blastocyst를 둘러싸게 된다.
- 추후에 trophoblast는 태반의 주된 구성 성분이 된다.

② 구분

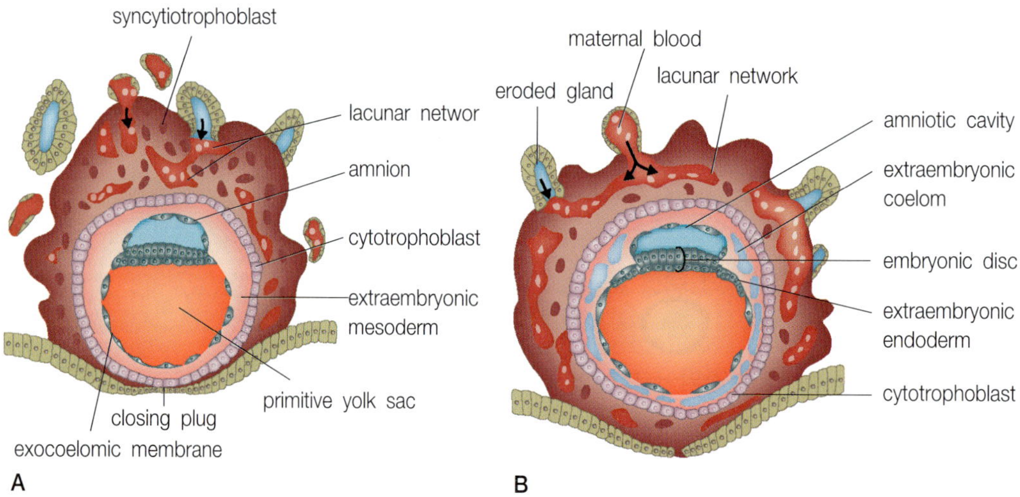


그림 2-37 Drawing of sections through implanted blastocysts.
**A,** At 10 days. **B,** At 12days after fertilization. The stage of development is characterized by the intercommunication of the lacunae filled with maternal blood. Note in **B** that large cavities have appeared in the extraembryonic mesoderm, forming the beginning of the extraembryonic coelom. Also note that extraembryonic endodermal cells have begun to form on the inside of the primitive yolk sac.

- Syncytiotrophoblast vs cytotrophoblast
  - 수정 후 8일 경에 blastocyst를 둘러싸던 trophoblast는 바깥쪽의 syncytio-trophoblast와 안쪽의 cytotrophoblast로 분화된다.
  - Cytotrophoblast가 하나의 핵을 가지고 있는 경계가 명확한 세포인데 반해 syncytiotrophoblast는 세포의 경계가 명확하지 않고 여러 개의 핵을 가지고 있는 융합체이다.
- Villous trophoblast vs extravillous trophoblast
  - Villous trophoblast는 태반의 태아쪽 면에 존재하는 chorionic villi로 분화되어 태아와 모체 사이에서 산소와 영양분을 전달하는 역할을 한다.
  - Extravillous trophoblast는 태반의 모체쪽 면에 존재하는 여러 종류의 세포로 분화되어 자궁 내막, 자궁 근층, 자궁 혈관 등에 침투하여 모체 세포와 직접적으로 접촉하는 역할을 한다.

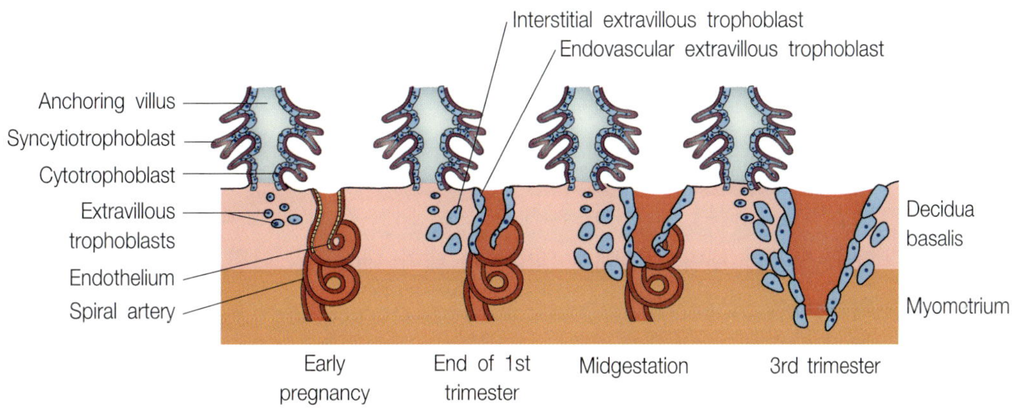


그림 2-38 Extravillous trophoblasts are found outside the villus and can be subdivided in endovascular and interstitial categories.

## 2) 착상 이후의 발달 과정

(1) 시기별 발달 과정

① 수정 후 6~7일 경에 blastocyst가 자궁 내막에 부착되면서 착상이 시작된다.

② 수정 후 7.5일이 지나면 embryonic disc라고도 불리는 inner cell mass는 ecto-derm과 endoderm으로 분화된다.

③ 수정 후 10일이 지나면 blastocyst는 trophoblast invasion에 의해 자궁내막에 완전히 파묻히게 된다.

(2) 양막(amnion)과 융모막(chorion)의 생성 과정

① 상기 발달 과정 중에 embryonic disc와 trophoblast 사이에 공간이 만들어 지는데

이 공간을 amnionic cavity라고 하고 이를 둘러싸는 막을 amnion이라 부른다.

② 또한 착상된 blastocyst 내부에서 간엽(mesenchyme) 조직이 나타나서 blastocyst 전부를 둘러싸는 막을 형성하게 되는데 이 막을 chorion이라 명명한다.

③ 양막과 융모막을 통틀어 태아막(fetal membrane)이라 부른다.

(3) 융모(chorionic villi)의 형성과 발달

① 수정 후 12일이 지나면 cytotrophoblast가 구조화되면서 기둥을 형성하고 이 주위를 syncytium이 둘러싸게 되는데 이 구조물을 chorionic villi라고 부른다. 이들은 chorion 전체 표면에서 발달하게 된다.

② 이후 융모(villi)의 중심(core) 부위에서 혈관이 생성되는데 이 혈관들은 추후에 태아 혈관과 연결되면서 태아와 태반 간의 혈류 순환(fetal - placental circulation)이 이루어진다.

③ Decidua basalis 부근의 chorionic villi는 태반의 주된 구성 성분이 되지만 decidua capsularis 부근의 chorionic villi는 혈액 공급을 받기가 쉽지 않아 퇴화된다.

## 3) 태반의 형성과 발달

(1) 개괄

① 태반의 정의와 역할

태반이란 태아의 태아막과 모체의 자궁 내막 사이에 존재하는 원반형의 구조체로 모체와 태아 사이에서 영양물과 태아 대사물의 교환, 산소와 이산화탄소의 교환을 담당한다.

② 태반의 구성

태아에서 모체 쪽으로 amnion, chorion, chorionic villi & intervillous spaces, decidual plate, myometrium 순서로 구성된다.

(2) 태반의 형성 과정

① Trophoblast invasion of endometrium

임신 초기에 trophoblast가 chorionic villi를 형성하고 endometrium과 myometrium에 강하게 침투하면서 태반이 형성되기 시작한다.

② Decidual spiral artery invasion

- 태반 형성의 특징적인 과정으로 extravillous trophoblast가 모체의 spiral arteriol에 파고드는 것을 말한다.
- 이의 영향으로 spiral artery가 dilation되면서 저항이 작고 다량의 혈류가 흐를 수 있는 혈관으로 변화하게 되고 점차적으로 uteroplacental vessel 체계가 완성된다.

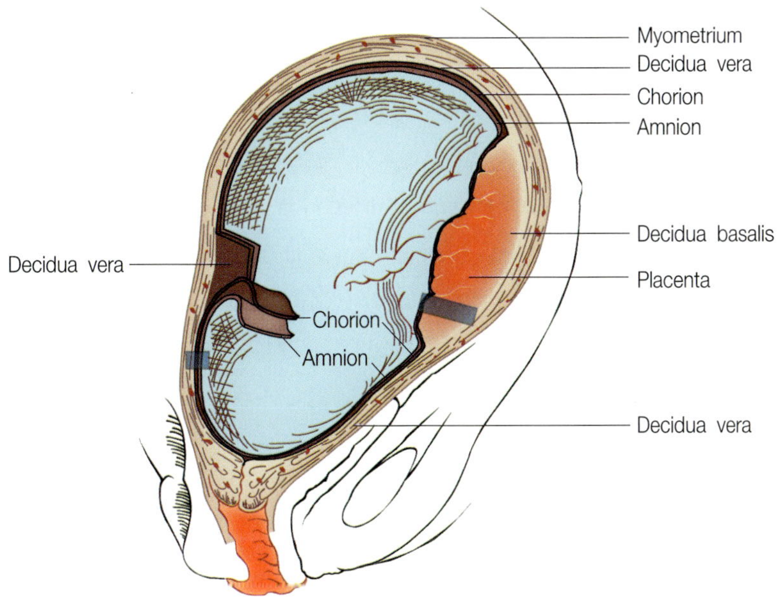


그림 2-39 Uterus of pregnant woman showing a normal placenta in situ.

(3) 태반의 성장과 성숙

① 태반의 성장

- 임신 초반기에 태반의 성장은 태아의 성장보다 훨씬 빨라서 태반이 태아보다 더 무겁지만 이후 성장이 더뎌져 임신 17주 경이 되면 태반과 태아의 무게는 거의 같아지고 분만시에는 거꾸로 태아의 무게가 태반 무게의 대략 6배 정도가 된다.
- 태반의 모체쪽 면은 여러 개의 볼록한 부위로 구성되는데 하나의 볼록한 부위를 lobe 혹은 cotyledon이라고 일컫는다. 임신 기간 동안 lobe의 총 개수에는 변화가 없고 각각의 lobe가 지속적으로 자라면서 태반이 성장한다.

② 태반의 성숙

- 물질 교환의 효율성을 증가시키는 태반의 성숙 과정
  - Syncytium의 두께가 얇아진다.
  - Cytotrophoblast 세포 숫자가 적어진다.
  - Stroma가 감소한다.
  - 모세혈관의 숫자가 많아진다.
  - 모세혈관이 syncytium의 표면에 가까워진다.
- 물질 교환의 효율성을 떨어뜨리는 태반의 성숙 과정
  - Trophoblast와 모세혈관의 basal lamina 층이 두꺼워진다.
  - 일부의 태아 혈관이 막힌다.

- Villi 표면에 fibrin이 침착된다.

(4) 태반에서의 태아와 모체의 혈액 순환

① 태아 순환

두 개의 umblical artery에는 산소가 부족한 혈액(deoxygenated fetal blood)이 태아의 심장에서 태반의 융모 혈관 쪽으로 흐르고 한 개의 umblical vein에는 고용량의 산소를 포함한 피가 태반의 융모 혈관에서 태아의 심장 쪽으로 흐르게 된다.

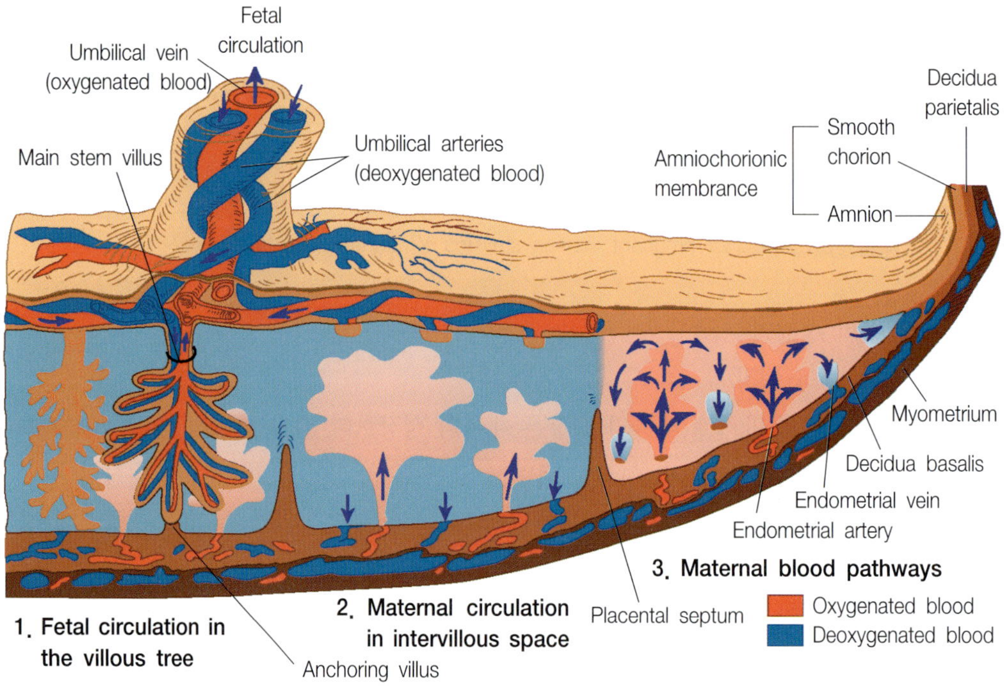


그림 2-40 Schematic drawing of a section through a full-term placenta: **1.** The relation of the villous choring(C) to the decidua basalis(D) and the fetal-placental circulation. **2.** The maternal blood flows into the intervillous spaces in funnel-shaped spurts, and exchanges occur with the fetal blood as the maternal blood flows around the villi. **3.** The in-flowing arterial blood pushes venous blood into the endometrial veins, which are scattered over the entire surface of the decidua basalis. Note also the the umbilical arteries carry deoxygenated fetal blood to the placenta and that the umbilical vein carries oxygenated blood to the fetus. The cotyledons are separated from each other by placental(decidual) septa. Each cotyledon consists of two or more mainstem villi and their many branches.

② 모체 순환

모체의 혈액은 태반의 basal plate에 존재하는 spiral artery에서 모체의 혈압에 의해 태반의 chorionic plate를 향해 뿜어 올려진다. 이러한 방식으로 intervillous space로 들어온 모체의 혈액은 융모의 표면에서 태아와 모체 간의 물질 교환이 이루어진 후에 다시 basal plate의 vein으로 drainage된다.

③ 태아 순환과 모체 순환의 관계

- 상기 설명에서 알 수 있듯이 태아의 혈액과 모체의 혈액은 직접적으로 접촉하거나 서로 섞이지는 않고 융모라는 매개체를 통해 물질을 교환한다.
- 하지만 이 장벽(barrier)이 완벽하지는 않아서 일부의 모체의 혈액 성분이 태아에서 발견될 수 있고 태아의 혈액 일부분이 모체에서 발견될 수도 있다.
- D - antigen isoimmunization이나 erythroblastosis fetalis가 좋은 예로 이는 태아와 모체의 혈액이 일부는 섞일 수도 있다는 것을 입증한다.

## 4) 양막과 탯줄의 형성과 발달

(1) 양막(amnion)

① 구조

- 양막은 양수를 담고 있는 여러 층으로 구성된 막이다.
- 양막에는 혈관이나 신경, 임파선 등이 존재하지 않는다.

② 조직학

양막은 상피 세포(epithelial cell)와 간엽 세포(mesenchymal cell), 그리고 이 두 층 사이의 간질 콜라겐(interstitial collagen)으로 구성된다.

③ 해부학

- 양막의 태아 반대쪽 면은 융모막과 접해 있으며 이는 다시 탈락막(decidua)으로 연결된다.
- 두 개의 양막과 두 개의 융모막을 가지고 있는 쌍둥이(diamnionic - dichorionic twin)의 경우 두 개의 양막 사이에 융모막이 존재하지만 두 개의 양막과 한 개의 융모막을 가지고 있는 쌍둥이(diamnionic - monochorionic twin)의 양막 사이에는 융모막이 없고 두 개의 양막은 서로 붙어있다.

④ 양수(amnionic fluid)

임신 34주까지는 증가하다가 이후 서서히 감소하여 만삭 시기에는 1,000mL에 도달한다.

⑤ 양막의 기능

- 상피 세포(amnion epithelial cell)의 기능
  - 고도로 발달된 미세 융모(microvilli)가 있어서 양수와 양막 사이의 물질 교환이 이루어진다.
  - $PGE_2$, fetal fibronectin 등을 생산하여 분만 시기에 태아막의 변화를 유도하여 적절한 분만이 이루어지도록 돕는다.

- Endothelin과 같은 혈관 조절 물질(vasoactive peptide)을 생산하여 융모막 혈관의 탄력성(chorionic vessel tone)을 조절하고 양수의 항상성(amnionic fluid homeostasis)을 유지한다.

• 간엽 세포(amnion mesenchymal cell)의 기능

- 간질 콜라겐(interstitial collagen)을 합성하여 태아막에 장력을 제공한다.
- 진통과 관련된 사이토카인(cytokine)인 IL-6, IL-8 등을 생산하여 진통과 분만을 돕는다.

(2) 탯줄(umbilical cord)

① 구성

• 제대 혈관(umbilical vessel)

- 탯줄에는 두 개의 제대 동맥과 한 개의 제대 정맥이 존재한다. 제대 정맥의 직경이 제대 동맥의 직경보다 크다.
- 하나의 제대 동맥만 가지고 있는 경우도 있으며 이것이 탯줄 혈관의 가장 흔한 기형이다.

• 제대 소낭(umbilical vesicle)

- 탯줄의 어느 단면에서나 존재하는 작은 도관으로 탯줄 단면의 중앙 부근에 위치한다.
- 배꼽부터 소장까지 부위의 제대 소낭은 대개 퇴화되어 없어진다. 하지만 때때로 없어지지 않고 생후에도 계속 지속될 경우가 있는데 이럴 경우 멕켈 게실(Meckel diverticulum)의 원인이 된다.

② 구조와 기능

• 탯줄은 태아의 배꼽에서 태반까지 연결되어 있고 탯줄의 바깥쪽은 양막으로 둘러싸여 있다.

• 탯줄의 직경은 0.8~2.0cm 정도이고 길이는 평균적으로 55cm이다. 만약 탯줄의 길이가 30cm보다 작을 경우 비정상으로 판정한다.

• 탯줄을 만져보면 특징적인 물컹거리는 질감이 있는데 이는 탯줄이 Wharton jelly라고 불리는 특별한 결합 조직으로 구성되어 있기 때문이다.

## 4. 태반 호르몬(placental hormones)

### 1) 태반에서 생성되는 단백질(protein) 호르몬

(1) 인간 융모성 성선 자극 호르몬(human chorionic ganodotropin, hCG)

① 화학적 특징(chemical characteristics)

• hCG는 LH와 유사한 작용을 하며 동일한 LH-hCG receptor에 부착하여 그

기능을 나타낸다.

- 혈장 내에서 반감기는 LH가 2시간인 것에 반해 hCG는 36시간이다.
- $\alpha$와 $\beta$ subunit이 비공유 결합으로 연결되어 있는 점에서 hCG는 LH, FSH, TSH와 구조적으로 비슷하다. 이들은 모두 $\alpha$ subunit은 동일하나 $\beta$ subunit은 서로 다르다.

② 생합성(biosynthesis)

hCG는 대부분 태반의 trophoblast에서 생성되지만 태아 콩팥이나 다른 태아 조직에서도 일부 생성된다.

③ hCG 농도(concentration)

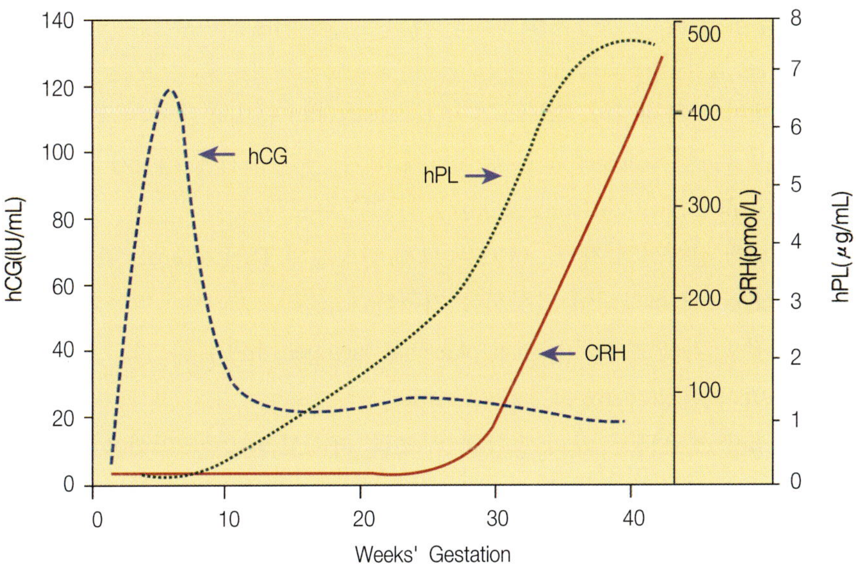


그림 2-41 Distinct profiles for the concentrations of human chorionic gonadotropin(hCG), human placental lactogen(hPL), and corticotropin - releasing hormone(CRH) in serum of women throughout normal pregnancy.

- 혈청 내의 hCG 농도
  - hCG는 blastocyst가 착상되는 시점부터 모체의 혈청에서 발견된다.
  - 이후 이틀 간격으로 대략 2배씩 증가하여 8~10주 경이 되면 최고 혈청 농도에 도달한다.
  - 임신 10~12주 경부터 농도가 떨어지기 시작하는데 약 16주 경부터는 더 이상 떨어지지는 않고 지속적으로 낮은 농도를 유지한다.
- 소변 내의 hCG 농도

  모체 혈청과 비슷한 pattern을 보이며 임신 10주 경 최고 농도에 도달한다.

- hCG 농도의 이상(abnormality)
  - 높은 hCG 수치를 보이는 경우
    - 다태 임신(multifetal pregnancy)
    - 태아 적아구증(erythroblastosis fetalis)
    - 임신성 영양모세포 질환(gestational trophoblastic disease)
    - 다운 증후군(Down syndrome)
  - 낮은 hCG 수치를 보이는 경우
    - 자궁외 임신(ectopic pregnancy)
    - 자연 유산(spontaneous abortion)

④ 생물학적 역할(biological function)

- 황체의 기능 유지 : 황체를 자극하여 지속적으로 프로게스테론(progesterone)을 생산하도록 돕는다.
- 태아 고환에서의 테스토스테론(testosterone) 분비 : 태아의 고환(fetal testis)을 자극하여 testosterone을 분비하게 하여 임신 초기에 태아가 남성으로 성분화(male sexual differentiation)가 되도록 유도한다.
- 모체 갑상선의 자극 : hCG는 모체 갑상선의 TSH receptor 혹은 LH - hCG receptor에 부착되어 갑상선을 자극한다.

(2) 태반 젖샘 자극 호르몬(human placental lactogen, hPL)

① 화학적 특징(chemical characteristics)

- 성장 호르몬과 거의 동등한 구조를 가지고 비슷한 역할을 수행한다.
- 만삭 시기에는 태반에서 하루에 1g에 해당하는 다량의 hPL이 생산된다.
- 10~30분의 짧은 반감기를 가진다.
- 모체의 혈관계로 직접 분비되므로 태아 혈액에서는 소량만이 검출된다.

② 혈청 농도

- hCG와 마찬가지로 주로 태반의 syncytiotrophoblast에서 생산되고 수정된 후 3주 경부터는 모체 혈청에서 검출된다.
- 임신 후 생산량이 꾸준히 증가하여 임신 34~36주에 최고치에 도달한다.

③ 대사적 역할(metabolic action)

- 모체 지질 분해(maternal lipolysis) : 모체 혈청 내의 지방을 분해하여 유리지방산(circulating free fatty acid) 수치를 증가시킨다. 이는 모체의 신진 대사와 태아의 영양 공급에 중요하다.
- 당뇨 유사 작용(anti - insulin or diabetogenic action) : 모체의 인슐린 수치를 증가시켜서 단백질 합성을 자극하고 결과적으로 태아에 아미노산을 적절하

게 공급해 주는 역할을 한다.

- 혈관 형성 작용(angiogenic effect) : 태아의 혈관계 형성에 중요한 역할을 한다.

(3) 그 밖의 태반에서 생성되는 단백질 호르몬

① 태반성 부신 피질 자극 호르몬(placental ACTH)

태반성 코르티코트로핀 분비 호르몬(placental CRH)에 의해 태반에서 분비되며 정확한 역할은 알려져 있지 않다.

② 릴랙신(relaxin)

- 황체와 탈락막(decidua), 태반에서 분비되며 구조적으로 인슐린(insulin), 인슐린 유사 성장 인자(insulin - like growth factor)와 비슷하다.
- 프로제스테론(progesterone)과 더불어 자궁 근육을 이완시키는 역할을 한다.

③ 부갑상선 호르몬 관련 단백질(parathyroid hormone - related protein, PTH - rP)

태반에서의 칼슘 운반을 활성화시켜 태아의 뼈의 성장과 골화(ossification)를 촉진하는 역할을 한다.

## 2) 태반에서 생성되는 펩타이드(peptide) 호르몬

(1) 뇌하수체 유사 분비 호르몬(hypothalamic - like releasing hormones)

① GnRH

영양막 세포(trophoblast)에서 분비되어 그 자신의 hCG 생성을 자가 조절(autocrine regulation)하는 역할을 한다.

② CRH

- 태반, 태아막, 탈락막 등에서 생산된다.
- 전체 임신 기간 동안에 생산량이 점차 증가하다가 진통이 시작되면 2~3배 이상 증가한다.
- Trophoblast에서 ACTH가 생성되는 것을 자극한다.
- 평상시에는 모체의 혈관계와 자궁 근육에 존재하는 평활근을 이완시키다가 분만 시점이 가까워지면 자궁 근육을 수축시키고 prostaglandin의 분비를 촉진시켜서 진통의 시작에 관여하는 것으로 생각된다.

(2) 그 밖의 태반에서 생성되는 펩티드 호르몬

① 렙틴(leptin)

- 일반적으로 렙틴은 지방 세포(adipocyte)에서 분비되는 항비만 호르몬으로 알려져 있으며 음식 섭취를 감소시켜 몸무게를 줄이는 역할을 하지만 반대로 뼈의 성장과 면역 기능의 발달을 촉진시키는 역할도 한다.
- 태반에서도 렙틴이 합성되는데 분비량이 태아 몸무게에 비례하는 것으로 보

아 태아의 성장과 발달에 중요한 역할을 하는 것으로 생각된다.

② 인히빈(inhibin)과 액티빈(activin)

- 인히빈(inhibin)

  모체 뇌하수체에서의 FSH의 분비를 억제하여 임신 기간 동안에 배란 발생을 억제한다.

- 액티빈(activin)

  성선 자극 호르몬(GnRH)의 합성을 조절한다.

### 3) 태반에서 생성되는 스테로이드(steroid) 호르몬

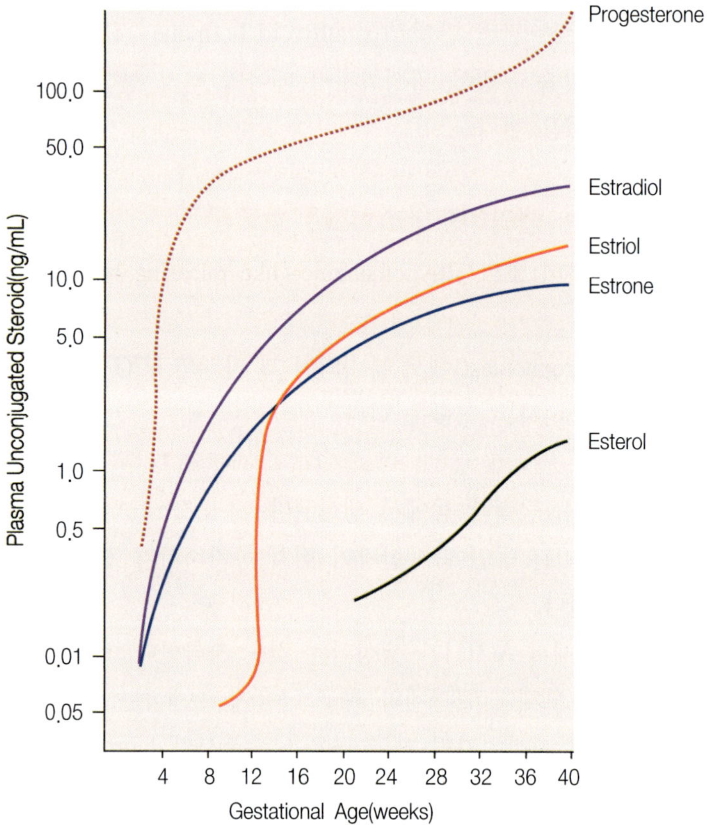


그림 2-42 Plasma levels of progesterone, estradiol, estrone, estetrol, and estriol in women during the course of gestation.

(1) 프로제스테론(progesterone)

① 개괄

- 프로제스테론은 임신 초기에는 난소의 황체에서 생성되다가 8주 이후부터는

주로 태반에서 생성된다(luteo - placental shift).

- 태반에서 생산되는 프로제스테론의 주된 전구체(precursor)는 모체 혈청의 콜레스테롤(maternal plasma cholesterol)이다.

② 태반에서의 생합성 과정

- 모체 혈청 내의 콜레스테롤은 태반 내로 들어와 우선 미토콘트리아 내에서 프레그네놀론(pregnenolone)으로 전환된다.
- 프레그네놀론은 세포질 그물(endoplasmic reticulum) 내에서 프로제스테론으로 전환되고 이것이 확산 과정을 통해 분비된다.

(2) 에스트로겐(estrogen)

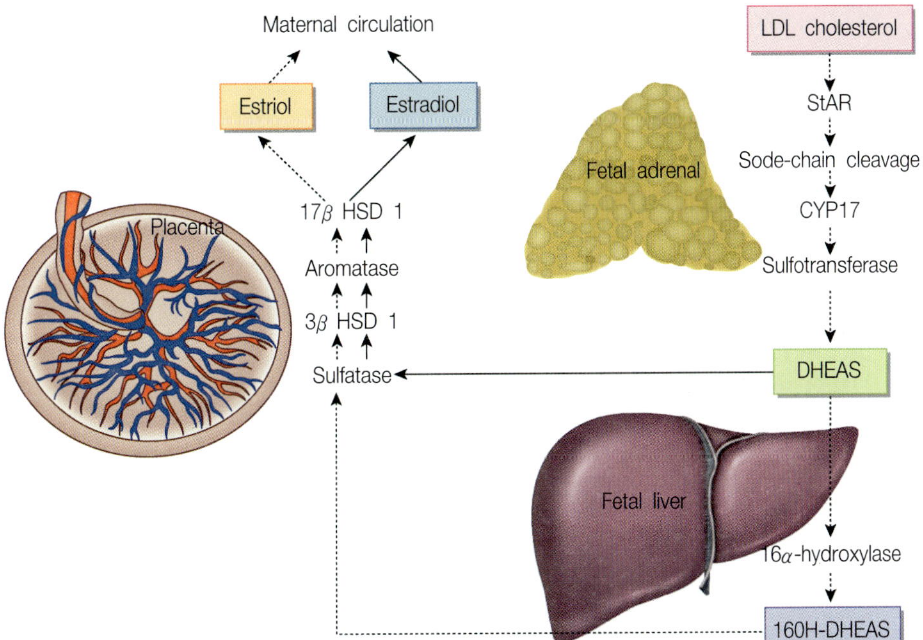


그림 2-43 Schematic presentation of the biosynthesis of estrogens in the human placenta.

① 개괄

- 프로제스테론과 마찬가지로 에스트로겐은 임신 초기에는 주로 난소의 황체에서 생성되다가 임신 7~8주 경부터는 주로 태반에서 생성된다.
- 태반에서 생산되는 에스트로겐의 주된 전구체(precursor)는 태아와 모체의 부신에서 생성되는 $C_{19}$ - steroid(DHEA, DHEAS)와 태아의 간에서 생성되는 16 $\alpha$ - hydroxylated $C_{19}$ - steroid이다.
- 프로제스테론의 주된 전구체인 콜레스테롤은 주로 모체의 혈청으로부터 공급

되는 것과는 달리 에스트로겐의 주된 전구체인 DHEAS는 주로 태아의 부신에서 공급된다.

② 태반에서의 생합성 과정

- 태아 혹은 모체에서 태반으로 공급된 DHEAS는 태반에 존재하는 여러 효소의 작용에 의해 순차적으로 DHEA, androstenedione, estrone으로 변환된 후에 최종적으로 estradiol로 바뀌어 이것이 확산 과정을 통해 분비된다.
- 태반에서는 estradiol 이외에도 estrone, estriol, estetrol 등 여러 종류의 에스트로겐이 합성된다.

③ 태반의 에스트로겐 생산량에 영향을 미칠 수 있는 인자

- 태아측 인자
  - 태아 사망(fetal demise) : 태아 부신에서의 DHEAS의 생산이 중단되어 태반에서의 에스트로겐 생산이 감소된다.
  - 태아 무뇌증(fetal anencephaly) : 태아 뇌하수체에서의 태아 부신에 대한 자극이 없어져 태아 부신에서의 DHEAS 생산이 감소되어 태반에서의 에스트로겐 생산이 감소된다.
  - 태아 부신 형성 부전증(fetal adrenal hypoplasia) : 마찬가지로 태아 부신에서의 DHEAS 생산이 감소되어 태반에서의 에스트로겐 생산이 감소된다.
  - Fetal - placental sulfatase deficiency : 태반에서 $C_{19}$ - steroid가 에스트로겐으로 전환되는데 작용하는 효소가 결핍되어 에스트로겐 생산이 감소한다.
  - Fetal - placental aromatase deficiency : 태반에서 $C_{19}$ - steroid가 에스트로겐으로 전환되는데 작용하는 효소가 결핍되어 에스트로겐 생산이 감소한다.
  - 다운증후군(trisomy 21, Down syndrome) : 태아 부신에서의 $C_{19}$ - steroid 생성이 부적절하여 태반에서의 에스트로겐 생산이 감소된다.
  - 태아의 LDL 생성 감소(decreased fetal LDL formation) : LDL은 태아 부신에서 생성되는 $C_{19}$ - steroid의 주된 전구체인데 이러한 LDL이 부족할 경우 $C_{19}$ - steroid의 생성이 부적절하게 된다.
  - 태아 적모구증(fetal erythroblastosis) : 질환으로 인해 태반이 비대화(hypertrophy)되어 에스트로겐 생산량이 증가한다.
- 모체측 인자
  - 당질 코르티코이드(glucocorticoid) 치료 : 산모에 고용량의 당질 코르티코이드를 투여할 경우 산모와 태아의 뇌하수체가 억제되면서 태아 부신에서의 DHEAS 생성이 감소한다.
  - 산모의 부신 기능 저하(maternal adrenal dysfunction, Addison disease) : 산

모 부신에서의 DHEAS 생성이 감소하여 태반에서의 에스트로겐 생산량이 감소하는데 태아 부신 기능 저하 때보다는 감소량이 크지 않다.

- 임신 영양 모세포 질환(gestational trophoblastic disease) : 태아 부신에서 $C_{19}$ - steroid 생성이 일어나지 않기 때문에 에스트로겐 생산량이 감소한다.

(3) 스테로이드 호르몬의 확산 방향

① 에스트로겐과 프로제스테론은 태반의 syncytiotrophoblast에서 생산되어 확산 과정을 통해 분비된다.

② 합성된 스테로이드 호르몬의 대부분은 모체의 순환계로 들어가고 일부분만 태아로 들어가는데 이는 syncytium에서 모체의 순환계로는 직접 들어갈 수 있지만 태아의 순환계로 들어가기 위해서는 cytotrophoblast나 태아 모세 혈관 등의 거쳐가야 할 중간 장애물이 많아 확산이 그만큼 어렵기 때문이다.



## 2.3 Fetal growth and development

### 1. Determination of gestational age

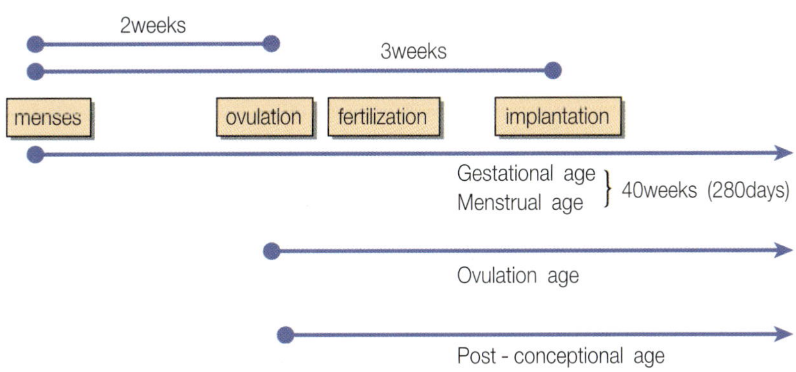


그림 2-44 Terminology used to describe the duration of pregnancy.

#### 1) Gestational age(menstrual age)

(1) 마지막 생리 시작일로부터 오늘까지의 날짜 수를 의미한다.

(2) 대부분의 산모가 마지막 생리일을 기억하고 있으므로 쉽게 계산할 수 있어 가장 흔히 사용되는 태아 연령이다.

(3) 마지막 생리일로부터 14일 후에 수정된 것으로 간주하는 추정 태아 연령이므로 생리 주기가 매우 불규칙한 여성에서는 잘 사용하지 않는다.

(4) 분만 예정일은 마지막 생리일로부터 280일(40주)이 되는 날인데 마지막 생리일의 달수에서 3을 빼고 일수에서 7을 더하여 쉽게 계산할 수 있다. 예를 들어, 마지막 생리일이 7월 5일이었을 경우 분만 예정일은 4월 12일이다.

### 2) Ovulation age(postconceptional age)

(1) 배란일로부터 오늘까지의 날짜 수를 의미한다.

(2) 배란과 수정 시점을 측정하기가 쉽지 않기 때문에 잘 사용하지 않지만 gestational age가 추정 태아 연령임에 반해 ovulation age는 실제 태아 연령이라는 장점이 있다.

(3) 배란과 수정 시점을 비교적 정확하게 알 수 있는 불임 치료를 받는 환자에서 흔히 사용한다.

(4) 수정은 배란된 이후 수 시간 안에 이루어지므로 ovulation age와 postconceptional age는 거의 같다고 볼 수 있다.

(5) 임상적으로 ovulation age는 gestational age에서 2주를 빼서 계산한다.

## 2. Morphological growth

### 1) Ovum, zygote, and blastocyst

(1) 배란 이후 ovum이 수정되어 zygote를 형성하고 여러 단계를 거쳐 blastocyst로 발달된 후 이것이 착상되기까지는 대략 2주 정도의 시간이 소요된다.

(2) blastocyst가 착상되어 chorionic villi를 형성하면 이를 embryo라고 부른다.

### 2) Embryonic period

(1) 기간과 의미

① Embryonic period는 ovulation age 3주~10주 동안의 총 8주의 기간을 말한다.

② 각종 장기가 형성되는 기간으로 매우 중요한 의미를 가진다.

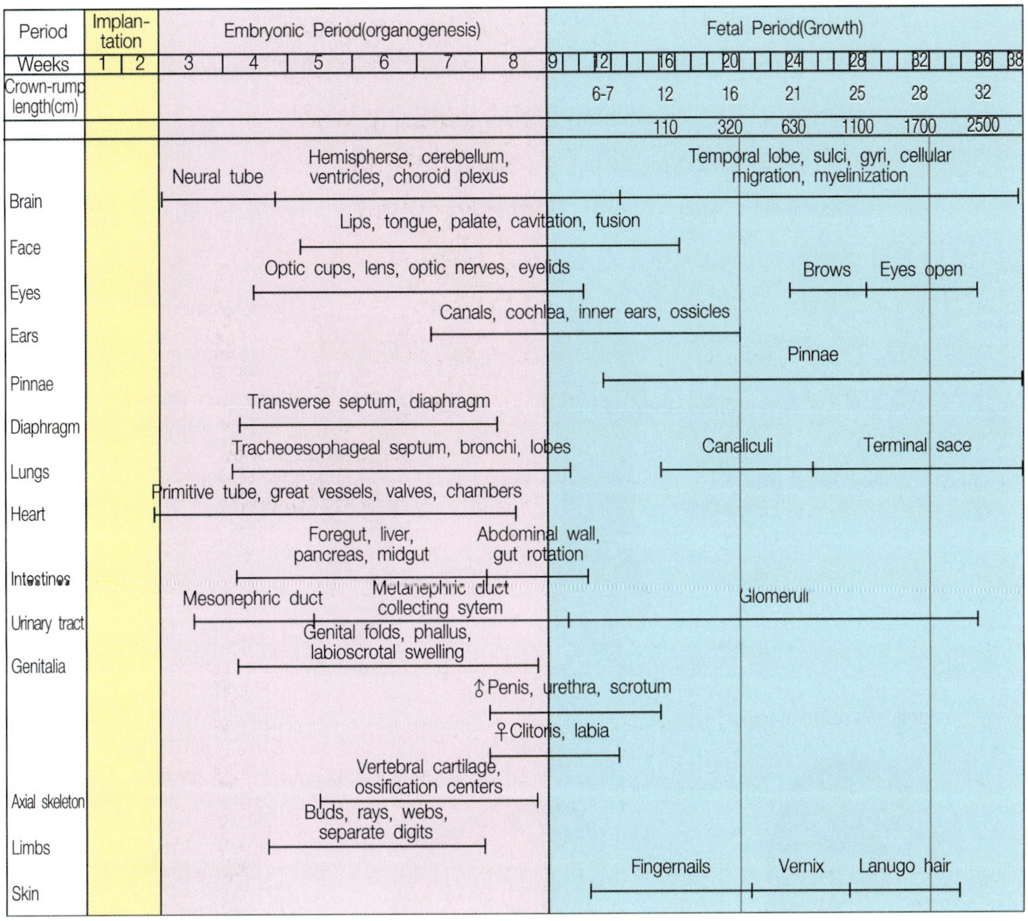


그림 2-45 Embryofetal development according to gestational age delermind by the first day of the last menses. Times are approximate.

### (2) embryo의 발달 과정

① Ovulation age 3주

이 시기에는 body stalk가 분화되기 시작한다.

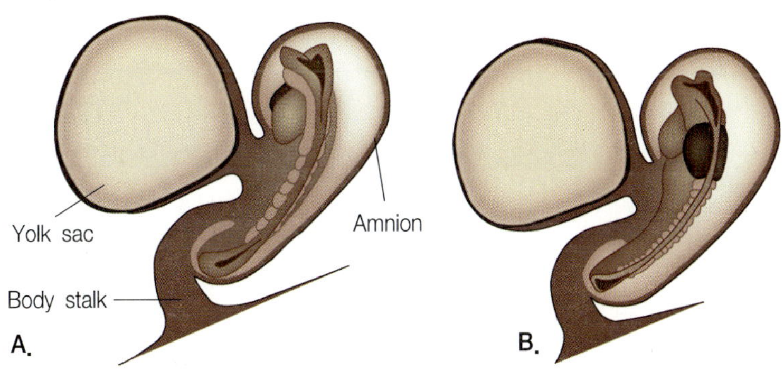


그림 2-46 Early human embryos. Ovulation ages. **A,** 22days. **B,** 23days.

② Ovulation age 4주

- 이 시기에는 fetal cardiovascular system이 형성되고 embryo와 choionic villi 사이에 진정한 circulation이 이루어진다.
- 이 시기의 embryo 크기는 4~5mm에 달한다.
- 심장에서는 심방, 심실이 구획화되기 시작하고 사지의 budding이 발생한다.

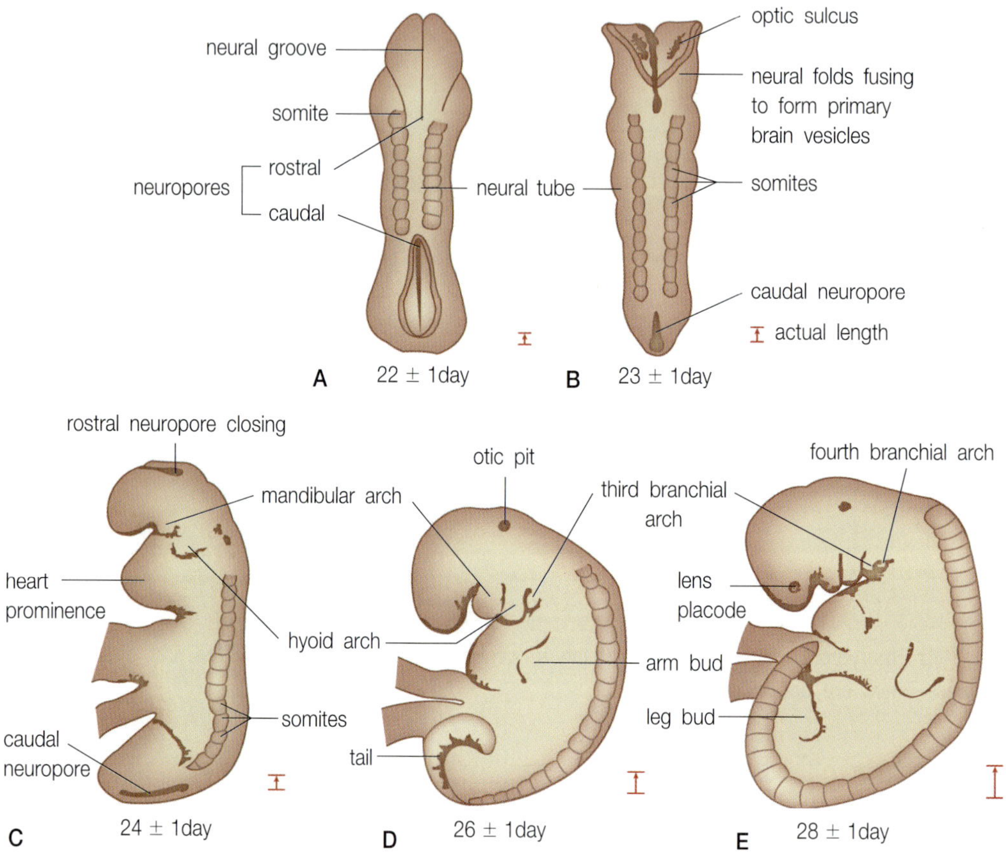


그림 2-47 Three - to four - week - old embryos.
**A, B.** Dorsal views of embryos during about 22 to 23days of development showing 8 and 12 somites, respectively. **C - E.** Lateral views of embryos during 24 to 38 days, showing 16, 27, and 33 somites, respectively.

③ ovulation age 6주

- Embryo의 크기가 22~24mm에 달하고 머리가 몸통에 비해 상대적으로 크기가 커진다.
- 심장이 완전히 형성되고 손가락과 발가락이 나타난다.
- 이 시기에 윗입술이 완성되고 귀가 형성된다.

## 3) Fetal period

(1) 기간과 의미

① Embryonic period가 끝난 시점부터 출생까지의 기간을 말한다.

② 이는 ovulation age로는 9주째부터이고 gestational age로는 11주째부터이다.

③ Embryonic period에 생성된 구조물들이 성장하고 성숙되는 시기이다.

(2) 태아 연령의 측정

일반적으로 태아의 무게보다는 태아의 신체 길이가 태아 연령을 가늠하는데 있어서 더욱 정확하다.

**표 2-1** Criteria for estimating age during the fetal period

| Age(wk) | | Crown-Rump length(mm)[a] | Foot Length (mm)[a] | Fetal Weight (g)[b] | Main External Characteristics |
|---|---|---|---|---|---|
| Menstrual | Fertilization | | | | |
| 11 | 9 | 50 | 7 | 8 | Eyes closing or closed. Head more rounded. External genitalia still not distinguishable as male or female. Intestines are in umbilical cord. |
| 12 | 10 | 61 | 9 | 14 | Intestines in abdomen. Early fingernail development. |
| 14 | 12 | 87 | 14 | 45 | Sex distinguishable externally. Well-defined neck. |
| 16 | 14 | 120 | 20 | 110 | Head erect. Lower limbs well developed. |
| 18 | 16 | 140 | 27 | 200 | Ears stand out from head. |
| 20 | 18 | 160 | 33 | 320 | Vernix caseosa present. Early toenail development. |
| 22 | 20 | 190 | 39 | 460 | Head and body(lanugo) hair visible. |
| 24 | 22 | 210 | 45 | 630 | Skin wrinkled and red. |
| 26 | 24 | 230 | 50 | 820 | Fingernails present. Lean body. |
| 28 | 26 | 250 | 55 | 1,000 | Eyes partially open, Eyelashes present. |
| 30 | 28 | 270 | 59 | 1,300 | Eyes open. Good head of hair. Skin slightly wrinkled. |
| 32 | 30 | 280 | 63 | 1,700 | Toenails present. Body filling out. Testes descending. |
| 34 | 32 | 300 | 68 | 2,100 | Fingermails reach fingertips. Skin pink and smooth. |
| 38 | 36 | 340 | 79 | 2,900 | Body usually plump. Lanugo hairs almost absent. Toenails reach toe tips. |
| 40 | 38 | 360 | 83 | 3,400 | Prominent chest; breasts protrude. Testes in scrotum or palpable in inguinal canals. Fingernails extend beyond fingertips. |

[a] These measurements are average and so may not apply to specific cases; dimensional variations increase with age.

[b] These weights refer to fetuses fixed for about 2weeks in 10percent formalin. Fresh specimens weigh about 5 percent less.

(3) 주수별 발달 과정

① 12 gestational weeks

- Uterus가 symphysis pubis 위에서 만져진다.
- Crown - rump length(CRL) : 6～7cm
- 대부분의 fetal bone에서 ossification center가 나타난다.
- Skin, nail 발달
- External genitalia에서 남성과 여성의 definitive sign이 나타난다.
- Fetal spontaneous movement가 관찰된다.

② 16 gestational weeks

- CRL : 12cm
- 110g

③ 20 gestational weeks

- 300g
- 솜털이 온몸을 덮게 되고 머리털도 약간 나타난다.

④ 24 gestational weeks

- 630g
- 피부는 특징적으로 주름져 있고 지방이 축적되기 시작한다.
- 눈썹과 눈꺼풀이 보이기 시작한다.
- 폐의 bronchi와 bronchiole이 커지고 alveolar duct가 발달한다. 하지만 아직 terminal sac이 형성이 이루어지지 않아 이 시기에 태어난 아기들은 대부분 사망한다.

⑤ 28 gestational weeks

- 1,100g
- 이 시기에 태어난 아기들의 90%는 특별한 신경학적 이상없이 생존할 수 있다.

⑥ 32 gestational weeks

- 1,800g
- 이 시기에 태어난 아기들은 특별한 합병증이 없다면 특별한 문제없이 생존할 수 있다.

⑦ 36 gestational weeks

- 2,500g
- 피하지방이 축적되므로 몸체는 둥글어지고 얼굴의 주름은 없어지게 된다.

⑧ 40 gestational weeks

- CRL : 36cm

- 3,400g

(4) 태아의 머리

① Fetal Skull

- Two frontal bone
- Two parietal bone
- Two temporal bone
- Occipital bone
- Wings of the sphenoid bone

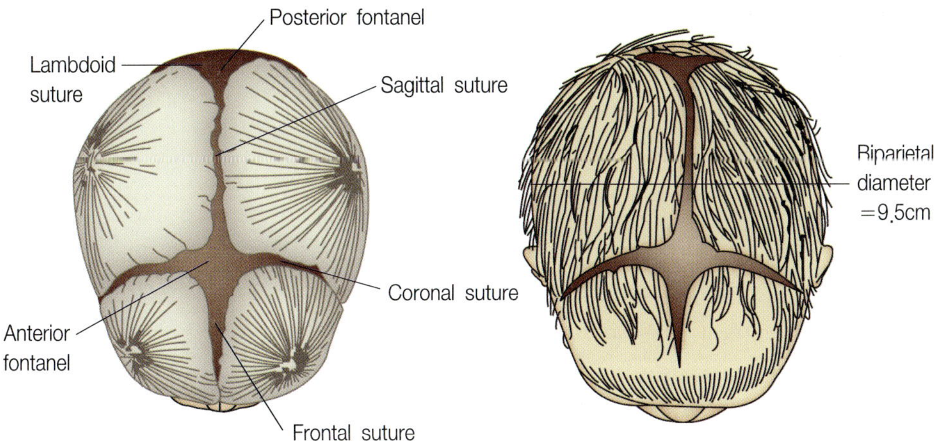


그림 2-48 Fetal head at term showing fontanels, sutures, and the biparietal diameter.

② Suture

- Skull bone들은 suture에 의해 서로 분리되어 있다.
- 종류 : frontal, sagittal, two coronal, two lambdoid suture

③ Fontanel

- Anterior fontanel : sagittal, coronal suture가 만나는 부위에서 생성
- Posterior fontanel : sagittal, lambdoid suture가 만나는 부위에서 생성
- Temporal fontanel : lambdoid, temporal suture가 만나는 부위에서 생성

④ 길이 측정

- Occipitofrontal diameter
  - 11.5cm
  - 코의 root 바로 상단 부위부터 occipital bone의 most prominent portion까지의 길이

- Biparietal diameter
  - 9.5cm
  - 머리에서 가장 긴 transverse diameter로 하나의 parietal boss에서 반대쪽의 parietal boss까지의 길이

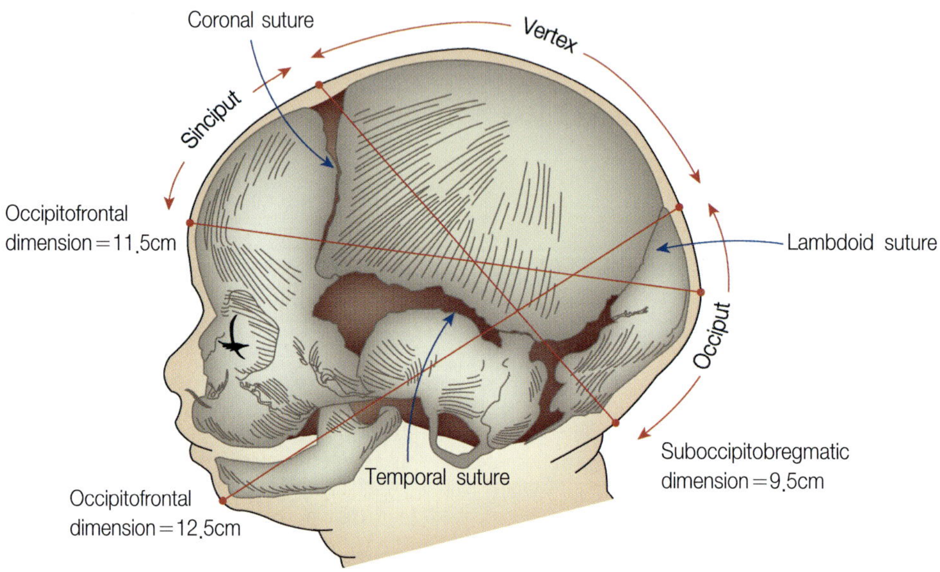


그림 2-49 Diameters of the fetal head at term.

- Bitemporal diameter
  - 8.0cm
  - 두개의 temporal suture 사이의 가장 긴 길이
- Occipitomental diameter
  - 12.5cm
  - 턱에서 occiput의 가장 prominent portion까지의 길이
- Suboccipitobregmatic diameter
  - 9.5cm
  - Anterior fontanel의 중앙에서 occipital bone이 neck과 연결되는 undersurface까지의 길이

⑤ Circumference 측정

- Greatest circumference
  - Occipitofrontal diameter plane에서 측정한다.
  - 34.5cm

- Smallest circumference
  - Suboccipitobregmatic diameter plane에서 측정한다.
  - 32cm

## 3. Placenta and fetal growth

### 1) Overview

(1) 태반은 모체와 태아 사이의 transfer organ으로 모체에서 산소와 영양분이 태아로 옮겨가고 태아에서 이산화탄소와 다른 대사 찌꺼기가 모체로 옮겨가는 역할을 한다.

(2) 태아의 혈액은 chorionic villi의 intravillous space 내의 모세혈관에 존재하고 모체의 혈액은 chorionic villi 사이사이의 intervillous space 내에 남아 있으므로 두 혈액이 직접적으로 만나지는 않는다. 따라서 물질 교환은 chorionic villi 내의 syncytiotrophoblast를 통해서 이루어지게 된다.

### 2) The intervillous space : maternal blood

(1) 모체와 태아의 물질 교환 과정

모체의 혈액에서 나온 물질은 intervillous space를 거쳐서 syncytiotrophoblast 내로 들어가서 태아에 전달되고 태아에서 나온 물질은 거꾸로 syncytium을 거쳐 intervillous space로 들어간다.

(2) 혈역학

① Intervillous space의 residual volume은 만삭 시기가 되면 140cc에 달하고 분만 직전에는 두 배까지 늘어난다.

② 만삭 시기의 uteroplacental blood flow는 분당 700~900cc 정도이고 이 혈액의 대부분은 intervillous space를 통과한다.

③ 진통 중에는 자궁 근육이 수축되어 intervillous space로의 blood flow는 감소되고 감소 정도는 수축 강도에 따라 다르다.

④ Intervilllous space의 혈압은 uterine arterial pressure보다 작지만 uterine venous pressure보다는 크다.

### 3) Placental transfer

(1) 모체의 혈액에서 나온 물질이 태아로 전달되는 과정에서 통과하는 chorionic villus의 구조물

① Syncytiotrophoblast

② Stroma of intravillous space

③ Fetal capillary wall

(2) Placental transfer의 효율성을 결정하는 변수

① 모체 혈액 내의 물질 농도

② 단위 시간당 intervillous space를 통과하는 모체의 혈액량

③ Villous trophoblast epithelium의 표면적

④ 태반의 수동적인 물질 확산 능력

⑤ 태반의 능동적인 물질 전달 능력

⑥ 물질 전달 과정 중에 태반 내에서 대사되는 물질의 양

⑦ Fetal capillary의 표면적

⑧ 태아 혈액 내의 물질 농도

⑨ 모체와 태아의 혈관계 내에서 물질이 carrier protein에 의해 결합되어 있는 정도

⑩ 단위 시간당 villous capillary를 통과하는 태아의 혈액량

(3) Mechanism of transfer

① Simple diffusion

- 500 dalton 이하의 작은 물질들은 대부분 확산에 의해 이동한다.
- $O_2$, $CO_2$, $H_2O$, 대다수의 electolyte, anesthetic gas의 이동 방법이다.

② 능동 수송

- 일부의 작은 물질들은 능동 수송에 의해 옮겨지며 확산에 비해 훨씬 빠르게 이동한다.
- Ascorbic acid나 iron과 같은 물질들의 이동 방법이다.
- 일반적으로 고분자량을 가지고 있는 물질들은 태반을 통과하지 못하지만 immunoglobulin G만 예외적으로 specific trophoblast receptor를 통해 태반을 통과한다.

## 4. Fetal nutrition

### 1) Glucose

(1) 포도당의 중요성

① 포도당은 태아의 성장에 있어서 가장 중요한 에너지원이다.

② 임신 기간 동안에는 태아로 전달되는 포도당의 양을 늘리기 위해 모체의 포도당 사용은 억제된다.

③ hPL은 태반에서 분비되는 호르몬으로 모체에서 포도당의 peripheral uptake와 포도당 사용을 억제하고 free fatty acid의 사용을 촉진시킨다.

(2) Glucose transport

① 일반적으로 포도당은 carrier - mediated facilitated diffusion을 통해 세포 내로 전달되고 이 과정에는 GLUT라고 불리는 transport protein이 관여한다.

② 태반 내의 syncytiotrophoblast에도 GLUT가 존재하여 포도당의 이동에 관여한다.

## 2) Lactate

포도당과 마찬가지로 facilitated diffusion 방법으로 태반을 통과한다.

## 3) Free fatty acids and triglycerides

(1) 중성 지방(triacylglycerol)은 태반을 통과하지 못하지만 glycerol은 태반을 통과할 수 있으며 대개의 fatty acid는 simple diffusion의 방법으로 태반을 통과한다.

(2) 태반을 통과한 fatty acid는 태아의 간에서 중성 지방으로 전환될 수 있다.

(3) Low - density lipoprotein(LDL)은 syncytiotrophoblast의 특별한 receptor를 통해 endocytosis가 이루어진 후 syncytium 내에서 분해되어 cholesterol, free amino acid, essential fatty acid로 나누어져서 태아로 전달된다.

## 4) Amino acids

Diffusion에 의해 모체에서 태아로 전달된다.

## 5) Proteins

(1) 일반적으로 단백질은 분자량이 크므로 태반을 통과하지 못하지만 예외적으로 IgG와 retinol - blinding protein은 trophoblast에서의 endocytosis과정을 통해 태아로 전달된다.

(2) 태아에서 다량의 IgM이 발견된다면 이는 fetal infection에 의해 항체 반응이 있었다는 것을 의미한다.

## 6) Ions and trace metals

(1) Iodide, calcium, phosphorus : 능동 수송에 의해 태반을 통과한다.

(2) Zinc : 모체보다 태아의 혈청 농도가 더 높다.

(3) Copper, cadmium : 모체보다 태아의 혈청 농도가 더 낮다.

### 7) Vitamins

(1) Vitamin A(retinol) : 모체보다 태아의 혈청 농도가 더 높다.

(2) Vitamin C(ascorbic acid) : carrier - mediated process로 태반을 통과한다.

(3) Vitamin D(cholecalciferol) : 모체보다 태아의 혈청 농도가 더 낮다.

## 5. Fetal physiology

### 1) Amnionic fluid

(1) 양수의 생성

① Early pregnancy

모체 혈청이 ultrafiltration되어 생성된다.

② 임신 14주

양수는 주로 태아의 피부에서 확산된 extracellular fluid로 구성된다.

③ 임신 20주 이후

대부분의 양수는 태아의 소변으로 구성되고 태아의 pulmonary fluid나 태반 여과액이 양수의 일부분을 형성한다.

(2) 양수의 기능

① Cushion

태아에 쿠션 역할을 하여 태아의 근골격계 발달에 도움을 주고 trauma에 대해 태아를 보호하는 역할을 한다.

② Maintenance of temparature

태아의 체온을 일정하게 유지하는 역할을 한다.

③ Nutritive function

태아에 약간의 영양분을 공급한다.

④ Growth of gastrointestinal tract

양수 내에는 EGF와 같은 growth factor가 존재하여 태아 장관의 성장을 돕는다.

⑤ Pulmonary development

태아에서 oligohydramnios가 있을 경우 폐성숙이 지연되어 pulmonary hypoplasia가 유발된다.

### 2) Fetal circulation

(1) 태아 순환이 성인 순환과 다른 점

① 태아의 우심실을 나온 혈액은 대부분 폐를 거치지 않고 체순환계로 들어간다.

② 태아의 heart chamber는 직렬이 아닌 병렬로 연결되어 다른 신체 부위보다 심

장과 뇌에 더욱 산소가 많이 포함된 혈액을 공급한다.

(2) 태아 순환의 구성

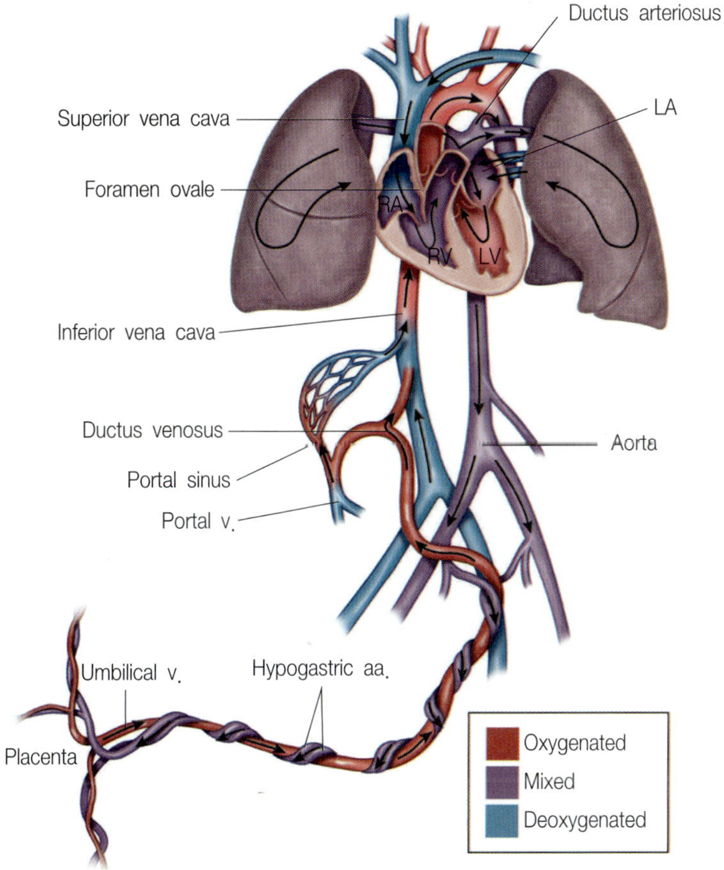


그림 2-50 **The intricate nature of the fetal circulation is evident.** The degree of oxygenation of blood in various vessels differs appreciably from that in the postnatal state as the consequences of oxygenation being provided by the placenta rather than the lungs and the presence of three major vascular shunts: **1.** Ductus venosus. **2.** Foramen ovale. **3.** Ductus arteriosus.

① 병렬 구성

- Well oxygenated blood의 이동 과정

  Umblical vein → ductus venosus → IVC → RA → foramen ovale → LV → ascending aorta → brain → SVC → RA

- Less oxygenated blood

  Umblical vein → portal sinus → hepatic vein → IVC → RA → tricuspid valve → RV → pulmonary artery → PDA → Descending aorta → umblical artery

② 생후 collapse되어 퇴화되는 태아 혈관

Umbilical vessel, ductus arteriosus, foramen ovale, ductus venosus

## 3) Fetal blood

(1) Hemopoiesis

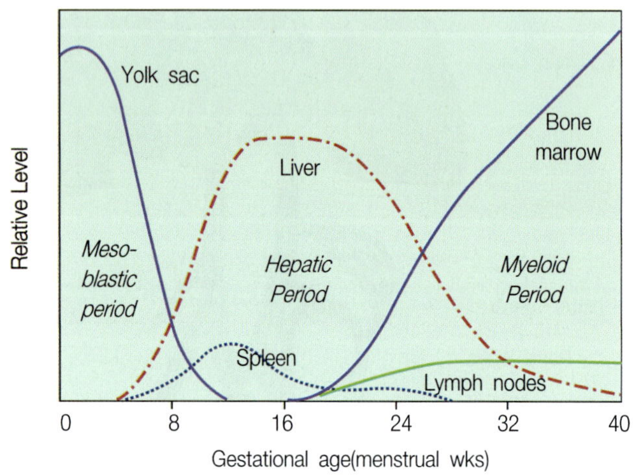


그림 2-51 Sites of hemopoiesis synthesized at various stages of fetal development.

① 조혈 기관

임신 초기에는 주로 yolk sac에서 조혈이 이루어지다가 이후 간, 골수가 차례대로 조혈의 주요 장소가 된다.

② 태아 적혈구의 변화

- Erythrocyte는 임신 초반기에는 nucleated, macrocytic한 특징을 지니고 있지만 태아가 점차 발달하면서 점점 작아지고 nonnucleation형태로 변화된다.
- 임신이 진행됨에 따라 혈액량이 증가할 뿐만 아니라 혈색소의 농도도 증가하여 만삭시기에는 18g/dL에 도달한다.
- 적혈구의 수명이 점차 증가하여 처음에는 높은 수치를 보이는 reticulocyte는 만삭 시기에는 4～5% 수준으로 감소한다.

(2) Erythropoiesis

① 조혈 과정은 태아가 스스로 분비하는 erythropoietin에 의해 조절되고 모체의 erythropoietin은 태반을 통과하지 못한다.

② Erythropoietin의 생산은 태아가 성숙하면서 점점 양이 증가하고 주로 간이나 신장에서 생산되는 것으로 생각된다.

(3) 태아 혈색소

① Hemoglobin은 tetramer로서 서로 다른 두 개의 peptide chain으로 구성되며 이 chain의 종류에 따라 type이 달라진다.

② Hemoglobin A : 정상적인 성인의 혈색소로 $\alpha$와 $\beta$ chain으로 구성된다.

③ Hemoglobin F : 태아의 간에서 생성되는 혈색소로 $\alpha$와 $\gamma$ chain으로 구성된다.

④ Hemoglobin F의 경우 hemoglobin A보다 산소와 결합하는 능력이 더 크다.

⑤ 태아의 경우 대부분의 적혈구가 혈색소 F와 결합되어 있다.

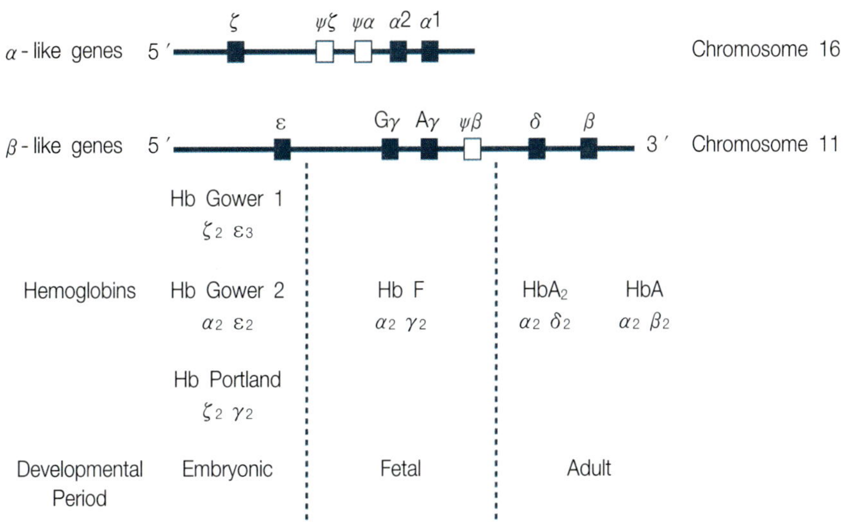


그림 2-52 Schematic drawing of the arrangement of the $\alpha$ and $\beta$ gene precursors on chromosomes 11 and 16, and the types of hemoglobin made from them.

(4) Coagulation factor

① 태아는 임신 12주 경부터 성인의 형태와 같은 coagulation factor를 생산한다.

② 생후에는 적절한 조치를 취하지 않을 경우 vitamin K-dependent coagulation factor들의 농도가 더 낮아져 신생아 출혈이 나타날 수도 있다.

(5) Fetal plasma proteins

태아 혈장 내의 albumin, lactic dehydrogenase, aspartate aminotransferase와 같은 단백질의 농도는 점차 증가하여 출생 시기에는 모체의 혈장 농도와 거의 비슷해진다.

## 4) Ontogeny of the fetal immune response

(1) 보체

임신 초기부터 생성되기 시작하여 만삭시기에는 성인의 절반 수준에 도달한다.

(2) Immunoglobulin G

임신 16주 경부터 모체로부터 태아로 전달되기 시작하는데 임신 마지막 4주 동안에 다량의 Immunoglobulin G가 전달되므로 조산아의 경우 상대적으로 모체의 항체 비율이 낮다.

(3) Immunoglobulin M

① Immunoglobulin M은 태반을 통과하지 못하기 때문에 태아에서 발견된다면 이는 태아가 스스로 생산한 것이다.

② IgM이 증가하였다면 이는 선천성 감염을 의미하며 흔한 원인으로는 Rubella, CMV, toxoplasmosis 등을 들 수 있다.

(4) Immunoglobulin A

모체에서 분비되는 초유는 IgA를 포함하고 있으므로 초유를 먹은 신생아는 enteric infection에 대한 mucosal protection을 가질 수 있다.

(5) Lymphocytes

태아에서 B lymphocyte는 임신 12주 경에 혈액에서 관측되고 T lymphocyte는 임신 14주 경에는 thymus에서 혈중으로 분비되지만 태어날 때까지 이 세포들은 미숙하여 신생아의 면역 반응은 매우 미약하다.

## 5) Nervous system and sensory organs

(1) 임신 8주

Synaptic function이 충분히 발달하여 neck과 trunk의 굽힘이 가능하다.

(2) 임신 10주

① 국소 자극에 반응하여 곁눈질, 입벌림, 발가락 굽힘 등을 한다.

② Swallowing이 시작된다.

(3) 임신 14~16주

호흡 운동을 시작한다.

(4) 임신 24주~26주

Sucking, hearing이 가능하다.

(5) 임신 28주

눈이 빛에 반응한다.

## 6) Gastrointestinal system

(1) 위장관의 발달

① 임신 10~12주 경이 되면 swallowing과 small intestine peristalsis가 일어난다.

② 태아는 양수를 삼켜서 임신 기간 동안 양수의 양을 조절하며 만삭 기간의 태아가 하루에 삼키는 양수의 양은 200~760cc 정도이다.

③ 양수는 태아의 위장관의 성장과 발달을 돕는 역할을 한다.

(2) Fetal gastrointestinal anomaly

① Hirschsprungs disease(congenital aganglionic megacolon)
초음파에서 grossly enlarged bowel이 보인다.

② Meconium ileus
Cystic fibrosis와 연관되어 있으며 meconium에 의해 distal ileum이 막힌다.

(3) Meconium

① 구성
- 양수의 undigested debri
- 폐 분비물 중의 glycerophospholipid
- Desquamated fetal cell
- Lanugo, scalp hair, vernix

② 색깔
태변에 포함되어 있는 biliverdin으로 인하여 어두운 흑녹색을 띤다.

③ Meconium passage의 원인
- Vagal stimulation
- Hypoxia
- Congenital chloride diarrhea

(4) Liver

① Bilirubin
- 태아의 간은 성인에 비해 free bilirubin을 bilirubin diglucuronoside로 바꾸는 능력이 부족하다.
- 태아의 erythrocyte는 성인보다 수명이 짧으므로 많은 bilirubin 생성되지만 이 중 일부분만이 conjugation되고 대부분의 나머지 unconjugated bilirubin은 양수로 배출되어 태반을 통해 모체로 전달된다.
- Conjugated bilirubin은 태아의 장관계로 분비되어 biliverdin으로 산화된다. unconjugated bilirubin과는 달리 conjugated bilirubin은 태반을 통과하지 못한다.

② Cholesterol
Fetal cholesterol의 대부분은 fetal liver에서 생성되며 태아 부신에서 필요로 하는 다량의 LDL cholesterol은 대부분 간에서 합성된다.

(5) Pancrease

① Insulin

- 임신 9~10주가 되면 췌장에 insulin - containing granule이 나타나고 12주가 되면 태아의 혈중에서 insulin이 측정된다.
- Fetal insulin의 정확한 역할은 모르지만 모체로부터 공급되는 영양분과 함께 태아의 성장에 중요한 역할을 하는 것으로 생각된다.
- 당뇨병을 가지 모체에서 태어난 아기나 혹은 태어날 때부터 몸무게가 많은 LGA 신생아의 경우 혈중 인슐린 농도가 높으며 반대로 SGA 신생아의 경우에는 혈중 insulin 농도가 낮다.

② Other pancreatic enzyme

대부분의 panceatic enzyme은 임신 16주경에는 췌장에서 분비될 수 있다.

## 7) Urinary system

(1) 발달 과정

① Pronephros : 임신 2주 경에 퇴축된다.

② Mesonephros : 임신 11~12주에 퇴화된다.

③ Metanephros : 임신 9~12주 사이에 생성된다.

(2) Fetal kidney

① Fetal kidney는 소변을 형성할 수 있지만 농축 능력은 성인에 비해 떨어진다.

② 태아 시기에는 전체 심박출량의 2%만이 신장을 통과하지만 신생아가 되면 15~18% 수준으로 높아진다.

③ Fetal kidney는 임신 12주부터 urine을 생성하기 시작한다.

## 8) Lung

(1) Anatomical maturation of the fetal lung

① Pseudoglandular stage

- 임신 5~17주
- Intrasegmental bronchial tree의 growth가 이루어진다.

② Canalicular stage

- 임신 16~25주
- Terminal bronchiole은 여러 개의 respiratory bronchiole로 분화되고 이 각각은 multiple saccular duct로 division된다.

③ Terminal sac(primitive pulmonary alveoli) stage

Primitive pulmonary alveoli가 형성되고 type Ⅱ pneumonocyte에서는 surfactant를 생성하기 시작한다.

(2) Surfactant

① Surfactant의 역할

생후 terminal sac이 collapse되는 것을 방지하여 신생아 호흡이 가능하게 한다.

② 신생아의 surfactant composition

- Surfactant의 구성
  - Glycerophospholipid : 90%
  - Protein : 10%
- Glycerophospholipid의 구성
  - Lecithin(phosphatidylcholine) : 80%
  - Phosphatidylglycerol : 8～15%
  - Phosphatidylinositol, phosphatidylethanolamine 등도 일부분을 차지한다.

③ Surfactant synthesis

- Glycerophospholipid
  - Type Ⅱ cell에서 생성되고 surfactant의 구성 물질 중에서 표면 장력을 낮추는 가장 중요한 성분이다.
  - 태아 시기 동안 glycerophospholipid 구성 성분의 상대적인 비율은 지속적으로 변화한다.

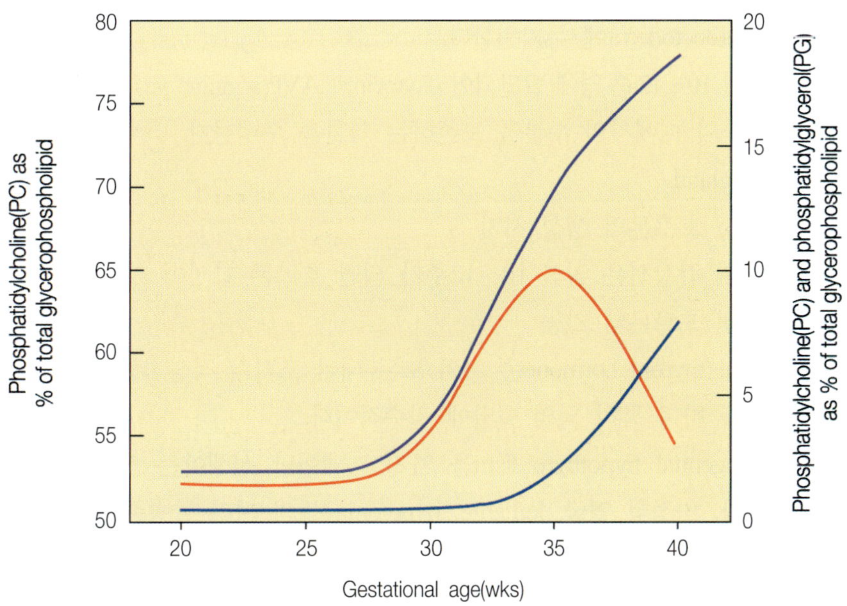


그림 2-53 Relation between the levels of lecithin, or dipalmitoylphosphatidylcholine(PC), hosphatidylinositol(PI), and phosphatidylglycerol(PG) in amnionic fluid as a function of gestational age.

- Surfactant - associated protein(SP)
  - Type Ⅱ cell의 endoplasmic reticulum에서 생성되고 호흡하는 동안 허파꽈리 내에서 surface film이 생성되는 것을 촉진하는 역할을 한다.
  - SP - A, SP - B, SP - C로 구성된다.

④ Coricosteroids and fetal lung maturation

Corticosteroid는 fetal lung maturation을 자극하고 surfactant의 합성을 증가시키는 역할을 하는 것으로 생각된다. 이러한 특징을 이용하여 조산이 예상되는 경우에 태아의 폐성숙을 유도하기 위하여 사용되기도 한다.

(3) Respiration

임신 11주 경에 초음파를 통해서 fetal chest wall movement를 확인할 수 있다.

## 9) Endocrine glands

(1) Pituitary gland

① Adenohypophysis(anterior pituitary gland)

- Oral ectoderm(Rathke pouch)에서 기원
- PRL, GH, ACTH, TSH, LH, FSH을 분비한다.
- 임신 7주경 ACTH가 가장 먼저 분비되기 시작하여 17주가 되면 모든 호르몬이 분비된다.

② Neurohypophysis(posterior pituitary gland)

- Neuroectoderm에서 기원한다.
- 임신 10～12주 경에 발달되어 oxytocin과 AVP(arginine vasopressin)를 분비한다.
- 태아의 폐에서의 수분을 보존하는 역할을 수행한다.

(2) Thyroid gland

① 갑상선 호르몬의 생성 시기

태아의 갑상선은 임신 10～12주가 되면 호르몬 합성이 가능하다.

② 갑상선 호르몬의 기능

- Fetal thyroid hormone은 거의 모든 태아 조직의 정상적인 발달에 중요한 역할을 하며 특히 뇌의 발달에 필수적이다.
- Congenital hypothyroidism을 가지고 태어난 신생아는 신경학적 이상, 호흡곤란, 비정형 얼굴, letharge, hypotonia 등의 여러 합병증을 가진다.

③ 갑상선 호르몬의 태반 이동

- Iodide

Iodide는 능동 수송에 의해 태반을 통과하며 따라서 임신 기간 동안 모체에

radioiodide를 투여할 경우 태아에 좋지 않은 영향을 미친다.

- TSH
  태반을 통과하지 못한다.
- $T_4$, $T_3$
  극소량만이 모체에서 태아로 전달될 수 있다.
- Antithyroid antibody
  - 대부분의 갑상선 호르몬과는 달리 특정 종류의 antithyroid antibody는 모체의 농도가 높을 때 쉽게 태반을 통과할 수 있다.
  - Long - acting thyroid stimulator(LATS), LATS - protector, thyroid stimulating Immunoglobulin 등을 들 수 있다.

(3) Adrenal gland

① 태아 시기의 부신은 태아 전체 몸 크기와 비교하였을 때 상당히 큰 기관이다.

② 태아 부신은 대부분 adrenal cortex의 fetal zone으로 구성되며 이 구조물은 태어난 직후 정상적으로 퇴화된다.

③ Fetal adrenal steroidogenesis에 중요한 역할을 한다.

## 6. Development of genitalia

### 1) Gender ratio

(1) 남성 태아 : 여성 태아 = 106 : 100

(2) 최근의 연구 결과에 의하면 이전보다는 남자의 비율이 감소되었다는 보고가 많다.

### 2) Sexual differentiation of the embryo – fetus

(1) Chromosomal gender

① Genetic gender(XX or XY)는 수정이 되는 순간에 결정된다.

② 임신 첫 6주 동안에 남성과 여성 배아의 발달 과정은 형태학적으로 구분이 되지 않는다.

(2) Gonadal gender

① Primordial germ cell은 yolk sac의 endoderm에서 기원하고 이후 genital ridge로 이동하여 분화가 이루어지지 않은 gonad를 형성한다.

② 수정 후 6주경이 되면 gonad가 분화되기 시작하는데 만약 Y 염색체가 존재한다면 testis가 되고 존재하지 않는다면 ovary로 분화된다.

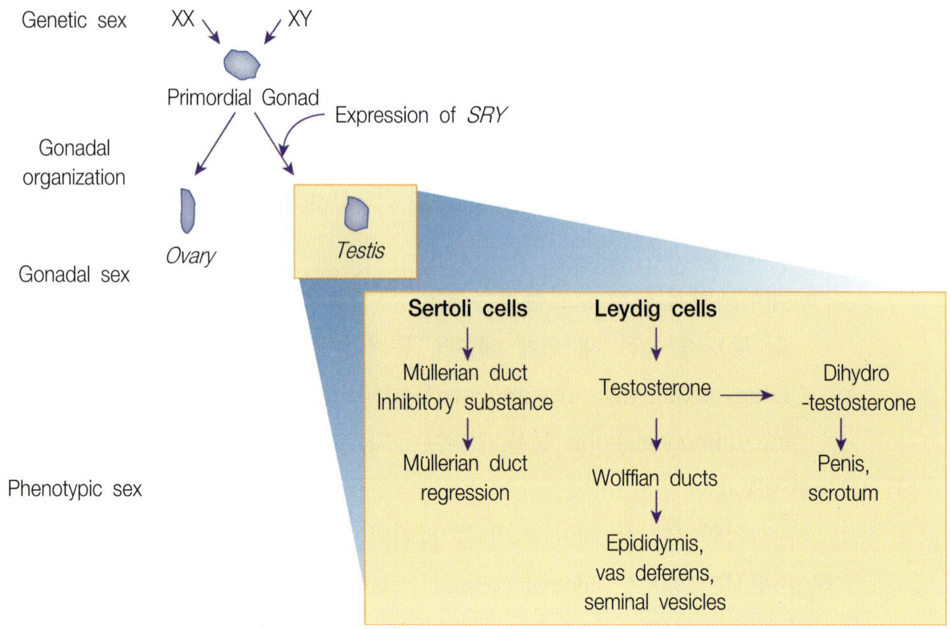


그림 2-54 Gender differentiation.
Genetic sex is established at the time of fertilization. At a time thereafter, the primordial gonad differentiates to testis if the SRY gene is expressed. The fetal testicular secretions effect male phenotypic gender differentiation.

③ 고환으로의 분화는 Y 염색체의 단완에 있는 TDF(Testicular Determining Factor)에 의해 유도된다.

(3) Phenotypic gender

① Gonadal gender가 확립되면 phenotypic gender는 매우 빠르게 발달한다.

② 남성 표현형으로의 분화는 고환의 기능에 의해 유도된다. 만약 고환이 존재하지 않는다면 genetic gender와는 상관없이 여성 표현형으로 분화된다.

③ 임신 7주 경에 고환의 sertoli cell에서는 Mullerian - inhibiting substance가 분비되는데 이로 인해 임신 9~10주경에 Mullerian duct가 퇴화된다.

④ 고환의 Leydig cell에서 분비된 testosterone은 wolffian duct에 작용하여 vas deferens, epididymidis, seminal vesicle의 발달에 영향을 미친다.

⑤ 일부의 testosterone은 5$\alpha$ - reductase에 의해서 5$\alpha$ - dihydrotestosterone으로 전환되면서 그 기능이 강화되고 이 호르몬은 주로 genital tubercle과 labioscrotal fold에 작용하여 penis와 scrotum의 발달에 주된 역할을 한다.

### 3) Genital ambiguity of the newborn

(1) 주요 사항

성이 불분명한 신생아가 태어날 경우 일단 congenital adrenal hyperplasia에 준해서 진단과 치료를 시행해야 하는데 이는 genital ambiguity의 원인 중 유일하게 congenital adrenal hyperplasia만이 치명적인 합병증을 유발하기 때문이다.

(2) 분류

① Female pseudohermaphroditism

- 전제 조건
  - 핵형은 46, XX이다.
  - 난소가 존재한다.
  - Mullerian - inhibiting substance(MIS)가 생산되지 않는다.
  - 배아나 태아시기에 과도한 androgen에 exposure된다.
- 특징
  - MIS가 생산되지 않으므로 Mullerian duct의 분화가 이루어져 uterus, fallopian tube, upper vagina는 정상적으로 존재한다.
  - Androgen의 영향으로 남성화되어 clitorial hypertrophy, scrotum과 penile urethra의 형성 등이 유발된다.
- 원인
  - Congenital adrenal hyperplasia
    - Androgen excess의 가장 흔한 원인
    - 21 - hydroxylase, 11$\beta$ - hydroxylase, 3$\beta$ - hydroxysteroid dehydrogenase의 결핍으로 발생한다.
  - Excess maternal androgen secretion
    - 모체의 혈중 androgen 수치가 높아 일부의 androgen이 태아로 넘어가서 발생한다.
    - Hyperreactio lureinalis, theca lutein cyst, fetal aromatase deficiency
- 예후

  적절한 진단과 치료를 시행할 경우 대부분 정상적인 여성으로 발달할 수 있다.

② Male pseudohermaphroditism

- 전제 조건
  - 핵형은 46, XY이다.
  - 고환이 존재하거나 그렇지 않을 경우 gonad 자체가 존재하지 않는다.
  - Mullerian - inhibiting substance(MIS)가 생산된다.

- Incomplete androgenic representation으로 인하여 나타난다.
- 특징
  - 고환에서 생산되는 testosterone이 불충분하거나 이것이 충분하더라도 androgen resistance가 존재할 경우 발생한다.
  - 고환에서 MIS가 분비되므로 uterus, fallopian tube, upper vagina는 정상적으로 존재하지 않는다.
- 원인
  - Fetal testicular testosterone 생산이 불충분한 경우
    - Fetal steroidogenesis에 관여하는 enzyme defect
    - LH/hCG receptor의 이상
    - Leydig cell hypoplasia
    - Embryonic testicular regression
  - Androgen resistance
    - Abnormal androgen receptor protein(androgen insensitivity syndrome)
    - $5\alpha$ - reductase의 결핍으로 testosterone이 $5\alpha$ - dihydrotestosterone으로 전환되지 않는 경우
- Androgen insensitivity syndrome
  - 흔히 testicular feminization이라고도 불린다.
  - 짧은 맹관의 vagina를 가지고 있으며 자궁이나 난관은 존재하지 않고 wolffian duct에서 유래한 구조물도 없다.
  - Androgen은 존재하지만 androgen receptor의 이상으로 androgen에 대한 조직의 반응이 나타나지 않는다.
  - 테스토스테론 수치는 정상 남성 수치와 비슷하지만 남성화는 일어나지 않고 음모나 겨드랑이털이 나타나지 않는다.
  - Androgen resistance에 대한 brain의 반응으로 뇌하수체에서의 LH 분비는 증가하고 이로 인해 고환에서의 estradiol - 17$\beta$ 의 분비는 증가한다.
  - 증가된 estrogen으로 인해 여성화가 진행된다.
- $5\alpha$ - reductase deficiency
  - Testosterone은 $5\alpha$ - reductase에 의해서 $5\alpha$ - dihydrotestosterone으로 전환된다. 이 호르몬은 penis와 scrotum의 발달에 주된 역할을 하므로 $5\alpha$ - reductase deficiency 환자의 경우에는 여성형의 외부 생식기를 가진다.
  - Testosterone은 정상 수치이므로 wolffian duct는 정상적으로 분화되어 epididymis, seminal vesicle, vas deferens, male ejaculatory duct가 형성된다.

③ Dysgenetic gonad
- 전제 조건
  - 핵형은 여러 가지 형태를 지니고 비정상적인 경우가 많다.
  - 정상적인 난소나 고환은 존재하지 않지만 드물게는 나타날 수도 있다.
  - Mullerian - inhibiting substance(MIS)는 생산되지 않는다.
  - 태아에 대한 androgen의 노출은 다양한 양상을 보인다.
- 특징 : uterus, tube, upper vagina는 존재한다.
- Turner syndrome
  - Dysgenetic gonad를 가지는 가장 대표적인 질환이다.
  - 여성 표현형을 가지지만 사춘기시기에 정상적인 2차 성징이 나타나지 않고 genital infantilism을 보인다.
- Mixed gonadal dysgenesis

  한쪽에는 dysgenetic gonad를 가지고 다른 한쪽에는 비정상적인 고환을 가진다.

④ True hermaphroditism
- 전제 조건 : Dysgenetic gonad와 동일하다.
- 특징 : 난소와 고환이 동시에 존재한다.



# 2.4 Maternal physiology

## 1. Reproductive tract

### 1) Uterus

(1) Overview

① 자궁 용적
- 비임신 시기
  - 무게 : 70g
  - Cavity : 10cc 이내
- 만삭 시기
  - 무게 : 1,100g
  - Volume : 평균 5L

② Uterine enlargement

- 원리
  - 근육 세포의 stretching & hypertrophy와 더불어 fibrous tissue의 축적, elastic tissue의 증가로 인하여 자궁의 확장이 일어난다.
  - 새로운 myocyte의 생성은 잘 일어나지 않는다.
  - 임신 초반기에는 estrogen과 progesterone의 작용에 의해 자궁 근육의 hypertrophy가 일어나지만 12주 이후에는 주로 수태 산물의 확장에 의한 압박으로 자궁 크기가 커진다.
- 자궁벽의 두께
  임신 초기에는 상당히 두꺼워지다가 임신이 진행될수록 점점 얇아져서 만삭 시기에는 대략 1.5cm 미만의 두께를 가진다.
- 부위별 특징
  - Uterine enlargement는 주로 fundus에서 확연하다.
  - 태반 주변부의 자궁 근육이 다른 부위의 자궁 근육보다 더 빨리 커진다.

(2) Uterine size, position

① 임신 12주에 uterus size가 커져서 pelvic cavity를 벗어나서 abdominal cavity에 도달한다.

② 왼쪽에는 rectum과 sigmoid colon이 존재하므로 자궁은 임신이 진행되면서 오른쪽으로 dextrorotation된다.

③ 임신한 여성이 누운 자세를 취하게 되면 자궁은 척추와 주변부의 대혈관을 누르게 되는데 특히 inferior vena cava가 압박을 받게 되어 이로 인해 만삭 시기에는 여러 변화가 나타난다.

(3) Braxton Hicks contraction

① 임신의 1st trimester에서부터 나타나는 irregular, nonrhythmic, painless uterine contraction을 말한다.

② 임신 말기가 되면 10~20분 간격으로 규칙적으로 나타나고 어느 정도 통증을 유발하기도 하는데 이것은 false labor의 원인이 되기도 한다.

(4) Uteroplacental blood flow

① Uteroplacental blood flow의 변화

- 임신 기간 동안 점진적으로 증가하여 만삭이 되면 분당 450~650mL에 도달한다.
- 자궁이 수축하게 되면 수축 강도와 비례하여 uterine blood flow가 감소된다.

② Control of uteroplacental blood flow

- 모체와 태아의 차이

- Maternal - placental blood flow : 일차적으로 vasodilation에 의해 혈류량 증가
- Fetal - placental blood flow : 지속적인 placental vessel의 성장에 의해 혈류량 증가

• Uteroplacental vessel의 vasodilation에 관여하는 mediator

- Estrogen, progesterone : vascular resistance의 감소를 유발
- Angiotensin Ⅱ에 대한 sensitivity 감소 : uteroplacental blood flow의 증가를 유발
- NO(nitric oxide) : 내피세포에서 분비되는 potent vasodilator

## 2) Cervix

(1) 임신 중 자궁 경부의 변화

① Vascularity가 증가한다.

② Edema가 생기면서 자궁 경부는 부드러워진다.

③ Cervical gland의 hypertrophy, hyperplasia가 발생한다.

(2) 이슬(bloody show)

Endocervical mucosal cell은 상당량의 끈끈한 점액을 생산한다. 이것은 서로 뭉쳐져서 임신 기간 동안에는 cervical canal을 막고 있다가 진통이 시작되면 질 밖으로 배출되는데 이것을 이슬이라고 명명한다.

## 3) Ovaries

(1) Relaxin

① 구조

Insulin & insulin - like growth factor Ⅰ, Ⅱ와 유사한 구조를 가진다.

② 역할

Reproductive tract에 존재하는 connective tissue의 remodeling에 관여하여 임신의 유지와 성공적인 분만에 중요한 역할을 한다.

③ 분비 기관

- Corpus luteum
- Decidua
- Placenta
- 심장

(2) Pregnancy luteoma

① 임신 기간에 발생하는 solid ovarian tumor

② Large acidophilic luteinized cell로 구성되어 있으며 크기가 매우 다양하다.

③ 분만 후 스스로 regression하지만 다음 임신 때 재발할 수 있다.

④ Maternal virilization을 유발한다.

⑤ 초음파만으로는 다른 질환과 감별하기가 쉽지 않다.

(3) Theca - lutein cyst

① 원인

- Hyperreactio luteinalis라고도 불린다.
- 매우 높은 수치의 혈청 hCG에 의해서 발생하는 exaggerated physiological follicle stimulation에 의해 발생한다.

② 특징

- Bilateral cystic mass로 나타나고 보통은 luteoma보다 훨씬 큰 크기로 나타난다.
- Gestational trophoblastic disease를 가진 여성에서 흔히 발견된다.
- hCG는 태반에서 주로 생성되므로 DM, D - isommunization, multiple fetus와 같은 큰 태반을 가지는 임신에서 theca - lutein cyst가 흔히 나타난다.

③ 연관 질환

- 만성 신부전 환자의 경우 hCG clearance가 감소하여 theca - lutein cyst가 발생할 수 있다.
- Hyperthyroidism 환자의 경우 hCG와 TSH가 구조상 유사하므로 theca - lutein cyst가 유발될 수 있다.

④ 증상

- 대개는 무증상이다.
- 낭종 내에서 출혈이 발생할 경우 복통을 야기할 수 있다.
- 25%에서 maternal virilization이 나타난다.

⑤ 진단

특징적인 초음파 소견 : bilateral enlarged ovary containing multiple cyst

⑥ 예후

대개 분만 후 자연스럽게 resolution된다.

## 4) Vagina

(1) Chadwick sign

임신 기간 동안 vascularity가 증가하여 vagina는 특징적인 보랏빛을 띠게 되는데 이를 지칭한다.

(2) Vaginal wall의 변화

① 두께의 증가

② Connective tissue loosening

③ Smooth muscle cell hypertrophy

(3) Cervical secretion의 변화

① Volume의 증가

② Thick, white discharge

③ Lactobacillus acidophilus에 의해 pH는 3.5~6 사이의 산성으로 변한다.

## 2. Skin

### 1) Abdominal wall

(1) Striae gravidarum

① 마치 긁은 자국처럼 보여 stretch mark라고도 불린다.

② Reddish slightly depressed streaks로 보인다.

(2) Diastasis recti

Rectus muscle이 임신으로 인한 장력을 견디지 못해 midline separation된 것을 말한다.

### 2) Hyperpigmentation

(1) Linea nigra

복부의 midline에 해당하는 linea alba가 brownish - black color를 띠면서 형성되는 선을 말한다.

(2) Chloasma(melasma) gravidarum

얼굴이나 목에 발생하는 여러 크기의 brownish patch를 말한다.

### 3) Vascular changes

(1) Angiomas

① Vascular spiders라고도 불리며 피부의 minute, red elevation을 지칭한다.

② 백인 여성의 2/3, 흑인 여성의 10%에서 발생한다.

(2) Palmar erytherma

손바닥이 붉어지는 현상을 말하며 임상적 중요성은 없다.

## 3. Breast

- 임신 초기에는 대부분의 여성이 흔히 breast tenderness와 tingling sensation을 경험한다.

- 젖꼭지는 더 커지고 더욱 색깔이 짙어지며 더 erectile한 성격을 지닌다.
- 임신 전의 유방의 크기는 산후 모유 생산량과 상관성이 없다.

## 4. Metabolic changes

### 1) Weight gain

Average weight gain : 12.5kg

표 2-2 Analysis of weight gain based on physiological events during pregnancy

| Tissues and Fluids | Cumulative Increase in Weight(g) Up To: | | | |
|---|---|---|---|---|
| | 10Weeks | 20Weeks | 30Weeks | 40Weeks |
| Fetus | 5 | 300 | 1,500 | 3,400 |
| Placenta | 20 | 170 | 430 | 650 |
| Amnionic fluid | 30 | 350 | 750 | 800 |
| Uterus | 140 | 320 | 600 | 970 |
| Breasts | 45 | 180 | 360 | 405 |
| Blood | 100 | 600 | 1,300 | 1,450 |
| Extravascular fluid | 0 | 30 | 80 | 1,480 |
| Matermal stores(fat) | 310 | 2,050 | 3,480 | 3,345 |
| Total | 650 | 4,000 | 8,500 | 12,500 |

### 2) Water metabolism

(1) 임신 중에 수분 저류가 일어나는 원인

목마름을 느끼는 sensor의 osmotic threshold가 변화되어 혈청 osmolarity 수치가 낮아지기 때문이다.

(2) 임신 중 수분 저류량

정상 임신 기간 동안 총 6.5L의 수분이 저류되며, 이 중 3.5L는 태아와 태반, 양수를 구성하고 3L는 모체의 혈액증가, 자궁과 유방의 크기 증가를 담당한다.

### 3) Protein metabolism

(1) 만삭 시기의 태아와 태반의 무게를 합하면 대략 4kg에 달하고 이 중 500g이 단백질이다.

(2) 임신 중에 자궁과 유방샘, 모체의 혈액에 추가되는 단백질의 양 역시 대략 500g이다.

(3) 임신이 진행되면서 모체의 nitrogen balance는 증가하는데 이는 모체가 dietary protein을 더욱 효과적으로 이용한다는 것을 의미한다.

## 4) Carbohydrate metabolism

(1) 정상적인 임신에서의 carbohydrate metabolism의 특징

① Mild fasting hypoglycemia

② Postprandial hyperglycemia

③ Hyperinsulinemia

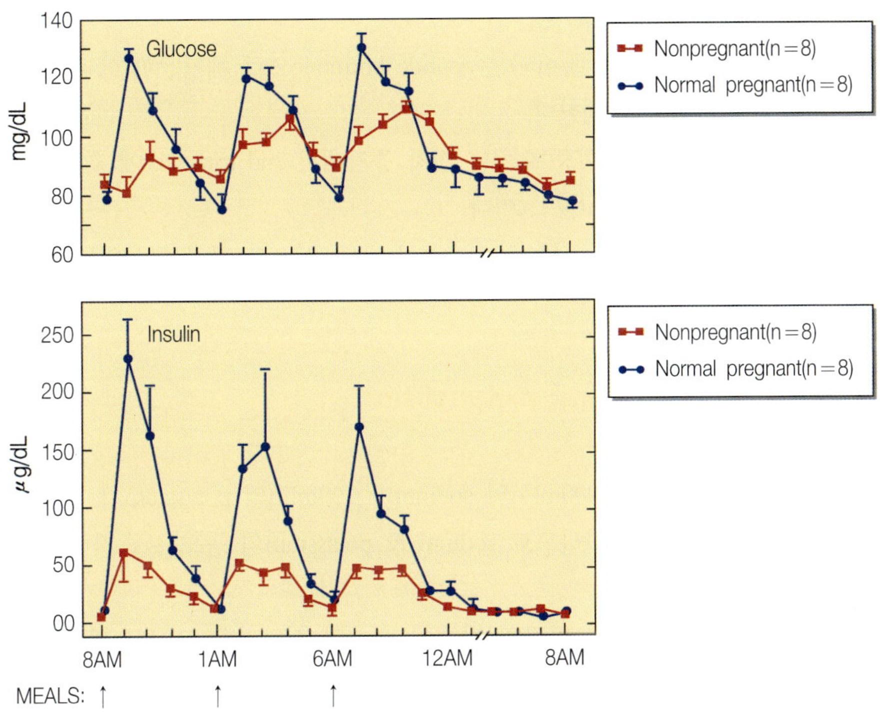


**그림 2-55** Diurnal changes in plasma glucose and insulin in normal late pregnancy.

(2) 임상적 의미

임신 중에 모체는 glucose의 사용이 억제되고 주로 태아에 전달되어 포도당은 주로 태아가 사용하게 된다.

(3) 인슐린 저항성

① 확실하지는 않지만 estrogen과 preogesterone이 관여하는 것으로 생각된다.

② Placental lactogen은 임신 주수에 따라 증가하면서 growth hormone like action을 하여 lipolysis를 증가시키고 free fatty acid를 혈중으로 유리시킨다.

③ 임산부는 공복 기간 혈중 포도당 수치가 급격히 낮아질 뿐만 아니라 혈중의 지방산, 중성 지방, 콜레스테롤 수치는 높아진다. 따라서 비임신 때에 비해 공복 시에 ketonemia가 빨리 나타나는 경향을 보인다.

### 5) Fat metabolism

(1) 임신시 변화

① Lipid, lipoprotein, apolipoprotein의 혈중 농도가 상당히 증가한다.

② 지방 축적은 주로 임신 중반기에 일어나고 central region에 축적된다.

③ 임신 후반기에는 태아의 영양 요구량이 증가하면서 축적량이 감소한다.

④ 분만 후 모유수유를 할 경우 급격한 속도로 혈중 수치가 감소한다.

(2) Leptin

① Adipose tissue에서 분비되는 peptide hormone으로 체지방과 에너지 소모를 조절하는 역할을 수행한다.

② 임신 중에 모체의 혈중 수치는 점차 증가해서 2nd trimester에 최고치에 도달하여 만삭까지 plateau를 그린다.

③ Leptin은 preeclampsia나 fetal growth restriction과 관련성이 있는 것으로 생각된다.

### 6) Electrolyte and mineral metabolism

(1) Sodium & potassium

① 임신 기간 동안 1,000mEq의 sodium과 300mEq의 potassium이 저류된다.

② 전체 혈장량이 증가하므로 sodium & potassium의 농도는 증가하지 않는다.

(2) Calcium

① 임신 기간 동안에는 다량의 칼슘이 태아의 전달되고 모체의 혈장량이 증가하며 GFR이 증가하기 때문에 전체 혈청의 calcium 농도는 감소한다.

② Ionized calcium 수치는 변화없다.

(3) Magnesium

전체 혈청의 magnesium뿐만 아니라 ionized magnesium 수치도 감소한다.

(4) Phosphate

Nonpregnant state와 동일하다.

## 5. Hematological changes

### 1) Blood volume

(1) 임신 중 변화

임신 중에 모체의 혈액량은 급격히 증가하여 만삭 시기에는 임신 전에 비해 40~45% 정도 증가한다.

(2) 임신 중 발생하는 hypervolemia의 임상적 의미

① 요구량이 증가한 자궁에 충분한 혈액을 공급한다.

② 앙와위와 기립위의 자세에 따른 갑작스러운 venous return의 변화로부터 발생하는 악영향으로부터 모체와 태아를 보호한다.

③ 분만과 관련된 갑작스런 blood loss에서 발생하는 악영향으로부터 모체를 보호한다.

(3) 시기에 따른 모체 혈액량의 변화

1st trimester에서부터 증가하기 시작하여 2nd trimester에 급속하게 증가하게 3rd trimester에서는 이보다 완만한 속도로 증가한다.

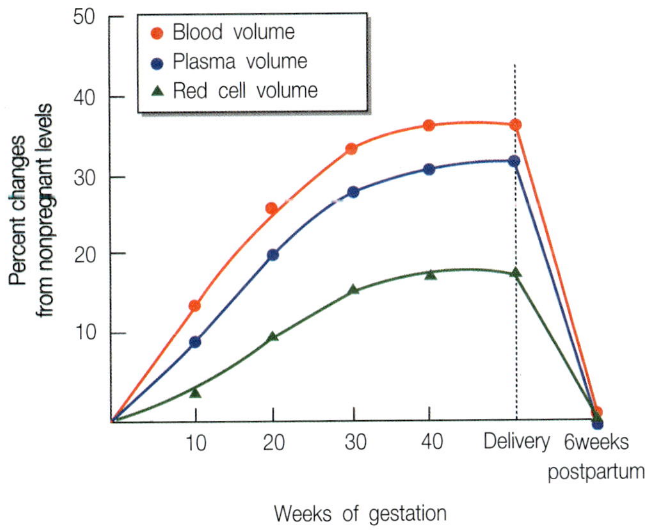


그림 2-56 Changes in total blood volume and its components (plasma and red cell volumes) during pregnancy and postpartum.

(4) Hemoglobin concentration and hematocrit

① 임신 기간에는 erythropoiesis가 증가하지만 hemoglobin 농도나 hematocrit는 감소한다.

② 임신 후반기에 hemoglobin 농도가 11.0g/dL보다 낮으면 비정상으로 간주할 수 있고 이의 원인은 대개 iron deficeincy이다.

## 2) Iron metabolism

(1) Iron stores

① 정상적인 성인 여성이 보유한 철분양은 2~2.5g이다.

② 정상적인 젊은 여성의 iron storage는 300mg에 불과하다.

(2) Iron requirements

① 추가적인 필요 철분량

정상적인 임신에서 추가적으로 필요로 하는 철분의 양은 1,000mg이다.

② 철분의 사용

- 300mg : fetus, placenta로 active transfer
- 200mg : gastrointestinal tract와 같은 기관을 통해 excretion
- 500mg : 모체의 circulation erythrocyte의 증가에 사용

③ 철분 보충

- 임신 20주 이후부터 하루에 6~7mg의 철분을 보충한다.
- 충분한 철분 보충이 이루어지지 않을 경우에도 태아의 혈색소 생산은 정상적으로 이루어지지만 모체의 혈색소 농도와 hematocrit는 급격히 감소한다.
- 정상적인 식사만으로는 충분한 양의 철분을 공급할 수 없으므로 반드시 철분제를 통해 철분을 보충하도록 한다.

(3) Blood loss

① 단태아의 질식 분만 : 500~600mL

② 제왕절개, 쌍태아의 질식 분만 : 1,000mL

## 3) Immunological and leukocyte functions

(1) 임신 기간 동안에는 humoral, cellular mediated immune response가 감소한다.

(2) 정상적인 임신에서의 leukocyte 숫자 : 5,000~12,000/uL

## 4) Coagulation

(1) Coagulation factor

① Factor Ⅺ과 XIII을 제외한 모든 clotting factor가 증가한다.

② High-molecular-weight fibrinogen complex 역시 증가한다.

③ 이러한 변화에도 불구하고 clotting time에는 큰 변화가 없다.

(2) Platelet

혈중 혈소판 농도가 감소한다.

(3) Fibrinolytic system

논란의 여지가 있지만 plasminogen의 활성도가 감소되고 이에 따라 fibrinolysis가 감소되는 것으로 생각된다.

(4) Regulatory protein

① 역할

Protein C, protein S, antithrombin은 인체 내에서 항응고 작용을 하며 이러한 단백질이 결핍되어 있는 thrombophilia환자의 경우 임신 중에 thromboembolic event가 흔히 야기된다.

② 임신중 변화

- Protein C : 변화 없다.
- Free protein S : 감소한다.
- Antithrombin Ⅲ : 변화 없다.

## 6. Cardiovascular system

### 1) Overview

(1) 임신 5주경이 되면 systemic vascular resistance가 감소하고 heart rate가 증가하여 심박출량이 증가한다.

(2) 임신 10주에서 20주 사이에 혈장량이 급격히 증가하여 preload가 증가한다.

(3) Vascular compliance가 증가하면서 vascular capacity가 증가한다.

(4) 모체의 posture는 임신 기간 동안 혈역학적으로 중요한 영향을 미친다.

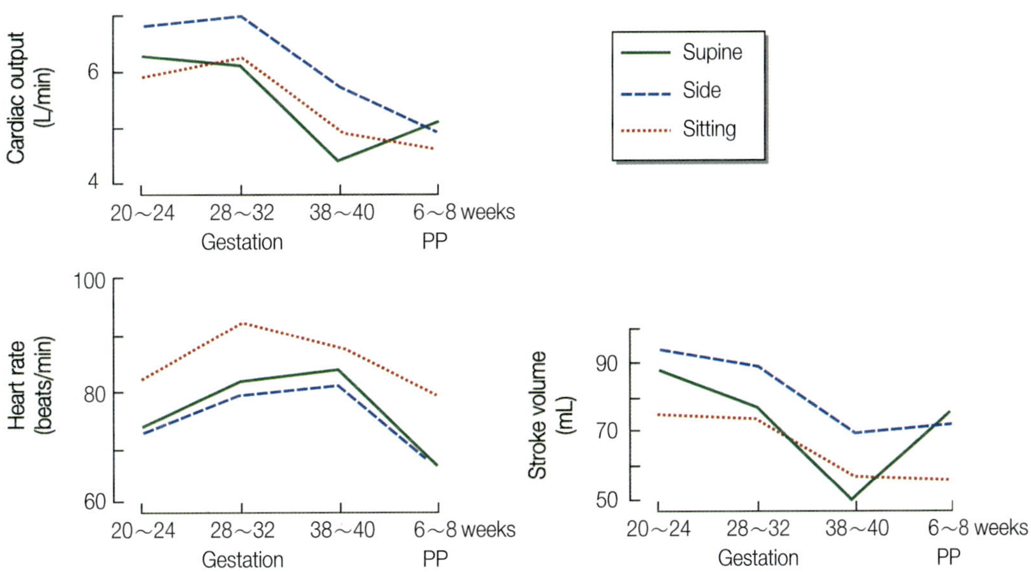


그림 2-57 Effect of maternal posture on hemodynamics.
PP : postpartum.

## 2) Heart

(1) 임신 중 모체의 심장 변화

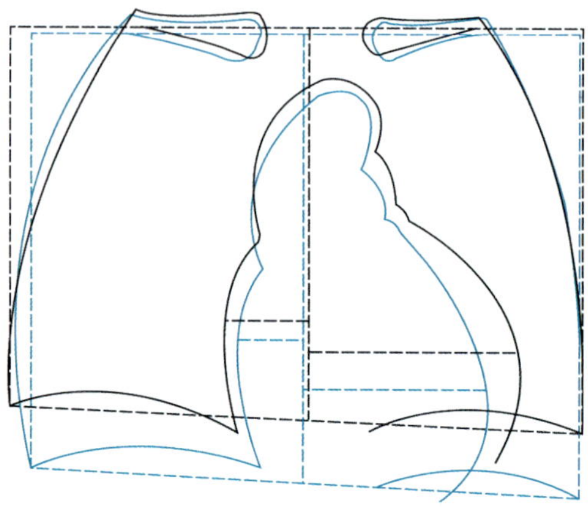

그림 2-58 Change in cardiac outline that occurs in pregnancy.

① Resting pulse rate : 분당 10회 정도 증가한다.

② 횡격막이 상승함에 따라 심장은 왼쪽, 위쪽 방향으로 이동한다.

③ Left ventricular size가 증가함에 따라 afterload가 증가한다.

④ Stroke volume은 증가한다.

(2) Cardiac output

① 정상적인 임신에서는 모체의 혈관 저항이 낮아지고 혈액량, 몸무게, 기초 대사량은 증가한다.

② Cardiac output은 임신 초기부터 증가하기 시작하여 임신 전에 비해 상당히 높은 상태를 유지하다가 분만 직후에 정상으로 돌아온다.

(3) Hemodynamic values

임신 시기와 산욕기의 혈역학적 수치를 비교해 본 연구에서 임신 시기에는 heart rate, stroke volume, 심박출량은 증가된 상태에 있고 systemic vascular, pulmonary vascular resistance와 colloid osmotic pressure는 상당히 감소한다고 보고한 바 있다.

**표 2-3** Central hemodynamic changes in 10 normal nulliparous women between 35 and 38 weeks and again 11 to 13weeks postpartum

| | Pregnant[a] | Postpartum | Change |
|---|---|---|---|
| Mean arterial pressure(mmHg) | 90 ± 6 | 86 ± 8 | No change |
| Pulmonay capillary wedge pressure(mmHg) | 8 ± 2 | 6 ± 2 | No change |
| Central venous pressure(mmHg) | 4 ± 3 | 4 ± 3 | No change |
| Heart rate(beats/min) | 83 ± 10 | 71 ± 10 | +17% |
| Cardiac output(L/min) | 6.2 ± 1.0 | 4.3 ± 10 | +43% |
| Systemic vascular resistance(dyne/sec/$cm^{-5}$) | 1210 ± 266 | 1530 ± 520 | −21% |
| Pulmonary vascular resistance(dyne/sec/$cm^{-5}$) | 78 ± 22 | 119 ± 47 | −34% |
| Serum colloid osmotic pressure(mmHg) | 18.0 ± 1.5 | 20.8 ± 1.0 | −14% |
| COP - PCWP gradient(mmHg) | 10.5 ± 2.7 | 14.5 ± 2.5 | −28% |
| Left ventricular stroke work index(g/m/$m^2$) | 48 ± 6 | 41 ± 8 | No change |

COP=colloid osmotic pressure; PCWP=pulmonary capillary wedge pressure.

[a] Measured in lateral recumbent position.

## 3) Circulation and blood pressure

### (1) 임신 중 모체의 혈압 변화

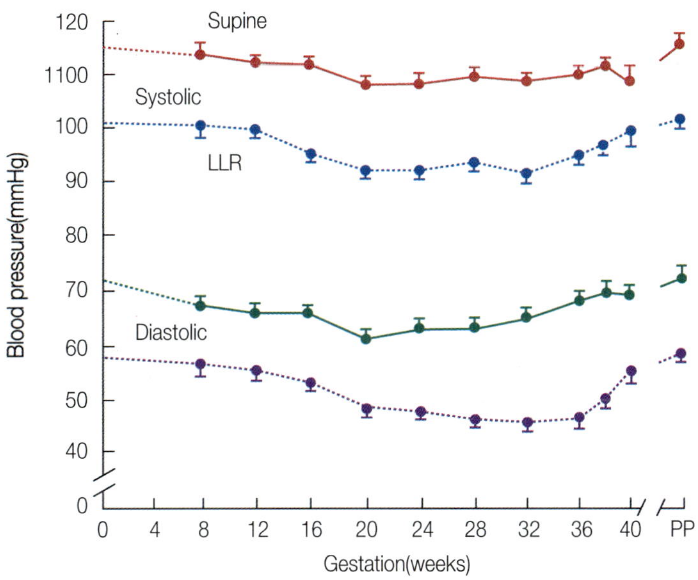


**그림 2-59** Sequential changes(±SEM) in blood pressure throughout pregnancy in 69 women in supine(solid line) and left lateral recumbent(LLR) positions(dashed line).

① Arterial blood pressure는 모체의 position에 따라 변화를 보인다. 또한 시기별로도 약간의 차이를 보여 임신 중반기까지 다소 감소하였다가 이후에는 다시 증가하는 양상을 보인다.

② Antecubital venous pressure는 임신 시기에 따라 큰 차이를 보이지 않지만 supine position에서 femoral vein pressure는 임신이 진행되면서 점차 증가한다. 이는 임신이 진행되면서 자궁이 커짐에 따라 pelvic vein과 inferior vena cava가 압박을 받기 때문인 것으로 생각된다.

③ 비슷한 원리로 만삭 시기에 도달하면 dependent edema, varicose vein, hemorrhoid, deep vein thrombosis가 흔히 발생한다.

(2) Supine hypotension

① 임신 후반기에 산모가 supine position을 취할 경우 uterus에 의해 venous system이 압박을 받으므로 많은 혈액이 심장으로 돌아오지 못하고 하반신에 저류됨에 따라 cardiac output이 감소하게 된다.

② 임신 여성의 10%에서 supine position을 취할 경우 significant arterial hypotension이 발생하게 되는데 이를 supine hypotensive syndrome 부른다.

③ Supine position에서 자궁에 의한 aorta의 compression도 가능한데 만약 저혈압이 있는 경우에서 척추 마취를 시행했을 경우 aorta compression에 의한 uterine arterial pressure의 감소가 훨씬 심하게 나타날 수 있으므로 주의를 기울여야 한다.

(3) Factors controlling vascular reactivity in pregnancy

① Renin, angiotensin Ⅱ, plasma volume

- 정상적인 임신에서의 renin system의 변화

  Renin, angiotensin, aldosterone 모두 증가하며 이는 초기 임신에서 혈압을 유지하는데 중요한 역할을 할 것으로 생각된다.

- Angiotensin Ⅱ refractoriness
  - 정상적인 임산모의 경우 외부에서 angiotensin Ⅱ를 주입하더라도 이에 대한 반응이 떨어진다.
  - Preeclampsia 산모의 경우 이러한 angiotensin Ⅱ에 대한 refractoriness를 상실하여 angiotensin Ⅱ에 대한 혈관벽의 sensitivity가 높아진다.

② Cardiac natriuretic peptide

- 종류와 분비
  - Atrial natriuretic peptide(ANP), B-type natriuretic peptide(BNP)
  - Cardiomyocyte에서 분비

- 역할
  - Atrial wall stretch가 일어날 경우 분비되어 natriuresis와 diuresis를 촉진하여 blood volume을 조절한다.
  - 혈관의 평활근 이완에도 관여한다.
  - 임신 중에는 혈장량이 증가됨에도 불구하고 임신 전과 큰 차이를 보이지 않는다. 이는 임신 중에 필요한 생리적 변화인 extracellular fluid volume의 확장과 aldosterone 수치 증가에 중요한 의미를 지닌다.

③ Prostaglandins(PG)

- 역할

  임신 중에는 PG의 합성량이 증가하는데 이는 vascular tone, BP, sodium balance의 조절에 중요한 역할을 한다.
- 종류
  - Prostaglandin $E_2$

    임신 말기에 급격히 증가하는데 natriuresis에 관여하는 것으로 생각된다.
  - Prostacyclin($PGI_2$)

    혈관 내피 세포에서 생산되며 혈압 조절과 응고에 관여한다.

④ Progesterone

Angiotensin Ⅱ에 대한 vascular refractoriness는 progesterone을 통해서 이루어진다. 만약 태반이 만출되어 더 이상 progesterone이 분비가 되지 않을 경우 더 이상 angiotensin Ⅱ에 대한 vascular refractorincss는 나타나지 않는다.

⑤ Endothelin

Endothelin은 혈관 내피 세포와 endothelial cell, vascular smooth muscle에서 생산되며 potent vasoconstrictor이다.

## 7. Respiratory tract

### 1) Pulmonary function

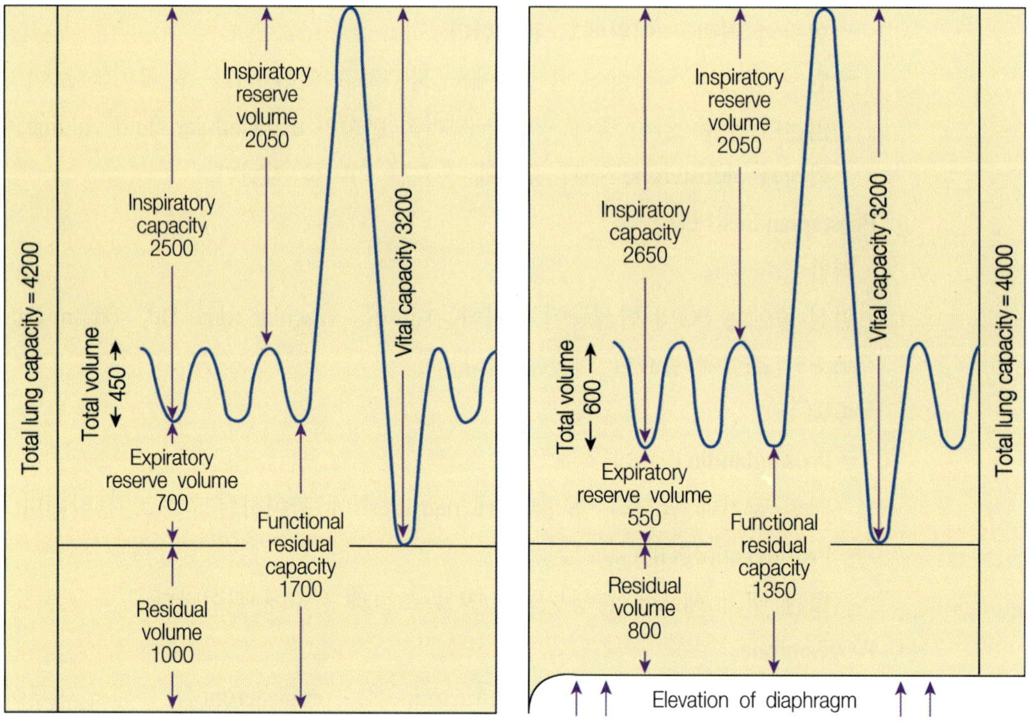


그림 2-60 Respiratory changes during pregnancy.

(1) 임신 중에는 횡격막이 약 4cm 상승하기 때문에 total lung capacity가 감소하게 되고 이는 주로 residual volume의 감소에 기인한다.

(2) 호흡수에는 큰 변화가 없지만 tidal volume, minute ventilatory volume, minute oxygen uptake는 의미있게 증가한다.

(3) Maximal breathing capacity와 forced vital capacity에는 큰 변화가 없다.

(4) Lung compliance는 큰 변화가 없지만 total pulmonary resistance는 감소한다.

(5) 임신 중에 추가적으로 필요로 하는 산소의 양보다 늘어난 tidal volume에 의한 폐의 산소 전달양이 훨씬 많고 혈색소의 양이 늘어나며 cardiac output이 증가하므로 maternal arteriovenous oxygen difference는 감소한다.

### 2) Acid – base equilibrium

(1) 임신 중에는 정상적으로 dyspnea를 느끼는데 이로 인해 $PCO_2$가 감소한다.

(2) 이러한 respiratory alkalosis를 보상하기 위해 혈장의 bicarbonate 수치가 감소하여 blood pH가 증가한다.

## 8. Urinary system

### 1) Kidney

(1) 임신 중 변화

표 2-4 Renal changes in normal pregnancy

| Alteration | | Clinical Relevance |
|---|---|---|
| Increased renal size | Renal length approximately 1cm greater on radiographs | Postpartum decreases in size should not be mistaken for parenchmal loss |
| Dilatation of pelves, calyces and ureters | Resembles hydronephrosis on ultrasound or IVP(more marked on right) | Not to be mistaken for obstructive uropathy; retained urine leads to collection errors; upper urinary tract infections are more virulent; may be responsible for "distention syndrome"; elective pyelography should be deferred to at least 12weeks postpartum |
| Increased renal hemodynamics | Glomerular filtration rate and renal plasma flow increase ~50% | Serum creatinine and urea nitrogen values decrease during normal gestation; >0.8mg/dL(>72μmol/L) creatinine already suspect; protein, amino acid, and glucose excretion all increase |
| Changes in acid-base metabolism | Renal bicarbonate threshold decreases; progesterone stimulates respiratory center | Serum bicarbonate and $Pco_2$ are 4~5mEq/L and 10mmHg lower, respectively, in normal gestation; a $Pco_2$ of 40mmHg already represents $Co_2$ retention |
| Renal water handling | Osmoregulation altered: osmotic thresholds for AVP release and thirst decrease; homonal disposal rates increase | Serum osmolality decreases 10mOsm/L(serum Na ~5mEq/L) during normal gestion; increased metabolism of AVP may cause transient diabetes insipidus in pregnancy |

AVP=vasopressin; IMP=intravenous pyelography.

① 신장 크기가 약간 증가한다.

② Glomerula filtration rate(GFR), renal plasma flow(RPF)는 임신 초반기부터 증가하기 시작하여 임신 2nd trimester에는 50% 이상 상승한다.

③ 임신 말기에 임산부가 supine position을 취하면 lateral recumbent position을 취했을 때에 비해 urinary flow와 sodium excretion이 반 이하로 감소한다.

(2) Loss of nutrients

① 임신 전에 비해 urine으로 배출되는 nutrients의 양이 증가한다.

② Amino acid와 water soluble vitamin이 urine으로 많이 소실된다.

(3) Tests of renal function

① 혈청의 cretinine과 소변의 nitrogen 수치는 임신 전에 비해 평균 수치가 감소된다.

② Creatinine clearance는 임신 전에 비해 30% 정도 증가한다.

③ 임신한 여성은 낮에는 dependent edema의 형식으로 수분을 축적하다가 밤에 이를 신장을 통해 배설하므로 noctunia가 흔히 나타난다.

(4) Urinalysis

① 임신 기간에는 GFR이 증가하고 filtered glucose 에 대한 tubular reabsorptive capacity가 저하되기 때문에 정상적으로 glucosuria가 나타날 수 있다.

② 임신 기간 동안 하루에 소변으로 배출되는 protein은 평균 115mg에 불과하므로 300mg 이상의 proteinuria는 비정상으로 간주할 수 있다.

③ Hematuria는 모으는 동안에 contamination된 것이 아니라면 urinary tract disease가 있음을 시사할 수 있다.

## 2) Ureters

(1) 자궁의 크기가 커져서 pelvis를 벗어나게 되면 ureter위에 놓이게 되면서 pelvic brim 부근에서 ureter를 누르게 된다.

(2) 자궁의 왼편에 있는 sigmoid colon의 cushion effect와 자궁의 dextrorotation으로 인하여 ureteral dilation은 오른 편에서 훨씬 흔하다.

## 3) Bladder

(1) 대부분의 여성은 임신 기간 동안 urinary incontinence를 경험하게 되고 방광내압은 상승된 상태를 보인다.

(2) 축소된 방광 면적을 보상하기 위해 요도 길이는 길어지고 maximal intraurethral pressure는 증가한다.

(3) 임신 말기가 되면 태아의 presenting part가 engage되면서 bladder base를 압박하여 위쪽 앞쪽으로 밀게 된다.

## 9. Gastrointestinal tract

### 1) 임신 중 위장관계의 변화

(1) 위치 변화

임신 중에 충수돌기는 자궁에 의해 위쪽 옆쪽으로 밀리게 되면서 right flank 근처로 위치가 변화되기도 한다. 이로 인해 충수돌기염의 진단을 어렵게 만든다.

(2) Gastric emptying time

임신 전에 비해 큰 변화는 없지만 진통이 시작되고 analgesic agent를 투여할 경우 gastric emptying time은 증가한다. 이런 상황에서 전신 마취를 시행할 경우 위장의 음식이 역류하고 흡인되어 위험을 초래할 수도 있다.

(3) Pyrosis(heartburn)

① 원인

Reflux of acidic secretion into esophagus

② 임신 중에 흔한 이유

- Stomach의 위치 변화
- Lower esophageal sphincter tone의 약화
- 위장 내압이 식도 내압보다 커지기 때문
- Esophageal peristalsis가 lower wave speed와 lower amplitude를 가지므로

(4) 잇몸

① Hyperemic, softened

② Mild trauma에 쉽게 bleeding된다.

(5) Hemorrhoid

변비와 IVC의 압박으로 인해 임신 기간에는 치질이 흔히 발생한다.

### 2) Liver

(1) 정상적인 임신에서 간의 morphological change는 없지만 portal vein의 직경과 혈류는 급격히 증가한다.

(2) ALP activity : 2배로 증가한다.

(3) AST, ALT, $\gamma$-GT, bilirubin : 임신 전에 비해 수치가 약간 감소한다.

(4) 혈청 albumin concertration은 감소하고 globulin은 증가하므로 albumin/globulin ratio가 감소하게 된다.

### 3) Gallbladder

(1) 임신 중에는 progesterone의 작용으로 cholecystokinin - mediated smooth muscle stimulation이 억제됨에 따라 담낭의 수축이 저하된다.

(2) 담낭 수축이 저하됨에 따라 담즙이 정체되고 임신으로 인한 cholesterol saturation의 증가로 인하여 경산모의 cholesterol stone 발생 빈도는 증가한다.

(3) 임신 중에는 estrogen의 작용으로 bile salt의 이동이 저하되어 intrahepatic cholestasis가 발생하고 pruritus gravidarum이 흔하게 발생한다.

## 10. Endocrine system

### 1) Pituitary gland

(1) 임신 중 변화

① 뇌하수체는 임신 기간 동안 크기가 135% 증가하지만 optic chiasm compression은 발생하지 않는다.

② 임신 중에 prolactinoma의 발생률은 증가하지 않는다.

③ 뇌하수체가 없다고 하더라도 임신유지에 큰 영향을 미치지 않는다.

(2) Growth hormone

① 성장 호르몬의 분비 장소

- 임신 초기 : 주로 모체의 뇌하수체에서 분비된다.
- 임신 8주 : 태반에서 분비된 성장 호르몬이 검출된다.
- 임신 17주 : 태반이 성장 호르몬 분비의 주요 원천이 된다.

② 성장 호르몬의 역할

- 임신 후반기에 태아의 성장 속도는 태반에서 분비되는 성장 호르몬의 증가와 밀접한 관련이 있다.
- 태반 성장 호르몬 농도가 최고치에 도달했을 때 진통이 시작된다.

(3) Prolactin

① 임신이 진행될수록 모체 혈청의 prolactin 농도는 점차 증가하여 만삭이 되면 임신 전에 비해 10배에 달한다.

② 분만 후에는 모유수유의 여부와는 관계없이 prolactin의 농도는 급격히 감소한다.

③ 양수 내에는 uterine decidua에서 생성된 다량의 prolactin이 존재하는데 정확한 역할은 알 수 없지만 태아로부터 모체로 수분이 이동하는 것을 억제하여 fetal dehydration을 예방하는 역할을 수행하는 것으로 생각된다.

## 2) Thyroid gland

(1) 임신 중 갑상선 호르몬 조절 요소의 변화

① 고농도의 estrogen으로 인하여 TBG(thyroxine - binding globulin)가 증가한다.

② 태반에서 여러 종류의 thyroid stimulatory factor가 생산된다.

③ Maternal thyroid의 iodide의 이용도가 감소한다.

(2) 임신 중 갑상선의 변화

Glandular hyperplasia와 vascularity의 증가로 인하여 갑상선이 커지게 된다.

(3) Thyroid physiology의 변화

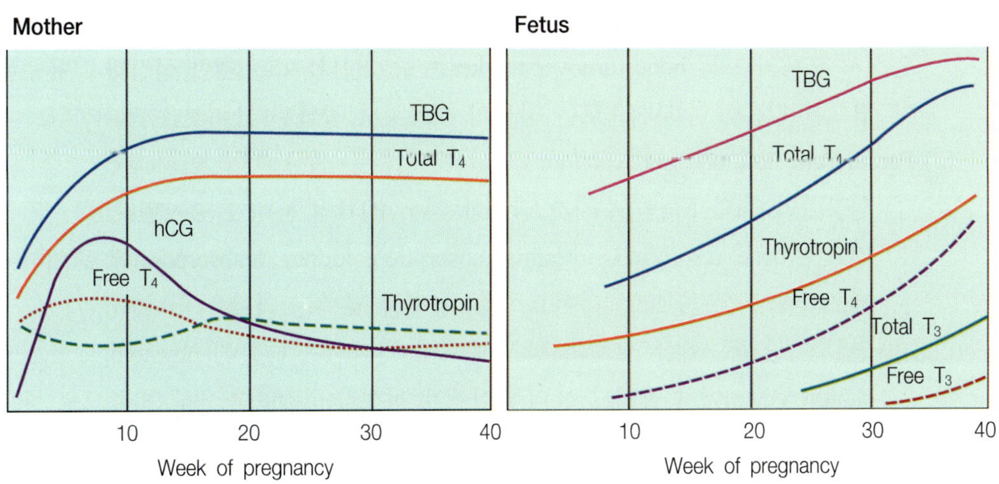


**그림 2-61** Relative changes in maternal thyroid function during pregnancy. Maternal changes include a marked and early increase in heptic production of thyroxine - binding globulin(TBG) and placental production of chorionic gonadotropin(hCG). Increased thyroxine - binding globulin increases serum thyroxine($T_4$) concentrations, and chorionic gonadotropin has thyrotropin - like activity and stimulates maternal $T_4$ secretion. The transient hCG - induced increase in serum $T_4$ inhibits maternal secretion of thyrotropin. Except for minimally increased free $T_4$ levels when hCG peaks, these levels are essentially unchanged($T_3$=triiodothyronine).

① Thyroxine - binding globulin

임신 초기부터 증가하기 시작하여 20주경에 정점에 도달 후 그 수준을 유지한다.

② Total serum thyroxine($T_4$)

6~9주 사이부터 증가하기 시작하여 18주에 정점에 도달한 후 그 수준을 유지한다.

③ Free $T_4$

hCG와 같은 시기에 정점을 그린 후 이후 수치가 감소하여 정상으로 돌아온다.

④ Triiodothyronine($T_3$)

18주까지 증가한 이후 plateau를 그린다.

⑤ Thyroid - releasing hormone(TRH)

- 임신 기간 동안에는 증가하지 않는다.
- 태반을 통과하므로 태아로 건너가서 태아의 뇌하수체를 자극할 수 있다.

⑥ Thyroid - stimulating hormone

임신시 태반에서 분비되는 hCG는 TSH와 비슷한 구조를 가지고 있고 자체적으로 thyrotropic activity를 보유하고 있다. 실제로 임신시에는 TSH 수치는 약간 감소하는 것으로 알려져 있다.

## 3) Parathyroid gland

(1) 임신 중 변화

임신시 모체의 모든 bone turnover marker는 증가한다. 이는 태아 성장과 모유수유에 필요한 칼슘이 부분적으로는 산모의 뼈로부터 공급된다는 것을 의미한다.

(2) Parathyroid hormone and calcium

① 혈장내의 Ca과 Mg의 수치가 감소할 경우 PTH의 분비가 증가된다.

② PTH는 bone resorption, intestinal absorption, kidney reabsorption에 관여하여 세포외액의 칼슘농도를 높이고 인의 농도를 낮추는 역할을 한다.

③ 임신 기간 동안에는 모체의 칼슘 농도가 낮아지기 때문에 physiologic hyperparathyrodism이 유발되고 이는 태아에게 적정량의 칼슘을 공급해 주므로 중요한 의미를 가진다.

(3) Calatonin and calcium

Calcitonin은 뼈의 칼슘 침착을 돕는 역할을 하며 임신 전에 비해 수치가 증가한다.

(4) Vitamin D and calcium

① Vitamin D는 피부에서 합성되거나 음식물로부터 섭취해서 얻어진다.

② 흡수된 vitamin D는 간에서 25 - hydroxyvitamin D3로 전환되고 이는 다시 kidney, decidua, placenta에서 1,25 - dihydroxyvitamin D3로 전환된다.

③ 1,25 - dihydroxyvitamin D3는 칼슘의 bone resorption과 intestinal absorption을 자극하는 역할을 하고 임신시 증가한다.

## 4) Adrenal gland

(1) Cortisol

임신 시에는 부신에서의 cortisol 생산량이 증가하는 것은 아니지만 cortisol의 반감기가 임신 전에 비해 두 배가 되어 metabolic clearance rate가 감소하여 혈청의 cortisol 농도는 증가한다.

(2) Aldosterone

① 임신 15주 경부터 모체의 부신에서는 상당히 많은 양의 aldosterone이 분비되기 시작하여 3rd trimester가 되면 하루에 약 1mg이 분비된다.

② Renin, angiotensin Ⅱ의 분비도 증가한다.

(3) Deoxycorticosterone(DOC)

Potent mineralocorticosteroid로 작용하며 임신 전에 비해 모체의 혈청 농도가 15배 이상 증가한다.

(4) Dehydroepiandrosterone sulfate

에스트로겐의 전구물질로 작용하며 임신 기간 동안에는 태반에서 estrogen으로 전환되므로 모체의 혈청 농도가 낮다.

(5) Androstenedione and testosterone

Androgen으로 작용하는 C19 - steroid로서 임신 기간 동안에는 모체의 혈청 농도는 증가한다. 이 물질들은 태반을 통과하면서 17$\beta$ - estradiol로 전환되므로 태아의 혈액 내에서는 거의 검출되지 않는다.

## 11. Other systems

### 1) Musculoskeletal system

(1) 임신이 진행되면서 자궁이 커지기 때문에 정상적으로 lordosis가 진행한다.

(2) Pelvic joint는 임신 전반기부터 이완되기 시작하여 분만 후 3~5개월 내에 완전히 이전 상태로 돌아온다.

### 2) Eyes

(1) 임신 중에는 vitreous outflow가 증가하므로 안구 내압이 감소한다.

(2) 부종에 의해 각막의 두께가 두꺼워져 임신 전에 잘 맞던 콘택트렌즈가 불편감을 초래하기도 하고 각막의 sensitivity가 감소한다.

(3) 원근 조절이 일시적으로 장애가 생길 수 있다.

### 3) Central nervous system

(1) 임신 중에는 집중력이나 기억력이 일시적으로 감소하는 경향을 보이지만 대개 분만 후에는 곧 회복된다.

(2) 임신 12주부터 분만 후 2개월까지 잠들기가 어렵고 쉽게 깨며 잠의 효율성이 감소하는 경향을 보인다. 이는 postpartum blue의 직접적인 원인으로 작용하는 것으로 생각된다.

# 2.5 Parturition

## 1. Parturition의 정의

- Parturition이란 아기의 탄생과 관련된 모든 생리적 과정을 일컫는 용어이다.
- Parturition의 과정은 4개의 phase로 나눌 수 있으며 이는 prelude, preparation, process, recovery이다.
- 1st, 2nd, 3rd stage로 구성된 labor의 clinical stage는 parturition의 phase 3에 해당된다.

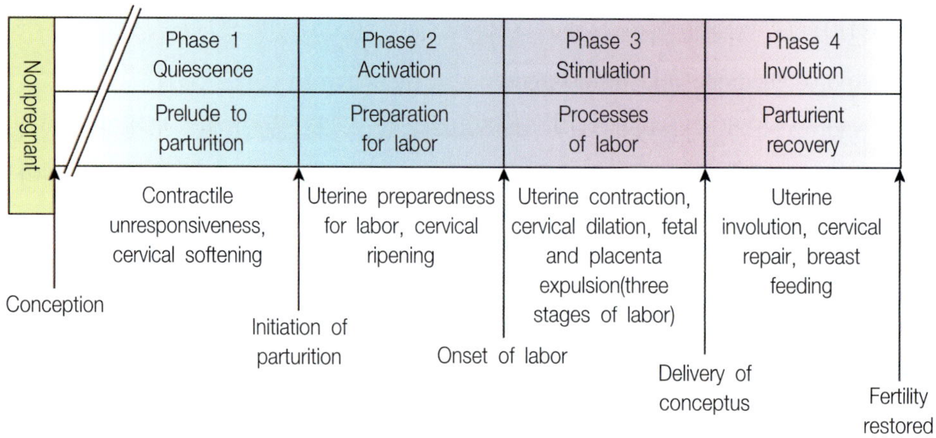


그림 2-62 The phases of parturition.

## 2. Phase of parturition

### 1) Phase 1(uterine quiescence and cervical softening)

(1) 기간

① 수정 시점부터 출산 6~8주 이전까지의 시기이다.

② 전체 임신의 95%를 차지하는 기간이다.

(2) 특징

① Uterine quiescence

- 이 시기에 자궁의 평활근은 어떠한 자극에도 수축을 하지 않고 정지해 있다.
- Braxton - Hicks contraction, false labor와 같은 미미한 자궁 수축이 있을 수 있지만 그로 인해 자궁 경부가 열리지는 않는다.

② Cervical softening

- 자궁 경부는 딱딱한 상태로 그 모양을 유지하지만 조직의 compliance는 증가하는데 이를 cervical softening이라 한다.

- cervical softening이 발생하는 이유는 자궁 경부의 혈류가 증가하고 기질과 샘 세포가 증대되며 세포 외부 물질(extracellular matrix)의 구성과 구조가 변화하기 때문이다.



## 2) Phase 2(preparation for labor)

(1) 기간

출산 6~8주 전부터 진통 시작 이전까지의 기간을 말한다.

(2) 특징

① 자궁 근육의 변화

- 자궁 근육 내에 oxytocin receptor와 gap junction 단백질이 증가되어 uterine irritability가 확연해지고 자궁 수축 유발 물질(uterotonin)에 대한 반응성이 증대된다.
- 자궁 체부의 isthmus라고 불리는 부분이 lower uterine segment를 형성한다.
- 이러한 변화들로 인해 이후의 진통 시기에 적절한 자궁 수축이 일어날 수 있는 상태가 된다.

② 자궁 경부의 변화

- 자궁 경부의 콜라겐 섬유(collagen fibril)가 해체(disorganization)되고 글리코스아미노글리칸(glycosaminoglycan)은 증가한다.
- 이런 변화로 인해 자궁 경부는 점탄성(viscoelasticity)이 증가되고 부드러워지는데 이를 숙화(ripening)라고 한다.

## 3) Phase 3(process of labor)

(1) 기간

① 진통 시작 시점부터 태아 분만 이전까지의 기간을 말한다.

② 총 3개의 stage로 나눌 수 있다.

(2) 구분

① First stage

- Stage of cervical effacement and dilatation
- 자궁 수축이 충분히 발생하는 시점부터 자궁 경부가 약 10cm 정도로 완전히 개대되는 시점 사이의 기간을 말한다.

② Second stage

- Stage of expulsion of fetus
- 자궁 경부가 완전히 확장된 시점부터 태아 분만 사이의 기간을 말한다.

③ Third stage

- Stage of seperation and expulsion of placenta

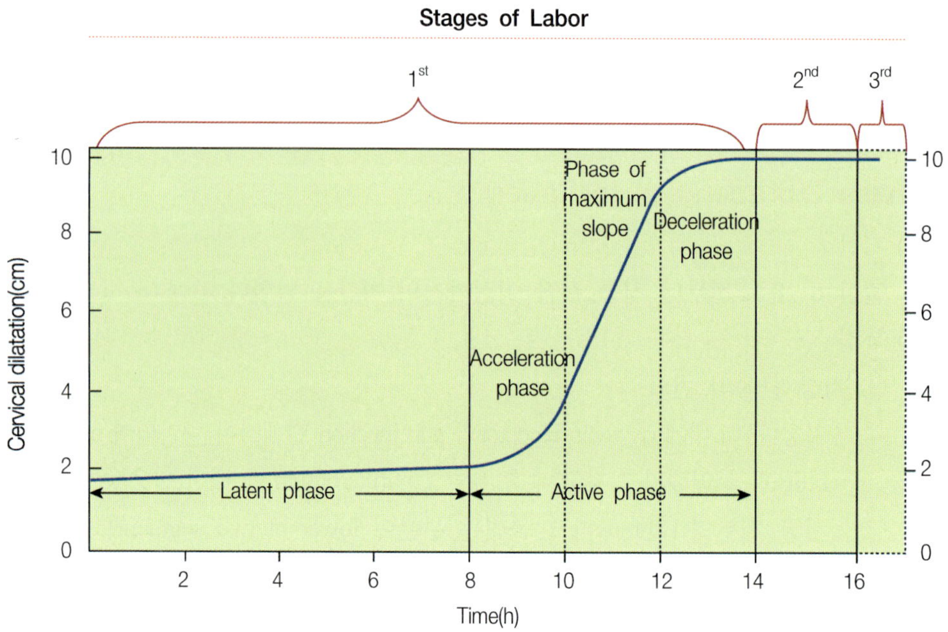


그림 2-63 Composite of the average dilatation curve for nulliparous labor based on analysis of the data derived from the patterns traced from a large, nearly consecutive, series of gravidas. The first stage is divided into a relatively flat latent phase and a rapidly progressive active phase. In the active phase, there are three identifiable component parts: an acceleration phase, a linear phase of maximum slope, and a deceleration phase.

- 태아 분만 직후부터 태반 만출 사이의 기간을 말한다.

(3) First stage of labor

① 진통 시작의 증후

- Uterine contraction

일부 산모에서는 forceful uterine contraction이 발생하여 자궁 경부가 숙화되고 태아가 하강하면서 진통이 시작된다.

- Show(이슬)

일부 산모에서는 질에서 소량의 blood - tinged mucus가 흘러나오는데 이를 이슬이라고 명명한다. 이슬은 임신 기간에 cervical canal 안에 고인 점액질로, 이것이 흘러나오면 진통이 이미 시작되었거나 곧 시작될 것이라는 것을 암시한다.

② Uterine changes

- Uterine contraction
  - 자궁 수축이 일어나는 동안 통증이 발생하는 기전
    - Hypoxia of contracted myometrium
    - Compression of nerve ganglia in cervix and lower uterus

- Stretching of cervix during dilation
- Stretching of peritoneum overlying fundus

– 진통의 성상
  - 진통 간격은 first stage의 초반에는 대략 10분 정도이고 점점 짧아져서 second stage로 넘어가면 대략 1분 정도이다.
  - 진통 지속 시간은 active phase 동안에 30초에서 90초까지로 다양한데, 평균 1분 정도로 생각할 수 있다.
  - 진통 강도는 매우 다양한데, 양수압으로 측정할 경우 20~60mmHg 정도이고 평균은 40mmHg로 생각할 수 있다.

• Formation of distinct lower and upper uterine segment

– Upper segment

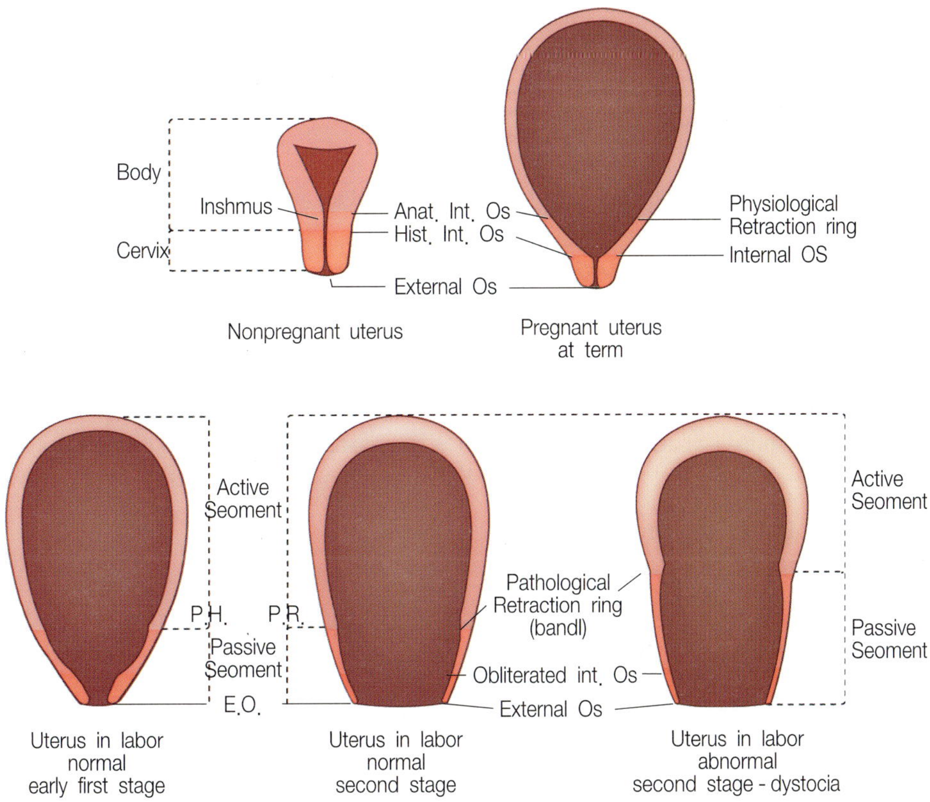


**그림 2-64 Sequence of development of the segments and rings in the uterus in pregnant women at term and in labor.** Note comparison the uterus of a nonpregnant woman, the uterus at term, and the uterus during labor. The passive lower segment of the uterine body is derived from the isthmus; the physiological retraction ring develops at the junction of the upper and lower uterine segments. The pathological retraction ring develops from the physiological ring.
Anat. Int OS : anatomical internal os, E.O. : external os, Hist Int. Os : histological internal os, Ph.R.R. : physiological retraction ring.

◦ 진통이 진행되면서 더 두꺼워진다.
◦ 자궁 수축이 일어나는 동안에 상당히 단단해진다.
◦ 자궁 수축이 일어나면 자궁 근육은 원래의 길이로 돌아가지 않고 짧아진 상태로 그대로 남아있다.

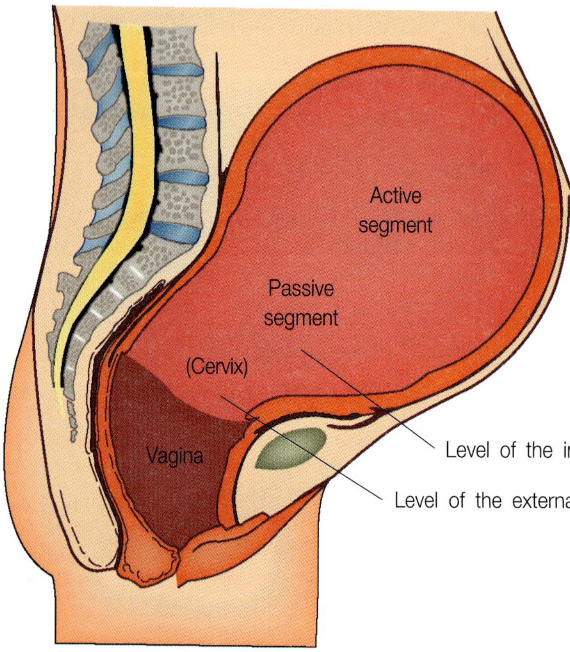


그림 2-65 **The uterus at the time of vaginal delivery.** The active upper segment of the uterus retracts about the fetus as the fetus descends through the birth canal. In the passive lower segment, there is considerably less myometrial tone.

– Lower segment
  ◦ 비임신 시기에는 isthmus라고 불리며 진통 기간 동안에 급속히 얇아진다.
  ◦ 자궁 수축이 일어나는 동안에도 부드러운 상태로 남아있다.
  ◦ 자궁 수축이 일어나면 자궁 근육은 수동적으로 확장되고 길어지며 원래의 길이로 돌아오지 않는다.

– Physiological retraction ring

  Lower segment는 점점 얇아지고 upper segment는 점점 두꺼워지면서 이 두 segment 사이 자궁 부분의 안쪽에 융기가 생성되는데 이를 지칭한다.

– Pathological retraction ring

  Obstructed labor와 같은 상황에서는 lower segment가 극단적으로 얇아지면서 ring이 뚜렷해지는데 이를 지칭한다.

- Changes in uterine shape during labor
  진통이 진행되면서 자궁의 horizontal diameter가 감소하면서 자궁은 점점 타원형으로 변화된다.
- Ancillary forces in labor
  - 자궁 경부가 완전히 개대되고 난 이후에 태아를 만출하는 가장 중요한 원동력은 모체의 복강내 압력이다.
  - Glottis를 닫고 숨을 내쉬려고 하면서 동시에 복근을 수축시켜 태아를 분만시키고자 하는 행동을 "pushing"이라고 명명한다. 이러한 행동 양식은 defecation과 비슷한 행동 양식이지만 강도는 훨씬 높다.
  - "Pushing"은 자궁 경부가 완전히 개대된 이후에 시행해야 하고 그 이전에 시행하는 것은 무의미하다.

③ Cervical changes

- 자궁 경부의 소식학석 구성 요소
  - Collagen
  - Smooth muscle
  - Extracellular matrix : glycosaminoglycan, dermatan sulfate, hyaluronic acid
- 자궁 경부의 주된 변화
  - Effacement
    - Cervical canal의 길이는 처음에는 2cm이다가 진통이 진행되면서 점점 짧아지저 결국에는 종이 두께만큼 짧아지는데 이 과정을 지칭한다.
    - Effacement가 일어나고 있는 동안에는 fetal descent는 발생하지 않는다.

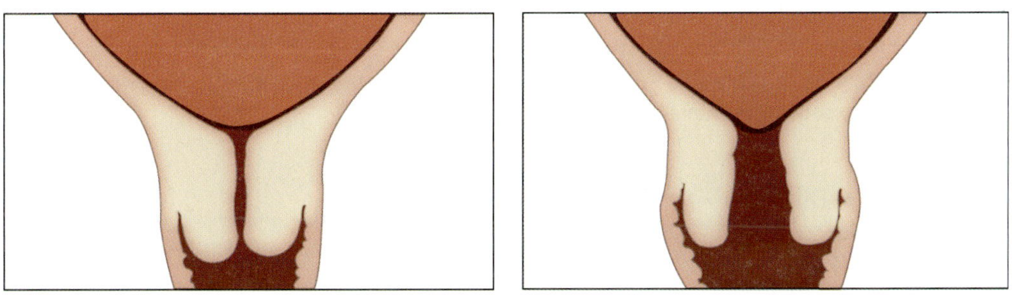

그림 2-66 Cervix near the end of pregnancy but before labor.
Top, primigravida; bottom, multipara. Note that the internal os and external cervical os are more dilated in the multipara.

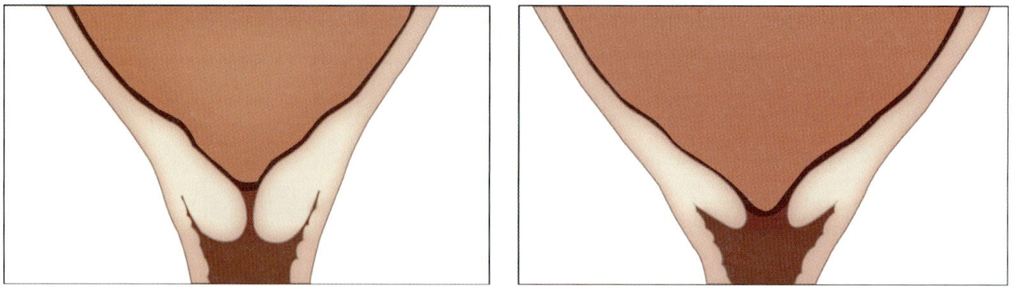

그림 2-67 Beginning effacement of the cervix.
Note dilatation of the internal os and funnel-shaped cervical canal. Top, primigravida; bottom, multipara.

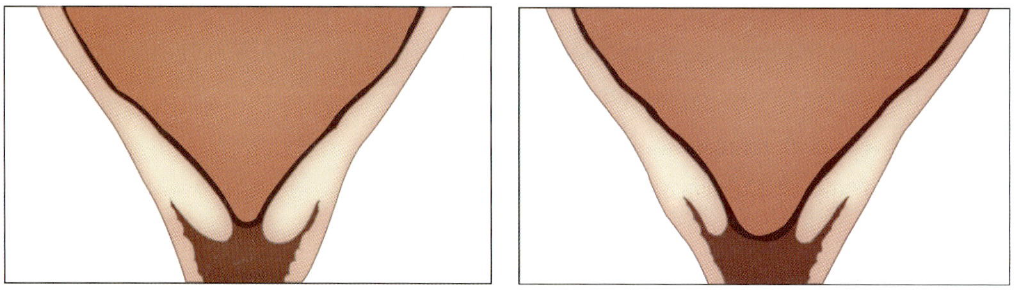

그림 2-68 Further effacement of the cervix.
Top, primigravida, bottom, multipara.

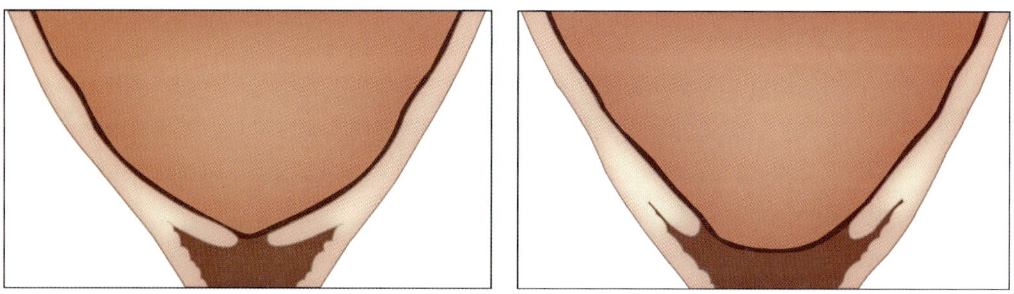

그림 2-69 Cervical canal obliterated - that is, the cervix is completely effaced.
Top, primigravida, bottom, multipara.

- Dilatation
    - 자궁 체부에 비해 자궁 경부와 lower uterine segment는 저항성이 작기 때문에 진통이 진행되면서 자궁 경부는 개대되는데 이 과정을 지칭한다.
    - Latent phase와 active phase로 나눌 수 있다.
    - Active phase는 다시 acceleration phase, phase of maximum slope, deceleration phase로 나눌 수 있다.
    - Latent phase의 시간은 매우 다양한데, 모체가 sedation된 경우에는 길어지고 myometrial stimulation이 일어나는 경우에는 짧아진다.

◦ 자궁 경부가 완전히 개대되면 second stage가 시작되고 이후에는 태아의 하강이 일어난다.

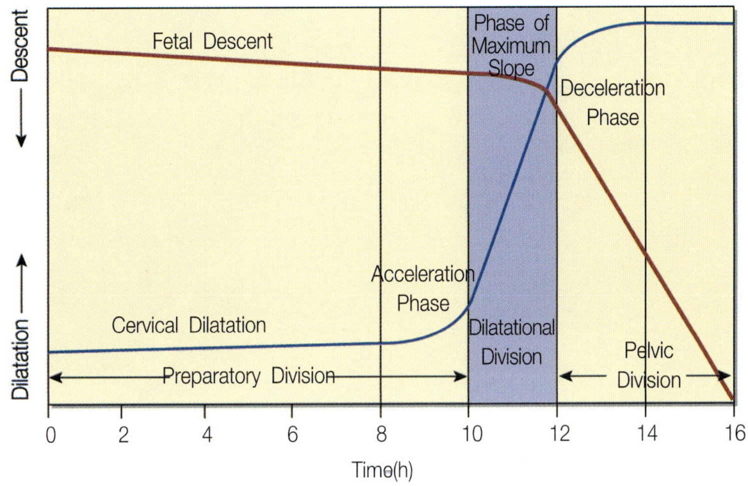


그림 2-70 Labor course divided functionally on the basis of expected evolution of the dilatation and descent curves into(1) a preparatory division, including latent and acceleration phases; (2) a dilatational division, occupying the phase of maximum slope of dilatation; and (3) a pelvic division, encompassing both deceleration phase and second stage while concurrent with the phase of maximum slope of fetal descent.

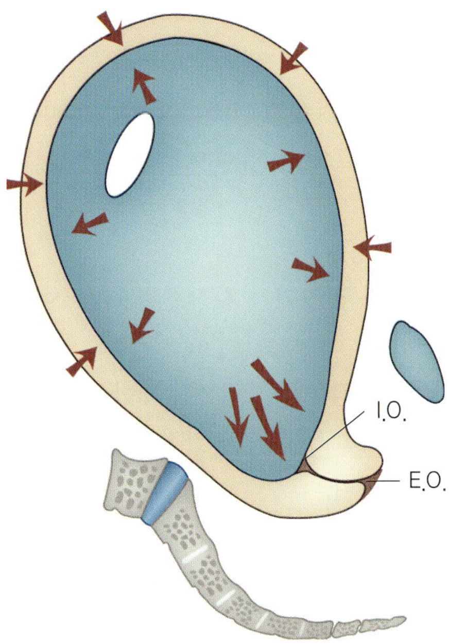


그림 2-71 Hydrostatic action of membranes in effecting cervical effacement and dilatation. In the absence of intact membranes, the presenting part, applied to the cervix and the forming lower uterine segment, acts similarly. In this and figures 2-53 and 2-54, note changing relations of the external os(E.O.) and internal os(I.O.).

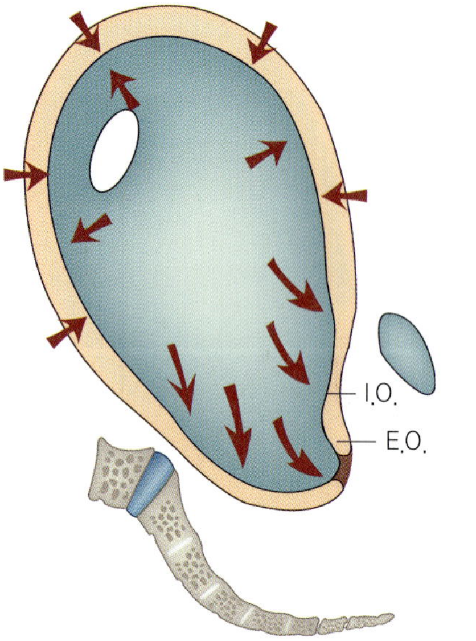


그림 2-72 Hydrostatic action of membranes at completion of effacement.
E.O. : external os, I.O. : internal os.

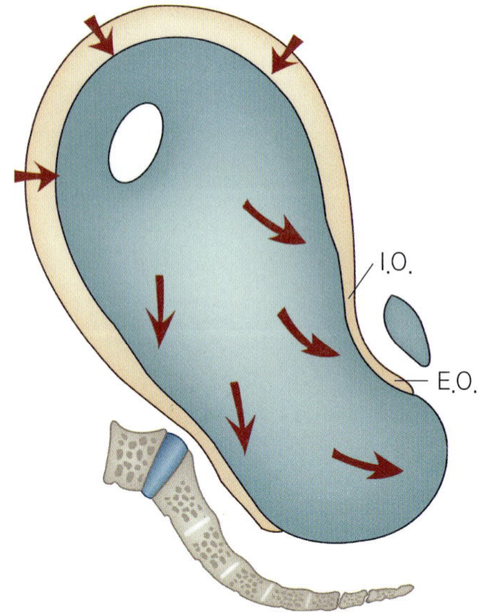


그림 2-73 Hydrostatic action of membranes at full cervical dilatation.
E.O. : external os, I.O. : internal os.

(4) Second stage of labor

① 태아의 하강(descent)이 일어나는 시기이다.

② 초산모의 경우 대부분 진통이 시작되기 전에 이미 fetal head의 engagement는 발생하고 진통 말기까지 더 이상의 descent는 발생하지 않는다.

③ 하강 속도는 Friedman 곡선의 phase of maximum slope 시기에 급격히 빨라지기 시작하여 태아의 선진부가 perineal floor에 도달할 때까지 지속된다.

(5) Third stage of labor

① 태반이 떨어지는 과정

- 태아가 태어나면 자궁 크기가 갑작스럽게 감소하면서 태반이 부착 면적이 감소된다.
- 부착 면적의 감소에 적응하기 위하여 태반은 두꺼워지고 구부러지기 시작한다.
- 장력을 견디지 못하고 탈락막의 가장 약한 층인 decidua spongiosa에서 태반이 분리되고 만출된다.

② 태반 만출 방식

- Schultze mechanism
  - 태반의 중앙 부위부터 분리되는 방식이다.
  - 분리 초기에는 태반의 중앙이 분리되나 가장 자리 부위는 붙어있기 때문에 retroplacental hemotoma가 고이고 이것이 태반을 밀어내면서 태반이 완전히 떨어지게 된다.

- 혈액은 inverted sac 안쪽의 placenta site에 고이게 되므로 태반이 어느 정도 분리되기 전까지는 질 외부로 배출되지 않는다.
- 중앙부터 떨어지므로 태반은 inversion된 상태로 떨어지게 되고 반짝거리는 태아쪽에 가까운 amnion 면이 먼저 외음부에 나타나게 된다.

• Duncan mechanism
- 태반의 변연 부위부터 먼저 분리되는 방식이다.
- 초기부터 변연 부위가 분리되기 때문에 혈액은 고이지 않고 바로 질 바깥으로 배출된다.
- 태반이 질 옆으로 내려오기 때문에 태반의 모체쪽 면이 먼저 외음부에 나타나게 된다.

### 4) Phase 4(puerperium)

(1) 산욕기를 말한다.

(2) 분만이 완전히 완료된 후 약 한 시간 정도 동안에 자궁이 수축되고 단단해져서 큰 자궁 혈관들을 압박하고 혈관 내강에 thrombosis를 유발한다.

(3) 분만 후 4~6주 정도 지나면 자궁이 임신 전 크기로 완전히 involution된다.

## 3. Physiological and biochemical processes regulating parturition

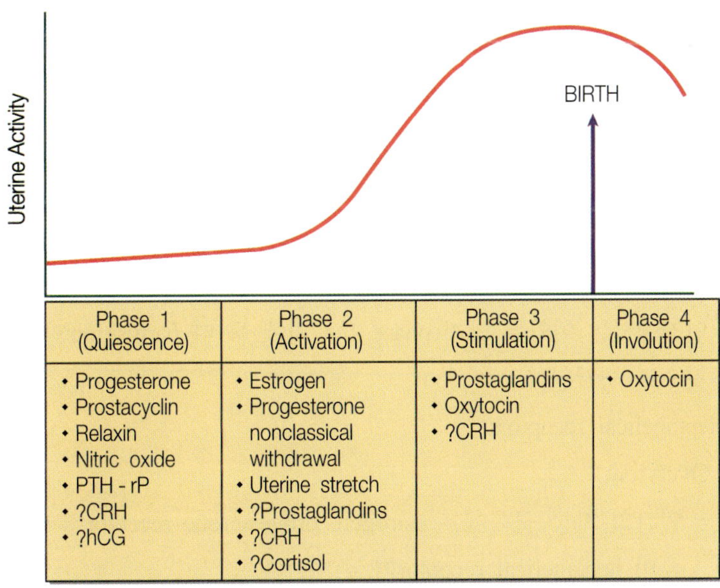


| Phase 1 (Quiescence) | Phase 2 (Activation) | Phase 3 (Stimulation) | Phase 4 (Involution) |
|---|---|---|---|
| • Progesterone<br>• Prostacyclin<br>• Relaxin<br>• Nitric oxide<br>• PTH - rP<br>• ?CRH<br>• ?hCG | • Estrogen<br>• Progesterone nonclassical withdrawal<br>• Uterine stretch<br>• ?Prostaglandins<br>• ?CRH<br>• ?Cortisol | • Prostaglandins<br>• Oxytocin<br>• ?CRH | • Oxytocin |

그림 2-74 The key factors thought to regulate the phases of parturtion.
CRH : corticotropin - releasing hormone, hCG : human chorionic gonadotrophin, PTH - rP : parathyroid hormone - related peptide(Based on Challis and co - workers, 2002).

## 1) Phase 1

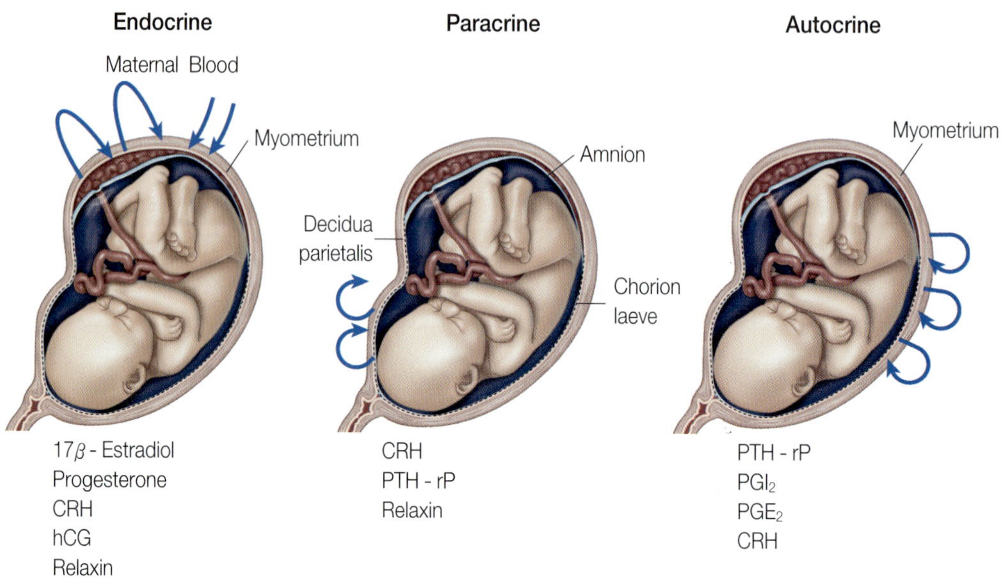


그림 2-75 Theoretical fail - safe system involving endocrine, paracrine, and autocrine mechanisms for the maintenance of phase 1 of parturition, uterine quiescence
CRH : corticotropin - releasing hormone, hCG : human chorionic gonadotropin, $PGE_2$ : prostaglandin $E_2$, $PGI_2$ : prostaglandin $I_2$, PTH - rP : parathyroid hormone - related petide).

(1) 개요

Parturition의 phase 1 기간에는 자궁이 수축되지 않고 quiescence가 유지되는데 이는 여러 종류의 fail - safe system이 작용하기 때문이다.

(2) Uterine quiescence를 유지시키는 fail - safe system의 종류

① Progesterone and estrogen

- 인간과 다른 species에서 progesterone은 parturition의 진행을 억제하고 estrogen은 이를 촉진한다.
- 인간에서는 이와는 달리 phase 1 시기에 둘 다 parturition의 진행을 억제하는 것으로 생각된다.

② Heptahelical receptors

- Overview
  - 인간의 자궁 근육에는 estrogen, progesterone receptor뿐만 아니라 여러 종류의 heptahelical receptor가 존재한다.
  - 이러한 heptahelical receptor에 부착하는 ligand에는 neuropeptide, hormone, autacoid 등이 있다.

• 종류

– Beta - adrenoreceptor

Adenylyl cyclase와 cAMP를 증가시켜 myometrial cell relaxation에 관여한다.

– LH - hCG

◦ 자궁 근육내의 LH - hCG receptor는 진통 시기에 비해 진통이 시작되기 이전에 훨씬 많이 존재한다.

◦ Adenylyl cyclase를 활성화시켜 uterine quiescence를 유지하는 것으로 생각된다.

– Relaxin

Adenylyl cyclase를 활성화시켜 myometrial relaxation에 관여하는 것으로 생각된다.

CRII

◦ CRH receptor는 임신 기간 동안 자궁 근육 내에 존재한다.

◦ CRH는 phase 1에는 uterorelaxation을 유발하고 phase 2, 3에는 uterotonin으로 작용하여 parturition의 시작에 관여하는 것으로 생각된다.

– PTH - rP

Adenylyl cyclase를 활성화시켜 uterine tranquility의 유지에 관여하는 것으로 생각된다.

– Prostaglandins

◦ 자궁에는 8개의 prostaglandin에 대한 heptahelical receptor가 존재한다.

◦ Prostanoid는 일부는 uterotonin으로 작용하지만 다른 일부는 smooth muscle relaxation을 유발한다.

– ANP, BNP, cGMP

◦ 임신 기간 동안에는 myometrium에 ANP와 BNP에 대한 receptor가 존재하는데 이것이 활성화되면 세포 내의 cGMP가 증가하게 된다.

◦ Guanylyl cyclase가 활성화되면 세포 내의 cGMP가 증가하게 되고 이는 smooth muscle relaxation을 유발시킨다.

◦ Nitric oxide는 decidua에서 생성되며 이는 phase 1 기간 동안 자궁 근육 내의 guanylylcyclase를 활성화시켜 myometrial relaxation을 유발시킨다.

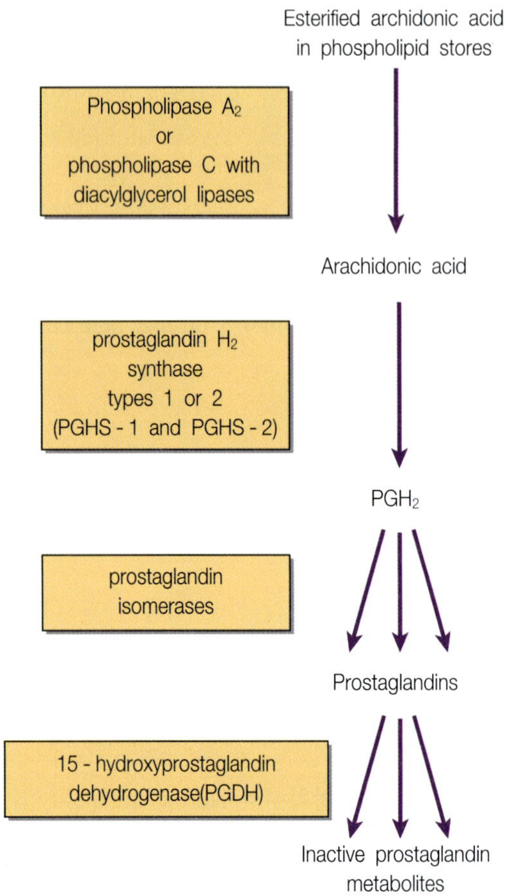


그림 2-76 Overview of the prostaglandin biosynthetic pathway.
$PGH_2$ : prostaglandin $H_2$

③ Accelerated uterotonin degradation

- Overview
  - Phase 1 기간에는 인체에서 생성된 uterotonin을 degradation시킬 수 있는 효소들이 증가하여 자궁 수축을 억제한다.
  - 이러한 degradation 효소들은 progesterone에 의해 생성이 증가되고 임신 후반기에 도달하면 감소된다.
- 인체에서 생성되는 uterotonin의 종류
  - Prostaglandin
  - Endothelin
  - Oxytocin
  - Histamine

- Catecholamine
- Angiotensin - Ⅱ
- Platelet - activating factor



## 2) Phase 2

(1) Uterine activation을 유발하는 fail - safe system

① Phase 2의 특징

- Development of uterotonin sensitivity
- Improved intercellular communicability via gap junction
- Alterations in capacity of myometrial cell to regulate concentration of cytoplasmic $Ca^{2+}$

② Progesterone withdrawal

- 인간과 다른 species와의 차이
  많은 종에서는 진통이 발생하기 직전에 progesterone이 감소하고 estrogen은 증가한다. 하지만 다른 종과는 달리 영장류에서는 이런 과정이 발생하지 않는다.
- Progesterone receptor antagonist(RU 486, mifepristone)
  - Progesterone antagonist로 작용하여, 생리 주기 말에 사용할 경우 premature mense를 유발할 수 있고, 임신 초기에 사용할 경우에는 abortion을 유도할 수 있다.
  - RU 486을 임신 후반기에 사용한 경우, 자궁 경부를 숙화시키고 uterotonin에 대한 자궁 근육의 sensitivity가 증가된다.
- 결론
  위의 사실들을 종합하면, 인간은 parturition이 시작되기 직전에 progesterone의 절대적인 양의 감소가 아닌 progesterone의 action이 억제되는 functional withdrawal이 발생한다고 생각할 수 있다.

③ Oxytocin receptor

- Oxytocin이 Phase 2 기간 동안 uterine activation에 중요한 역할을 하는지의 여부는 확실히 알 수 없으나 이 기간 내에 myometrium의 oxytocin receptor 숫자는 많아진다.
- Progesterone과 estradiol은 oxytocin receptor의 regulator로 작용하는 것으로 생각된다.

(2) Fetal contribution to initiation of parturition

① Uterine stretch

- 태아의 성장은 phase 2 시기의 uterine activation에 매우 중요한 역할을 한다.
- 재태 연령이 증가하면서 태아가 성장하고 양수압이 점차 증가함에 따라 자궁 근육에 장력이 가해진다.
- Uterine stretch는 자궁 근육 내부에 connexin 43과 같은 gap junction protein을 증량시키고 oxytocin receptor도 증가시켜 parturition의 시작에 관여한다.
- 쌍태아 혹은 양수과대증의 경우 preterm labor가 흔한데 이는 이런 경우에서 uterine stretch의 정도가 더 두드러지기 때문인 것으로 생각된다.

② CRH

- Overview

  태아의 hypothalamic - pituitary - adrenal - placental axis를 통하여 전달되는 signal도 parturition의 시작에 관여하는 것으로 생각되고 이중 가장 중요한 signal component는 태반에서 다량으로 생산되는 CRH이다.

- Action
  - 태아의 부신은 형태학적으로, 기능적으로, 생리적으로 두드러지는 기관으로 만삭 시기에 태아의 부신은 성인 부신의 무게와 비슷하고 인접해 있는 태아의 신장과 크기가 같다.
  - 태반에서 다량으로 생산되는 CRH는 부신에 작용하여 DHEA - S나 cortisol과 같은 steroid의 생합성에 관여하는 것으로 생각된다.

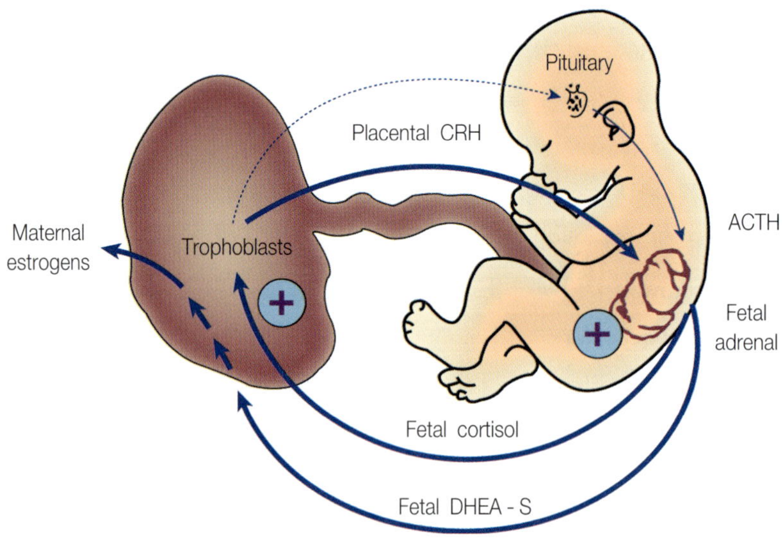


그림 2-77 The placental - fetal adrenal endocrine cascade.
In late gestation, placental corticotropin - releasing hormone(CRH) stimulates fetal adrenal production of dehydroepiandrosterone sulfate(DHEA - S) and cortisol. The cortisol stimulates the production of placental CRH, which leads to a feed - forward cascade that enhances adrenal steroid hormone production(ACTH : adrenocorticotropic hormone.).

- Placental CRH production
  - 태반에서 생성되는 CRH는 모체나 태아의 시상하부에서 생성되는 CRH와 동일하지만 훨씬 다량으로 생성된다.
  - Glucocorticoid에 의해 시상하부의 CRH가 negative feedback을 받는 것과는 달리, cortisol은 오히려 태반에서의 CRH 생성을 자극한다.
  - CRH의 모체 혈청 농도는 임신 초기에는 낮지만 임신 중기부터 증가하기 시작하여 진통 기간에 정점에 달한다.
  - 여러 임신 합병증으로 인해 태아가 스트레스를 받고 있는 상황에서는 태반의 CRH 생성이 증가된다.
- Potential roles of CRH in timing of parturition
  - 태반의 CRH는 태아의 cortisol 생산을 증가시키고, 증가된 cortisol은 다시 positive feedback에 의해 태반의 CRH 합성을 더욱 증가시킨다. 증가된 CRH는 자궁 근육의 수축을 조절하여 parturition에 관여하는 것으로 생각된다.
  - Cortisol 또한 prostaglandin의 합성을 증진시켜 자궁 근육에 간접적으로 영향을 미쳐 parturition에 관여하는 것으로 생각된다.
  - CRH에 의해 증가된 estrogen 역시 자궁 근육 내의 contractile protein을 증가시켜 parturition의 시작에 관여한다.
- Fetal anomalies and delayed parturition
  - Fetal anencephaly, adrenal hypoplasia, placental sulfatase deficiency와 같은 태아 기형이 있을 경우 parturition의 시작이 지연되고 재태 연령이 길어지는 경향을 보인다.
  - 결론적으로, brain - pituitary - adrenal function에 문제가 있을 경우 parturition의 시작 시점에 영향을 미칠 수 있다는 것을 알 수 있다.

### 3) Phase 3 and 4

(1) Uterotonin

① Oxytocin

- Parturition의 마지막 phase 2시기에 myometrial oxytocin receptor의 숫자는 50배 정도 증가한다.
- Oxytocin은 직접적으로 pariturition의 시작을 유발하는 것은 아니지만, 효과적인 active labor를 일으키고 decidual tissue에 작용하여 prostagladin이 분비되게 하는 역할을 하는 것으로 생각된다.

- Oxytocin은 산욕기인 phase 4 시기에는 자궁 수축에 관여하여 postpartum hemorrhage를 예방하고 uterine involution을 유발하는 것으로 생각된다.

② Prostaglandin

- 진통 기간 동안에 양수와 모체 혈청의 prostaglandin 수치는 증가하고, 산모에게 prostaglandin제제를 주입할 경우 진통을 유발할 수 있다.
- Prostaglandin은 진통이 시작되었을 때 효과적인 자궁 근육의 수축을 유발하는 작용을 한다.

③ PAF(Platelet - Activating Factor)

PAF의 양수내 수치는 진통 기간에 증가하여 자궁 근육의 수축을 유발한다.

④ Endothelin - 1

Endothelin - 1은 양막 내에서 생산되고 매우 강력한 자궁 평활근 수축제로 작용을 한다.

⑤ Angiotensin Ⅱ

Angiotensin Ⅱ는 phase 3 기간 동안 자궁 근육 내의 calcium 농도를 증가시켜 자궁 근육의 수축을 유발한다.

(2) Contribution of intrauterine tissue to parturition

① Amnion

- 양막은 태아막의 장력의 대부분을 담당하고 모체와 태아의 물질 교환을 조절하는 역할을 한다.
- 양막에서는 또한 자궁 근육의 이완 혹은 수축에 관여하는 여러 물질들을 생산하는데 이를 통해 parturition의 시작에 관여한다.

② Chorion leave

- Chorion은 양막과 마찬가지고 protective tissue로의 역할을 시행한다.
- Chorion에서는 uterotonin을 비활성화 시킬 수 있는 효소들이 생성되는데, 대표적인 것들은 prostaglandin dehydrogenase(PGHD), oxytocinase, enkephalinase 등을 들 수 있다. 이 물질 등을 통해 chorion leave는 parturition의 조절에 관여한다.

③ Decidua parietalis

Decidua에서는 여러 종류의 uterotonin이 형성되어 paracrine한 방식으로 인접해 있는 자궁 근육을 수축시켜 parturition에 관여한다.

## 4. Physiology and biochemistry of preterm labor

### 1) 조산의 원인에 따른 분류

(1) Mandated preterm delivery

산모나 태아에 치명적인 건강상의 문제가 발생하여 인공적으로 조산을 유도하는 것을 말하며 전체 조산의 25%를 차지한다.

(2) Preterm premature rupture of membranes

만삭이 되기 전에 태아막이 파열되어 조산을 하게 되는 경우를 말하며 전체 조산 원인의 25%를 차지한다.

(3) Spontaneous preterm labor

만삭이 되기 전에 진통이 발생하는 것을 말하며 전체 조산 원인의 반을 차지한다.

### 2) 각론

(1) Mandated preterm delivery

산모나 태아에 치명적인 위험이 나타나는 경우 조산을 시도해야 하며 maternal hypertension, 심한 당뇨병, failure of fetal growth, multiple pregnancy, abruptio placenta 등을 들 수 있다.

(2) Preterm premature rupture of membrane(PPROM)

① PPROM의 원인에는 여러 가지가 있지만 자궁내 감염이 가장 중요한 선행 인자로 생각되고 있다.

② Matrix metalloproteinase(MMP)는 태아막 세포 성분들의 괴사를 증가시키켜 PPROM을 유발시키는 중요한 inflammatory factor로 작용한다.

(3) Spontaneous preterm labor의 원인

① Uterine distention

Multifetal pregnancy나 hydramnios와 같은 경우 uterine stretch가 발생하게 되고, 이 경우 myometrial activation을 유발하여 조기 진통을 야기할 수 있다.

② Maternal - fetal stress

Maternal stress는 placental - endocrine axis를 활성화시키고 CRH의 생성을 증가시켜 조산을 유발한다.

③ Infection and preterm labor

- 개요

  감염은 조기 진통의 가장 중요한 원인으로, 세균이나 세균의 endotoxin은 decidual hemorrhage와 necrosis를 동반한 유산이나 조산을 유발한다.

- Sources for intrauterine infection

- 자궁내 감염의 경로
  - 태반을 통한 모체 감염의 전파
  - 난관을 통한 복강내 감염의 전파
  - 질과 자궁 경부를 통한 상행 감염 : 가장 흔한 경로
- 감염 단계
  - Stage Ⅰ : bacterial vaginosis
  - Stage Ⅱ : decidual infection
  - Stage Ⅲ : amnionic infection
  - Stage Ⅳ : fetal systemic infection

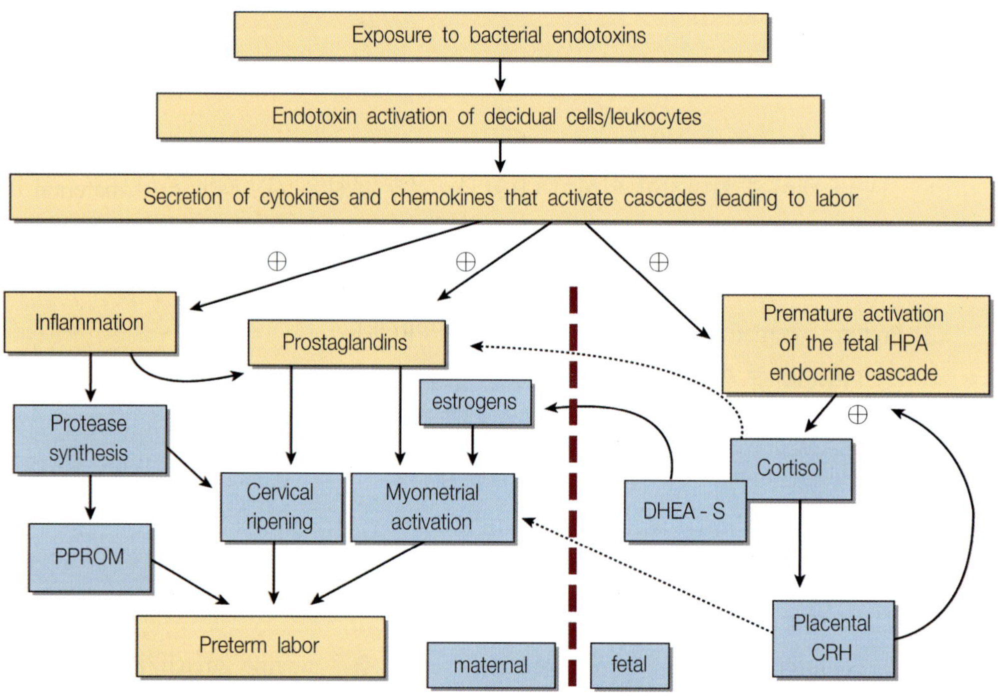


그림 2-78 Mechanisms causing infection - induced preterm labor.
Potential pathways for infectioninduced preterm birth. Exposure to bacterial endotoxins causes an early initiation of the normal processes associated with parturition, including cervical ripening, loss of uterine quiescence, and increased production of uterotonins.(CRH : corticotropin - releasing hormone, DHEA - S : dehydroepiandrosterone sulfate, HPA : hypothalamic - pituitary - adrenal, PPROM : pretermpremature rupture of membranes.)

- 조산을 유발하는 세균의 종류
  - Gardnerella vaginalis
  - Fusobacterium
  - Mycoplasma hominis

- Ureaplasma urealyticum

- Intrauterine inflammatory response to infection
  - 자궁 내에 세균이 감염되면 여러 과정을 거쳐 cytokine이나 chemokine, prostaglandin 등이 증가한다.
  - IL-1은 이 과정에서 생성되는 대표적인 cytokine으로 TNF-$\alpha$, IL-6, IL-8과 같은 다른 cytokine의 생성을 촉진시키고 leukocyte의 증식을 유발하며 발열과 같은 급성 반응을 일으키는 작용을 한다.
  - IL-1은 또한 prostaglandin의 생성을 증진시켜 preterm labor를 야기시킨다.

# Chapter 2 모체와 태아의 해부학과 생리학

## 2.1 Maternal anatomy

### ❑ Anterior abdominal wall

1) Skin

피부를 절개할 때 미용 효과를 위해서 low transverse(Pfannenstiel) incision을 흔히 사용

2) Rectus sheath

External oblique, internal oblique, transverse abdominis muscle의 aponeurosis가 midline에서 융합하여 형성

### ❑ External generative organs

1) Vagina

(1) 해부학적 위치 : Vulva와 uterus를 연결하는 구조물이다.

(2) 기원★

① Upper portion : mullerian duct에서 기원

② Lower portion : urogenital sinus에서 기원

### ❑ Internal generative organs

1) Fallopian tube

(1) interstitial portion : 자궁 근층 내에 묻혀있는 부분

(2) isthmus : 난관에서 가장 좁은 부분

(3) ampulla : 난관에서 가장 두꺼운 부분

(4) infundibulum : 난관이 복강으로 연결되는 부분

2) Ovaries

(1) Cortex : 다양한 발달 단계의 난포가 존재한다.

(2) Medulla : 많은 혈관들이 존재하고 loose connective tissue로 구성되어 있다.

### ❑ Musculoskeletal pelvic anatomy

1) Pelvic bones

(1) True pelvis

① linea terminalis의 아래쪽 공간

② interspinous diameter : 산도에서 가장 짧은 직경을 가진다.

(2) False pelvis : linea terminalis의 위쪽 공간

2) Pelvic joints

질식 분만을 시행할 때의 산모의 자세는 dorsal lithotomy position가 가장 적당

3) Planes and diameters of the pelvis

(1) 골반 입구(pelvic inlet)

① Obstetrical conjugate★

- sacral promontory와 symphysis pubis의 가장 가까운 거리
- 정상적으로 10cm 이상이다.

② Diagonal conjugate★

- symphysis의 lower margin에서 promontory까지의 거리

- obstetrical conjugate = diagonal conjugate − (1.5～2)cm

(2) 중간 골반(midpelvis)

interspinous diameter : 골반 내의 가장 작은 직경, 10cm 정도

#### 4) Pelvic shapes★

(1) Gynecoid

① pelvic inlet이 둥근 모양을 취하는 골반 형태

② 분만에 가장 적합

(2) Android

① 삼각형 모양의 골반 형태

② 질식 분만에 매우 좋지 않은 골반 모양

#### 5) Muscular support

(1) pelvic diaphragm

① 골반 내의 장기를 지지하는 넓은 근육 구조물을 지칭

② levator ani muscle과 coccygeus muscle으로 구성

(2) 질식 분만으로 인한 변화

① 질식 분만을 시행할 경우 levator ani muscle이 손상되기 쉽다.

② 골반 장기 탈출증(pelvic organ prolapse)이나 요실금(urinary incontinence)의 원인

## 2.2 Implantation, embryogenesis, and placental development

### ❑ The ovarian-endometrial cycle

#### 1) Ovarian cycle

(1) 개괄

① follicular phase와 luteal phase로 구분

② 월경의 시작일 = 생리 주기의 첫 번째 날

(2) 난포의 변화 과정

① Primordial follicle

② Antral follicle

③ Dominant follicle

④ 배란(ovulation)

배란 시점 : LH surge 34～36시간 후, LH peak 10～12시간 후

(3) Two - cell - two gonadotropin principle★

① follicular phase

- theca cell : LH에 반응하여 androstenedione을 생산
- granulosa cell : FSH에 반응하여 estradiol을 형성

② Luteal phase

- theca cell : LH(또는 hCG)에 반응하여 androstenedione을 생산
- granulosa cell : LH(또는 hCG)에 반응하여 progesterone과 estradiol을 형성

#### 2) Endometrial cycle

(1) 생리 주기는 proliferative phase, secretory phase로 구분

(2) 기간

(3) proliferative phase : 기간이 매우 다양

(4) secretory phase : 12～14일 정도로 거의 일정★

## ❑ Decidua

임신 상태의 자궁 내막

## ❑ Implantation, placental formation, and fetal membrane development

### 1) 수정과 착상

(1) Ovum fertilization and zygote cleavage

① 수정 이후의 발달 과정

- Zygote
- Blastomere
- Morula
- Blastocyst

(2) Trophoblast

① Syncytiotrophoblast vs cytotrophoblast

- Cytotrophoblast : 하나의 핵을 가지고 있는 경계가 명확한 세포
- Syncytiotrophoblast : 세포의 경계가 명확하지 않고 여러 개의 핵을 가지고 있는 융합체이다.

② Villous trophoblast vs extravillous trophoblast

- Villous trophoblast : chorionic villi로 분화되어 태아와 모체 사이에서 산소와 영양분을 전달
- Extravillous trophoblast : 모체 세포와 직접적으로 접촉하는 역할

### 2) 태반의 형성과 발달

(1) 개괄

태반의 구성 : amnion, chorion, chorionic villi & intervillous spaces, decidual plate, myometrium

(2) 태반의 성장과 성숙★

① 물질 교환의 효율성 증가

- Syncytium 두께 ↓
- Cytotrophoblast 숫자 ↓
- Stroma ↓
- 모세혈관 숫자↑
- 모세혈관과 syncytium의 거리 ↓

② 물질 교환의 효율성 감소

- Trophoblast, 모세혈관 두께 ↑
- 일부의 태아 혈관이 막힘.
- Villi 표면에 fibrin이 침착.

(3) 태반에서의 태아와 모체의 혈액 순환

① 태아 순환과 모체 순환의 관계

- 태아의 혈액과 모체의 혈액은 직접적으로 접촉하지 않음
- D - antigen isoimmunization, erythroblastosis fetalis : 태아와 모체의 혈액이 일부는 섞일 수 있음.

### 4) 양막과 탯줄의 형성과 발달

(1) 양막(amnion)

① 양막의 기능★

- 양수와 양막 사이의 물질 교환
- 분만 시기에 태아막의 변화를 유도하고 진통과 분만을 도움.
- 융모막 혈관의 탄력성(chorionic vessel tone)을 조절
- 양수의 항상성(amnionic fluid homeostasis)을 유지
- 태아막에 장력을 제공

(2) 탯줄(umbilical cord)
① 제대 혈관(umbilical vessel)
- 두 개의 제대 동맥과 한 개의 제대 정맥
- 탯줄 혈관의 가장 흔한 기형 : 하나의 제대 동맥★

## ❑ 태반 호르몬(placental hormones)

### 1) 태반에서 생성되는 단백질(protein) 호르몬

(1) 인간 융모성 성선 자극 호르몬(human chorionic ganodotropin, hCG)★
① 화학적 특징(chemical characteristics) : LH, FSH, TSH와 구조적으로 비슷
② hCG 농도(concentration)
- 혈청 내의 hCG 농도
  이틀 간격으로 대략 2배씩 증가, 8~10주 경에 peak
- hCG 농도의 이상(abnormality)
  - hCG 수치 ↑
    - 다태 임신(multifetal pregnancy)
    - 태아 적아구증(erythroblastosis fetalis)
    - 임신성 영양모세포 질환(gestational trophoblastic disease)
    - 다운 증후군(Down syndrome)
  - hCG 수치 ↓
    - 자궁외 임신(ectopic pregnancy)
    - 자연 유산(spontaneous abortion)

③ 생물학적 역할(biological function)
- 황체의 기능 유지
- 태아 고환에서의 테스토스테론(testosterone) 분비
- 모체 갑상선의 자극

(2) 태반 젖샘 자극 호르몬(human placental lactogen, hPL)★
① 화학적 특징(chemical characteristics) : 성장 호르몬과 거의 동등한 구조
② 대사적 역할(metabolic action)
- 모체 지질 분해(maternal lipolysis)
- 당뇨 유사 작용(anti - insulin or diabetogenic action)
- 혈관 형성 작용(angiogenic effect)

### 2) 태반에서 생성되는 스테로이드(steroid) 호르몬

(1) 프로제스테론(progesterone)
① luteo - placental shift : 임신 초기에는 황체에서 생성, 8주 이후부터는 주로 태반에서 생성
② 전구체(precursor) : 모체의 콜레스테롤(maternal plasma cholesterol)★

(2) 에스트로겐(estrogen)
① 개괄
- 임신 초기에는 황체에서, 7~8주 경부터는 주로 태반에서 생성
- 전구체(precursor) : 태아 부신의 $C_{19}$ - steroid(DHEA, DHEAS)★

② 에스트로겐 생산량에 영향을 미칠 수 있는 인자
- 태아측 인자
  - 태아 사망(fetal demise)
  - 태아 무뇌증(fetal anencephaly)
  - 태아 부신 형성 부전증(fetal adrenal hypoplasia)
  - Fetal - placental sulfatase deficiency
  - Fetal - placental aromatase deficiency

- 다운증후군(trisomy 21, Down syndrome)
- 태아의 LDL 생성 감소(decreased fetal LDL formation)
- 태아 적모구증(fetal erythroblastosis)

• 모체측 인자
- 당질 코르티코이드(glucocorticoid) 치료
- 산모의 부신 기능 저하(maternal adrenal dysfunction, Addison disease)
- 임신 영양 모세포 질환(gestational trophoblastic disease)

(3) 스테로이드 호르몬의 확산 방향 : 대부분은 모체의 순환계로 들어가고 일부분만 태아로 들어감.

## 2.3 Fetal growth and development

### ❑ Determination of gestational age

#### 1) Gestational age(menstrual age)★

(1) 마지막 생리 시작일로부터 오늘까지의 날짜
(2) 분만 예정일 = 마지막 생리일의 달 −3, 일 +7
예) 마지막 생리일 7월 5일 → 분만 예정일 4월 12일

#### 2) Ovulation age(postconceptional age)★

(1) 배란일로부터 오늘까지의 날짜
(2) 불임 치료를 받는 환자에서 흔히 사용
(3) ovulation age = gestational age − 2주

### ❑ Morphological growth

#### 1) Embryonic period

(1) ovulation age 3주~10주 동안의 총 8주의 기간
(2) 각종 장기가 형성

#### 2) Fetal period

(1) 기간과 의미 : Embryonic period가 끝난 시점부터 출생까지의 기간
(2) 태아의 머리
① Occipitofrontal diameter : 코의 root 바로 상단 부위부터 occipital bone의 most prominent portion까지
② Biparietal diameter : 머리에서 가장 긴 transverse diameter, 하나의 parietal boss에서 반대쪽의 parietal boss까지
③ Bitemporal diameter : 두개의 temporal suture 사이의 가장 긴 길이

### ❑ Placenta and fetal growth

#### 1) Overview

(1) 모체에서 산소와 영양분이 태아로 옮겨가고 태아에서 이산화탄소와 다른 대사 찌꺼기가 모체로 옮겨가는 역할
(2) 태아의 혈액과 모체의 혈액이 직접적으로 만나지는 않음.

#### 2) The intervillous space : maternal blood

(1) 모체와 태아의 물질 교환 과정
① 모체에서 나온 물질 → intervillous space → syncytiotrophoblast → 태아
② 태아에서 나온 물질 → syncytium → intervillous space → 모체
(2) 혈역학
① 만삭 시기의 uteroplacental blood flow는 분당 700~900cc 정도, 대부분 intervillous space를 통과

② 진통 중에는 intervillous space로의 blood flow는 감소

### 3) Placental transfer

(1) 모체의 혈액에서 나온 물질이 태아로 전달되는 과정에서 통과하는 chorionic villus의 구조물
① Syncytiotrophoblast
② Stroma of intravillous space
③ Fetal capillary wall

(2) Placental transfer의 효율성을 결정하는 변수★
① 모체 혈액 내의 물질 농도
② 단위 시간당 intervillous space를 통과하는 모체의 혈액량
③ Villous trophoblast epithelium의 표면적
④ 태반의 수동적인 물질 확산 능력
⑤ 태반의 능동적인 물질 전달 능력
⑥ 물질 전달 과정 중에 태반 내에서 대사되는 물질의 양
⑦ Fetal capillary의 표면적
⑧ 태아 혈액 내의 물질 농도
⑨ 모체와 태아의 혈관계 내에서 물질이 carrier protein에 의해 결합되어 있는 정도
⑩ 단위 시간당 villous capillary를 통과하는 태아의 혈액량

(3) Mechanism of transfer
① Simple diffusion : $O_2$, $CO_2$, $H_2O$, 대다수의 electolyte, anesthetic gas의 이동 방법
② 능동 수송
- Ascorbic acid나 iron과 같은 물질들의 이동 방법
- immunoglobulin G만 예외적으로 태반을 통과

## ❑ Fetal nutrition

### 1) Glucose

(1) 포도당은 태아의 성장에 있어서 가장 중요한 에너지원
(2) 임신 기간 동안에는 모체의 포도당 사용은 억제
(3) hPL : 포도당 사용을 억제, free fatty acid의 사용을 촉진

### 2) Free fatty acids and triglycerides

(1) 중성 지방(triacylglycerol) : 태반 통과 ×
(2) glycerol, fatty acid : 태반 통과 ○

### 3) Amino acids

Diffusion에 의해 전달

### 4) Proteins

(1) 단백질은 분자량이 크므로 태반 통과 ×
예외) IgG와 retinol - blinding protein
(2) 태아에서 다량의 IgM이 발견 → fetal infection을 의미★

## ❑ Fetal physiology

### 1) Amnionic fluid

(1) 양수의 기능
① Cushion
② Maintenance of temparature
③ Nutritive function
④ Growth of gastrointestinal tract

⑤ Pulmonary development

### 2) Fetal circulation

(1) 태아 순환이 성인 순환과 다른 점

① 태아의 우심실을 나온 혈액은 대부분 폐를 거치지 않고 체순환계로 들어감.

② 태아의 heart chamber는 직렬이 아닌 병렬로 연결 → 심장과 뇌에 더욱 산소가 많이 포함된 혈액을 공급

(2) 태아 순환의 구성★

① 병렬 구성

- Well oxygenated blood의 이동 과정
  Umblical vein → ductus venosus → IVC → RA → foramen ovale → LV → ascending aorta → brain → SVC → RA
- Less oxygenated blood
  Umblical vein → portal sinus → hepatic vein → IVC → RA → tricuspid valve → RV → pulmonary artery → PDA → Descending aorta → umblical artery

② 생후 collapse되어 퇴화되는 태아 혈관
Umbilical vessel, ductus arteriosus, foramen ovale, ductus venosus

### 3) Fetal blood

(1) Hemopoiesis★

① 임신 초기 : yolk sac에서

② 초기 이후 : 간, 골수

(2) 태아 혈색소

① Hemoglobin F : 태아의 간에서 생성되는 혈색소로 $\alpha$와 $\gamma$ chain으로 구성

② 태아의 경우 대부분의 적혈구가 혈색소 F와 결합

### 4) Ontogeny of the fetal immune response

(1) Immunoglobulin G★ : 임신 16주 경부터 모체로부터 태아로 전달

(2) Immunoglobulin M★

① 태반 통과 ×

② 증가한 경우 → 선천성 감염을 의미(예, Rubella, CMV, toxoplasmosis)

(3) Immunoglobulin A : 초유는 IgA를 포함 → enteric infection에 대한 mucosal protection

### 5) Gastrointestinal system

(1) 위장관의 발달

① 임신 10~12주 경 : swallowing, small intestine peristalsis

② 양수는 태아의 위장관의 성장과 발달을 돕는 역할

(2) Meconium

① 색깔 : biliverdin으로 인하여 어두운 흑녹색

② Meconium passage의 원인

- Vagal stimulation
- Hypoxia
- Congenital chloride diarrhea

(3) Liver

① Bilirubin : 태아의 erythrocyte는 성인보다 수명이 짧으므로 많은 bilirubin 생성 → 대부분은 양수로 배출되어 태반을 통해 모체로 전달

② Cholesterol : Fetal cholesterol의 대부분은 fetal liver에서 생성

### 6) Lung

(1) Surfactant

① 역할 : 생후 terminal sac이 collapse되는 것을 방지

② 신생아의 surfactant composition

- Surfactant의 구성
  - Glycerophospholipid : 90%
  - Protein : 10%

③ Surfactant synthesis

Glycerophospholipid : Type Ⅱ cell에서 생성되고 surfactant의 구성 물질 중에서 표면 장력을 낮추는 가장 중요한 성분

④ Coricosteroids and fetal lung maturation

Corticosteroid는 fetal lung maturation을 자극하고 surfactant의 합성을 증가 → 조산이 예상되는 경우에 태아의 폐성숙을 유도하기 위하여 사용

### 7) Endocrine glands

(1) Thyroid gland

① 갑상선 호르몬의 기능 : 태아 조직의 정상적인 발달에 중요한 역할, 특히 뇌의 발달에 필수적

② 갑상선 호르몬의 태반 이동★

- Iodide : Iodide 태반 통과 ○ → 모체에 radioiodide를 투여할 경우 태아에 좋지 않은 영향
- TSH : 태반 통과 ×
- $T_4$, $T_3$ : 극소량만이 전달
- Antithyroid antibody : 모체의 농도가 높을 때 쉽게 태반을 통과

(2) Adrenal gland

① 상당히 큰 기관 → 태어난 직후 정상적으로 퇴화된다.

② Fetal adrenal steroidogenesis에 중요한 역할

## ❑ Development of genitalia

### 1) Sexual differentiation of the embryo-fetus

(1) Chromosomal gender

Genetic gender(XX or XY)는 수정이 되는 순간에 결정

(2) Gonadal gender

① 수정 후 6주경 gonad가 testis 혹은 ovary로 분화

② 고환으로의 분화는 TDF(Testicular Determining Factor)에 의해 유도

(3) Phenotypic gender

① 고환이 존재하지 않는다면 genetic gender와는 상관없이 여성 표현형으로 분화

② 고환에서 Mullerian-inhibiting substance가 분비되면 Mullerian duct가 퇴화

③ 고환에서 분비된 testosterone은 wolffian duct에 작용하여 vas deferens, epididymidis, seminal vesicle의 발달에 영향

④ $5\alpha$-dihydrotestosterone은 genital tubercle과 labioscrotal fold에 작용하여 penis와 scrotum의 발달에 주된 역할

### 2) Genital ambiguity of the newborn

(1) 주요 사항

성이 불분명한 신생아 : congenital adrenal hyperplasia에 준해서 진단과 치료를 시행★

(2) 분류

① Female pseudohermaphroditism★

- 전제 조건
  - 46, XX
  - 난소 존재
  - Mullerian - inhibiting substance(MIS)가 생산되지 않음.
  - 과도한 androgen에 노출
- 특징
  - uterus, fallopian tube, upper vagina는 정상적으로 존재
  - clitorial hypertrophy, scrotum과 penile urethra의 형성
- 원인
  - Congenital adrenal hyperplasia
  - Excess maternal androgen secretion

② Male pseudohermaphroditism★

- 전제 조건
  - 46, XY
  - Mullerian - inhibiting substance(MIS)가 생산
  - Incomplete androgenic representation
- 특징

  uterus, fallopian tube, upper vagina는 존재하지 않음.
- 원인
  - Fetal testicular testosterone 생산이 불충분
  - Androgen resistance
- Androgen insensitivity syndrome★
  - testicular feminization
  - 짧은 맹관의 vagina, 자궁이나 난관은 없음.wolffian duct에서 유래한 구조물도 없음.
  - androgen receptor의 이상 → androgen에 대한 반응이 나타나지 않음.
  - 테스토스테론 수치는 정상 남성 수치와 비슷. 남성화는 일어나지 않고 음모나 겨드랑이털이 나타나지 않음.
  - 뇌하수체에서의 LH 분비 증가 →고환에서의 estradiol의 분비 증가
  - 증가된 estrogen으로 인해 여성화가 진행
- 5$\alpha$ - reductase deficiency
  - 여성형의 외부 생식기
  - wolffian duct는 정상적으로 분화

③ Dysgenetic gonad★

- 전제 조건
  - 핵형 : 여러 가지 형태
  - 난소, 고환 : 존재하지 않음.
  - Mullerian - inhibiting substance(MIS) : 생산 ×
- 특징 : uterus, tube, upper vagina 존재
- Turner syndrome★
  - 가장 대표적인 질환
  - 여성 표현형, genital infantilism
- Mixed gonadal dysgenesis : 한쪽에는 dysgenetic gonad, 다른 한쪽에는 비정상적인 고환

④ True hermaphroditism

- 특징 : 난소와 고환이 동시에 존재

## 2.4 Maternal physiology

### ❑ Reproductive tract

1) Uterus

(1) Braxton Hicks contraction★

① 임신 초기의 irregular, nonrhythmic, painless uterine contraction

② 임신 말기의 false labor의 원인

2) Cervix

(1) 이슬(bloody show)

cervical canal을 막고 있던 끈끈한 점액이 진통이 시작되면 질 밖으로 배출되는 것.

3) Ovaries

(1) Pregnancy luteoma

① 임신 기간에 발생하는 solid ovarian tumor

② 분만 후 스스로 regression

③ Maternal virilization을 유발

(2) Theca - lutein cyst★

① 원인 : 매우 높은 수치의 혈청 hCG에 의해서 발생

② 특징

- Bilateral cystic mass
- Gestational trophoblastic disease에서 흔히 발견
- 큰 태반을 가지는 임신에서 흔함

③ 증상

- 무증상
- 출혈이 발생할 경우 복통을 야기
- maternal virilization

④ 진단

초음파 : bilateral enlarged ovary containing multiple cyst

4) Vagina

Chadwick sign : 특징적인 보랏빛

### ❑ Skin

1) Hyperpigmentation

Linea nigra : linea alba가 brownish - black color를 띠면서 형성되는 선

2) Vascular changes

Angiomas : 피부의 minute, red elevation

### ❑ Breast

임신 초기에 흔히 breast tenderness와 tingling sensation을 경험

### ❑ Metabolic changes

1) Weight gain

Average weight gain : 12.5kg★

### 2) Carbohydrate metabolism

(1) 정상적인 임신에서의 특징★

① Mild fasting hypoglycemia

② Postprandial hyperglycemia

③ Hyperinsulinemia

(2) 임상적 의미 : 모체는 glucose의 사용이 억제, 주로 태아가 사용

(3) 인슐린 저항성

② Placental lactogen : lipolysis를 증가시키고 free fatty acid를 혈중으로 유리

③ 임산부는 공복 기간 혈중 포도당 수치가 급격히 낮아짐

## ❑ Hematological changes

### 1) Blood volume

(1) 임신 중 변화 : 만삭 시기에는 임신 전에 비해 40~45% 정도 증가

(2) Hemoglobin concentration and hematocrit

hemoglobin 농도가 11.0g/dL보다 낮으면 비정상, 원인은 iron deficeincy

### 2) Iron metabolism

(1) Iron requirements★

① 추가적인 필요 철분량 : 1,000mg

② 철분의 사용

- 300mg : fetus, placenta로 active transfer
- 200mg : gastrointestinal tract와 같은 기관을 통해 excretion
- 500mg : 모체의 circulation erythrocyte의 증가에 사용

③ 철분 보충

- 임신 20주 이후부터 보충
- 반드시 철분제를 통해 철분을 보충

## ❑ Cardiovascular system

### 1) Heart

(1) 임신 중 모체의 심장 변화

① Resting pulse rate ↑

② Left ventricular size ↑ afterload ↑

③ Stroke volume ↑

(2) Cardiac output ↑

### 2) Circulation and blood pressure

(1) Supine hypotension★

임신 후반기에 산모가 supine position을 취할 경우 → uterus에 의해 venous system이 압박 → 혈액이 심장으로 돌아오지 못하고 하반신에 저류 → cardiac output이 감소

## ❑ Respiratory tract

### 1) Pulmonary function★

(1) total lung capacity ↓ residual volume ↓

(2) tidal volume, minute ventilatory volume, minute oxygen uptake ↑

cf. 호흡수－변화없음

2) Acid-base equilibrium

(1) $PCO_2$ ↓

(2) blood pH ↑

## ❑ Urinary system

1) Kidney

(1) 임신 중 변화

① 신장 크기 ↑

② Glomerula filtration rate(GFR), renal plasma flow(RPF) ↑

(2) Tests of renal function

① 혈청의 cretinine, 소변의 nitrogen ↓

② Creatinine clearance ↑

(3) Urinalysis

① 임신 기간에는 정상적으로 glucosuria가 나타날 수 있음.

② 임신 기간 동안 하루에 300mg 이상의 proteinuria는 비정상★

## ❑ Gastrointestinal tract

1) 임신 중 위장관계의 변화

(1) 위치 변화★ : 충수돌기는 right flank 근처로 위치가 변화 → 충수돌기염의 진단이 어려움

(2) Pyrosis(heartburn)

① 임신 중에 흔한 이유

- Stomach의 위치 변화
- Lower esophageal sphincter tone의 약화
- 위장 내압이 식도 내압보다 커지기 때문
- Esophageal peristalsis가 lower wave speed와 lower amplitude를 가지므로

(3) Hemorrhoid : 흔히 발생

## ❑ Endocrine system

1) Thyroid gland

(1) Thyroid physiology의 변화

① Thyroxine-binding globulin : 임신 초기부터 증가

② Total serum thyroxine($T_4$) : 6~9주 사이부터 증가

③ Free $T_4$ : hCG와 같은 시기에 정점을 그린 후 이후 수치가 감소

④ Triiodothyronine($T_3$) : 18주까지 증가

⑤ Thyroid-releasing hormone(TRH)

- 증가하지 않음
- 태반을 통과

⑥ Thyroid-stimulating hormone : 약간 감소

# 2.5 Parturition

## ❑ Parturition의 정의

1) 4개의 phase : prelude, preparation, process, recovery

2) labor의 clinical stage : parturition의 phase 3에 해당

## ❑ Phase of parturition

### 1) Phase 1(uterine quiescence and cervical softening)

(1) 기간 : 수정 시점부터 출산 6~8주 이전까지의 시기

(2) 특징★

① Uterine quiescence

② Cervical softening

### 2) Phase 2(preparation for labor)

(1) 기간 : 출산 6~8주 전부터 진통 시작 이전까지의 기간

(2) 특징

① 자궁 근육의 변화

- 자궁 수축 유발 물질(uterotonin)에 대한 반응성이 증대
- 진통 시기에 적절한 자궁 수축이 일어날 수 있는 상태

② 자궁 경부의 변화

숙화(ripening) : 점탄성(viscoelasticity)이 증가되고 부드러워지는 것

### 3) Phase 3(process of labor)

(1) 기간 : 진통 시작 시점부터 태아 분만 이전까지의 기간

(2) 구분★

① First stage : Stage of cervical effacement and dilatation

② Second stage : Stage of expulsion of fetus

③ Third stage : Stage of seperation and expulsion of placenta

(3) First stage of labor

① 진통 시작의 증후

- Uterine contraction
- Show(이슬)

② Uterine changes

- Formation of distinct lower and upper uterine segment
  - Upper segment
    - 진통 기간 동안 두께 ↑ , 단단함
    - 자궁 수축이 일어나면 자궁 근육은 짧아짐
  - Lower segment
    - 진통 기간 동안 두께 ↓ , 부드러움.
    - 자궁 수축이 일어나면 자궁 근육은 길어짐
  - Physiological retraction ring
    Lower segment, upper segment 사이 자궁 부분의 안쪽에 융기가 생성
  - Pathological retraction ring
    lower segment가 극단적으로 얇아지면서 ring이 뚜렷해지는 것
- Ancillary forces in labor
  - 태아를 만출하는 가장 중요한 원동력 : 모체의 복강내 압력
  - Glottis를 닫고 숨을 내쉬려고 하면서 동시에 복근을 수축 : “pushing”
  - 자궁 경부가 완전히 개대된 이후에 시행

③ Cervical changes

- 자궁 경부의 주된 변화
  - Effacement
    - Cervical canal의 길이가 점점 짧아지는 과정
  - Dilatation
    - 자궁 경부가 개대되는 과정

◦ Latent phase, active phase로 구분

(4) Second stage of labor : 태아의 하강(descent)

(5) Third stage of labor

① 태반 만출 방식

- Schultze mechanism : 태반의 중앙 부위부터 분리되는 방식
- Duncan mechanism : 태반의 변연 부위부터 먼저 분리되는 방식

### 4) Phase 4(puerperium)

(1) 산욕기

(2) 분만 후 4~6주 : 자궁이 임신 전 크기로 완전히 involution

## ❑ Physiology and biochemistry of preterm labor

### 1) 조산의 원인에 따른 분류★

(1) Mandated preterm delivery : 인공적으로 조산을 유도하는 것

(2) Preterm premature rupture of membranes : 태아막이 파열되어 조산을 하게 되는 경우

(3) Spontaneous preterm labor : 만삭이 되기 전에 진통이 발생하는 경우

Obstetrics

# 3

# 산전 관리

Antepartum

## 3.1 Preconceptional counseling

### 1. Definition

Preventive medicine으로서 perinatal outcome에 영향을 미칠 수 있는 요소를 파악하여 임신 전에 미리 여성에게 예상되는 임신의 위험성을 알려주고 이러한 요소들을 교정하여 pregnancy outcome을 향상시키는 것을 말한다.

### 2. Benefits of preconceptional counseling

#### 1) Unplanned pregnancy

(1) 전체 임신의 대략 반수는 unplanned pregnancy이고 이는 계획 임신보다 훨씬 임신에 관한 전반적인 위험성이 크다.

(2) Preconceptional counseling의 효과를 향상시키기 위해서는 먼저 교육을 통해 의도되지 않은 임신을 줄이는 노력이 필요하다.

#### 2) Chronic medical disorders

(1) Diabetes mellitus(DM)

① Perinatal morbidity and mortality

- 임신 전에 미리 preconceptional counseling을 받은 DM 산모와 받지 않은 DM 산모에서 태아난 아기의 기형 빈도는 현저하게 차이가 난다.
- 적절한 preconceptional counseling을 받은 DM 산모에서 태어난 아기는 그렇지 않은 아기에 비해 macrosomia와 IUGR의 빈도가 감소하고 태어난 신생아가 중환자실에 입원할 가능성도 떨어진다.

② Maternal obstetrical complication and health care cost

적절한 preconceptional counseling을 받은 DM 산모는 그렇지 않은 산모에 비해 임신 기간 동안 HbA1c 수치가 더 낮고 흡연율이 떨어지며 혈당 조절을 위한 분만 전 입원횟수와 입원 기간이 감소된다. 또한 이러한 산모의 경우 hypoglycemic episode나 diabetic ketoacidosis의 빈도가 감소하고 hypertensive complication 역시 적으며 분만 후 입원 일수 역시 2일 이상 짧아지기 때문에 medical cost가 많이 감소된다.

(2) Epilepsy

① Epilepsy에 이환된 여성의 자녀는 그렇지 않은 자녀보다 anticonvulsant의 영향으로 인해 structural anomaly를 가질 확률이 2~3배 정도 된다.

② 임신시에는 가장 tetatogenecity가 적은 한 가지의 약제만을 사용하고 folic acid를 복용하도록 교육한다.

(3) Other chronic disease

Hypertension, renal disease, thyroid disease, asthma, heart disease를 가지는 여성의 경우 preconceptional counseling에 의해 pregnancy outcome이 획기적으로 향상된다.

## 3) Genetic diseases

(1) Birth defect

① 위험성

Infant mortality의 leading cause이고 전체 infant death의 20%를 차지한다.

② 예방법

- Primary prevention

  태아에 기형을 유발하는 causal factor를 피한다.

- Secondary prevention
  - Affected pregnancy의 종료
  - Single gene disorder와 같이 미리 예방할 수 없는 질환의 경우가 이에 해당된다.
- Tertiary prevention
  - Surgical correction of structural defect
  - 대부분의 유전 질환은 불가능하다.

(2) 예방 가능한 유전 질환

① Neural - tube defect(NTD)

- 빈도
  - 1~2 / 1,000 live birth
  - Cardiac anomaly에 이어 두 번째로 흔한 structural fetal malformation이다.

- 원인

Methylene tetrahydrofolate reductase gene mutation

- 예방

임신 전부터 1st trimester까지 folic acid를 복용한다.

② Phenylketonuria(PKU)

- 원인

Inborn error of phenylalanine metabolism

- 손상 기전

  - 태아에 병이 유전되지는 않지만 모체의 병에 의해 태아가 손상받을 수 있다.
  - 모체가 높은 blood phenylalanine 수치를 가질 경우 phenylalanine은 placenta를 건너갈 수 있으므로 fetal organ damage를 유발하며 특히 neural tissue, cardiac tissue가 쉽게 손상된다.

- 예방

Primary prevention의 대표적인 예이며 임신 전에 phenylalanine - restricted diet를 시행할 경우 fetal malformation을 극적으로 줄일 수 있다.

③ Tay - Sachs disease

- 원인

Severe autosomal recessive neurodegenerative disease로 이 병에 이환된 환자는 대개 유년기에 사망한다.

- 예방

  - Secondary prevention

    Genetic test를 통해 carrier로 확인된 부모의 태아는 미리 유전 검사를 시행하여 이환되었을 경우 임신을 종결한다.

  - Primary prevention

    Heterozygote carrier로 확인된 사람의 경우 그렇지 않은 배우자를 가지도록 설명한다.

④ Thalassemias

- 원인

가장 흔한 single - gene disorder로 globin - chain의 합성 과정에 문제가 생기는 질환이다.

- 예방

지중해와 같은 endemic area에서는 primary, secondary prevention을 시행하면 80%까지 빈도가 감소될 수 있다.

## 3. Preconceptional counseling visit

### 1) Personal and family history

설문지나 질문을 통해 medical, obstetrical, social, family history를 파악한다.

### 2) Medical history

(1) Genetic disease

인종, 가족력에 따라 유전 질환을 가지는 태아를 임신할 가능성이 높은 경우 임신 전에 미리 counseling을 받도록 교육한다.

(2) Reproductive history

① Infertility

② Abnormal pregnancy outcome

③ Obstetric complication

### 3) Social history

(1) Maternal age

① Teenage pregnancy

- 빈도 : 전체 임신의 11%
- 위험성
  - 빈혈
  - Growth - restricted infant
  - Preterm labor
  - Higher infant mortality
  - Sexually transmitted disease의 증가

② Pregnancy after age 35

- 빈도 : 전체 임신의 10%
- 모체의 위험성
  - Perinatal morbidity and mortality
  - Hypertension
  - Diabetes
  - Placenta previa
  - Placenta abruption
  - Preterm delivery

- 태아의 위험성
  - Preterm delivery에 수반되는 신생아 합병증
  - Fetal growth disorder
  - Fetal aneuploidy
  - 불임 치료로 인한 multiple gestation의 증가

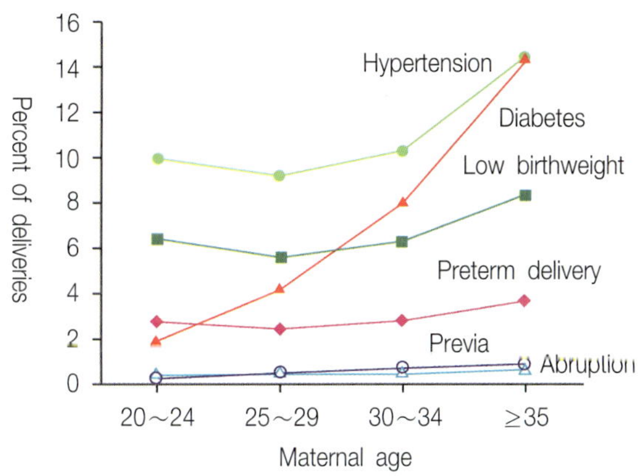


그림 3-1 Incidence of selected pregnancy complications in felation to maternal age among 235,329 women delivered at Parkland Hospital, 1988～2007.

(2) Recreational drugs and smoking

① 알코올의 위험성

Alcohol은 태아의 mental retardation을 유발하므로 임산모는 반드시 금주하는 것이 필요하다.

② 흡연의 위험성

- Fetal growth restriction
- Preterm labor
- Low birthweight
- ADHD, behavioral and learning problem
- Uteroplacental insufficiency, placenta abruptio

(3) Environmental exposure

① 종류

- Infectious organism
  - Cytomegalovirus, respiratory syncytial virus
  - Parvovirus, rubella

- Chemicals
  - Heavy metal, organic solvent
  - Pesticide

② Methyl mercury

- 태반을 통과하는 neurotoxin으로 태아의 신경학적 발달에 나쁜 영향을 미친다.
- 상어, 황새치, 고등어, 옥돔, 참치, 조개에 많이 포함되어 있으므로 임산부는 이런 생선을 먹지 않도록 교육한다.

## 4) Lifestyle and work habits

(1) Diet

① 얼음, 세탁용 전분, 진흙을 먹는 이식증 환자의 경우 빈혈을 유발할 수 있다.

② 채식주의자는 단백질 부족을 야기할 수 있다.

③ 비만은 hypertension, preeclampsia, gestational diabetes 등의 maternal complication을 유발하고 spina bifida 등의 adverse fetal outcome과도 연관되어 있다.

④ Anorexia는 모체에서 electrolyte disturbance, cardiac arrhythmia 등을 유발한다.

(2) Exercise

임산부는 지칠 정도가 아니라면 가벼운 운동은 제한할 필요가 없다.

## 5) Family history

가족과 친척들의 상담을 통해 정확한 pedigree를 얻는 것은 preconceptional counseling에 매우 중요하다.

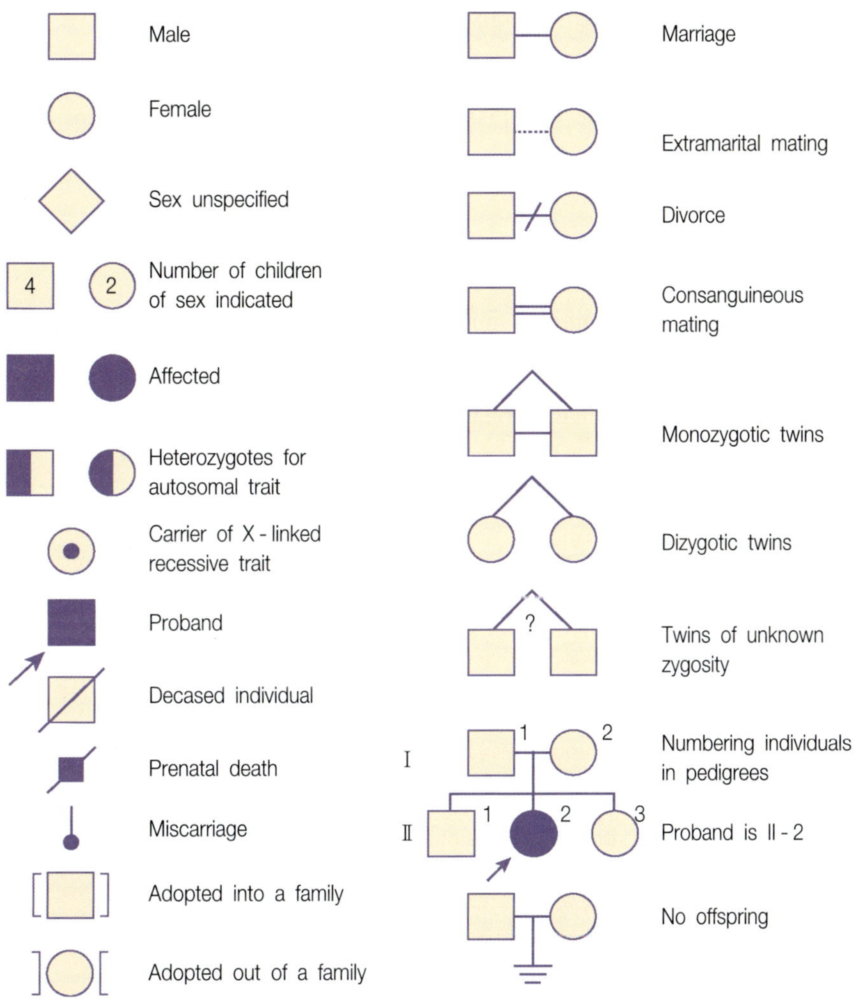


그림 3-2 Symbols used for pedigree construction.

## 6) Immunizations

(1) Toxoid vaccine

① Tetanus 등이 이에 해당된다.

② Adverse fetal outcome과 관련성이 없다.

(2) Killed bacterial or viruses vaccine

① Influenza, pneumococcus, hepatitis B, meningococcus, rabies 등이 이에 해당한다.

② Adverse fetal outcome과 관련성이 없다.

(3) Attenuated live virus vaccine

① Measles, varicella - zoster, mumps, chickenpox, polio, rubella, yellow fever 등이 이에 해당한다.

② 임신 기간 동안과 임신 1개월 전에는 접종하지 않도록 한다.

③ 우연히 임신 중에 measles, mumps, rubella, varicella 등의 예방 접종을 시행했다 하더라도 실제로 태아에 미치는 영향은 미미하므로 임신을 종결할 필요는 없다.

## 4. Screening test

### 1) 임신 전 기본 검사

(1) Rubella, varicella, hepatitis B immune status

(2) CBC

(3) Sickle cell syndrome, thalassemia 등과 같은 유전 질환의 위험성이 높은 민족에서는 hemoglobin electrophoresis를 시행하도록 한다.

(4) Tay - Saches, Canavan disease, cystic fibrosis 등의 유전 질환을 가지고 있을 가능성이 높은 민족은 carrier test를 시행하도록 한다.

### 2) 특정 질환을 가지고 있는 여성의 임신 전 검사

(1) 만성 신질환

임신 전 혈청의 creatinine 수치를 미리 측정한다.

**표 3-1** Relationship of Chronic Renal Insufficiency with Pregnancy outcome(in Percent)

| Octcome | Serum Creatinine(mg/dL) | | |
|---|---|---|---|
| | Mild <1.5 | Moderate 1.5~3.0 | Severe ≥3.0 |
| Preterm birth | 13 | 50 | 100 |
| Perinatal death | 5 | 17 | 33 |
| Fetal growth restrication | 10 | 20 | 100 |
| Abortion[a] | 11 | 21 | 25 |
| Surviving infants | 84 | 62 | 50 |

[a] Includes spontaneous miscarriage and induced abortion.

(2) Cyanotic heart disease

CBC, 동맥 산소 포화도, 심초음파 등을 임신 전에 미리 시행한다.

**표 3-2** Relationship of Chronic Renal Insufficiency with Pregnancy outcome(in Percent)

| Predictor | Specifics | liveborn(%) |
|---|---|---|
| Lesion | Single ventricle and/or TCA<br>Tetralogy of Fallot or pulmonary atresia<br>Ebstein anomaly, atrial septal defect<br>Corrected TCA, VSD, and pulmonary stenosis | 31<br>33<br>86<br>60 |
| Hemoglobin(g/dL) | ≤16<br>17∼19<br>≥20 | 71<br>45<br>8 |
| Arterial oxygen saturation(%) | ≤85<br>85∼89<br>≥90 | 12<br>45<br>92 |
| Maternal age | ≤23<br>24∼27<br>≥28 | 35<br>40<br>45 |
| Shung | Yes<br>No | 51<br>35 |

TCA : tricuspid atresia, VSD : ventricular septal defect

(3) Diabetes

Hemoglobin A1c 수치를 임신 전에 미리 측정하면 태아의 기형 가능성을 예측할 수 있다.

**표 3-3** Relationship of First - Trimester Glycosylated Hemoglobin to Major Congenital Anomalies in 320 Insulin - Dependent Diabetic Women

| Glycohemoglobin(%) | Major Anomalies(%) |
|---|---|
| 4.6∼7.6 | 1.9 |
| 7.7∼8.6 | 1.7 |
| 8.7∼9.9 | 6.3 |
| 10∼10.5 | 9.1 |
| >10.6 | 25.0 |

# 3.2 Prenatal care

## 1. Overview of prenatal care

### 1) 통계

(1) 산모는 임신 기간 동안 평균적으로 12.3회 산부인과를 방문한다.

(2) 83%의 여성은 first trimester에 prenatal care를 시행한다.

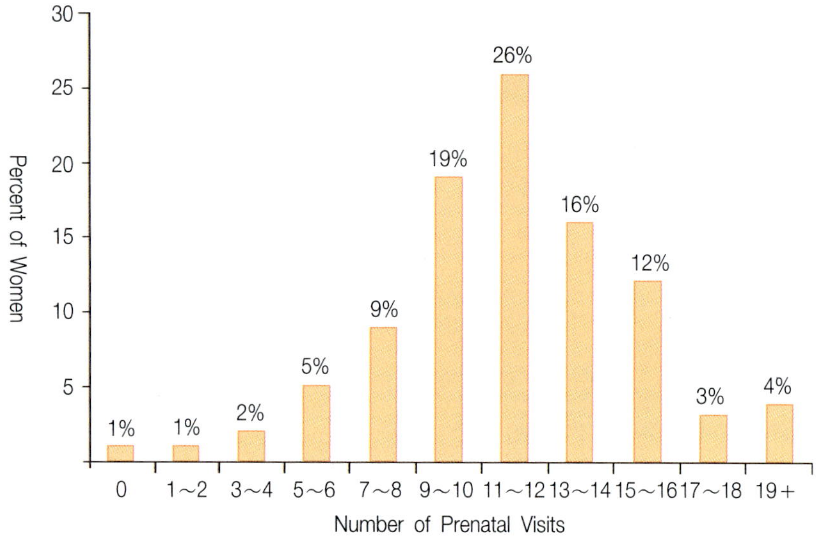


그림 3-3 Frequency distribution of the number of prenatal visits for the United States in 2001.

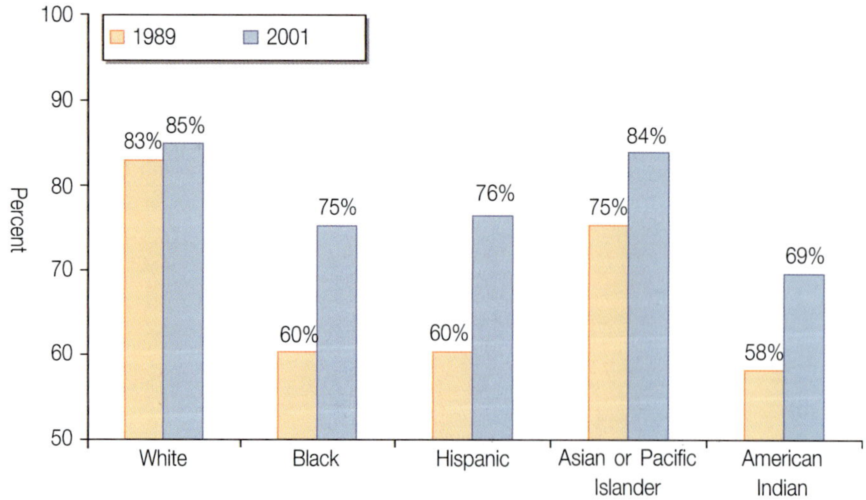


그림 3-4 Percent of Women in the united States with prenatal care beginning in the first trimester by ethnicity, 1989 compared with 2001.

### 2) Adequacy of prenatal care

(1) 산전 진찰의 적정성 평가 도구

한계점이 있지만 Kessner Index를 현재 가장 많이 사용하고 있다.

**표 3-4** Kessner index Criteria

| Adequate Prenatal Care | | | |
|---|---|---|---|
| Initial visit in 1st trimester and : | Weeks at Delivery | | No. of Prenatal Visits |
| | 17 | and | 2 or more |
| | 18~21 | and | 3 or more |
| | 22~25 | and | 4 or more |
| | 26~29 | and | 5 or more |
| | 30~31 | and | 6 or more |
| | 32~33 | and | 7 or more |
| | 34~35 | and | 8 or more |
| | 36~47 | and | 39 or more |
| **Inadequate Prenatal Care** | | | |
| Initial visit in 3rd trimester or : | Weeks at Delivery | | No. of Prenatal Visits |
| | 17~21 | and | None |
| | 22~29 | and | 1 or fewer |
| | 30~31 | and | 1 or fewer |
| | 32~33 | and | 1 or fewer |
| | 34~37 | and | 1 or fewer |
| **Intermediate Care** | | | |
| All other combinations | | | |

(2) 부적절한 산전 진찰을 받는 산모의 이유

① 임신인 사실을 모르고 산전 진찰을 받지 못한 경우가 가장 많다.

② 비용이나 보험 문제로 산전 진찰을 제대로 받지 못하는 경우가 두 번째로 흔하다.

### 3) Effectiveness of prenatal care

산전 진찰을 받은 산모는 그렇지 않은 산모에 비해 태아 사망률이 현저히 적다.

## 2. 산전 진찰의 구성 요소

### 1) Preconceptional care

(1) 임신 이전의 건강 상태는 임신 중의 건강 상태에 직접적인 영향을 미친다.

(2) 모든 여성은 임신 이전에 산부인과를 방문하여 여러 임신전 검사나 상담을 받아야 한다.

## 2) 임신의 진단

(1) 증상과 징후

① 생리 중단

- 정상적인 생리를 하고 있던 가임기의 여성이 갑작스럽게 생리가 중단된다면 임신을 반드시 생각해 보아야 한다.
- 임신이 된 후에 한두 차례의 자궁 출혈이 발생하는 경우가 흔한데, 이를 생리로 착각하는 경우가 많으며, blastocyst가 착상되는 과정에서 정상적으로 발생하는 출혈이다.

② 자궁 경관 점액의 변화

- Cervical mucus의 관찰
  자궁 경관 점액을 흡인하여 slide glass에 도말한 후 몇 분간 건조시켜 현미경으로 관찰한다.
- 생리주기에 따른 변화
  생리주기 7~18일 사이에는 estrogen 작용에 의해 fernlike pattern으로, 생리주기 21일 경 이후 혹은 임신 기간에는 progesterone 작용에 의해 beaded pattern으로 관찰된다.

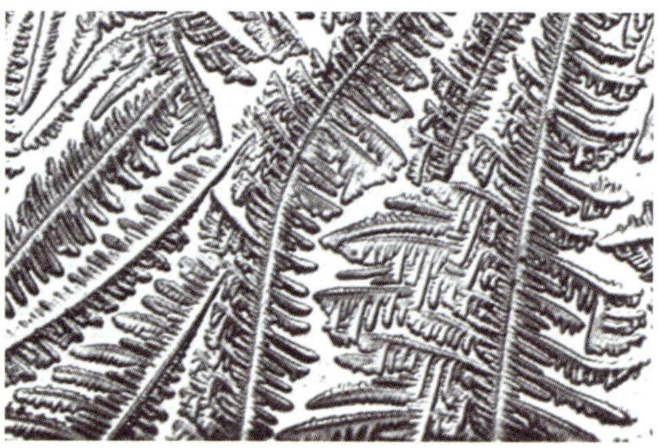

그림 3-5 Scanning electron microscopy of cervical mucus obtained on day 11 of the menstrual cycle.

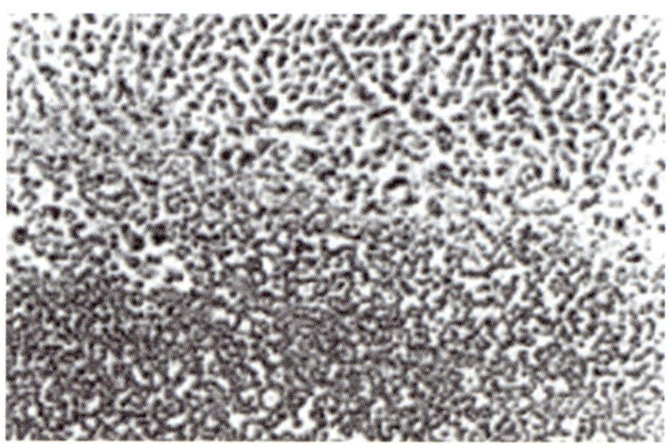

그림 3-6 Photomicrograph of dried cervical mucus obtained from the cervical canal of a woman pregnant at 32 to 33 weeks. The beded pattern is characteristic of progesterone action on the endocervical gland mucus composition.

③ 유방 변화

임신 초기에는 breast tenderness와 tingling sense를 흔히 느끼고 임신 중기 이후에는 유방의 크기가 급격히 커지게 되는데 이러한 변화는 초산모에서 훨씬 두드러진다.

④ Discoloration of vaginal mucosa

- 임신 기간 동안에는 질 점막의 색깔이 짙어져서 자홍색을 띠게 되는데 이를 Chadwick sign이라 명명한다.
- 임신의 presumptive evidence에는 해당되지만 conclusive evidence로 볼 수는 없다.

⑤ Skin change

복부의 중심선인 linea alba의 색깔이 짙어져 linea nigra를 형성한다.

⑥ 자궁 변화

임신 6~8주 경에 bimanual examination을 시행하면 자궁 경부는 매우 단단하게 촉지되는 것과는 달리 자궁 체부와 isthmus는 매우 부드러워져 있는데, 이러한 대조적인 상태를 Hegar sign이라 명명한다.

⑦ 자궁 경부 변화

임신이 진행되면서 자궁 경부는 점차로 부드러워지고 입이 벌어지면서 임신 마지막 시기에는 손가락을 삽입할 수 있는 정도가 된다.

⑧ 태아 심박동

- 임신 17주 정도에는 청진기를 통해 태아의 심박동을 들을 수 있다.
- Doppler ultrasound를 통해서는 임신 10주 경이면 태아의 심박동을 관찰할 수 있고, vaginal probe를 이용한 real - time sonography를 사용하면 임신 5주 경에도 태아의 심박동을 볼 수 있다.

⑨ 태동

임신 20주 경부터 태동이 감지되기 시작한다.

(2) Chorionic gonadotropin

① hCG의 특징

- $\alpha$와 $\beta$ - subunit으로 구성되어 있고 이 중 $\alpha$ - subunit은 LH, FSH, TSH의 $\alpha$ - subunit과 동일하다.
- 임신 시에 황체가 involution되는 것을 억제하는 역할을 한다.
- 배란된 지 8~9일 후에는 모체의 혈청이나 소변에서 측정 가능하다.
- 대략 1.4~2일 주기로 두 배로 증가하여 60~70일 경에 peak에 도달하고 이후에는 감소하기 시작한다.

② Measurement of hCG

$\alpha$ - subunit과는 달리 $\beta$ - subunit은 서로 완전히 다른 특징을 이용하여 $\beta$ - subunit에 대한 monoclonal antibody를 사용하여 모체의 혈청이나 소변에서 hCG의 $\beta$ - subunit을 검출하여 임신을 진단한다.

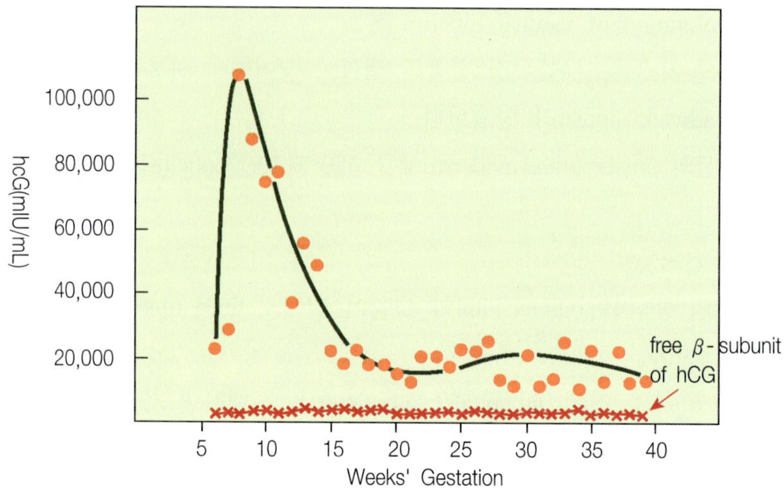


그림 3-7 Mean concentration of chorionic gonadotropin(hCG) in serum of women throughout normal pregnancy. The free β-subunit of hCG is in low concentration throughout pregnancy.

(3) 초음파

질 초음파를 이용하면 복부 초음파에 비해 이른 시기에 임신을 진단할 수 있다.

### 3) Initial prenatal evaluation

(1) 산과력(prenatal record)

① 용어

- Nulligravida

  현재까지 한 번도 임신해 본 경험이 없는 여성을 지칭한다.

- Gravida

  – 현재를 포함해서 한 번이라도 임신해 본 경험이 있는 여성을 지칭한다.

  – 임신이 첫 번째인 여성은 primigravida라고 지칭하고, 그 이외의 여성은 multigravida라고 말한다.

- Primipara

  재태 연령 20주 이상의 태아를 오직 한 번만 분만한 경험이 있는 여성을 말한다.

- Multipara

  재태 연령 20주 이상의 태아를 2번 이상 분만한 경험이 있는 여성을 말한다.

② 표기

Term infant – preterm infant – abortion – children currently alive

(2) Normal pregnancy duration

① 평균 기간

임신의 평균 기간은 280일, 혹은 40주이다.

② 출산 예정일 계산법(Naegele rule)

출산 예정일은 마지막 생리 시작일을 기점으로 달수에서 3을 빼고 일수에서 7을 더하여 계산할 수 있다.

③ 태아 연령의 표기

- Gestational age(menstrual age)
  마지막 생리 시작일로부터 금일까지로 계산한다.
- Ovulatory age(fertilization age)
  수정된 날짜부터 금일까지로 계산하며 일반적으로 gestational age보다 2주 짧다.

④ Trimester

- 1st trimester : 재태 연령 14주까지를 일컫는다.
- 2nd trimester : 재태 연령 15주부터 28주까지를 말한다.
- 3rd trimester : 재태 연령 29주부터 42주까지를 말한다.

(3) History taking

① 이전 임신에서의 합병증 여부

② 생리주기

③ 피임약 복용 여부

(4) Psychosocial screening

① 흡연

산모가 흡연을 할 경우 uteroplacental blood flow가 감소하고 fetal hypoxia가 유발되어 spontaneous abortion, low birthweight, fetal death, placental abruption 등이 나타날 수 있다.

② Alcohol and illicit drug

- 에탄올은 강력한 teratogen으로 fetal alcohol syndrome을 유발할 수 있다.
- 아편이나 barbiturate, 암페타민 등의 불법 약물을 사용할 경우 fetal distress, low birthweight 등이 나타날 수 있다.

③ 가정 폭력

가정 폭력은 대부분의 산전 합병증보다 훨씬 흔한 문제로 antepartum hemorrhage, fetal growth restriction, perinatal death를 유발할 수 있다.

(5) Physical examination

① 임신 기간 동안 자궁 경부는 hyperemia가 나타나 어두운 붉은 색을 띠고 nabothian cyst는 임신 이전보다 훨씬 두드러진다.

② Pap smear를 시행하고 필요한 경우 N. gonorrhea, chlamydia trachomatis를 동정하기 위한 spcimen을 채취한다.

③ 자궁 경부, 질, 외음부의 병변이 보일 경우 반드시 evaluation을 시행한다.

(6) Laboratory test

① HIV test는 모든 산모에게 임신 초기에 시행하는 것을 권고하고 있다.

② B형 간염 검사도 역시 모든 산모에게 시행하는 것이 바람직하다.

③ 소변 검사 역시 시행하는 것이 바람직하지만 고혈압의 증거가 없다면 반드시 시행해야 할 필요는 없다.

**표 3-5** Typical Components of Routine Prenatal Care

| | | | Weeks | | |
|---|---|---|---|---|---|
| | | First Visit | 15~20 | 24~28 | 29~41 |
| **History** | Complete | ● | | | |
| | Updated | | ● | ● | ● |
| **Physical examination** | Complete | ● | | | |
| | Blood pressure | ● | ● | ● | ● |
| | Maternal weight | ● | ● | ● | ● |
| | Pelvic/cervical examination | ● | | | |
| | Fundal height | ● | ● | ● | ● |
| | Fetal heart rate and position | ● | ● | ● | ● |
| **Laboratory tests** | Hematocrit or hemoglobin | ● | | ● | |
| | Blood type and Rh factor | ● | | | |
| | Antibody screen | ● | | A | |
| | Pap smear | ● | | | |
| | Glucose tolerance test | | | ● | |
| | Maternal serum AFP screening | | B | | |
| | Cystic fibrosis screening | B | B | | |
| | Urine protein | ● | | | |
| | Urine culture | ● | | | |
| | Rubella titer | ● | | | |
| | Syphilis test | ● | | | C |
| | Gonococcal culture | D | | | D |
| | Chlamydia culture | D | | | D |
| | Hepatitis B surface antigen | ● | | | |
| | Human immunodeficiency virus(HIV) | B | | | |
| | Group B streptococcus culture | | | | E |
| **Rhogam if D-negative** | | | | A | |

**A** Performed at 28weeks, if indicated.
**B** Test should be offered.
**C** High-risk women should be retested at the beginning of the third trimester.
**D** High-risk women should be screened at the first prenatal visit and again in the third trimester.
**E** Rectovaginal culture should be obtained between 35 and 37 weeks.

(7) High - risk pregnancy

고위험 임신으로 생각해야 하는 경우는 여러 가지가 있으며, 이 경우 반드시 specialist에 의한 협진이 필요하다.

표 3-6 Recommended Consultation for Risk Factors identified in Early pregnancy[a]

| Risk Factor | |
|---|---|
| Asthma | |
| Symptomatic on medication | OBG |
| Severe(multiple hospitalizations) | MFM |
| Cardiac disease | |
| Cyanotic, prior myocardial infarction, aotic stenosis, pulmonary hypertension, Marfan syndrome, prosthetic valve, American Heart Association class Ⅱ or greater | MFM |
| Other | OBG |
| Diabetes mellitus | |
| Class A - C | OBG |
| Class D or greater | MFM |
| Drug and alcohol use | MFM |
| Epilepsy(on medication) | OBG |
| Family history of genetic problems(Down syndrome, Tay - Sachs disease, phenylketonuria) | MFM |
| Hemoglobinopathy(SS, Sc, S - thalassemia) | MFM |
| Hypertension | |
| Chronic, with renal or heart disease | MFM |
| Chronic, without renal or heart disease | OBG |
| Prior pulmonary embolus or deep vein thrombosis | OBG |
| Psychiatric illness | OBG |
| Pulmonary disease | |
| Severe obstructive or restrictive | MFM |
| Moderate | OBG |
| Renal disease | |
| Chronic, creatinine ≥3mg/dL, ±hypertension | MFM |
| Chronic, other | OBG |
| Requirement for prolonged anticoagulation | MFM |
| Severe systemic disease | MFM |
| **Obestetrical history and Conditions** | |
| Age ≥35 years at delivery | OBG |
| Cesarean delivery, prior classical or vertical incision | OBG |
| Incompetent cervix | OBG |
| Prior fatal structural or chromosomal abnormality | MFM |
| Prior neonatal death | OBG |
| Prior fetal death | OBG |

표 3-6 Recommended Consultation for Risk Factors identified in Early pregnancy[a] (계속)

| Obestetrical history and Conditions | |
|---|---|
| Prior preterm delivery or preterm ruptured membranes | OBG |
| Prior low birthweight(<2500g) | OBG |
| Second - trimester pregnancy loss | OBG |
| uterine leiomyomata or malformation | OBG |
| Condylomata(extensive, covering vulva or vaginal opening) | OBG |
| **Initial Laboratory Tests** | |
| Human immunodeficiency virus(HIV) | |
| Symptomatic or low CD4 count | MFM |
| Other | OBG |
| CDE(Rh) or other bood group isoimmunization(excluding ABO, Lewis) | MFM |

MFM : Materna - fetal medicine specialist, OBG : obstetrician - gynecologist.
[a] At the time of consultation, continued patient care should be determined by collaboration with the referring care provider or by transfer of care.

## 4) Subsequent prenatal visit

(1) 산부인과 방문횟수

① 첫 방문 이후부터의 산부인과 진료는 28주까지는 4주마다, 그 이후부터 36주까지는 2주마다, 그 이후부터 분만까지는 매주 시행하는 것이 전통적으로 권장되고 있다.

② 고위험군 산모는 더 자주 산부인과 진료를 받도록 권유한다.

③ 최근 연구에서는 특별한 위험성이 없는 산모의 경우 산부인과 방문 횟수를 감소시켜도 큰 단점은 없다고 보고하고 있다.

(2) 외래 검사

① 태아 측정

- 심박동수
- 크기
- 양수량
- Presenting part and station
- 활동성

② 산모 측정

- 혈압
- 몸무게
- 증상 : 두통, 시력 이상, 복통, 오심과 구토, 출혈, 질분비물, 배뇨통
- 치골결합에서 uterine fundus까지의 높이(fundal height)

- 내진 : 선진부, station, 골반 측정, 자궁 경부의 개대 여부

(3) 재태 연령의 측정

① Fundal height

- 치골결합에서 uterine fundus까지의 높이를 말한다.
- 임신 20주에서 31주 사이에는 centimeter로 측정한 fundal height의 숫자와 재태 주수가 거의 일치한다.

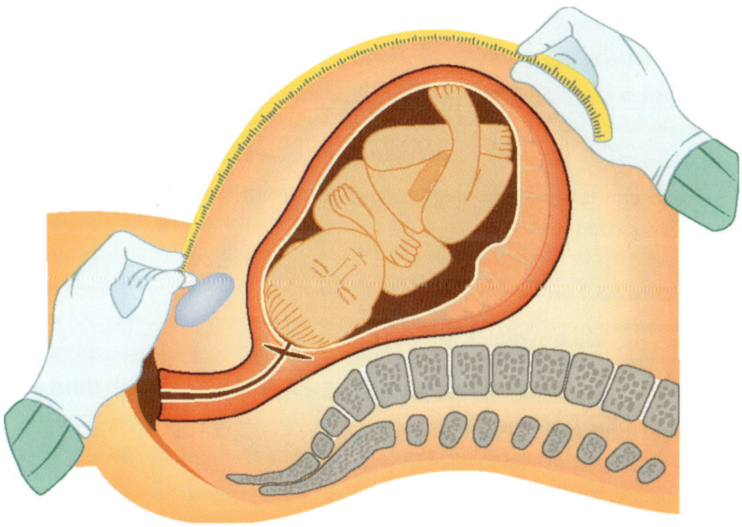

그림 3-8 Fundal height의 측정 방법.

② 태아 심음

청진기를 통하여 태아 심음은 20주까지는 80%에서 들을 수 있고 22주까지는 거의 모든 경우에서 들을 수 있다.

③ 초음파

초음파는 재태 연령을 측정하는데 있어 LMP보다 훨씬 정확하다.

(4) Subsequent laboratory test

① 초기 검사가 정상이면 대부분의 검사들은 반복할 필요가 없다.

② 16~18주 사이에는 신경관 결손증과 염색체 이상을 발견하기 위하여 모체 혈청 선별 검사를 시행한다.

③ 혈색소 검사와 매독 검사는 필요한 경우 28~32주 사이에 반복할 수 있다.

④ Cystic fibrosis의 가능성이 높은 민족일 경우 이에 대한 선별 검사를 시행한다.

### 5) 추가 산전 검사

(1) 임신성 당뇨

① 적응증에 해당하는 경우 가장 검출력이 높은 시기인 24~28주에 임신성 당뇨 선별 검사를 시행한다.

② 우리나라 여성은 모두 적응증에 해당한다.

(2) Chlamydial infection

① C. trachomatis에 감염될 위험이 높은 여성은 첫 번째 산전 진찰 때 모두 선별 검사를 시행한다.

② 위험요인으로는 미혼모, multiple sexual partner, 25세 미만의 여성, 도시 거주자, 다른 성매개 질환에 감염된 경험이 있는 여성 등을 들 수 있다.

③ C. trachomatis의 선별 검사와 치료를 시행할 경우 pregnancy outcome을 향상시킬 수 있다.

(3) Gonococcal infection

① 위험요인은 chlamydia와 비슷하다.

② 위험성이 높거나 증상이 있는 산모는 초기 산전 진찰과 third trimester 시기에 N. gonorrhoeae에 대한 culture를 시행하도록 한다.

(4) Fetal fibronectin

① 질 분비물에서 이 단백질이 발견될 경우 조산의 위험성이 높다.

② Routine screening을 시행하지는 않는다.

(5) Group B streptococcal(GBS) infection

① 모든 산모에게 선별 검사를 시행해야 하는지의 여부는 아직 논란중이다.

② 미국 산부인과 학회(ACOG)는 모든 여성에서 35~37주 사이에 질과 직장에서 GBS culture를 시행하고 양성일 경우 intrapartum antimicrobial prophylaxis를 시행할 것을 추천하고 있다.

(6) Special screening for genetic disease

① Tay - Sachs disease

② β - thalassemia

③ Sickle cell anemia

## 3. Nutrition

### 1) Recommendation for weight gain

(1) 적정량보다 적게 증가한 경우 태아의 몸무게가 적어지는 경향을 보이고 지나치게 많이 증가한 경우 fetal macrosomia 등의 합병증이 발생할 수가 있다.

**표 3-7** Recommended Ranges of Total Weight Gain for Pregnant Women by Prepregnancy Body Mass Index(BMI) for Singleton Gestation[a]

| Weight - for - Height Category | | Recommended Total Weight Gain | |
|---|---|---|---|
| Category | BMI | kg | lb |
| Low | <19.8 | 12.5～18 | 28～40 |
| Normal | 19.8～26 | 11.5～16 | 25～35 |
| High | 26～29 | 7～11.5 | 15～25 |
| Obese | >29 | ≥7 | ≥15 |

[a] The range for women carrying twins is 35～45lb (16～20kg). Young adolesecents(<2years after menarche) and African - American women should strive for gains at the upper end of the range. Short women(<62 in. or <157cm) should strive for gains at the lower end of the range.

(2) 임신 중에 증가한 몸무게는 태아 분만 직후에 바로 돌아오는 것은 아니고 분만 후 6개월까지 서서히 빠지기 시작한다. 하지만, 완전히 임신 이전의 몸무게로 돌아오지는 않고 평균 1.4kg 정도의 몸무게는 남게 된다.

## 2) Recommended dietary allowance

(1) 중요성

① 임신 시기에는 적절한 영양 섭취가 매우 중요하다.

② 임신 시기에 과잉 섭취할 경우 독성을 유발할 수 있는 영양소에는 철분, 아연, 셀레늄, 비티민 A, $B_6$, C, D 등이 있다.

(2) Calories

임신 시기에는 비임신 시기에 비해 전체적으로 80,000kcal가 추가적으로 필요하며, 따라서 하루에 100～300kcal를 더 섭취할 것을 권장하고 있다.

(3) Protein

① 임신 중에 단백질 요구량은 증가한다.

② 임신 후반기에는 하루에 5～6g씩, 전체적으로 약 1,000g의 단백질이 축적된다.

③ 고기, 우유, 달걀, 치즈, 가금류, 생선 등의 동물성 단백질 섭취가 더욱 바람직하다.

(4) Mineral

① Iron

- 임신 중에는 총 1,000mg의 추가 철분이 필요하다. 이중 300mg은 태아와 태반의 성장에 이용되고 500mg은 모체의 적혈구 생산에 사용되며 200mg은 배설된다.

표 3-8 Recommended Daily Dietary Allowances for Adolescent and Adult Pregnant and Lactating Women

| | Pregnant | | | Lactating | | |
|---|---|---|---|---|---|---|
| | 14~18 years | 19~30 years | 31~50 years | 14~18 years | 19~30 years | 31~50 years |
| Fat - Soluble vitamins | | | | | | |
| Vitamin A | 750μg | 770μg | 770μg | 1,200μg | 1,300μg | 1,300μg |
| Vitamin D[a] | 5μg | 5μg | 5μg | 5μg | 5μg | 5μg |
| Vitamin E | 15μg | 15μg | 15μg | 19μg | 19μg | 19μg |
| Vitamin K[a] | 75μg | 90μg | 90μg | 75μg | 90μg | 90μg |
| Water - soluble vitamins | | | | | | |
| Vitamin C | 80mg | 85mg | 85mg | 115mg | 120mg | 120mg |
| Thiamine | 1.4mg | 1.4mg | 1.4mg | 1.4mg | 1.4mg | 1.4mg |
| Riboflavin | 1.4mg | 1.4mg | 1.4mg | 1.4mg | 1.6mg | 1.6mg |
| Niacin | 18mg | 18mg | 18mg | 17mg | 17mg | 17mg |
| Vitamin $B_6$ | 1.9mg | 1.9mg | 1.9mg | 2mg | 2mg | 2mg |
| Folate | 600μg | 600μg | 600μg | 500μg | 500μg | 500μg |
| Vitamin $B_{12}$ | 2.6μg | 2.6μg | 2.6μg | 2.8μg | 2.8μg | 2.8μg |
| Minerals | | | | | | |
| Calcium[a] | 1,300mg | 1,000mg | 1,000mg | 1,300mg | 1,000mg | 1,000mg |
| Phosphorus | 1,250mg | 700mg | 700mg | 1,250mg | 700mg | 700mg |
| Iron | 27mg | 27mg | 27mg | 10mg | 9mg | 9mg |
| Zinc | 13mg | 11mg | 11mg | 14mg | 12mg | 12mg |
| Iodine | 220μg | 220μg | 220μg | 290μg | 290μg | 290μg |
| Selenium | 2.6μg | 60μg | 60μg | 70μg | 70μg | 70μg |

a Recommendations measured as Adequate Intake(AI) instead of Recoommended Daily Dietary Allowance(RDA). An AI is set instead of an RDA if insufficient evidence is available to determine ad RDA. The AI is based on observed or experimentally determined estimates of average nutrient intake by a group(or groups) of healthy people.

- 임신 5개월 이후부터는 추가적인 철분이 필요한데 음식으로 섭취하기에는 한계점이 있기 때문에 철분제를 섭취해야 한다.
- 하루에 필요한 철분의 양은 약 7mg 정도이고 이를 만족시키기 위해서는 적어도 27mg의 ferrous iron을 복용하도록 한다. 만약 몸집이 크거나 쌍둥이를 임신하거나 이전부터 빈혈이 있었던 산모는 60~100mg의 용량으로 섭취하도록 한다.
- 철분제는 공복시에 복용해야만 흡수율이 높고 위장관계 부작용을 줄일 수 있다.

② Calcium

Third trimester 시기에는 하루에 약 200mg의 calcium이 태아 골격에 축적되고 이는 주로 모체에서 기원하므로 하루에 1,000~1,300mg 이상의 충분한 양의 칼슘 섭취가 중요하다.

③ Phosphorus

여러 음식에 충분히 포함되어 있으므로 특별히 신경 쓸 필요가 없다.

④ Zinc

- 일반적으로 아연이 결핍될 경우 식욕 저하, 성장 장애, 상처 회복 지연 등이 나타날 수 있다.
- 산모의 아연 섭취가 부족할 경우 acrodermatitis enteropathica와 같은 심각한 태아 질환이 유발될 수 있으므로 하루에 12mg 이상의 충분한 섭취가 필요하다.

⑤ Iodine

요오드가 결핍될 경우 maternal hypothyroidism을 유발하여 cretimism과 같은 심각한 태아의 신경학적 질환을 야기할 수 있으므로 결핍된 지역에서는 충분한 섭취가 필요하다.

⑥ Magnesium

임신으로 인해 마그네슘이 결핍되는 경우는 거의 없다.

⑦ Copper

- 구리를 포함하는 효소들은 많은 대사 과정에서 에너지를 생산하는데 중요한 역할을 한다.
- 임신을 할 경우 모체 혈청의 ceruloplasmin과 구리 수치는 증가한다.
- 임신 중에 구리가 결핍되는 경우는 보고된 바 없다.

⑧ Selenium

- Glutathion peroxidase의 중요한 구성 성분으로 이 효소는 과산화수소를 물로 전환시키는 역할을 한다.
- 셀레늄이 결핍될 경우 치명적인 심근증을 유발하고 과잉으로 섭취할 경우에도 toxicity를 유발한다.
- 임신 중에 특별히 보충해야 할 필요는 없다.

⑨ Potassium

- 임신 중에는 정상적으로 모체 칼륨의 농도가 0.5mEq/L 정도 낮다.
- 지속적인 오심과 구토는 hypokalemia를 유발한다.

⑩ Sodium

- 임신 중에 정상적인 식사를 할 경우 나트륨이 결핍되는 경우는 거의 없다.
- 전체 나트륨 축적량은 증가하지만 혈장량이 훨씬 많이 증가하므로 임신 중 모체의 나트륨 농도는 정상보다 약간 낮다.

(5) Vitamin

① Folic acid

- 엽산은 신경관 결손증을 예방하는 효과를 가지고 있고 다른 비타민들과는 달리 음식으로 충분한 양을 섭취하기가 힘들기 때문에 가임기의 여성은 따로 보충해 주는 것이 좋다.
- 이전 임신에서 신경관 결손증 태아를 가진 경험이 있는 경우 3%에서 재발하는 경향을 보이는데, 만약 임신 한 달 전부터 first trimester 기간 동안 하루에 4mg의 엽산을 복용한다면 재발률을 70% 이상 감소시킬 수 있다.
- 엽산은 여러 비타민의 혼합정보다는 단일 제제로서 복용하는 것이 바람직하다.

② Vitamin A

- 임신 중에 vitamin A가 결핍되는 경우는 거의 없다. 오히려 vitamin A는 10,000∼50,000IU의 고용량을 복용했을 경우 birth defect를 유발할 수 있다.
- Vitamin A의 유도체인 isotretinoin은 강력한 teratogen이다.
- Vitamin A의 전구체인 beta - carotene은 과일과 채소에 풍부하고 많이 섭취한다 하더라도 독성을 유발하지 않는다.

③ Vitamin $B_{12}$

Vitamin $B_{12}$는 동물성 음식에서만 섭취할 수 있으므로 채식주의자인 산모는 외부에서 따로 공급해 주어야 한다.

④ Vitamin $B_6$

임신 중에 특별히 보충해야 할 필요는 없지만 약물을 남용하거나 쌍태아를 임신한 산모의 경우에서는 하루에 2mg의 vitamin B6 제제를 복용하는 것이 권장된다.

⑤ Vitamin C

적정량의 식사를 하고 있는 산모에서는 특별히 보충할 필요가 없다.

## 4. Common concern

### 1) Exercise

(1) 권고 사항

① 일반적으로 임산부에서 운동을 제한할 필요는 없고 임산부가 운동을 시행할 경우 산소 소비량, 심박동수, 심박출량이 효과적으로 증가된다.

② 미국 산부인과 학회(ACOG)에서는 임산부에게 운동을 추천하기 앞서서 철저한 검사를 통해서 금기증 여부를 파악하고, 만약 금기증이 없다면 하루에 30분 정

도 중간 강도의 운동 시행을 권고할 것을 추천하고 있다.

(2) 운동을 제한해야 하는 경우

① 임신성 고혈압

② Multifetal gestation

③ Fetal growth restriction이 의심되는 경우

④ 심각한 심장 질환을 앓고 있는 경우

**표 3-9** Absolute and Relative Contraindication

| Absolute Contraindications | Relative Contraindications |
|---|---|
| Hemodynamically significant heart disease | Severe anemia |
| Restrictive lung disease | Unevaluated maternal cardiac arrhythmia |
| Incompetent cervix or cerclage | Chronic bronchitis |
| Multifetal gestation at risk for preterm labor | Poorly controlled type 1 diabetes mellitus |
| Persistent second - or third - trimester bleeding | Extreme morbid obesity |
| Placenta previa after 26weeks of gestation | Extreme underweight(BMI <12) |
| Preterm labor during the current pregnancy | History of extremely sedentary lifestyle |
| Ruptured membranes | Fetal growth restriction in current pregnancy |
| Preeclampsia or gestational hypertension | Poorly controlled hypertension |
| | Orthopedic limitations |
| | Poorly controlled seizure disorder |
| | Poorly controlled hyperthyroidism |
| | Heavy smoker |

MBI : body mass index.

## 2) 직장

(1) 일반적으로 임산부는 육체적으로 고되고 정신적으로 힘들 경우 여러 산과적 합병증의 비율이 높아지므로 강도가 센 일은 하지 않는 것이 바람직하다.

(2) 미국산부인과학회(ACOG)에서는 특별한 산과적 합병증이 없는 산모일 경우 진통이 시작될 때까지는 일을 지속할 수 있다고 결론지었다.

## 3) 여행

(1) 위험성

일반적으로 건강한 임산모의 경우 여행이 특별히 해롭지는 않다.

(2) 비행기 여행

미국산부인과학회(ACOG)에서는 임신 36주까지는 안전하게 비행기 여행을 할 수 있다고 결론지었다. 단, 임산모의 경우 적어도 한 시간 간격으로 ambulation을 통해 주기적으로 하지 운동을 시행하고 반드시 안전벨트를 착용할 것을 권고하고 있다.

(3) 자동차 여행

① 자동차를 타고 있을 때 반드시 일반적인 3점(three - point)식 안전벨트를 착용해야 하며 이는 특별히 태아에 해를 미치지는 않는다. 안전벨트의 아랫줄은 임산부의 복부 아래쪽의 허벅지 상부를 지나가도록 위치시킨다.

② 에어백(airbag) 시스템은 평상시와 마찬가지로 그대로 작동시킬 것을 권고한다.

## 4) 목욕

임신 기간이나 산욕기 중에 특별히 목욕을 제한한 필요는 없지만 임신 초기에 고온탕에 들어가는 것은 유산의 위험성을 높이고 신경관 결손증을 유발할 수 있으므로 자제하는 것이 바람직하다.

## 5) Clothing

특별히 문제되는 의복은 없고 편안한 복장이 권장된다.

## 6) 배변

(1) 임산부는 변비가 흔히 발생하는데 이는 transit time이 길어지고 대장이 자궁에 의해 압박받기 때문이다. 이는 충분한 양의 수분을 섭취하고 적절한 운동을 시행하여 예방할 수 있다.

(2) 치질 역시 임산부에서 흔한 질환이다.

## 7) 성관계

유산이나 조기 진통이 의심되는 경우를 제외하고는 특별히 성관계가 해를 끼치지는 않는다.

## 8) Dentition

(1) 산전 진찰에 구강 검사는 반드시 포함되어야 하고 구강 위생을 좋게 유지하도록 장려한다.

(2) 충치는 임신에 의해 악화되지 않고, 임신했다고 해서 치과 치료의 금기가 되지는 않는다.

## 9) Immunization

각 백신마다 임신시의 안전성이 다르므로 백신을 시행할 때는 임신 여부를 반드시 파악하는 것이 중요하다.

표 3-10 Recommendations for Immunization During Pregnancy

| Immunobiological Agent | Indications for Immunization During Pregnancy | Dosing Schedule | Comments |
|---|---|---|---|
| **Live Attenuated Virus Vaccines** | | | |
| Measles | Contraindicated - see Immune Globulins below | Single dose, preferably as measles - mumps - rubella (MMR)[a] | Vaccinate susceptible women postpartum. Breast feeding is not a contraindication |
| Mumps | Contraindicated | Single dose, preferably as MMR | Vaccinate susceptible women postpartum |
| Rubella | Contraindicated, but congenital rubella syndrome has never been described after vaccination | Single dose, preferably as MMR | Teratogenicity of vaccine is theoretical, not confirmed to date; vaccinate susceptible women postpartum |
| Poliomyelitis<br>Oral=live attenuated;<br>SC=enhanced-potency inactivated virus[b] | Not routinely recommended for women in the United States, except women at increased risk of exposure | *Primary* : Two doses of enhanced - potency inactivated virus SC at 4~8wk intervals and a 3rd dose 6~12 mo after 2nd dose<br>*Immediate protection* : One dose oral polio vaccine(in outbreak setting) | Vaccine indicated for susceptible women traveling in endemic area or in other high - risk situations |
| Yellow fever | Contraindicated except if exposure is unavoidable | Single dose SC | Postponement of travel preferable to vaccination, if possible |
| Varicella | Contraindicated, but no adverse outcomes reported in pregnancy | Two doses needed, with 2nd dose given 4~8wk after 1st dose | Teratogenicity of vaccine is theoretical. Vaccination of susceptible women should be considered postpartum |
| **Other** | | | |
| Influenza | All women, regardless of trimester, who will be pregnant during the influenza season. | One dose IM every year | Inactivated virus vaccine |
| Rabies | Indications for prophylaxis not altered by pregnancy; each case considered individually | public health authorities to be consulted for indications, dosage, and route of administration | Killed virus vaccine |
| Hepatitis B | Preexposure and postexposure for women at risk of infection | Three - dose series IM at 0, 1, and 6 mo | Vaccine produced from purified surface antigen developed by recombinant technology. Used with hepatitis B immune globulin for some exposures. Exposed newborn needs birth dose vaccination and immune globulin ASAP. All infants should receive birth dose of vaccine |

표 3-10 Recommendations for Immunization During Pregnancy (계속)

| Immunobiological Agent | Indications for Immunization During Pregnancy | Dosing Schedule | Comments |
|---|---|---|---|
| **Other** | | | |
| Hepatitis A | Preexposure and postexposure if at risk(international travel) | Two-dose schedule 6 mo apart | Inactivated virus |
| **Inactivated Bacterial Vaccines** | | | |
| Pneumococous | Indications not altered by pregnancy. Recommended for women with asplenia; metabolic, renal, cardiac, pulmonary diseases; smokers; immunosuppressed | In adults, one dose only; consider repeat dose in 6yr for high-risk women | Polyvalent polysaccharide vaccine |
| Meningococcus | Indications not altered by pregnancy; vaccination recommended in unusual outbreaks | One dose; consult public health authorities | Quadrivalent polysaccharide vaccine |
| Typhoid | Not recommended routinely except for close, continued exposure or travel to endemic areas | Killed vaccine<br>*Primary* : 2 injection, >4wk apart<br>*Booster* : 1 dose; schedule not yet determined | Killed or live attenuated oral bacterial vaccine. Oral vaccine preferred |
| Anthrax | See text discussion | 6-dose primary vaccination, then annual booster vaccination | Preparation from cell-free filtrate of B anthracis. No dead or live bacteria. Teratogenicity of vaccine theoretical |
| **Toxoids** | | | |
| Tetanus-diphtheria | Lack of primary series, or no booster within past 10yr | *Primary* : 2 doses at 1-2-mo interval with 3rd dose 6~112 mo after the 2nd<br>*Booster* : Single dose IM every 10yr after completion of primary series | Combined tetanus-diphtheria toxoids preferred : adult tetanus-diphtheria formulation. Updating immune status should be part of antepartum care |
| **Specific Immune Globulins** | | | |
| Hepatitis B | Postexposure prophylaxis | Depends on exposure. See Chap. 50, p.1130 | Usually given with hepatitis B virus vaccine; exposed newborn needs immediate prophylaxis |
| Rabies | Postexposure prophylaxis | Half dose at injury site, half dose in deltoid | Used in conjunction with rabies killed virus vaccine |
| Tetanus | Postexposure prophylaxis | 1 dose IM | Used in conjunction with tatanus toxoid |
| Varicella | Should be considered for exposed pregnant women to protect against maternal, not congenital, infection | 1 dose IM within 96 hr of exposure | also for newborns or women with varicella within 4days before or 2days following delivery |

**표 3-10** Recommendations for Immunization During Pregnancy (계속)

| Immunobiological Agent | Indications for Immunization During Pregnancy | Dosing Schedule | Comments |
|---|---|---|---|
| **Standard Immune Globulins** | | | |
| Hepatitis A<br>Hepatitis A virus vaccine should be used with hepatitis A immune globulin | Postexposure prophylaxis | 0.02ml/kg IM for 1 dose of immune globulin | Given ASAP and within 2wk of exposure; infants born to women who are incubating the virus or are acutely ill at delivery should receive 1 dose of 0.5mL ASAP after birth |
| Measles | Postexposure prophylaxis | .25mL/kg(maximum of 15mL) for 1 dose | Given within 6days of exposure |

ID : intradermally, IM : intramusculary, PO : orally, SC : subcutaneously, ASAP : as soon as possible.

[a] Two doses necessary for students entering institutions of higher education, newly hired medical personnel, and travel abroad.

[b] Inactivated polio vaccine recommended for nonimmunized adults at increased risk.

## 10) Caffeine

하루에 5잔 이상의 커피를 마시지만 않는다면 특별히 해를 끼치지는 않는다.

## 11) Medication

대부분의 약제는 태반을 통해 태아로 건너갈 수 있기 때문에 임신 중에 한약을 포함하여 어떤 종류의 약제라도 복용해야 할 때는 신중하게 생각해야 한다.

## 12) Nausea and vomiting

(1) 입덧은 대개 임신 초기부터 시작하여 임신 14~16주까지 지속된다.

(2) 치료방법은 없지만 소량의 음식을 자주 섭취하는 것이 도움이 될 수 있다.

## 13) 요통

(1) 요통은 임산부의 70%가 호소하는 증상으로 임신 이전에 요통을 경험해 본 적이 있거나 비만한 산모에서 흔히 나타난다.

(2) 손을 아래로 뻗을 때 구부리는 것보다는 웅크리는 자세를 취하고 앉아 있을 때는 허리에 베개를 받치며 하이힐을 신지 않을 경우 증상을 경감시킬 수 있다.

## 14) 정맥류

(1) 임신이 진행될수록 대퇴 정맥압은 높아지고 정맥류는 악화되는 경향을 보인다.

(2) 발을 거상시키고 elastic stocking을 착용할 경우 증상을 경감시킬 수 있고 일반적

으로 수술적 치료는 권장하지 않는다.

### 15) 치질

(1) 자궁 압박에 의해 rectal vein의 압력이 증가하면서 치질은 악화되는 경향을 보인다.
(2) 국소 마취제, 좌욕, 변완화제 등을 통해 증상을 경감시킬 수 있다.

### 16) 흉통

(1) 임신 중에는 위장이 자궁에 의해 위쪽으로 이동되면서 압박받고 식도 하부 괄약근이 이완되어 위 내용물이 역류되고 이로 인해 흉통이 흔하게 발생한다.
(2) 소량의 음식을 자주 먹고 제산제를 적절히 이용하면 쉽게 치료할 수 있다.

### 17) 이식증(pica)

(1) 얼음, 전분, 먼지, 진흙과 같은 것들을 먹고 싶은 증상을 말한다.
(2) 이식증 산모의 15%에서 철분 결핍증과 연관이 있다.

### 18) 피로

임신 초기에 대부분의 여성은 피로를 호소하고 수면에 대한 욕구가 증가한다.

### 19) 두통

(1) 임신 초기에 흔하고 특별한 원인은 없으며 대증 치료를 시행한다.
(2) 임신 후반기에 나타날 경우 임신성 고혈압을 생각해 보아야 한다.

### 20) Leukorrhea

임산부는 흔히 질 분비물이 증가하는데 대개는 에스트로겐 증가에 의한 정상적인 반응이다.

### 21) Bacterial vaginosis

(1) 정상적인 질내 상재균인 lactobacilli가 감소하고 혐기성 균인 Gardnerella vaginalis, Mobiluncus 등이 증식하는 상태를 말한다.
(2) 임신 중에 유병률은 10～30% 정도이고 조산과 관련성이 있다.
(3) 증상이 있을 경우 metronidazole로 치료할 수 있지만 치료를 한다 해도 조산의 위험성은 감소되지 않는다.

### 22) Trichomoniasis

(1) 산전 진찰 과정에서 20%의 여성은 Trichomonas vaginalis가 발견된다.

(2) 소양증을 동반한 거품있는 냉이 특징적인 소견으로 조산과 관련성이 있다.

(3) Metronidazole로 치료할 수 있지만 치료한다 하더라도 조산의 위험성은 감소되지 않으므로 routine screening은 시행하지 않는다.

### 23) Candidiasis

(1) 만삭 시기 임산부의 25%는 Candida albicans를 가지고 있다.

(2) 증상이 심할 경우 miconazole, clotrimazole 등으로 치료할 수 있다.



# 3.3 Abortion

## 1. 정의

- 유산이란 자연적으로 혹은 인위적으로 임신이 종결되는 것을 의미한다.
- 통상적으로는 임신 20주 이전이거나 태아의 몸무게가 500g 미만일 때의 임신 종결을 지칭한다.

## 2. Spontaneous abortion

### 1) 개괄

(1) 자연 유산이란 특별한 의학적 처치 없이 자연적으로 유산이 발생한 것을 말한다.

(2) Blighted ovum이란 초음파에서 태낭은 존재하지만 태아는 보이지 않는 소견을 지칭하며 임신 초기에 발생한 자연 유산의 초음파 소견 중 하나이다.

### 2) Incidence

(1) 전체 자연 유산의 80% 이상은 임신 12주 이내에 발생하고 그 중 반 이상은 염색체 이상이 원인이다.

(2) 산모의 분만 횟수가 많거나 부모의 나이가 많을수록 자연 유산의 위험성은 높아진다.

### 3) Etiology

(1) 태아측 원인

① Aneuploid abortion

**표 3-11** Chromosomal Findings in Abortuses

| Chromosomal Studies | Incidence in Percent | |
|---|---|---|
| | Kajii et al(1980) | Simpson(1980) |
| Normal(euploid), 46,XY and 46,XX | 46 | 54 |
| Abnormal(aneuploid) | | |
| Autosomal trisomy | 31 | 22 |
| Monosomy X(45,X) | 10 | 9 |
| Triploidy | 7 | 8 |
| Tetraploidy | 2 | 3 |
| Structural anomaly | 3 | 2 |
| Double trisomy | 2 | 0.7 |
| Triple trisomy | 0.4 | NL |
| Other - XXY, monosomy 21 | 0.8 | NL |
| Autosomal monosomy G | NL | 0.1 |
| Mosaic trisomy | NL | 1.3 |
| Sex chromosome polysomy | NL | 0.2 |
| Abnormality not specified | NL | 0.9 |

NL : not listed.

- Autosomal trisomy
  - First - trimester miscarriage에서 가장 흔하게 발견되는 염색체 이상이다.
  - 거의 모든 종류의 상염색체에서 trisomy가 발생할 수 있지만 13, 16, 18, 21, 22번 염색체에서 가장 흔하게 발생한다.
- Monosomy X(45,X)
  Turner syndrome을 유발하고 두 번째로 흔하게 발견되는 염색체 이상이다.
- Triploidy
  - Incomplete hydatidiform mole에서 흔히 발견되는 염색체 이상이다.
  - Triploidy를 가진 태아는 초기에 거의 유산되지만 일부 생존하는 경우 심각한 기형을 가진다.
- Tetraploidy
  초기에 유산되고 거의 생존하지 못한다.
- Structural abnormality
  유산의 원인으로는 흔하지 않다.

② Euploid abortion

- 염색체 이상에 비해서 임신 후기에 유산되는 경향을 보인다.
- 산모의 나이가 35세 이상인 경우 급격히 증가된다.

(2) 모체측 원인

① Infection

- 모체의 혈청에서 HIV, syphilis등에 감염된 증거가 발견되거나 질에서 group B strptococci가 관측된다면 자연 유산이 증가할 수 있다.
- 확실하지는 않지만 여러 종류의 모체 감염이 자연 유산을 증가시킬 수 있을 거라 생각된다.

② Chronic debilitating disease

Celiac sprue를 제외하고는 특별히 유산과 관련있는 만성 질환은 없다.

③ Endocrine abnormalities

- 갑상선 기능 저하증

  요오드 결핍증은 유산과 관련성이 있을 것으로 생각되지만, 갑상선 기능 저하증과 초기 유산과의 관련성과는 확실한 연구가 이루어진 바는 없다.
- 당뇨병
  - 인슐린 의존성 당뇨를 가지고 있는 여성은 자연 유산과 태아의 선천성 기형의 빈도가 증가한다.
  - 당뇨 환자의 유산율은 first trimester 기간 동안 혈당 조절이 잘 되지 않을수록 증가하는 경향을 보인다.

④ Nutrition

영양 결핍 혹은 입덧 등은 자연 유산의 원인이 아니다.

⑤ Drug usc and environmental factor

- 담배
  - 흡연을 하는 여성은 유산의 위험성이 높아진다.
  - 하루에 14개피 이상의 흡연을 하는 여성은 유산의 위험성이 두 배 이상 증가한다는 보고가 있다.
- 알코올
  - 산모의 알코올 섭취는 자연 유산, 태아 기형과 관련성이 있다.
  - 일주에 두 번 알코올을 섭취하는 산모는 유산의 위험성이 두 배로 높아진다는 보고가 있다.
- 카페인

  하루에 5컵 이상의 커피를 마시는 산모의 경우 유산의 위험성이 증가한다.
- 방사선

  정확한 용량은 알려져 있지 않지만 일정량 이상 방사선에 노출된 산모는 유산의 위험성이 높아진다.

• 피임제제
 – 경구 피임약이나 살정자제의 경우 유산과는 관련성이 없다.
 – Intrauterine device를 삽입한 상태에서 임신된 경우 septic abortion의 위험성이 높아진다.
• 환경독소
 – 비소, 납, 포름알데히드, 벤젠, ethylene oxide는 유산을 유발한다.
 – 전자기장이나 초음파는 유산율을 높이지 않는다.
 – 직업적으로 마취 가스에 노출된 여성은 자연 유산의 위험성이 높아진다.

⑥ Immunological factor
• 반복 유산 여성의 15%가 autoimmune factors를 가지고 있다.
• Antiphospholipid antibody 중에 lupus anticoagulant와 anticardiolipin antibody 두 가지가 자연유산과 연관성이 있다.
• 이러한 자가 항체들은 자기 자신에 대한 면역 반응을 일으키고 placental thrombosis와 infarction을 유발하여 자연 유산을 일으킨다.
• Low - dose aspirin과 unfractionated heparin을 병용하여 치료하며 임신 진단 시점부터 투여하기 시작하여 분만이 이루어질 때까지 지속하도록 한다.

⑦ Inherited thrombophilia
Factor Ⅴ leiden mutation과 같은 유전성 혈전증은 반복 유산과 관련이 있다.

⑧ Maternal surgery
• 합병증이 발생하지 않은 복부나 골반 수술은 초기 유산 위험성을 높이지 않는다.
• 대부분의 난소 종양 제거술은 임신과 연관성이 없지만 임신 10주 이전에 황체를 제거하는 수술을 시행했을 경우에는 progesterone 보충이 반드시 필요하다.

⑨ Physical trauma
복부에 trauma가 가해졌을 경우 유산을 유발할 수 있다.

⑩ Uterine defect
• Acquired uterine defect
 – Leiomyoma
 대개는 유산과 관련성이 없고 만약 있다 하더라도 size보다는 위치가 중요하다.
 – Uterine synechiae
 ◦ Curettage에 의해 상당량의 자궁내막이 파괴되어 발생하고 유산의 원인이 될 수 있다.

◦ 치료 : lysis of adhesion via hysteroscopy & placement of intrauterine device

• Developmental uterine defects

– Mulerian duct가 비정상적으로 형성되고 융합되어 발생한다.

– 유산과 관련성이 있는지는 확실하지 않다.

⑪ 자궁 경부 무력증(incompetent cervix)

• 임상적 경과

– Painless cervical dilatation in second trimester

– Prolapse and ballooning of membrane

– Expulsion of immature fetus

– 이후의 임신에도 계속 반복되어 유산을 유발한다.

• Etiology

– 정확한 원인은 알려져 있지 않다.

– Dilatation and curettage, conization, cautcrization, amputation과 같이 자궁 경부에 손상을 줄 수 있는 procedure를 시행한 경우 원인이 될 수 있다.

– 태아 때 DES에 노출된 경우 비정상적인 자궁 경부 발달이 나타날 수 있으며 이것 역시 incompetent cervix의 원인으로 생각되고 있다.

• Preoperative evaluation

– 초음파 : 태아가 살아있는지의 여부와 태아 기형이 있는지를 수술 이전에 미리 파악한다.

– 자궁 경부 검사 : Gonorrhea, chlamydia에 대한 검사를 시행하여 감염이 있으면 치료를 시행한다.

– 주의 사항 : 수술 전후 일주일 간은 부부관계를 제한하도록 한다.

• Treatment(cerclage operation)

– 치료방법 : 약한 자궁 경부에 purse - string suture를 시행하여 자궁 경부를 강화시킨다.

– Cerclage의 금기증

◦ 출혈

◦ Uterine contraction이 있는 경우

◦ 양막이 파열된 경우

– 수술 목적

◦ Prophylactic surgery

자궁 경부 무력증 고위험군 산모에서 시행한다.

자궁 경부가 개대되기 이전에 이를 방지하고자 시행한다.

대개는 임신 12~16주에 시행하고 23주 이후에는 시행하지 않는다.

◦ Emergent operation : 자궁 경부가 개대된 경우 응급으로 조산을 방지하고자 시행한다.

- Procedure

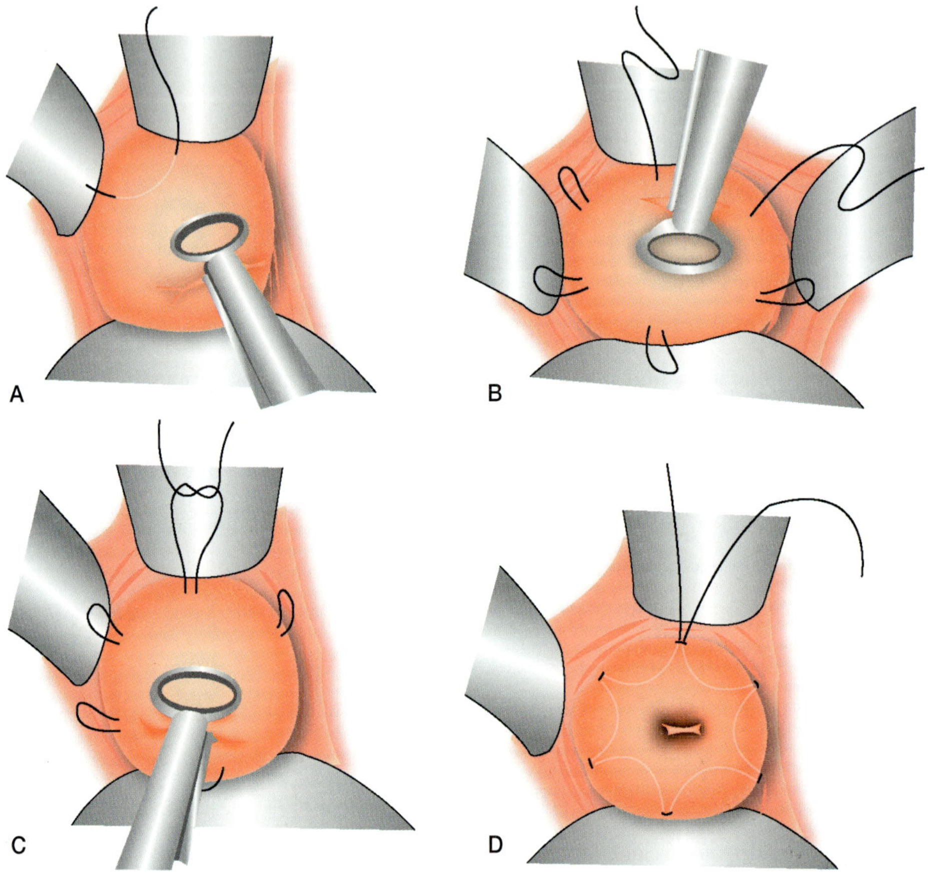

그림 3-9 McDonald cerclage procedure for incompetent cervix.

**A,** Start of the cerclage procedure with a suture of number 2 monofilament being placed in the body of the cervix very near the level of the internal os. **B,** Continuation of suture placement in the body of the cervix so as to encircle the os. **C,** Completion of encirclement. **D,** The suture is tightened around the cervical canal sufficiently to reduce the diameter of the canal to 5 to 10mm, and then the suture is tied. The effect of the suture placement on the cervical canal is apparent. Placement somewhat higher may be of value, especially if the first is not in close proximity to the internal os.

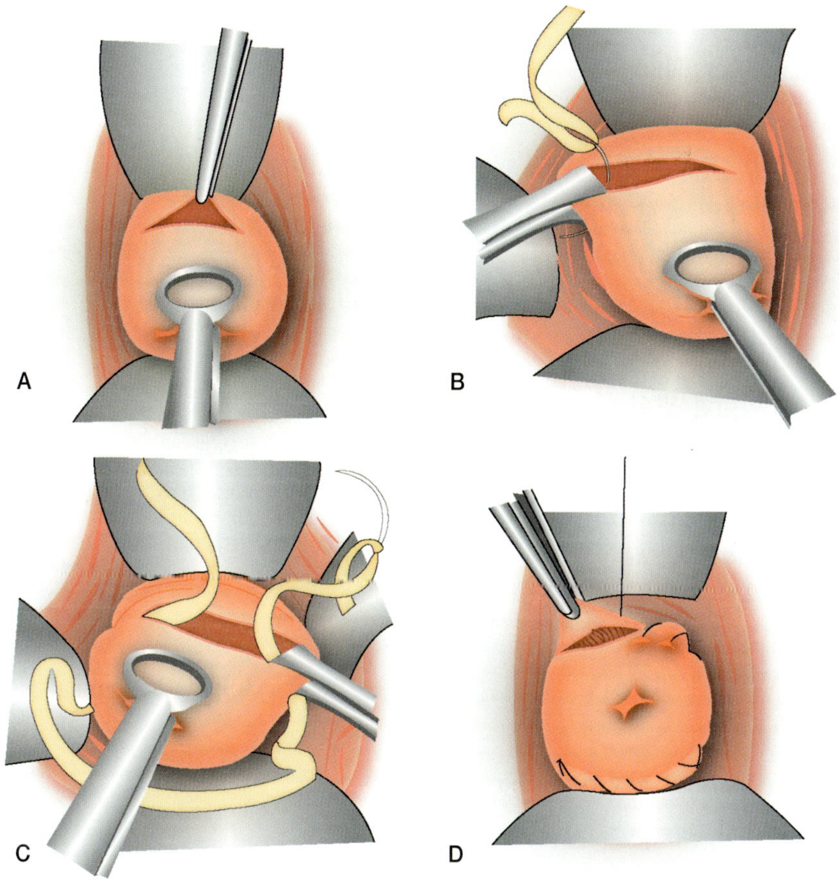


그림 3-10 Modified Shirodkar cerclage for incompetent cervix.
**A,** A transverse incision is made in the mucosa overlying the anterior cervix, and the bladder is pushed cephalad. **B,** A 5mm Mersiline tape on a mayoneedle is passed anteriorly to posteriorly. **C,** The tape is then directed posteriorly to anteriorly on the other side of the cervix. Allis clamps placed so as to bunch the cervical tissue to diminish the distance the needle musttravel submucosally facilitate placement of the tape. **D,** The tape is snuglytied anteriorly, after ensuring that all slack has been taken up. The cervical mucosa is then closed with a continuous chromic suture to bury the anterior Mersilene knot.

- Vaginal operation은 크게 McDonald operation과 modified Shirodkar operation으로 나눌 수 있고 성공률은 85~90%에 달한다.
- Transabdominal cerclage는 자궁 경부에 심각한 해부학적 이상을 가지고 있거나 이전에 transvaginal cerclage 수술이 실패한 경험이 있는 여성에서 시행할 수 있다.

– 합병증
  - Infection, membrane rupture, preterm labor 등이 발생할 수 있다.
  - 합병증이 발생했을 때는 즉시 suture를 제거하도록 한다.

### 4) 자연 유산의 임상적 분류

(1) Threatened abortion

① 정의

절박 유산은 임신 20주 이내에 자궁 경부를 통해서 혈성 질 분비물 혹은 출혈이 보일 때로 정의한다.

② 유병률

전체 임신의 20～25%에서 절박유산을 경험한다.

③ 결과

- 이러한 임신 중에 50%는 유산을 경험한다.
- 이러한 임신 중에 태아의 심박동을 확인한 경우에 유산의 위험성이 낮다.
- 유산이 발생하지 않고 임신이 지속된다 하더라도 추후 preterm delivery, low birthweight, perinatal death의 위험성이 높아진다.
- 태아 기형과는 연관성이 없다.

④ 증상

- 출혈이 발생하고 몇 시간 혹은 며칠 후에 cramping abdominal pain이 발생한다.
- Persistent low backache
- Dull suprapubic discomfort

⑤ 치료

- 특별히 효과가 있다고 입증된 치료법은 없다.
- 임상적으로 흔히 bed rest를 추천하지만 이것이 효과가 있다고 입증된 바는 없다.

(2) Inevitable abortion

자궁 경부가 개대되고 양막이 파열되어 양수가 흘러나오면 거의 유산이 될 것임을 확신할 수 있는데 이를 불가피 유산이라 정의한다.

(3) Complete and incomplete abortion

① Complete abortion

- 태반이 자궁에서 완전히 떨어지고 수태물이 자궁 밖으로 배출된 경우를 말한다.
- Internal cervical os는 완전히 닫힌다.

② Incomplete abortion

- 태아와 태반이 자궁 내에 남아 있거나 개대된 os를 통해 일부가 빠져나온 경우를 말한다.
- Internal cervical os가 닫히지 않고 열려 있어 그 곳을 통해 혈액이 흘러나올

수 있다.

- 간혹 심각한 출혈을 유발할 수 있는데 이러한 경우 즉시 evacuation을 시행한다.

(4) Missed abortion(early pregnancy failure)

① 정의

Cervical os가 닫힌 상태로 며칠 혹은 몇 주 동안 죽은 수태물 조직이 자궁에 남아 있는 경우로 정의한다.

② 치료

- Expectancy : 자연스럽게 죽은 수태물이 자궁 밖으로 배출되기를 기다린다.
- Surgical approach : dilatation & curettage(D&C)
- Medical approach : 질 안으로 misoprostol 800$\mu g$을 삽입한다.

(5) Recurrent abortion

① 정의

일반적으로 3번 이상 자연유산이 연속적으로 발생한 경우로 정의한다.

② 검사

반복 유산의 경험이 있는 산모에게 시행할 수 있는 검사에는 여러 가지가 있지만 미국산부인과학회에서는 parental cytogenetic analysis, lupus anticoagulant assay, anticardiolipin antibody assay만 임상적 의미를 지닌다고 발표한 바 있다.

## 3. Induced abortion

### 1) 정의

태아가 생존력(fetal viability)을 얻기 전에 내과적 혹은 외과적으로 임신을 종결시키는 것을 말한다.

### 2) Indication

(1) Persistent heart disease after cardiac decompensation

(2) Advanced hypertensive vascular disease

(3) Invasive cervical carcinoma

(4) 강간 혹은 근친상간으로 임신된 경우

### 3) Elective(voluntary) abortion

(1) 정의

인공 유산이란 모체나 태아의 특별한 질환은 없지만 모체가 원해서 induced abortion을 시행하는 경우를 말하며 현재 대부분의 유산이 이에 해당한다.

### (2) 인공 유산의 방법

**표 3-12** Abortion Techniques

| Surgical Techniques | Medical Techniques |
|---|---|
| Cervical dilatation followed by uterine evacuation | Intravenous oxytocin |
| Curettage | Intra-amnionic hyperosmotic fluid |
| Vacuum aspiration(suction curettage) | 20% saline |
| Dilatation and evacuation(D&E) | 30% urea |
| Dilatation and extraction(D&X) | Prostaglandins $E_2$, $F_{2\alpha}$, $E_1$ and analogues |
| Menstrual aspiration | Intra-amnionic injection |
| Laparotomy | Extraovular injection |
| Hysteroromy | Vaginal insertion |
| Hysterectomy | Parenteral injection |
| | Oral ingestion |
| | Antiprogesterones-RU 486(mifepristone) and epostane |
| | Methotrexate-intramuscular and oral |
| | Various combinations of the above |

**표 3-13** Features of Medical and Surgical Abortion

| Medical Abortion | Surgical Abortion |
|---|---|
| Usually avoids invasive procedure | Invasive procedure |
| Usually avoids anesthesia | Sedation used if desired |
| Requires two or more visits | Usually requires one visit |
| Days to weeks to complete | Complete in a predictable period |
| Available during early pregnancy | Available during early pregnancy |
| High success rate(~95%) | High success rate(99%) |
| Requires follow-up to ensure completion of abortion | Does not require follow-up in all cases |
| Requires patient participation throughout multistep process | Requires participation in a single-step process |

① Surgical technique

- Dilatation and curettage(D&C)
  - 정의
    자궁 경부를 인위적으로 확장시킨 후 이를 통해 여러 기구를 자궁 내로 삽입하여 자궁 내막을 긁어내고 내용물을 흡인하는 방법을 말한다.
  - Hygroscopic dilator
    - 자궁 경부 조직에서 수분을 흡수하여 서서히 자궁 경부를 확장시키는 도구를 말하고 laminaria는 해초류의 일종으로 대표적인 hygroscopic dilator 이다.
    - Laminaria를 삽입하는 대신 misoprostol 400㎍을 4시간 동안 질 내에 삽입하는 것도 비슷한 효과를 가진다.

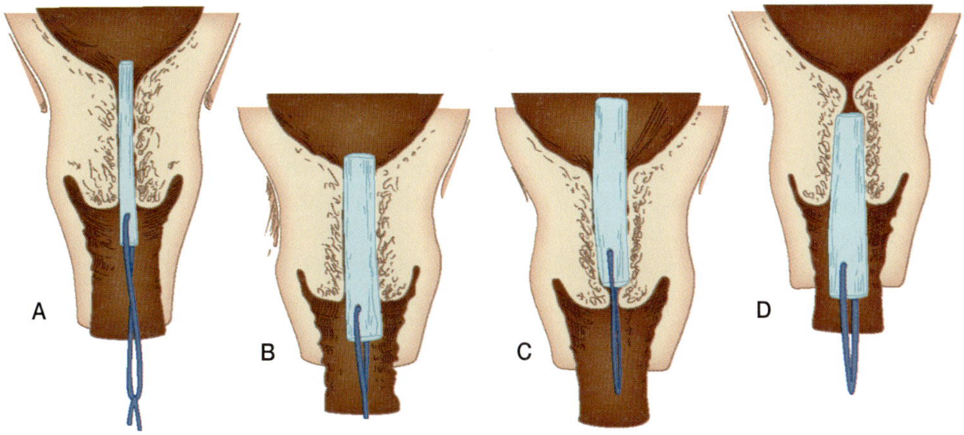


그림 3-11 Insertion of laminaria prior to dilatation and curettage.
**A,** Laminaria immediately after being appropriately placed with its upper end just through the internal os. **B,** Several hours later the laminaria is now swollen, and the cervix is dilated and softened. **C,** Laminaria inserted too far through the internal os; the laminaria may rupture the membranes. **D,** Laminaria not inserted far enough to dilate the internal os.

- Technique for D&C
  - Bimanual examination : 자궁의 크기를 가늠한다.
  - Speculum insertion : 자궁 경부를 노출시킨다.
  - 자궁 경부 소독
  - Grasping of anterior cervical lip with toothed tenaculum
  - 자궁 경부 국소 마취
  - Dilation of cervix with Hegar dilator

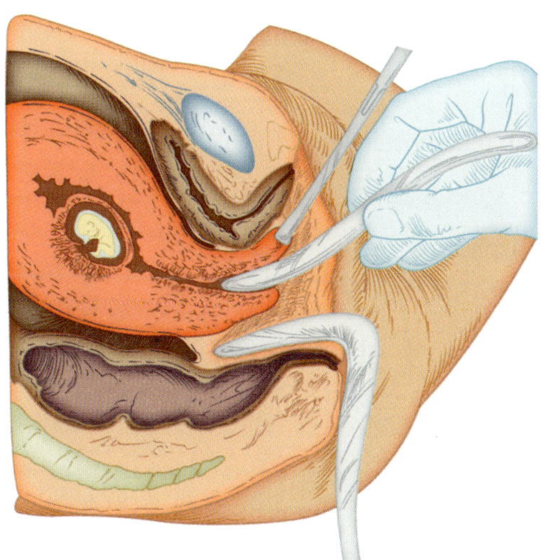

그림 3-12 Dilatation of cervix with a Hegar dilator.

◦ Uterine sounding : 자궁 내강의 깊이와 경사를 측정한다.

◦ Suction & curettage : 기구는 엄지와 검지로 부드럽게 다루어야지만 자궁 천공을 방지할 수 있다.

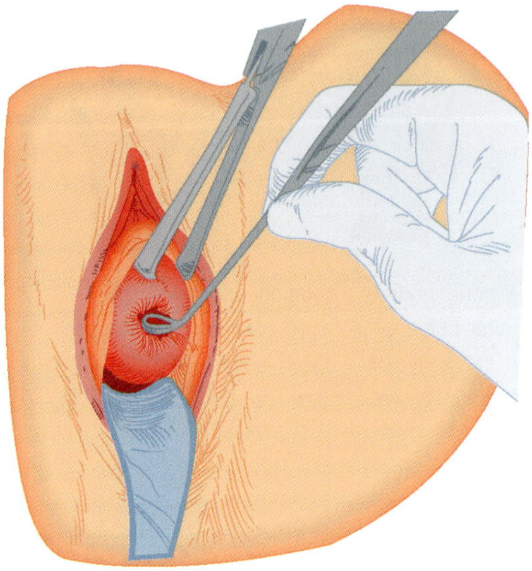

그림 3-13 Introduction of a sharp curet.

– 합병증
  ◦ Uterine perforation
  ◦ Cervical laceration
  ◦ Hemorrhage
  ◦ Incomplete removal of fetus & placenta
  ◦ Infection
  ◦ Cervical incompetence
  ◦ Uterine synechiae

• Menstrual aspiration
  – 생리 예정일이 지나고 1~3주 후에 syringe가 부착된 flexible 5~6mm Karman cannula를 이용하여 자궁 내강을 흡인하는 방법을 말한다.
  – 인공 유산 성공률은 98%에 달한다.

• Laparotomy

Hysterectomy 혹은 hysterotomy를 통해 임신을 종결하는 방법으로 꼭 필요한 경우에만 사용하는 방법이다.

② Medical induction of abortion

- Early abortion
  - 효율성
    재태 연령 8주 이전에 시행할 경우 surgical abortion과 비슷한 효과를 지니지만 이 시점 이후에는 surgical abortion을 시행할 것을 추천한다.
  - 약제의 종류
    - Mifepristone : oral antiprogesterone
    - Methotrexate : antimetabolite
    - Misoprostol : prostaglandin

**표 3-14** Regimens for Medical Termination of Early Pregnancy

| Mifepristone plus Misoprostol | Methotrexate plus Misoprostol |
|---|---|
| Mifepristone, 100～600mg orally, followed by: Misoprostol, 400μg orally or 800μg vaginally in 6～72hr | Methotrexate, 50mg/m$^2$ intramuscularly or orally, followed by: Misoprostol, 800μg vaginally in 3～7days; repeated if needeed 1wk after methotrexate initially given |

  - Contraindication to medical abortion
    - 약제에 allergy가 있는 경우
    - 자궁내 장치(IUD)를 삽입하고 있는 경우
    - 심한 빈혈
    - Coagulopathy가 있거나 항응고제를 복용하고 있는 경우
    - 간질환, 심혈관질환, 간질과 같은 심각한 내과적 질환을 가지고 있는 경우
  - 효과
    90～98%에서 성공적으로 유산된다.
- Second - trimester abortion
  - Oxytocin
    - 정맥 내로 주입하고 80～90%의 성공률을 가진다.
    - 생리 식염수와 섞어서 주입할 경우 hyponatremia나 water intoxication을 예방할 수 있다.
  - Prostaglandin $E_2$
    High - dose oxytocin만큼의 효과는 없고 nausea, vomiting, fever, diarrhea와 같은 합병증이 흔히 발생한다.
  - Prostaglandin $E_1$
    - 사용하기가 용이하고 값이 싸며 misoprostol이 대표적이다.
    - Oxytocin/Prostaglandin $E_2$에 비해 더욱 빨리 유산을 유도할 수 있고 태반 잔류의 합병증이 적어 널리 사용된다.

### 4) Consequence of elective abortion

(1) Maternal mortality

인공 유산을 임신 2개월 이내로 시행할 경우 대개는 안전하지만 이후에는 모성 사망률이 급격히 증가한다.

(2) 이후 임신에 미치는 영향

① 특별한 경우를 제외하고는 가임력이나 자궁외 임신의 빈도는 변하지 않는다.

② 여러 차례 curettage를 시행한 경우 다음 임신에서 전치 태반의 빈도가 높아지지만 vacuum aspiration만 시행한 경우에는 높아지지 않는다.

(3) Septic abortion

① 흔하진 않지만 인공 유산 이후 심각한 출혈, 세균성 쇼크, 급성 신부전증이 발생할 수 있다.

② Septic abortion환자의 25%는 혈액 배양에서 양성이고 주로 anaerobic bacteria가 배양된다.

③ 광범위 항생제를 사용하고 수태물을 자궁에서 evacuation하여 치료한다.

## 4. Resumption of ovulation after abortion

- 유산 2주 이후에는 배란이 시작된다.
- 임신을 방지해야 하는 경우에는 유산 이후 곧바로 피임을 시작한다.

# 3.4 Genetics

## 1. Overview

표 3-15 Types and Frequency of Genetic Disease by Age

| Type | Frequency by Age 25 (per 1,000live births) | Lifetime Frequency (per 1,000live births) |
|---|---|---|
| Chromosomal disorders | 1.8 | 4 |
| Single - gene disorders | 3.6 | 20 |
| Multifactorial disease | 46.4 | 646 |
| Cancer | – | 240 |
| Total | 52.0 | 910 |

- 전체 신생아의 2~3%는 구조적 이상을 인식할 수 있는 유전 질환을 가지고 태어난다. 나머지 중에서 3%는 5세까지, 8~10%는 18세까지 기능적, 발달적 이상이 발견된다.
- 수많은 다른 질환이나 암의 경우도 genetic component를 지니고 있으며 전체 인구의 91%는 어떤 방식이든 살아가면서 한 번 이상은 유전 질환의 영향을 받는다.

## 2. Etiology of birth defect

### 1) Birth defect의 분류

(1) Malformation

유전자 이상을 가지고 있으며 원래부터 비정상적으로 발달되기로 결정된 경우로 정의한다.

(2) Deformation

① 유전적으로 정상적인 구조물이 비정상적인 모양으로 발달하는 것으로 정의한다.

② 자궁 환경의 이상으로 물리적인 힘이 태아에 가해지는 것이 원인이다.

③ 대표적인 예로 양수과소증이 지속되어 정상적인 사지에 contracture가 발생하는 경우를 들 수 있다.

(3) Disruption

① 유전적으로 정상적인 조직이 특정 가해의 결과로 변형되는 것을 말한다.

② 이른 시기에 양막이 파열되어 사지 기형이 유발되는 것을 대표적인 예로 들 수 있다.

### 2) Birth defect의 조합

(1) Syndrome

① 하나의 원인에 기인하는 여러 종류의 anomaly가 동시에 나타나는 것을 말한다.

② 다운 증후군(trisomy 21), 에드워드 증후군(trisomy 18)이 대표적인 예이다.

(2) Sequence

① 하나의 원인에 의해 순차적으로 기형이 발생하는 것을 말한다.

② Oligohydramnios에 의해 pulmonary hypoplasia, limb contracture, facial deformity가 발생하는 것이 대표적인 예이다.

(3) Association

① 원인적으로 서로 연관성이 없는 기형들이 같이 발생하는 것을 말한다.

② CHARGE association : Coloboma, Heart defect, Atresia choanae, mental Retardation, Growth deficiency, Ear anomaly

## 3. Chromosomal abnormalities

### 1) Standard nomenclature(핵형의 명명법)

(1) Total number of chromosome를 가장 앞에 표기하는데 이는 centromere의 숫자와 일치한다.

(2) 염색체 숫자에 이어 어떤 sex chromosome(XX, XY)을 가지고 있는지 표기한다.

(3) 마지막으로 염색체 이상을 공식 약자를 사용하여 표기한다.

**표 3-16** Standard Nomenclature for Chromosome Karyotypes

| Karyotypes | Description |
|---|---|
| 46,XY | Normal male chromosome constitution |
| 47,XX,+21 | Famale with trisomy 21 |
| 47,XY,+21/46,XY | Male who is a mosaic of trisomy 21 cells and cells with normal constitution |
| 46,XY,del(4)(p14) | Male with distal deletion of the band designated 14 from the short arm of chromosome 4 |
| 46,XX,dup(5p) | Famale with duplication of the short arm of chromosome 5 |
| 45,XY,−13,−14,t(13q; 14q) | Male with a balanced Robertsonian translocation of chromosomes 13 and 14; karyotype shows that one normal 13 and on normal 14 are missing |
| 46,XY,t(11;22)(q23;q22) | Male with a balanced recoprocal translocation between chromosomes 11 and 22; breakpoints are at 11q23 and 22q22 |
| 46,XX,inv(3)(p21;q13) | Inversion of chromosome 3 that extends from p21 to q13; because it includes the centromere, this is a pericentric inversion |
| 46,X,r(X) | Famale with one normal X chromosome and one ring X chromosome |
| 46,X,I(Xq) | Famale with on normal X chromosome and an isochromosome of the long arm of the X chromosome |

**표 3-17** Standard Nomenclature for Chromosome Karyotypes

| Karyotypes | | Incidence per 1,000 Births | Per Births |
|---|---|---|---|
| Sex chromosomes | Male | 1.15 | 1/870 |
| | Female | 0.75 | 1/1333 |
| Autosomal trisomy | | 1.42 | 1/700 |
| Structural abnormality | Unbalanced | 0.61 | 1/1600 |
| | Balanced | 5.22 | 1/200 |
| Triploidy | | 0.02 | 1/50,000 |
| Total | | 9.17 | 1/109 |

## 2) 염색체 숫자의 이상

(1) 총론

① 정의

염색체 숫자가 정상보다 많거나 적은 이상을 말한다.

② 분류

- Trisomy
  - 정의
    Extra chromosome을 가지고 있는 경우를 의미한다.
  - 원인
    - 대부분의 trisomy는 meiotic nondisjunction에 의해 발생한다.
    - 모체의 나이가 많을수록 meiotic nondisjunction이 흔히 나타난다.
  - 결과
    모든 염색체에서 trisomy가 발생할 수 있지만 대부분의 trisomy는 임신 초기에 소실되고 일부 염색체의 trisomy만 만삭까지 생존할 수 있다.
- Monosomy
  - 정의
    Missing chromosome을 가지고 있는 경우를 의미한다.
  - 원인
    - Trisomy와 마찬가지 원리로 meiotic nondisjunction에 의해 발생한다.
    - Trisomy와 다르게 모체의 나이와는 연관성이 없으며 이는 거의 대부분의 monosomy가 착상되기도 전에 죽기 때문인 것으로 추정된다.
- Polyploidy
  - 정의
    - 비정상적인 haploid를 추가적으로 가지고 있는 경우를 의미한다.
    - Triploidy나 tetraploidy가 대표적인 예이다.
  - 원인
    - 하나의 난자에 두 개의 정자가 수정된 경우가 2/3를 차지한다.
    - 감수 분열 과정에 이상이 생겨 난자 혹은 정자가 diploid chromosome을 가지게 되는 경우가 발생할 수 있으며 이는 전체 원인의 1/3을 차지한다.
  - 분류
    - Diandric polyploidy : extra chromosome이 부계에서 유래된 경우를 말하고 이 경우 partial hydatidiform이 야기된다.
    - Digynic polyploidy : extra chromosome이 모계에서 유래된 경우를 말하

고 이 경우 심각한 태아 성장 제한이 유발된다.

(2) 각론

① Autosomal trisomy

- Trisomy 21(Down syndrome)
  - 빈도

    가장 흔한 nonlethal trisomy로서 800～1,000명의 신생아 중에 한 명꼴로 나타난다.
  - 임상적 특징
    - Marked hypotonia
    - 튀어나온 혀
    - Small head with flattened occiput, flat nasal bridge
    - Epicanthal fold with up-slanting palpebral fissure
    - 두꺼운 뒷목덜미 피부
    - 짧은 손가락
    - Single palmar crease
    - 중지 결손 혹은 결함
    - 새끼손가락의 clinodactyly
    - Sandal toe gap
    - 지능이 낮다.
    - Endocardial cushion defect, gastrointestinal atresia, leukemia, thyroid disease와 같은 major anomaly를 흔히 동반한다.
  - Recurrence risk
    - 한 번이라도 trisomy 21 태아를 임신한 경험이 있는 산모는 1% 정도의 재발률을 가진다.
    - 남성과는 달리 여성 다운 증후군 환자의 경우는 가임력을 가지는데 만약 임신한 경우 1/3의 태아는 다운 증후군이다.
- Trisomy 18(Edwards syndrome)
  - 빈도

    여성에서 3～4배 흔하고 8,000명의 신생아 중에 한 명 꼴로 태아난다.
  - 임상적 특징
    - Prominent occiput
    - Rotated & malformed auricles
    - Short palpebral fissures

◦ Small mouth
◦ 95%는 VSD, ASD, PDA와 같은 cardiac defect를 가진다.
◦ Horseshoe kidney, radial aplasia, hemivertebrae와 같은 기형을 동반한다.
◦ 평균 수명은 10일 정도로 예후는 매우 불량하다.

• Trisomy 13(Patau syndrome)
  – 빈도
    ◦ 20,000명의 신생아 중에 한 명 꼴로 태아난다.
    ◦ 80～90%에서 cardiac defect가 나타나고 70%는 holoprosencephaly를 가진다.
    ◦ 평균 수명은 7일 정도로 예후는 매우 불량하다.

② Sex chromosome abnormality

• XXX and XXY
  – 47,XXY male은 Klinefelter syndrome이라고도 불린다.
  – 47,XXX female과 47,XXY male은 서로 유사한 표현형을 가지고 키가 큰 경향을 보인다.
  – 47,XXX female은 정상적인 사춘기 발달을 보이고 가임력을 가지지만, 47,XXY male은 남성화를 보이지 않고 testosterone의 보충이 필요한 경우가 많다.
  – IQ는 둘 다 정상범위이지만 약간 낮은 편이다.
  – 48,XXXX나 49,XXXXX와 같이 3개 이상의 X 염색체를 가지고 있는 여성의 경우 다양한 정도의 mental retardation을 보여 준다.

• 47,XYY
  – 정상적인 표현형을 가진 남성이지만 키가 큰 경향을 보인다.
  – 일반적으로 정상적인 지능을 가지고 있다.
  – 48,XYYY나 48,XXYY 혹은 49,XXXYY와 같이 추가적으로 성염색체를 더 가지고 있는 경우에는 뚜렷한 신체적 장애와 mental retardation을 보인다.

• 45,X(Turner syndrome)
  – 빈도
    ◦ 생존이 가능한 유일한 monosomy이다.
    ◦ 유산된 태아에서 가장 흔히 발견되는 aneuploidy이다.
    ◦ 신생아 5,000명 중에 한 명 꼴로 발견된다.
  – 임상적 특징
    ◦ 작은 키

- Broad chest with widely spaced nipples
- Congenital lymphedema with puffy fingers and toes
- Low hairline with webbed posterior neck
- 30～50%는 aortic coarctation이나 bicuspid aortic valve와 같은 major cardiac malformation을 가지고 있다.
- 지능은 정상적이다.
- 90% 이상에서 ovarian dysgenesis를 가지므로 일생동안 호르몬 치료가 필요하다.

– Mosaicism
- 한 개체 내에 세포 유전학적으로 서로 다른 두 가지 이상의 cell line들이 발견되는 경우를 말한다.
- 태아 조직 전체에서 mosaicism이 발견될 수 있지만, 태반이나 성선 혹은 태아의 일부 조직에서만 mosaicism이 나타날 수 있고 이는 터너 증후군의 표현형이 굉장히 다양한 이유가 된다.
- 이환된 태아 조직은 45,X/46,XX 혹은 45,X/46,XY와 같은 핵형을 보인다.
- 45,X를 보이는 nonmosaic 형태의 터너 증후군이 감수분열 과정의 이상에서 야기되는 것과는 달리 mosaicism은 체세포 분열 과정의 이상에서 비롯된다.

### 3) 염색체 구조의 이상

(1) Chromosomal deletion

① 정의

염색체 일부분이 소실되는 것을 말한다.

② 기전

감수 분열 기간 동안에 상동 염색체가 짝을 짓는 과정에서 malalignment 혹은 mismatching이 발생하면서 야기된다.

③ 질환

- Deletion 4p
  - Wolf - Hirschhorn syndrome
  - 4번 염색체의 단완이 소실되어 발생한다.
  - Fetal growth restriction, hypotonia, severe mental deficiency, polydactyly가 나타난다.
  - 대개 유년기까지 생존하지 못한다.

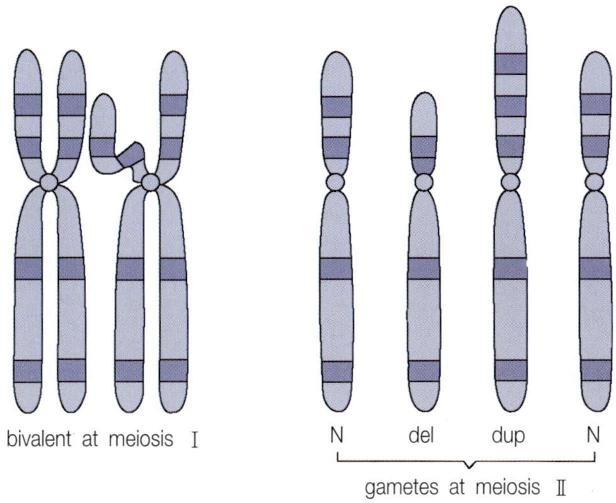


그림 3-14 One mechanism to produce a duplication and a deletion.

- Deletion 5p
  - cri du chat syndrome
  - Growth restricted, hypotonic, severely retarded infant
  - Larynx의 비정상적인 발달로 인해 고음의 고양이와 같은 울음소리가 특징이다.
- Microdeletion 22q11.2
  - Shprintzen, DiGeorge phenotype의 두 가지 유전 질환을 유발할 수 있다.
  - Shprintzen phenotype은 velo - cardio - facial syndrome이라고도 불리고 cleft palate, velopharyngeal incompetence, prominent nose, long face, retarded mandible 등이 주된 특징이다.
  - Digeorge phenotype은 thymus와 parathyroid의 hypoplasia 혹은 aplasia를 유발하고 aortic arch malformation을 야기하는 것이 특징이다.

(2) Chromosomal translocation

① Reciprocal translocation

- 다른 두 개의 염색체에서 각각 균열이 발생하여 잘려 나간 염색체 조각이 서로 바뀐 상태로 rearrangement되는 것으로 정의한다.
- Rearrangement되는 과정에서 염색체가 손실되거나 혹은 추가되지 않는 경우 balanced translocation이라 한다.
- 대부분의 경우 유전자의 기능은 영향을 받지 않기 때문에 balanced carrier는 정상적인 표현형을 가진다.
- 산술적으로 unbalanced offspring을 가질 확률은 50%이다. 하지만 비정상적인

유전자를 가진 태아는 쉽게 소실되기 때문에 실제적으로는 liveborn offspring 중에서 5~30% 정도 만이 unbalanced offspring으로 태어난다.

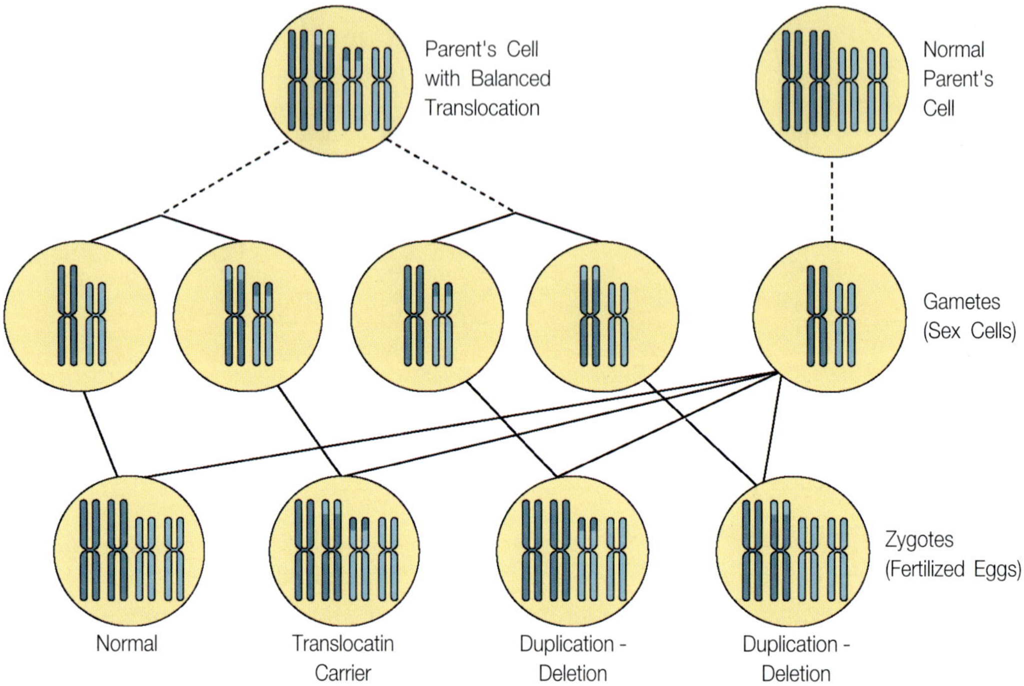


그림 3-15 Gametes produced by a balanced translocation carrier.

② Robertsonian translocation

- 발생 기전
  - 두 개의 acrocentric chromosome이 centromere 부근에서 하나로 융합되어 발생한다.
  - Acrocentric chromosome에는 13, 14, 15, 21, 22번 염색체가 있다.
- 임상적 특징
  - 정상 표현형을 가진다.
  - 산술적으로 abnormal gamate를 가진 offspring을 가질 확률은 상동 염색체가 융합되었을 때는 100%이고 서로 다른 염색체가 융합되었을 경우에는 66%(4/6)이다.
  - Robertsonian carrier는 대개 임신하기가 쉽지 않다.
  - 흔한 translocation으로 신생아 1,000명당 한 명 꼴로 태어난다.
  - 태아에서 translocation trisomy가 발견된다면 반드시 부모의 염색체 검사를 시행한다.

③ Isochromosome

- 염색체는 원래 하나의 장완과 하나의 단완으로 구성되어야 하는데 만약 두 개의 장완 혹은 두 개의 단완으로 구성될 경우 isochromosome으로 정의한다.
- 2기 감수 분열 혹은 체세포 분열 기간에 centromere가 수평으로 분리되지 않고 수직으로 분리되어 발생한다.

(3) Chromosomal inversion

① 발생 기전

하나의 염색체에서 두 개의 균열이 발생하여 사이에 끼어 있는 조각이 뒤집혀서 발생한다.

② 분류

- Paracentric inversion
  뒤집힌 조각이 centromere를 포함하고 있지 않을 때를 말한다.
- Pericentric inversion
  뒤집힌 조각이 centromere를 포함하고 있을 때를 말한다.

(4) Ring chromosome

하나의 염색체의 양 끝에 deletion이 발생하고 말단이 서로 융합되어 발생한다.

## 4. Single - gene(Mendelian) disorder

### 1) Autosomal dominant

(1) 정의

① 쌍을 이루고 있는 유전자에서 어느 한쪽의 유전자만이 표현형을 결정할 경우 그 유전자는 우성으로 간주된다.

② 상염색체 우성 질환을 야기하는 유전자를 가지고 있는 보인자의 자녀는 50%의 확률로 질환에 이환된다.

(2) Penetrance

① Penetrance란 어떠한 질환을 야기하는 특정 유전자를 가지고 있는 개체가 그 질환을 표현하는지의 여부를 뜻한다.

② 예를 들어, 어떠한 우성 유전자를 가지고 있는 모든 사람에서 그 유전자 관련 질환 혹은 표현형이 발현된다면 100%의 penetrance를 가진다고 말할 수 있다.

③ 헌팅턴 병을 유발하는 유전자의 mutant는 95%의 penetrance를 가지는데 이는 변형된 유전자를 가진 환자의 95%는 헌팅턴병이 발현되지만 5%는 그렇지 않다는 것을 의미한다.

**표 3-18** Some Relatively Frequent Mendelian Disorders

| Autosomal Dominant | Autosomal Recessive | X Linked |
|---|---|---|
| Achondroplasia | Albinism | Androgen insensitivity syndrome |
| Acute intermittent porphyria | $\alpha_1$ - Antitrypsin deficiency | Chronic granulomatous disease |
| Adult polycystic kidney disease | Congenital adrenal hyperplasia | Color bindness |
| Amyotrophic lateral sclerosis | Cystic fibrosis | Fabry disease |
| Antithrombin deficiency | Deafness | Fragile X syndrome |
| *BRCA1* and *BRCA2* breast cancer | Friedreich ataxia | Glucose - 6 - phosphate deficiency |
| Ehlers - Danlos syndrome | Hemochromatosis | Hemophilia A and B |
| Factor V Leiden mutation | Homocystinuria | Hypophosphatemic rickets |
| Familial hypercholesterolemia | Phenylketonuria | Muscular dystrophy - Duchenne and Becker |
| Hereditary hemorrhagic telangiectasia | Sickle cell anemia | Ocular albinism |
| Hereditary spherocytosis | Tay - Sachs disease | |
| huntington chorea | Thalassemia syndromes | |
| Hypertrophic obstructive cardiomyopathy | Wilson disease | |
| Long QT syndrome | | |
| Marfan syndrome | | |
| Multiple endocrine neoplasia type 1 and 2 | | |
| Myotonic dystrophy | | |
| neultiple endocrine neoplasia type 1 and 2 | | |
| myotonic dystropy | | |
| Neurofibromatosis type 1 and 2 | | |
| Osteogenesis imperfecta tarda | | |
| polyposis of the colon | | |
| Retinoblastoma | | |
| Tuberous sclerosis | | |
| von Willebrand disease | | |

④ 100%의 penetrance를 가지지 않는다면 상염색체 우성으로 유전되는 질환이라 하더라도 위의 원리에 의해 병이 발현되지 않는 skipped generation이 존재할 수밖에 없다.

(3) Expressivity

① 상염색체 우성 질환 유전자를 가지고 있는 개체들의 표현형이 모두 동일하지 않고 조금씩 다르게 발현된다면 variable expressivity를 가진다고 명명한다.

② Neurofibromatosis가 대표적인 예로 mild한 형태에서 severe한 형태까지 매우 다양하게 표현된다.

(4) Anticipation

① 어떠한 염색체 질환의 경우 부모에 비해 자녀의 증상이 심하게 발현되고 더욱 이른 시기에 나타나며 세대가 진행하면서 점점 심화되는 현상을 보이는데 이를 anticipation이라 명명한다.

② 이는 유전자의 mutation 범위가 세대가 진행되면서 점점 커지기 때문으로 생각된다.

③ Fragile X syndrome, myotonic dystrophy가 대표적인 예이다.

(5) Co - dominant gene

① 쌍을 이루고 있는 대립 유전자(allele)가 서로 다르지만 둘 다 각자의 표현형이 발현되는 경우 이 유전자를 co - dominant gene이라고 부른다.

② Humal blood type gene이 대표적인 예이다.

## 2) Autosomal recessive

(1) Overview

① 상염색체 열성 질환은 쌍을 이루고 있는 유전자가 둘 다 비정상적인 경우에 발생한다.

② 많은 효소 결핍 질환이 이에 해당한다.

③ 부모가 둘 다 heterozygote carrier인 경우 자식은 산술적으로 25%는 homozygous normal이고 50%는 heterozygote carrier이며 25%는 homozygous abnormal이다.

(2) Phenylketonuria(PKU)

① 상염색체 열성 질환의 대표적인 예이다.

② Phenylalanine을 tyrosine으로 변환시키는 효소의 이상으로 인하여 phenylalanine이 체내에 축적되고 neurological damage와 mental retardation이 유발된다.

③ Phenylalanine - free diet로 치료가 가능하다.

(3) 근친혼

① Third - degree relative 이내의 혼인을 의미한다.

② 나쁜 유전자를 공유하고 있을 가능성이 높기 때문에 상염색체 열성 질환이나 multifactorial disease를 가지는 자녀를 낳을 가능성이 높다.

## 3) X - linked and Y - linked gene

(1) X - linked recessive disease

① Color blindness, hemophilia A, Duchenne muscular dystrophy가 대표적인 예이다.

② X - linked recessive condition을 유발하는 유전자를 가지고 있는 여성의 자녀가 아들이라면 50%의 질환 위험성을 가지고 딸이라면 50%의 carrier 위험성을 가진다.

(2) X - linked dominant disease

① 남자가 이환되었을 경우에는 거의 치명적이기 때문에 대부분 여성에서 이환된다.

② Focal dermal hypoplasia, vitamin D-resistant rickets 등이 대표적인 예이다.

(3) Y-linked disease

Y 염색체의 장완이 손실된 경우 severe spermatogenic defect가 유발된다.

## 5. Nonmendelian pattern of inheritance

### 1) Heriditary unstable DNA

(1) 정의

대부분의 유전자는 부모에서 자손으로 전달되는 과정에서 변하지 않지만 어떤 유전자는 unstable하여 크기 혹은 기능이 변할 수 있는데 이를 지칭한다.

(2) 종류

① Fragile X syndrome(Martin-Bell syndrome)

- 유병률
  - Familial mental retardation의 가장 흔한 형태로 지능 저하 원인의 4~8%를 차지한다.
  - 남자는 1,000명당 한 명, 여자는 2,000명당 한 명 꼴로 발생한다.
- 발병 기전
  - Xq27에는 일련의 CGG repeat가 존재한다.
  - CGG repeat가 일정 숫자 이상으로 증가할 경우 이 유전자가 methylation되면서 비활성화된다.
  - 이 유전자가 비활성화되면 fragile X syndrome의 특징적인 증상이 나타난다.
- 임상 증상
  - 지능 저하
  - Autistic behavior
  - Attention deficit-hyperactivity disorder(ADHD)
  - Speech & language problem
  - Narrow face & large jaw
  - Macroorchidism in postpubertal male

② Myotonic dystrophy

- 발병 기전
  - 9번 염색체의 장완에는 일련의 CTG repeat가 존재한다.
  - CTG repeat가 일정 숫자 이상으로 증가할 경우 myotonic dystrophy가 발생한다.

- 한 세대에서 다음 세대로 진행할수록 repeat의 숫자는 증가하게 되고 증상도 더욱 심하게 발현되는 anticipation의 대표적인 예이다.

• 임상 증상
- Muscle weakness
- Cardiomyopathy
- Mental retardation
- Cataract
- Respiratory difficulty

③ Huntington disease

• 임상 증상
- Progressive chorea
- Bradykinesia
- Rigidity with insidious deterioration of intellectual function

• 발병 기전

4번 염색체의 CAG triplet repeat이 증가하면서 발생한다.

④ Other DNA - triplet repeat disease

• Friedrich ataxia
• X - linked spinal & bulbar muscular atrophy(Kennedy disease)
• Spinocerebellar ataxia type 1 and 2
• Dentato - rubro - pallido - luysian atrophy
• Machado - Joseph disease

## 2) Imprinting

(1) 정의

① 유전자를 부모 중에 어느 사람에게서 받았는지에 따라 유전자의 표현형이 변화되는 과정을 기술하는 용어이다.

② 세대가 진행되면서 유전자 자체는 변하지 않지만 유전자를 부모 중에 누구한테서 받았는지에 따라 표현형은 다르다.

(2) Deletion 15q11 - 13

① 특징

어머니로부터 결손된 유전 물질을 받은 경우 Angelman syndrome을 유발하고 아버지로부터 받은 경우에는 Prader - Willi syndrome이 야기된다.

② 각 질환의 임상 증상

- Prader - Willi syndrome
  - Obesity
  - Hyperphagia
  - Short stature
  - Small hands, feet, and external genitalia
  - Mild mental retardation
- Angelman syndrome
  - Normal stature & weight
  - Severe mental retardation
  - Absent speech
  - Seizure disorder
  - Ataxia and jerky arm movement
  - Paroxism of inappropriate laughter

## 3) Uniparental disomy

한 쌍의 염색체를 아버지나 어머니 어느 한쪽에서만 물려받는 상황을 말한다.

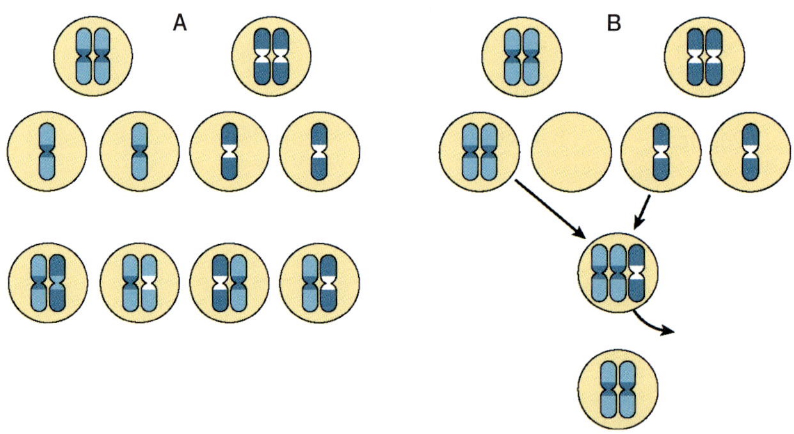


그림 3-16 Diagrammatic representation of how uniparental disomy may arise.

## 4) Mitochondrial inheritance

(1) 미토콘드리아의 유전학적 특징

① 인간 세포는 수백 개의 mitochondria를 지니고 있다.

② 미토콘드리아는 자기 자신의 genome과 replication system을 가지고 있다.

③ 미토콘드리아는 재조합의 과정을 거치지 않고 어머니로부터 그대로 물려받게 된다.

④ Mutant mitochondrial DNA를 포함하고 있는 난자가 수정될 경우 자손은 미토콘드리아 유전 질환을 가지게 된다.

(2) 미토콘드리아 유전 질환의 종류

① Myoclonic epilepsy with ragged red fibers(MERRF)

② Leber hereditary optic neuropathy

③ Leigh syndrome

④ Pigmentary retinopathy



## 5) Polygenic and multifactorial inheritance

(1) 정의

① Polygenic trait : 여러 유전자에 의해 영향받는 특성을 말한다.

② Multifactorial trait : 여러 유전자와 환경적 요인에 의해 영향받는 특성을 말한다.

(2) Multifactorial trait의 분류

① Continuously variable trait

- 일반 인구 집단에서 정규 분포를 그리는 특성을 말한다.
- 평균값에서 two standard deviation을 벗어나는 값을 가질 경우 비정상으로 간주한다.
- 키 혹은 머리 둘레 등이 대표적인 예이다.

② Threshold trait

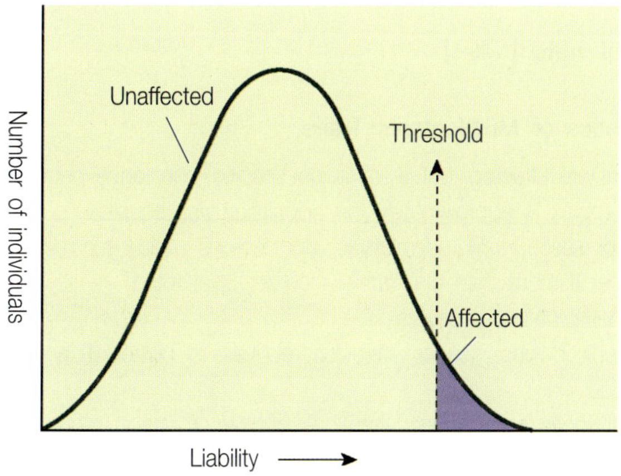


그림 3-17 Example of a threshold trait.

- 발생할 수 있는 가능성(liability)이 어느 한계점(threshold)을 넘을 경우에만 질환이 발생하는 특성을 말한다.
- All - or - none phenomenon이 적용되어 liability가 threshold에 가깝다 하더라도 이를 넘지 않을 경우에는 정상으로 표현된다.
- Cleft lip & palate, pyloric stenosis가 대표적인 threshold trait이다.

③ Complex disorders of adult life

- 여러 유전자가 환경 요인에 대한 susceptibility를 결정하는 질환을 말한다.
- 고혈압이 대표적인 예로서 이러한 질환은 대개는 가족력이 있고 마치 threshold trait처럼 행동하지만 환경적인 영향이 중요한 cofactor로 작용한다.

**표 3-19** Multifactorial Adult - Onset Diseases and Their Associated Mutations

| Approach | Disease | Mutation |
|---|---|---|
| Working down from the phenotype, using physiological abnormalities | Coronary artery disease | Hypercholesterolemia; combined hyperlipidemia |
| | Hypertension | Ion transport abnormalities |
| | Pernicious anemia | Atrophic gastritis |
| | Peptic ulcer | Hyperpepsinogenemial I |
| | Lactose intolerance | Lactase deficiency |
| | hemochromatosis | Increased iron absorption |
| | Diabetes mellitus | Glucose intolerance; pancreatic autoimmunity |
| | Colon cancer | Single adenomatous polyp |
| Working up from the genotype, using genetic markers | Caliac disease | Associated with HLA - DR3 |
| | Hemochromatosis | Associated with HLA - A3, linked to HLA region (chromosome 6) |
| | Type 1 diabetes mellitus | Associated with HLA - DR3 and HLA - DR4 |
| | Rheumatoid arthritis | Associated with HLA - DR4 |
| | Ankylosing spondylitis | Associated with HLA - B27 |
| | Alzheimer disease | Linked to amyloid $\beta$ - protein RFLP(chromosome 21) |

(3) Multifactorial trait의 특징

**표 3-20** Characteristics of Multifactorial Traits

- Multiple family members are affected, but there is no specific inheritance pattern
- Risk to first - degree relatives is approximately the population risk squared
- Risk is sharply lower for second - degree relatives and declines rapidly for more distant relatives
- Recurrence risk is higher if more than one family member is affected
- Recurrence risk is higher if defect is severe
- If trait is more frequent in one gender, risk for relatives is higher if person with defect is of less frequently affected gender
- Concordance rate in dizygotic twins is less than one quarter of rate in monozygotic twins
- Recurrence risk is higher if parents are consanguineous

(4) Examples of multifactorial or polygenic defects

① Neural tube defect

- 발생학
  - Neural plate는 임신 초기에 배아의 dorsum 부위로 확장된다.
  - 완전히 확장된 후에는 접히게 되어 neural tube가 형성되고 이후 다섯 개의 서로 다른 부위에서 각각 closure가 일어난다.
  - Closure가 다 이루어지면 다섯 개의 부위는 서로 융합한다.
  - Neural tube의 closure가 완전히 이루어지지 않거나 융합하는 과정에 문제가 있을 경우 신경관 결손증이 발생하게 된다.

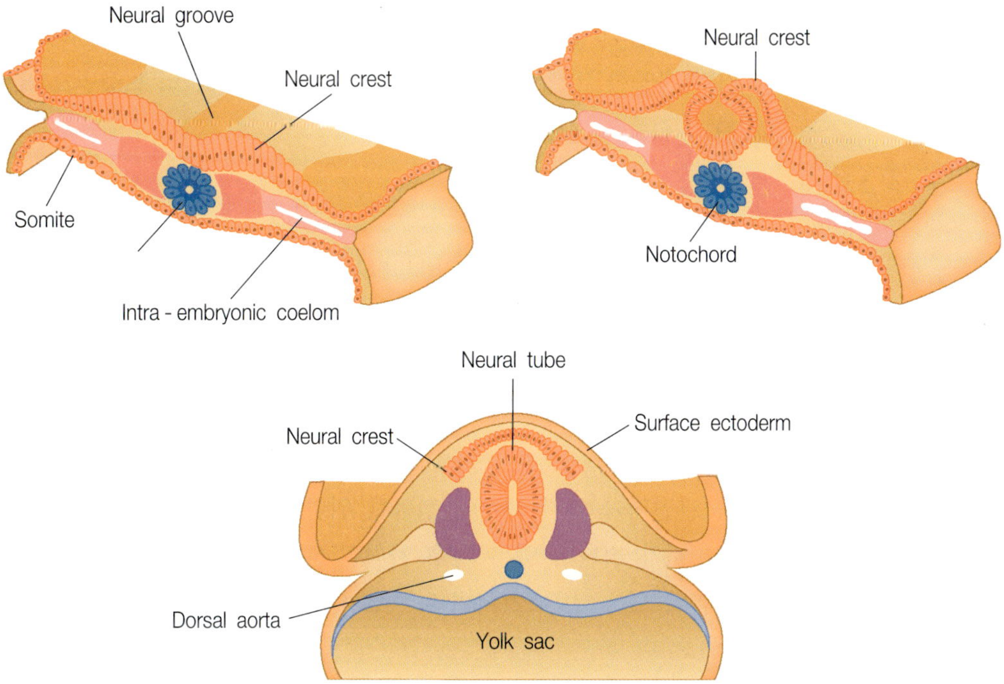


그림 3-18 Schematic representation of neuraltube closure before 28days of embryonic life.

- 빈도

  1,000명의 신생아 중에서 1.4~2명 꼴로 발생하고 cardiac defect 다음으로 두 번째로 흔한 congenital structural abnormality이다.
- 질환
  - Anencephaly : 가장 심각하고 치명적이다.
  - Spina bifida : 하나 이상의 vertebrae arch가 융합되지 않아 발생하고 meningocele이나 meningomyelocele을 유발한다.

- Rachischisis : 모든 vertebral arch가 융합되지 않아 척수 전체가 노출되는 질환이다.
- 유전학
  - 다인자성 유전 질환의 가장 좋은 예이다.
  - 신경관 결손증에 영향을 미치는 인자로는 environment, diet, hyperthermia, hyperglycemia, teratogen exposure, family history, ethnic origin, fetal gender, amniotic fluid nutrients, various gene 등을 들 수 있다.
- 예방
  - 신경관 결손증의 중요한 원인으로 엽산 대사에 관여하는 효소(MTHFR)를 생성하는 유전자의 이상을 들 수 있다. 따라서 folic acid supplementation으로 신경관 결손증의 상당 부분을 감소시킬 수 있다.
  - 여러 인자와 다양한 유전자에 의해 발생하기 때문에 엽산의 보충만으로 모든 신경관 결손증이 예방되는 것은 아니다.

② Cardiac defect

- 빈도

1,000명의 신생아 중에서 8명 꼴로 발생하고 가장 흔한 birth defect이다.

- 유전학
  - 대표적인 multifactrial inheritance를 보이는 질환이다.
  - 수많은 유전자와 환경 인자가 선천성 심장 질환과 연관되어 있다.
- 재발 위험성

여러 인자가 관련되어 있기 때문에 정확한 위험성은 평가하기 어렵지만, 대략적으로 어머니가 질환이 있는 경우 자녀의 5~6%가 심장 질환을 가지고 아버지가 질환이 있는 경우 자녀의 2~3%가 심장 질환을 가진다고 생각할 수 있다.

**표 3-21** Recurrence Risk(percent) for Congenital Heart Defects if Siblings or parents are Affected

| | Father | Mother | 1 Sibling | 2 Sibilings |
|---|---|---|---|---|
| Ventricular septal defects | 2 | 6~10 | 3 | 10 |
| Atrial Septal defects | 1.5 | 4.~4.5 | 2.5 | 8 |
| Fallot tetralogy | 1.5 | 2.5 | 2.5 | 8 |
| Pulmonary stenosis | 2 | 4~6.5 | 2 | 6 |
| Aortic stenosis | 3 | 13~18 | 2 | 6 |
| Coarctation | 2 | 4 | 2 | 6 |

## 6. Molecular genetics

### 1) Control of gene expression(DNA methylation)

(1) 유전자는 모든 조직에서 기능을 발휘하는 것이 아니고 필요한 경우에만 역할을 한다.

(2) 예를 들어, globin gene은 적혈구가 아닌 조직에서는 역할을 하지 않고 오직 적혈구 조직에서만 기능하여 hemoglobin을 생산한다.

(3) 이러한 조절은 DNA methylation에 의해 transcription이 억제되면서 이루어진다.

### 2) Genetic test

(1) Cytogenetic analysis

① 분열하고 있는 세포를 포함하는 조직만 시행할 수 있다.

② 분열하고 있는 세포를 metaphase단계에서 정지시키고, 이 때 chromosome을 염색하여 밝고 어두운 band를 형성하게 하여 염색체를 관찰하는 검사이다.

③ 염색체의 deletion, duplication, rearrangement를 쉽게 확인할 수 있다.

④ 세포의 분열 속도에 의해 검사 기간이 결정되는데, 골수 세포는 1일 내에 검사를 마칠 수 있는 반면 피부모세포는 3～6주 정도가 소요된다.

⑤ 양수 검사는 대표적인 cytogenetic analysis로서 7～14일 정도의 검사 기간이 필요하다.

(2) Fluorescence in situ hybridization(FISH)

① 선택된 염색체의 ploidy를 결정하거나 특정 유전자 혹은 규모가 큰 DNA sequence의 존재여부를 확인할 수 있는 빠른 방법이다.

② 세포를 glass slide에 고정시키고 형광 물질을 붙인 염색체 혹은 유전자 탐색자를 고정된 염색체에 hybridization시켜서 원하는 유전자가 존재하는지를 관찰하는 검사이다.

(3) Spectral karyotype analysis

① 모든 염색체에 labeled probe를 사용하는 FISH 기법의 일종으로 모든 염색체는 각각 고유한 색깔을 발현하므로 서로 쉽게 구분된다.

② 연구 목적으로만 이용한다.

(4) Linkage analysis

(5) Complementary DNA

(6) Polymerase chain reaction(PCR)

특정 DNA sequence나 유전자를 대량으로 생산하는 기술이다.

(7) Southern blotting

① 인간 genome 전체에서 원하는 DNA 조각을 검출하는데 이용하는 기법이다.

② 같은 원리를 이용하여 RNA나 단백질 검출에 이용하는 기법을 각각 Northern blotting, Western blotting이라 한다.

(8) Cloning

① Clone이란 하나의 선조 세포에서 기원한 동일한 세포군들을 일컫는 용어이다.

② Cloning이란 유전 물질들을 다량으로 똑같이 복사하는 것을 말한다.

③ 세균 내에 있는 vector는 스스로 DNA molecule을 복제하는 성질이 있는데 이를 이용하여 DNA와 같은 유전 물질들을 복사할 수 있다.

(9) Positional cloning

(10) DNA chip

① 검사가 필요한 사람의 DNA를 PCR 기법을 이용하여 증폭시키고 이를 DNA chip에 부착되어 있는 probe에 부착시킨다.

② 만약 probe에 DNA가 hybridization되면 색깔이 발현되고 이것은 그 사람이 특정 cDNA를 가지고 있다는 것을 의미한다.

③ 여러 종류의 mutation의 존재 여부를 동시에 알 수 있어 여러 질환의 genetic screening에 흔히 이용된다.

(11) Microarray

## 3.5 Prenatal diagnosis and fetal therapy

### 1. Overview

#### 1) 산전 진단의 정의

(1) 태아 시기에 미리 구조적, 기능적 이상을 발견하는 것을 말한다.

(2) 태어나기 전에 진단을 하게 되면 치료를 미리 시행할 수 있어 적절한 분만이 이루어질 수 있도록 도울 수 있을 뿐만 아니라 필요한 경우 termination을 고려할 수 있다는 장점이 있다.

#### 2) 산전 진단의 대상

(1) 유전성 혹은 선천성 질환의 위험성이 높은 태아

(2) 흔하게 발견되는 선천성 이상에 대한 위험성을 예측할 수 없는 태아

(3) 초음파에서 구조적, 발달적 이상이 발견된 태아

### 3) 현재 시행되고 있는 태아 치료의 종류

(1) 부적절한 자궁 환경의 개선

(2) 분만

(3) 태아 수혈

(4) 태아 약물 주입

(5) Amnioreduction

(6) Placement of shunt

(7) 태아 수술



## 2. 유전성 혹은 선천성 질환의 위험성이 높은 태아에 대한 산전 검사

### 1) Fetal anueploidy

(1) 빈도

① 정자와 난자가 만나서 수정된 conceptus 중에서 적어도 8%는 aneuploidy라고 추정된다.

② First trimester abortion의 50%를 차지한다.

③ 사산과 신생아 사망 전체 중에서 5~7%를 담당한다.

(2) 진단적 검사의 적응증

① 고위험군

- 고위험군이란 어떠한 진단적 검사를 시행했을 때의 태아 사망률보다 그 질환 자체의 발생 위험성이 더 높은 경우를 일반적으로 지칭한다.
- 양수 검사로 인한 태아 사망 위험성은 1/200이므로 fetal aneuploidy의 발생 위험성이 이보다 큰 경우 genetic amniocentesis의 적응증이라 할 수 있다.

② 양수검사의 적응증

**표 3-22** Women with Risk of Fetal Aneuploidy Significant Enough to Justify Risk of Amniocentesis

- Singleton pregnancy at age over 35years at delivery
- Dizygotic twin pregnancy at age over 31years at delivery
- Previous autosomal trisomy birth
- Previous 47,XXX or 47,XXX birth
- Patient or partner is carrier of chromosome translocation
- Patient or partner is carrier of chromosomal inversion
- History of triploidy
- Some cases with repetitive early pregnancy losses
- Patient or partner has aneuploidy
- Major fetal structural defect identifed by ultrasound

• 단태아를 가지면서 분만 시점이 만 35세 이상인 산모
이 경우 임신 중반기의 태아가 aneuploidy일 확률은 1/132로 충분히 양수 검사의 적응증이 된다.

**표 3-23** Maternal Age - Related Midtrimester Risk of Down Syndrome and All Aneuploidies

| Maternal Age | Midtromester Incidence | | Term Liveborn Incidence | |
|---|---|---|---|---|
| | Down | All Aneuploidies | Down | All Aneuploidies |
| 33 | 1/417 | 1/208 | 1/625 | 1/345 |
| 34 | 1/333 | 1/152 | 1/500 | 1/278 |
| 35 | 1/250 | 1/132 | 1/384 | 1/204 |
| 36 | 1/192 | 1/105 | 1/303 | 1/167 |
| 37 | 1/149 | 1/83 | 1/227 | 1/130 |
| 38 | 1/115 | 1/65 | 1/175 | 1/103 |
| 39 | 1/89 | 1/53 | 1/137 | 1/81 |
| 40 | 1/69 | 1/40 | 1/106 | 1/63 |
| 41 | 1/53 | 1/31 | 1/81 | 1/50 |
| 42 | 1/41 | 1/25 | 1/64 | 1/39 |
| 43 | 1/31 | 1/19 | 1/50 | 1/30 |
| 44 | 1/25 | 1/15 | 1/38 | 1/24 |
| 45 | 1/19 | 1/12 | 1/30 | 1/19 |

• 이란성 쌍태아를 가지면서 분만 시점이 만 31세 이상인 산모

**표 3-24** Maternal Age - Related Midtrimester Risk of Down Syndrome in One or Both Fetuses of a Dizygotic Twin Pregnancy

| Maternal Age | Midtromester Incidence | | Term Liveborn Incidence | |
|---|---|---|---|---|
| | Down | All Aneuploidies | Down | All Aneuploidies |
| 25 | 1/481 | 1/679 | 1/833 | 1/259 |
| 26 | 1/447 | 1/636 | 1/650 | 1/258 |
| 27 | 1/415 | 1/599 | 1/509 | 1/245 |
| 28 | 1/387 | 1/566 | 1/398 | 1/234 |
| 29 | 1/364 | 1/535 | 1/310 | 1/223 |
| 30 | 1/342 | 1/508 | 1/243 | 1/206 |
| 31 | 1/324 | 1/483 | 1/190 | 1/205 |
| 32 | 1/256 | 1/409 | 1/149 | 1/171 |
| 33 | 1/206 | 1/319 | 1/116 | 1/151 |
| 34 | 1/160 | 1/257 | 1/91 | 1/126 |
| 35 | 1/125 | 1/199 | 1/71 | 1/101 |
| 36 | 1/98 | 1/153 | 1/56 | 1/82 |
| 37 | 1/77 | 1/118 | 1/44 | 1/67 |
| 38 | 1/60 | 1/92 | 1/35 | 1/54 |
| 39 | 1/47 | 1/72 | 1/27 | 1/44 |
| 40 | 1/37 | 1/56 | 1/21 | 1/35 |
| 41 | 1/29 | 1/44 | 1/17 | 1/28 |
| 42 | 1/23 | 1/33 | 1/13 | 1/22 |

- 이전에 autosomal trisomy 태아를 임신한 경험이 있는 산모
  이 경우 autosomal trisomy를 다시 임신할 확률은 적어도 1/100 이상이고 충분히 양수 검사의 적응증이 된다.
- 이전에 triple X(47,XXX) 혹은 Klinefelter syndrome(47,XXY) 태아를 임신한 경험이 있는 산모
  - 이 경우 다음 태아의 재발률은 적어도 1/100 이상이고 충분히 양수 검사의 적응증이 된다.
  - 위와는 달리 47,XYY 혹은 45,X 태아의 경우에는 재발률이 낮다.
- 남편 혹은 자기 자신이 chromosomal translocation을 가지고 있는 산모
- 남편 혹은 자기 자신이 chromosomal inversion을 가지고 있는 산모
- 이전에 triploidy 태아를 임신한 경험이 있는 산모
  First trimester이상 생존한 triploidy 태아를 임신한 경험이 있는 경우 재발률은 1～1.5% 이상이고 충분히 산전 검사의 적응증이 된다.
- 반복적인 1분기 자연 유산
  - 실제로 repetitive early abortion의 대부분은 euploid abortion이므로 수태물의 karyotyping은 필요하지 않다.
  - 하지만, 소수의 repetitive early abortion의 경우 부모의 chromosomal translocation 혹은 inversion이 원인이므로 부모의 karyotyping은 필요하다.
- Parental aneuploidy
- 초음파로 태아의 major structural defect가 확인된 산모

## 2) Isolated structural anomaly

(1) 빈도와 위험성

① Structural malformation은 multifactrial, polygenic disorder로 2～3%의 재발률을 가진다.

② First - degree(부모, 형제자매) 혹은 second - degree(이모, 고모, 조부모) relative가 structural anomaly를 가진다면 산전 유전 검사가 반드시 필요하다.

③ Third - degree(사촌) relative의 질환 유무 여부는 큰 영향을 미치지 않는다.

(2) 종류

① Congenital heart defect

- 가장 흔한 isolated structural defect이다.
- 대표적인 다인자성 유전 질환으로 재발률이 매우 높다.
- 태아 심장 질환의 위험성이 높은 경우 20～22주 경에 정밀 심장 초음파 등을 시행하여 이상이 발견될 경우 termination 등을 고려할 수 있다.

② Neural - tube defect

- 진단 과정
  - 신경관 결손증 태아를 가질 확률이 높은 산모는 먼저 alpha - fetoprotein test와 초음파 검사를 시행한다.
  - 초음파 검사 결과가 확실하지 않거나 defect가 보인다면 양수 검사를 시행하여 defect의 존재 여부를 확진하고 태아의 karyotype을 결정하도록 한다.
- Risk factor for neural - tube defect

**표 3-25** Risk Factors for Neural - tube Defects

| |
|---|
| Family history of neural - tube defects |
| Exposure to certain environmental agents |
| Diabetes(hyperglycemia) |
| Hyperthermia |
| Drugs and medications |
| Genetic syndrome with known recurrence risk |
| Some racial or ethnic groups and/or living in high - risk geographical regions |
| Production of anti - folate receptor antibodies |

- Family history of NTD
  - 가장 쉽게 생각할 수 있는 위험요인으로 전체 신경관 결손증의 5%는 가족성이다.
  - 한 명의 first - degree relative가 질환에 이환된 경우 2~3%의 재발률을 가진다.
- Exposure to certain envionmental factors
  - 제 1형 당뇨병에 의해 유발되는 hyperglycemia는 위험성을 높인다.
  - Hyperthermia 역시 정확한 기전은 알 수 없지만 6배까지도 위험성을 높일 수 있다.
  - 엽산 대사를 방해하는 약물은 NTD를 유발한다. 대표적인 약물로는 valproic acid, carbamazepine과 같은 anticonvulsants 혹은 aminopterin, isotretinoin 등을 들 수 있다.
- History of genetic syndrome or anatomical anomaly associated with NTD
  - Meckel - Gruber syndrome 등의 NTD를 포함하는 유전성 증후군들은 대부분 상염색체 열성 질환으로 25%의 재발률을 보인다.
  - Trisomy 13, 18 등에서도 NTD가 나타날 수 있고 이 경우 재발률은 1%이다.
- Belonging to high - risk racial or ethnic group, living in high - risk geographical region
  - 영국은 전체 인구의 1%가 NTD를 가진다.

◦ 중국, 이집트, 인도 역시 위험성이 높은 지역이다.
◦ 지역적으로 유병률이 차이가 나는 이유는 각 지역마다 유전적 배경이 다르고 식습관 등과 같은 환경적 요인에 차이가 있기 때문이다.

– Production of anti - folate receptor antibody
◦ NTD를 가진 태아를 임신한 경험이 있는 산모 중에서 75%가 anti - folate receptor antibody를 가진다는 보고가 있다.
◦ 이 경우 임신 이전에 미리 엽산을 보충하여 NTD 재발을 예방할 수 있다.

### 3) Familial genetic disease

(1) 중요성

Heritable genetic disorder를 가지는 부부의 태아는 여러 가지 molecular test를 통해 유전 검사를 시행하는 것이 중요하다.

(2) Ethnic groups at high risk

각 지역마다 빈도가 높은 특정 유전 질환이 존재하고 이에 맞는 적절한 genetic testing이 필요하다.

**표 3-26** Autosomal Recessive Diseases Found with Increased Frequency in Certain Ethnic Groups

| Disease | Heritage of Groups at increased Risk |
|---|---|
| Hemoglobinopathies | African, Mediterranean, Caribbean, Latin American, middle Eastern |
| Thalassemia | Mediterranean, Asian |
| Inborn errors of metabolism : Tay - Sachs, Canavan, Gaucher, Niemann - Pick, Fanconi anemia(type C), Bloom syndrome | Ashkenazi Jewish |
| Cystic fibrosis | Caucasians of northern European descent, Ashkenazi Jewish, Native American(Zuni, Pueblo) |
| Tyrosinemia, fragile X | French Canadian |

## 3. 흔하게 발견되는 선천성 이상에 대한 산전 검사

### 1) Neural – tube defect(NTD)

(1) Alpha - Fetoprotein(AFP)

① Glycoprotein의 일종으로 임신 초기에는 fetal yolk sac에서 합성되다가 후기가 되면 위장관과 간에서 합성된다.

② 생성된 AFP은 태아의 혈장 내를 순환하다가 소변으로 배출되어 양수 내에 포함된다.

③ 양수 내의 AFP은 태반을 통과하여 모체 순환계로 들어갈 수 있다.

④ Fetal body wall에 defect가 있는 경우 추가적인 AFP이 양수 내로 빠져나가 모체 혈청 내의 수치가 높아진다.

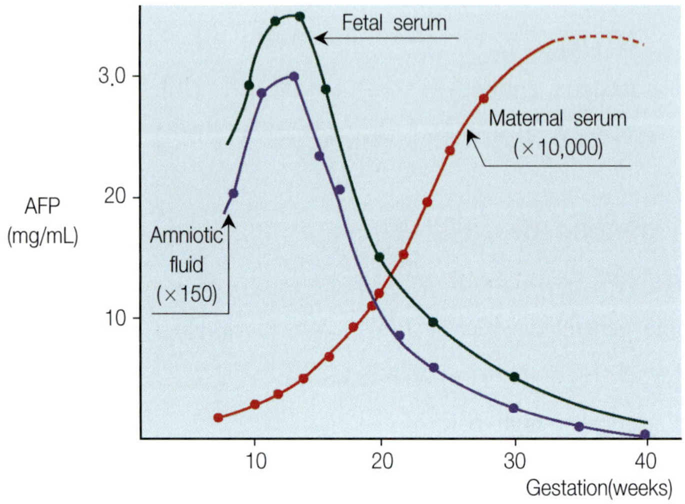


그림 3-19 Maternal and fetal serum and amnionic fluid alphafetoprotein (AFP) levels corresponding with gestational age.

(2) Maternal serum AFP screening

① 검사 시기와 결과표기 방법

- 미국 산부인과 학회(ACOG)는 임신한 모든 여성에서 선별 검사를 시행할 것을 권고하고 있다.
- 임신 14~22주 사이에 모체 혈청을 채취하여 AFP 수치를 측정한다.
- 결과는 NTD 태아를 가지지 않은 정상 산모들의 AFP 평균값에 대한 배수로 표기한다(Multiple of the Median, MoM).

② 결과에 영향을 미칠 수 있는 인자

- 몸무게
- 인종
- 당뇨병
- 재태 연령
- 태아 숫자

③ 결과 해석

- 2.0~2.5 MoM 이상의 수치를 가질 경우 선별 검사 양성으로 판명한다.
- 선별 검사 양성일 경우 실제로 질환을 가지고 있을 확률은 2~6% 정도이다.

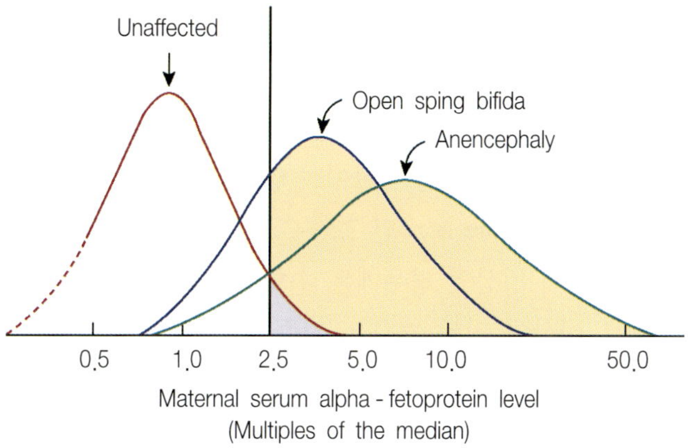


그림 3-20 Maternal serum alpha - fetoprotein levels in singleton gestations at 16 to 18 weeks.

④ Evaluation of elevated maternal serum AFP

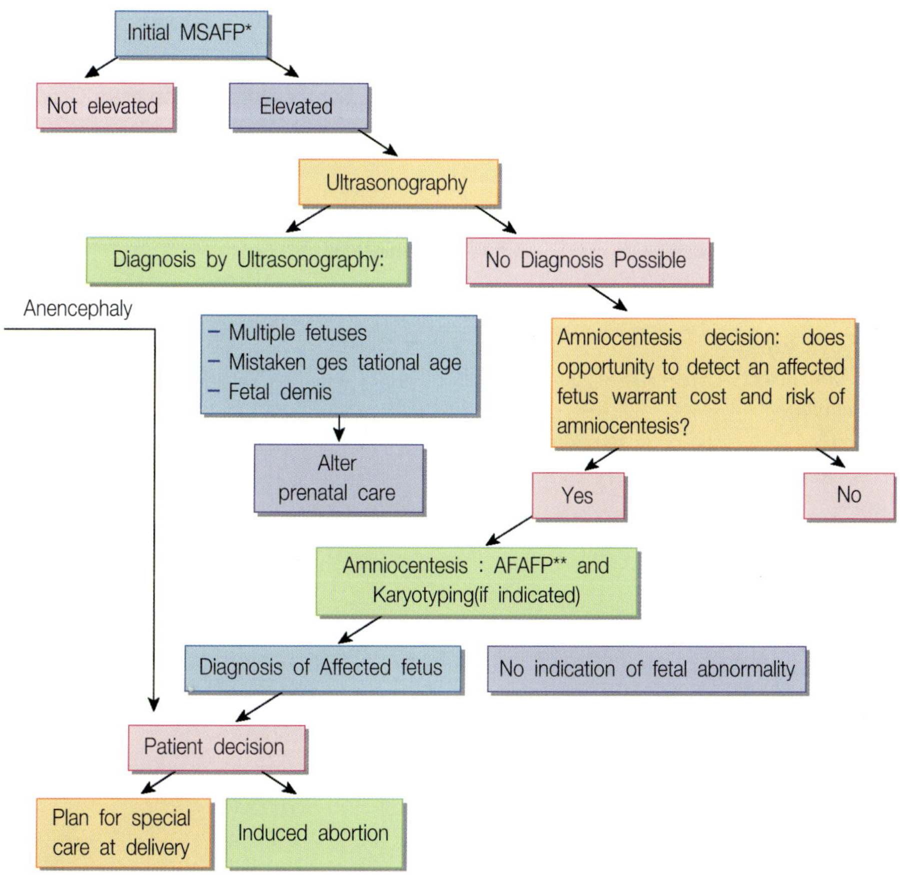


그림 3-21 Algorithm for evaluation an elevated maternal serum alpha - fetoprotein(MSAFP).
*MSAFP : maternal serum alpha - fetoprotein, **AFAFP : amniotic fluid alpha - fetoprotein

- 선별 검사에서 양성으로 나온 경우 우선 초음파를 시행하여 태아의 나이와 생존 여부, 태아 숫자 등을 파악한다. 실제로 비정상 선별 검사 결과는 상당 부분이 재태 연령을 잘못 측정하였기 때문에 발생한다.
- 14주 이전에 시행한 선별 검사에서 양성으로 나온 경우 다시 한 번 검사한다.
- 결과가 indiscriminate zone인 2.5～3.5 MoM인 경우에도 역시 다시 한 번 검사하는데, 대개 정상인 경우에는 수치가 평균치로 regress되는 경향을 보이지만 실제로 이상이 있는 경우는 지속적으로 높은 수치를 유지한다.
- 3.5 MoM 이상인 경우에는 선별 검사를 다시 할 필요가 없고 확실히 NTD 고위험군으로 판명할 수 있다.

⑤ Other causes of elevated maternal serum AFP level

- Fetal death
- Multiple gestation
- Structural defect
- Placental abnormality

**표 3-27** Conditions Associated with Abnormal Maternal Serum Alpha-Fetoprotein Concentrations

| Elevated Levels | Low Levels |
|---|---|
| Neural-tube defects | Chromosomal trisomies |
| Pilonidal cysts | Gestational trophoblastic disease |
| Esophageal or intestinal obstruction | Fetal death |
| Liver necrosis | Improper adjustment for high maternal weight |
| Cystic hygroma | Overestimated gestational age |
| Sacrococcygeal teratoma | |
| Abdominal wall defects-omphalocele, gastroschisis | |
| Urinary obstruction | |
| Renal anomalies-polycystic or absent kidneys | |
| Congenital nephrosis | |
| Osteogenesis imperfects | |
| Congenital skin defects | |
| Cloacal exstrophy | |
| Chorioangioma of placenta | |
| Placental abruption | |
| Placenta accreta | |
| Oligohydramnios | |
| Preeclampsia | |
| Multifetal gestation | |
| Low birthweight | |
| Fetal death | |
| improper adjustment for low maternal weight | |
| Underestimated gestational age | |
| Maternal hepatoma or teratoma | |

(3) 초음파 검사

① Anencephaly, major cranial defect, spine defect를 초음파를 통해 쉽게 관찰할 수 있다.

② 과거에는 선별 검사 양성인 산모의 태아 신경관 결손증을 진단하는데 있어 양수 검사를 확진 방법으로 많이 사용하였지만 최근에는 대부분 초음파를 이용하고 있으며 초음파만으로도 상당 경우에서 확진이 가능하다.

(4) 양수 검사

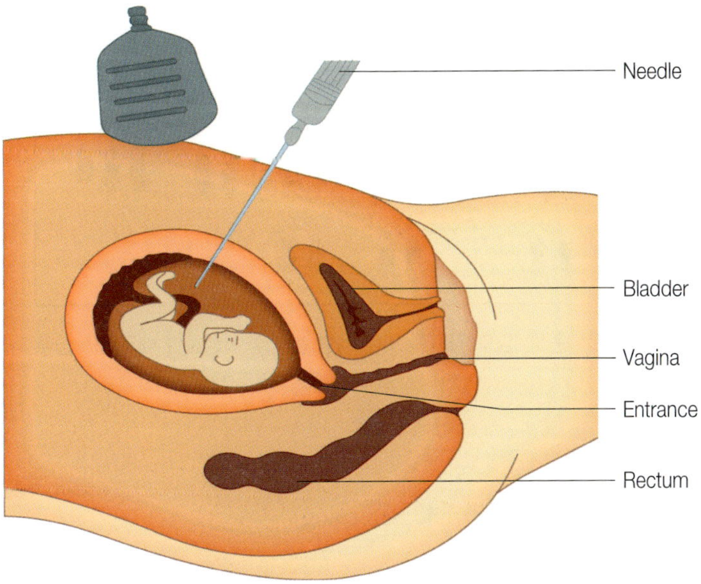


그림 3-22 양수 검사의 모식도.

① 적응증

선별 검사가 양성으로 나온 경우에 바로 시행할 수도 있지만 주로 선별 검사가 양성이면서 초음파 검사 결과가 확실하지 않을 때 시행하여 양수의 AFP 수치를 측정한다.

② Evaluation

- Acetylcholinesterase
  - 양수의 AFP 수치가 높게 나온 경우, 같은 sample을 가지고 곧바로 acetylcholinesterase를 측정한다.
  - Acetylcholinesterase는 정상적으로는 검출되지 않으며, 만약 검출된 경우 태아의 신경 조직이 노출되었다고 판단할 수 있다. 따라서 NTD의 확진 검사로 사용된다.

• Karyotyping

NTD는 aneuploidy와 연관성이 있기 때문에 초음파에서 NTD가 확인된 경우 양수 검사를 통해 fetal karyotyping을 확인하도록 한다.

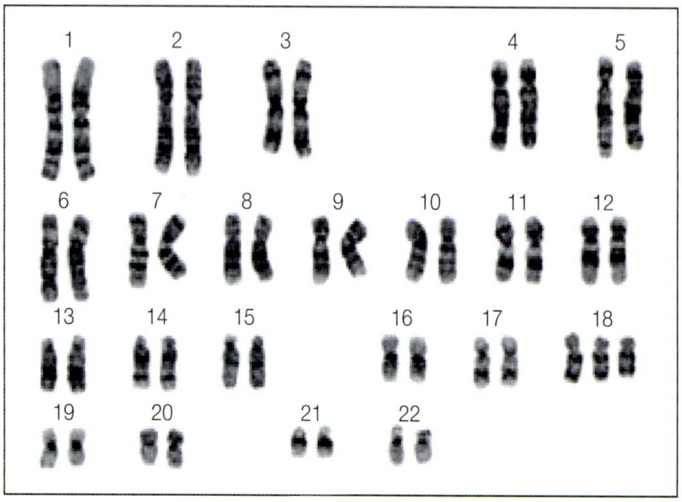


**그림 3-23 핵형 분석.** 양수 검사에 의해 핵형 분석을 시행하여 에드워드 증후군을 진단한 예이다.

## 2) Down syndrome

(1) Multiple - marker screening(triple screening)

① 시행 시기와 대상

• 임신 중기에 NTD screening을 위한 모체 혈청 검사를 시행하면서 같이 시행한다.

• 산모 나이가 35세 미만인 경우에 시행하는 것이 합당하지만 35세 이상인 경우에도 유용성이 있다.

• 산모가 만 35세 이상인 경우 태아의 다운 증후군의 위험성이 높기 때문에 검사 결과에 상관없이 양수 검사를 시행하는 경우가 많다.

② 다운 증후군 선별 검사에 사용되는 모체 혈청 내의 세 가지 표지자

• Alpha - Fetoprotein(AFP) : 감소

• Chorionic gonadotropin(hCG) : 증가

• Unconjugated estriol(E3) : 감소

cf. 최근에는 위 표지자 외에 inhibin을 추가하여 quadruple screening을 시행하는 경우가 많다.

③ 결과 해석

- 모체 혈청 내의 triple marker를 측정하여 이에 따라 태아 다운 증후군의 위험성을 계산하여 일정 기준 수치 이상일 경우 선별 검사 양성으로 판정한다.
- 기준 수치는 대개 1 : 200으로 잡는 경우가 많고 이 경우 35세 미만의 산모에서의 선별 검사 양성률은 대략 5% 정도이다.
- 선별 검사 양성인 경우에서 실제로 다운 증후군일 가능성은 대략 6%이다.
- 선별 검사가 음성이라 하더라도 태아가 정상이라고 확신할 수는 없다.
- 선별 검사가 양성인 경우 확진을 위해 양수를 채취하여 fetal karyotyping을 시행한다.

(2) First - trimester Down syndrome screening

① 의의

- Multiple - marker screening은 보통 임신 중기에 시행한다.
- 만약 임신 초기에 fetal aneuploidy를 발견할 수 있다면 더욱 안전하고 다양한 방법의 임신 중절이 가능하므로 이를 위하여 여러 연구가 이루어져 왔다.

② 임신 초기의 선별 검사 표지자

- 혈청학적 표지자
  - Free $\beta$ - hCG
  - Pregnancy associated plasma protein A(PAPP - A)
- 초음파 표지자

  Nuchal translucency(NT) : echolucent area seen in longitudinal view of back of neck

③ 시행 방법과 결과

- 임신 10～13주 사이에 시행한다.
- 선별 검사 양성으로 나온 경우 fetal karyotyping을 시행한다.
- 임신 초기와 중기 선별 검사를 같이 시행할 경우 다운 증후군 발견에 있어 가장 좋은 결과를 얻을 수 있다.

## 4. Screening for heritable genetic disease

### 1) Cystic fibrosis

(1) 원인

상염색체 열성 질환으로 7번 염색체의 장완에 있는 CFTR gene의 mutation에 의해 발생한다.

(2) 중요성

Chronic pulmonary disease, panceratic insufficiency, obstructive azoospermia 등을 유발하므로 산전에 미리 진단하는 것이 중요하다.

(3) Carrier screening을 시행해야 하는 경우

① First 혹은 second - degree relative가 이 질환에 이환된 경우

② 배우자가 CF에 이환된 경우

③ 부부 모두 caucasian인 경우

cf. 우리나라에서는 드문 질환이기 때문에 routine으로 시행하지 않는다.

(4) Fetal testing

양쪽 부모가 둘 다 carrier인 경우 태아의 유전자 검사를 시행한다.

### 2) Fragile X syndrome

(1) Carrier screening

보인자의 빈도가 매우 낮고 mutation을 가지는 환자의 표현형이 매우 다양하기 때문에 모든 사람에게서 선별 검사를 시행하지는 않는다.

(2) Testing

임상 소견이 fragile X syndrome에 합당하고 가족력이 있으면서 지능 저하를 보이는 사람의 경우 유전 검사를 시행한다.

## 5. Ultrasonographic screening

### 1) Incidental finding of major structural defect

(1) 산전 진찰 과정 중에 우연히 초음파 검사에서 major structural anomaly 혹은 minor dysmorphic feature가 발견되는 경우가 많다.

(2) 단일 기형은 다인자성 질환일 수도 있지만 여러 기형이 동반된 genetic syndrome의 일부분일 수도 있다.

(3) 태아의 구조적 기형이 발견될 경우 aneuploidy와 관련성이 있을 수 있으므로 fetal karyotyping을 시행한다.

### 2) Ultrasonographic screening for major structural anomaly

(1) 여러 산부인과 의료 기관에서 second - trimester 초기에 태아의 구조적 기형을 발견하기 위한 정밀 초음파를 시행하는 경우가 많다.

(2) 태아의 기형 가능성이 낮은 산모에서 정밀 초음파를 시행하는 것에 대한 효용성은 낮은 detection rate로 인해 아직 논란 중이다.

**표 3-28** Aneuploidy Risk Associated with Major Structural Fetal Malformations

| Defect | Population Incidence | Aneuploidy Risk | Most Common aneuploidy(Trisomy) |
|---|---|---|---|
| Cystic hygroma | 1/120EU~1/6,000 B | 60~75% | 45X(80%), 21, 18, 13, XXY |
| Hydrops | 1/1,500~4,000 B | 30~80%[a] | 13, 21, 18, 45X |
| Hydrocephalus | 3~8/10,000 LB | 3~8% | 13, 18, triploidy |
| Hydranencephaly | 2/1,000 IA | Minimal | |
| Holoprosencephaly | 1/16,000 LB | 40~60% | 13, 18, 18p- |
| Cardiac defects | 7~9/1,000 LB | 5~30% | 21, 18, 13, 22, 8, 9 |
| Diaphragmatic hernia | 1/3,500~4,000 LB | 20~25% | 13, 18, 21, 45X |
| Omphalocele | 1/5,800 LB | 30~40% | 13, 18 |
| Gastroschisis | 1/10,000~15,000 LB | Minimal | |
| Duodenal atresia | 1/10,000 LB | 20~30% | 21 |
| Bowel obstruction | 1/2,500~5,000 LB | Minimal | |
| Bladder outlet obstruction | 1~2/1,000 B | 20~25% | 13, 18 |
| Facial cleft | 1/700 LB | 1% | 13, 18, deletions |
| limb reduction | 4~6/10,000 LB | 8% | 18 |
| Clubfoot | 1.2/1,000 LB | 20~30% | 18, 13, 14-, 18q- |
| Single umbilical artery | 1% | Minimal | |

B : births, EU : early ultrasound, IA : infant autopsy, LB : live births.
[a] 305 if diagnosed ≥ 24weeks, 80% if diagnosed ≤17 weeks.

## 3) Ultrasonographic screening for minor abnormality

(1) 임상적 의의

Minor abnormality를 발견하는 것은 다운 증후군과 같은 염색체 이상을 진단하기 위한 실마리가 될 수 있으므로 임상적으로 중요한 의미를 지닌다.

**표 3-29** Down Syndrome Risk Associated with Minor Second - Trimester Fetal Abnormalities and Dysmorphic Features

| Ultrasound Marker | Risk(%) | False - Positive(%) |
|---|---|---|
| Nuchal fold ≥6mm | 38 | 1.3 |
| Femur length(O/E) | 34 | 5.9 |
| Femur length(BPD/FL) | 22 | 5.9 |
| Humerus length(O/E) | 37 | 5.3 |
| Femur plus humerus(O/E) | 36 | 3.7 |
| Pyelectasis | 19 | 2.4 |
| Hyperechogenic bowel | 11 | 0.7 |
| Ventricular dilatation | 6 | 0 |
| Choroid plexus cyst | 0 | 1.8 |
| Ear length | 78 | 8.0 |
| Fifth midphalanx hypoplasia | 75 | 18.0 |
| increased iliac length | 50 | 2.0 |
| Short frontal lobe | 21 | 4.8 |

BPD/FL : biparietal diameter compared with femur length, O/E : observed compared with expected.

(2) Nuchal translucency(NT)

① Midsagittal plane에서 보이는 태아 목덜미 뒤쪽의 sonolucency를 의미한다.

② 정확한 원인은 잘 알 수 없지만 lymphatic obstruction sequence의 일련 과정으로 생각된다.

③ 정상 범위는 5mm 이내이고 증가한 경우 다운 증후군과 연관성이 있을 수 있다.

## 6. Diagnostic technique

### 1) Second-trimester amniocentesis

(1) 시기

양수 검사는 일반적으로 임신 14~20주 사이에 유전 질환의 진단을 위해 시행한다.

(2) 방법

① 초음파 유도 하에 20~22 gauge의 spinal needle을 양막으로 통과시키고 양수를 흡인한다.

② 처음 1~2cc는 maternal cell이 혼합되어 있을 가능성이 있으므로 이는 버리고 다음 20cc를 채취하여 karyotyping을 시행한다.

③ Syringe를 제거하고 자궁 천공 부위의 출혈이 있는지를 자세히 관찰한다.

(3) 합병증

① Vaginal spotting : 1~2%

② Amniotic fluid leakage : 1~2%

③ Chorioamnionitis : 0.1% 미만

④ Needle injury to fetus

⑤ 태아 세포 배양 실패로 인한 재검사

⑥ Fetal loss : 0.5% 미만

### 2) Early amniocentesis

(1) 시기

임신 11~14주 사이에 시행하는 양수 검사를 말하고 방법은 임신 중기의 양수 검사와 같다.

(2) 한계점

① 기술적으로 어렵고 흡인할 수 있는 양수량도 훨씬 적다.

② Pregnancy loss와 complication rate가 임신 중기의 양수 검사보다 높을 뿐 아니라 club foot이나 talipes의 빈도도 높다.

③ 태아 세포 배양 실패율이 높다.

④ 이러한 이유로 임신 14주 이전에는 amniocentesis를 잘 시행하지 않는다.

### 3) Chorionic villus sampling(CVS)

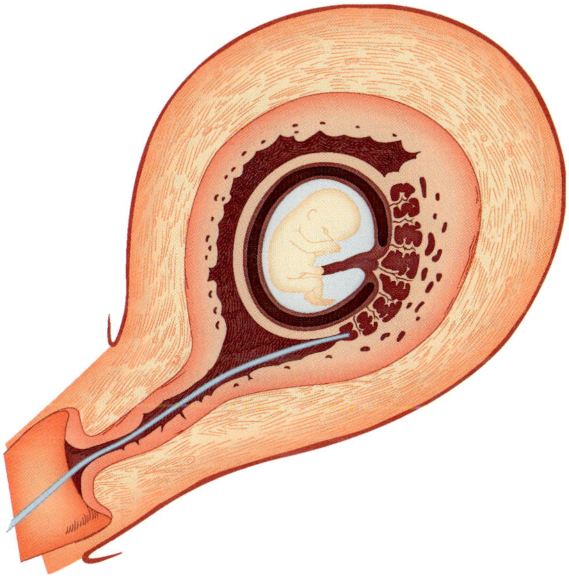

그림 3-24 Transcervical chorionic villus sampling.

(1) 시기와 정의

임신 10~13주 사이에 유전 검사를 시행하기 위해 villi를 채취하는 것을 말한다.

(2) 적응증

양수 검사와 동일하다.

(3) 장점

더 이른 시기에 진단할 수 있어 임신 종결을 해야 하는 경우 더욱 안전한 방법을 선택할 수 있다.

(4) 방법

① Transcervical CVS, transabdominal CVS

② 일반적으로 transabdominal CVS가 조금 더 안전한 것으로 생각되고 있다.

### 4) Percutaneous umblical cord blood sampling(PUBS)

(1) 정의

① Cordocentesis라고도 불린다.

② Umblical cord를 syringe로 puncture한 후 태아 혈액을 채취하거나 태아 수혈을 시행하는 시술을 말한다.

(2) 목적

① Assessment and treatment of confirmed red cell or platelet alloimmunization

② Analysis of nonimmune hydrops

③ Obtainment of fetal blood cell for genetic analysis

④ Analysis of metabolic and hematologic study, acid - base status, viral infection

(3) 방법

① 초음파 유도하에 태반 근처의 umblical vein을 22 - gauge spinal needle로 puncture한다.

② 혈액을 흡인하여 여러 검사를 시행한다.

(4) Complication

① 우선 양수 검사의 합병증은 모두 가지고 있다.

② 추가적으로 cord vessel bleeding, fetal - maternal hemorrhage, fetal bradycardia가 나타날 수 있다.

③ 수기로 인한 태아 사망률은 1.4% 정도이다.

## 5) Fetal tissue biopsy

(1) 초음파 유도하에 직접 태아 조직을 채취하여 유전 질환을 진단한다.

(2) Muscular dystrophy, mitochondrial myopathy, epidermolysis bullosa 등의 피부, 근질환의 진단에 사용한다.

## 6) Preimplantation genetic diagnosis(PGD)

(1) 정의

건강한 배아만 착상시키기 위하여 시험관 시술로 생성된 배아의 유전 질환의 존재 유무를 착상 이전에 검사하는 것을 말한다.

(2) 임상적 이용

① Cystic fibrosis, sickle cell disease, thalassemia와 같은 single gene disorder의 진단

② X - linked disease 위험성이 있는 경우의 성감별

③ 고령 산모에서의 aneuploidy 판별

(3) Technique의 종류

① Polar body analysis

- Polar body는 원래 정상적으로 방출되는 것이므로 유전 검사를 위해 이를 제거한다 하더라도 태아의 성장에 영향을 미치지 않는다.

- Polar body는 대개 metaphase 시기에 생검되므로 FISH를 하기가 매우 수월하다.

② Blastomere biopsy

- 6~10 cell stage인 3 - day - old embryo에 대해 시행한다.
- 이 시기에 하나의 cell을 제거한다 하더라도 태아의 발달에는 거의 영향을 미치지 않는다.
- 단, 생검을 시행한 후 얼려둔 배아를 해동하여 다시 사용할 경우에는 착상률이 감소한다는 보고가 있다.

### 7) Fetal cell in maternal circulation

(1) 임상적 의의

① 모든 임산모의 혈관에는 소량의 fetal cell이 모체의 혈액과 같이 포함되어 있다.

② 이를 효과적으로 분리할 수 있는 방법만 있다면 양수 검사와 같은 invasive procedure를 사용할 필요없이 쉽게 유전 검사를 시행할 수 있다.

③ 가장 쉽게 분리될 수 있는 태아 세포는 nucleated red blood cell이다.

(2) 한계점

① 분석에 필요한 태아 세포를 충분히 분리하기가 기술적으로 쉽지 않다.

② 모체는 한 번 임신한 태아의 lymphocyte를 소량이나마 영원히 가지기 때문에 분리된 태아 세포가 현재 임신한 태아의 것인지 이전 태아의 것인지를 구분하는 것도 어렵다.

## 7. 태아 치료

### 1) Pregnancy termination

대부분의 선천 기형의 치료는 임신 종결이 유일한 방법이다.

### 2) Twin - to - twin transfusion syndrome

(1) 빈도와 원인

① 일란성 쌍태아의 15%에서 발생한다.

② 두 태아의 순환계를 연결시키는 vascular anastmosis가 원인이다.

(2) 증상

서로의 순환계가 연결된 결과로, 한 태아는 stuck twin이 되어 심각한 성장 장애와 양수 과소증을 가지고 나머지 태아는 과다 성장과 양수 과다증이 발생한다.

(3) 치료

① 양수 과다증인 태아는 therapeutic amniocentesis를 시행한다.

② Septostomy

③ Laser occlusion of placental vascular anastomosis

④ Selective feticide of donor twin

## 3) Fetal transfusion

(1) Isoimmunization

① Isoimmunization으로 인해 발생하는 fetal anemia는 태아 수혈이 좋은 치료방법이다.

② 초음파 유도하에 umblical vein으로 직접 수혈을 시행하는데 이는 굉장히 효과가 좋고 안전한 방법으로 입증되었다.

(2) Parvovirus infection

① Parvovirus B19에 감염된 태아는 심각한 transient aplastic anemia, heart failure, hydrops가 발생할 수 있다.

② 이런 태아에서 태아 수혈은 매우 중요한 치료방법이다.

## 4) Fetal medical therapy

(1) 개념

① 산모에게 medication을 시행하여 이것이 태반을 건너가게 하여 태아의 질환을 치료하는 것을 말한다.

② 일부의 경우에서는 태아에게 직접적으로 약물을 주입하는 방법도 사용한다.

(2) 임상적 이용

① Fetal thyrotoxicosis

산모가 propylthiouracil을 복용하면 이것이 태아로 건너가 태아 갑상샘을 억제한다.

② Congenital adrenal hyperplasia

산모에게 corticosteroid를 복용하게 하여 태아의 부신 기능을 억제한다.

③ Fetal arrhythmia

태반을 통과할 수 있는 antiarrhythmic agents를 산모에게 복용시킨다.

## 5) Fetal surgery

(1) 개요

① 태아의 구조적 이상을 교정시키기 위해 태어나기 이전에 미리 수술을 시행하는 것을 말한다.

② 최근 여러 의료 기관에서 태아 수술에 성공했다는 보고들을 발표하고는 있지만, 여전히 기술적으로 매우 어려운 태아 치료 방법이다.

③ 확실히 fetal outcome을 향상시킬 수 있다는 확신이 들 때에만 시행해야 하고 의료진은 반드시 여러 차례의 동물 실험을 먼저 시행해 보아야 한다.

(2) 태아 수술의 종류

① Urinary shunts

- Posterior urethral valve, urethral atresia, ureteropelvic junction obstruction에 이용할 수 있다.
- Double pigtail catheter를 삽입하는데, 관의 한쪽은 fetal bladder에 나머지는 amnionic cavity에 둔다.

② Thoracic shunt

흉수가 고이는 질환에서 pulmonary hypoplasia를 예방하기 위해 사용할 수 있다.

③ Congenital diaphragmatic hernia

태어날 경우 생존 가능성이 떨어지는 태아에서 수술을 시도해 볼 수 있지만 여러 한계점으로 인하여 많이 시행하지는 않는다.

④ Sacrococcygeal teratoma

Perinatal morbidity가 높기 때문에 태아 수술을 시행하지만 성공했다는 보고는 없다.

⑤ Congenital cystic adenomatoid malformation(CCAM) and pulmonary sequestration

- CCAM은 terminal bronchiol에서 harmatoma가 과성장하는 질환이다.
- Pulmonary sequestration은 종괴를 형성한 폐 조직이 정상 폐에서 분리되어 체순환계로부터 혈액을 공급받는 질환을 말한다.
- 두 질환 모두 태아 수술을 시도해 볼 수 있는 좋은 표본이다.

⑥ NTD

- Isolated open spine defect의 경우 태아 시기부터 지속적인 신경학적 손상을 받기 때문에 태아 수술이 중요한 의미를 지닐 수 있다.
- 하지만, 합병증이 많고 효과가 확실히 입증된 바가 없어 아직은 연구 단계이다.

# 3.6 Teratology, drugs, and other medications

## 1. 기형학

### 1) Overview

(1) Teratogen이란 배아나 태아의 발달 시기에 작용하여 구조나 기능을 영구적으로 변형시키는 작용을 하는 물질을 말한다.

(2) Teratogen에 의해 기형이 발생하는 경우는 전체 선천성 이상의 10% 미만이다.

표 3-30 Drugs or Substances Suspected or Proven to Be Human Teratogens

| | | |
|---|---|---|
| ACE inhibitors[a] | Danazol | Penicillamine |
| Aminopterin | Diethylstilbestrol(DES) | Phenytoin |
| Androgens | Ethanol | Radioactive iodine |
| A - II antagonists[b] | Etretinate | Streptomycin |
| Busulfan | Isotretinoin | Tamoxifen |
| Carbamazepine | Kanamycin | Tetracycline |
| Chlorbiphenyls | Lithium | Thalidomide |
| Cocaine | Methimazole | Tretinoin |
| Coumarins | Methotrexate | Trimethadione |
| Cyclophosphamide | Misoporostol | Valproic acid |

a Angiotensin - converting enzyme inhibitors.
b Angiotensin II receptor antagonists.

### 2) Potential teratogen의 조건

(1) 특징적인 결함 유발

일반적으로 어떠한 기형 유발 물질과 특정 기형과의 인과 관계를 밝히는 것은 쉽지 않지만, 임신 기간 중에 어떠한 물질이 매우 드물게 노출되고 또한 그로 인한 결함이 매우 특징적인 형태라면 인과 관계를 증명할 수도 있다.

(2) 태반 통과

태반을 통과하는 물질만이 teratogen이 될 수 있다.

(3) 결정적인 시기의 노출

① Preimplantation period

- 수정되고 나서 착상까지 소요되는 2주를 의미한다.
- "All or none" period라고도 불린다.
- 많은 수의 세포가 손상된다면 배아는 죽게 되지만, 적은 수만 손상될 경우에는 지속적인 정상 발달이 가능하다.

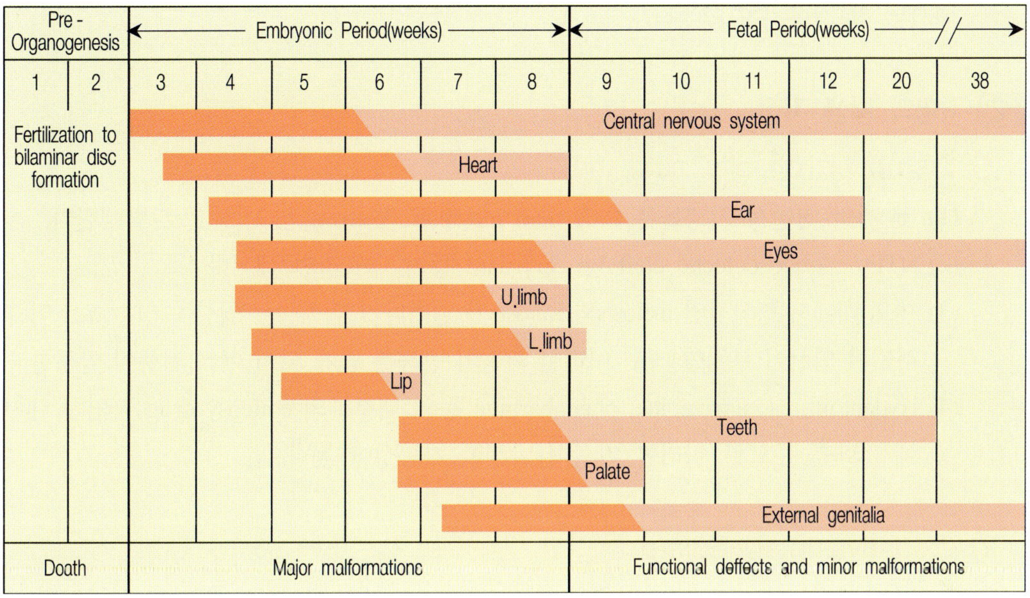


그림 3-25 Timing of organogenesis during the embryonic period.

② Embryonic period

- 수정된 이후로 3~8주 사이를 지칭하는 용어이다.
- Organogenesis가 일어나는 시기이기 때문에 structural malformation 관점에서 가장 중요한 시기이다.

③ Fetal period

- 수정된 이후로 9주부터 분만할 때까지를 지칭하는 용어이다.
- 일부 organ은 아직 teratogen에 취약한 시기이다.

(4) 생물학적으로 타당한 연관 관계

Teratogen으로 생각되는 물질과 기형 발생 간의 타당한 연관 관계가 존재해야 한다.

(5) 역학 소견

Teratogen으로 생각되는 물질과 연관 기형과의 관계가 역학적으로 여러 차례 증명되어야 한다.

(6) 동물 실험 소견

동물 실험에서 teratogen으로 생각되는 물질이 특정 결함을 유발하는 소견이 관찰되어야 한다.

### 3) Food and drug administration(FDA) classification

FDA에서 임신 기간에 사용하는 약물의 안전성에 관한 체계를 발표하였지만 제한된 동물 자료만을 이용하였을 뿐만 아니라 case report에 기반한 것이므로 산부인과 학계에서는 잘 사용하지 않는다.

## 2. 기형의 발생 기전

### 1) Disruption of folic acid metabolism

(1) 몇 개의 선천성 기형들은 folic acid metabolic pathway의 이상으로 발생한다.

(2) NTD, cardiac defects, cleft lip & palate 등이 대표적인 예이다.

(3) 세포 내에서 정상적인 meiosis와 mitosis가 일어나기 위해서는 엽산이 필수 요소이다. 따라서 엽산이 부족할 경우 이러한 과정이 방해를 받게 되어 여러 기형이 발생한다.

(4) Hydantoin, carbamazepine, phenobarbital 등의 대부분의 epilepsy drug은 엽산 대사에 장애를 주므로 이러한 기형이 발생할 가능성이 높다.

### 2) Oxidative intermediate

(1) 일부 약제는 대사되는 과정에서 free oxide radical을 생성하는데 이것이 기형을 유발할 수 있다.

(2) Hydantoin, carbamazepine, phenobarbital 등은 엽산 대사 이상에도 관련되어 있지만 free oxide radical을 생성하여 기형을 유발하는 대표적인 약제이다.

### 3) Effects of maternal disease

산모가 알코올 중독인 경우 영양 섭취가 부족할 뿐만 아니라 다른 약물 남용을 남용하는 경향을 보이기 때문에 태아 기형의 가능성이 높아진다.

### 4) Fetal genetic composition

(1) 많은 기형은 환경과 변형된 유전자의 상호 작용에 의해 발생한다.

(2) NTD가 대표적인 예로 이 질환이 발생하기 위해서는 태아의 MTHFR gene의 mutation이 존재해야 할 뿐만 아니라 동시에 산모의 엽산 섭취가 부족해야 한다.

### 5) Homeobox gene

(1) 정의

인간의 발달과 분화 과정에 중요한 유전자의 발현을 조절하는 transcription factor를 encoding하는 유전자를 말한다.

(2) Retinoic acid

① Retinoic acid는 이러한 homeobox gene을 activation하여 정상적인 발달과 분화를 유도한다.

② 만약, retinoic acid를 과량으로 복용하였을 경우에는 premature homeobox gene activation을 유발하여 정상적인 발달 과정을 저해한다. 따라서 retinoic acid는 potent teratogen으로 분류된다.

### 6) Paternal exposure

특정 약제 혹은 환경적 영향에 아버지가 노출된 경우 adverse fetal outcome의 위험성이 증가될 수 있다.

## 3. Counseling for teratogen exposure

- 흔하게 처방되는 약제는 임신 기간에 상대적으로 안전하게 사용되는 경향을 보인다.
- 일반적으로 birth defect를 가지는 신생아가 태어날 확률은 3% 정도이지만 teratogen으로 확인된 약물을 복용한다 하더라도 대개는 1~2% 정도만 위험성이 증가한다. 따라서 임신 기간에 어떠한 약물을 복용하였다 하더라도 꼭 임신을 종결해야만 하는 것은 아니다.

## 4. 기형을 유발하는 물질

### 1) 알코올

(1) 빈도

① Ethyl alcohol은 대표적인 teratogen으로 임산부의 12.8%가 음주를 하는 것으로 조사된 바 있다.

② 대표적인 alcohol - related defect로 fetal alcohol syndrome을 들 수 있고 신생아 10,000 명당 6명 꼴로 발생한다.

**표 3-31** Fetal Alcohol Syndrome and alcohol - Related Birth Defects

| Fetal Alcohol Syndrome Diagnostic Criteria - all required | Alcohol - Related Birth Defects |
|---|---|
| Ⅰ. Dysmorphic facial features<br>a. Small palpebral fissures<br>b. Thin vermilion border<br>c. Smooth philturm<br>Ⅱ. Prenatal and/or postnatal growth impairment<br>Ⅲ. Central nervous system abnormalities<br>a. Structural : Head size <10th percentile, significant brain abnormality on imaging<br>b. Neurological<br>c. Functional : Global cognitive or intellectual dificits, functional deficits in at least three domains. | Ⅰ. Cardiac : atrial or ventricular sepatal defect, aberrant great vessels, cnnotruncal heart defects<br>Ⅱ. Skeletal : radioulnar synostosis, vertebral segmentation defetcs, joint contractures, scoliosis<br>Ⅲ. Renal : aplastic or hypoplastic kidneys, dysplasic kidneys, horseshoe kidney, ureteral duplication<br>Ⅳ. Eyes : strabismus, ptosis, retinal vascular abnormalities, optic nerve hypoplasia<br>Ⅴ. Ears : conductive or neurosensory hearing loss<br>Ⅵ. Minor : hypoplastic nails, clinodactyly, pectus carinatum of excavatum, camptodactyly, "hockey stick" palmar creases, refractive errors, "railroad track" ears |

(2) 태아 알코올 증후군의 임상적 특징

① Congenital heart and joint defect

② 영아 사망

③ Developmental delay

④ Mental retardation

⑤ Cerebral palsy

(3) Dose effect

① 임신 중에 안전하게 마실 수 있는 알코올 용량은 결정된 바 없다.

② 마신 용량이 많을수록 태아 알코올 증후군의 위험성이 높아진다.

## 2) 항경련제

(1) 빈도

① Epilepsy 여성은 fetal malformation의 위험성이 높다.

② 가장 흔하게 보고된 defect는 orofacial cleft와 cardiac malformation으로 cleft는 일반인보다 10배나 흔하게 발생한다.

③ 모체 혈청의 약물 농도가 높고 여러 종류의 약제를 사용할수록 기형의 위험성이 높아진다.

(2) Fetal hydantoin syndrome

① 몇몇의 teratogenic anticonvulsant에 의해 발생하는 태아 기형 증후군을 말한다.

② Free oxide radical이 원인으로 이것이 조직에 축적되어 carcinogenic, mutagenic effect를 나타내어 발생된다.

**표 3-32** 체를 구성하고 있는 체액 조성

| Drug | Teratogenesis | Affected |
|---|---|---|
| Phenytoin | Fetal hydantoin syndrome: craniofacial anomalies, fingernail hypoplasia, growth deficiency, developmental delay, cardiac defects, facial clefts | 5∼11% |
| Carbamazepine | Fetal hydantoin syndrome; spina bifida | 1∼2% |
| Valproate | Neural - tube defects | 1∼2% |
| Trimethadione, paramethadione | Craniofacial anomalies, including cleft palate, V - shaped eyebrows, microcephaly, growth deficiency, mental retardation, speech disturbance, cardiac defects | 70% |
| Phenobarbital | Clefts, cardiac anomalies, urinary tract malformations | 10∼20% |
| Lamotrigine | Theoretical - lowers fetal folate levels by inhibiting dihydrofolate reductase | ? |
| Topiramate | Theoretical - has produced defects or abnormal pregnancy outcomes in all animals tested, even at low or therapeutic doses | ? |

## 3) 와파린 제제

(1) 기형 유발 기전

Low molecular weight를 가지고 있어 태반을 쉽게 통과하여 태아에 기형과 유산을 유발한다.

(2) 노출된 임신 시기에 따른 기형 분류

① 임신 6~9주

- 이 기간에 노출된 경우 warfarin embryopathy의 위험성이 증가된다.
- Nasal and midface hypoplasia, stippled vertebral and femoral epiphysis

② Second & third trimester

- 기형 발생 기전

  이 기간에 노출된 경우 hemorrhage로 인하여 비정상적인 성장 장애가 발생하고 여러 기관에 기형이 발생한다.
- 발생 기형
  - Dorsal midline CNS dysplasia
    - Agenesis of corpus callosum
    - Dandy - Walker malformation
    - Midline cerebellar atrophy
  - Ventral midline dysplasia
    - Microphthalmia
    - Optic atrophy
    - Blindness
  - Developmental delay & mental retardation

## 4) ACE inhibitor

(1) 약제 종류

① Enalapril, captopril, lisinopril

② Enalapril이 fetal damage와 가장 밀접히 관련되어 있다.

(2) 기형 발생 기전

① Renal papulla와 tube의 atrophy를 유발하여 정상적인 신장의 발달을 저해한다.

② 지속적인 fetal hypotension과 hypoperfusion을 유발하여 anuria를 야기시키고 결과적으로 oligohydramnios와 관련된 일련의 기형을 발생시킨다.

(3) ACE inhibitor fetopathy

① Renal ischemia, tubular dysgenesis, anuria

② Oligohydramnios, pulmonary hypoplasia

③ Limb contracture

④ Growth restriction

⑤ Maldevelopment of calvarium

## 5) Retinoid

(1) Natural vitamin A

① 자연계에 존재하는 두 가지 형태의 vitamin A

- β - carotene

  Provitamin A의 전구체로 birth defect를 일으키지 않는다.

- Retinol

  Preformed vitamin A로 동물의 간에 많이 포함되어 있다.

② Natural vitamin A와 기형과의 관계

고용량의 비타민 A가 기형을 유발하는지의 관계는 확실하지 않지만 미국산부인과학회에서는 하루에 5,000IU 이상의 섭취는 피할 것을 권고하고 있다.

(2) Isomers of vitamin A

① Isotretinoin

- 비타민 A의 대표적인 동질이성체(isomer)로 표피 세포의 분화를 자극하기 때문에 여드름과 같은 피부과적 질환에 흔히 쓰인다.
- 임신 1분기에 노출된 경우 유산을 유발하고 기형 발생 가능성이 26배나 높아진다.
- 반감기가 12시간으로 짧은 편이므로 임신 이전에 치료를 끊은 경우 기형 발생 가능성이 높아지지 않는다.
- 주로 cranium, face, heart, CNS, thymus에 기형이 유발된다.

② Etretinate

- 건선의 치료에 사용되고 isotretinoin과 비슷한 기형을 유발한다.
- Isotretinoin과의 차이점은 임신 이전에 치료를 끊는다 하더라도 기형이 발생한다는 점이다.
- 반감기는 120일 정도로 치료 후 3년이 지나도 혈중에 검출되므로 임신을 계획하고 있는 여성의 경우 사용하지 않도록 한다.

③ Tretinoin

Acne vulgaris의 치료에 주로 topical 제제로 사용하고 기형 발생과는 큰 관련성이 없다.

### 6) 호르몬

(1) Androgen

① 임신 7주 이전에 exogenous sex hormone에 노출될 경우 external genital structure의 분화에 영향을 미치지 않는다.

② 임신 7～12주 사이에 female fetus가 androgen에 노출될 경우 full masculinization이 발생할 수 있다.

(2) Estrogen

① Synthetic nonsteroidal estrogen인 diethylstilbestrol(DES)을 제외하고는 대부분은 태아 발달에 큰 영향을 미치지 않는다.

② DES는 20세기 중반에 고위험 임산모에서 많이 사용된 약제로 이 치료를 받은 산모의 태아에서 vaginal clear cell carcinoma, uterine malformation이 많이 발생한다는 사실이 밝혀지면서 현재는 사용하고 있지 않다.

### 7) 항암제

(1) Cyclophosphamide

① 발달 중인 태아 조직에 chemical insult를 가하여 세포 사망을 유도하고 DNA 손상을 야기시킨다.

② 가장 흔히 발생하는 기형은 손가락과 발가락의 결함이고, 그 밖에도 cleft palate, single coronary artery, imperforate anus 등의 다양한 기형을 유발할 수 있다.

(2) Methotrexate and aminopterin

① 세포 분열 과정에 필수적인 folic acid의 대사 과정을 방해하여 기형을 유발한다.

② Growth restriction, craniosynostosis, small posteriorly rotated ear 등의 다양한 기형을 야기한다.

### 8) 항생제

(1) Tetracycline

Deciduous teeth의 yellow - brown discoloration을 유발한다.

(2) Aminoglycoside

Nephrotoxicity와 ototoxicity가 보고된 바 있지만 선천 기형을 유발하는지의 여부는 확실하지 않다.

## 9) 항진균제

(1) Griseofulvin

동물 실험에서 CNS 기형을 높인다는 보고가 있다.

(2) Fluconazole and itraconazole

Teratogenecity 존재 여부에 대해 현재 논란 중이다.

## 10) 항바이러스제

Ribavirin은 동물 실험에서 hydrocephalus, limb abnormality를 유발한다는 것이 밝혀진 RSV 감염에 대한 치료 약제로 임신 중에는 사용하지 않는 것이 원칙이다.

## 11) 항말라리아제

임신 중에 항말라리아 약제를 복용한다 하더라도 기형의 위험성을 높이지 않는다.

## 12) 담배

(1) Teratogen

Nicotine, continine, cyanide, thiocyanate, carbon monoxide, cadmium, lead, hydrocarbon 등의 여러 teratogen이 포함되어 있어 임신 중 흡연은 금기이다.

(2) 산모와 태아에 미치는 영향

① 산모에 미치는 영향

- Subfertility
- Spontaneous abortion
- Placenta previa, abruption
- Preterm delivery

② 태아에 미치는 영향

- Low birthweight
- Gastroschisis, intestinal atresia, omphalocele
- Cleft lip and palate
- Hydrocephaly, microcephaly

## 13) 코카인

(1) Adverse effect의 유발 기전

① 코카인은 국소 마취제로 사용되며 강력한 vasoconstrictor이다.

② 임신 시기에 발생할 수 있는 adverse outcome은 코카인의 강력한 vasoconstrictive, hypertensive effect로 인해 발생한다.

(2) 산모와 태아에 미치는 영향

① 산모에 미치는 영향

- Placenta abruption
- Myocardial infarction, arrhythmia, aortic rupture, stroke

② 태아에 미치는 영향

- Stillbirth
- Skull defect
- Cutis aplasia
- Porencephaly
- Ileal atresia
- Cardiac anomaly
- Visceral infarct
- Subependymal & periventricular cyst
- Microcephaly

### 14) Thalidomide

(1) 가장 널리 알려진 teratogen으로 노출된 태아의 상당 비율에서 기형이 유발된다.

(2) 대표적인 기형이 limb - reduction defect로 주로 상지가 훨씬 심각하게 나타난다.

(3) Limb, ear, cardiovascular system, bowel musculature와 같은 mesodermal layer의 구조적 기형이 흔히 발생한다.

### 15) 수은

(1) 잘 알려진 teratogen으로 발달 과정 중에 있는 신경 조직을 손상시킨다.

(2) 신경 세포의 분열과 이주를 방해하여 neurological abnormality와 brain damage를 유발한다.

(3) 임산부는 수은을 포함하고 있는 생선인 상어, 황새치, 고등어, 옥돔, 참치, 조개류 등의 섭취를 제한해야 한다.

## 5. 임신 중에 흔히 사용하는 약제

### 1) 진통제

(1) Salicylate and acetaminophen

① 임산부의 절반 정도는 임신 기간 중에 salicylate나 acetaminophen을 사용한다.

② Aspirin은 대표적인 salicylate로 이론적으로는 ductus arteriosus의 premature closure를 유도할 수 있지만 아직까지는 보고된 바 없다.

③ Acetaminophen 역시 기형을 야기하지 않으므로 임신 기간에 안전하게 사용할 수 있다.

(2) Other NSAID

① Ibuprogen, naproxen, ketoprofen, indomethacin 등은 대표적인 NSAID로 이들 약제는 teratogenecity가 없다.

② Indomethacin은 tocolytic agent로도 사용되는데 지속적으로 사용할 경우 fetal ductus arteriosus를 수축시키고 fetal urine output을 감소시킬 수 있다.

(3) Narcotic analgesics

① Meperidine, morphine, codeine, oxycodone 등이 대표적인 opioid로 이들 약제 역시 teratogenecity는 없다.

② 하지만, 만성적으로 사용할 경우 neonatal withdrawal syndrome을 유도할 수 있다.

(4) 편두통 치료제

Ergotamine, sumatriptan 등이 대표적인 약제로 특별히 기형을 유발한다는 보고는 없다.

## 2) 마취제

(1) 모든 전신 마취제는 태반을 통과하고 국소 마취제 역시 systemic absorption이 일어나지만 어느 약제도 기형을 유발한다는 보고는 없다.

(2) 다만, 마취과 의사와 같이 직업적으로 노출되는 경우 유산과 불임의 가능성이 증가할 수 있다.

## 3) 항응고제

Warfarin이 embryo - fetal defect를 유발하는 것과는 달리, heparin은 임신 중에 안전하게 사용할 수 있다.

## 4) 항구토제

(1) Bendectin, piperazine, phenothiazine 등의 대부분의 항구토제는 teratogenic effect가 없다.

(2) 다만, ondansetron은 아직 연구가 되어 있지 않으므로 다른 약제에 듣지 않는 구토에만 사용하는 것이 바람직하다.

## 5) Antiepileptic drug

흔하게 사용되는 항경련제의 상당수는 teratogenic effect를 가지고 있다.

## 6) 항고혈압제

(1) Beta - adrenergic antagonist

Propranolol, labetalol, atenolol 등이 대표적인 약제로 임신 second 혹은 third trimester에 사용하였을 경우 태아에 거의 영향을 미치지 않는다.

(2) Calcium - channel blocker

① Verapamil은 first - trimester에 사용하였을 경우 limb defect를 유발하였다는 보고는 있지만 인과 관계가 확립되지는 않았다.

② Nifedipine은 유산, 태아 사지 기형과 일부 관련성이 있다는 보고가 있지만, 대부분의 연구에서는 태아에 큰 영향을 미치지 않는다고 결론짓고 있다.

(3) Diuretics

① Thiazide 계통의 약제는 분만 시기에 투여할 경우 neonatal bleeding을 유발할 수는 있지만 태아 기형을 유발하지는 않는다.

② Acetazolamide는 인간에서 기형을 유발했다는 보고가 없다.

③ Spironolactone은 동물 실험에서 male fetus의 feminization을 유발하였다는 보고는 있지만 인간에서는 기형을 유발하지 않는다.

④ Furosemide 역시 태아에 큰 영향을 미치지 않는다.

## 7) 항생제

(1) Antibacterial agent

① Penicillin 계열의 모든 약제는 임신 중에 가장 안전하게 사용할 수 있는 항생제이다.

② Cephalosporin 계열의 약제 역시 수년간 사용해 왔지만 태아에 악영향을 미친다는 보고는 없다.

③ Macrolide 계열의 약제는 태반을 잘 통과하지 않기 때문에 기형을 유발하지 않는다.

④ Aminoglycoside 계열의 약제는 산모의 신독성을 유발할 수는 있지만 태아 기형을 야기시키지는 않는다.

⑤ 그 밖에 monobactam, carbapenem, quinolone 계열의 약제 역시 인간에 대한 연구는 이루어지지 않았지만 동물 실험에서는 안전성이 입증되었다.

⑥ 흔히 사용하는 항결핵제인 isoniazid, rifampin, ethambutol은 아직까지 태아 기

형을 유발한다고 보고된 바 없다.

(2) Antifungal agent

대부분의 항진균제는 태아 기형이 보고된 바 없다.

(3) Antiviral agent

① HIV 감염 방어 제제

- Zidovudine 등의 nucleoside transcriptase inhibitor는 아직까지 인간에서 기형이 보고된 바 없다.
- Lopinavir, ritonavir는 protease inhibitor로서 이 계열의 약제 역시 태아에서 기형을 유발한다는 보고는 없다.

② Herpes and varicella infection

Acyclovir 등의 purine necloside analogue는 태아 기형을 증가시키지 않는다.

③ Influenza infection

Amantadine은 아직은 임산부의 사용이 너무 적어서 위험성을 평가하기는 힘들지만 일부 cardiac defect와 연관된다는 보고가 있다.

④ Interferon

임산부에 대한 경험이 매우 제한되어 있어 결론을 내리기는 힘들지만 동물 실험에서는 낮은 teratogenecity를 지닌다는 것이 보고된 바 있다.

(4) Antiparasitic agent

① Metronidazole은 임신 중에 trichomonas와 bacterial vaginosis의 치료에 사용되며 태아 기형을 높인다는 보고는 없다.

② Lindane은 pediculosis pubis와 scrabies의 치료에 사용되고 태아에 대한 영향은 보고된 바 없다.

③ 그 밖의 antiparasitic agent들 대부분 역시 태아에 대해 악영향을 미친다는 보고는 없다.

## 8) 천식 약제

Epinephrine, aminophylline, cromolyn, glucocorticoid 등의 대부분의 천식 약제는 임신 중에 안전하게 사용할 수 있다.

## 9) 심장 약제

(1) Digoxin 등의 cardiac glycoside는 태반을 쉽게 통과하지만 태아에 부정적 효과를 미치지는 않는다.

(2) 대부분의 항부정맥제는 임신 중 안전하게 사용할 수 있다. 하지만, amiodarone의

경우 구조적으로 thyroxine과 비슷하여 neonatal hypothyroidism을 유발할 수 있으므로 임신 중에는 사용하지 않도록 한다.

### 10) 한약제

태아에 미치는 영향을 평가하기가 어렵기 때문에 임산부에 있어서 한약제는 금기이다.

### 11) 호르몬

몇 종류의 호르몬들은 기형 유발 효과가 있다. 하지만, 경구 피임약은 선천성 기형과의 연관성이 없다.

### 12) 면역억제제

(1) Azathioprine

Neonatal immune suppression을 유발하지만 기형과의 관련성은 없는 것으로 생각된다.

(2) Cyclosporine

모체에서는 nephrotoxicity를 유발할 수 있지만 태아에는 영향을 미치지 않는다.

### 13) Psychotropic drug

(1) Benzodiazepine

① Diazepam

동물 실험에서 cleft palate, limb malformation 등을 유발하는 것으로 나타났지만 인간에서 기형을 야기하는지에 대해서는 확실하지 않다.

② Lorazepam, midazolam

많이 연구되지는 않았지만 선천성 결손과는 큰 연관이 없는 것으로 알려져 있다.

(2) Lithium salt

태아에 부정적 영향을 미칠 수 있으므로 기관 형성이 일어나는 임신 6~8주 사이에는 lithium에 노출되지 않도록 조심한다.

(3) MAO inhibitor

Hypertensive crisis 등의 심각한 부작용이 발생할 수 있기 때문에 일반적으로 임신 중에는 사용하지 않는다.

(4) Selective serotonin reuptake inhibitors(SSRIs)

Fluoxetine과 sertraline이 대표적인 약제로 태아 소실이나 기형을 유발하지 않는다.

(5) Tricyclic antidepressants

대규모의 연구에서 태아 기형과 관련이 없음이 보고되었다.

(6) Phenothiazine

입덧을 치료하기 위해 가끔씩 저용량으로 사용하는 것은 태아 기형과 관련성이 없다는 것이 밝혀졌고 이 계열 약제들의 teratogenic potential은 미미한 것으로 생각된다.

### 14) Recreational drug

(1) 코카인과 알코올

강력하고 흔히 사용되는 teratogen이다.

(2) 마리화나와 대마초

고용량으로 사용한 동물 실험에서는 기형을 유발하였지만, 인체에서 보고된 기형은 없다.

(3) 암페타민

일부 암페타민 계열의 약제들이 symmetrical fetal growth restriction을 유발하지만, 태아의 기형과는 연관성이 없는 것으로 생각된다.

(4) 헤로인

① 태아 기형을 유발하지는 않는다.

② Fetal growth restriction, perinatal death, perinatal complication이 증가하고 sudden infant death를 유발할 수 있다.

# 3.7 Antepartum assessment

## 1. Overview

### 1) 산전 태아의 건강 상태를 예측할 수 있는 검사 항목

(1) Fetal heart rate

(2) Fetal movement

(3) Fetal breathing

(4) Amniotic fluid production

### 2) 산전 태아 검사의 목적

(1) 상기 검사들을 하는 이유는 태아 사망을 예방하고 불필요한 시술을 미연에 방지하

기 위해서이다.

(2) 상기 검사 결과가 정상으로 나온 경우 1주 이내에 태아가 사망하는 경우는 매우 드물다.

## 2. 태아의 건강 상태를 예측할 수 있는 검사 항목

### 1) Fetal movement

(1) 임신 시기에 따른 태아의 움직임

① 임신 7주 이전

산모의 자세나 움직임에 따른 수동적인 움직임을 보인다.

② 임신 8주 이후

적어도 13분 이내에 한 번 이상은 태아의 능동적인 움직임을 볼 수 있다.

③ 임신 20~30주 사이

전신의 움직임이 자연스러워지고 수면 - 각성 주기(rest - activity cycle)를 보이기 시작한다.

④ 임신 36주 이후의 태아의 수면 - 각성 양상

- State 1F
  - 조용한 수면(quiet sleep)
  - 좁고 진동하는 양상의 태아 심박동을 보인다.
- State 2F
  - 종종 큰 신체 움직임을 보이면서 눈의 움직임이 지속적이고, 크게 진동하는 태아 심박동을 보인다.
  - 신생아에서 보이는 rapid eye movement(REM) 혹은 활동적 수면과 비슷하다.
- State 3F
  - 몸의 움직임이 없으면서 지속적으로 눈을 움직인다.
  - 심박수는 증가하지 않는다.
- State 4F
  - 격렬하게 몸을 움직이고 눈도 지속적으로 움직이며 심박수도 증가한다.
  - 이 상태는 영아가 깨어있는 상태와 비슷하다.

(2) 태아 움직임의 특징

① 양수량이 감소하면 태아의 움직임도 감소하는데, 이를 통하여 자궁 공간이 줄어들면 태아의 움직임이 물리적으로 감소하는 것을 알 수 있다.

② 태아의 움직임은 임신 20주부터 32주까지 지속적으로 증가하다가 이후부터 분

만 시기까지는 점차 감소된다. 이는 만삭 시기에는 양수량과 자궁 공간이 줄어들기 때문인 것으로 생각된다.

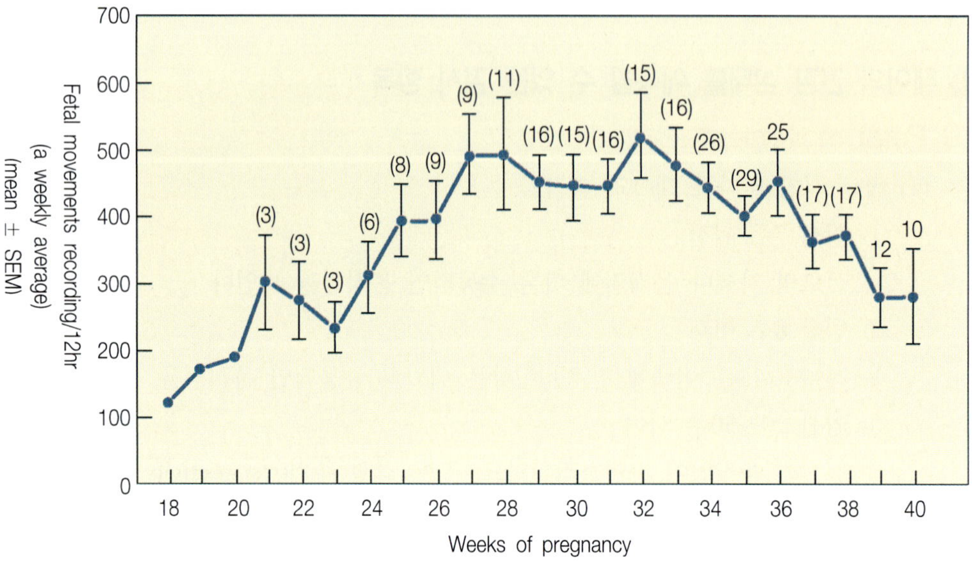


그림 3-26 Weekly average fetal movements calculated from daily fetal movement records during normal pregnancy(means ± SEM).

## 2) Fetal breathing

(1) Paradoxical chest wall movement

성인과는 반대로 태아는 paradoxical movement로 인해서 흡기 시에는 흉곽이 허탈되고 복부는 튀어나오며 호기 시에는 반대의 운동을 보인다.

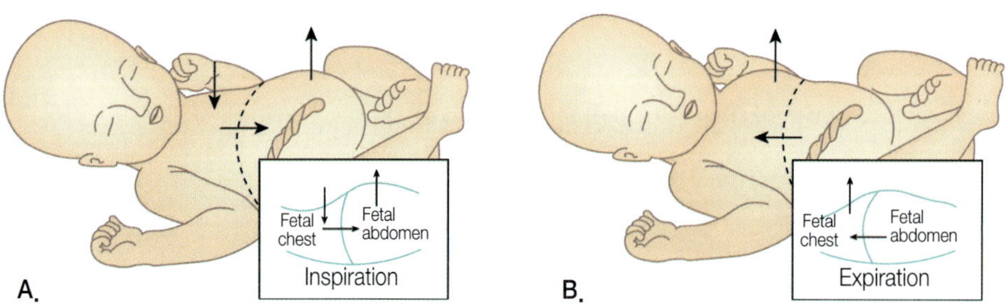


그림 2-27 Paradoxical chest movement with fetal respiration.

(2) 호흡 운동의 종류

① Gasp

1~4분의 주기를 가지고 한 번씩 일어나는 호흡 운동을 말한다.

② Irregular bursts of breathing

- 매우 빠른 호흡으로 분당 최대 240회의 주기로 나타날 수 있다.
- REM과 관계가 있다.

(3) 임신 후반기 태아의 호흡 양상

① 낮 동안의 호흡은 매우 다양한 양상을 보이고 밤에는 호흡이 상당히 줄어든다.

② 모체의 식사 후에는 호흡활동이 증가하는 양상을 보인다.

③ 장기간 호흡이 없는 경우가 있으므로 태아의 호흡 운동이 없다고 진단하기 위해서는 오랜 시간 동안 태아를 관찰할 필요가 있다.



### 3) Contraction stress test(CST)

(1) 원리와 정의

① 자궁 수축이 일어나면 근육 내의 혈관이 압박을 받아 잠시 동안 태아의 산소 공급이 원활하지 않게 되는데, 만약 uteroplacental pathology가 있는 경우 late fetal heart rate deceleration이 나타날 수 있다.

② 양수 과소증과 같이 탯줄이 압박을 받는 상황에서는 variable fetal heart rate deceleration이 발생할 수 있다.

③ 외부에서 oxytocin을 주입하여 자궁 수축을 유발시킨 후 태아 심박수 반응을 살펴보아서 위와 같은 deceleration의 존재를 평가하는 것을 oxytocin challenge test 혹은 CST라고 정의한다.

(2) 검사 방법과 해석

① 방법

- Oxytocin을 정맥 내로 주입하거나 nipple을 자극하여 10분 동안에 적어도 3회 이상의 40초를 초과하는 자궁 수축을 유도한다.
- 외부 모니터를 통해 fetal heart rate와 uterine contraction을 동시에 기록한다.

**표 3-33** Criteria for Interpretation of the Contraction Stress Test

| | |
|---|---|
| **Negative** | No late or significant variable decelerations |
| **Positive** | Late decelerations following 50% or more of contractions - even if the contraction frequency is fewer than three in 10 min |
| **Equivocal - suspicious** | Intermittent late decelerations or significant variable decelerations |
| **Equivocal - hyperstimulatory** | Fetal heart rate decelerations that occur in the presence of contractions more frequent than every 2 min or lasting longer than 90 sec |
| **unsatisfactory** | Fewer than three contractions in 10 min or an uninterpretable tracing |

② Criterion for positive(abnormal) test

- 자궁 수축이 일어나는 동안 50% 이상의 경우에서 late deceleration을 보이는 경우를 말한다.
- 만약, 양성으로 나온 경우 매주 CST를 시행한다.

## 4) Nonstress test(NST)

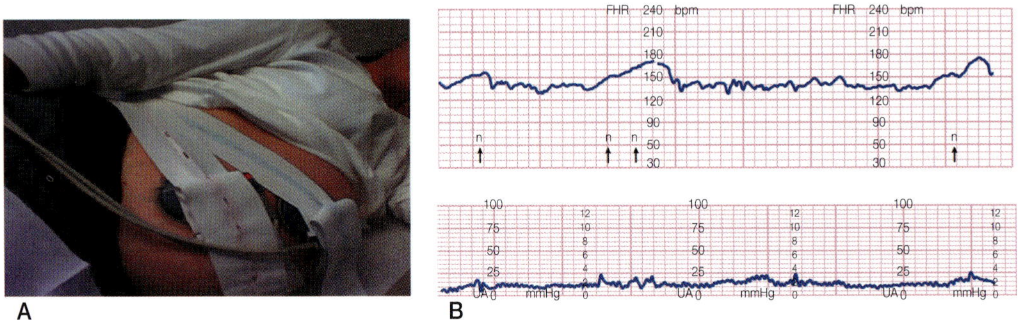


그림 3-28 NST. A, NST를 시행하는 방법을 보여주고 있다. B, 그래프를 보면 위에는 태아 심장 박동수가 표시되고 아래에는 자궁 수축이 그려진다.

(1) 원리

① CST가 uteroplacental function을 평가하는 것과는 달리, NST는 fetal condition을 평가하는 검사이다.

② 모체가 태아의 움직임을 자각할 때 태아의 심박수가 동시에 높아지는 경우 태아가 건강하다고 평가하게 된다.

③ 현개 가장 널리 사용되는 태아 건강 평가 도구이다.

(2) Fetal heart rate(FHR) acceleration

① 태아 심박수의 변화

- 태아 심박수는 brainstem center의 교감성 혹은 부교감성 자극에 의해 끊임없이 변화한다.
- 태아 심박수는 만약 태아가 hypoxia나 신경학적 이상이 없는 경우 정상적으로 태아가 움직일 때 일시적으로 acceleration되는 경향을 보인다.
- 태아 심박수 변화가 소실되는 가장 흔한 원인은 태아의 수면이고, 그 밖에 모체가 복용한 약물 혹은 모체의 흡연도 원인이 될 수 있다.
- 재태 연령은 태아 심박수의 중요한 변수로서 재태 연령이 증가할수록 태아가 움직일 때 심박수가 같이 증가할 확률이 높아진다.

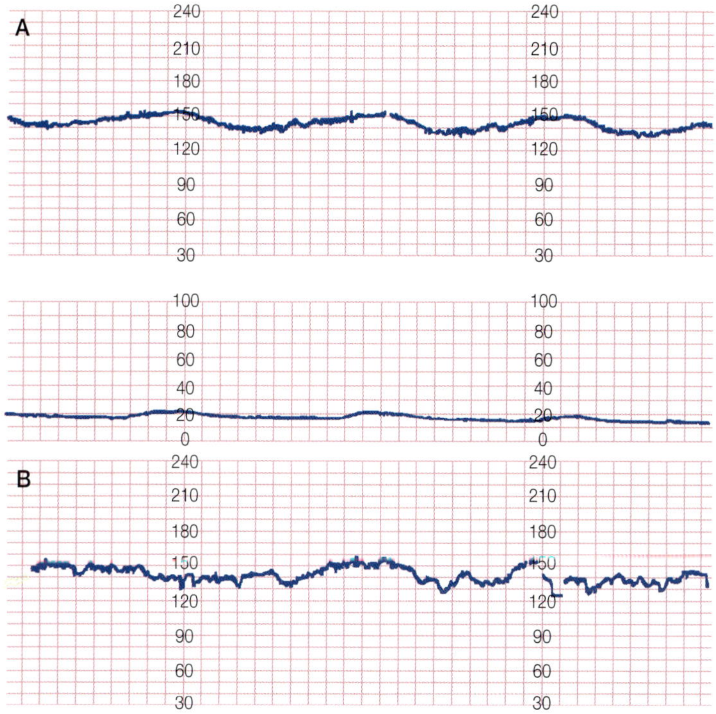


그림 3-29 Antepartum fetal heart rate tracings at 28weeks' gestation in woman with diabetic ketoacidosis.
**A,** obtanied during maternal and fetal acidemia, shows absence of accelerations, diminished variability, and late decelerations with weak spontaneous contractions. **B,** shows retrun of normal accelerations and variability of the fetal heart rate following correction of maternal acidemia.

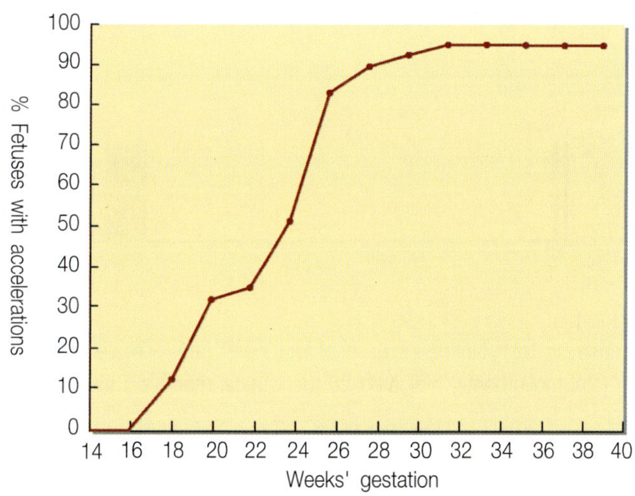


그림 3-30 Percentage of fetuses with at least one acceleration of 15 beats/min sustained for 15 sec with fetal movement.

② Fetal heart rate acceleration의 정의

- 임신 32주 이상인 경우
  - Baseline rate보다 15 bpm 이상 높아져야 한다.
  - 기간은 15초~2분 사이여야 한다.
- 임신 32주 이하인 경우
  - Baseline rate보다 10 bpm 이상 높아져야 한다.
  - 기간은 10초 이상이어야 한다.

(3) NST의 해석

① Normal nonstress test의 정의

- 20분 이내에 2번 이상의 fetal heart rate acceleration을 보여야 한다.
- Fetal heart rate acceleration이란 baseline rate보다 15 bpm 이상 높아지고 15초 이상의 기간 동안 태아의 심박수가 변화한 것으로 정의한다.
- 태아가 수면을 취하고 있을 수도 있으므로 insufficient fetal reactivity라고 결론내리기 위해서는 적어도 40분 이상 trace를 하는 것이 중요하다.

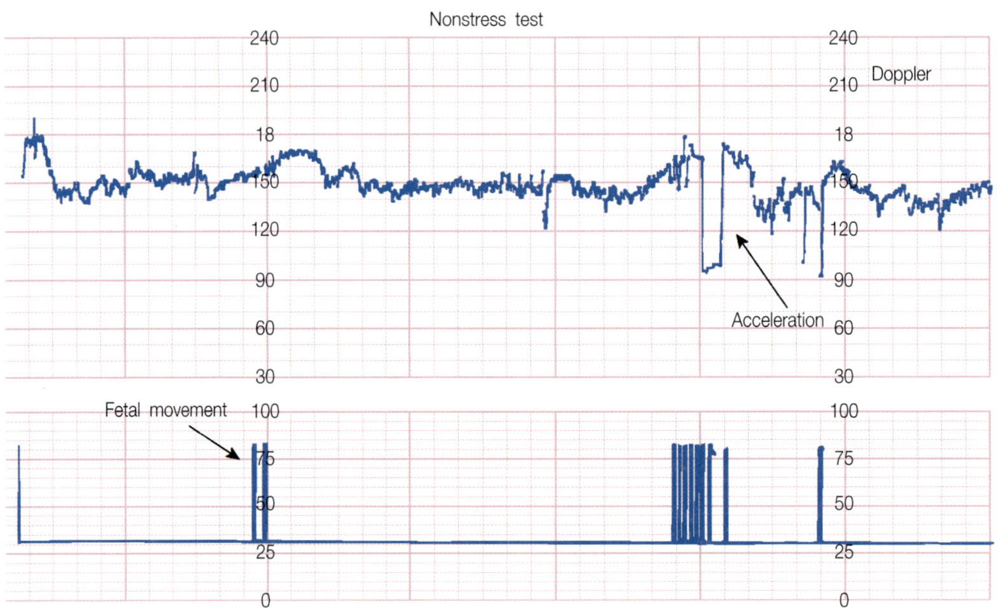


그림 3-31 **Reactive nonstress test.** Notice increase of fetal heart rate to more than 15 beats/min for longer than 15 sec following fetal movements, indicated by the vertical marks on the lower part of the recording.

② Abnormal nonstress test

- 태아가 위험할 가능성이 높은 NST pattern
  - Baseline oscillation of less than 5 bpm

- Absent acceleration
- Late deceleration with spontaneous uterine contraction

• 임상적 의미
- Uteroplacental pathology의 존재를 의미한다.
- Fetal growth restriction(FGR), oligohydramnios, fetal acidosis, meconium, placental infarction 등이 abnormal nonstress test의 원인이 될 수 있다.

(4) NST의 시행 간격

① 태아 안녕 상태를 평가해야 하는 경우 7일 간격으로 시행하는 것을 원칙으로 한다.

② Postterm pregnancy, type 1 diabetes mellitus, fetal growth restriction, gestational hypertension, severe preeclampsia가 있는 경우 일주일에 두 번 혹은 그 이상 시행할 수 있다.

(5) 특수한 임상적 상황

① Deceleration during NST

• NST 동안 variable deceleration이 30초 미만의 기간 동안 반복 없이 나타날 경우 fetal compromise를 의미하지 않는다.
• 20분 동안 3번 이상 반복적으로 나타나고 기간도 1분 이상 지속되는 variable deceleration은 fetal distress의 가능성이 있음을 시사한다.

② False - normal NST

• 임상적 정의
정상적인 NST 결과를 보인 태아가 1주일 이내 사망한 경우 임상적으로 false - normal NST라고 생각할 수 있다.
• 원인
- Meconium aspiration이 가장 흔한 부검 소견이다.
- Intrauterine infection
- Abnormal cord position
- Malformation
- Placenta abruption

## 5) Acoustic stimulation test

(1) 시끄러운 소리를 태아에게 들려주면 태아가 놀라면서 태아 심박수가 증가된다.

(2) 이 원리를 이용해 acoustic stimulator를 산모의 배 위에 두고 NST를 시행하는 것을 말한다.

## 6) Biophysical profile(BPP)

(1) 이론적 배경

지금까지 살펴본 태아의 건강 상태를 예측할 수 있는 검사 항목을 개별적으로 평가할 경우보다 이를 전체적으로 분석할 경우 가양성률과 가음성률을 낮출 수 있을 것이라고 생각하여 제안되었다.

(2) 평가 항목의 구성

① Fetal heart rate acceleration

② Fetal breathing

③ Fetal movement

④ Fetal tone

⑤ Amniotic fluid volume

**표 3-34** Components and Their Scores for the Biophysical Profile

| Component | Score 2 | Score 0 |
|---|---|---|
| Nonstress test[a] | ≥2 accelerations of ≥15 beats/min for ≥15 sec within 20~40min | 0 or 1 acceleration within 20~40 min |
| Fetal breathing | ≥1 episode of rhythmic breathing lasting ≥30 sec within 30 min | <30 sec of breathing within 30 min |
| Fetal movement | ≥3 discrete body or limb movements within 30 min | <3 discrete movenments |
| Fetal tone | ≥1 episode of extremity extension and subsequent return to flexion | 0 extension/flexion events |
| Amnionic fluid volume[b] | A pocket of amnionic fluid that measures at least 2 cm in two planes perpendicular to each other(2×2 cm pocket) | Largest single vertical pocket ≤ 2cm |

[a] May be omitted if all four sonographic components are normal.
[b] Further evaluation warranted, regardless of biophysical composite score, if largest vertical amnionic fluid pocket ≤2 cm.

(3) 평가 항목의 점수 계산

① 각 항목 점수는 2점과 0점의 두 가지가 존재한다.

② 각 항목들의 점수를 모두 합하여 총점을 매긴다. 따라서 10점이 가장 높은 점수가 된다.

(4) BPP interpretation and management

BPP score와 fetal umblical venous blood pH는 밀접한 관련을 가지고 있으며 0점의 점수는 significant fetal acidemia를 시사한다.

**표 3-35** BiopOhysical Profile Score, Interpretation, and Pregnancy Management

| Biophysical Profile Score | Interpretation | Recommended Management |
|---|---|---|
| 10 | Normal, nonasphyxiated fetus | No fetal indication for intervention; repeat test weekly except in diabetic patients and postterm pregnancy(twice weekly) |
| 8/10(Normal AFV) | Normal, nonasphyxiated fetus | No fetal indication ofr intervention; repeat testing per protocol |
| 8/8(NST not done) | | |
| 8/10(Decreased AFV) | Chronic fetal asphyxia suspected | Deliver |
| 6 | Possible fetal asphyxia | If amnionic fluid volume abnormal, deliver<br>if normal fluid at >36 weeks with favorable xervix, deliver<br>If repeat test ≤6, deliver<br>If repeat test >6, observe and repeat per protocol |
| 4 | Probable fetal asphyxia | Repeat testing same day; if biophysical profile score ≤6, deliver |
| 0 to 2 | Almost certain fetal asphyxia | Delikver |

AFV=amnionic fluid volume; ?NST=nonstress test.

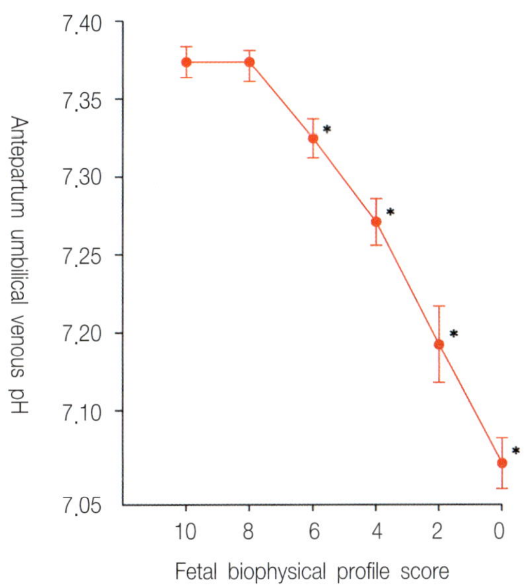


**그림 3-32** Mean umbilical vein pH(±2 SD) in relation to fetal biophysical profile score category.

## 7) Amnionic fluid volume

(1) 양수량의 임상적 의미

① Uteroplacental insufficiency는 renal blood flow와 태아의 소변량의 감소를 유발하여 oligohydramnios를 유발한다.

② 따라서 양수량은 태아 사망 위험성을 평가하는 중요한 요소이다.

(2) Oligohydramnios

① Amnionic fluid index가 5cm 미만인 경우로 임상적으로 정의한다.

② 논란의 여지가 있지만 AFI가 5cm 미만일 때 fetal outcome이 좋지 않다는 보고가 많다.

### 8) Umblical artery doppler velocimetry

(1) 정의

① 초음파를 통해 umblical artery의 혈류량을 측정하는 것을 말한다.

② Fetal growth restriction이 의심되는 경우에 측정한다.

(2) 결과의 해석

① Umblical artery의 수축기와 이완기 때의 혈류량의 비율(S/D ratio)을 통해 태아의 상태를 짐작할 수 있다.

② S/D ratio가 재태 연령 정상치의 95 percentile을 상회하거나, diastolic flow가 없거나 역전된 경우(absent or reverse end - diastolic blood flow) 비정상이라 할 수 있고 이는 placental villi에 혈액 공급이 원활히 이루어지고 있지 못하다는 것을 의미한다.

(3) 임상적 적용

한 연구에서는 end - diastolic blood flow가 없는 경우 10%, 역전된 경우 33%의 perinatal mortality를 가진다고 보고한 바 있다.

(4) 한계점

① Fetal growth restriction 이외의 상황에는 큰 도움이 되지 않는 검사이다.

② 정상적인 산모에서 fetal compromise를 예측하는 선별 검사로는 가치가 없다.

## 3. Current antenatal testing recommendation

### 1) 미국 산부인과 학회(ACOG)가 추천하는 산전 검사

태아의 안녕을 평가하는 가장 좋은 방법은 없으며 각각의 검사는 나름대로의 의미가 있다.

### 2) 검사 시기와 간격

(1) 태아의 예후에 따라 검사 시기를 개별적으로 결정하는데 일반적으로 고위험 임신

의 경우 32~34주부터는 antenatal testing을 시작할 것을 권장하고 있고 매우 심한 합병증이 있는 임신의 경우에는 26~28주에 시작할 수 있다.

(2) 검사 간격은 임의적으로 일주일로 잡을 수 있지만 필요한 경우 더 자주 시행할 수 있다.

## 3.8 Fetal imaging

### 1. Ultrasonography in obstetrics

#### 1) Technology

(1) 초음파를 체내로 투과시키면 서로 다른 조직의 경계면에서 반사되어 돌아오는데 이를 전기 에너지로 변환시켜 영상을 구성한다.

(2) 뼈와 같은 치밀 조직은 하얗게 보이고, 액체는 반사되어 돌아오는 음파가 거의 없으므로 검게 보이게 된다.

(3) 질초음파와 같이 고주파수의 transducer를 사용하면 해상도가 좋아지고, 복부 초음파와 같이 저주파수의 transducer를 사용하면 음파가 조직을 더욱 효과적으로 투과할 수 있게 된다.

(4) 임신 초기인 경우 태아가 transducer와 충분히 가까이 있기 때문에 해상도가 좋은 질초음파를 주로 이용한다.

#### 2) 초음파의 임상적 이용

(1) 정확한 임신 일수의 계산

(2) 태아 기형의 파악

#### 3) 임신 시기별 초음파 이용

(1) First trimester

표 3-36 Some Indications for First-Trimester Ultrasould Examination

| | |
|---|---|
| Confirm intrauterine pregnancy | Diagnose or evaluate multiple gestations |
| Evaluate suspected ectopic pregnancy | Confirm cardiac activity |
| Define cause of vaginal bleeding | Assist to chorionic villus sampling, embryo transfer, and localization and removal of intrauterine device |
| Evaluate pelvic pain | Evaluate maternal gestational trophoblastic disease |
| Estimage gestational age | |

① 임신 초기 초음파의 특징

- 복부 초음파

임신 6주경에 태낭(gestational sac)이 보이고, 임신 7주경에 심장박동을 관찰할 수 있다.

- 질초음파
  - 임신 5주경에 태낭이 보이고, 임신 6주경에 심장박동을 관찰할 수 있다.
  - Embryo의 크기가 5mm 정도가 되면 심장박동을 관찰할 수 있다.

② 임신 초기 초음파에서 관찰해야 하는 항목

- 태낭
- 태아의 갯수와 크기
- 태아 심박동
- Chorionicity
- 자궁, 난관, 난소, cul - de - sac

**표 3-37** Components of Standard Ultrasound Examination by Trimester

| | |
|---|---|
| Gestational sac location<br>Embryo or yolk sac identification<br>Crown - rump length<br>Cardiac activity | Fetal number, including number of amnions and chorions of multiples when possible<br>Uterus, adnexal, and cul - de - sac evaluation |

③ Nuchal translucency

- 임신 11~14주 사이에 관찰한다.
- Sagittal plane에서 측정한다.
- 태아 목덜미의 피부와 연조직 사이에 존재하는 subcutaneous translucent area의 가장 큰 두께를 측정한다.
- 다운 증후군과 같은 fetal aneuploidy의 screening test로 중요한 의미를 지니고 있다.

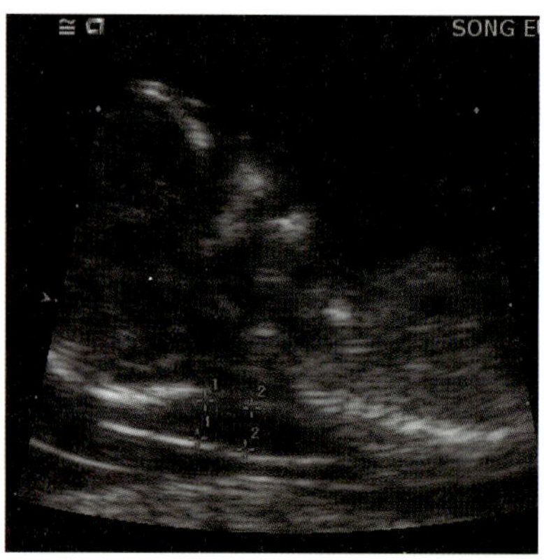

**그림 3-33** 초음파를 이용한 nuchal translucency의 측정.

(2) Second and third trimester

표 3-38 Sone Indications for Second or Third - Trimester Ultrasound Examination

| | |
|---|---|
| Estimation of gestational age | Evaluation of fetal well - being |
| Evaluation of fetal growth | Suspected hydamnios or oligohydramnios |
| Vaginal bleeding | Suspected abruptio placentae |
| Abdominal or pelvic pain | Adjunct to external cephalic version |
| Incompetent cervix | Preterm prematurely ruptured membranes or preterm labor |
| Determination of fetal presentation | Abnormal biochemical markers |
| Suspected multiple gestation | Follow - up observation of identified fetal anomaly |
| Adjunct to amniocentesis | Follow - up evaluation of placental location for suspected placenta previa |
| Significant uterine size or clinical dates discrepancy | History of previous congenital anomaly |
| Pelvic mass | Serial evaluation of fetal growth in multifetal gestation |
| Suspected molar pregnancy | Evaluation of fetal condition in late registrants for prenatal care |
| Adjunct to cervical cerclage | |
| Suspected ectopic pregnancy | |
| Suspected fetal death | |
| Suspected uterine abnormality | |

① Standard ultrasound examination

임신 2분기와 3분기에 일반적으로 시행하는 초음파를 말한다.

표 3-39 Components of Standard Ultrasound Examination by Trimester

| | |
|---|---|
| Fetal number | Gestational age assessment |
| Presentation | Fetal weight estimation |
| Fetal heart motion | Evaluation for maternal pelvic masses |
| Placental location | Fetal anatomic survery |
| Amnionic fluid volume | |

② Specialized ultrasound examination

태아의 기형이 의심될 때 시행하는 detailed anatomical examination이 대표적이다.

③ Limited ultrasound examination

- 특정 목적으로 어느 한 가지의 특정 항목만 보는 것을 말한다.
- 예를 들어, 태아의 생존 여부만 조사하거나 양수량만 측정하는 검사를 말한다.

## 4) Fetal measurement

(1) 태아 측정의 임상적 이용

① 임신 1분기에 crown - rump length를 측정하면 estimated gestational age를 계산할 수 있다.

② 임신 2, 3분기에 biparietal diameter, head circumference, abdominal circumference, femur length를 측정하면 estimated gestational age, fetal weight를 계산할 수 있다.

(2) 태아 측정 방법

① Crown - rump length(CRL)

- 정확한 sagittal plane을 얻어 yolk sac과 limb bud를 제외하여 머리끝에서 엉덩이 끝까지의 직선거리를 잰다.
- 정확히 측정될 경우 재태 연령 오차 범위는 3~5일 이내에 불과하다.

② Biparietal diameter(BPD), head circumference(HC)

- Thalamus와 cavum septum pellucidum이 동시에 존재하는 transthalamic plane을 얻는다.
- 이 plane에서 proximal skull의 outer edge로부터 distal skull의 inner edge까지의 직선거리를 재서 BPD를 측정한다.
- 임신 14~26주 사이에서 재태 연령 오차 범위는 7~10일 이내에 불과하다.
- 같은 plane에서 head circumference를 측정할 수 있다.

③ Femur length(FL)

- Femur shaft의 epiphysis를 제외한 직선거리를 측정한다.
- 임신 2분기에서 재태 연령 오차 범위는 7~11일 이내이다.

④ Abdominal circumference

- 태아의 stomach와 umblical vein이 보이는 transverse view에서 skin line을 따라 둘레를 측정한다.
- 재태 연령을 측정하기에는 가장 부정확한 parameter이다.

## 5) Amnionic fluid

(1) Amnionic fluid index(AFI)

① 자궁을 네 개의 quadrant로 나누어 각각에서 가장 깊은 vertical pocket의 깊이를 재서 이를 합산하여 계산한다.

② 정상적인 임신일 경우 8~24cm의 수치를 보인다.

③ 일반적으로 5cm 미만의 수치를 가질 때 oligohydramnios라고 생각할 수 있다.

(2) Largest vertical pocket method

① 가장 깊은 양수 깊이를 측정하는 방법이다.

② 2cm 미만일 경우 oligohydramnios, 8cm 초과일 경우 hydramnios라고 생각할 수 있다.

## 2. Normal and abnormal fetal anatomy

### 1) Central nervous system

(1) 태아의 뇌를 관찰할 수 있는 초음파면

① Transthalamic view

- BPD와 HC를 측정할 수 있는 plain이다.
- Thalamus와 cavum septum pellucidum을 볼 수 있다.

② Transventricular view

- Lateral ventricle의 atria와 echogenic choroid plexus를 관찰할 수 있다.
- 임신 15주부터 만삭까지 atria의 두께는 정상적으로 5~10mm 사이이다.

③ Transcerebellar view

- Cerebellum, cisterna magna를 쉽게 관찰할 수 있다.
- 15~22주 사이의 cerebellar diameter(mm)는 대략적으로 태아의 임신 주수와 같다.

(2) 초음파에서 발견되는 CNS의 해부학적 이상

① Neural - tube defect

- Anencephaly
  - 두개저(base of skull)와 안와(orbit) 윗부분의 뇌와 머리뼈가 존재하지 않는 질환을 말한다.
  - Biparietal diameter를 측정하는 plane이 초음파에서 잡히지 않을 때 의심할 수 있고, 임신 1분기 때부터 쉽게 진단할 수 있다.
- Cephalocele
  - 머리뼈의 결함 사이로 meninge와 brain tissue가 herniation되는 질환을 말한다.
  - 초음파 소견에서 흔히 hydrocephalus와 microcephaly가 동반되어 있는 소견을 볼 수 있다.
  - Cephalocele은 상염색체 열성 질환인 Meckel - Gruber syndrome의 중요한 특징이기도 하다.
- Spina bifida
  - 정의
    - ◦ 척추에 구멍이 생기고 그 구멍 사이로 meningeal sac이 튀어나오는 질환을 말한다.
    - ◦ Sac 내에 neural element가 포함되어 있을 경우 meningomyeocele이라 하고 meningeal sac만 튀어나온 경우 meningocele이라 명명한다.

◦ Arnold - Chiari Ⅱ malformation과 연관되어 있는 경우가 많다. Arnold - Chiari Ⅱ malformation이란 spinal cord가 downward displacement되면서 cerebellum이 foramen magna를 통해 일부가 빠져나가 upper cervical canal에 존재하는 기형을 말한다.

– Spina bifida의 cranial sign
  ◦ Small biparietal diameter
  ◦ Ventriculomegaly
  ◦ Frontal bone scalloping(lemon sign)
  ◦ Elongation and downward displacement of cerebellum(banana sign)
  ◦ Effacement or obliteration of cisterna magna

② Ventriculomegaly

- Lateral ventricle의 atrium의 너비를 측정하여 10mm 이상일 경우 ventriculomegaly로 정의할 수 있다.
- 여러 종류의 유전적, 환경적 요인이 원인이 될 수 있고 철저한 해부학적 검사와 유전자 검사, 선천성 바이러스 감염에 대한 검사가 필요하다.
- Dangling choroid plexus가 특징적인 초음파 소견으로 이는 ventricle내의 choroid plexus가 달랑거리며 매달려 있는 소견을 말한다.

## 2) Neck

(1) 목의 해부학적 중요성

① Lymphatic system이 잘 발달되어 있다.

② 림프관이 막힐 경우 머리로부터 오는 림프액이 jugular vein으로 배액되지 않고 jugular lymphatic sac에 고이게 되어 cystic hygroma와 같은 선천성 기형이 발생할 수 있다.

(2) Cystic hygroma

① 초음파 소견

- 태아의 뒷목에 주로 발생한다.
- Large, multiseptated, fluid - filled sac이 중요한 초음파 소견이다.

② 관련 질환

- 60～70%에서 fetal aneuploidy와 관련성이 있는데, Turner syndrome이 가장 중요하고 trisomy 21, 18, 13이 다음으로 중요하다.
- Noonan syndrome의 일부분으로 발생할 수도 있다.

## 3) Thorax

(1) 초음파 소견

① 임신 20~25주 이후에야 잘 보이고 four - chamber view에서 2/3 이상의 면적을 차지한다.

② Cystic adenomatoid malformation, extralobar pulmonary sequestration, bronchogenic cyst 등이 초음파에서 관찰되는 흉곽 기형이다.

(2) Diaphragmatic hernia의 초음파 소견

① 90%의 경우에서 왼쪽에서 발생하고 심장은 흉곽의 우측으로 밀린다.

② Absence of stomach bubble

③ Small abdominal circumference

④ Bowel peristalsis seen in fetal chest

## 4) Heart

(1) 심장 기형의 특징

① 가장 흔한 선천성 기형이다.

② 산전에 진단되는 cardiac defect의 30~40%는 chromosomal abnormality와 연관되어 있으므로 반드시 karyotyping을 시행해야 한다.

(2) Four - chamber view

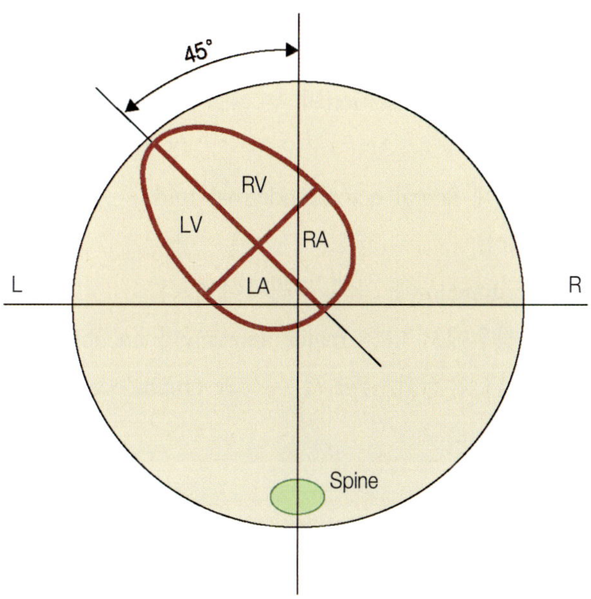


그림 3-34 Measurement of the cardiac axis from the fourchamber view of the fetal heart.
LA : left atrium, LV : left ventricle, RA : righ atrium, RV : right ventricle.

① 횡격막 바로 위의 태아 흉곽을 가로지르는 transverse plane으로 심장의 네 개의 chamber가 확실히 보이는 심장 관찰의 기본적인 초음파면이다.

② 두 개의 심방과 심실의 크기는 서로 비슷하고 apex는 left anterior chest wall과 45도의 각도를 형성하고 있다.

## 5) Gastrointestinal tract

(1) Stomach

Stomach는 임신 14주 이상 태아의 98%에서 보인다. 만약 보이지 않을 경우 esophageal atresia, diaphragmatic hernia, abdominal wall defect 등의 질환을 의심해야 한다.

(2) Echogenic bowel

① Bowel이 밝고 빛나게 보이는 초음파 소견을 말한다.

② Intra - amnionic blood, malformation, infection, aneuploidy 등이 원인이 될 수 있다.

(3) Abdominal wall defect

① Gastroschisis

- Early vascular occlusion으로 인해 국소적인 복벽의 허혈로 인해 발생하는 기형으로 생각된다.
- Peritoneum을 포함한 복벽 전층이 손실되어 bowel이 양막 내로 herniation된다.
- Aneuploidy와의 연관성은 없으며 90% 이상의 생존율을 보인다.
- 주로 umblical cord insertion의 우측에서 발생한다.

② Omphalocele

- 발생 과정 중에 lateral ectomesodermal fold가 중앙선에서 만나지 못해 발생하는 기형이다.
- Bowel이 peritoneum에 의해 둘러싸여 있다.
- 반 이상의 경우에서 다른 major anomaly나 aneuploidy와 연관되어 있다.
- 예후는 동반된 유전적, 구조적 이상과 omphalocele의 크기에 달려있다.

(4) Gastrointestinal atresia

① Esophageal atresia

- Stomach가 보이지 않으면서 hydramnios가 존재할 때 강력히 의심해 볼 수 있다.
- Aneuploidy나 growth restriction, cardiac malformation과 같은 동반된 선천성 이상을 가지고 있는 경우가 많다.

② Duodenal atresia

- Double - double sign이 특징적인 초음파 소견으로 이는 stomach와 duodenum의 first portion이 distention되어 보이는 소견을 말한다.
- 산전에 진단되는 duodenal atresia를 가지는 태아의 30%는 다운 증후군이다.
- Duodenal atresia 이외의 다른 기형을 가지는 경우가 흔하다.



## 6) Kidney and urinary tract

(1) Renal agenesis

① 정상적으로 18주 정도가 되면 초음파에서 신장이 보여야 하는데, 이 시기가 지나도 보이지 않는다면 의심해 볼 수 있다.

② 소변이 생성되지 않으므로 심한 oligohydramnios 소견이 관찰된다.

③ 결과적으로 pulmonary hypoplasia, limb contracture, compressed face의 소견이 나타난다.

④ 이러한 일련의 임상적 소견이 renal agenesis에 의해 발생할 경우 Potter syndrome이라 명명한다.

(2) Polycystic kidney disease

① 유전성 질환으로 산전에 진단되는 polycystic disease의 대부분은 autosomal recessive infantile polycystic kidney disease이다.

② 초음파에서 태아의 전체 복부를 채우고 있는 비정상적으로 큰 신장이 관찰된다.

③ Severe oligohydramnios가 동반된다.

(3) Multicystic dysplastic kidney

① 임신 10주 이전에 renal pelvis 혹은 proximal ureter가 완전히 obstruction 되어 발생한다.

② 초음파에서 서로 연결되어 있지 않은 다양한 크기의 multiple peripheral cyst가 관찰된다.

③ 한쪽 신장에만 국한되어 있고 양수량이 적절하다면 예후는 좋은 편이다.

(4) Uteropelvic junction obstruction

① Neonatal hydronephrosis의 가장 흔한 원인이다.

② 초음파에서 pyelectasis가 특징적인데 이는 renal pelvis가 확장되어 있는 소견을 말한다.

③ 임신 20주경에 pelvis의 직경이 4mm 이상이라면 임신 34주에 다시 초음파 검사를 시행한다. 이 검사에서 직경이 7mm 이상이라면 추적 관찰이 필요하다.

(5) Posterior urethral valves

① 초음파에서 방광과 근위 요도의 확장, 두꺼워진 방광 벽이 특징적인 소견이다.

② 요도가 열쇠 구멍과 닮게 보여 keyhole sign을 나타낸다.

③ 양수과소증이 동반되어 있을 경우 나쁜 예후를 보인다.

## 3. Doppler

### 1) 산과적 이용

(1) 모체와 태아의 혈류량과 혈류 속도를 측정하기 위해 사용한다.

(2) 가장 흔하게 측정하는 parameter는 수축기와 이완기 때의 혈류량의 비율인 systolic - diastolic ratio(S/D ratio)이다.

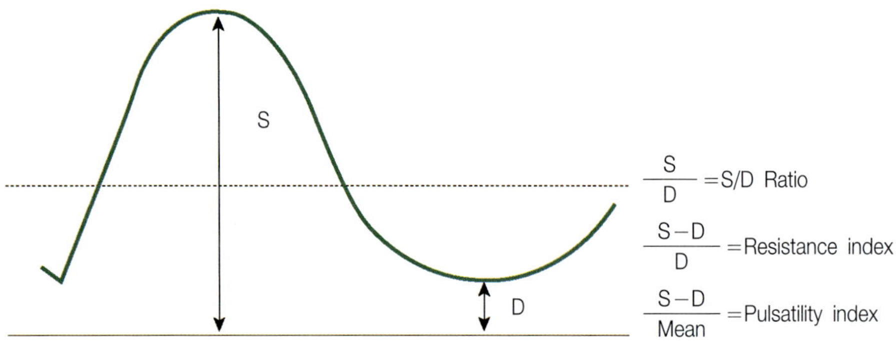


그림 3-35 Doppler systolic - diastolic waveform indices of blood flow velocity.
D : diastole, S : systole

### 2) 임상적 적용

(1) Umblical artery

① 이 혈관 내에서 태아 혈액은 태아의 심장에서 태반 방향으로 흘러가게 된다.

② 이완기 후반부의 혈류를 end - diastolic flow라고 부르는데 임신 10주 전에는 umblical artery에 태아의 심장 박동 주기 초기에만 혈액이 흐르므로 end - diastolic flow가 없지만 10주가 지나가면서 이완기 후반부에도 혈류가 나타나므로 이 시기부터는 제대 동맥의 혈액이 지속적으로 흐르는 상태를 보여야만 정상이다.

③ 이완기 때의 혈류량은 재태 연령에 따라 점점 증가하게 된다. 따라서 S/D ratio는 점점 줄어들게 되는데, 임신 20주 경에는 4.0 정도의 수치를 보이지만 만삭 시기에는 2.0까지 감소한다.

④ S/D ratio는 정상치의 95 percentile을 초과하는 경우 비정상이라 간주하게 되는

데, 극단적으로 비정상인 경우 diastolic flow가 없거나 오히려 혈류 방향이 역전되는 경우가 있다(absent or reverse end-diastolic flow).

⑤ Fetal growth restriction이 의심되는 경우 umblical artery doppler를 시행한다.

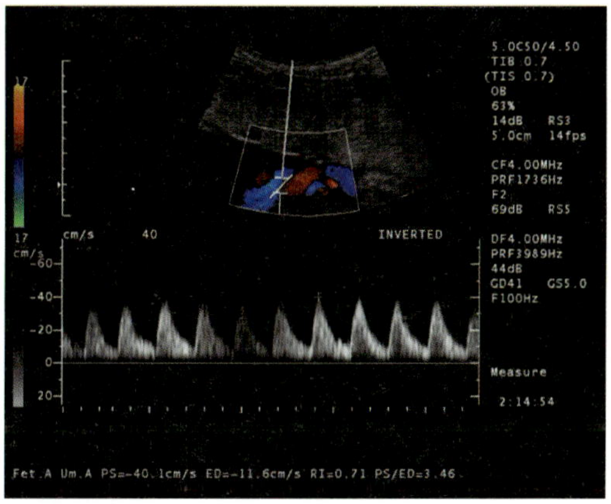


그림 3-36 Umblical artery doppler.

(2) Ductus arteriosus

① Indomethacin은 조기 자궁 수축 억제제로 사용되는 약물로, ductus arteriosus의 수축을 유발한다.

② 이 약제를 사용하는 경우 수축 상태를 평가하기 위해 doppler를 시행할 수 있다.

(3) Middle cerebral artery

① 태아가 빈혈을 앓고 있는 경우, 심박출량은 증가하고 혈액의 점성도는 감소하기 때문에 middle cerebral artery의 수축기 혈류 속도는 빨라진다.

② 이 성질을 이용해 fetal anemia를 평가하기 위해 doppler를 시행할 수 있다.

# Chapter 3 산전 관리

## 3.1 Preconceptional counseling

### ❑ Benefits of preconceptional counseling

1) Chronic medical disorders
Epilepsy : 임신 시에는 가장 tetatogenecity가 적은 한 가지의 약제만 사용, folic acid 복용.

2) Genetic diseases
(1) Birth defect
① 예방법
• Primary prevention : 태아에 기형을 유발하는 causal factor를 피함.
• Secondary prevention : 미리 예방할 수 없는 질환의 경우 Affected pregnancy의 종료
• Tertiary prevention : Surgical correction of structural defect
(2) 예방 가능한 유전 질환
① Neural - tube defect(NTD)
• 빈도
– 1～2 / 1,000 live birth
– second M/C structural fetal malformation.
• 예방 : 임신 전～1st trimester까지 folic acid 복용.
② Phenylketonuria(PKU)
• 원인 : Inborn error of phenylalanine metabolism
• 손상 기전 : fetal organ damage 유발, 특히 neural tissue, cardiac tissue 쉽게 손상.
• 예방
– Primary prevention
– 임신 전에 phenylalanine - restricted diet를 시행

### ❑ Preconceptional counseling visit

1) Social history
(1) Maternal age
① Teenage pregnancy
• 위험성
– 빈혈
– Growth - restricted infant
– Preterm labor
– Higher infant mortality
– Sexually transmitted disease의 증가
② Pregnancy after age 35
• 모체의 위험성
– Perinatal morbidity and mortality
– Hypertension
– Diabetes
– Placenta previa
– Placenta abruption
– Preterm delivery

- 태아의 위험성
  - Preterm delivery에 수반되는 신생아 합병증
  - Fetal growth disorder
  - Fetal aneuploidy
  - 불임 치료로 인한 multiple gestation의 증가

(2) Recreational drugs and smoking

① 흡연의 위험성★

- Fetal growth restriction
- Preterm labor
- Low birthweight
- ADHD, behavioral and learning problem
- Uteroplacental insufficiency, placenta abruptio

2) Immunizations

(1) Attenuated live virus vaccine★

① Measles, varicella - zoster, mumps, chickenpox, polio, rubella, yellow fever

② 임신 기간 동안과 임신 1개월 전에는 접종금기

### ❑ Screening test

1) 임신 전 기본 검사

(1) Rubella, varicella, hepatitis B immune status

(2) CBC

2) 특정 질환을 가지고 있는 여성의 임신 전 검사

(1) 만성 신질환 : 임신 전 혈청 creatinine 측정

(2) Cyanotic heart disease : CBC, 동맥 산소 포화도, 심초음파

(3) Diabetes : Hemoglobin A1c(태아의 기형 가능성 예측가능)

## 3.2 Prenatal care

### ❑ 산전 진찰의 구성 요소

1) 임신의 진단

(1) 증상과 징후

① 생리 중단

② 자궁 경관 점액의 변화

- 생리주기 7~18일 : fernlike pattern
- 생리주기 21일 이후 or 임신 기간 : beaded pattern

③ 유방 변화

④ Discoloration of vaginal mucosa

- Chadwick sign.
- 임신의 presumptive evidence에는 해당, conclusive evidence는 아님

⑤ Skin change - linea nigra

⑥ 태아 심박동 : 임신 5주 경부터 real - time sonography, 임신 10주 경 Doppler ultrasound, 임신 17주 이후 청진기로 가능

⑦ 태동 : 임신 20주 경부터

(2) Chorionic gonadotropin

① hCG의 특징

- 배란된 지 8~9일 후 모체의 혈청이나 소변에서 측정 가능
- 대략 1.4~2일 주기로 두 배씩 증가, 60~70일 경 peak, 이후 감소

② Measurement of hCG : 모체의 혈청이나 소변에서 hCG의 $\beta$-subunit검출, 임신 진단

(3) 초음파

### 2) Initial prenatal evaluation

(1) 산과력(prenatal record)★

① 용어

- Nulligravida : 현재까지 한 번도 임신해 본 경험이 없는 여성
- Gravida
  - 현재를 포함해서 한 번이라도 임신해 본 경험이 있는 여성
  - 임신이 첫 번째인 여성은 primigravida, 그 이외의 여성은 multigravida
- Primipara : 재태 연령 20주 이상의 태아를 오직 한 번만 분만한 경험이 있는 여성
- Multipara : 재태 연령 20주 이상의 태아를 2번 이상 분만한 경험이 있는 여성

② 표기★

Term infant – preterm infant – abortion – children currently alive

(2) Normal pregnancy duration

① 평균 기간 ; 280일, 혹은 40주

② 출산 예정일 계산법(Naegele rule)★

마지막 생리 시작일을 기점으로 달수에서 3 빼고 일수에서 7 더하여 계산

③ 태아 연령의 표기

- Gestational age(menstrual age) : 마지막 생리 시작일로부터 금일까지
- Ovulatory age(fertilization age) : 수정된 날짜부터 금일까지로 계산, 일반적으로 gestational age보다 2주 짧음

④ Trimester

- 1st trimester : 재태 연령 14주까지
- 2nd trimester : 재태 연령 15주부터 28주까지
- 3rd trimester : 재태 연령 29주부터 42주까지

(3) Physical examination

Pap smear 시행, 필요시 N. gonorrhea, chlamydia trachomatis검사위한 spcimen채취

(4) Laboratory test

① HIV test : 모든 산모에게 임신 초기에 시행을 권고

② B형 간염 검사 : 모든 산모에게 시행하는 것이 바람직함

③ 소변 검사 : 시행하는 것이 바람직함, 고혈압의 증거가 없다면 반드시 시행해야 할 필요없음

### 3) Subsequent prenatal visit

(1) 산부인과 방문횟수

28주까지는 4주마다, 그 이후부터 36주까지는 2주마다, 그 이후부터 분만까지는 매주 시행

(2) 외래 검사★

① 태아 측정 : 심박동수, 크기, 양수량, Presenting part and station, 활동성

② 산모 측정 : 혈압, 몸무게, 이상 증상 유무, 자궁저 높이 (fundal height), 내진(선진부, station, 골반 측정, 자궁 경부의 개대 여부)

(3) 재태 연령의 측정

① Fundal height

- 치골결합에서 uterine fundus까지의 높이
- 임신 20주에서 31주 사이에는 fundal height와 재태 주수가 거의 일치

② 태아 심음 : 청진기로 20주까지는 80%, 22주 이후 거의 모두 가능
③ 초음파 : LMP보다 훨씬 정확

(4) Subsequent laboratory test
① 초기 검사가 정상이면 대부분 반복할 필요 없음
② 16~18주 사이 : 신경관 결손증과 염색체 이상을 발견하기 위하여 모체 혈청 선별 검사시행
③ 혈색소 검사와 매독 검사 : 필요한 경우 28~32주 사이에 반복가능

### 4) 추가 산전 검사

(1) 임신성 당뇨
① 24~28주에 임신성 당뇨 선별 검사시행
② 우리나라 여성은 모두 적응증에 해당

(2) Chlamydial infection
① 감염 위험이 높은 여성은 첫 번째 산전 진찰 때 선별 검사를 시행
② 위험요인 : 미혼모, multiple sexual partner, 25세 미만의 여성, 도시 거주자, 다른 성매개 질환에 감염된 경험이 있는 여성 등
③ C. trachomatis의 선별 검사와 치료를 시행 시 pregnancy outcome을 향상

(3) Gonococcal infection
① 위험요인은 chlamydia와 비슷
② 고위험이거나 증상이 있는 산모는 초기 산전 진찰과 3rd trimester 시기에 N. gonorrhoeae에 대한 culture 시행

(4) Fetal fibronectin
① 질 분비물에서 검출 시 조산의 위험성이 높음
② Routine screening은 아님

(5) Group B streptococcal(GBS) infection - controversal

## ❑ Nutrition

### 1) Recommended dietary allowance

(1) 중요성 : 과잉 섭취할 경우 독성을 유발할 수 있는 영양소 - 철분, 아연, 셀레늄, 비타민 A, $B_6$, C, D 등
(2) Calories : 전체적으로 80,000kcal 추가 필요, 하루에 100~300kcal 더 섭취 권장
(3) Protein : 요구량은 증가,동물성 단백질 섭취가 더욱 바람직
(4) Mineral
① Iron
- 총 1,000mg의 추가 철분이 필요. 이중 300mg은 태아와 태반의 성장, 500mg은 모체의 적혈구 생산에 사용, 200mg은 배설.
- 임신 5개월 이후부터는 추가적인 철분이 필요★, 철분제를 섭취해야 함
- 약 7mg/d 정도 필요, 적어도 27mg의 ferrous iron을 복용. 비만, 쌍둥이 임신, anemia있으면 60~100mg 섭취
- 철분제는 공복 시에 복용

② Calcium : 하루에 1,000~1,300mg 이상의 섭취
③ Phosphorus
④ Zinc : 하루에 12mg 이상 섭취 필요
⑤ Iodine : 결핍된 지역에서는 충분한 섭취 필요

(5) Vitamin
① Folic acid
- 신경관 결손증 예방 효과, 가임기의 여성은 따로 보충
- 이전 임신에서 신경관 결손증 태아를 가진 경험이 있는 경우 임신 한 달 전부터 first trimester 기간 동안 하루에 4mg의 엽산을 복용시 재발률 70% 이상 감소★

- 단일 제제로서 복용하는 것이 바람직

② Vitamin A : 10,000~50,000IU의 고용량을 복용 시 birth defect를 유발
③ Vitamin $B_{12}$ : 채식주의자인 산모는 외부에서 따로 공급
④ Vitamin $B_6$ : 약물 남용, 쌍태아 임산모에서는 하루에 2mg 제제 복용 권장
⑤ Vitamin C

## ❑ Common concern

### 1) 직장 & Exercise
일반적으로 임산부에서 운동을 제한할 필요는 없음

### 2) 여행
일반적으로 건강한 임산모의 경우 여행이 특별히 해롭지는 않다.

### 3) 목욕
제한한 필요 없지만 임신 초기에 고온탕에 들어가는 것은 자제하는 것이 바람직

### 4) Clothing
편안한 복장이 권장

### 5) 배변
(1) 변비가 흔히 발생, 충분한 양의 수분 섭취& 적절한 운동으로 예방
(2) 치질도 임산부에서 흔한 질환

### 6) 성관계
유산이나 조기 진통이 의심되는 경우를 제외하고는 관계 없음

### 7) Dentition
임신했다고 해서 치과 치료의 금기가 되지 않음

### 8) Immunization

### 9) Caffeine
하루에 5잔 이상 마시지만 않으면 문제 없음

### 10) Medication
어떤 종류의 약제라도 신중하게 생각

### 11) Nausea and vomiting
입덧은 임신 초기부터 임신 14~16주까지 지속

### 12) 요통
70%가 호소하는 증상. 이전에 요통을 경험해 본 적이 있거나 비만한 산모에서 흔히 발생

### 13) 정맥류
하지 거상, elastic stocking이 증상 완화에 도움, 일반적으로 수술은 권장하지 않음

### 14) 치질
치질은 악화되는 경향, 국소 마취제, 좌욕, 변완화제 등을 통해 증상을 경감

### 15) 흉통
소량의 음식을 자주 섭취, 제산제로 쉽게 치료

### 16) 이식증(pica)
이식증 산모의 15%에서 철분 결핍증과 연관

### 17) 피로
임신 초기에 피로호소, 수면욕구가 증가

18) 두통

임신 초기에 대증 치료를 시행, 임신 후반기에 나타날 경우 임신성 고혈압 의심

19) Leukorrhea

흔히 질 분비물이 증가, 정상적인 반응

20) Bacterial vaginosis

(1) 유병률 10~30%, 조산과 관련

(2) 증상이 있을 경우 metronidazole로 치료, 치료해도 조산의 위험성은 감소되지 않음

21) Trichomoniasis

(1) 조산과 관련

(2) Metronidazole로 치료 가능, 치료해도 조산의 위험성은 감소되지 않음.

(3) routine screening은 시행하지 않음

22) Candidiasis

증상이 심할 경우 miconazole, clotrimazole 등으로 치료

## 3.3 Abortion

### ❑ 정의

1) 자연적으로 혹은 인위적으로 임신이 종결

2) 임신 20주 이전이거나 태아의 몸무게가 500g 미만일 때의 임신 종결을 지칭

### ❑ Spontaneous abortion

1) 정의

특별한 의학적 도구 없이 자연적으로 유산

2) Etiology★

(1) Overview

① 80% 이상은 임신 12주 이내 발생, 그 중 반 이상이 염색체 이상으로 발생.

② Parity 증가, 부모의 나이가 많을수록 위험성 증가, 만삭 분만 후 3개월 이내에 재임신할 경우 유산의 빈도 증가.

(2) 태아측 원인

① Abnormal zygotic development

- 임신 초기에는 흔히 zygote, embryo, early fetus의 발달 이상으로 발생
- Blighted ovum는 임신 초기 발달 과정에 이상이 있을 시 나타남.

② Aneuploid abortion

- 50~60%는 chromosomal anomaly
- 종류
  - Autosomal trisomy(M/C)
  - Monosomy X(45,X) (second M/C)
  - Triploidy
  - Tetraploidy

(3) 모체측 원인

① Infection

② Chronic debilitating disease

③ Endocrine abnormalities

- 갑상선 기능 저하증
- 당뇨병 : first trimester 기간 동안 혈당 조절이 잘 되지 않을수록 증가 경향

- Progesterone deficiency

④ Nutrition

⑤ Drug use and environmental factor : 담배, 알콜, 카페인, 방사선, 피임제제, 환경독소

⑥ Immunological factor★

- 반복 유산의 15%가 autoimmune factor
- Antiphospholipid antibody 중에 lupus anticoagulant와 anticardiolipin antibody 두 가지가 자연유산과 연관
- 치료 : Low - dose aspirin, unfractionated heparin을 병용 치료

⑦ Inherited thrombophilia

⑧ Laparotomy : 합병증이 발생하지 않은 복부나 골반 수술은 초기 유산 위험성 증가없음

⑨ Physical trauma

⑩ Uterine defect : Leiomyoma, Uterine synechiae, Developmental uterine defects

⑪ 자궁 경부 무력증(incompetent cervix)★

- 임상적 경과
  - Painless cervical dilatation in second trimester
  - Prolapse and ballooning of membrane
  - Expulsion of immature fetus
  - 이후의 임신에도 반복 유산 유발
- Etiology : 원인 미상, 자궁 경부에 손상을 줄 수 있는 procedure, 태아 때 DES 노출
- Preoperative evaluation★★ : 초음파, 자궁 경부 검사, 수술 전후 일주일간 부부관계 제한
- Treatment(cerclage operation)
  - Cerclage의 금기증
    - 출혈
    - Uterine contraction이 있는 경우
    - 양막이 파열된 경우
  - Procedure
    - 종류 : McDonald operation(성공률 85～90%), modified Shirodkar operation
    - Transabdominal cerclage : 자궁 경부에 심각한 해부학적 이상, 이전에 transvaginal cerclage 수술이 실패한 기왕력있을 때 시행
  - 합병증
    - Infection, membrane rupture, preterm labor 등
    - 합병증 발생시 즉시 suture를 제거

### 3) Categories of spontaneous abortion

(1) Threatened abortion★

① 정의 : 임신 20주 이내에 혈성 질 분비물 혹은 출혈이 보일 때

② 유병률 : 전체 임신의 20～25%에서 절박유산 경험

③ 결과

- 이러한 임신 중에 50%는 유산 경험
- 이러한 임신 중에 태아의 심박동 확인시 유산의 위험성이 낮음
- 임신이 지속된다 하더라도 추후 preterm delivery, low birthweight, perinatal death의 위험성 증가
- 태아 기형과 연관성 없음

④ 증상

- 출혈 발생 몇 시간 혹은 며칠 후 cramping abdominal pain 발생
- Persistent low backache
- Dull suprapubic discomfort

⑤ 치료
- 입증된 치료법은 없음
- bed rest

(2) Inevitable abortion : 자궁 경부가 개대되고 양막이 파열되어 양수가 흘러나오는 경우

(3) Complete and incomplete abortion

① Complete abortion
- 태반이 자궁에서 완전히 떨어지고 수태물이 자궁 밖으로 배출된 경우
- Internal cervical os 완전히 닫힘.

② Incomplete abortion
- 태아와 태반이 자궁 내에 남아 있거나 개대된 os를 통해 일부가 빠져나온 경우
- Internal cervical os가 닫히지 않고 열려 있어 혈액이 흘러나올 수 있음.
- 간혹 심각한 출혈 유발 시 즉시 evacuation 시행

(4) Missed abortion

① 정의 : Cervical os가 닫힌 상태로 죽은 수태물 조직이 자궁에 남아 있는 경우

② 치료 : Expectancy, dilatation & curettage(D&C), 질 안으로 misoprostol 800㎍ 삽입

(5) Recurrent abortion

① 정의 : 3번 이상 자연유산이 연속적으로 발생한 경우

② 검사 : parental cytogenetic analysis, lupus anticoagulant assay, anticardiolipin antibody assay

## ❑ Induced abortion

### 1) 정의

태아가 생존력(fetal viability)을 얻기 전에 내과적 혹은 외과적으로 임신 종결

### 2) Indication

(1) Persistent heart disease after cardiac decompensation

(2) Advanced hypertensive vascular disease

(3) Invasive cervical carcinoma

(4) 강간 혹은 근친상간으로 임신된 경우

### 3) Elective(voluntary) abortion

(1) 정의 : 모체나 태아의 특별한 질환은 없지만 모체가 원해서 induced abortion을 시행하는 경우, 현재 대부분의 유산이 이에 해당

(2) 인공 유산의 방법★★

① Surgical technique
- Dilatation and curettage(D&C)
- Menstrual aspiration
- Laparotomy

② Medical induction of abortion : Oxytocin, Prostaglandin $E_2$, Prostaglandin $E_1$, Mifepristone, Methotrexate, Misoprostol

### 4) Consequence of elective abortion

(1) Maternal mortality 증가

(2) 이후 임신에 미치는 영향

① 특별한 경우를 제외하고 가임력이나 자궁외 임신의 빈도 변하지 않음

② 여러 차례 curettage를 시행 시 다음 임신에서 전치 태반의 빈도증가, vacuum aspiration만 시행 시 높아지지 않음

(3) Septic abortion★

① 인공 유산 이후 심각한 출혈, 세균성 쇼크, 급성 신부전증이 발생 가능

② 25%는 혈액 배양 양성, 주로 anaerobic bacteria가 배양
③ 치료 : 광범위 항생제, 수태물은 evacuation

### ❑ Resumption of ovulation after abortion

1) 유산 2주 이후 배란 시작
2) 피임 원하는 경우 유산 이후 곧바로 피임 시작

## 3.4 Genetics

### ❑ Overview

### ❑ Etiology of birth defect

1) Birth defect의 분류
   (1) Malformation
   (2) Deformation
   (3) Disruption
2) Birth defect의 조합
   (1) Syndrome
   (2) Sequence
   (3) Association

### ❑ Chromosomal abnormalities

1) Standard nomenclature(핵형의 명명법)
2) Aneuploidy
   (1) 총론
      ① 정의 : 염색체의 숫적 이상
      ② 분류 : Trisomy, Monosomy, Polyploidy,
   (2) 각론
      ① Autosomal trisomy
         • Trisomy 21(Down syndrome)
            – 빈도 : m/c nonlethal trisomy, 1/800∼1,000 비율
            – 임상적 특징
               ◦ Marked hypotonia
               ◦ 튀어나온 혀
               ◦ Small head with flattened occiput, flat nasal bridge
               ◦ Epicanthal fold with up-slanting palpebral fissure
               ◦ 두꺼운 뒷목덜미 피부
               ◦ 짧은 손가락
               ◦ Single palmar crease
               ◦ 중지 결손 혹은 결함
               ◦ 새끼손가락의 clinodactyly
               ◦ Sandal toe gap
               ◦ 낮은 지능
               ◦ Endocardial cushion defect, gastrointestinal atresia, leukemia, thyroid disease와 같은 major anomaly 동반

- Recurrence risk
  - 한 번이라도 trisomy 21 태아를 임신한 경험이 있는 산모는 1% 정도의 재발률
  - 여성 다운 증후군 환자의 경우는 가임력 가짐. 임신 시 1/3의 태아는 다운 증후군
- Trisomy 18(Edwards syndrome)
  - 빈도 : 여성에서 3∼4배 흔함, 1/ 8,000 비율
  - 임상적 특징
    - Prominent occiput
    - Rotated & malformed auricles
    - Short palpebral fissures
    - Small mouth
    - 95%는 cardiac defect
    - Horseshoe kidney, radial aplasia, hemivertebrae와 같은 기형 동반
    - 예후는 매우 불량
- Trisomy 13(Patau syndrome)
  - 빈도
    - 1/20,000 비율
    - 80∼90%에서 cardiac defect, 70%는 holoprosencephaly
    - 예후는 매우 불량

② Sex chromosome abnormality
- XXX and XXY
  - 47,XXY male은 Klinefelter syndrome
  - 47,XXX female과 47,XXY male은 서로 유사한 표현형, 키가 큰 경향
  - 47,XXX female은 정상적인 사춘기 발달 & 가임력을 가짐, 47,XXY male은 남성화를 보이지 않고 testosterone의 보충 필요
  - IQ는 둘 다 정상범위이지만 약간 낮은 편
  - 48,XXXX나 49,XXXXX와 같이 3개 이상의 X 염색체를 가진 경우 다양한 정도의 mental retardation
- 47,XYY
  - 정상적인 표현형을 가진 남성, 키가 큰 경향
  - 일반적으로 정상적인 지능
  - 추가적으로 성염색체를 더 가진 경우 뚜렷한 신체적 장애와 mental retardation
- 45,X(Turner syndrome)
  - 빈도
    - 생존이 가능한 유일한 monosomy
    - m/c aneuploidy
    - 1/5,000 비율
  - 임상적 특징
    - 작은 키
    - Broad chest with widely spaced nipples
    - Congenital lymphedema with puffy fingers and toes
    - Low hairline with webbed posterior neck
    - 30∼50%는 major cardiac malformation
    - 정상지능
    - 90% 이상 ovarian dysgenesis, 일생동안 호르몬 치료 필요
  - Mosaicism
    - 이환된 태아 조직은 45,X/46,XX 혹은 45,X/46,XY와 같은 핵형

∘ 체세포 분열 과정의 이상에서 비롯됨

### 3) Structural abnormality

(1) Chromosomal deletion

① Deletion 4p
- Wolf - Hirschhorn syndrome
- 4번 염색체의 단완 소실
- Fetal growth restriction, hypotonia, severe mental deficiency, polydactyly
- 대개 유년기까지 생존하지 못함

② Deletion 5p
- cri du chat syndrome
- Growth restricted, hypotonic, severely retarded infant
- 고음의 고양이와 같은 울음소리가 특징

③ Microdeletion 22q11.2
- Shprintzen, DiGeorge phenotype의 두 가지 유전 질환을 유발
- Shprintzen phenotype : velo - cardio - facial syndrome이라고도 불리고 cleft palate, velopharyngeal incompetence, prominent nose, long face, retarded mandible 등이 주된 특징
- Digeorge phenotype: thymus와 parathyroid의 hypoplasia 혹은 aplasia를 유발, aortic arch malformation을 야기하는 것이 특징

(2) Chromosomal translocation

① Reciprocal translocation
- Rearrangement되는 과정에서 염색체가 손실되거나 혹은 추가되지 않는 경우 balanced translocation
- balanced carrier는 정상적인 표현형
- unbalanced offspring은 50%, 하지만 실제적으로는 liveborn offspring 중 5～30% 정도만 unbalanced offspring으로 태어남

② Robertsonian translocation
- 정상 표현형
- abnormal gamate를 가진 offspring 확률은 상동 염색체가 융합되었을 때는 100%이고 서로 다른 염색체가 융합되었을 경우에는 66%(4/6)
- Robertsonian carrier는 임신하기가 쉽지 않음
- 흔한 translocation으로 1/1,000 비율
- 태아에서 translocation trisomy가 발견 시 반드시 부모 염색체 검사 시행

③ Isochromosome

(3) Chromosomal inversion - Paracentric inversion, Pericentric inversion

(4) Ring chromosome

## ❑ Single - gene(Mendelian) disorder

### 1) Autosomal dominant

(1) Penetrance

(2) Expressivity

(3) Anticipation

(4) Co - dominant gene

### 2) Autosomal recessive

(1) Phenylketonuria(PKU)

(2) 근친혼

① Third - degree relative 이내의 혼인

② 나쁜 유전자를 공유하고 있을 가능성이 높기 때문에 상염색체 열성 질환이나 multifactorial disease를 가지는 자녀를 낳을 가능성이 높음

3) X-linked and Y-linked gene

(1) X-linked recessive disease

(2) X-linked dominant disease

(3) Y-linked disease

## ❑ Nonmendelian pattern of inheritance

1) Heriditary unstable DNA

(1) 종류

① Fragile X syndrome(Martin-Bell syndrome)

- 유병률
  - m/c Familial mental retardation의 원인, 지능 저하 원인의 4∼8%
  - 남자는 1/1,000 비율, 여자는 1/ 2,000비율로 발생
- 발병 기전
  - 일련의 CGG repeat 존재
  - CGG repeat가 일정 숫자 이상으로 증가할 경우 유전자가 methylation되면서 비활성화되면 fragile X syndrome의 특징적인 증상 발생
- 임상 증상
  - 지능 저하
  - Autistic behavior
  - Attention deficit-hyperactivity disorder(ADHD)
  - Speech & language problem
  - Narrow face & large jaw
  - Macroorchidism in postpubertal malc

② Myotonic dystrophy

- 발병 기전
  - 9번 염색체의 장완에 CTG repeat 존재
  - CTG repeat가 일정 숫자 이상으로 증가할 경우 myotonic dystrophy 발생
  - anticipation의 대표적인 예
- 임상 증상
  - Muscle weakness
  - Cardiomyopathy
  - Mental retardation
  - Cataract
  - Respiratory difficulty

③ Huntington disease

- 임상 증상
  - Progressive chorea
  - Bradykinesia
  - Rigidity with insidious deterioration of intellectual function
- 발병 기전

  4번 염색체의 CAG triplet repeat이 증가하면서 발생

④ Other DNA-triplet repeat disease

- Friedrich ataxia
- X-linked spinal & bulbar muscular atrophy(Kennedy disease)

- Spinocerebellar ataxia type 1 and 2
- Dentato - rubro - pallido - luysian atrophy
- Machado - Joseph disease

#### 2) Imprinting

(1) Deletion 15q11 - 13

① 특징 : 어머니로부터 결손된 유전 물질을 받은 경우 Angelman syndrome, 아버지로부터 받은 경우에는 Prader - Willi syndrome

② 각 질환의 임상 증상

- Prader - Willi syndrome
  - Obesity
  - Hyperphagia
  - Short stature
  - Small hands, feet, and external genitalia
  - Mild mental retardation
- Angelman syndrome
  - Normal stature & weight
  - Severe mental retardation
  - Absent speech
  - Seizure disorder
  - Ataxia and jerky arm movement
  - Paroxism of inappropriate laughter

#### 3) Uniparental disomy

#### 4) Mitochondrial inheritance

(1) Myoclonic epilepsy with ragged red fibers(MERRF)
(2) Leber hereditary optic neuropathy
(3) Leigh syndrome
(4) Pigmentary retinopathy

#### 5) Polygenic and multifactorial inheritance

(1) Multifactorial trait의 분류

① Continuously variable trait
② Threshold trait
③ Complex disorders of adult life

(2) Multifactorial trait의 특징

(3) Examples of multifactorial or polygenic defects

① Neural tube defect

- 빈도 : 1,000명 중 1.4～2명, second m/c congenital structural abnormality
- 질환
  - Anencephaly : 가장 심각하고 치명적
  - Spina bifida : meningocele이나 meningomyelocele을 유발
  - Rachischisis : 척수 전체가 노출
- 유전학
  - 다인자성 유전 질환의 가장 좋은 예
  - 영향을 미치는 인자: environment, diet, hyperthermia, hyperglycemia, teratogen exposure, family history, ethnic origin, fetal gender, amniotic fluid nutrients, various gene

- 예방
  - folic acid supplementation
  - 엽산의 보충만으로 모든 신경관 결손증이 예방되는 것은 아님

② Cardiac defect

- 빈도 : 1,000명 중 8명, m/c birth defect
- 유전학 : multifactrial inheritance
- 재발 위험성 : 어머니가 질환이 있는 경우 자녀의 5~6%, 아버지가 질환이 있는 경우 자녀의 2~3% 가짐

### ❏ Molecular genetics

1) Control of gene expression(DNA methylation)

2) Genetic test

(1) Cytogenetic analysis
(2) Fluorescence in situ hybridization(FISH)
(3) Spectral karyotype analysis
(4) Linkage analysis
(5) Complementary DNA
(6) Polymerase chain reaction(PCR)
(7) Southern blotting
(8) Cloning
(9) Positional cloning
(10) DNA chip
(11) Microarray

## 3.5 Prenatal diagnosis and fetal therapy

### ❏ Overview

1) 산전 진단의 정의

2) 산전 진단의 대상

(1) 유전성 혹은 선천성 질환의 위험성이 높은 태아
(2) 흔하게 발견되는 선천성 이상에 대한 위험성을 예측할 수 없는 태아
(3) 초음파에서 구조적, 발달적 이상이 발견된 태아

3) 현재 시행되고 있는 태아 치료의 종류

(1) 부적절한 자궁 환경의 개선
(2) 분만
(3) 태아 수혈
(4) 태아 약물 주입
(5) Amnioreduction
(6) Placement of shunt
(7) 태아 수술

### ❏ 유전성 혹은 선천성 질환의 위험성이 높은 태아에 대한 산전 검사

1) Fetal anueploidy

(1) 빈도

① 8%는 aneuploidy라고 추정

② First trimester abortion의 50%를 차지한다.
③ 사산과 신생아 사망 전체 중에서 5~7%를 담당

(2) 진단적 검사의 적응증
① 고위험군 : 양수 검사로 인한 태아 사망 위험성은 1/200이므로 fetal aneuploidy의 발생 위험성이 이보다 큰 경우 genetic amniocentesis의 적응증
② 양수검사의 적응증
- 단태아를 가지면서 분만 시점이 만 35세 이상인 산모
- 이란성 쌍태아를 가지면서 분만 시점이 만 31세 이상인 산모
- 이전에 autosomal trisomy 태아를 임신한 경험이 있는 산모
- 이전에 triple X(47,XXX) 혹은 Klinefelter syndrome(47,XXY) 태아를 임신한 경험이 있는 산모
- 남편 혹은 자기 자신이 chromosomal translocation을 가지고 있는 산모
- 남편 혹은 자기 자신이 chromosomal inversion을 가지고 있는 산모
- 이전에 triploidy 태아를 임신한 경험이 있는 산모
- 반복적인 1분기 자연 유산
- Parental aneuploidy
- 초음파로 태아의 major structural defect가 확인된 산모

### 2) Isolated structural anomaly

(1) 빈도와 위험성
① Structural malformation은 2~3%의 재발률
② First - degree(부모, 형제자매) 혹은 second - degree(이모, 고모, 조부모) relative가 structural anomaly를 가진다면 산전 유전 검사가 반드시 필요
③ Third - degree(사촌) relative의 질환 유무 여부는 큰 영향을 미치지 않는다.

(2) 종류
① Congenital heart defect
- m/c isolated structural defect이다.
- 다인자성 유전 질환, 재발률이 매우 높음
- 태아 심장 질환의 위험성이 높은 경우 20~22주 경에 정밀 심장 초음파 등을 시행→이상이 발견될 경우 termination 등을 고려

② Neural - tube defect(NTD)
- 진단 과정
  - NTD 태아를 가질 확률이 높은 산모는 먼저 AFP test와 초음파 검사를 시행
  - 초음파 검사 결과가 확실하지 않거나 defect가 보인다면 양수 검사를 시행하여 defect의 존재 여부를 확진하고 태아의 karyotype을 결정
- Risk factor for neural - tube defect

### 3) Familial genetic disease

(1) 중요성 : Heritable genetic disorder를 가지는 부부의 태아는 유전 검사를 시행하는 것이 중요
(2) Ethnic groups at high risk

## ❑ 흔하게 발견되는 선천성 이상에 대한 산전 검사

### 1) Neural - tube defect(NTD)

(1) Alpha - Fetoprotein(AFP)★
① Glycoprotein의 일종, 임신 초기에는 fetal yolk sac에서 합성, 후기가 되면 위장관과 간에서 합성,
② 생성된 AFP은 소변으로 배출되어 양수 내에 포함
③ 양수 내의 AFP은 모체 순환계로 들어갈 수 있음
④ Fetal body wall에 defect가 있는 경우 모체 혈청 내의 수치 증가

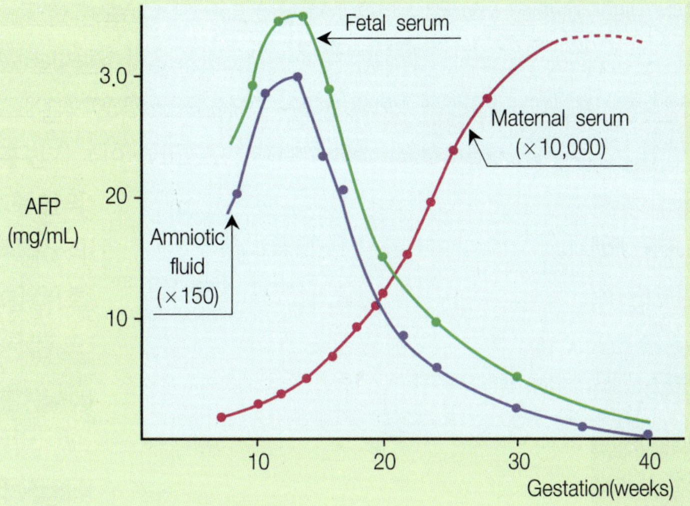


Maternal and fetal serum and amnionic fluid alphafetoprotein (AFP) levels corresponding with gestational age.

(2) Maternal serum AFP screening

① 검사 시기와 결과표기 방법

- 시기 : 임신 14~22주 사이
- 결과는 NTD 태아를 가지지 않은 정상 산모들의 AFP 평균값에 대한 배수로 표기(Multiple of the Median, MoM).

② 결과에 영향을 미칠 수 있는 인자 : 몸무게, 인종, 당뇨병, 재태 연령, 태아 숫자

③ 결과 해석

- 2.0~2.5 MoM 이상의 수치를 가질 경우 선별 검사 양성
- 선별 검사 양성일 경우 실제로 질환을 가지고 있을 확률은 2~6% 정도

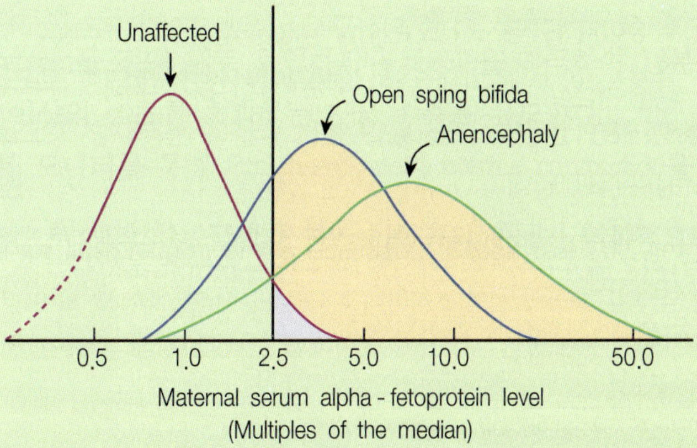


Maternal serum alpha - fetoprotein levels in singleton gestations at 16 to 18 weeks.

④ Evaluation of elevated maternal serum AFP★

- 선별 검사에서 양성→ 초음파를 시행
- 14주 이전에 시행한 선별 검사에서 양성→다시 한 번 검사

- 결과가 indiscriminate zone인 2.5~3.5 MoM→ 다시 한 번 검사
- 3.5 MoM 이상→NTD 고위험군으로 판명

Conditions Associated with Abnormal Maternal Serum Alpha - Fetoprotein Concentrations

| Elevated Levels | Low Levels |
|---|---|
| Neural - tube defects | Chromosomal trisomies |
| Pilonidal cysts | Gestational trophoblastic disease |
| Esophageal or intestinal obstruction | Fetal death |
| Liver necrosis | Improper adjustment for high maternal weight |
| Cystic hygroma | Overestimated gestational age |
| Sacrococcygeal teratoma | |
| Abdominal wall defects - omphalocele, gastroschisis | |
| Urinary obstruction | |
| Renal anomalies - polycystic or absent kidneys | |
| Congenital nephrosis | |
| Osteogenesis imperfects | |
| Congenital skin defects | |
| Cloacal exstrophy | |
| Chorioangioma of placenta | |
| Placental abruption | |
| Placenta accreta | |
| Oligohydramnios | |
| Preeclampsia | |
| Multifetal gestation | |
| Low birthweight | |
| Fetal death | |
| improper adjustment for low maternal weight | |
| Underestimed gestational age | |
| Maternal hepatoma or teratoma | |

(3) 초음파 검사 : 초음파만으로도 상당 경우에서 확진이 가능

(4) 양수 검사

① 적응증 : 선별 검사가 양성이면서 초음파 검사 결과가 확실하지 않을 때 시행

② Evaluation

- Acetylcholinesterase
  - 양수의 AFP 수치가 높게 나온 경우, 같은 sample을 가지고 곧바로 acetylcholinesterase를 측정
  - 검출된 경우 태아의 신경 조직이 노출되었다고 판단, NTD의 확진 검사
- Karyotyping : 초음파에서 NTD가 확인된 경우 양수 검사를 통해 fetal karyotyping을 확인

### 2) Down syndrome

(1) Multiple - marker screening(triple screening)

① 시행 시기와 대상

- 임신 중기 시행
- 산모 나이가 35세 미만인 경우에 시행, 35세 이상인 경우도 유용
- 산모가 만 35세 이상인 경우 검사 결과에 상관없이 양수 검사를 시행하는 경우가 많음

② 다운 증후군 선별 검사에 사용되는 모체 혈청 내의 세 가지 표지자

- Alpha - Fetoprotein(AFP) : 감소

- Chorionic gonadotropin(hCG) : 증가
- Unconjugated estriol(E3) : 감소

③ 결과 해석
- 일정 기준 수치 이상일 경우 선별 검사 양성으로 판정
- 선별 검사 양성률은 대략 5% 정도
- 선별 검사 양성인 경우 실제로 다운 증후군일 가능성은 대략 6%
- 선별 검사가 음성이라 하더라도 태아가 정상이라고 확신할 수는 없음
- 선별 검사가 양성인 경우 확진을 위해 양수에서 fetal karyotyping을 시행

(2) First - trimester Down syndrome screening

① 임신 초기의 선별 검사 표지자
- 혈청학적 표지자
  - Free $\beta$ - hCG
  - Pregnancy associated plasma protein A(PAPP - A)
- 초음파 표지자 : Nuchal translucency(NT)

③ 시행 방법과 결과
- 임신 10～13주 시행
- 선별 검사 양성 → fetal karyotyping 시행
- 임신 초기와 중기 선별 검사를 같이 시행할 경우 다운 증후군 발견에 있어 가장 좋은 결과를 얻을 수 있음

## ❑ Screening for heritable genetic disease

### 1) Cystic fibrosis

(1) 원인 : 상염색체 열성 질환으로 7번 염색체의 장완의 CFTR gene의 mutation

(2) 중요성 : Chronic pulmonary disease, panceratic insufficiency, obstructive azoospermia 등을 유발하므로 산전에 미리 진단하는 것이 중요

(3) Carrier screening을 시행해야 하는 경우

① First 혹은 second - degree relative가 이 질환에 이환된 경우

② 배우자가 CF에 이환된 경우

③ 부부 모두 caucasian인 경우

(4) Fetal testing : 양쪽 부모가 둘 다 carrier인 경우 태아의 유전자 검사를 시행한다.

### 2) Fragile X syndrome

(1) Carrier screening : 모든 사람에게서 선별 검사를 시행하지는 않음

(2) Testing : 임상 소견이 fragile X syndrome에 합당하고 가족력이 있으면서 지능 저하를 보이는 사람의 경우 유전 검사를 시행

## ❑ Ultrasonographic screening

1) Incidental finding of major structural defect

2) Ultrasonographic screening for major structural anomaly

3) Ultrasonographic screening for minor abnormality

## ❑ Diagnostic technique

### 1) Second - trimester amniocentesis★

(1) 시기 : 임신 14～20주에 시행

(2) 합병증

① Vaginal spotting : 1～2%

② Amniotic fluid leakage : 1～2%
③ Chorioamnionitis : 0.1% 미만
④ Needle injury to fetus
⑤ 태아 세포 배양 실패로 인한 재검사
⑥ Fetal loss : 0.5% 미만

### 2) Chorionic villus sampling(CVS)

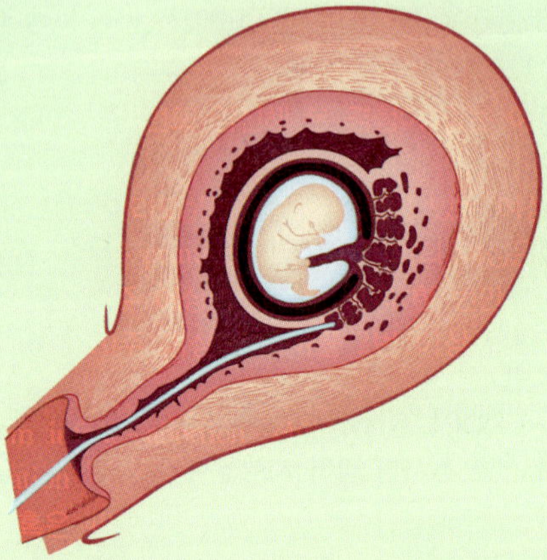

Transcervical chorionic villus sampling.

(1) 시기 : 임신 10～13주 사이
(2) 적응증 : 양수 검사와 동일
(3) 장점 : 더 이른 시기에 진단할 수 있어 임신 종결을 해야 하는 경우 더욱 안전한 방법을 선택할 수 있음

### 3) Percutaneous umblical cord blood sampling(PUBS)

(1) 정의 : Cordocentesis라고도 불림
(2) 목적
① Assessment and treatment of confirmed red cell or platelet alloimmunization
② Analysis of nonimmune hydrops
③ Obtainment of fetal blood cell for genetic analysis
④ Analysis of metabolic and hematologic study, acid - base status, viral infection
(3) Complication
① 우선 양수 검사의 합병증은 모두 가지고 있음
② cord vessel bleeding, fetal - maternal hemorrhage, fetal bradycardia
③ 수기로 인한 태아 사망률은 1.4%

### 4) Fetal tissue biopsy

### 5) Preimplantation genetic diagnosis(PGD)

(1) 임상적 이용
① Cystic fibrosis, sickle cell disease, thalassemia와 같은 single gene disorder의 진단
② X - linked disease 위험성이 있는 경우의 성감별
③ 고령 산모에서의 aneuploidy 판별

### 6) Fetal cell in maternal circulation

### ❑ 태아 치료

1) Pregnancy termination

2) Twin-to-twin transfusion syndrome

(1) 빈도와 원인

① 일란성 쌍태아의 15%에서 발생

② 두 태아의 순환계를 연결시키는 vascular anastmosis가 원인

(2) 증상 : 한 태아는 심각한 성장 장애와 양수 과소증을 가지고 나머지 태아는 과다 성장과 양수 과다증이 발생

(3) 치료

① 양수 과다증인 태아는 therapeutic amniocentesis를 시행

② Septostomy

③ Laser occlusion of placental vascular anastomosis

④ Selective feticide of donor twin

3) Fetal transfusion

(1) Isoimmunization

① Isoimmunization으로 인해 발생하는 fetal anemia는 태아 수혈이 좋은 치료

② 초음파 유도하에 시행하는데 이는 굉장히 효과가 좋고 안전한 방법

(2) Parvovirus infection

① 감염된 태아는 심각한 transient aplastic anemia, heart failure, hydrops가 발생

② 태아 수혈은 매우 중요한 치료방법

4) Fetal medical therapy

5) Fetal surgery

## 3.6 Teratology, drugs, and other medications

### ❑ 기형학

1) Overview

2) Potential teratogen의 조건

(1) 결정적인 시기의 노출

① Preimplantation period

- 수정되고 나서 착상까지 소요되는 2주
- "All or none" period

② Embryonic period

- 수정된 이후로 3~8주 사이
- Organogenesis가 일어나는 시기이기 때문에 가장 중요한 시기

③ Fetal period

- 수정된 이후로 9주부터 분만할 때까지
- 일부 organ은 아직 teratogen에 취약한 시기

3) Food and drug administration(FDA) classification

### ❑ 기형의 발생 기전

### ❑ Counseling for teratogen exposure

## ❑ 기형을 유발하는 물질

### 1) 알코올

Features of Fetal alcohol Syndrome

| |
|---|
| Behavior disturbances |
| Brain defects |
| Cardiac defects |
| Spinal defects |
| Craniofacial anomalies |
| Absent or hypoplastic philtrum |
| Broad upper lip |
| Flattened nasal bridge |
| Hypoplastic upper lip vermilion |
| Micrognathia |
| Microphthalmia |
| Short nose |
| Short palpebral tissues |

(2) 태아 알코올 증후군의 임상적 특징

① Congenital heart and joint defect
② 영아 사망
③ Developmental delay
④ Mental retardation
⑤ Cerebral palsy

### 2) 항경련제

(1) 빈도

Epilepsy 여성은 fetal malformation의 위험성이 높음

체를 구성하고 있는 체액 조성

| Drug | Teratogenesis | Affected |
|---|---|---|
| Phenytoin | Fetal hydantoin syndrome: craniofacial anomalies, fingernail hypoplasia, growth deficiency, developmental delay, cardiac defects, facial clefts | 5~11% |
| Carbamazepine | Fetal hydantoin syndrome; spina bifida | 1~2% |
| Valproate | Neural - tube defects | 1~2% |
| Trimethadione, paramethadione | Craniofacial anomalies, including cleft palate, V - shaped eyebrows, microcephaly, growth deficiency, mental retardation, speech disturbance, cardiac defects | 70% |
| Phenobarbital | Clefts, cardiac anomalies, urinary tract malformations | 10~20% |
| Lamotrigine | Theoretical - lowers fetal folate levels by inhibiting dihydrofolate reductase | ? |
| Topiramate | Theoretical - has produced defects or abnormal pregnancy outcomes in all animals tested, even at low or therapeutic doses | ? |

### 3) 와파린 제제

(1) 노출된 임신 시기에 따른 기형 분류

① 임신 6~9주

- warfarin embryopathy의 위험성이 증가
- Nasal and midface hypoplasia, stippled vertebral and femoral epiphysis

② Second & third trimester

- 기형 발생 기전 : 이 기간에 노출된 경우 여러 기관에 기형이 발생
- 발생 기형
  - Dorsal midline CNS dysplasia
    - Agenesis of corpus callosum
    - Dandy - Walker malformation
    - Midline cerebellar atrophy
  - Ventral midline dysplasia
    - Microphthalmia
    - Optic atrophy
    - Blindness
  - Developmental delay & mental retardation

### 4) ACE inhibitor

금기

### 5) Retinoid

Isotretinoin : 강력한 기형유발 물질

### 6) 호르몬

(1) Androgen : 임신 7~12주에 female fetus가 노출될 경우 full masculinization이 발생가능

(2) Estrogen : DES는 현재는 사용하고 있지 않음

### 7) 항암제

(1) Cyclophosphamide : 다양한 기형을 유발

(2) Methotrexate and aminopterin : 다양한 기형을 유발

### 8) 항생제

(1) Tetracycline : 금기, 치아변색 유발

(2) Aminoglycoside : 꼭 필요하지 않으면 금기

### 9) 항진균제

사용 가능

### 10) 항바이러스제

Ribavirin은 사용하지 않는 것이 원칙

### 11) 항말라리아제

기형의 위험성을 높이지 않음

### 12) 담배

(1) Teratogen : 임신 중 흡연은 금기

(2) 산모와 태아에 미치는 영향

① 산모에 미치는 영향

- Subfertility
- Spontaneous abortion
- Placenta previa, abruption
- Preterm delivery

② 태아에 미치는 영향
- Low birthweight
- Gastroschisis, intestinal atresia, omphalocele
- Cleft lip and palate
- Hydrocephaly, microcephaly

13) 코카인
절대 금기

14) Thalidomide
(1) 가장 널리 알려진 teratogen
(2) 대표적인 기형이 limb - reduction defect로 주로 상지에서

15) 수은
(1) 신경 조직을 손상
(2) 임산부는 수은을 포함하고 있는 생선인 상어, 황새치, 고등어, 옥돔, 참치, 조개류 등의 섭취를 제한

## ❑ 임신 중에 흔히 사용하는 약제

1) 진통제
(1) Salicylate and acetaminophen
(2) Other NSAID
① Ibuprogen, naproxen, ketoprofen, indomethacin 등 사용
② Indomethacin : 지속적으로 사용할 경우 fetal ductus arteriosus를 수축시키고 fetal urine output을 감소시킴
(3) Narcotic analgesics
① Meperidine, morphine, codeine, oxycodone 등 사용
② 만성적으로 사용할 경우 : neonatal withdrawal syndrome 가능
(4) 편두통 치료제 : Ergotamine, sumatriptan 등 사용

2) 마취제
(1) 어느 약제도 기형을 유발한다는 보고는 없음
(2) 다만, 유산과 불임의 가능성이 증가할 수 있다.

3) 항응고제
heparin은 사용가능

4) 항구토제
Bendectin, piperazine, phenothiazine 등의 대부분의 항구토제 안전

5) Antiepileptic drug

6) 항고혈압제
ACE inhibitor는 금기

7) 항생제
(1) Antibacterial agent
① Penicillin 계열 : 임신 중에 가장 안전하게 사용
② Cephalosporin : 사용가능
③ Macrolide : 기형을 유발하지 않음
④ Aminoglycoside 계열 : 꼭 필요하지 않으면 금기
⑤ 그 밖에 monobactam, carbapenem, quinolone 계열 : 연구중
⑥ 흔히 사용하는 항결핵제인 isoniazid, rifampin, ethambutol은 사용가능
(2) Antifugal agent : 사용가능

8) 천식 약제

사용 가능

9) 심장 약제

(1) Digoxin 사용가능

(2) 대부분의 항부정맥제는 사용가능. 하지만, amiodarone은 금기

10) 한약제

금기

11) 호르몬

기형 유발 가능

12) 면역억제제

사용 가능

13) Psychotropic drug

(1) Benzodiazepine

① Diazepam : 기형과 연관성 확실하지 않음

② Lorazepam, midazolam : 기형 관련 없은

(2) Lithium salt : 임신 초기 사용 금기

(3) MAO inhibitor : 일반적으로 임신 중에는 사용하지 않음

(4) Selective serotonin reuptake inhibitors(SSRIs) : 기형 관련 없음

(5) Tricyclic antidepressants : 기형 관련 없음

(6) Phenothiazine : 기형 관련 없음

14) Recreational drug

(1) 코카인과 알코올

(2) 마리화나와 대마초

(3) 암페타민

(4) 헤로인

## 3.7 Antepartum assessment

### ❑ Overview

1) 태아의 건강 상태를 예측할 수 있는 검사 항목★

(1) Fetal movement

(2) Fetal breathing

(3) Amniotic fluid production

(4) Fetal heart rate

2) Goal of antepartum fetal surveillance

### ❑ 태아의 건강 상태를 예측할 수 있는 검사 항목

1) Fetal movement

(1) 임신 시기에 따른 태아의 움직임

① 임신 7주 이전 : Passive unstimulated fetal activity

② 임신 8주 이후 : 적어도 13분 이내에 한 번 이상은 태아의 움직임

③ 임신 20~30주 사이 : Rest - activity cycle시작

④ 임신 36주 이후의 태아의 수면 : 각성 양상

- State 1F : 조용한 수면(quiet sleep), 좁고 진동하는 양상의 태아 심박동

- State 2F : 종종 큰 신체 움직임, 눈의 움직임이 지속적, 크게 진동하는 태아 심박동, 신생아에서 보이는 rapid eye movement(REM) 혹은 활동적 수면과 비슷
- State 3F : 몸의 움직임 없고 지속적 눈의 움직임, 심박수 증가 없음
- State 4F : 격렬한 몸의 움직임, 지속적 눈의 움직임, 심박수 증가, 영아가 깨어있는 상태와 비슷

(2) 태아 움직임의 특징

① 양수량이 감소하면 태아의 움직임도 감소

② 태아의 움직임 : 임신 20주부터 32주까지 지속적으로 증가, 이후부터 분만 시기까지는 점차 감소

### 2) Fetal breathing

(1) Paradoxical chest wall movement

(2) 호흡 운동의 종류

① Gasp

② Irregular bursts of breathing

(3) 임신 후반기 태아의 호흡 양상

① 낮 동안의 호흡은 매우 다양, 밤에는 호흡 감소

② 모체의 식사 후에는 호흡활동이 증가 양상

③ 장기간 호흡이 없는 경우, 태아의 호흡 운동 유무 진단 위해 오랜 시간 동안 태아를 관찰 필요

### 3) Contraction stress test(CST)

(1) 원리와 정의

① 자궁 수축 → 근육 내의 혈관 압박 → 태아의 산소 공급장애

② uteroplacental pathology → late fetal heart rate deceleration
양수 과소증과 같이 탯줄이 압박을 받는 상황 → variable fetal heart rate deceleration발생

③ 외부에서 oxytocin을 주입하여 자궁 수축을 유발시킨 후 태아 심박수 반응을 평가하는 것을 oxytocin challenge test 혹은 CST라고 정의

(2) 검사 방법과 해석

① 방법

- Oxytocin 정맥 내 주입하거나 nipple을 자극하여 10분 동안에 적어도 3회 이상의 40초를 초과하는 자궁 수축을 유도
- 외부 모니터를 통해 fetal heart rate와 uterine contraction을 동시에 기록

Criteria for Interpretation of the Contraction Stress Test

| | |
|---|---|
| **Negative** | No late or significant variable decelerations |
| **Positive★** | Late decelerations following 50% or more of contractions - even if the contraction frequency is fewer than three in 10 min |
| **Equivocal - suspicious** | Intermittent late decelerations or significant variable decelerations |
| **Equivocal - hyperstimulatory** | Fetal heart rate decelerations that occur in the presence of contractions more frequent than every 2 min or lasting longer than 90 sec |
| **unsatisfactory** | Fewer than three contractions in 10 min or an uninterpretable tracing |

### 4) Nonstress test(NST)★

(1) 원리

① fetal condition을 평가하는 검사

② 모체가 태아의 움직임을 자각할 때 태아의 심박수가 동시에 높아지는 경우 태아가 건강하다고 평가

③ 현재 가장 널리 사용되는 태아 건강 평가 도구

(2) NST의 해석★

① Normal nonstress test의 정의

- 20분 이내에 baseline rate보다 15 bpm 이상 높아지고 15초 이상의 기간 동안 태아의 심박수가 변화가 2번 이상 존재
- 태아가 수면할 경우도 있으므로 insufficient fetal reactivity 진단 위해서는 적어도 40분 이상 trace를 하는 것이 중요

② Abnormal nonstress test

- 태아가 위험할 가능성이 높은 NST pattern★★
  - silent oscillation of less than 5 bpm
  - Absent acceleration
  - Late deceleration with spontaneous uterine contraction
- 임상적 의미
  - Uteroplacental pathology의 존재
  - Fetal growth restriction(FGR), oligohydramnios, fetal acidosis, meconium, placental infarction 등이 원인

(3) NST의 시행 간격

① 일반적으로 7일 간격으로 시행

② 고위험임신군은 일주일에 두 번 혹은 그 이상 시행

Postterm pregnancy, type 1 diabetes mellitus, fetal growth restriction, gestational hypertension, severe preeclampsia

(4) 특수한 임상적 상황

① Deceleration during NST

- NST 동안 variable deceleration이 30초 미만의 기간 동안 반복 없이 나타날 경우 fetal compromise를 의미하지 않음
- 20분 동안 3번 이상 반복적으로 나타나고 기간도 1분 이상 지속되는 variable deceleration은 fetal distress의 가능성 시사

② False - normal NST

- 정상적인 NST 결과를 보인 태아가 1주일 이내 사망한 경우
- 원인
  - Meconium aspiration (m/c)
  - Intrauterine infection
  - Abnormal cord position
  - Malformation
  - Placenta abruption

### 5) Acoustic stimulation test

시끄러운 소리로 태아가 놀라면 태아 심박수가 증가되는 원리를 이용해 acoustic stimulator를 산모의 배 위에 두고 NST를 시행하는 것

### 6) Biophysical profile(BPP)

(1) 평가 항목의 구성

① Fetal heart rate acceleration

② Fetal breathing

③ Fetal movement

④ Fetal tone

⑤ Amniotic fluid volume

Components and Their Scores for the Biophysical Profile

| Component | Score 2 | Score 0 |
|---|---|---|
| Nonstress test[a] | ≥2 accelerations of ≥5 beats/min for ≥15 sec in 20∼40 min | 0 or 1 acceleration in 20∼40min |
| Fetal breathing | ≥1 episode of rhythmic breathing lasting ≥30 sec within 30 min | <30sec of breathing in 30min |
| Fetal movement | ≥3 discrete body or limb movements within 30 min | <3 discrete movements |
| Fetal tone | ≥1 episode of extension of a fetal extremity with return to flexion, or opening or closing of hand within 30 min | No movements or no extension/flexion |
| Amnionic fluid volume[b] | Single vertical pocket >2cm | Largest single vertical pocket ≤2cm |

[a] May be omitted if all four ultrasound components are normal.
[b] Further evaluation warranted, regardless of biophysical composite score, if largest vertical amnionic fluid pocket ≤2cm.

(2) 평가 항목의 점수 계산 : 정상은 2점, 비정상은 0점으로 합산하여 결과 판정(총 10점)

(3) BPP interpretation and management : BPP score와 fetal umblical venous blood pH는 밀접한 관련을 가지고 있으며 0점의 점수는 significant fetal acidemia를 시사한다.

Modified Biophysical Profile Score, Interpretation, and Pregnancy Management

| Component | Score 2 | Score 0 |
|---|---|---|
| Nonstress test[a] | ≥2 accelerations of ≥5 beats/min for ≥15 sec in 20∼40 min | 0 or 1 acceleration in 20∼40min |
| Fetal breathing | ≥1 episode of rhythmic breathing lasting ≥30 sec within 30 min | <30sec of breathing in 30min |
| Fetal movement | ≥3 discrete body or limb movements within 30 min | <3 discrete movements |
| Fetal tone | ≥1 episode of extension of a fetal extremity with return to flexion, or opening or closing of hand within 30 min | No movements or no extension/flexion |
| Amnionic fluid volume[b] | Single vertical pockek >2cm | Largest single vertical pocket ≤2cm |

[a] May be omitted if all four ultrasound components are normal.
[b] Further evaluation warranted, regardless of biophysical composite score, if largest vertical amnionic fluid pocket ≤2cm.

### 7) Amnionic fluid volume

(1) 양수량의 임상적 의미 : 양수량은 태아 사망 위험성을 평가하는 중요한 요소

(2) Oligohydramnios

① Amnionic fluid index < 5cm

② AFI가 5cm 미만일 때 fetal outcome이 좋지 않다는 견해

### 8) Umblical artery doppler velocimetry

① 초음파를 통해 umblical artery의 혈류량을 측정

② Fetal growth restriction이 의심되는 경우에 측정

## 3.8 Ultrasonography and doppler

### ❑ Ultrasonography in obstetrics

#### 1) 임신 시기별 초음파 이용

(1) First trimester

① 임신 초기 초음파의 특징

- 복부 초음파
  - 임신 6주경 : 태낭(gestational sac) 보임
  - 임신 7주경 : 심장박동 관찰 가능
- 질초음파
  - 임신 5주경 : 태낭 보임
  - 임신 6주경 : 심장박동 관찰 가능

② 임신 초기 초음파에서 관찰해야 하는 항목

- 태낭
- 태아의 갯수와 크기
- 태아 심박동
- Chorionicity
- 자궁, 난관, 난소, cul - de - sac

③ Nuchal translucency

- 임신 11～14주
- Sagittal plane에서 측정
- 태아 목덜미의 피부와 연조직 사이에 존재하는 subcutaneous translucent area의 가장 큰 두께를 측정
- 다운 증후군과 같은 fetal aneuploidy의 screening test

#### 2) Fetal measurement

(1) 태아 측정의 임상적 이용

① 임신 1분기에 crown - rump length 측정 - estimated gestational age 계산

② 임신 2, 3분기에 biparietal diameter, head circumference, abdominal circumference, femur length를 측정 - estimated gestational age, fetal weight 계산

(2) 태아 측정 방법

① Crown - rump length(CRL) ; 머리끝에서 엉덩이 끝까지의 직선거리 측정

② Biparietal diameter(BPD), head circumference(HC) : BPD - proximal skull의 outer edge～distal skull의 inner edge 직선거리 측정

③ Femur length(FL) : Femur shaft의 epiphysis를 제외한 직선거리 측정

④ Abdominal circumference : 재태 연령을 측정하기에는 가장 부정확한 parameter이다.

#### 3) Amnionic fluid

(1) Amnionic fluid index(AFI)

① 자궁을 네 개의 quadrant로 나누어 각각에서 가장 깊은 vertical pocket의 깊이를 재서 이를 합산하여 계산

② 정상적인 임신 : 8～24cm

③ oligohydramnios : 5cm 미만의 수치

(2) Largest vertical pocket method

① 가장 깊은 양수 깊이를 측정하는 방법

② 2cm 미만일 oligohydramnios, 8cm 초과일 경우 hydramnios

## ❑ Normal and abnormal fetal anatomy

### 1) Central nervous system

(1) 초음파에서 발견되는 CNS의 해부학적 이상

① Neural - tube defect

- Anencephaly
- Cephalocele
- Spina bifida
  - Spina bifida의 cranial sign
    - Small biparietal diameter
    - Ventriculomegaly
    - Frontal bone scalloping(lemon sign)
    - Elongation and downward displacement of cerebellum(banana sign)
    - Effacement or obliteration of cisterna magna

② Ventriculomegaly

### 2) Neck

(1) Cystic hygroma

① 초음파 소견 : Large, multiseptated, fluid - filled sac

② 관련 질환 : 60～70%에서 fetal aneuploidy와 관련, Turner syndrome, trisomy 21, 18, 13

### 3) Thorax

Cystic adenomatoid malformation, extralobar pulmonary sequestration, bronchogenic cyst

### 4) Gastrointestinal tract

(1) Abdominal wall defect

① Gastroschisis

- Early vascular occlusion으로 인해 국소적인 복벽의 허혈로 인해 발생
- Peritoneum을 포함한 복벽 전층이 손실, bowel이 양막 내로 herniation
- 90% 이상의 생존율
- 주로 umblical cord insertion의 우측에서 발생

② Omphalocele

- 발생 중에 lateral ectomesodermal fold가 중앙선에서 만나지 못해 발생
- Bowel이 peritoneum에 의해 둘러싸여 있음
- 반 이상 다른 major anomaly나 aneuploidy와 연관
- 예후 다양

(2) Gastrointestinal atresia

① Duodenal atresia

- Double - double sign이 특징적인 초음파 소견
- duodenal atresia를 가지는 태아의 30%는 다운 증후군
- 다른 기형 동반 흔함

## ❑ Doppler velocimetry

### 1) 임상적 적용

(1) Umblical artery

(2) Ductus arteriosus

(3) Middle cerebral artery

# 4

# 진통과 분만

Labor and delivery

## 4.1 Normal labor and delivery

### 1. Mechanism of labor

#### 1) Lie, presentation, attitude, and position

(1) Fetal lie(태축)

① 정의

산모의 장축과 태아의 장축간의 관계를 의미한다.

② 분류

- Longitudinal lie : 태아와 산모의 장축이 일치하는 경우로 99%가 이 태축을 가진다.
- Transverse lie : 태아와 산모의 장축이 90도인 경우를 말한다.
- Oblique lie : 태아와 산모의 장축이 45도인 경우를 말하는데 대개는 진통 기간 중에 longitudinal 혹은 transverse lie로 바뀐다.

③ Transverse lie의 원인

- Multiparity
- Placenta previa
- Hydramnios
- Uterine anomaly

(2) Fetal presentation(태위)

① 정의

- 선진부(presenting part)란 산도(birth canal)에 가장 먼저 도달할 것으로 예상되는 태아의 신체 부위를 말한다.
- Longitudinal lie를 가지고 있는 태아의 경우 선진부는 머리 혹은 엉덩이가 되고, 이 경우 각각 cephalic, breech presentation이라 명명한다.
- Transverse lie를 가지고 있는 태아의 경우 선진부는 어깨가 된다.

표 4-1 Fetal Presentation in 68,097 Singleton Pregnancies at Parkland Hospital, 1995~1999

| Presentation | Percent | Incidence |
|---|---|---|
| Cephalic | 96.8 | |
| Breech | 2.7 | 1:36 |
| Transverse | 0.3 | 1:335 |
| Compound | 0.1 | 1:1,000 |
| Face | 0.5 | 1:2,000 |
| Brow | 0.01 | 1:10,000 |

② Cephalic presentation

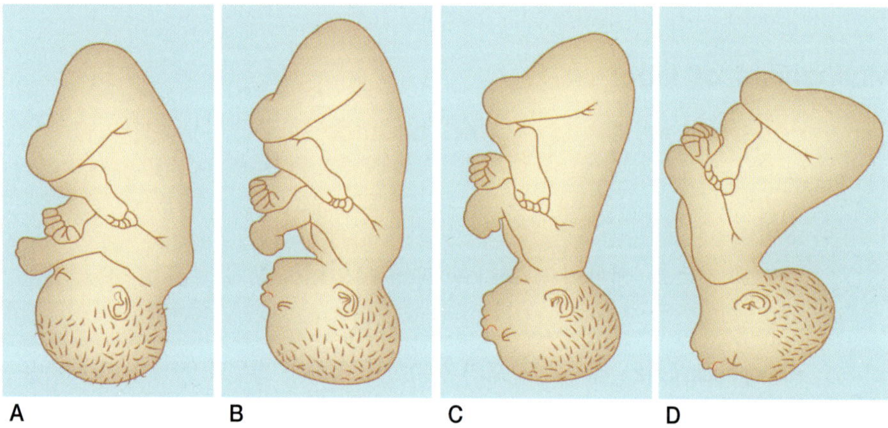

그림 4-1 Longitudinal lie. Cephalic presentation. Differences in attitude of the fetal body in (A) vertex, (B) sinciput, (C) brow, and (D) face presentations. Note changes in fetal attitude in relation to fetal vertex as the fetal head becomes less flexed.

- Vertex presentation
  - Occipital fontanel이 선진부인 경우로 cephalic presentation의 대부분을 차지한다.
  - 만삭 시기의 자궁은 표주박 모양이기 때문에 이 태위가 가장 흔하다.
- Face presentation

  목이 뒤로 급격히 젖혀져서 얼굴이 선진부인 경우이다.
- Sinciput presentation

  Anterior fontanel이 선진부인 경우이다.
- Brow presentation

  이마가 선진부이다.

③ Breech presentation

- 임신 29주에서 32주 사이의 태아의 14%는 breech이지만 만삭 시기에는 3%만이 breech presentation을 가진다.
- 태반이 lower uterine segment에 존재하는 경우 breech presentation의 빈도가 높아진다.

④ Shoulder presentation

어깨가 선진부인 경우이다.

(3) Fetal attitude or posture(태세)

① 임신 후반기가 되면 태아는 특징적인 자세를 취하게 되는데 이를 태세라고 한다.

② 일반적으로 태아는 표주박 모양의 자궁에 적응하기 위해서, 등을 구부리고 머리를 숙여서 턱이 가슴에 닿는 태세를 취한다.

(4) Fetal position(태향)

① 태아 선진부의 일정 부위를 기준 태아 부위로 정해서 이 부분이 모체 산도의 오른쪽과 왼쪽 중에 어느 쪽에 있는지를 표기하는 용어이다.

② Vertex, face, breech presentation에서의 기준 태아 부위는 각각 occiput, chin, sacrum이다.

③ Shoulder presentation에서의 기준 태아 부위는 acromion이다.

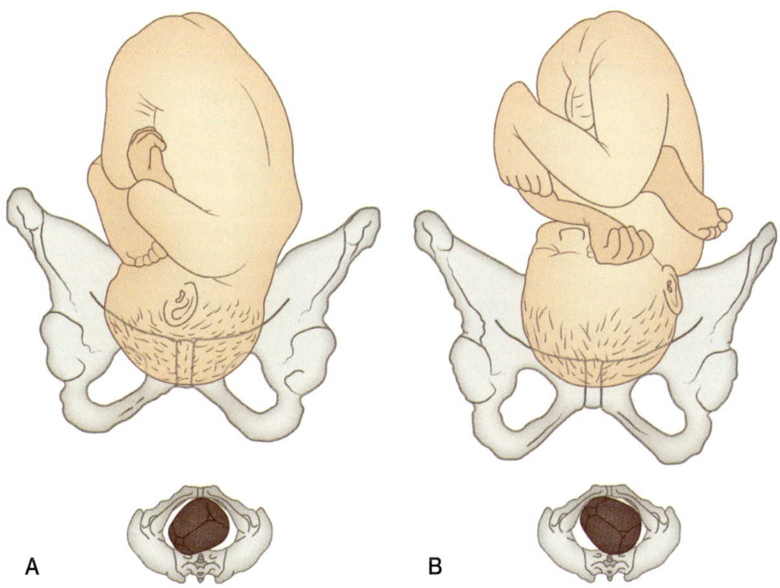


그림 4-2 Longitudinal lie. Vertex presentation.
**A,** Left occiput anterior(LOA). **B,** Left occiput posterior(LOP).

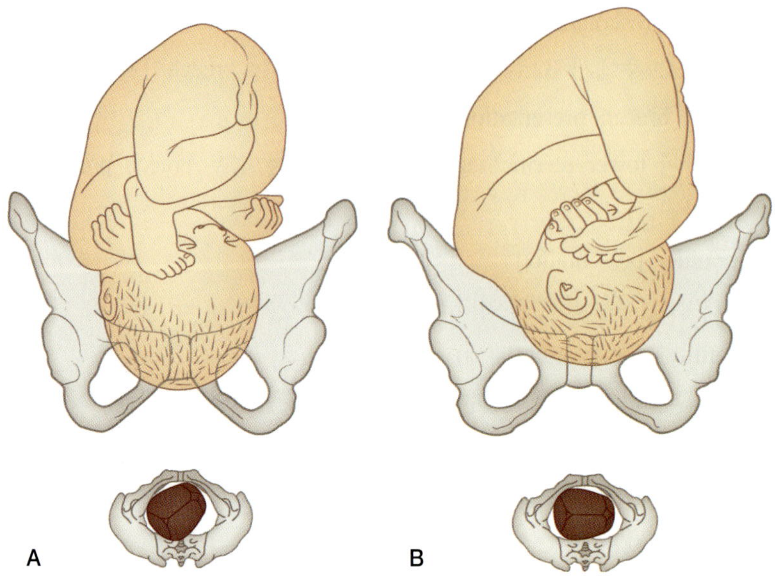


그림 4-3 Longitudinal lie. Vertex presentation.
**A,** Right occiput posterior(ROP). **B,** Right occiput transverse(ROT)

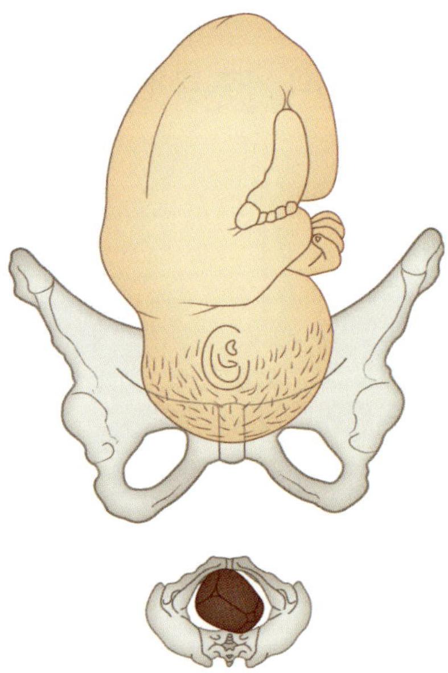

그림 4-4 Longitudinal lie. Vertex presentation. Right occiput anterior(ROA).

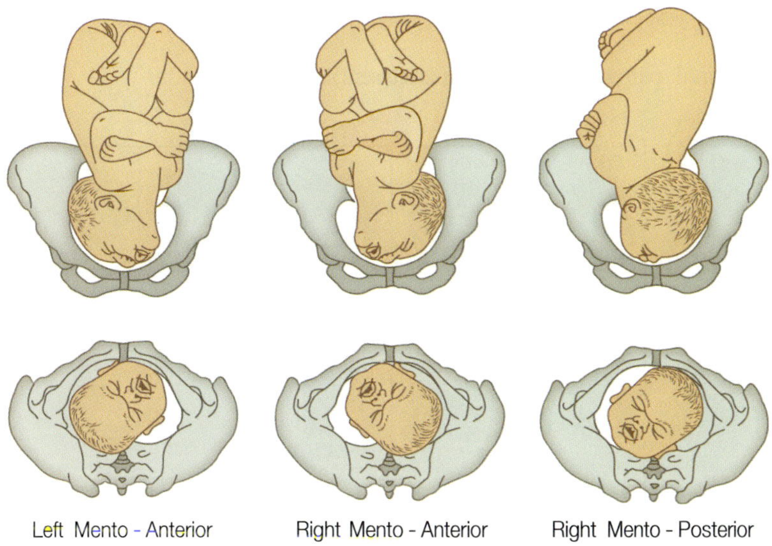


그림 4-5 Longitudinal lie. Face presentation. Left and right anterior and right posterior positions.

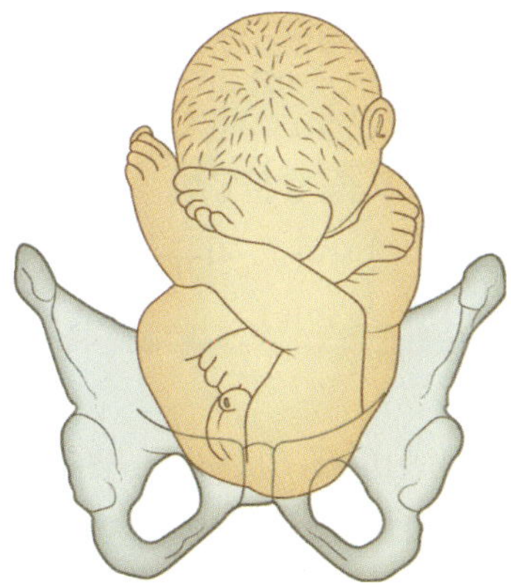

그림 4-6 Longitudinal lie. Breech presentation. Left sacrum posterior(LSP).

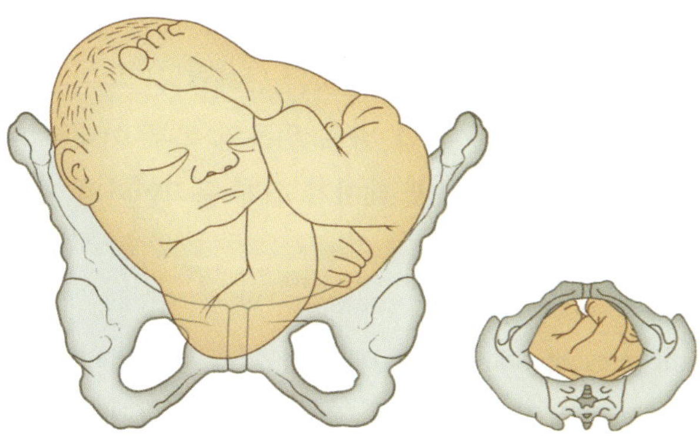

그림 4-7 Transverse lie. Right acromiodorsoposterior(RADP). The shoulder of the fetus is to the mother's right, and the back is posterior.

## 2) 태위와 태향의 진단법

(1) Abdominal palpation(Leopold maneuvers)

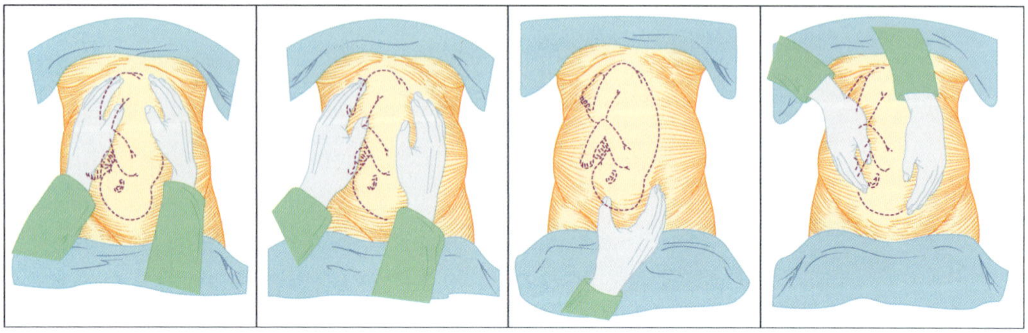


그림 4-8 Longitudinal lie, left occiput anterior position(LOA) (Leopold maneuvers).

① First maneuver

- Uterine fundus에 태아의 어느 부위가 있는지를 확인하여 presentation을 알 수 있는 단계이다.
- Uterine fundus에서 크고 울퉁불퉁한 물질이 촉지된다면 이는 태아의 엉덩이라고 생각할 수 있고, 딱딱하고 자유롭게 움직이는 물질이 촉지될 경우 이를 태아의 머리로 진단할 수 있다.

② Second maneuver

- 태아의 등과 사지가 어디에 있는지를 구분할 수 있는 단계이다.
- 손바닥을 산모 복부의 양쪽에 각각 대고 부드럽게 압박을 가한다.
- 딱딱하고 저항이 있는 구조물이 느껴지는 손 쪽에 태아의 등이 있고, 작고 불규칙하며 움직이는 부분이 느껴지는 손 쪽에 태아의 사지가 있다.

③ Third maneuver

- 태아의 engagement 여부를 확인하는 단계로 한 손의 엄지손가락과 다른 손가락들을 이용하여 치골 결합 바로 위쪽의 복부 아랫부분을 촉지한다.
- 산모의 하복부를 잡았을 때 태아가 쉽게 움직인다면 아직 engagement되지 않았다는 것을 의미한다.

④ Fourth maneuver

- Cephalic presentation인 경우 태아의 머리는 태아의 가슴 쪽 혹은 등 쪽으로 구부러져 있으므로 골반 쪽의 자궁을 촉지하다 보면 태아 머리 돌출 부위를 느낄 수 있다.

- 이전 수기들과는 반대로 검사자가 환자의 머리 쪽으로 올라가서 발쪽을 바라본다.
- 양 손의 엄지, 검지, 중지로 pelvic inlet 방향으로 깊이 압력을 가하면서 진행시킨다.
- 한 손은 태아의 머리 돌출 부위에 의해 진행이 장애를 받게 되고 다른 손은 골반 내로 깊이 미끄러져 들어가게 된다.
- 태아 머리 돌출 부위가 가슴 쪽 혹은 등 쪽 중에 어디로 향하는지와 태아의 하강이 어느 정도 이루어졌는지를 간접적으로 확인하는 단계이다.

(2) 내진

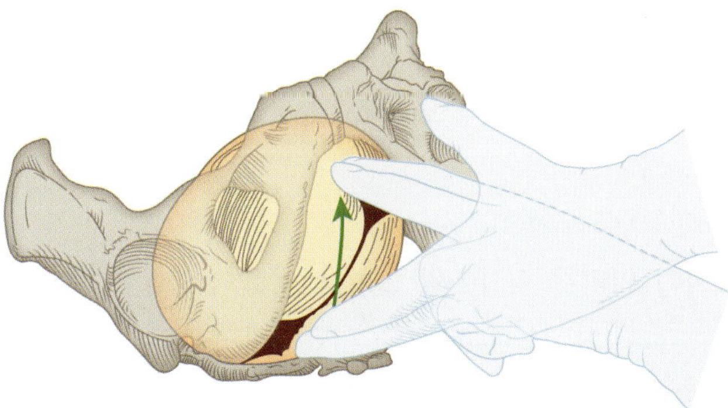

그림 4-9 Locating the sagittal suture by vaginal examination.

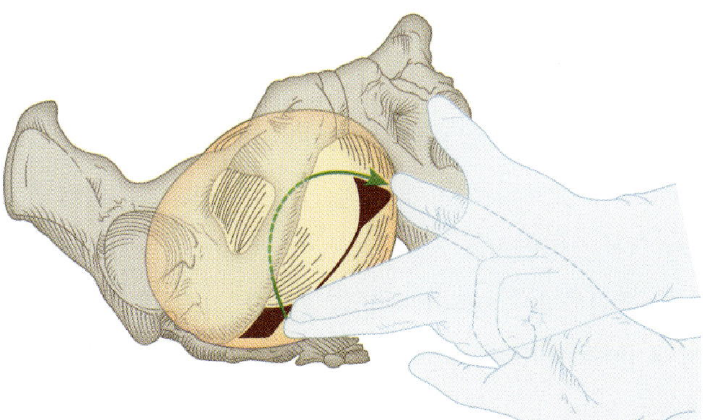

그림 4-10 Differentiating the fontanels by vaginal examination.

① 진통과 더불어 자궁 경부가 열리기 시작하면 내진을 통해 태아의 태위, 태향뿐만 아니라 태아 하강 정도까지 쉽게 파악할 수 있다.

② Vertex presentation인 경우 내진을 통해 태아 머리의 suture와 fontanel을 쉽게 파악할 수 있어 태위, 태향을 구분할 수 있다.

③ Face 혹은 breech presentation인 경우 태아의 얼굴 혹은 sacrum의 여러 기관을 촉지하여 판단할 수 있다.

(3) 청진

청진만으로 태위와 태향을 진단하기는 어렵지만, 촉진에 의해 얻은 정보에 청진 소견을 더하면 더욱 정확한 정보를 얻을 수 있다.

(4) Ultrasonography and radiography

태위와 태향을 가장 정확히 진단할 수 있는 방법이다.

## 3) Labor with vertex(occiput) presentation

(1) Overview

① 빈도

전체 분만의 95% 가량은 vertex(occiput) presentation이 차지한다.

② 분류

- Occiput transverse(OT) position
  - 태아의 머리가 임산부의 골반강 내로 진입할 때 sagittal suture가 산모의 transverse pelvic diameter에 나란하게 위치하는 태향(position)을 말한다.
  - Occiput이 산모의 왼쪽에 있을 경우 LOT, 오른쪽에 있을 경우 ROT position이라 지칭한다.
  - Vertex presentation의 60%를 차지하는 태향으로 ROT보다 LOT가 흔하다.
- Occiput anterior(OA) position
  - 태아의 머리가 임산부의 골반강 내로 진입할 때 occiput이 transverse position에 비해 45도 앞으로 위치하는 태향을 말한다.
  - Occiput이 산모의 왼쪽에 있을 경우 LOA, 오른쪽에 있을 경우 ROA position이라 지칭한다.
  - 분만 기전은 OT position과 동일하다.
- Occiput posterior(OP) position
  - 태아의 머리가 임산부의 골반강 내로 진입할 때 occiput이 transverse position에 비해 45도 뒤로 위치하는 태향을 말한다.
  - Vertex presentation의 20%를 차지하는 태향으로 LOP보다 ROP가 조금 흔하다.
  - 분만 기전이 상기 두 종류의 태향과는 약간의 차이를 보인다.

(2) 분만 기전(Cardinal movement)

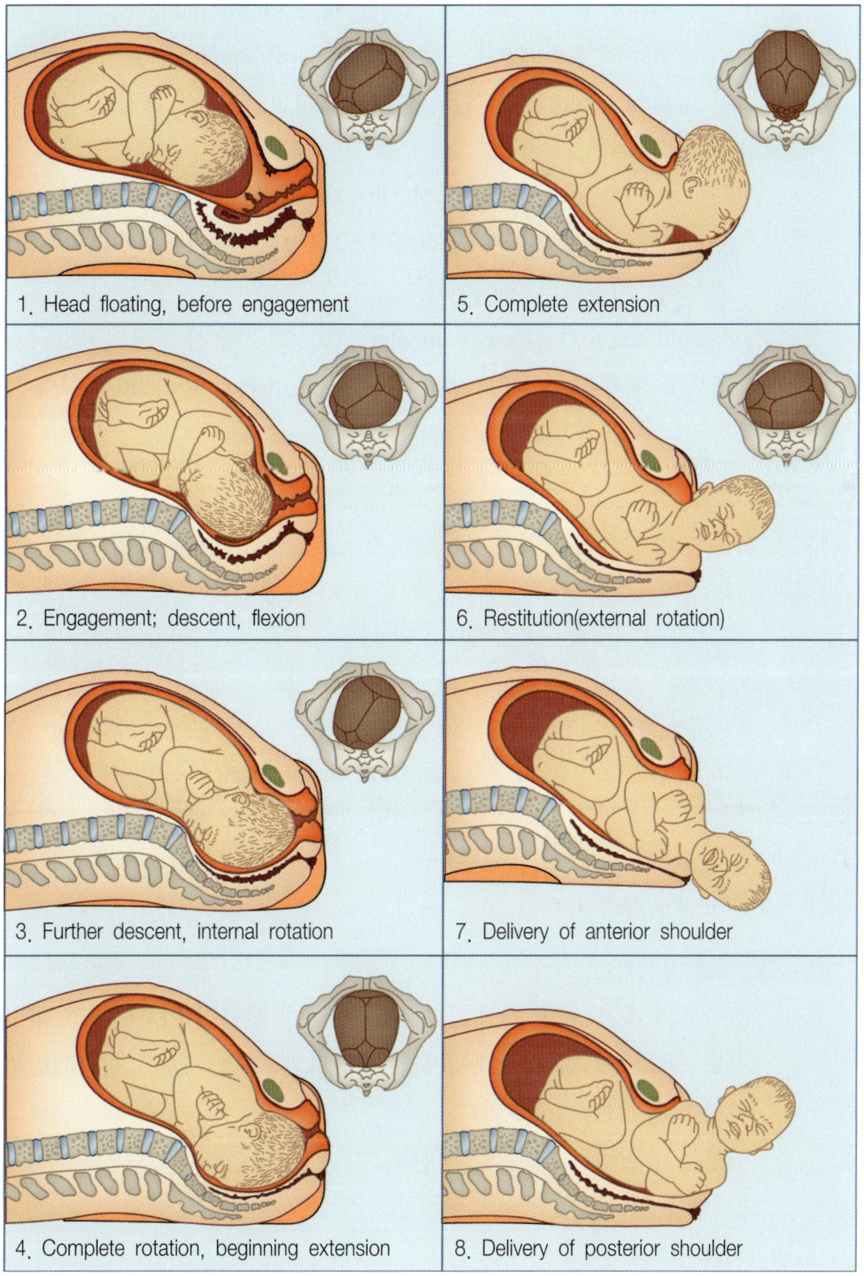


그림 4-11 Cardinal movements in the mechanisms of labor and delivery, left occiput anterior position.

① Occiput anterior position

- Engagement(진입)
  - 정의
    - 태아 머리의 가장 긴 직경인 biparietal diameter가 pelvic inlet을 통과하는

것을 말한다.

◦ 태아 머리가 pelvic inlet에 진입할 때는 sagittal suture가 산모 골반의 anteroposterior diameter에 수직으로 혹은 oblique하게 들어오게 된다. 이러한 sagittal suture의 방향은 이후의 내회전, 외회전 과정에서 변하게 된다.

– Asynclitism

◦ 태아 머리가 진입할 때 흔히 태아의 sagittal suture는 symphisis와 sacral promontary의 중앙선을 통과하지 않고 어느 한쪽으로 치우쳐서 통과하는데 이를 지칭하는 용어이다.

◦ Sagittal suture가 sacral promontory 쪽으로 치우친 경우와 symphysis pubis 쪽으로 치우친 경우를 각각 anterior, posterior asynclitism이라 명명한다.

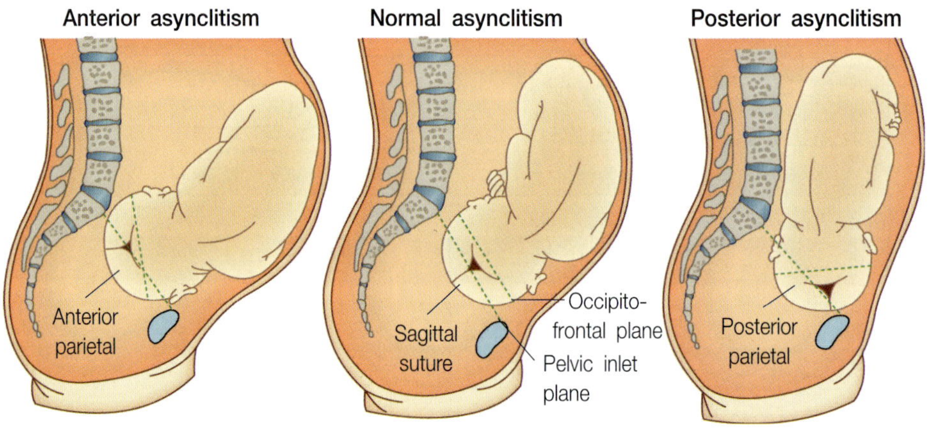


그림 4-12 Synclitism and asynclitism.

• Descent(하강)

– 초산모의 경우 이미 진통이 시작되기 전에 진입이 이루어지고 하강도 어느 정도 진행되어 있는 상태이지만, 경산모의 경우 진통이 시작되면서 진입과 하강이 동시에 발생한다.

– 하강을 유발하는 힘은 양수 압력, 자궁 수축, 산모의 복근 수축, 태아의 신전 등을 들 수 있다.

• Flexion(굴곡)

– 하강하는 태아의 머리가 자궁 경부, 골반 벽, 골반 바닥으로부터의 저항을 받게 되면 정상적으로 태아 머리의 굴곡이 발생한다.

– 이 과정으로 인해 태아가 골반강을 통과하는 과정에서의 머리의 앞뒤 직경이 긴 occipitofrontal diameter에서 짧은 suboccipitobregmatic diameter로 대치됨에 따라 하강이 훨씬 쉬워진다.

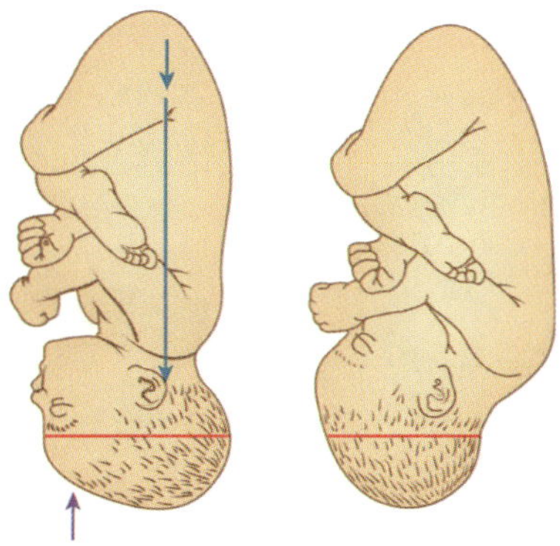

그림 4-13 Lever action produces flexion of the head. Conversion from occipitofrontal to suboccipitobregmatic diametertypically reduces the anteroposterior diameter from nearly 12 to 9.5cm

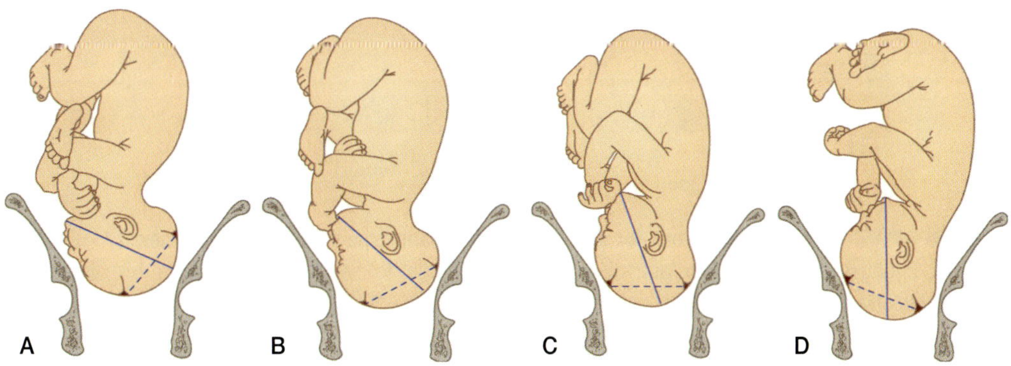


그림 4-14 Four degress of head flexion. The solid line represents the occipitomental diameter; the broken line connects the center of the anterior fontanel with the posterior fontanel.
**A,** flexion poor. **B,** flexion moderate. **C,** flexion advanced. **D,** flexion complete. Note that with complete flexion, the chin is on the chest, and the suboccipitobregmatic diameter, the shortest anteroposterior diameter of the fetal head, is passing through the pelvic inlet.

- Internal rotation(내회전)

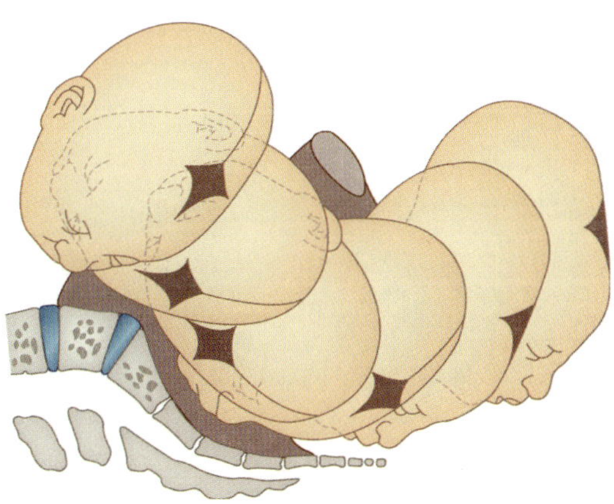

그림 4-15 Mechanism of labor for left occiput anterior position.

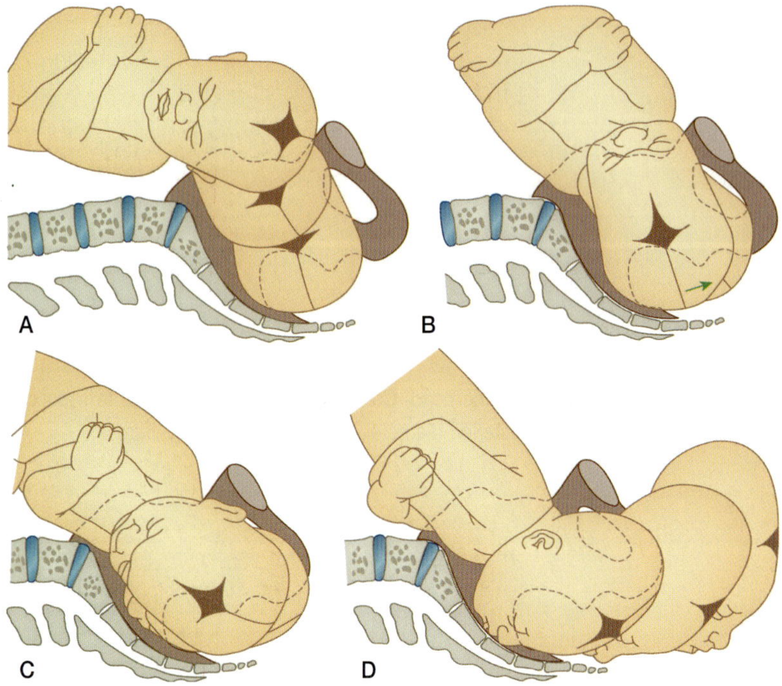


그림 4-16 Mechanism of labor for the left occiput transverse position, lateral view. **A,** Engagement. **B,** Posterior asynclitism at the pelvic brim followed by lateral flexion, resulting in anterior asynclitism. **C,** After engagement, further descent. **D,** Rotation and extension.

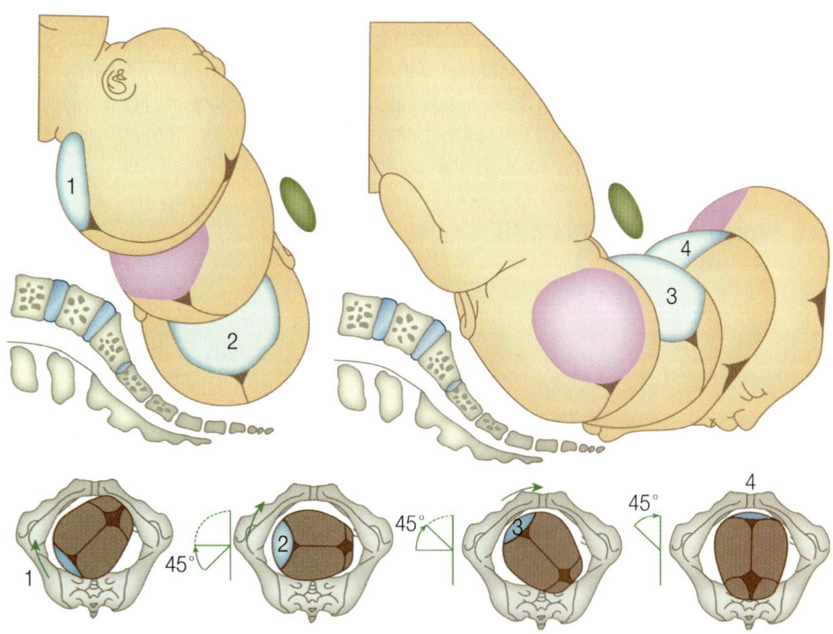


그림 4-17 Mechanism of labor for right occiput posterior position, anterior rotation.

- 태아의 머리가 골반의 모양에 적응하기 위해 수동적으로 도는 운동으로, occiput이 symphysis pubis 쪽으로 rotation되는 과정을 말한다.

• Extension(신전)
- 내회전이 끝난 후 태아의 머리가 외음부에 도달하면 자궁의 힘과 그에 저항하는 골반 바닥 근육의 힘이 합쳐져 태아 머리를 신전시키기 시작한다.
- 신전이 일어나는 이유는 산도를 구성하는 골반 앞쪽의 길이가 뒤쪽의 길이보다 짧아 태아의 얼굴 쪽이 훨씬 긴 거리를 이동하여야 하기 때문이다.

• External rotation(외회전)
- 태아의 머리가 분만되면 다시 원래의 태향으로 태아 전체가 돌면서 occiput이 산모의 오른쪽 혹은 왼쪽 방향에 놓이게 되는데 이를 외회전이라 한다.
- 어깨가 쉽게 분만되기 위해서는 태아의 양쪽 어깨의 acromion을 잇는 bisacromial diameter가 산모의 pelvic outlet의 anteroposterior diameter와 일치하여야 하는데, 이를 위해 외회전은 필수적이라 할 수 있다.

• Expulsion(만출)
- 태아의 외회전이 일어나고 양쪽 어깨가 분만되면 이어서 태아 전체가 신속히 질 입구를 통과한다.

② Occiput posterior position

• Occiput posterior position의 분만 기전은 occiput anterior position의 분만 기진과 거의 동일하나 내회전의 과정민 약긴의 차이를 보인다.

• 내회전은 occiput이 치골 결합 쪽으로 도는 과정을 말하는데, occiput anterior position에서는 occiput이 45° 혹은 90°만 돌면 되지만 occiput posterior position에서는 135° 이상의 회전이 필요하다.

• 만약, 회전이 불완전하게 일어나서 occiput이 치골 결합 쪽으로 완전히 돌지 못하거나(transverse arrest) 혹은 회전이 아예 일어나지 않아 occiput이 sacrum 쪽을 지속적으로 향하게 된다면(persistent occiput posterior position) 정상 분만 기전으로 분만되지 못한다.

### 4) Change in shape of fetal head

(1) Caput succedaneum(산류)

Vertex presentation의 경우 자궁 경부가 완전히 열리기 전에 오랜 기간 진통이 지속되면 cervical os 위의 태아 두피에 국소적인 부종이 생기는데 이를 산류라고 한다.

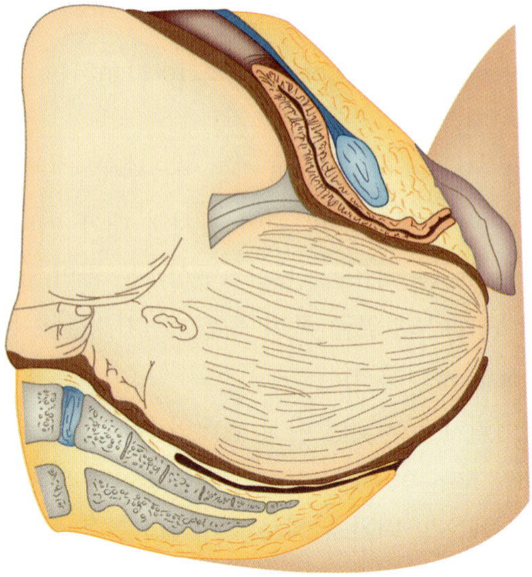

그림 4-18 Formation of caput succedaneum.

(2) Molding(거푸집 현상)

① 태아의 머리뼈들은 완전히 융합되어 있지 않으므로 외부 압력에 의해 태아 머리 모양이 변화할 수 있는데 이를 지칭하는 용어이다.

② 이 과정을 통해 suboccipitobregmatic diameter가 감소한다.

③ 산모의 골반이 좁거나 태아의 asynclitism이 심한 경우 molding의 정도에 따라 자연 분만 가능 여부가 결정된다.

## 2. Characteristics of normal labor

### 1) 진통의 정의

자궁 경부의 effacement와 dilatation을 유발시키는 자궁의 수축으로 정의한다.

### 2) 진통 단계

(1) First stage of labor

① 정의

충분한 자궁 수축에 의해 자궁 경관의 effacement와 dilatation이 시작될 때부터 자궁 경관이 완전히(10cm) 열릴 때까지로 정의한다.

② 분류

- Latent phase(잠복기)
  - 규칙적인 진통이 시작되는 시점부터 자궁 경부가 3~5cm 열릴 때까지로 정의한다.

- 이 시기가 초산모에서는 20시간 이상, 경산모에서는 14시간 이상 지속될 경우 prolonged latent phase라고 지칭한다.

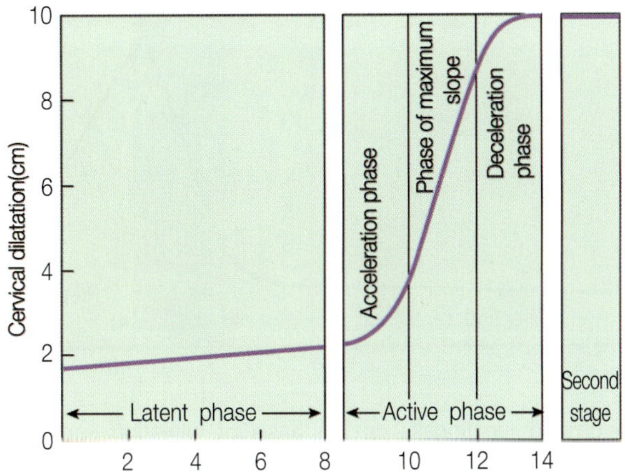


그림 4-19 Composite of the average dilatation curve for nulliparous labor. The first stage is divide into a relatively flat latent phase and a rapidly progressive active phase. In the active phase, there are three identifiable component parts that include an acceleration phase, a linear phase of maximum slope, and a deceleration phase.

- Active phase(활성기)
  - 자궁 경부가 3~5cm 열릴 때부터 완전히 열릴 때까지로 정의한다.
  - 이 시기의 자궁 경부의 개대 속도는 초산모에서는 1.2~6.8cm/hr로 넓은 범위를 보이고 경산모에서는 1.5cm/hr로 비교적 빠른 속도를 보인다.
  - 이 시기의 진통 이상은 두 가지로 나눌 수 있는데, 하나는 자궁 경부의 개대나 태아 하강의 속도가 느려지는 protraction disorder이고 다른 하나는 아예 정지해 버리는 arrest disorder이다.

(2) Second stage of labor

① Cervix가 완전히 열린 시점부터 태아가 만출될 때까지로 정의한다.

② 평균 소요 시간은 초산모는 50분, 경산모는 20분 정도이다.

(3) Third stage of labor

태아 만출 직후부터 태반 및 태아막이 만출될 때까지의 기간을 말한다.

(4) Fourth stage of labor

① 태반 만출 직후부터 약 1시간 동안의 기간을 말한다.

② 자궁 근육의 수축과 퇴축이 일어나는 시기로 산후 출혈에 대한 임상적인 관찰이 필요한 중요한 시기이다.

### 3) 진통의 기능적 분류

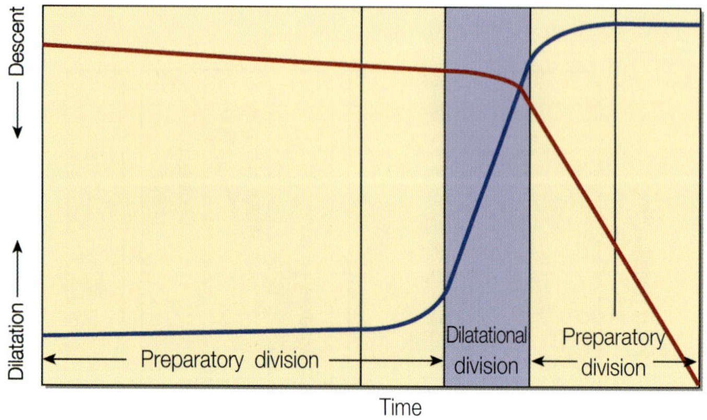


그림 4-20 Labor course divided functionally on the basis of dilatation and descent curves into (1) a preparatory division, (2) a dilatational division, occupying the phase of maximum slope of dilatation; and (3) a pelvic division, encompassing both deceleration phase and second stage concurrent with the phase of maximum slope of descent.

(1) Preparatory division

① 진통 1기의 잠복기와 활성기 중의 가속기로 구성된다.

② Cervix의 구성 성분 중에 결합 조직에 상당한 변화가 일어난다.

③ 안정제나 마취제에 상당히 예민하여 이러한 약제에 의해 arrest가 유발될 수 있는 시기이다.

(2) Dilatational division

① 진통 1기의 활성기 중의 절정기로 구성된다.

② Dilatation이 가장 빠른 속도로 일어나는 시기이다.

③ 진정제나 마취제에 거의 영향을 받지 않는다.

(3) Pelvic division

① 진통 1기의 활성기 중의 감속기와 진통 2기로 구성된다.

② Cardinal fetal movement가 일어나는 시기이다.

## 3. Management of normal labor and delivery

### 1) 입원시 확인 사항

(1) 진통의 진단

① True labor

- 진통 간격이 규칙적이다.
- 진통 간격이 점차 짧아진다.

- 진통 강도가 점차 커진다.
- 등과 복부에 통증을 느낀다.
- 자궁 경부가 열린다.
- 진정제에 의해 통증이 완화되지 않는다.

② False labor

- 진통 간격이 불규칙적이다.
- 진통 간격이 지속적으로 길다.
- 진통 강도가 변하지 않는다.
- 하복부에 통증을 느낀다.
- 자궁 경부가 열리지 않는다.
- 진정제에 의해 통증이 완화된다.

(2) Electronic fetal heart rate monitoring

① 산모가 입원할 때는 electronic fetal heart monitoring을 시행할 것을 추천한다.

② 가진통으로 곧 퇴원할 산모의 경우에도 적어도 한 시간 정도는 external electronic monitoring을 시행하는 것이 좋다.

(3) 활력 징후와 산과력 조사

① 입원 시에는 모체의 혈압, 체온, 맥박수, 호흡수 등을 검사하여 이상이 있는지를 발견한다.

② 산과력도 조사하여 앞으로의 임신 경과에 대한 정확한 예측이 필요하다.

(4) 내진

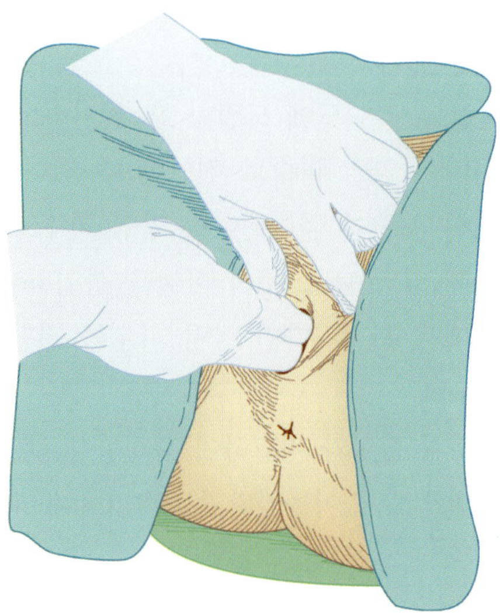

그림 4-21 To perform vaginal examination, the labia have been separated with one hand and the first and second fingers of the other hand are carefully inserted into the introitus.

① Detection of ruptured membrane

- 양막 파수의 임상적 의미
  - 만약 선진부가 골반에 고정되어 있지 않은 상태에서 양막이 파열된다면 선진부에 의해 cord prolapse 혹은 cord compression이 발생할 가능성이 높아진다.
  - 만삭에 가까운 임신일 경우 곧 진통이 시작한다는 신호가 된다.
  - 만약 양막이 파수된 지 24시간 안에 분만이 되지 않을 경우 자궁내 감염의 위험성이 높아진다.
- 양막 파수의 진단
  - 시진

    Speculum exam에서 posterior fornix에 고여 있는 양수를 관찰하거나 자궁 경부에서 양수가 흘러나오는 것이 보이면 바로 진단할 수 있다.
  - Nitrazine test
    - 진단이 확실하지 않을 때 시행한다.
    - 정상적으로 질 분비물의 pH는 4.5~5.5 사이이지만 양수는 7.0~7.5 정도의 pH를 가진다.
    - Nitrazine paper는 pH에 의해 색깔이 변화되는 성질을 가지는데 이 성질을 이용하면 쉽게 질분비물의 pH를 파악할 수 있고 만약 6.5 이상의 pH를 가진다면 양막 파수라고 생각할 수 있다.
    - 혈액, 정액, bacterial vaginosis가 공존할 경우 위양성이 야기될 수 있고 분비물이 적으면 위음성이 유발될 수 있다.
  - 그 밖의 진단 검사
    - 질 분비물을 슬라이드에 도말한 후 현미경으로 관찰하여 fernlike pattern이 관찰된다면 양막 파수로 진단할 수 있다.
    - 질 상부에서 AFP이 검출된다면 양막 파수로 진단할 수 있다.
    - 복부를 통해 양막 내로 주사 바늘을 삽입하여 dye를 주입한 후 이 염색 물질이 질에서 관찰된다면 양막 파수를 진단할 수 있다.

② Cervical effacement

이전의 자궁 경부의 길이와 비교하여 측정한다. 예를 들어 진통으로 인해 자궁 경부의 길이가 반으로 줄어들었다면 50% effacement로 표현한다.

③ Cervical dilatation

두 손가락으로 cervical opening의 직경을 대략적으로 재어서 측정한다. 만약, 10cm 정도 벌어졌다면 full dilatation으로 표현한다.

④ Position of cervix

Cervical os의 위치를 말하며 posterior, midposition, anterior의 세 가지로 나눌 수 있다.

⑤ Station

- 태아의 선진부가 산도의 어느 부분까지 내려왔는지를 표현하는 용어이다.
- Ischial spine은 pelvic inlet과 pelvic outlet의 중앙 부근에 위치하는 구조물로, station이란 ischial spine에서 태아 선진부까지의 거리를 centimeter로 표현한 수치이다.
- −5에서 +5까지의 범위로 정수값으로 표현한다.
- 선진부가 spine에 아직까지 도달하지 못한 경우 음의 정수값을 가지고, spine을 넘어선 경우 양의 정수값을 가진다.
- 예를 들어, +5 station은 태아의 선진부가 ischial spine을 넘어 5cm 더 진행한 경우를 말하고, 이 때 태아의 머리가 질 입구에서 보이게 된다.
- 태아 선진부가 0 station에 도달하면 대부분의 경우 biparietal diameter는 pelvic inlet을 통과하기 때문에 태아가 engagement가 된 경우가 많다. 하지만, 비정상적인 caput이 형성된 경우 0 station이라 하더라도 engagement가 이루어지지 않았을 수도 있다.

(5) Laboratory study

① 산모가 입원하면 CBC, blood type & screen, serology를 다시 체크하는 것이 필요하다.

② 고혈압이 있는 산모는 소변 검사를 시행하여 단백질 정량 검사를 시행한다.

## 2) Management of first stage of labor

(1) Monitoring fetal well - being during labor

① 산모나 태아에 특별한 이상이 없다면 진통 1기에서는 30분마다, 진통 2기에서는 15분마다 태아 심음을 청취한다.

② 고위험 임신의 경우라면 진통 1기에서는 15분마다, 진통 2기에서는 5분마다 시행하도록 한다.

(2) Uterine contraction

기계를 이용하거나 직접 자궁을 촉지하여 자궁 수축의 강도, 빈도, 기간을 측정한다.

(3) Maternal vital sign

진통 1기에는 4시간 간격으로 산모의 체온, 맥박수, 혈압 등을 측정한다.

(4) 내진

① 일반적으로 진통 1기에는 특별한 일이 없다면 2~3시간 간격으로 내진을 시행한다.

② Engagement가 일어나지 않은 가운데 양막이 파수된다면 cord가 선진부에 의해 갑자기 눌릴 수 있으므로 곧바로 내진을 시행하여 이를 확인하도록 한다.

(5) Oral intake

① 진통이 활발하거나 분만이 진행 중일 때는 음식물 섭취를 금지한다.

② 소량의 물이나 얼음 등은 먹어도 무방하다.

(6) Intravenous fluid

① 일반적으로 진통 1기부터 정맥내 수액을 공급하는 경우가 많지만 꼭 필요한 것은 아니다.

② 진통 시간이 길어진 산모에서 수분과 포도당, 전해질을 공급하는데 유용하다.

(7) Maternal position during labor

① 진통 1기에서 임산부는 편안한 자세를 취하면 되고 꼭 누워있을 필요는 없다.

② 산모가 원하면 walking이 가능하고 이는 특별히 해롭지는 않다.

(8) Amniotomy

① 인위적으로 양막을 파수시키는 것을 말한다.

② 진통을 촉진할 수 있고 양수의 태변 착색을 미리 감지할 수 있으며 태아에 electrode를 직접 붙일 수 있고 자궁 내로 pressure catheter를 넣을 수 있다는 장점이 있다.

③ Umblical cord prolapse를 예방하기 위해서 반드시 태아의 머리가 자궁 경부와 골반 벽에 고정된 상태에서만 시행한다.

(9) Urinary bladder function

방광이 가득 차 있으면 태아 선진부의 하강이 지연되고 bladder hypotonia와 infection을 유발할 수 있으므로 진통 1기에는 반드시 방광을 비우도록 한다.

### 3) Management of second stage of labor

(1) Monitoring

상기한 바대로 일반적으로 진통 2기에서는 15분마다 태아 심음을 청취하고 고위험 임신의 경우라면 5분마다 시행하도록 한다.

(2) Maternal expulsive effort

① 진통 2기에서는 임산부는 반사적으로 출산 느낌(bearing down sensation)을 느끼게 되고 선진부가 하강하면서 대변을 보고 싶은 욕구가 생기게 된다.

② 이 시기부터 임산부 자신이 힘을 주어 태아를 만출시키고자 하는 노력을 하게 되는데 이를 밀어내기(pushing) 운동이라 한다.

③ 태아의 머리가 점점 하강하면서 회음부가 팽창하게 되고 피부가 팽팽해지며 태아의 두피가 질 입구에서 보이게 된다. 이는 분만이 임박했다는 것을 의미한다.

(3) 분만 준비

① 분만을 위한 여러 자세가 있지만 가장 흔한 자세는 dorsal lithotomy position이다.

② 외음부와 회음부를 닦아낸 후 소독된 방포를 분만 부위만 노출하여 덮는다.

③ 의료진은 산모를 위해서 뿐만 아니라 자신을 보호하기 위해서라도 가운과 글러브를 착용하여야 한다.

## 4) Spontaneous delivery

(1) 태아 머리의 분만

① 회음 절개(episiotomy)

- 자궁 수축과 함께 회음부가 팽창하고 질 입구가 태아의 머리에 의해 확장되면서 원 모양을 이룬다.
- 태아의 머리가 3~4cm 보이게 되면 필요한 경우 회음 절개를 시행한다.

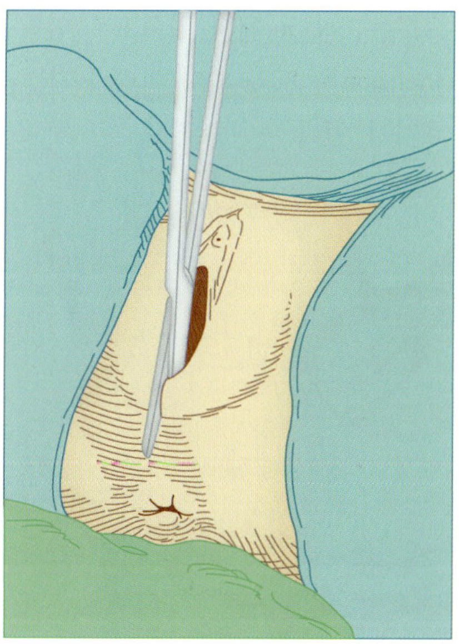

그림 4-22 Vulva partially distended by the fetal head. Midline episiotomy being made.

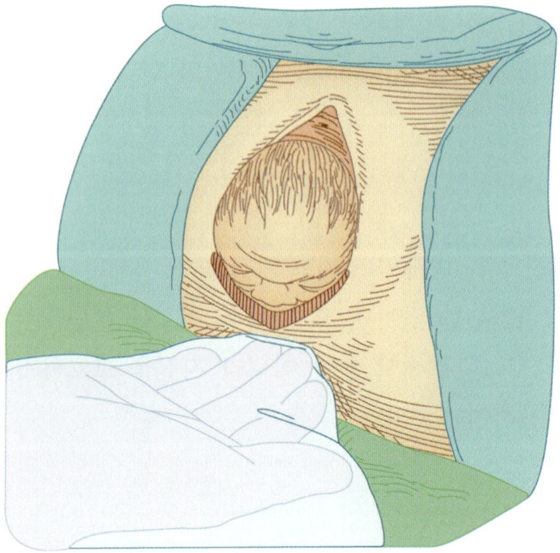

그림 4-23 **Delivery of the head.** The occiput is being kept close to the symphysis by moderate pressure to the fetal chin at the tip of the maternal coccyx.

② Ritgen maneuver

- 질 입구가 5cm 이상의 직경이 되었을 때 장갑을 낀 한 손에 타월을 씌워 coccyx 바로 앞의 회음부를 통해 태아의 턱에 forward pressure를 가한다. 동시에 다른 손으로는 occiput에서 위쪽으로 압박을 가한다.
- 태아 머리의 extension을 도와 태아 머리가 가장 작은 직경으로 질 입구를 통과하게 하는 효과가 있다.

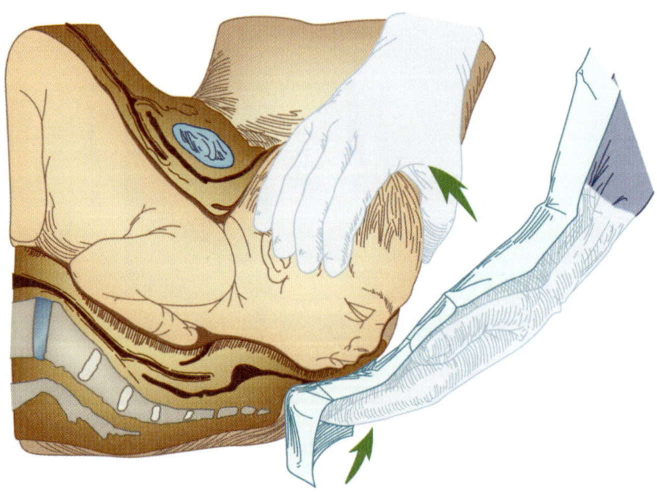

그림 4-24 **Near completion of the delivery of the fetal head by the modified Ritgen maneuver.** Moderate upward pressure is applied to the fetal chin by the posterior hand covered with a sterile towel while the suboccipital region of the fetal head is held against the symphysis.

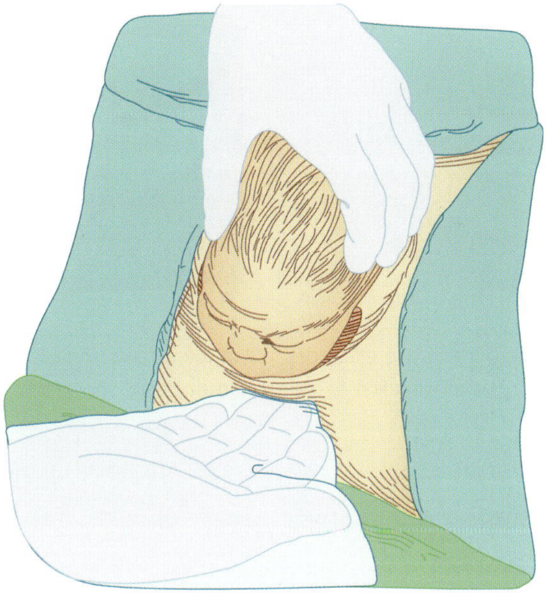

그림 4-25 Delivery of the head; the mouth appears over the perineum.

(2) 어깨의 분만

① 머리가 분만된 직후 태아는 곧바로 external rotation을 하면서 자연스럽게 어깨의 분만이 이루어진다.

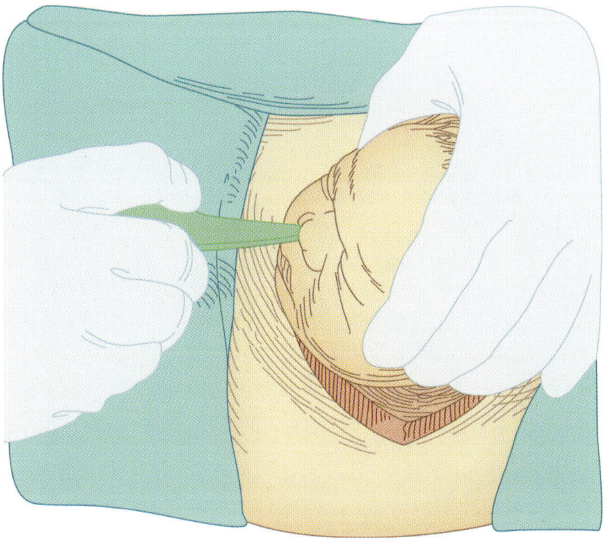

그림 4-26 Aspirating the nose and mouth immediately after delivery of the head.

② 양손으로 태아의 머리의 양옆을 잡고 부드럽게 아래쪽으로 당겨 anterior shoulder를 분만하고 다시 위쪽으로 당겨서 posterior shoulder를 분만한다.

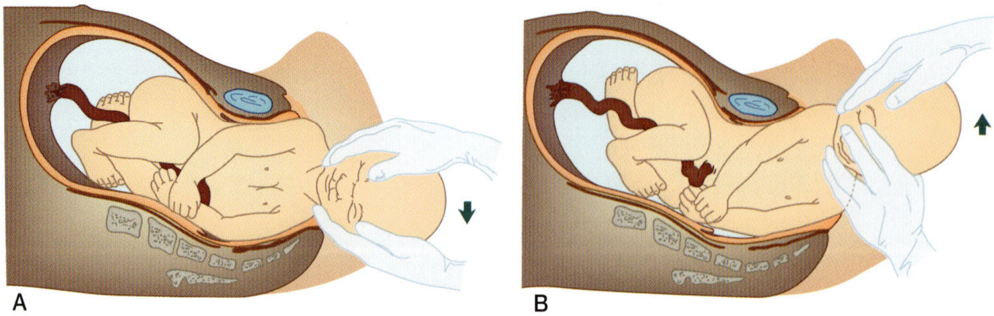


그림 4-27 **A,** Gentle downward traction to effect descent of the anterior shoulder. **B,** Delivery of the anterior shoulder completed; gentle upward traction to deliver the posterior shoulder.

③ 어깨가 분만되면 나머지 몸체는 어려움 없이 바로 분만된다. 손가락을 태아의 겨드랑이 사이에 끼고 잡아당겨 분만을 할 경우 상지 신경이 손상을 받을 수 있으므로 주의한다.

(3) Clearing the nasopharynx

태아가 분만되면 양수나 찌꺼기 등이 흡입되지 않도록 얼굴을 닦아내고 콧구멍과 입을 깨끗이 aspiration한다.

(4) Nuchal cord

① 탯줄이 목에 감긴 채 태어나는 것을 말한다.

② 전체 분만의 25%에서 발견되고 일반적으로 큰 해를 끼치지는 않는다.

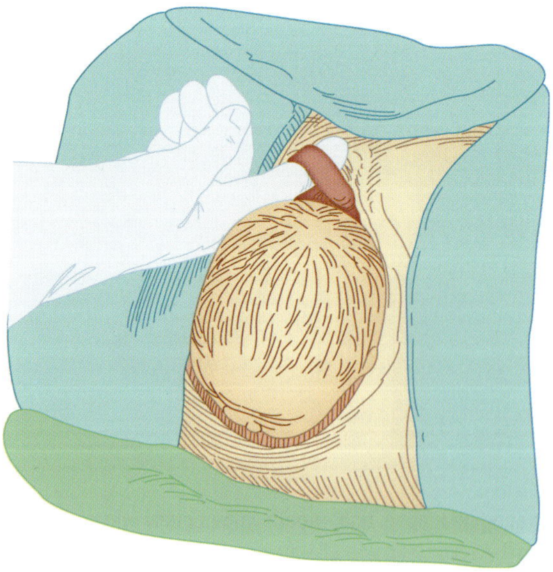

그림 4-28 Cord identified around the neck. It readily slipped over the head.

(5) Clamping the cord

① 분만 이후 약 3분 정도 신생아를 질 입구보다 낮은 곳에 위치시킨다. 이 시간 동안 태반에서 신생아 쪽으로 약 80mL 정도의 혈액이 이동하고 이는 신생아 빈혈을 예방하는데 도움이 된다.

② 이후 탯줄을 두 군데에서 clamping하고 그 사이를 자른다.

### 5) Management of third stage of labor

(1) Overview

① 태아가 분만된 후 태반이 자궁에서 분리되는 데에는 어느 정도의 시간이 소요된다.

② 태반이 분리되지 않았는데 억지로 탯줄을 잡아당길 경우 uterine inversion과 같은 치명적인 합병증을 유발할 수 있으므로 주의한다.

(2) 태반 분리 징후

① 자궁이 구형으로 변하고 단단해지는 것이 가장 먼저 나타나는 징후이다.

② 갑작스럽게 질 바깥으로 혈액이 분출(gush)된다.

③ 태반이 분리되어 자궁 하부와 질을 통과하면서 이 부위에 해당하는 복부가 불룩해진다.

④ 태반이 하강하면서 탯줄이 질 바깥으로 흘러나오게 된다.

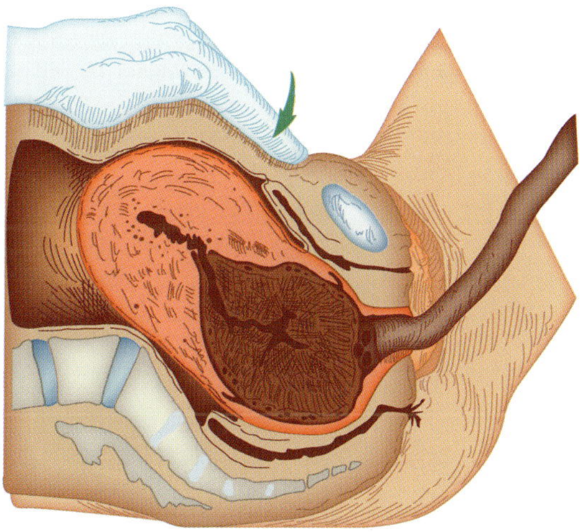

그림 4-29 Expression of placenta. Note that the hand is not trying to push the fundus of the uterus through the birth canal! As the placenta leaves the uterus and enters the vagina, the uterus is elevated by the hand on the abdomen(arrow) while the cord is held in position, The mother can aid in the delivery of the placenta aby bearing, which in turn, lifts the placenta out of the vagina. adherent membranes are teased free so as to prevent their being torn off and retained in the birth canal.

(3) 태반의 만출

① 과정

- 대개 태아가 분만된 후 5분 이내에 태반 분리 징후가 나타난다.
- 만약 태반이 잘 만출되지 않을 경우 fundal pressure를 가하면 도움이 될 수 있다.

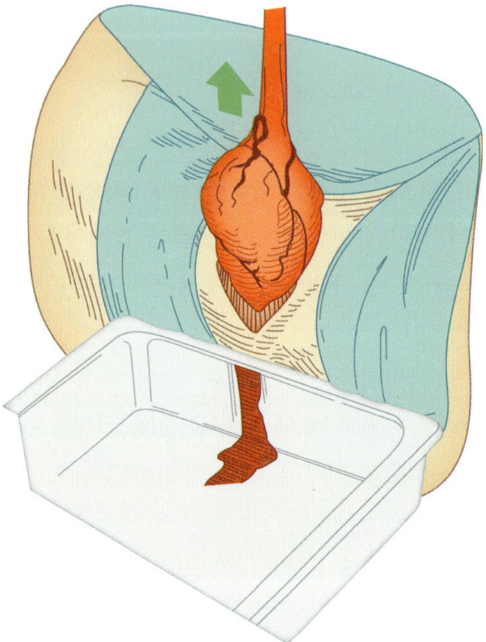

그림 4-30 The placenta is removed from the vagina by lifting the cord.

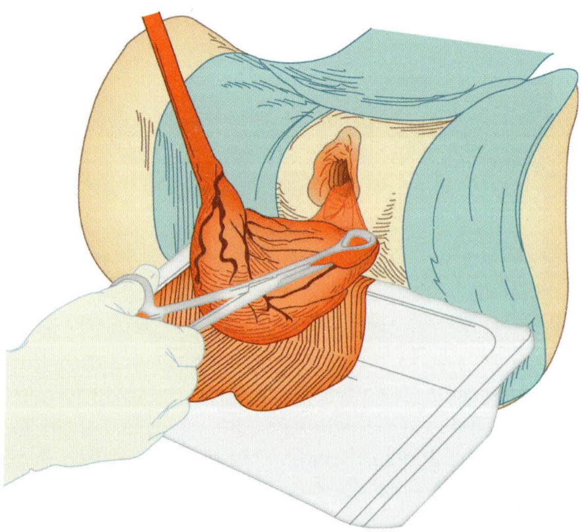

그림 4-31 Membranes that were somewhat adherent to the uterine lining are separated by gentle traction with a ring forceps.

② Manual removal of placenta

- 태반이 잘 분리되지 않는 경우에는 태반을 직접 manual removal할 수 있다.
- 만약 출혈이 심하지 않은 경우에는 최대한 태반의 자연 만출을 기다리는 것이 좋다.

## 6) Management of fourth stage of labor

(1) 임상적 중요성

① 태반이 만출된 후부터 1시간 동안에는 uterine atony로 인한 출혈을 주의깊게 관찰하여야 한다.

② 이 기간에는 모체의 혈압과 맥박수를 분만 직후부터 15분 간격으로 측정하여야 한다.

(2) 자궁 수축제

① 원리

- 태반이 만출된 후 지혈의 가장 주된 기전은 자궁 수축에 의한 vasoconstriction이다.
- Oxytocin, methylergonovine maleate, prostaglandin analogue과 같은 자궁 수축제를 여러 방법으로 주입할 수 있다.

② 종류

- Oxytocin
  - Pitocin®, Syntocinon®이 대표적인 oxytocin 제제이다.
  - 반드시 생리 식염수나 lactated Ringer solution에 섞어서 정맥 내로 주입한다.
  - 일시적인 저혈압을 유발할 수 있으므로 large bolus를 한꺼번에 주입해서는 안 된다.
  - Antidiuretic action이 있으므로 고용량으로 주입할 경우 water intoxication을 유발하여 convulsion이 발생할 수 있으므로 주의한다.
- Ergonovine and methylergonovine
  - Methergine®이 대표적인 제제이다.
  - 정맥내, 근육내, 경구 주입이 모두 가능하고 매우 강력한 자궁 수축을 유발한다. 하지만 정맥내로 주입할 경우 일시적이지만 심각한 고혈압을 유발할 수 있으므로 주의 깊게 관찰한다.
- Prostaglandin
  - Misoprostol이 대표적인 제제이다.
  - 대개는 postpartum hemorrhage가 예상되는 상황에서 이를 예방하고자 사용한다.

### 7) 산도 열상의 분류

(1) First degree laceration

Fourchette, perineal skin, vaginal mucous membrane이 찢어진 것을 말한다.

(2) Second degree laceration

피부와 점막뿐만 아니라 회음체를 구성하는 근막과 근육까지 찢어진 것을 말한다.

(3) Third degree laceration

피부, 점막, 회음체뿐만 아니라 항문 괄약근까지 찢어진 것을 말한다.

(4) Fourth degree laceration

Rectal mucosa까지 찢어져서 rectal lumen이 보이는 경우를 말한다.

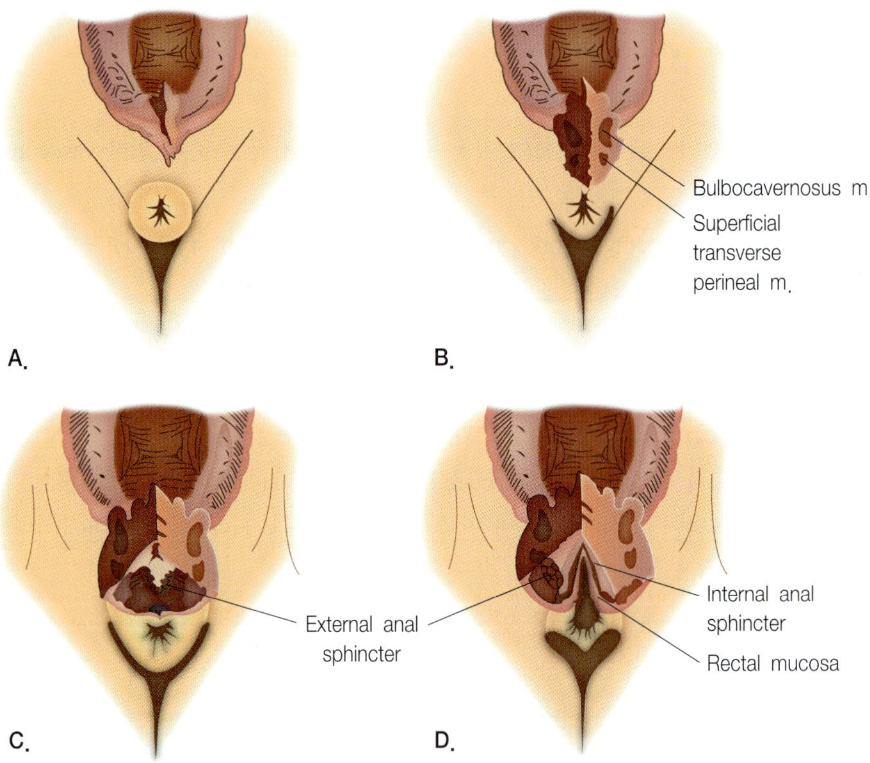


그림 4-32 Classification of perineal lacerations. **A,** First degree. **B,** Second degree. **C,** Third degree. **D,** Fouth degree.

### 8) Episiotomy

(1) 분류

① Midline episiotomy

질 입구의 아래 부위에서 중심선을 따라 항문 쪽으로 절개하는 것을 말한다.

② Mediolateral episiotomy

질 입구 아래 중심선에서 시작하지만 직장을 피해 사선으로 절개하는 것을 말한다.

(2) 목적과 적응증

① Overview

- 모든 산모에서 회음 절개를 routine으로 시행하지 않는다.
- 회음 절개를 시행할 경우 external anal sphincter, rectum 등의 posterior tear 확률이 높아지는 반면 urethra, labia 등의 anterior tear 확률은 감소한다.

② 회음 절개의 적응증

- Shoulder dystocia
- Breech delivery
- Forceps or vacuum extractor delivery
- Occiput posterior position
- 회음 절개를 하지 않을 경우 회음부 파열이 발생할 것이 명백한 경우

(3) Midline versus mediolateral episiotomy

**표 4-2** Midline Versus Mediolateral Episiotomy

| Characteristic | Type of Episiotomy | |
|---|---|---|
| | Midline | Mediolateral |
| Surgical repair | Easy | More difficult |
| Faulty healing | Rare | Mor common |
| Postoperative pain | Minimal | Common |
| Anatomical results | Excellent | Occasionally faulty |
| Blood loss | Less | More |
| Dyspareunia | Rare | Occasional |
| Extensions | Common | Uncommon |

① 비교

- Third, fourth degree extension이 흔한 것을 제외하고는 midline episiotomy가 더 좋다.
- 3~4도 열상이 발생할 위험성이 높은 경우 mediolateral episiotomy가 더욱 합리적인 방법이다.

② Risk factor for third & fourth degree laceration

- Nulliparity
- Second stage arrest of labor
- Persistent occiput posterior position

- Mid or low forcep
- Use of local anesthetics
- Asian race

(4) Episiotomy repair

① 태반이 분만된 후에 회음 절개 봉합을 시행한다.

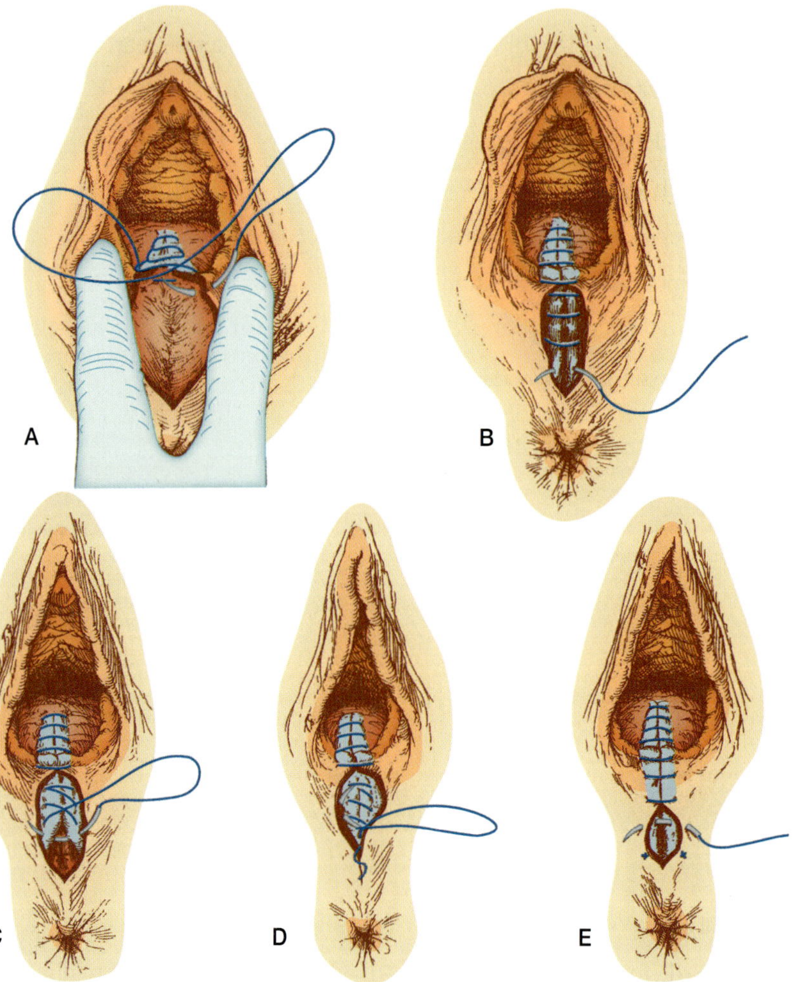


그림 4-33 Repair of midline episiotomy.
**A,** Chromic 2∼0 or 3∼0 suture is used as a continuous suture to close the vaginal mucosa and submucosa. **B,** After closing the vaginal incision and reapproximating the cut margins of the hymenal ring, the suture is tied and cut. Next, three or four interrupted sutures of 2∼0 or 3∼0 chromic are placed in the fascia and muscle of the incised perineum. **C,** A continuous suture is carried downward to unite the superficial fascia. **D,** Completion of repair. The continuous suture is carried upward as a subcuticular stitch. (An alternative method of closure of skin and subcutaneous fascia is illustrated in E.) **E,** Completion of repair of midline episiotomy. A few interrupted sutures of 3∼0 chromic are placed through the skin and subcutaneous fascia and loosely tied. This closure avoids burying two layers of suture in the more superficial layers of the perineum.

② 4도 열상이 발생할 경우 직장, 항문 괄약근 등의 정밀한 봉합이 추가적으로 필요하다.

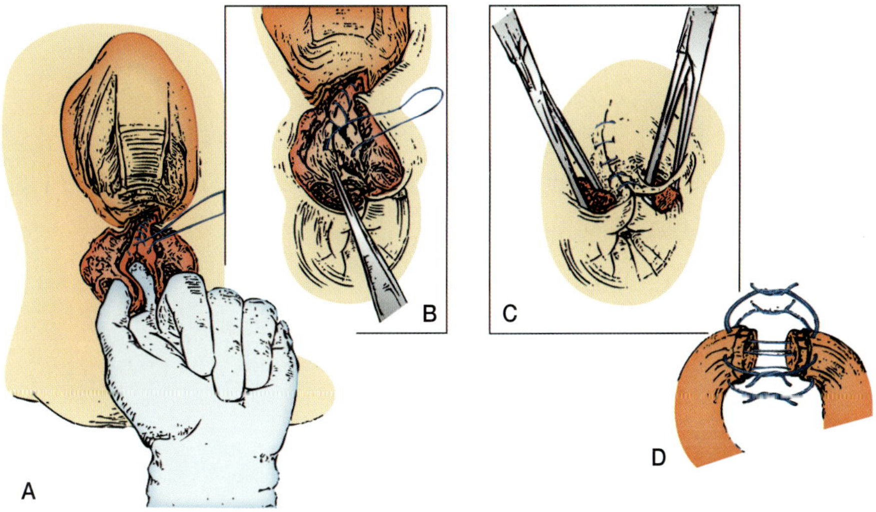


그림 4-34 Layered repair of a fourth - degree perineal laceratin.

**A,** Approximation of the anorectal mucosa and submucosa in a running or interrupted fashion using fine absorbable suture such as 3∼0 or 4∼0 chromic or Vicryl. The superior extent of the anterior anal laceration is identified and the sutures are placed through the submucosa of the anorectum approximately 0.5 cm apart down to the anal verge.

**B,** A second layer is placed through the rectal muscularis using 3∼0 Vicryl suture in a running or interrupted fashion. this "reinforcing layer" should incorporate the torn ends of the internal anal sphincter, which is identified as the thickening of the circular smooth muscle layer at the distal 2 to 3 cm of the anal canal. It can be identified as the glistening white fibrous structure lying between the anal canal submucosa and the fibers of the external anal sphincter (EAS). in many cases, the internal sphincter retracts laterally and must be sought and retrieved for repair.

**C,** The disrupted ends of the striated EAS muscle and capsule are then identified and grasped with Allis clamps. The torn ends of the EAS often retract laterally in an asymmetrical fashion as shown.

**D,** Traditional end - to - end approximation of the EAS. Four to six simple interrupted 2∼0 or 3∼0 Vicryl sutures are placed at the 3, 6, 9, and 12 o'clock positions through the EAS muscle and its connective tissue capsule. The sutures through the inferior and posterior portions of the sphincter should be placed first and tied last to facilitate this part of the repair. The remainder of the repair is similar to that described for a midline episiotomy in Figure 4 - 33.

## 4. Active management of labor

### 1) 배경

Dystocia로 인한 제왕절개 분만율을 감소시키고자 하는 목적으로 제시되었다.

### 2) 정의

전통적인 분만 방법이 특별한 처치 없이 진통 이후 자연스럽게 분만되기를 기다리는 방법이라면 active management란 amniotomy와 oxytocin을 적절히 사용하여 진통과 분만을 적극적으로 유도하는 것을 말한다.

### 3) Parkland hospital labor management protocol

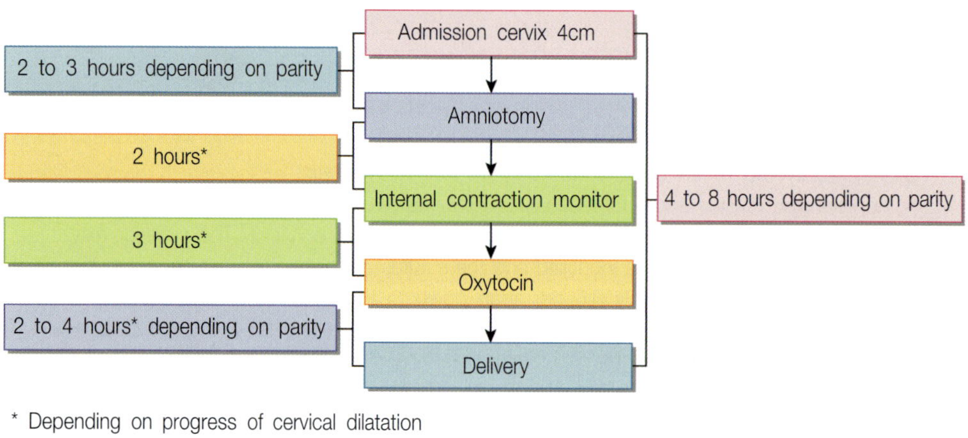


그림 4-35 Summary of labor management protocol in use at Parkland Hospital. The total admission - to - delivery times are shorter than the potential sum of the intervention intervals because not every woman requires every intervention.

(1) 자궁 경부가 3~4cm 정도 열리거나 양막 파수가 확인된 경우 입원한다.

(2) 입원 이후 약 2시간 정도 내진 소견에 변화가 없다면 진통이 불충분하다고 생각할 수 있고 이 때 amniotomy를 시행한다.

(3) Amniotomy를 시행한 지 2시간 후에 다시 한 번 진통 상황을 파악하여 여전히 내진 소견에 큰 변화가 없다면 자궁의 기능을 평가하기 위해 intrauterine pressure catheter를 거치시킨다.

(4) 카테터를 거치하고 2~3시간 정도 검사를 시행하여 자궁 수축이 충분하지 않은 것으로 판단될 경우 oxytocin을 주입하기 시작한다.

(5) Oxytocin을 주입한 후 시간당 1~2cm 정도 자궁 경부가 열리면 자궁 수축이 정상적이라고 생각할 수 있다.

(6) 위와 같은 방법을 사용하여 입원 후 8시간 이상의 시간 동안 충분히 관찰하였음에도 불구하고 분만이 되지 않을 경우 dystocia라고 생각할 수 있고 따라서 제왕절개를 고려할 수 있다.

## 4.2 Intrapartum assessment

### 1. Electronic fetal monitoring

#### 1) Overview

예전에는 fetoscope을 통해 일정 간격으로 태아 심장박동음을 청취하였으나 최근에는 전자태아감시장지가 도입되어 지속적으로 태아 심장박동을 monitoring할 수 있게 되었다.

#### 2) 종류

(1) Internal electronic fetal heart rate monitoring

① 전극을 태아 두피에 삽입하여 태아의 심장 신호(P wave, QRS complex, T wave)를 직접 얻어 이를 그래프 종이에 표시하는 방법을 말한다.

② 태아에서 신호를 직접 받기 때문에 정확한 측정이 가능하다는 장점이 있지만 양막이 파열되어야 전극 삽입이 가능하다는 단점도 있다.

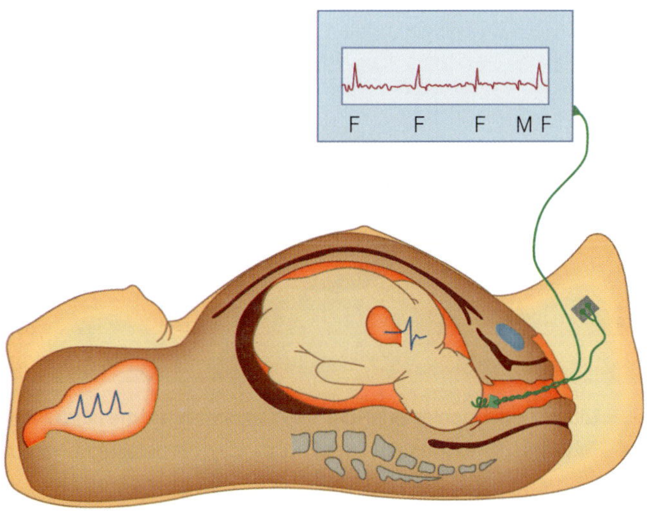


그림 4-36 Schematic representation of a bipolar electrode at tached to fetal scalp for detection of fetal QRS complexes (F). also shown is the maternal heart and corresponding electrical complexes (M) that are detected.

③ 태아가 죽은 경우 산모의 심박동이 표시될 수 있으므로 해석에 주의를 요한다.

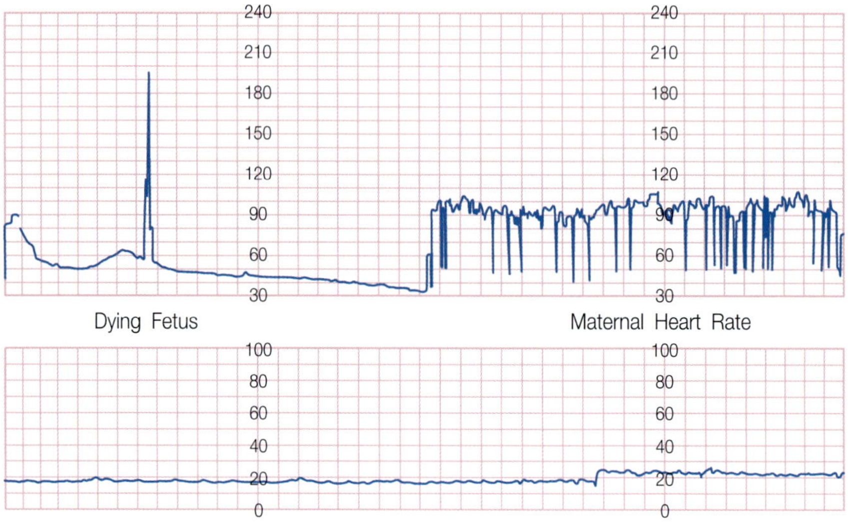


그림 4-37 **Placental abruption:** The fetal scalp electrode detected the heart rate first of the dying fetus. After fetal death, the maternal electrocardiogram complex is detected and recorded.

(2) External electronic fetal heart rate monitoring

태아의 심박동을 ultrasound Doppler principle을 이용하여 감지하고 이를 전기적 신호로 바꾸어 그래프 종이에 표시하는 방법이다.

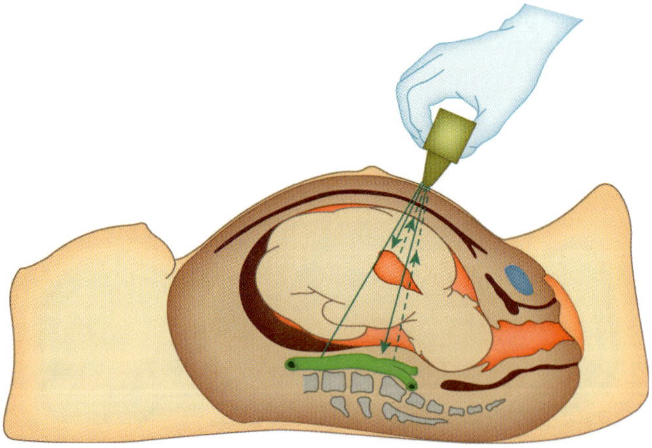

그림 4-38 Ultrasound Doppler principle used externally to measure fetal heart motions. Pulsations of the maternal aorta also may be detected and counted.

## 3) Fetal heart rate pattern

(1) 그래프 종이의 설정

① 그래프 종이의 세로에는 태아의 분당 심박동수가 표시되고 가로에는 시간이 표시된다.

② 분당 심박동수의 단위는 beats per minute(beats/min, bpm)로 표기한다.

③ 태아 심박동 변이를 자세히 관찰하고 싶은 경우에는 가로 방향으로 1분당 3cm 진행하도록 설정하고 그렇지 않은 경우에는 1분당 1cm 진행하도록 설정한다.

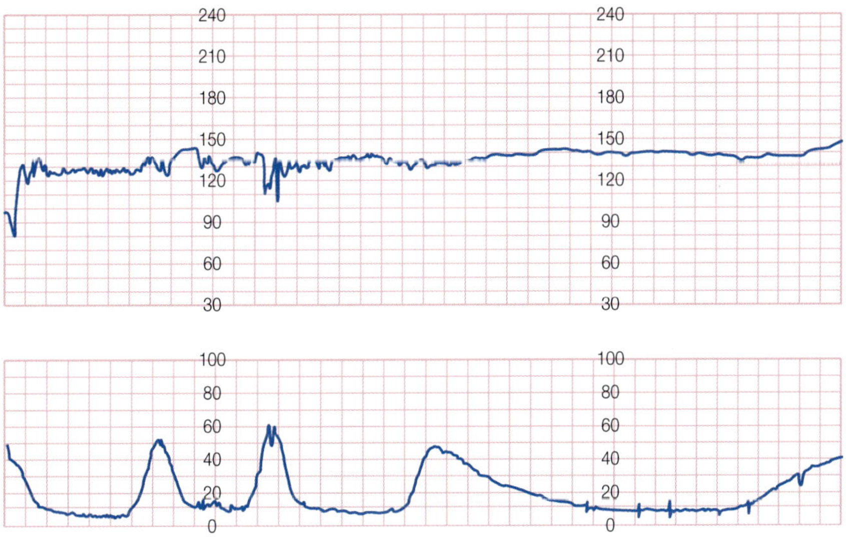


그림 4-39 Fetal heart rate obtained by scalp electrode and recorded at 1cm/min compared with that of 3cm/min chart recorder paper speed.

(2) Baseline fetal heart activity

① Rate

- 기본 개념
  - 기본적인 태아의 심박수는 16주에서 만삭까지 평균 24 bpm이 감소한다. 이는 태아 심장의 부교감 신경 조절 능력이 성숙하기 때문이다.
  - 태아 심박수는 교감 신경계와 부교감 신경계의 상호 작용에 의해 결정되지만 arterial chemoreceptor의 조절도 받는다. 따라서 태아의 hypoxia가 심한 경우 심박수는 급격히 감소된다.
- Bradycardia
  - 정의 : 110～120회 미만의 bpm을 가지는 경우를 말한다.
  - 임상적 중요성
    - ◦ 80～120회 사이의 bpm을 가지지만 variability가 좋은 경우 임상적으로

문제되지 않는다.

◦ 80회 미만의 severe bradycardia인 경우 위험할 수 있으므로 주의 깊게 태아를 관찰하여야 한다.

– 원인

◦ Serious fetal compromise

◦ Congenital heart block

◦ Maternal hypothermia

◦ Severe pyelonephritis

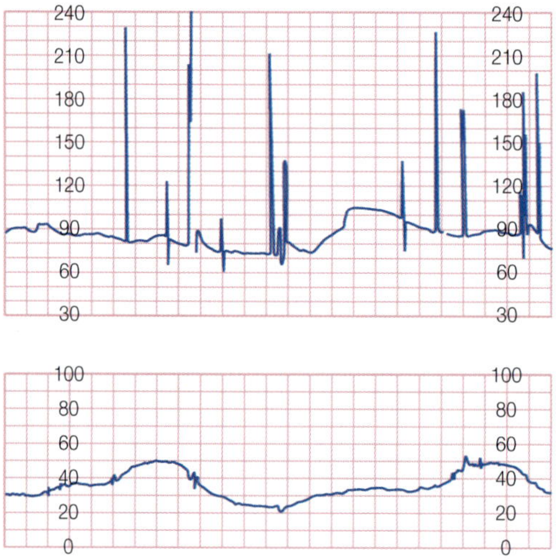


그림 4-40 Fetal bradycardia measured with a scalp electrode in a pregnancy complicated by placental abruption and subsequent fetal death.

• Tachycardia

– 정의 : 160회 이상의 bpm을 가지는 경우를 말한다.

– 원인

◦ Maternal fever from amnionitis : 가장 흔한 원인이다.

◦ Fetal compromise

◦ Cardiac arrhythmia

◦ Maternal administration of parasympathetic(atropine) or sympathomimetic (terbutaline) drugs

• Wandering baseline

– Baseline rate가 불안정하여 120∼160 bpm 사이를 방랑(wandering)하는 것을 말한다.

– 태아의 신경학적 이상을 시사한다.

② Beat - to - beat variability

- 정의
  - 태아의 심박수는 자율 신경계의 영향을 받아 끊임없이 변화한다.
  - 이러한 baseline heart rate의 시시각각의 변동을 beat - to - beat variability라고 정의한다.
- 분류
  - Short - term variability
    - 어떠한 심장 박동 시점에서의 심박수와 바로 그 다음 번 박동 시점에서의 심박수의 즉각적인 변화를 말한다.
    - 태아 두피에 전극을 삽입해야만 정확하게 측정할 수 있는 parameter이다.

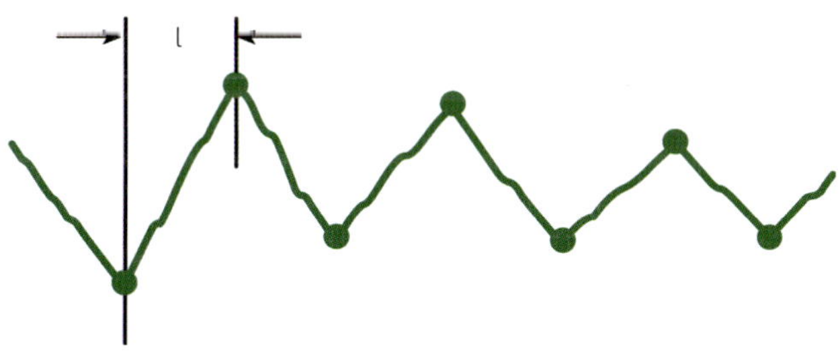


그림 4-41 Schematic representation of short - term beat - to - beat variability measured by a fetal scalp electrode. (t = time interval between successive fetal R waves)

  - Long - term variability
    - 1분 동안에 발생하는 심박수의 변동을 표현하는 용어로 baseline의 파동으로 설명할 수 있다.
    - 파동의 정상적인 빈도는 1분당 3~5 cycle이다.

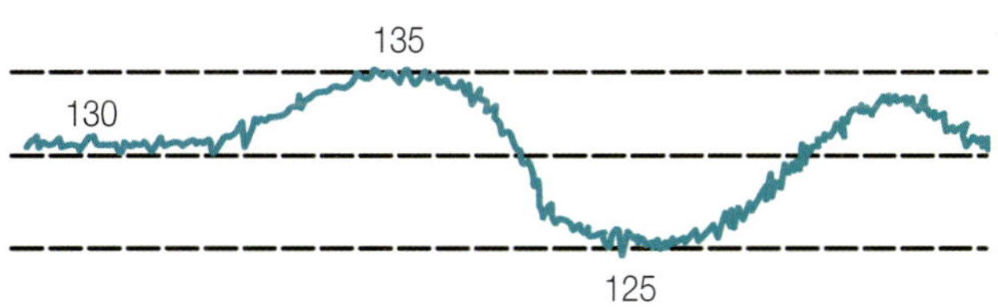


그림 4-42 Schematic representation of long - term beat - to - beat variability of the fetal heart rate ranging between 125 and 135 beats/min.

- 임상적 이용
  - 임상적으로 short - term과 long - term variability를 나누는 것은 의미가 없다.
  - 대개는 1분 내에 2cycle 이상의 파동을 보이고 그 기간 동안 6~25bpm 사이의 태아 심박수 변동을 가질 경우 정상적인 beat - to - beat variability를 보인다고 평가한다.
  - 26bpm 이상 혹은 5pm 이하의 변동을 보일 경우 variability가 증가 혹은 감소되었다고 말한다.

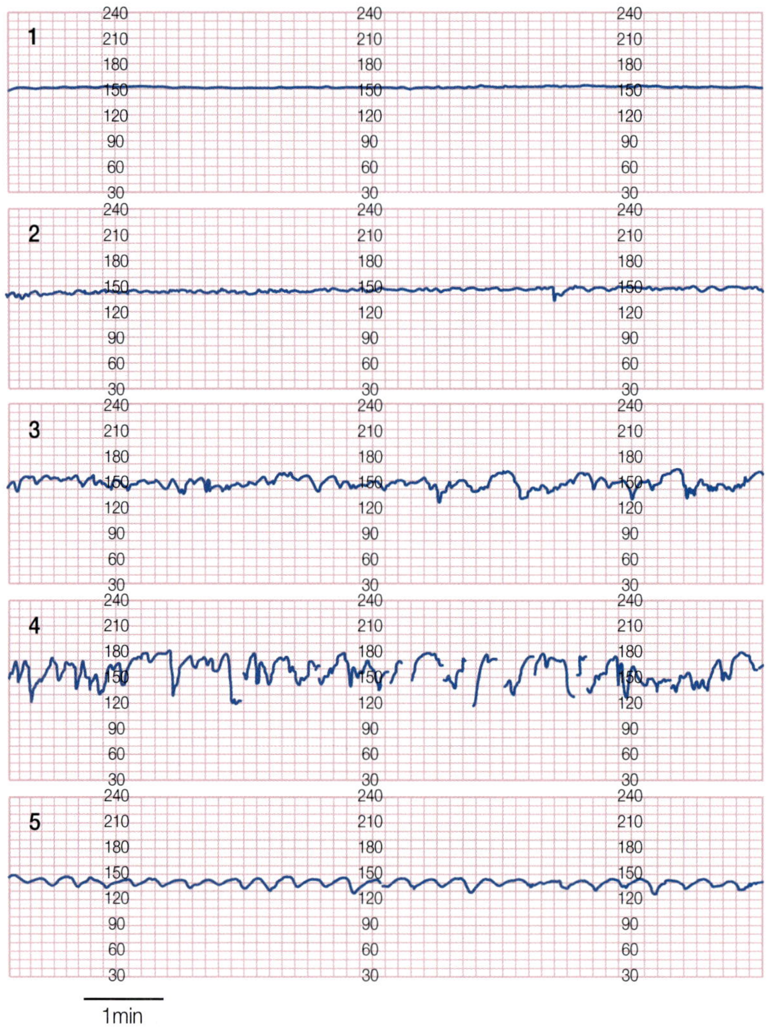


그림 4-43 **Grades of baseline fetal heart rate variability(irregular fluctuations in the baseline of 2 cycles per minute or greater) together with a sinusoidal pattern.** The sinusoidal pattern differs from variability in that it has a smooth, sinelike pattern of regular fluctuation and is excluded in the definition of fetal heart rate variability. (1) Undetectable, absent variability, (2) minimal ≤ 5 beats/min variability, (3) moderate(normal), 6 to 25 beats/min variability, (4) marked, > 25 beats/min variability, (5) sinusoidal pattern.

- Variability에 영향을 미치는 인자
  - Variability가 증가되는 경우
    - Fetal breathing
    - Fetal body movement
    - Advancing gestation
  - Variability가 감소되는 경우
    - Fetal inactivity
    - Serious fetal compromise
    - Fetal acidemia
    - Maternal acidemia
    - Maternal administration of analgesic drug during labor
    - Maternal administration of magnesium sulfate($MgSO_4$)

③ Cardiac arrhythmia

- 전자기적 태아 감시 장치 결과에서 bradycardia, tachycardia, abrupt baseline spiking의 형태로 그래프에 표시된다.
- Fetal hydrops가 동반되어 있을 경우에는 나쁜 예후를 보인다.

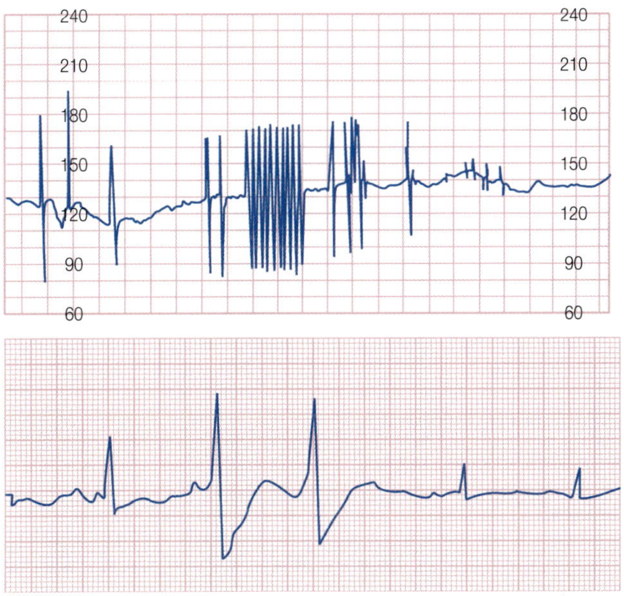


그림 4-44 Internal fetal monitoring at term demonstrated occasional abrupt beat - to - beat fetal heart rate spiking due to erratic extrasystoles shown in the superimposed fetal electrocardiogram. The normal infant was delivered spontaneously and had a normal cardiac rhythm in the nursery.

④ Sinusoidal heart rate

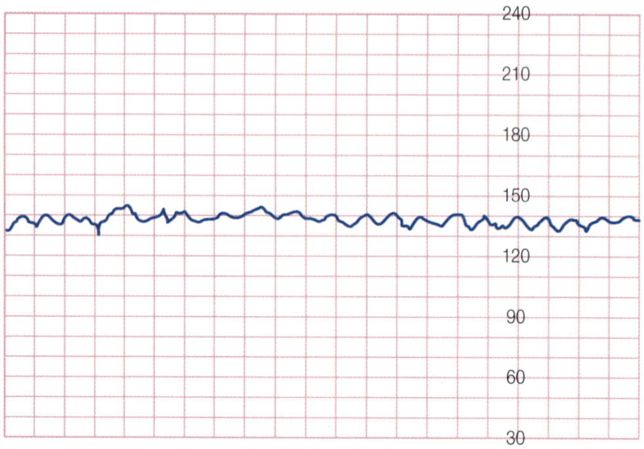


그림 4-45 Sinusoidal fetal heart rate pattern associated with maternal intravenous meperidine administration. Sine waves are occurring at a rate of 6 cycles per minute.

- 정의
  - Baseline heart rate가 120~160회 사이에서 규칙적으로 진동한다.
  - 5~15 bpm 이상의 진폭을 가진다.
  - 1분당 2~5 cycle 주기의 long - term variability를 가진다.
  - Short - term variability가 거의 없다.
  - 일정 baseline을 기준으로 하여 위아래로 사인 곡선의 파동을 보인다.
  - Acceleration은 없다.
- 원인
  - Serious fetal anemia
  - Maternal administration of meperidine, morphine, alphaprodine, butorphanol
  - Amnionitis
  - Fetal distress
  - Umbilical cord occlusion

(3) 태아 심박동의 주기적인 변화

① Acceleration

- 정의 : 태아 심박동이 baseline보다 증가하는 것을 말한다.
- 원인
  - Fetal movement
  - Stimulation by uterine contraction
  - Umbilical cord occlusion

- Fetal stimulation during pelvic examination
- Fetal scalp blood sampling
- Acoustic stimulation
- 특별한 자극 없이도 발생할 수 있다.

• 임상적 의미
- Acceleration이 보일 경우 태아가 건강하다는 것을 시사한다.
- Acceleration이 보이지 않는다 하더라도 태아에 이상이 있다고 확신할 수는 없다.

② Deceleration

• 정의
- 태아 심박동이 baseline보다 감소하는 것을 말한다.
- 자궁 수축과의 시간적 관련성에 따라 early, late, variable의 세 가지로 구분할 수 있다.
- 20분 동안 관측하여 자궁 수축을 할 때 50% 이상에서 동반되어 나타난다면 recurrent deceleration이라 말할 수 있다.

• 원인
- Early deceleration : head compression
- Late deceleration : uteroplacental insufficiency
- Variable deceleration : cord compression

• Early deceleration

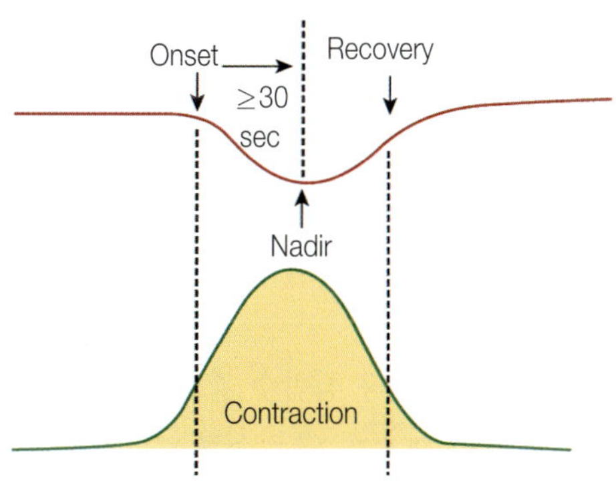


**그림 4-46 Features of early fetal heart rate deceleration.** Characteristics include gradual decrease in the heart rate with both onset and recovery coincident with the onset and recovery of the contraction. The nadir of the deceleration is 30 seconds or more after the onset of the deceleration.

- 정의

 자궁 수축과 더불어 심박수가 점진적으로 감소되다가 이내 곧 baseline으로 돌아오는 것을 말한다.

- 임상적 특징
  - ◦ 심박수의 감소는 자궁 수축 강도에 비례한다.
  - ◦ 심박수가 baseline에서 20~30bpm 이상 떨어지는 경우는 드물다.
  - ◦ Fetal hypoxia나 acidemia, low Apgar score와는 연관성이 없다.
- 발생 기전

 태아의 머리가 압박되면서 미주 신경이 활성화되어 심박동이 감소되는 것으로 생각된다.

• Late deceleration

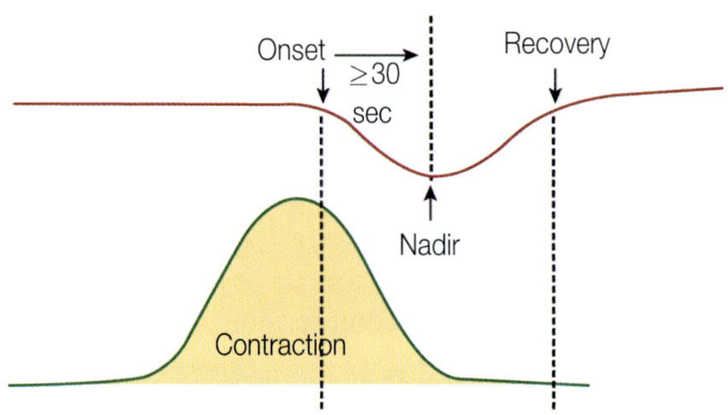


그림 4-47 **Features of late fetal heart rate deceleration.** Characteristics include gradual decrease in the heart rate with the nadir and recovery occurring after the end of the contraction. The nadir of the deceleration occurs 30 seconds or more after the onset of the deceleration.

- 정의

 자궁 수축이 정점에 달하는 시점 혹은 그 이후부터 심박수가 점진적으로 감소하다가 자궁 수축이 끝난 시점 이후에야 baseline으로 돌아오는 것을 말한다.

- Lag period
  - ◦ 자궁 수축의 시작 시점과 심박수 감소의 시작 시점과의 시간 간격을 말한다.
  - ◦ 이 간격은 태아의 $PO_2$가 낮을수록 길이가 짧아지는 특징을 가진다.
  - ◦ 이는 태아의 산소 보유량이 적을수록 태아의 $PO_2$가 arterial chemoreceptor의 자극에 필요한 역치값에 더욱 빨리 도달하기 때문인 것으로 생각된다.
- Uteroplacental insufficiency와 관련된 원인
  - ◦ Maternal hypotension from epidural analgesia

- ◦ Uterine hyperactivity caused by oxytocin stimulation
- ◦ Maternal disease such as hypertension, diabetes, collagen - vascular disease
- ◦ Severe chronic maternal anemia
- ◦ Placental abruption

• Variable deceleration

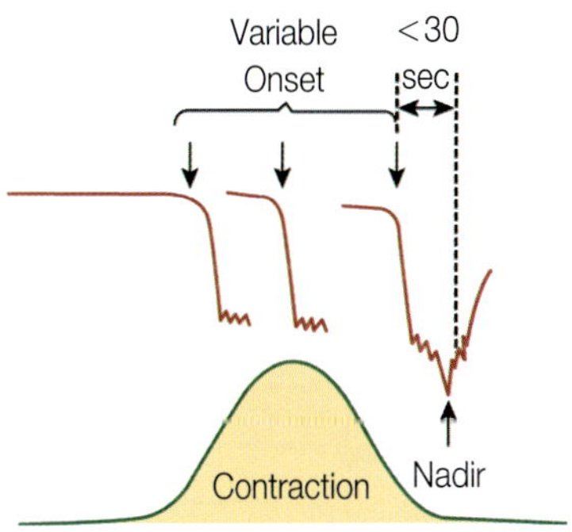


그림 4-48 **Features of variable fetal heart rate decelerations.** Characteristics include abrupt decrease in the heart rate with onset commonly varying with successive contractions. The decelerations measure ≥ 15 beats/min for 15 beats/min for 15 seconds or longer with an onset to nadir phase of less than 30 seconds. Total duration is less than 2minutes.

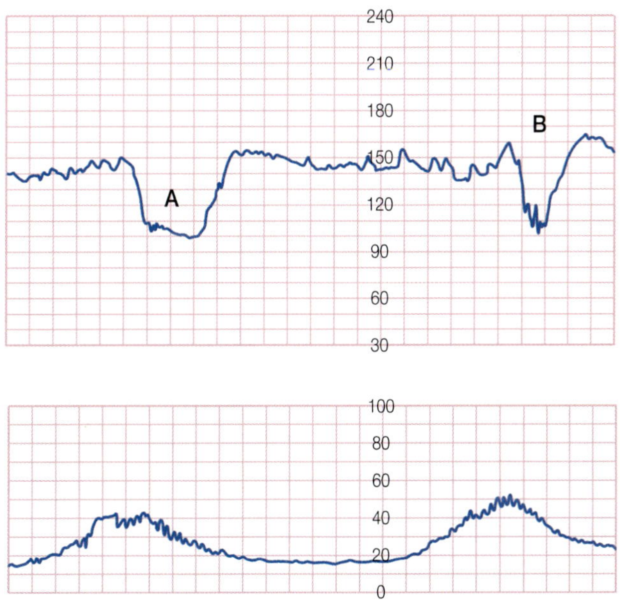


그림 4-49 Varying (variable) fetal heart rate decelerations. Deceleration B exhibits "shoulders" of acceleration compared with deceleration A.

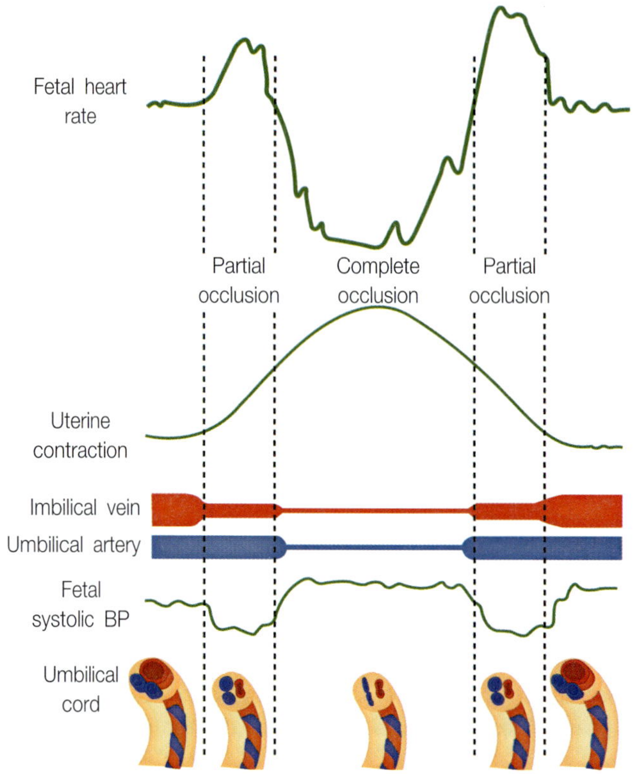


**그림 4-50** Schematic representation of the fetal heart rate effects with partial and complete umbilical cord occlusion.

- 정의

  심박수가 자궁 수축 시점과는 상관없이 갑작스럽게 감소하는 것을 말한다.
- 빈도

  가장 흔한 deceleration 형태로 전체 진통의 80% 이상에서 발생한다.
- 발생 기전
  - Umblical cord가 occlusion되면 태아 순환에 장애를 받게 된다.
  - 이로 인해 afterload가 증가하여 baroreceptor가 활성화될 뿐만 아니라 동맥내 산소 함량이 감소되어 chemoreceptor가 활성화된다.
  - 이 결과로 vagal activity가 증가하면서 심박수가 감소된다.
- 임상적 중요성
  - 대개의 variable deceleration은 임상적으로 큰 의미가 없다.
  - 만약 태아 심박수가 70 bpm 이하로 감소하거나 deceleration이 60초 이상 지속된다면 임상적으로 의미가 있고 반드시 대처가 필요하다.

• 탯줄 압박과 관련성이 있는 다른 형태의 fetal heart rate pattern

- Saltatory baseline heart rate

Acceleration과 deceleration이 쌍을 이루어 발생하여 baseline fetal heart rate가 크게 진동하는 것을 말한다.

– Lambda

Acceleration이 발생한 후 바로 variable deceleration이 발생하는 것을 말한다.

– Overshoot

Variable deceleration 후에 바로 acceleration이 나타나는 것을 말한다.

• Prolonged deceleration

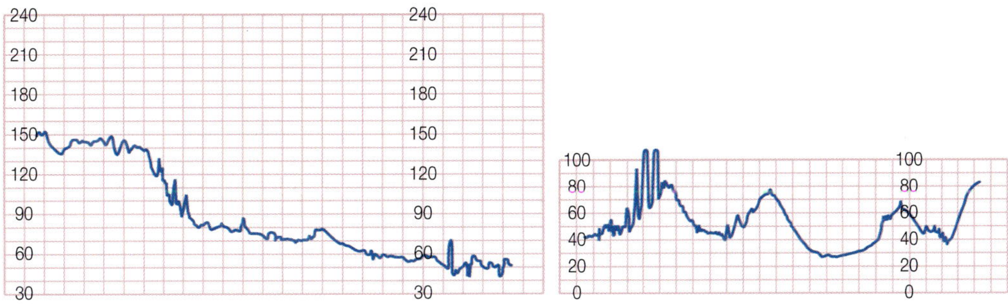


그림 4-51 Prolonged fetal heart rate deceleration due to uterine hyperactivity. Approximately 3 minutes of the tracing are shown, but the fetal heart rate returned to normal after uterine hypertonus resolved. Vaginal delivery later ensued.

– 정의

시작 시점에서 baseline으로 돌아올 때까지 걸린 시간이 2분 이상, 10분 미만인 deceleration으로 정의한다.

– 원인

◦ Cervical examination
◦ Uterine hyperactivity
◦ Cord entanglement
◦ Maternal supine hypotension
◦ Epidural, spinal, paracervical analgesia
◦ Maternal hypoperfusion or hypoxia
◦ Placental abruption
◦ Umbilical cord knots or prolapse
◦ Maternal seizure including eclampsia and epilepsy
◦ Application of fetal scalp electrode
◦ Impending birth
◦ Maternal Valsalva maneuver

- 임상 경과
  - 경과가 매우 다양하여 스스로 회복되기도 하지만 드물게는 태아가 죽을 수도 있다.
  - 결과를 예측하기가 힘들기 때문에 처치는 임상적 상황에 따라 적절히 시행하도록 한다.

(4) Fetal heart rate pattern during second - stage labor

① 진통 2기에는 거의 대부분의 태아가 deceleration을 경험한다.

② Beat - to - beat variability를 상실하거나 bradycardia, tachycardia가 동반될 경우 fetal compromise의 가능성이 높아진다.

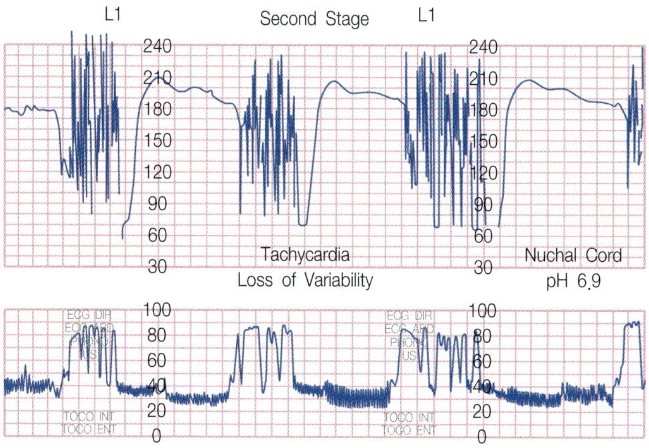


그림 4-52 Cord compression fetal heart rate decelerations in second - stage labor associated with tachycardia and loss of variability. The umbilical cord arterial pH was 6.9.

## 2. Other intrapartum assessment technique

### 1) Fetal scalp blood sampling

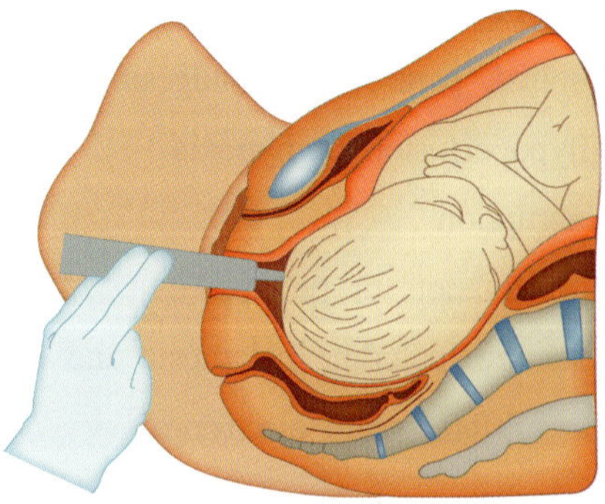

그림 4-53 The technique of fetal scalp sampling using an amnioscope. The end of the endoscope is displaced from the fetal vertex approximately 2cm to show the disposable blade against the fetal scalp before incision.

(1) 태아 두피를 통해서 태아 혈액을 채취하여 pH를 측정하는 기법을 말한다.
(2) 태아의 acidemia를 평가하는 기법으로 최근에는 거의 시행하고 있지 않다.

## 2) Scalp stimulation

(1) 태아 두피를 Allis clamp로 꼬집어서 심박수 상승이 나타나는지를 관찰하는 기법이다.
(2) Acceleration이 나타난다면 태아의 acidemia 확률은 떨어진다고 평가한다.

## 3) Vibroacoustic stimulation

(1) 태아에 음파 자극을 가하여 심박수 상승이 나타나는지를 관찰하는 방법이다.
(2) Scalp sampling을 대체하는 방법으로 acceleration 여부에 따라 fetal acidemia를 예측하는 기법이다.

## 4) Fetal pulse oximetry

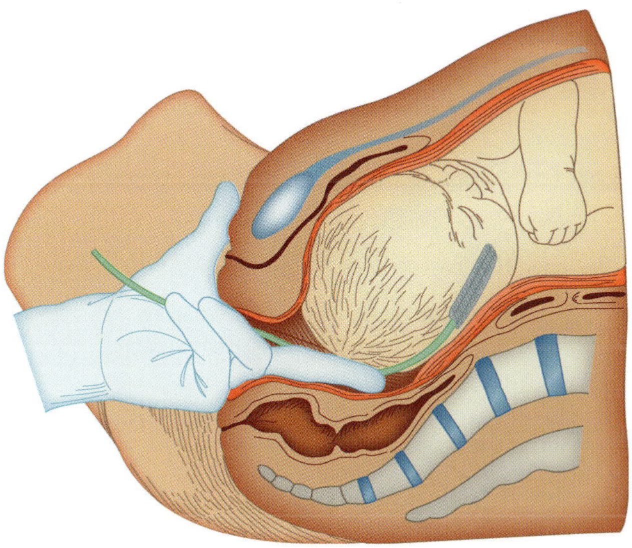

그림 4-54 Schematic diagram of fetal pulse oximeter sensor placement.

(1) Pulse oximetry를 태아의 얼굴에 위치시켜서 fetal oxyhemoglobin saturation을 측정하는 방법이다.
(2) 태아의 산소 포화도는 30% 이상으로 측정되는 것이 정상이고 만약 2분 이상 동안 30% 미만의 값을 가진다면 fetal compromise의 가능성이 커진다.

### 5) Fetal electrocardiography

태아 ECG에서의 ST segment와 PR interval의 변화를 관찰하여 fetal hypoxia를 평가하는 방법이다.

## 3. Fetal distress

### 1) 정의

(1) 태아 곤란증이라는 용어는 광범위하고 애매하여 정확한 정의를 내리기가 쉽지 않다.

(2) 임상적으로는 fetal heart rate pattern 등의 여러 임상적 관찰을 통해 주관적으로 정의를 내린다.

### 2) 태아 곤란증의 진단

(1) Late deceleration 혹은 moderate - to - severe variable deceleration이 variability가 없이 나타나는 경우

(2) 5분 이상의 기간 동안 baseline fetal heart rate가 110 bpm 미만인 경우

**표 4-3** NICHD Research Planning Workshop(1997) Fetal Heart Rate Patterns

| Pattern | Workshop Interpretations |
|---|---|
| Normal | Baseline 110～160 beats/min<br>Variability 6～25 beats/min<br>Accelerations present<br>No decelerations |
| Intermediate | No consensus |
| Severely abnormal | Recurrent late or variable decelerations with zero variability<br>Substantial bradycardia with zero variability |

### 3) Meconium in amnionic fluid

(1) 태아는 진통 중에 physiological process로 태변을 배출하는 경우가 있으며 이는 대개 태아에 위험성을 증가시키지는 않는다.

(2) 이러한 태아가 acidemia를 동반하였을 경우 유의하게 neonatal meconium aspiration syndrome이 증가하는 경향을 보인다.

### 4) 치료

(1) 태아 곤란증 치료의 기본 원칙

① 산모를 lateral position으로 변경시킨다.

② 국소 마취에 의해 유발된 저혈압을 교정한다.

③ Uteroplacental perfusion을 증진시키기 위해 oxytocin을 끊도록 한다.

④ 내진을 시행하여 cord prolapse 등을 확인하도록 한다.

**표 4-4** Management Criteria for Nonreassuring Fetal Heart Rate Pattern

| The following actions should be documented in the medical record: |
|---|
| 1. Repositioning of patient |
| 2. Discontinuation of uterine stimulants and correction of uterine hyperstimulation |
| 3. Vaginal examination |
| 4. Correction of maternal hypotension associated with regional analgesia |
| 5. Notification of anesthesia and nursing staff of need for emergency delivery |
| 6. Monitoring of fetal heart rate - by electronic fetal monitoring or auscultation - in operation room prior to abdominal preparation |
| 7. Request that qualitied personnel be in attendance for newborn resuscitation and care[a] |
| 8. Administration of oxygen to mother |

[a] Locally acceptable definitions of qualified personnel should be agreed on by authorities at each institution.

(2) 그 밖의 치료

① Tocolysis

- 자궁 수축을 억제시켜 fetal oxygenation을 향상시키고자 사용한다.
- Terbutaline이 대표적인 약제로 정맥내 혹은 피하 주입을 할 수 있다.

② Amnioinfusion

- 방법

  생리 식염수를 질을 통해 양막으로 주입한다.
- 적응증
  - Treatment of variable or prolonged deceleration
  - Prophylaxis for cases of known oligohydramnios
  - Attempt to dilute or wash out thick meconium
- 원리
  - 진통 중에 발생할 수 있는 cord occlusion을 완화하여 fetal distress를 예방한다.
  - Meconium을 희석시켜 태변 흡입 증후군의 예방에 기여한다.

### 5) Fetal brain damage

(1) 일반적으로 태아의 뇌 손상이 진통 중에 일어난다고 생각하지만 실제로는 그렇지 않다.

(2) 태아의 신경학적 손상은 상당 부분에서 이미 산모가 병원에 도착하기 전이나 혹은

신생아시기에 발생하는 경향을 보인다.

(3) 뇌 손상을 입은 신생아의 5%만 intrapartum factor와 관련성이 있고 대부분의 뇌성 마비는 진통 중에 발생한 사건과는 무관하다.

**표 4-5** Criteria to Define an Acute Intrapartum Hypoxic Event as Sufficient to Cause Cerebral Palsy

| Essential criteria(must meet all four): |
|---|
| 1. Evidence of metabolic acidosis in fetal umbilical cord arterial blood obtained at delivery (pH<7 and base deficit ≥ 12 mmol/L)<br>2. Early onset of severe or moderate neonatal encephalopathy in infants born at 34 or more weeks of gestation<br>3. Cerebral palsy of spastic quadriplegic or dyskinetic type<br>4. Exclusion of other identifiable etiologies, such as trauma, coagulation disorders, infectious conditions, or genetic disorders |
| **Criteria that collectively suggest intrapartum timing(within close proximity to labor and delivery, e.g., 0～48 hr) but are nonspecific to asphyxial insults:** |
| 1. Sentinel(signal) hypoxic event occurring immediately before or during labor<br>2. Sudden and sustained fetal bradycardia or absence of fetal heart rate variability in presence of persistent, late, or variable decelerations, usually after a hypoxic sentinel event when pattern was previously normal<br>3. Apgar scores of 0～3 beyond 5 min<br>4. Onset of multisystem involvement within 72 hr of birth<br>5. Early imaging study showing evidence of acute nonfocal cerebral abnormality |

## 6) Current recommendation

현재 가장 많이 사용하고 있는 진통 중의 태아 심박동 관찰 방법은 intermittent auscultation 혹은 continuous electronic monitoring으로 둘 다 효용성이 입증되었다.

**표 4-6** Guidelines for Intrapartum Fetal Heart Rate Surveillance

| Surveillance | Low - Risk Pregnancies | High - Risk Pregnancies |
|---|---|---|
| Acceptable methods | | |
| Intermittent auscultation | Yes | Yes |
| Continuous electronic monitoring(internal or external) | Yes | Yes |
| Evaluation intervals[a] | | |
| First - stage labor(active) | 30 min | 15 min[b] |
| Second - stage labor | 15 min | 5 min[b] |

[a] Following a uterine contraction.
[b] Includes tracing evaluation and charting when continuous electronic monitoring is used.

## 4. Intrapartum surveillance of uterine activity

### 1) 측정 방법

(1) Internal uterine pressure monitoring

태아 선진부 상부에 압력을 측정할 수 있는 카테터를 삽입하여 자궁 수축력을 파악하는 방법을 말하며 pressure catheter의 거치가 기술적으로 쉽지는 않지만 정확한 강도를 측정할 수 있다는 장점이 있다.

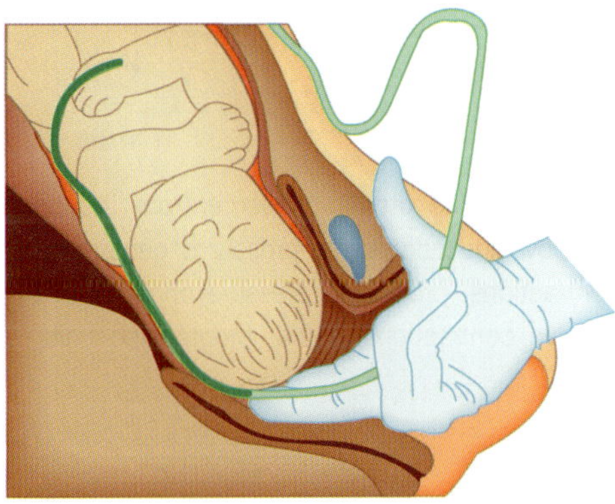

그림 4-55 Internal uterine pressure monitoring

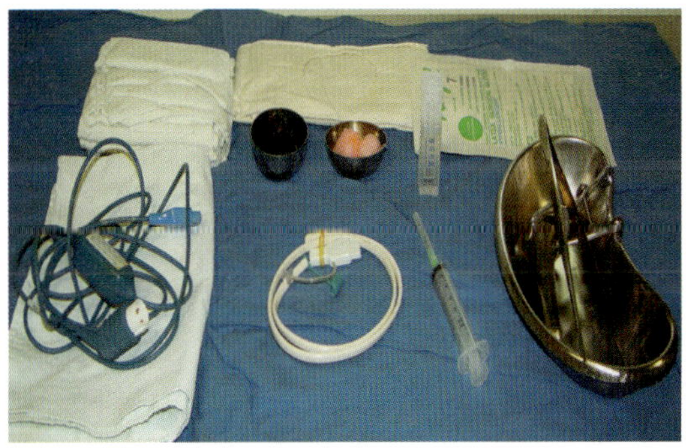

그림 4-56 Internal uterine pressure monitoring에 사용되는 기구들

(2) External monitoring

산모 복부에 기계를 부착하여 자궁 수축을 평가하는 방법을 말하며 정확한 강도를 측정하기는 힘들지만 자궁 수축 시작 시점, 정점, 종료 시점을 간편하게 알 수 있다는 장점이 있다.

### 2) Patterns of uterine activity

(1) 몬테비디오 단위(Montevideo unit)

① 자궁 수축력을 표기하는 방법이다.

② Internal uterine pressure catheter를 삽입한 후 자궁 수축 파형을 그린다.

③ 자궁이 수축할 때의 peak pressure 값에서 baseline pressure 값을 빼면 일회 자궁 수축력을 구할 수 있다. 이때의 단위는 mmHg이다.

④ 10분 동안의 mmHg 단위로 측정한 일회 자궁 수축력 값을 모두 더하면 몬테비디오 단위가 된다.

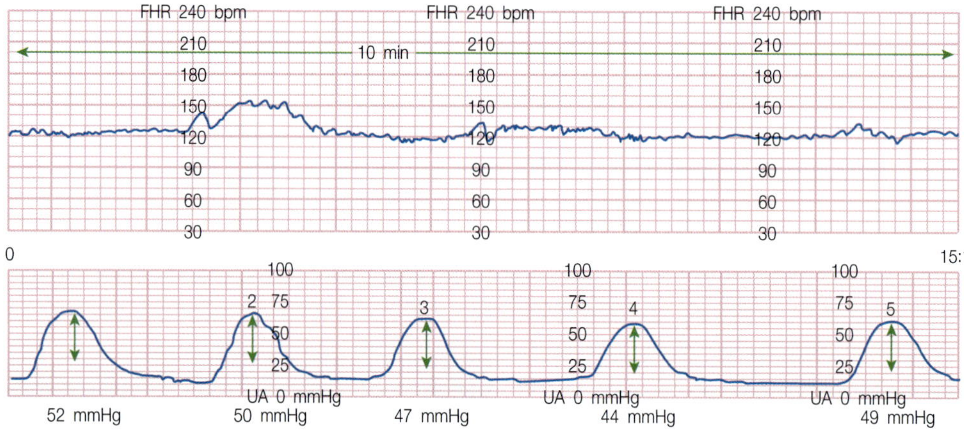


그림 4-57 Montevideo units are calculated by subtracting the baseline uterine pressure from the peak contraction pressure for each contraction in a 10 - minute window and adding the pressures generated by each contraction. In the example shown, there were five contractions, producing pressure changes of 52, 50, 47, 44, and 49 mmHg, respectively. The sum of these five contractions is 242 Montevideo units.

(2) 임신 기간에 따른 자궁 수축의 특징

① 진통 이전의 자궁 수축

- 임신 30주 이전에는 미약한 Braxton Hicks contraction이 나타날 수 있지만 20mmHg를 넘는 일은 거의 없다.
- 임신 30주 이후에는 자궁 수축의 강도와 빈도가 증가하여 임신 마지막 주에는 매우 높은 강도의 자궁 수축이 나타난다.

② 진통 중의 자궁 수축

- First stage labor 기간에는 자궁 수축력이 점진적으로 증가하여 25~50mmHg에 달하게 되고 수축 빈도 역시 증가하여 10분에 3~5회 정도 수축한다.
- Second stage labor 기간에는 자궁 수축력이 80~100mmHg까지 증가하고 10분에 5~6회의 자궁 수축 빈도를 보인다.
- 자궁 수축력과 빈도와는 달리 자궁 수축 시간은 진통 기간 도중에 큰 변화를 보이지 않고 60~80초 정도로 거의 일정하다.
- 분만 직후에도 자궁 수축의 강도와 빈도는 분만 직전과 비슷한 패턴을 보이고 이후 점차적으로 감소하게 된다. 만약 분만 전 수축 강도가 강하지 않았다면 분만 이후에도 자궁 수축이 미약하여 uterine atony나 puerperal hemorrhage가 쉽게 나타나는 경향을 보인다.

# 4.3 Obstetrical anesthesia

## 1. General principle

### 1) Obstetrical anesthesia service

(1) 사전에 미리 마취과 전문의의 상담을 받아야 하는 모체의 마취과적 위험요인

① 고도 비만

② 외상이나 수술 등으로 인하여 얼굴, 목, 척추에 해부학적 이상이 있는 경우

③ 얼굴, 목 척추에 심한 부종이 있는 경우

④ 비정상적인 치열을 가지고 있거나 턱뼈가 작거나 입을 벌리기 어려운 산모

⑤ 키가 작거나 목이 짧거나 목에 관절염이 있는 산모

⑥ Goiter

⑦ 심폐 질환이나 신경계 질환과 같은 심각한 내과적 질환을 가지고 있는 산모

⑧ Bleeding disorder

⑨ Severe preeclampsia

⑩ 이전에 마취과적 합병증을 경험한 산모

⑪ 전치 태반이나 다태아 임신과 같이 수술적 분만의 가능성이 높은 산모

(2) Role of obstetrician

① 모든 산과 의사는 국소 마취나 회음부 마취에 숙달해 있어야 한다.

② 일반적인 부위 마취는 마취과 전문의의 도움을 받아 산과 의사가 시행할 수 있지만 전신 마취는 반드시 마취과 전문의가 시행해야 한다.

### 2) Principles of pain relief

진통의 성상이나 강도는 각 산모마다 모두 다르기 때문에 다양화되고 개별화된 통증 완화 치료가 바람직하다.

### 3) 비약물 요법에 의한 통증 관리

(1) 공포와 두려움과 같은 심리적 요소들이 통증을 더욱 심화시킬 수 있다.

(2) 깊게 숨을 쉬고 몸을 이완시킬 경우 통증이 완화되는 경향을 보인다.

## 2. Analgesia and sedation during labor

### 1) Overview

(1) 진통 기간에는 자궁 수축과 자궁 경부의 확장으로 인해 통증을 느낀다.

(2) 대개 진통은 narcotics와 tranquilizer를 적절히 병용해 사용함으로써 쉽게 조절할 수 있다.

## 2) 제제

(1) 비경구 제제

① 종류

- Meperidine & promethazine
  - 50～100mg의 meperidine과 25mg의 promethazine을 같이 병용하여 2～4시간 간격으로 사용한다.
  - Meperidine은 태반을 통과할 수 있고 태아에 depressant effect를 유발할 수 있다.
- Butorphanol(Stadol)
  - 1～2mg의 용량을 주사하고 메페리딘에 비해 높은 효과를 나타낸다.
  - 주요한 부작용으로는 졸림, 어지러움 등이 있고 neonatal respiratory depression은 메페리딘보다 적은 것으로 보고되고 있다.

**표 4-7** Parenteral Agents for Labor Pain

| Agent | Usual Dose | Frequency | Onset | Neonatal Half - Life |
|---|---|---|---|---|
| Meperidine | 25～50mg(IV)<br>50～100mg(IM) | 1～2hr<br>2～4hr | 5 min<br>30～45min | 13～22.4hr<br>63hr for active metabolites |
| Fentanyl | 50～100μg(IV) | 1hr | 1min | 5.3hr |
| Nalbuphine | 10mg(IV or IM) | 3hr | 2～3min(IV)<br>15min(IM) | 4.1hr |
| Butorphanol | 1～2mg(IV or IM) | 4hr | 1～2min(IV)<br>10～30min(IM) | Not known<br>Similar to nalbuphine in adults |
| Morphine | 2～5mg(IV)<br>10mg(IM) | 4hr | 5min<br>30～40min | 7.1hr |

IM=intramuscularly; IV=intravenously

- Fentanyl

  작용 시간이 매우 빠른 합성 마약제제로 50～100μg의 용량을 필요한 경우 매 시간마다 정주한다.

② Narcotic antagonist

Naloxone은 opioid narcotics에 의해 유발된 respiratory depression을 회복시킬 수 있는 narcotic antagonist이다.

(2) 흡입 진통제(nitrous oxide)

① Nitrous oxide($N_2O$)와 산소를 1 : 1 비율로 섞어 이를 흡입하면 통증을 완화시킬 수 있다.

② 산모의 저산소증을 유발할 수 있으므로 세심한 주의가 필요하다.

## 3. 부위 마취(regional analgesia)

### 1) Sensory innervation of genital tract

(1) Uterine innervation

① 경로

- 자궁에서 유래한 감각 섬유들은 cervix 바로 옆쪽에 있는 Frankenhauser ganglion을 통해 pelvic plexus로 들어간다.
- 이어 middle, superior internal iliac plexus를 통과한다.
- 이들은 다시 lumbar, lower thoraxic sympathetic chain을 통과한다.
- 최종적으로 $T_{10}$~$L_1$ 신경을 통해 척수로 들어간다.

② 임상적 중요성

- 진통 1기에서의 통증은 대부분 자궁에서 기원하므로 여기에서 유래하는 감각 신경을 차단하여 통증을 감소시킬 수 있다.

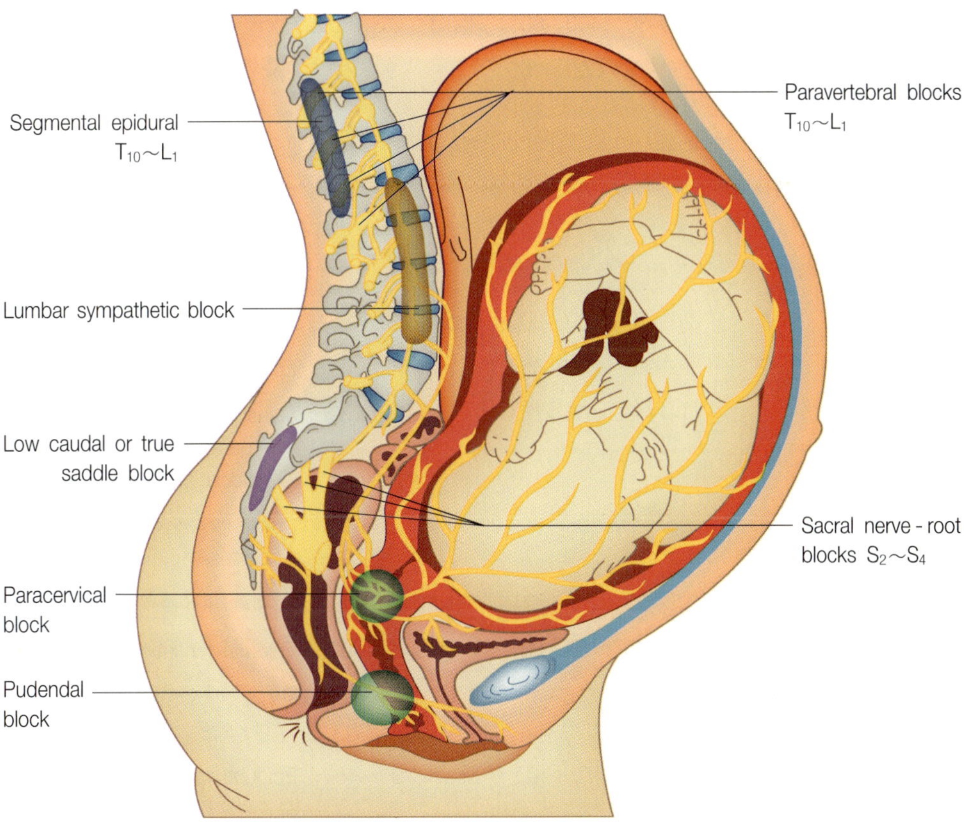


그림 4-58 Pathways of labor pain.

- 자궁의 운동 신경은 $T_7$∼$T_8$ 척추 위치에서 유래하므로 감각 신경만 선택적으로 차단하는 것이 가능하다.

(2) Lower genital tract innervation

① 질식 분만의 통증은 대부분 회음부(perineum), 항문, 외음부(vulva), 음핵(clitoris)과 같은 lower genital tract에서 기원한다.

② 이 부위의 감각 신경은 pudendal nerve를 통해 전달되므로 이 신경을 차단하면 분만시 통증의 상당 부분을 경감시킬 수 있다.

## 2) 국소 마취제

**표 4-8** Some Local Anesthetic Agents Used in Obstetrics

| Anesthetic Agent | Plain Solutions | | | | | Clinical Use |
|---|---|---|---|---|---|---|
| | Usual Concentration (%) | Usual Volume (mL) | Usual Dose (mg) | Onset | Average Duration (min) | |
| Amino - esters | | | | | | |
| 2 - Chloroprocaine | 1∼2 | 20∼30 | 400∼600 | Rapid | 15∼30 | Local or pudendal block |
| | 2∼3 | 15∼25 | 300∼750 | | 30∼60 | Epidural (not subarachnoid) for cesarean delivery |
| Tetracaine | 0.2 | – | 4 | Slow | 75∼150 | Low spinal block/6% glucose |
| | 0.5 | – | 7∼10 | | 75∼150 | Spinal for cesarean delivery / 5% glucose |
| Amino - amides | | | | | | |
| Lidocatine | 1 | 20∼30 | 200∼300 | Rapid | 30∼60 | Local or pudendal block |
| | 2 | 15∼30 | 300∼450 | | 60∼90 | Epidural for cesarean delivery |
| | 5 | 1∼1.5 | 50∼75 | | 45∼60 | Spinal for cesarean delivery or puerperal tubal ligation / 7.5% glucose |
| | 5 | 0.5∼1 | 25∼50 | | 30∼60 | Spinal for vaginal delivery / 7.5% glucose |
| Bupivacaine | 0.5 | 15∼20 | 50∼100 | Slow | 90∼150 | Epidural for cesarean delivery |
| | 0.25 | 8∼10 | 20∼25 | | 60∼90 | Epidural for labor |
| | 0.75 | 1∼1.5 | 7.5∼11 | | 60∼120 | spinal for cesarean delivery / 8.25% glucose |
| Ropivacaine | 0.5 | 15∼20 | 75∼100 | Slow | 90∼150 | Epidural for cesarean delivery |
| | 0.25 | 8∼10 | 20∼25 | | 60∼90 | Epidural for labor |

Courtesy of Dr. Shiv Sharma and Dr. Donald Wallace.

## 3) 부위 마취 방법

(1) Pudendal block

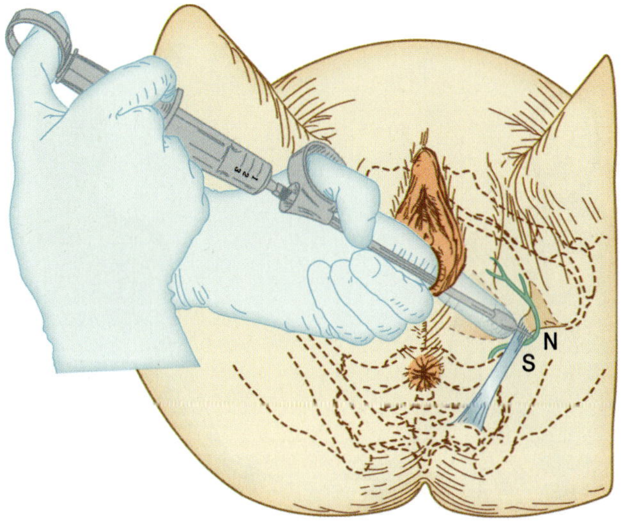


그림 4-59 Local infiltration of the pudendal nerve. Transvaginal technique showing the needle extended beyond the needle guard and passing through the sacrospinous ligament (S) to reach the pudendal nerve (N).

① 질식 분만시에 발생하는 통증을 경감시킨다.

② Pudendal nerve는 sacrospinous ligament가 ischial spine에 부착되는 지점 바로 뒤를 지나가게 되므로 이 지점에 주사기를 삽입하여 국소 마취제를 주입한다.

③ Episiotomy 부위에 직접 추가적으로 국소 마취제를 주입하면 더욱 효과적이다.

④ 대개 repair가 완전히 이루어지기 전까지 pudendal block의 효과는 지속된다.

(2) Paracervical block

① 진통 1기에서의 통증을 경감시킨다.

② 자궁 경부의 3시와 9시 방향에 국소 마취제를 주입한다.

③ Fetal bradycardia가 15%에서 발생할 수 있으므로 fetal compromise의 가능성이 있을 경우 사용하지 않는다.

(3) Spinal(subarachnoid) block

① 척수 마취의 장점

- Short procedure time
- Rapid onset of block
- High success rate

② 임신 중 척수 마취의 특징

임신 중에는 subarachnoid space가 좁을 뿐 아니라 internal vertebral venous plexus가 확장되어 있으므로 마취의 효과가 더욱 크게 나타난다.

③ 분만을 위한 척수 마취

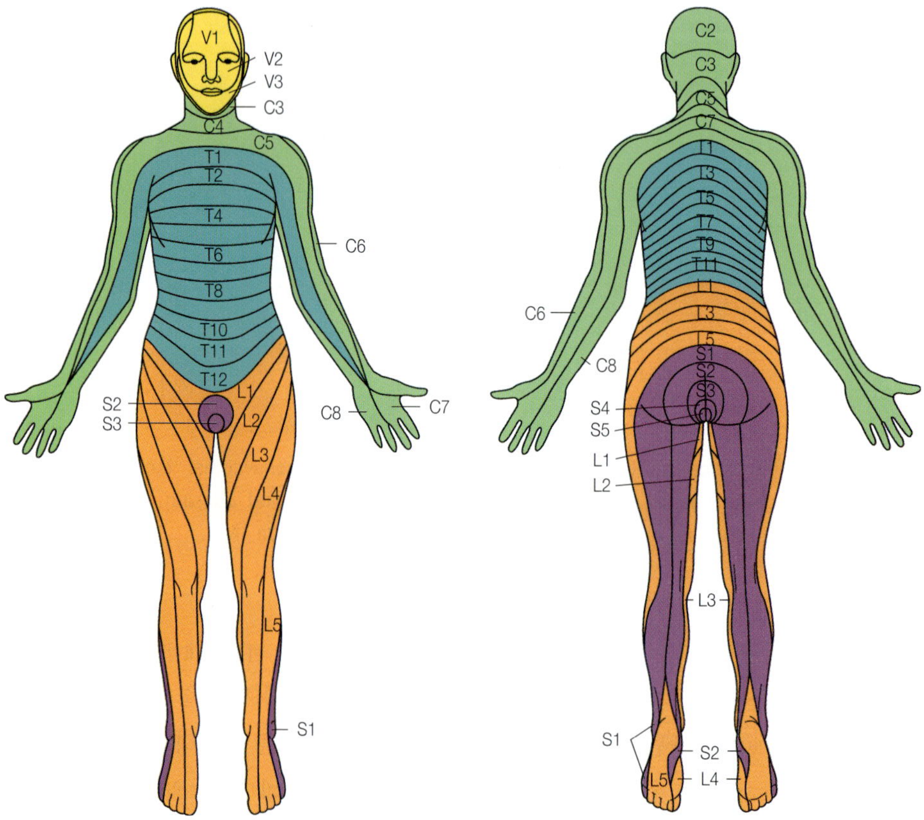


그림 4-60 Dermatome distribution.

- 질식 분만
  - Forcep 혹은 vacuum delivery를 위해 흔히 low spinal block을 사용한다.
  - 배꼽에 해당하는 $T_{10}$ dermatome까지 마취한다.
  - 척수 마취는 자궁 수축을 약하게 할 수 있으므로 cervix가 완전히 열린 다음에 안전한 forcep delivery를 할 수 있을 때까지는 시행하지 말아야 한다.
- 제왕절개
  - 제왕절개를 위한 척수 마취는 $T_4$ dermatome까지 시행한다.
  - 넓은 부위를 마취해야 하므로 마취 약물의 필요량이 많아서 독성 반응의 빈도가 증가한다.

④ 합병증

- 저혈압
  - 국소 마취제를 주입한 직후에 나타나는 경향을 보인다.
  - 교감 신경의 차단에 의한 vasodilation과 자궁에 의한 vena cava의 압박 때문에 발생한다.
  - 저혈압이 나타날 경우 임신부의 몸을 왼쪽으로 기울게 하여 vena cava의 압박을 방지하고 정맥 내로 수액을 공급하며 필요한 경우 ephedrine이나 phenylephrine을 사용한다.
- High spinal blockade
  - 대부분 국소 마취제를 과용량으로 사용할 경우에 발생한다.
  - 저혈압과 호흡 정지로 인해 cardiac arrest가 발생할 수 있으므로 재빠른 처치가 필요하다.
- Spinal(postdural puncture) headache
  - 경막의 천자 부위로 뇌척수액이 흘러 나와 발생한다.
  - 작은 구경의 천자 바늘을 사용하고 여러 군데를 찌르지 않을 경우 예방할 수 있다.
  - 두통의 치료방법으로 수액 공급이나 caffein 사용 등이 도움이 될 수 있다. 심한 경우에는 epidural blood patch가 효과적일 수 있다.
- 경련

  우발적으로 국소 마취제가 정맥 안으로 주입되거나, 혈관 부위에 주사된 약물이 빨리 흡수될 경우에 발생한다.
- Bladder dysfunction

  척수 마취를 시행하면 방광의 감각이 무뎌져서 bladder distention이 발생할 수 있다.

⑤ 척수 마취의 금기증

**표 4-9** Absolute Contraindications to Regional Analgesia

| Absolute Contraindications to Regional Analgesia |
| --- |
| Refractory maternal hypotension |
| Maternal coagulopathy |
| Treatment with once - daily dose of low - molecular - weight heparin within 12hr |
| Untreated bacteremia |
| Skin infection over site of needle placement |
| Increased intracranial pressure caused by mass lesion |

(4) Epidural analgesia

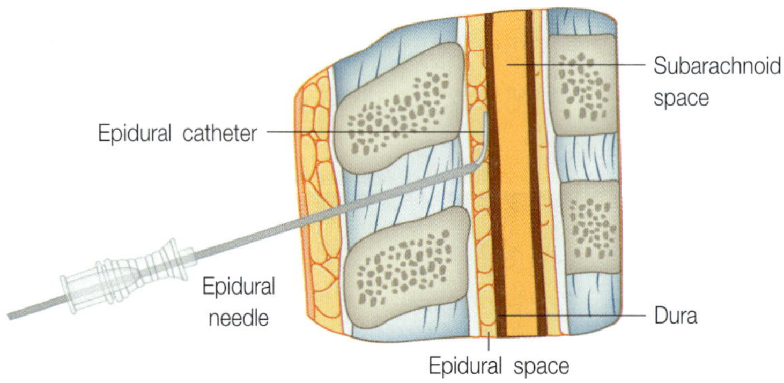


그림 4-61 Introduction of a catheter into the epidural space through a Tuohy needle.

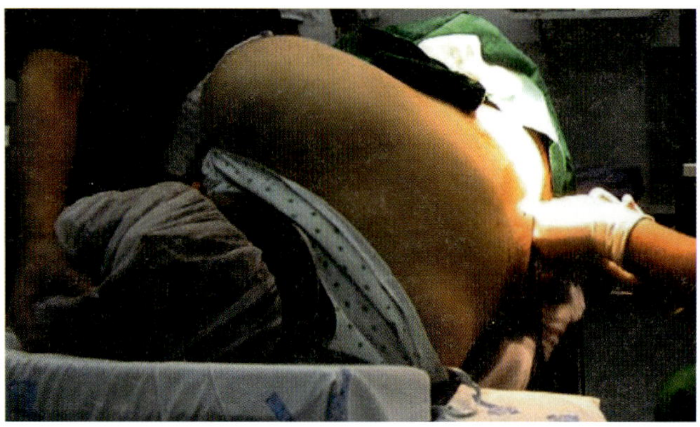

그림 4-62 경막외 마취.

① 용도

진통 시의 통증 경감의 목적으로도 사용할 수 있지만 질식 분만, 제왕절개 등의 마취 방법으로도 사용된다.

② 마취 범위

진통 완화와 질식 분만을 위한 목적으로는 $T_{10}$～$S_5$ dermatome의 block이 필요하고 제왕절개를 위해서는 $T_4$～$S_1$ block이 바람직하다.

③ 마취 방법

Epidural space 내에 카테터를 삽입한 후 국소 마취제와 opiate, epinephrine을 적절히 혼합하여 주입한다.

④ 합병증

- Total spinal blockade

우연히 경막을 뚫고 subarachnoid space에 약물을 주입할 경우 발생할 수 있으며 즉각적인 처치가 필요하다.

- Ineffective analgesia
  - 일부의 경우 충분한 통증 완화 효과를 얻지 못할 수 있다.
  - 초산모나 태아의 몸무게가 큰 경우 혹은 자궁 경부가 열리기 전에 카테터를 삽입한 경우에 흔하다.
- Hypotension

  교감 신경이 차단되므로 저혈압과 심장 박출량의 저하가 나타날 수 있다.
- 경련
- Maternal pyrexia

  이유는 알 수 없지만 경막외 마취를 시행할 경우 산모의 발열 빈도가 높아진다.



**표 4-10** Technique for Labor Epidural Analgesia

1. Informed consent is obtained, and the obstetrician consulted
2. Monitoring includes the following:
   - Blood pressure every 1~2min for 15min after giving a bolus of local anesthetic
   - Continuous maternal heart rate monitoring during analgesia induction
   - Continuous fetal heart rate monitoring
   - Continual verbal communication
3. Hydration with 500 to 1,000mL of lactated Ringer solution
4. The woman assumes a lateral decubitus or sitting position
5. The epidural space is identified with a loss - of - resistance technique
6. The epidural catheter is threaded 3~5cm into the epidural space
7. A test dose of 3mL of 1.5% lidocaine with 1:200,000 epinephrine or 3mL of 0.25% bupivacaine with 1:200,000 epinephrine is injected after careful aspiration and after a uterine contraction - this minimizes the chance of confusing tachycardia that results from labor pain with tachycardia from intravenous injection of the test dose.
8. If the test dose is negative, one or two 5 - mL doses of 0.25% bupivacaine are injected to achieve a cephalad sensory $T_{10}$ level
9. After 15~20min, the block is assessed using loss of sensation to cold or pinprick. If no block is evident, the catheter is replaced. If the block is asymmetrical, the epidural catheter is withdrawn 0.5~1.0cm and an additional 3~5mL of 0.25% bupivacaine is injected. If the block remains inadequate, the catheter is replaced
10. The woman is positioned in the lateral or semilateral position to avoid aortocaval compression
11. Subsequently, maternal blood pressure is recorded every 5~15min. The fetal heart rate is monitored continuously
12. The level of analgesia and intensity of motor block are assessed at least hourly

⑤ Effect on labor

- 분만에 미치는 영향
  - 진통 시간의 연장
  - Oxytocin 사용 빈도의 증가
  - Forcep delivery와 같은 instrumental delivery의 증가

    cf. 제왕절개 빈도와는 관련성이 없다.

- 태아에 미치는 영향
  - 메페리딘에 비해 더 좋은 neonatal acid - base status를 보여준다.
  - Epidural analgesia는 신생아에 대해 부정적 영향을 미치지는 않는다.
- Timing of epidural placement

  진통 중일 경우 어떤 시점에 카테터 거치를 시행해도 상관없다.

⑥ Contraindication

- 심각한 출혈이 있거나 예상되는 경우
- 항응고제를 복용하는 경우
- 천자 부위에 감염이 있는 경우
- 신경 병변이 의심되는 경우

(5) Combined spinal - epidural technique

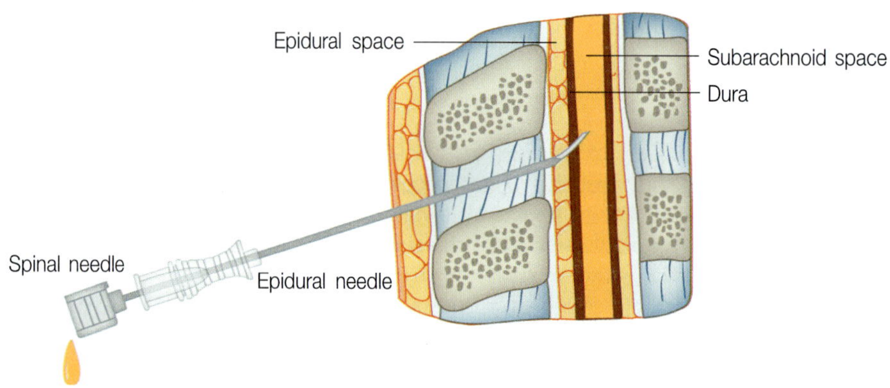


그림 4-63 Combined spinal - epidural block, needle - through needle technique. An extra - long spinal needle is introduced through a regular Tuohy needle into the subarachnoid space.

① 척수 마취와 경막외 마취를 동시에 시행하는 것을 말한다.

② 척수 마취를 통해 마취 효과를 빠르게 얻을 수 있고 경막외 마취를 통해 지속적인 마취 효과를 얻음으로써 제왕절개 분만, 수술 후 통증 조절에 용이하다.

(6) Local infiltration for cesarean delivery

① 적응증

산과 응급 상태에서 응급 제왕절개 분만이 필요하거나 척수 마취나 경막외 마취와 같은 부위 마취가 불완전하게 되었을 경우 유용하게 사용된다.

② 방법

- 절개 부위의 직접 주입

  먼저 incision을 시행할 피부에 국소 마취제를 주입하고 이어서 복부를 열어가면서 차례대로 피하지방, 근육, 근막에 국소 마취제를 주입하면서 수술을 진행하는 방법을 말한다.

- Field block

10～12번째 intercostal nerve의 branch, ilioinguinal nerve, genitofemoral nerve와 같은 복벽을 지배하는 주요 신경 가지를 차단하는 방법이다.

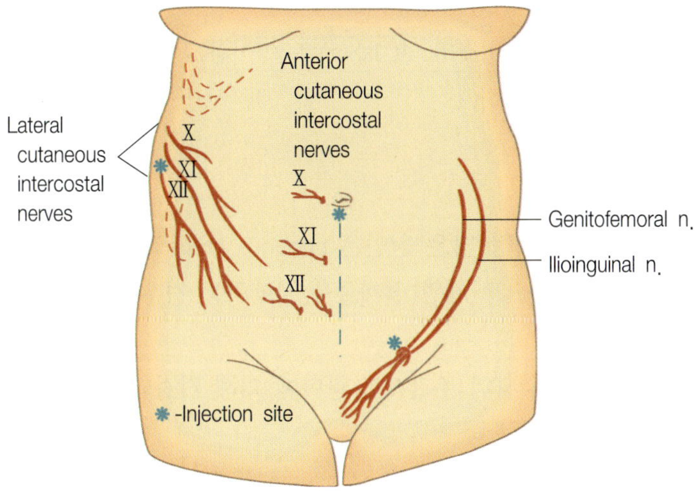


그림 4-64 Local anesthetic block for cesarean delivery. The first injection site is halfway between the costal margin and iliac crest in midaxillary line to block the 10th, 11th, and 12th intercostal nerves. The second site is along the line of proposed skin incision. The third injection at the external inguinal blocks the genitofemoral and ilioinguinal nerves.

## 4. 전신 마취(general anesthesia)

### 1) 비교

(1) 제왕절개를 시행할 때 전신 마취는 부위 마취법에 비해 morbidity와 mortality가 높은 방법으로 최근에는 95% 이상에서 부위 마취를 시행하고 있다.

(2) 부위 마취의 금기증일 경우 전신 마취를 시행한다.

### 2) 합병증

(1) 모든 마취제는 임산부의 중추 신경계를 억제할 뿐만 아니라 태반을 통과하여 태아의 중추 신경도 억제하는 효과가 있으므로 마취 유도에서 분만까지가 가능한 빠른 시간 안에 이루어지는 것이 바람직하다.

(2) 기관 삽관의 실패는 흔하지는 않지만 마취와 관련된 모성 사망의 주요 원인이다.

(3) 위장 내용물의 aspiration 역시 모성 사망의 주요 원인이므로 금식, 제산제 투여 등의 예방 요법이 중요하다.

# 4.4 Abnormal labor

## 1. Overview of dystocia

### 1) 정의

Dystocia란 문자 그대로 난산(difficult labor)을 의미하고 비정상적으로 길어지고 느려진 진통이 특징적인 소견이다.

### 2) 임상적 중요성

(1) 국내 제왕 절개술의 가장 많은 원인은 previous cesarean delivery에 의한 반복 제왕 절개술이지만 처음으로 제왕 절개술을 시행하는 경우에는 난산이 가장 많은 원인을 차지한다.

(2) 난산의 진단은 담당 의사의 주관적인 판단에 의해 결정되는 경우가 많으므로 정의의 올바른 평가가 필요하다.

### 3) 난산의 원인

(1) 분류

① Power

모체의 만출력 또는 자궁 수축력의 이상이 있을 때 난산이 발생할 수 있다.

② Passenger(fetus)

태아의 태위나 태향 및 발육에 이상이 있을 때 난산이 발생할 수 있다.

③ Passage(pelvis)

모체의 골반에 이상이 있거나 산도가 너무 좁을 경우 난산이 발생할 수 있다.

(2) 관련 용어

① Cephalopelvic disproportion(CPD)

- 태아 머리와 산모 골반 크기의 불균형으로 인해 질식 분만을 시행하기 어려운 경우를 말한다.
- 하지만 아기를 분만하기 어려울 정도의 골반을 가지고 있는 여성은 매우 드물다. 실제로 이 진단으로 인해 제왕 절개를 시행한 여성의 2/3 이상에서 다음 아기를 쉽게 질식 분만했다는 연구 결과가 이를 뒷받침한다.

② Failure to progress(FTP)

자궁 경부가 개대되지 않거나 태아 하강이 멈춘 경우를 지칭하는 용어이다.

(3) 난산이 과다하게 진단되는 이유
① 난산에 대한 부정확한 진단
② Epidural analgesia의 증가
③ 법정 분쟁시 제왕 절개술 시행 여부가 난산 합병증의 면죄부로 적용되는 현실 문제

## 2. Abnormalities of expulsive forces(uterine dysfunction)

### 1) Uterine dysfunction의 정의

(1) 자궁 경부의 개대(dilatation)와 태아의 만출(expulsion)은 자궁 고유의 수축력과 진통 2기에 발생하는 산모 복근의 밀어내기(pushing) 힘에 의해 이루어진다.
(2) Uterine dysfunction이란 이러한 힘이 부족하거나 결여될 경우를 의미하며 난산의 주요한 원인이다.

### 2) Uterine dysfunction의 종류

(1) Hypotonic uterine dysfunction
① 자궁 수축 긴장도가 정상이다.
② 자궁 수축이 전체 자궁에서 동시적(synchronous)으로 발생하고 uterine fundus에서 강하게 일어난다.
③ 하지만, 자궁 수축의 강도가 약하여 자궁 경부 개대가 원활하지 않는 경우를 말한다.
(2) Hypertonic uterine dysfunction(incoordinate uterine dysfunction)
① 자궁 수축 긴장도가 증가되어 있다.
② 자궁 수축이 자궁의 여러 군데에서 각각 비동시적(asynchronous)으로 발생하거나 비정상적으로 자궁의 중간 구역에서 강하게 일어나서 효과적인 자궁 수축이 야기되지 못한다.

### 3) Labor abnormality

(1) 용어
① 지연 장애(protraction disorder)
정상적인 진통의 진행보다 속도가 느린 경우를 말한다.
② 정지 장애(arrest disorder)
진통의 진행이 정지한 경우를 말한다.

(2) 시기에 따른 분류

① Active - phase disorder

- 진단 기준
- Arrest disorder의 전제 조건
  - Latent phase가 완료되고 자궁 경부는 4cm 이상 개대되어야 한다.
  - 자궁 수축력이 200 Montevideo unit 이상임에도 불구하고 2시간 이상 자궁 경부 변화가 없어야 한다.

**표 4-11** Criteria for Diagnosis of Abnormal Labor Due to Arrest or Protraction Disorders

| Labor Pattern | | Nullipara | Multipara |
|---|---|---|---|
| Protraction disorder | Dilatation<br>Descent | <1.2cm/hr<br><1.0cm/hr | <1.5cm/hr<br><2.0cm/hr |
| Arrest disorder | No dilatation<br>No descent | >2hr<br>>1hr | >2hr<br>>1hr |

② Second - stage disorder

- 진통 2기의 특징

진통 2기는 자궁 경부가 완전히 개대된 후부터 태아가 만출될 때까지의 시기를 말하며 대부분의 하강(descent)은 이 시기에 이루어진다.

**표 4-12** Abnormal Labor Patterns, Diagnostic Criteria, and Methods of Treatment

| Labor Pattern | Diagnostic Criteria | | Preferred Treatment | Exceptional Treatment |
|---|---|---|---|---|
| | Nulliparas | Multiparas | | |
| Prolongation Disorder (Prolonged latent phase) | >20hr | >14hr | Bed rest | Oxytocin or cesarean delivery for urgent problems |
| Protraction Disorders<br>1. Protracted active-phase dilatation<br>2. Protracted descent | <1.2cm/hr<br><1.0cm/hr | <1.5cm/hr<br><2cm/hr | Expectant and support | Cesarean delivery for CPD |
| Arrest Disorders<br>1. Prolonged deceleration phase<br>2. Secondary arrest of dilatation | >3hr | >1hr | Oxytocin without CPD | Rest if exhausted |
| 3. Arrest of descent<br>4. Failure of descent | >2hr<br>>1hr, with no descent in deceleration phase or second stage | >2hr<br>>1hr | Cesarean delivery with CPD | Cesarean delivery |

CPD=cephalopelvic disproportion

- Prolonged second stage
  - 초산모에서는 부위 마취를 시행하지 않은 경우 2시간 이상, 부위 마취를 시행한 경우 3시간 이상 지연된 경우에 진단할 수 있다.
  - 경산모에서는 부위 마취를 시행하지 않은 경우 1시간 이상, 부위 마취를 시행한 경우 2시간 이상 지연된 경우에 진단할 수 있다.

### 4) 진통 시간과 관련된 요소

(1) Epidural analgesia

경막외 마취는 진통 1기와 2기를 연장시킬 뿐만 아니라 태아의 하강 속도도 감소시킬 수 있다.

(2) Chorioamnionitis

융모양막염은 dystocia의 원인이 아니고 오히려 prolonged labor의 결과로 융모양막염이 발생한다.

(3) Maternal position during labor

① 진통 중의 산모의 자세는 특별히 진통 시간에 영향을 미치지 않는다.

② 미국산부인과학회는 진통 중에 걸어 다니는 것이 특별히 해롭지 않다고 결론지은 바 있다.

(4) Immersion in water(수중분만)

산모의 relaxation을 도와 진통을 더욱 효과적으로 진행할 수 있다는 관점에서 도입되었으나 실제로 진통 시간에 큰 영향을 미치지는 않는다.

## 3. Fetopelvic disproportion

### 1) 산모 골반과 난산과의 관계

(1) 임상적 중요성

산모의 골반 직경이 작을 경우 dystocia를 유발할 수 있다.

(2) 분류

① Contracted pelvic inlet

- 정의
  - 대개 가장 짧은 anteroposterior diameter가 10cm보다 작거나 가장 큰 transverse diameter가 12cm보다 작을 경우로 정의할 수 있다.
  - 임상적으로는 diagonal conjugate를 측정하여 이것이 11.5cm보다 작을 경우로 정의한다.

- 중요성
  - 자궁 경부의 개대가 잘 이루어지지 않게 되고 태아의 비정상 태위를 유발하게 된다.
  - Cord prolapse의 가능성도 높아지게 된다.

② Contracted midpelvis

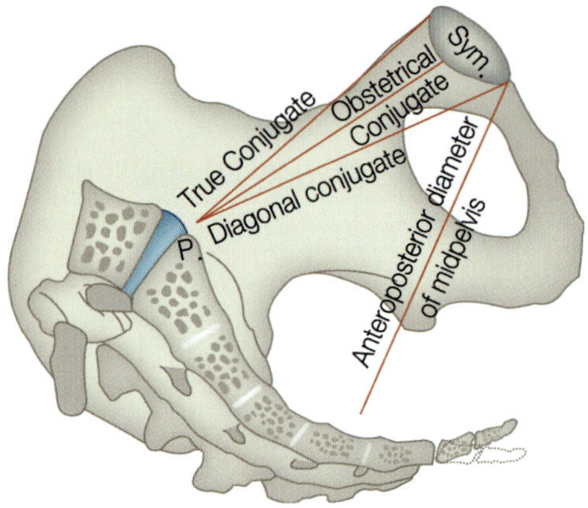


그림 4-65 Three anteroposterior diameters of the pelvic inlet are illustrated: the true conjugate, the more important obstetrical conjugate, and the clinically measurable diagonal conjugate. The anteroposterior diameter of the midpelvis is also shown. (P =sacral promontory; Sym=symphysis pubis).

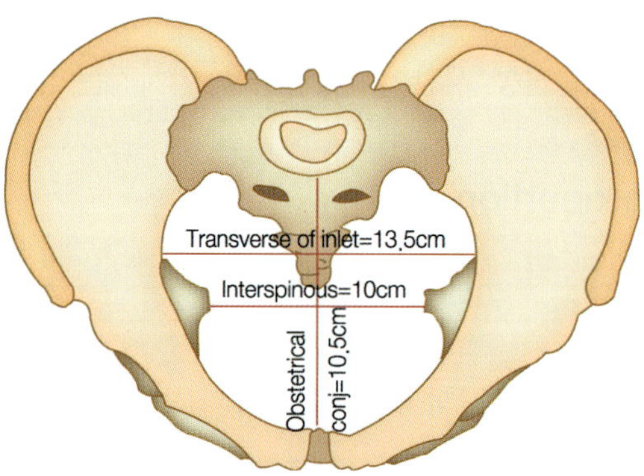


그림 4-66 Adult female pelvis demonstrating anteroposterior and transverse diameters of the pelvic inlet and transverse (inter spinous) diameter of the midpelvis. The obstetrical conjugate is normally greater than 10 cm.

- Midpelvis의 평균 직경
  - Transverse(interspinous) diameter : 10.5cm
  - Anteroposterior diameter : 11.5cm
  - Posterior sagittal diameter : 5cm

- Contracted midpelvis의 정의
  - Interspinous diameter와 posterior sagittal diameter의 합이 13.5cm 미만일 때
  - Interspinous diameter가 8cm 미만일 때
- 중요성
  - Pelvic inlet contraction보다 훨씬 흔하다.
  - Dystocia로 인하여 forcep delivery나 제왕절개술이 필요할 수 있다.
  - 내진 소견에서 spine이 뾰족하거나 골반벽이 안쪽으로 모아지는 소견이 있으면 의심할 수 있다.

③ Contracted pelvic outlet

- Interischial tuberous diameter가 8cm 미만일 때로 정의할 수 있다.
- 거의 대부분은 midpelvis의 contraction과 동반되어 있고 단독으로 나타나는 경우는 드물다.

④ Pelvic fracture and rare contracture

오토바이와의 충돌이 가장 흔한 pelvic fracture의 원인으로 이 경우 callus 형성이나 malunion 등으로 인하여 산도가 좁아지게 된다.

(3) Estimation of pelvic capacity

① 임상적으로는 내진을 통해 골반 크기의 대략적인 측정이 가능하다.

② 정확하게 측정하기 위해서 X-ray pelvimetry, CT, MRI를 시행할 수 있지만 실제적인 유용성에는 한계가 있다.

## 2) 태아와 난산과의 관계

(1) 태아의 크기

① 일반적으로 태아의 몸무게가 난산과 연관성이 있는 것으로 생각되지만 실제로 난산을 유발할 수 있는 태아 몸무게는 특별히 밝혀진 바 없다.

② 난산을 일으킬 수 있는 태아 머리 크기 역시 정해져 있지 않다.

(2) 태위와 태향

① Face presentation

- 정의
  - 태아의 머리가 과신장되어 occpiput이 등에 닿고 턱이 선진부가 되는 태위를 말한다.
  - Mentum posterior position은 태아의 이마가 산모의 치골 결합에 걸리기 때문에 난산의 원인이 될 수 있고 진통 과정 중에 mentum anterior position으로 rotation되면 성공적인 질식 분만이 가능하다.

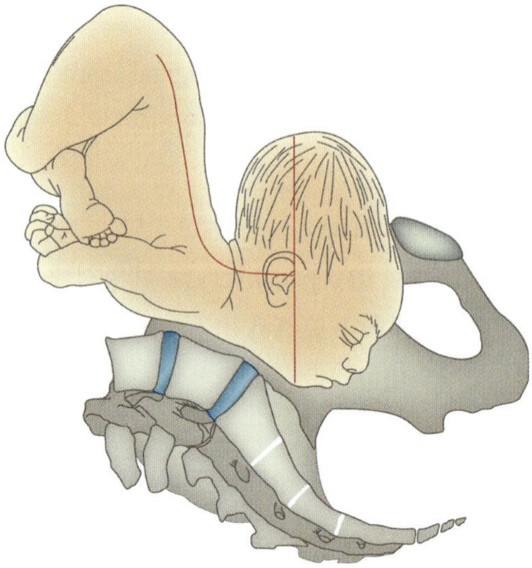

그림 4-67 **Face presentation.** The occiput is the longer end of the head lever. The chin is directly posterior. Vaginal delivery is impossible unless the chin rotates anteriorly.

- 진단

  내진을 통해 태아의 입과 코 등을 촉지하여 진단할 수 있다.

- 원인
  - Marked enlargement of neck
  - Coil of cord about neck
  - Anencephalic fetus
  - Contracted pelvis
  - Large fetus
  - High parity and pendulous abdomen

② Brow presentation

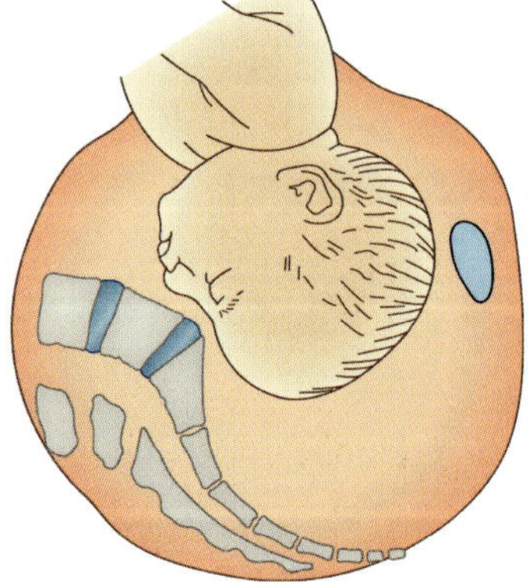

그림 4-68 Brow posterior presentation.

- 복부 촉진과 내진을 통해 진단이 가능하고 원인은 face presentation과 같다.
- 태아 머리가 매우 작거나 골반이 비정상적으로 크지 않다면 질식 자연 분만은 불가능하다.

③ Transverse lie

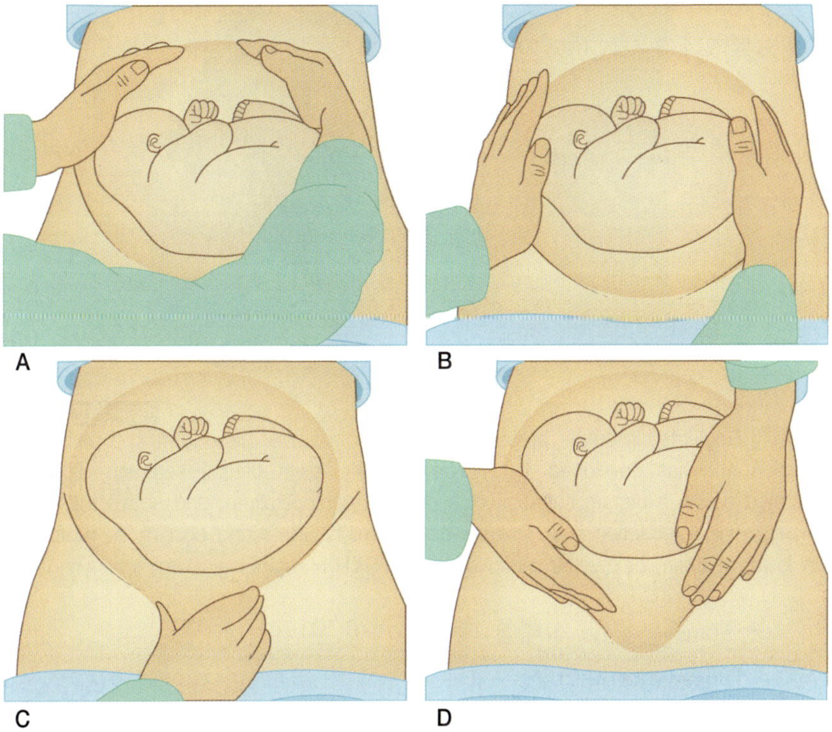


그림 4-69 Palpation in transverse lie, right acromidorsoanterior position.
**A,** First maneuver. **B,** Second maneuver. **C,** Third maneuver. **D,** Fourth maneuver.

- 진단

  어깨가 선진부인 태향을 말하고 시진과 복부 촉진, 초음파 등으로 쉽게 진단이 가능하다.
- 원인
  - Abdominal wall relaxation from high parity
  - Preterm fetus
  - Placenta previa
  - Abnormal uterine anatomy
  - Excessive amnionic fluid
  - Contracted pelvis

• Neglected shoulder presentation

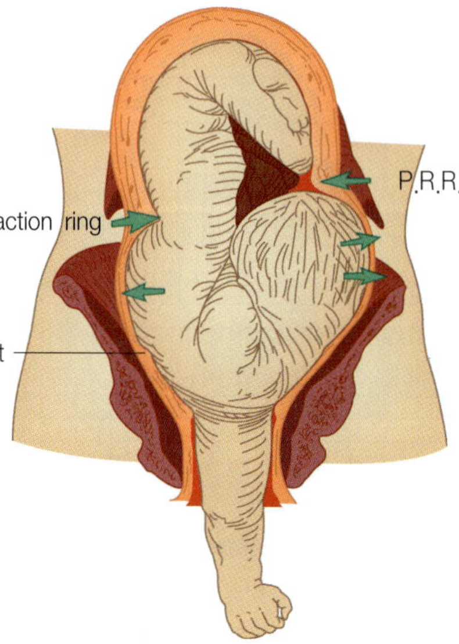


그림 4-70 Neglected shoulder presentation. A thick muscular band forming a pathological retraction ring has developed just above the thin lower uterine segment. The force generated during a uterine contraction is directed centripetally at and above the level of the pathological retraction ring. This serves to stretch further and possibly to rupture the thin lower segment below the retraction ring. (P.R.R.= pathological retraction ring)

- Transverse lie 상태인 태아는 자연 분만이 불가능하다.
- Transverse lie인 상태에서 진통이 지속된다면 태아의 어깨가 밀려 나오면서 팔이 prolapse되고 강한 자궁 수축으로 인해 pathologic retraction ring이 야기된다.
- 대표적인 응급 상황으로 만약 재빠른 처치가 이루어지지 않는다면 자궁 파열이 발생할 수 있다.

• Management

- External version을 통해 태향을 longitudinal lie로 전환시킬 수 있다. 하지만 이것이 실패한다면 제왕절개를 통한 분만이 필수적이다.
- 자궁을 절개할 때 low transverse incision을 시행한다면 태아를 만출시키기가 쉽지 않기 때문에 vertical incision을 시행하는 것이 바람직하다.

④ Compound presentation

• 정의

선진부 옆으로 태아의 팔다리 중에 하나가 빠져 나와 골반에서 선진부를 형성하고 있는 태위를 말한다.

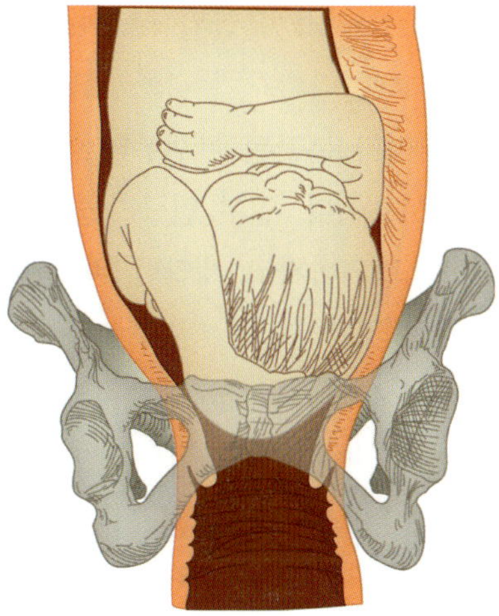

그림 4-71 Compound presentation. The left hand is lying in front of the vertex. With further labor, the hand and arm may retract from the birth canal and the head may then descend normally.

- 원인

  조산과 같이 태아 머리가 pelvic inlet에 완전히 맞물리지 않는 상황에서 흔히 발생한다.

- 예후와 치료
  - 조산, cord prolapse, 분만 손상에 의해 주산기 사망률이 증가할 수 있다.
  - 대부분의 경우 빠져나온 손이나 발이 분만을 방해하지 않으므로 그대로 내버려 두고 자연 분만을 시도할 수 있다.

⑤ Persistent occiput posterior position

- 원인과 예후
  - Midpelvis의 transverse narrowing이 주된 원인으로 생각되고 있다.
  - 대부분의 occiput posterior position은 진통 도중에 스스로 occiput anterior position으로 변화되면서 별 문제없이 자연 분만이 이루어진다.
  - 만약 후방 후두위가 지속될 경우 성공적인 질식 분만이 이루어질 수도 있지만 난산으로 인한 제왕 절개술이 필요할 수도 있다.
- Outcome
  - 발생할 수 있는 모든 분만 합병증 빈도가 증가한다.
  - 지속적인 후방 후두위의 제왕절개 분만율은 60%에 달한다.

(3) Shoulder dystocia

① Overview

- 전체 분만 중에서 0.6~1.4%의 빈도를 보인다.
- 태아 머리가 분만되면 자연스럽게 태아의 어깨가 분만되는 것이 정상적이다.

태아의 어깨가 커서 머리가 분만된 이후에 어깨가 잘 분만되지 않을 때를 shoulder dystocia라고 한다.

- 정상적으로 태아 머리가 분만된 이후부터 어깨가 분만될 때까지 걸리는 시간의 평균값은 대략 24초이다. 일부 연구자들은 이 시간이 60초를 초과한 경우 shoulder dystocia로 정의하자고 제안한 바 있다.

② 산모와 태아에 미치는 영향

- Maternal consequences

  Uterine atony, cervical laceration 등으로 인한 postpartum hemorrhage가 가장 중요하다.

- Fetal consequences
  - 심각한 fetal morbidity와 mortality를 유발할 수 있다.
  - 25%에서 태아 손상이 유발된다.
  - 가장 흔한 손상은 Erb 혹은 Duchenne brachial plexus palsy이다.
  - Clavicle 혹은 humerus fracture도 흔히 발생하고 심한 경우에는 태아가 사망할 수도 있다.

③ 예측과 예방

- Risk factor
  - 모체측 위험요인
    - Obesity, multiparity, diabetes, postterm pregnancy
    - 모두 태아 체중을 증가시킬 수 있는 원인들이다.
  - 분만 과정 중의 위험요인

    Midforceps delivery
  - 태아측 위험요인

    거대 태아(macrosomia)
- 예방
  - 견갑 난산을 예측하고 예방하는 것은 실제적으로는 불가능하다.
  - 따라서 거대 태아의 모든 경우에서 제왕절개 혹은 유도분만을 시행하는 것은 부적절하다.
  - 당뇨병이 없는 임산부에서는 태아 체중이 5kg 이상, 당뇨병이 있는 임산부에서는 태아 체중이 4.5kg 이상일 경우에만 제왕 절개술을 권장한다.

④ 치료

- 기본 원칙
  - 태아의 어깨를 최대한 빨리 분만시켜 head to body delivery interval을 단

축시키는 것이 가장 중요하다.

- 미리 충분한 회음 절개와 적절한 마취를 시행하는 것이 이상적이다.

• 치골하부에 꽉 끼인 태아의 앞쪽 어깨를 분만하기 위한 수기들

- Moderate suprapubic pressure with downward traction of fetal head
- McRoberts maneuver

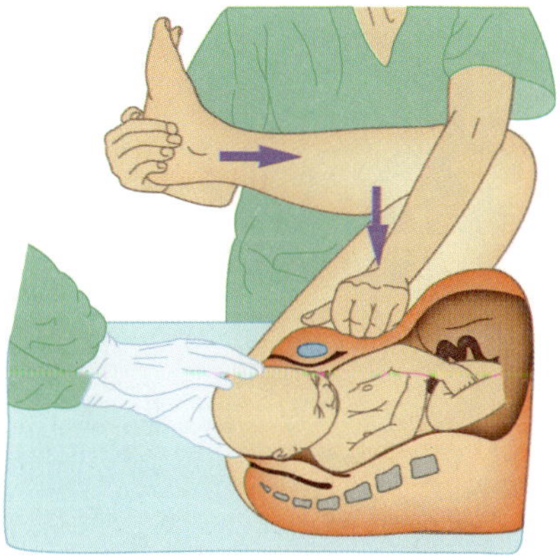

그림 4-72 **The McRoberts maneuver.** The maneuver consists of removing the legs from the stirrups and sharply flexing the thighs up onto the abdomen, as shown by the horizontal arrow. The assistant is also providing suprapubic pressure simultaneously (vertical arrow).

◦ 다리를 발걸이에서 풀어 산모의 배에 닿도록 구부리는 수기를 말한다.

◦ 골반의 용적을 증가시키지는 못하지만 골반이 산모의 머리 쪽으로 이동함으로써 태아의 앞쪽 어깨에 약간의 공간을 제공하여 꽉 끼임을 어느 정도 풀어줄 수 있다.

- Woods corkscrew maneuver

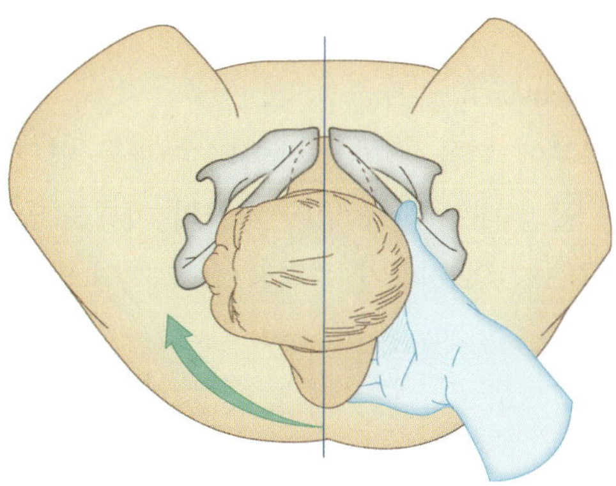

그림 4-73 **Woods maneuver.** The hand is placed behind the posterior shoulder of the fetus. The shoulder is then rotated progressively 180 degrees in a corkscrew manner so that the impacted anterior is released.

뒤쪽 어깨를 시계 방향으로 180도 회전시키면 꽉 끼인 앞쪽 어깨를 풀 수 있는 경우가 있다.

– Delivery of posterior shoulder

태아의 뒤쪽 팔을 가슴으로 쓸어 올리면서 분만시키면 어깨의 축이 비스듬히 회전하게 되어 앞쪽 어깨를 분만할 수 있는 경우가 있다.

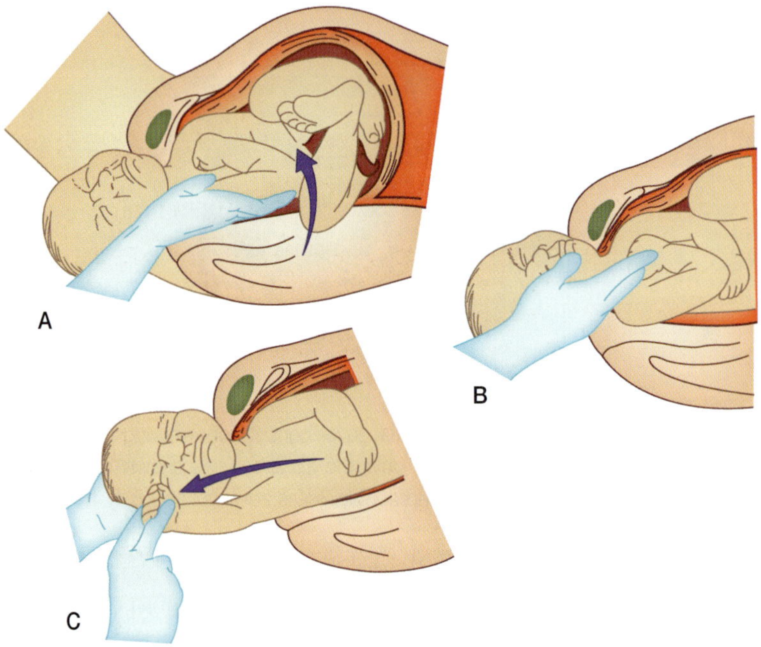


그림 4-74 Shoulder dystocia with impacted anterior shoulder of the fetus. **A,** The operator's hand is introduced into the vagina along the fetal posterior humerus, which is splinted as the arm is swept across the chest, keeping the arm flexed at the elbow. **B,** The fetal hand is grasped and the arm extended along the side of the face. **C,** The posterior arm is delivered from the vagina.

– Rubin maneuver

산모의 복부에 힘을 가하여 태아의 어깨를 양옆으로 진동시킨다. 이것이 실패하면 골반 내로 손을 넣어 태아의 어깨를 앞쪽 가슴을 향하도록 밀어준다. 양 어깨간의 거리가 좁혀져서 꽉 끼인 앞쪽 어깨가 분만되는 경우가 있다.

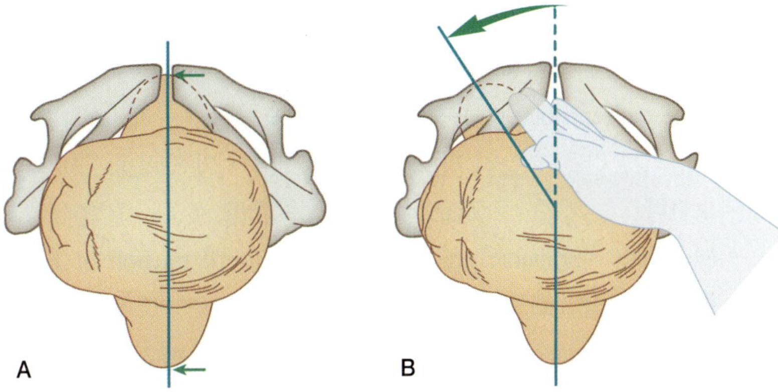


그림 4-75 The second Rubin maneuver.
**A,** The shoulder - to - shoulder diameter is shown as the distance between the two small arrows. **B,** The more easily accessible fetal shoulder(the anterior is shown here) is pushed toward the anterior chest wall of the fetus. Most often, this results in abduction of both shoulders, reducing the shoulder - to - shoulder diameter and freeing the impacted anterior shoulder.

- Deliberate fracture of clavicle

  태아의 앞쪽 어깨와 연결된 쇄골을 고의적으로 골절시켜 꽉 끼임을 해소시키는 방법이다.

- Hibbard maneuver

  외부에서 자궁의 fundus에 매우 강한 압력을 가하면서 동시에 태아의 목과 턱을 산모의 rectum 쪽으로 눌러 앞쪽 어깨의 끼임을 해소시키는 수기를 말한다.

- Zavanelli maneuver

  태아 머리를 골반 내로 다시 넣어서 제왕절개를 시행하는 방법을 말한다.

- Cleidotomy

  가위로 쇄골을 잘라서 앞쪽 어깨를 분만시키는 방법을 말하며 주로 죽은 태아에 사용한다.

- Symphysiotomy

  Zavanelli maneuver조차도 실패하였을 경우에 시행할 수 있는 방법으로 임산부의 치골을 절단하여 앞쪽 어깨를 분만시키는 수기를 말한다.

• 견갑 난산의 응급 처치의 요약

- Call for help

  분만 보조자, 마취과 의사, 소아과 의사에게 도움을 요청한다.

- Gentle traction & bladder drainage

  ◦ 우선은 상기한 여러 수기를 시행함에 앞서 머리를 조심스럽게 당겨 어깨

분만을 시도해 본다.

◦ 방광이 차 있다면 이를 비운다.

– Generous episiotomy

후방의 공간을 충분히 확보하는 것이 필수적이므로 충분한 회음 절개를 시도한다.

– Moderate suprapubic pressure with downward traction of fetal head

쉽고 우선적으로 시행할 수 있는 수기이다.

– McRoberts maneuver

2명의 보조자가 필요하고 각각은 임산부의 다리를 잡아 배에 닿도록 구부려준다.

– Woods corkscrew maneuver

– Delivery of posterior shoulder

– Others

위의 수기들로 분만이 되지 않았을 때 상기한 여러 수기들을 사용해 볼 수 있다. 여기에는 deliberate fracture of clavicle, Zavanelli maneuver 등을 예로 들 수 있다.

(4) Fetal hydrocephalus

① 임상적 특징

• 뇌척수액이 과도하게 축적되어 두개강이 커지는 질환을 말한다.

• 동반 기형이 흔하고 breech presentation이 자주 나타난다.

• Cephalopelvic disproportion으로 인해 dystocia가 흔히 발생한다.

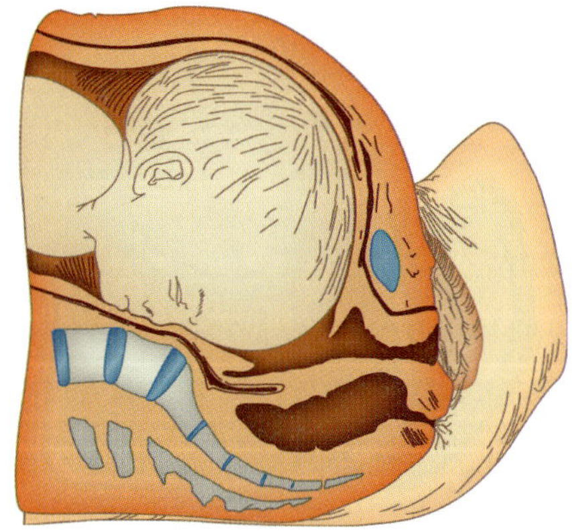

그림 4-76 Severe dystocia from hydrocephalus, cephalic presentation. Note the disparity between the small size of the face and the rest of the cranium.

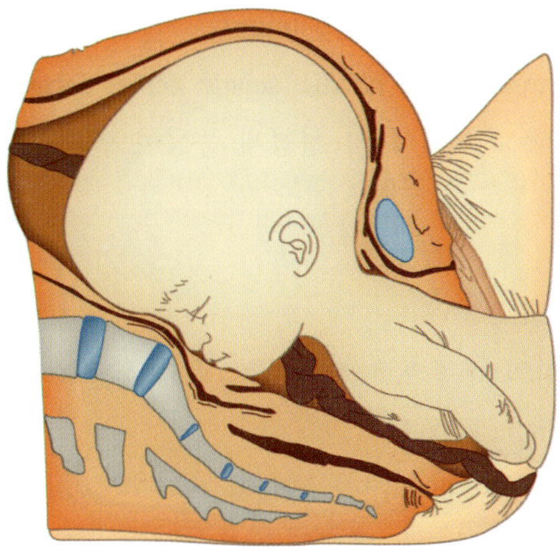

그림 4-77 Severe dystocia from hydrocephalus, breech presentation. Note the distention of the lower uterine segment.

② 치료

- 자연 분만을 시행하기 위해서라면 cephalocentesis와 같은 수기를 통해 머리의 크기를 줄여주는 것이 필수적이지만 태아 사망의 위험성 때문에 심각한 동반 기형을 가지고 있을 때에만 시행해야 한다.
- 대개 제왕절개를 통한 분만이 선호된다.

## 4. 난산이 모체와 태아에 미치는 영향

### 1) Maternal effect

(1) Intrapartum infection

분만이 지연되면 세균이 양막과 탈락막 등을 침입하여 모체와 태아의 감염을 유발할 수 있다.

(2) Uterine rupture & pathological retraction ring

① 난산의 경우 fetal descent가 잘 이루어지지 않아 자궁 하부 분절이 점점 얇아지면서 pathological retraction ring이 발생한다.

② 심한 경우 자궁 파열이 발생할 수 있다.

(3) Fistula formation

태아의 선진부가 장시간 동안 임산부의 골반 조직들에 압박을 가하여 혈액 순환이 원활하게 이루어지지 못하면 괴사가 야기되면서 누공이 발생할 수 있다.

(4) Pelvic floor injury

난산으로 인해 pelvic floor 조직이 손상을 입으면 요실금이나 자궁 탈출증 등의 합병증이 유발될 수 있다.

(5) Postpartum lower extremity nerve injury

난산 과정 중에 lumbosacral plexus, sciatic nerve, common peroneal nerve 등이 손상을 받게 되면 foot drop 등의 신경계 증상이 발생할 수 있다.

### 2) Fetal effect

(1) Caput succedaneum

산류는 태아 두피의 부종으로 인해 발생하고 분만 후 수일 이내에 소멸된다.

(2) Fetal head molding

① 강한 압력에 의해 태아 머리 모양이 변화되는 것을 말한다.

② 태아에 별다른 손상없이 발생할 수도 있지만 매우 심한 경우에는 뇌막 파열, 태아 혈관의 열상, 뇌출혈 등을 초래할 수도 있다.

(3) Skull fracture

## 5. 급속 분만(precipitous labor and delivery)

### 1) 정의

(1) 분만 진통과 분만이 빠르게 진행되는 것을 의미한다.

(2) 여러 가지 기준이 존재하는데 일반적으로 진통 시작 후 3시간 이내에 분만이 완료되는 것으로 정의할 수 있다.

### 2) Maternal effect

(1) Cervix, vagina, vulva, perineum 등에 광범위한 열상이 발생하거나 uterine rupture가 유발될 수 있다.

(2) 분만 이후에는 거꾸로 자궁 수축이 저하되면서 postpartum hemorrhage가 발생할 수 있으므로 주의해야 한다.

### 3) Fetal effect

(1) 강력하고 빈번한 자궁 수축으로 인해 자궁으로 가는 혈류가 감소되어 태아 산소 공급이 부족해질 수 있다.

(2) 산도의 압박으로 intracranial trauma가 나타날 수 있다.

# 4.5 Disorders of amnionic fluid volume

## 1. Normal amnionic fluid volume

### 1) 임신 시기에 따른 양수량의 변화

(1) 임신 초기부터 36주까지 점차 증가하여 대략 1L에 도달한다.

(2) 36주 이후 점차 감소하는 추세를 보인다.

**표 4-13** Typical Amnionic Fluid Volume

| Weeks' Gestation | Fetus(g) | Placenta(g) | Amnionic Fluid(mL) | Percent Fluid |
|---|---|---|---|---|
| 16 | 100 | 100 | 200 | 50 |
| 28 | 1,000 | 200 | 1,000 | 45 |
| 36 | 2,500 | 400 | 900 | 24 |
| 40 | 3,300 | 500 | 800 | 17 |

### 2) 양수량의 측정

(1) 측정 도구

임상적으로 정확한 양수량을 측정하는 것은 불가능하므로 초음파 검사를 이용하여 간접적으로 측정한다.

(2) 측정법

① Amnionic fluid index(AFI)

자궁을 배꼽을 중심으로 4개의 부분으로 나누어 각 구획마다 가장 깊은 양수 부분의 깊이를 측정하여 이를 모두 더한 값으로 정의한다.

② Single deepest vertical pocket

양수 주머니의 가장 큰 수직 깊이로 정의한다.

### 3) 양수량의 이상

(1) 양수과다증

① 통상 양수가 2L 이상인 경우를 말한다.

② 임상적으로는 여러 가지 정의가 있지만 일반적으로 AFI가 24cm 또는 25cm보다 클 때로 정의한다.

(2) 양수과소증

① 통상 양수가 정상보다 크게 감소된 경우를 말한다.

② 임상적으로는 여러 가지 정의가 있지만 일반적으로 AFI가 5cm보다 작을 때로 정의한다.

## 2. 양수과다증(hydramnios)

### 1) Incidence

전체 임신의 1%를 차지한다.

### 2) Cause

(1) Idiopathic

많은 경우에서 양수과다증의 원인은 알 수 없다.

(2) 모체측 원인

① 당뇨

모체의 고혈당증이 태아의 고혈당증을 유발하여 삼투압 이뇨 현상에 의해 양수량이 증가하는 것으로 생각된다.

② 고지대(high altitude) 거주

고산 지대의 저산소증이 양수량을 증가시키는 것으로 생각된다.

③ Rh 음성

태아의 erythroblastosis를 유발하여 양수과다증이 발생한다.

(3) 태아측 원인

① 태아 기형

- 위장관계 막힘증과 같이 태아가 양수를 들이마실 수 없는 경우 양수량이 증가한다.
- 무뇌증, 척추갈림증과 같이 신경조직이 노출될 경우 삼출액이 유출될 경우 양수량이 증가한다.
- 그 밖에 nonimmune hydrops, chromosomal aneuploidy, cardiac malformation 등과 같은 태아 기형에서도 양수량이 증가한다.

② Multifetal gestation

Twin - to - twin transfusion syndrome의 경우 혈액을 받는 태아의 소변량이 증가하여 이에 따라 양수량이 증가한다.

③ 그 밖의 태아 질환

- Pseudoaldosteronism

- Nephrogenic diabetes insipidus
- Sacrococcygeal teratoma

(4) 태반의 원인

Placental chorioangioma

## 3) Symptom

(1) 주로 자궁 확대에 따른 인접 장기의 압박에 의한 증상이 발생한다.

(2) 폐 압박에 의한 dyspnea, 하대 정맥 압박에 의한 lower extremity edema, 요관 압박에 의한 oliguria 등이 주된 증상이다.

## 4) Diagnosis

초음파 검사로 쉽게 발견할 수 있다.

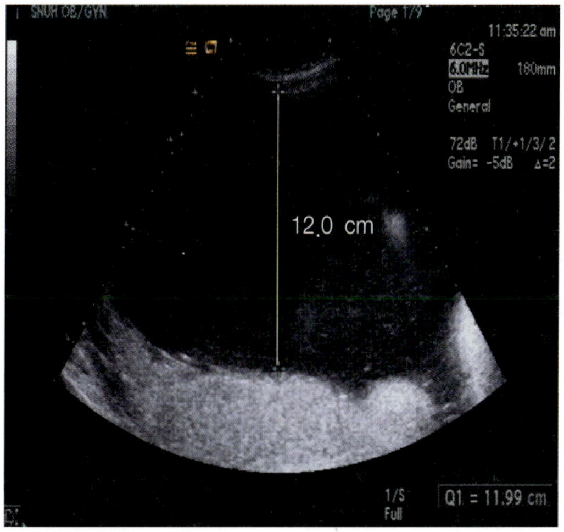


그림 4-78 양수 과다증의 초음파 소견.

## 5) 예후

(1) 특징

① Hydramnios 정도가 심할수록 perinatal mortality가 증가한다.

② 초음파에서 태아가 정상적으로 보일 경우에도 태아 기형의 가능성이 있기 때문에 예후를 예측하기가 쉽지 않다.

(2) 나쁜 예후와 관련된 인자

① Fetal growth restriction

② Preterm delivery

③ Anomalous fetus
④ Erythroblastosis
⑤ Maternal diabetes
⑥ Umblical cord prolapse
⑦ Placental abruption

### 6) Management

(1) 기본 원칙

① 경하거나 중등도의 양수과다증은 대부분 치료가 필요없고 산모의 증상이 심할 경우에만 치료한다.

② Bed rest, 이뇨제, 수분과 염분 섭취 제한은 양수를 줄이는데 효과가 없다.

(2) 치료방법

① Amniocentesis

- 산모의 호흡 곤란 등의 증상을 일시적으로 경감시키고 태아의 폐 성숙도를 측정할 수 있다.
- 시간당 500mL 정도의 속도로 1,500~2,000mL를 유출시킨다.

② Indomethacin therapy

- 양수를 감소시키는 기전
  - 폐에서의 양수 생성을 감소시키고 흡수를 증가시킨다.
  - 태아의 소변 생성량을 감소시킨다.
  - 태아막을 통한 양수 이동을 증가시킨다.
- 결과
  - 거의 모든 경우에서 심각한 부작용 없이 효과적으로 양수량을 감소시킨다.
  - Fetal ductus arteriosus의 조기 폐쇄를 유도할 수 있으므로 주의깊게 관찰한다.

## 3. 양수과소증(oligohydramnios)

### 1) 임상적 중요성

(1) 임신 초기에 나타나는 경우는 드물지만 예후가 좋지 않다.

(2) 진통 과정 중에 cord compression으로 인한 fetal distress의 위험성이 높아진다.

## 2) 시기에 따른 분류

(1) Early - onset oligohydramnios

① 원인

원인 불명이 많고 15~25%는 태아 기형과 관련성이 있다.

**표 4-14** Conditions Associated with Oligohydramnios

| Fetal | Placents | Maternal | Drugs | Idiopathic |
|---|---|---|---|---|
| Chromosomal abnormalities<br>Congenital anomalies<br>Growth restriction<br>Demise<br>Postterm pregnancy<br>Ruptured membranes | Abruption<br>Twin - to - twin transfusion | Uteroplacental insufficiency<br>Hypertension<br>Preeclampsia<br>Diabetes | Prostaglandin synthase inhibitors<br>Angiotensin - converting enzyme inhibitors | |

**표 4-15** Congenital Anomalies Associated with Oligohydramnios

| |
|---|
| Amnionic band syndrome |
| Cardiac - Fallot tetralogy, septal defects |
| Central nervous system - holoprosencephaly, meningocele, encephalocele, microcephaly |
| Chromosomal abnormalities : triploidy, trisomy 18, Turner syndrome |
| Cloacal dysgenesis |
| Cystic hygroma |
| Diaphragmatic hernia |
| Genitourinary - renal agenesis, renal dysplasia, urethral obstruction, bladder exstrophy, Meckel - Gruber syndrome, ureteropelvic junction obstruction, prune - belly syndrome |
| Hypothyroidism |
| Skeletal - sirenomelia, sacral agenesis, absent radius, facial clefting |
| Twin - reversed - arterial - perfusion(TRAP) sequence |
| Twin - to - twin transfusion |
| VACTERL(vertebral, anal, cardiac, tracheo - esophageal, renal, limb)association |

② 예후

- 유산과 사산이 흔하고 태아 기형, 조산 등도 자주 나타나므로 예후가 좋지 않다.
- 양수가 부족하므로 폐 발달이 잘 이루어지지 않고 amputation이나 club foot과 같은 사지 변형이 흔히 나타난다.

(2) Oligohydramnios in late pregnancy

① 임상적 중요성

- 양수량은 정상적으로 임신 35주 이후부터 감소하기 시작하는데 이 중 약 2%에서는 양수감소증이 발생한다.
- 양수감소증과 태아 성장 장애가 발견되면 세밀한 태아 감시를 시행하고 필요

한 경우에는 만삭이 아니더라도 분만을 시도한다.

- 논란의 여지가 있지만 양수감소증이 있을 경우 주산기 예후가 불량하거나 제왕절개율이 증가한다는 보고가 있다.

② 치료

- 진통 중에 자궁내 태변 착색(meconium staining)과 fetal morbidity를 예방하기 위해 양수주입술(amnioinfusion)을 시행할 수 있다.
- 일부 연구에서는 태변 흡입 증후군, 제왕 절개율 등을 낮추었다고 밝혔지만 다른 연구에서는 반대의 결과를 보여서 효과에 대해서는 아직 확실히 정립된 바 없다.

# 4.6 Induction of labor

## 1. General concept

### 1) Overview

(1) 정의

① 자발적인 분만 진통이 시작되기 전에 인위적으로 자궁 수축을 일으키는 것을 말한다.

② Oxytocin은 자궁 수축을 인위적으로 유발할 수 있는 대표적인 호르몬으로 유도 분만에서 가장 널리 사용된다.

(2) 빈도

최근 빈도가 급속히 증가하는 추세를 보여 전체 분만의 35%를 차지한다고 밝힌 보고가 있다.

### 2) 선택적 유도 분만(elective induction of labor)

(1) 개요

① 최근 유도 분만의 시행이 점차 보편화되고 있다.

② 하지만 유도 분만을 시행할 경우 제왕 절개율이 2~3배 증가하고 chorioamnionitis, 분만 후 출혈 등에 의한 자궁 절제술의 빈도도 증가한다.

③ 따라서 미국산부인과학회(ACOG)에서는 유도 분만은 꼭 필요한 경우에서만 시행하도록 권고하고 있다.

(2) 적응증

① Ruptured membrane with chorioamnionitis

② Membrane rupture without labor

③ Maternal hypertension including severe preeclampsia

④ Nonreassuring fetal status

⑤ Postterm gestation

cf. 거대 태아(macrosomia)는 유도 분만의 적응증이 되지 못한다.

(3) 금기증

① 이전에 제왕 절개술이나 자궁 근육층을 포함하는 자궁 수술을 시행받은 경험이 있는 경우

② 전치 태반

③ 거대 태아, 태아 수두증, 비정상 태위와 같이 진통을 진행시키기가 힘든 경우

④ 산모의 협골반, 활동성 헤르페스 감염, 자궁경부암

## 2. 유도 분만 이전의 자궁 경부 숙화(preinduction cervical ripening)

### 1) Overview

(1) 개념

① Oxytocin을 이용하여 유도 분만을 시행하기에 앞서 자궁 경부를 숙화시키는 과정을 말한다.

② 자궁 경부의 숙화(ripening)란 자궁 경부가 부드러워지고, 탄력적이 되며, 쉽게 확장되는 성향을 가지고, 길이가 짧아지게 되어 분만에 적절한(favorable) 상태가 되는 것을 말한다.

③ 자궁 경부의 적절성(favorability)은 유도 분만의 성공을 결정하는 중요한 요소이다.

(2) Bishop score

① 자궁 경부의 적절성(favorability)을 평가하는 방법으로 대표적인 것이 Bishop score의 측정이다.

② Bishop score가 낮을수록 유도 분만의 성공률은 감소하게 되므로 4점 이하의 점수를 가질 경우 자궁 경부의 숙화를 위한 여러 방법을 사용하는 것이 바람직하다.

**표 4-16** Bishop Scoring System Used for Assessment of Inducibility

| Score | Factor | | | | |
|---|---|---|---|---|---|
| | Dilatation (cm) | Effacement (%) | Station (−3 to +3) | Cervical Consistency | Cervical Position |
| 0 | Closed | 0~30 | −3 | Firm | Posterior |
| 1 | 1~2 | 40~50 | −2 | Medium | Midposition |
| 2 | 3~4 | 60~70 | −1 | Soft | Anterior |
| 3 | ≥5 | >80 | +1, +2 | – | – |

## 2) 자궁 경부의 숙화(ripening)을 위한 방법

(1) Pharmacological technique

① Prostaglandin E2

- Dinoprostone이 대표적인 약제로 gel과 질 좌약의 형태로 자궁 경부 숙화에 사용한다.
- Bishop score를 증가시키고 유도 분만 시간을 단축시키는데 효과적이다.
- 자궁의 과다 수축(hyperstimulation)이 나타날 수 있다는 것이 단점인데 질 좌약 형태로 사용할 경우 바로 약제를 제거할 수 있어서 gel 형태보다 널리 사용된다.

② Prostaglandin E1

- 대표 약제

  Misoprostol이 대표적인 약제로 원래는 peptic ulcer의 예방 목적으로 사용되었으나 유도 분만 전의 자궁 숙화에도 좋은 효과를 가진다는 것이 밝혀져 널리 사용되고 있다.
- 투약 방법

  질 좌약의 형태(25μg)로 투여하거나 혹은 경구 제제(100μg)로 복용할 수 있다.
- 장점
  - FDA에 의해 공인받지는 못했지만 dinoprostone에 비해 가격이 매우 저렴할 뿐만 아니라 효과가 탁월하다는 장점이 있다.
  - 유도 분만 시간을 효과적으로 단축시킬 수 있다.
- 단점

  Uterine hyperstimulation에 의한 태아 심박동의 이상, 제왕 절개술, 자궁 파열의 빈도가 dinoprostone에 비해 흔하다.

(2) Mechanical technique

① Transcervical catheter

- 자궁 경부 내에 카테터를 꼽고 양막 외부로 생리 식염수를 주입함과 동시에 카테터의 끝에 달려있는 풍선을 부풀려서 자궁 경부를 기계적으로 벌려 준다.
- Prostaglandin 제제와 비교하였을 때 Bishop score의 향상 정도나 유도 분만 시간의 단축에 있어 매우 좋은 효과를 보인다.

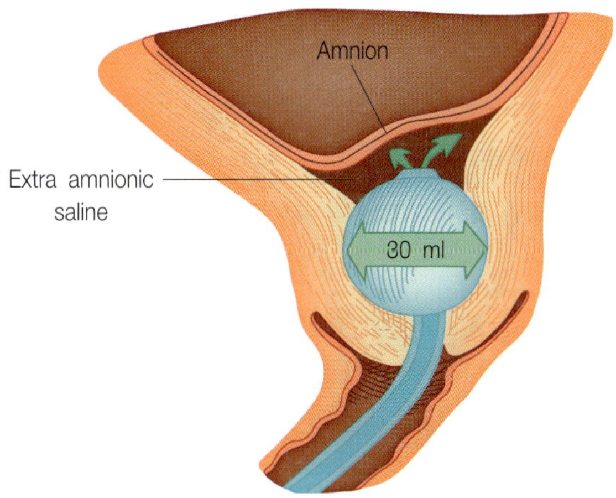


그림 4-79 Extra - amnionic saline infusion (EASI) through 26F Foley catheter placed through the cervix. The 30 - mL ballon is inflated with saline and pulled snugly against the internal os and the catheter taped to the thigh.

② Hygroscopic cervical dilators

- Laminaria가 대표적이다.
- 자궁 경부 조직에서 수분을 흡수하여 팽창됨에 따라 자궁 경부를 기계적으로 확장시킨다.
- 가격이 싸고 거치와 제거가 간편하며 빠른 시간 안에 자궁 경부를 숙화시킬 수 있다는 장점이 있다.
- Oxytocin 단독 사용과 비교하였을 때 유도 분만 시간에 큰 차이가 없고 제왕 절개율에 큰 차이가 없다는 한계점이 있다.

③ Membrane stripping

- 내진을 시행할 때 손가락을 이용하여 자궁의 lower segment와 태아막을 인위적으로 분리시키는 것을 말한다.
- Postterm pregnancy로 인한 유도 분만의 빈도를 유의하게 감소시킬 수 있어 널리 사용되는 방법이다.

## 3. Labor induction and augmentation with oxytocin

### 1) Oxytocin을 이용한 유도 분만의 두 가지 개념

(1) Induction

자연 진통이 발생하기 전에 인공적으로 자궁 수축을 유도하는 것을 말한다.

(2) Augmentation

자연 진통이 이미 발생했지만 수축력이 부족하여 진행이 잘 되지 않을 때 자연 진통을 더욱 증강시키는 것을 말한다.

### 2) 방법

(1) Intravenous oxytocin administration

① 옥시토신의 임상적 특징

- 유도 분만 과정을 도중에 중지해야 하는 경우
  - 자궁 수축이 10분에 5회 이상이거나 15분에 7회 이상의 빈도로 발생하는 경우
  - 지속적으로 nonreassuring fetal heart rate pattern이 나타나는 경우
- Oxytocin의 작용 시간
  - 옥시토신의 평균 반감기는 5분이다.
  - 정맥 내로 주입을 시작한 지 3~5분 내에 uterine response가 나타나기 시작하고 40분 안에 plasma steady state에 도달한다.

② 사용 방법

- 대개는 1L의 lactated Ringer solution에 10~20 unit의 옥시토신을 혼합해서 사용한다.
- 시작 용량, 용량 증가 간격, 최고 용량에는 여러 가지 protocol이 있으며 각 병원에서 서로 다른 방식으로 사용하고 있다.
- 자궁 수축이 적절히 이루어지고 있는지와 태아 상태를 관찰하여 각 상황에 맞게 옥시토신을 사용하는 것이 합리적이다.

③ 사용상의 주의점

- Uterine rupture

  이전의 자궁 수술 등으로 인해 자궁에 반흔(scar)이 있는 경우 자궁 파열의 위험성이 높기 때문에 oxytocin 사용의 금기증이다.
- Water intoxication
  - Oxytocin은 arginine vasopressin과 구조가 비슷하여 고용량에서는 anti-diuretic effect가 나타날 수 있다.

- Water intoxication의 대표적인 증상으로 convulsion, coma, death 등을 들 수 있다.

(2) Amniotomy

① Amniotomy induction

- 인공 양막 파수만으로도 자궁 수축을 유발시킬 수 있어 유도 분만의 방법이 될 수 있다.
- 옥시토신 유도 분만에 비해 앞으로의 진통 진행 상황에 관한 예측이 쉽지 않고 자궁 수축이 나타날 때까지의 시간이 길 수 있다는 단점이 있다.
- 옥시토신과 병용해서 사용할 경우 더욱 큰 효과를 발휘할 수 있다.
- 자궁 경부가 1~2cm 개대되었을 때 시행하는 early amniotomy와 5cm이 개대되었을 때 시행하는 late amniotomy로 구분할 수 있다.
- Early amniotomy는 late amniotomy에 비해 진통 시간을 훨씬 짧은 장점이 있는 반면 chorioamnionitis와 cord compression의 빈도가 높으므로 주의깊은 관찰이 필요하다.

② Amniotomy augmentation

- 진통이 비정상적으로 느릴 때 자궁 수축을 증진시키고자 흔히 시행하고 옥시토신만 단독으로 사용할 때보다 효과가 훨씬 좋다.
- Chorioamnionitis의 빈도가 증가한다는 단점이 있다.

## 4.7 Forceps delivery and vacuum extraction

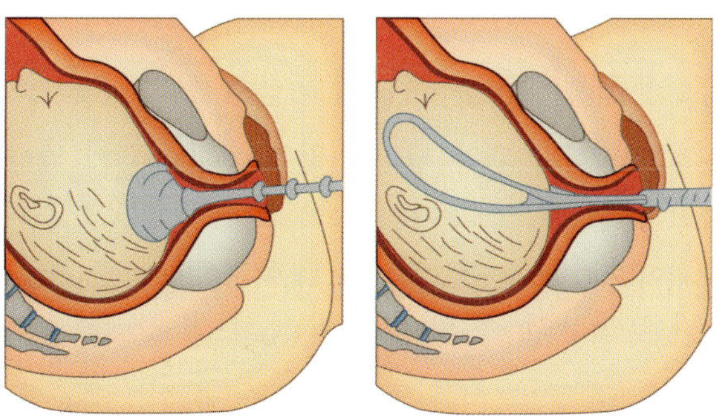

그림 4-80 Operative vaginal delivery.

## 1. 겸자 분만(forceps delivery)

### 1) 정의

(1) 진통 2기를 단축하기 위해 시행한다.

(2) 겸자를 사용하여 태아의 머리를 견인(traction)하고 회전(rotation)시킴으로써 태아를 인위적으로 만출시키는 것을 말한다.

### 2) 빈도

(1) 최근 제왕절개술의 빈도가 늘면서 동시에 감소하는 추세를 보인다.

(2) 겸자 분만이 줄어든 반면 진공 흡입 분만은 증가하였다.

(3) Epidural analgesia를 시행한 산모에서 빈도가 훨씬 높다.

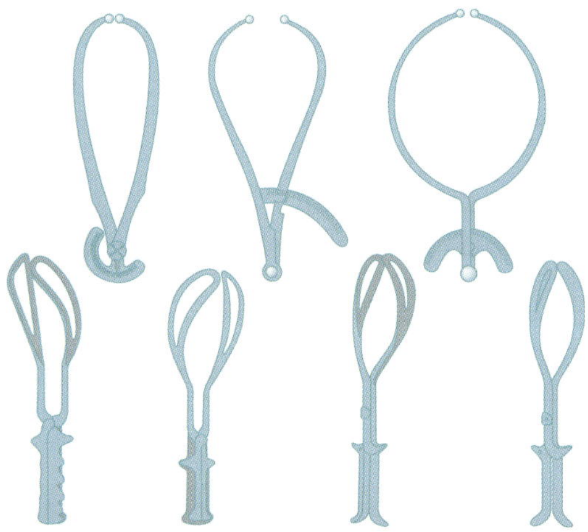

그림 4-81 여러 가지 종류의 겸자들.

### 3) 분류

(1) 태아의 station과 태아 머리의 rotation 정도에 따라 나눌 수 있다.

(2) Station이 높게 위치하고 태아 머리가 많이 rotation되어 있을수록 겸자 분만의 위험성이 높아진다.

(3) High operation이란 0 station보다 높을 때, 즉 아직 engagement가 이루어지지 않았을 때 겸자 혹은 진공 흡입 분만을 시도하는 것을 말하고 현재는 시행하지 않는 기법이다.

**표 4-17** Classification of Forceps and Vacuum Delivery According to Station and Rotation

| Procedure | Criteria |
|---|---|
| Outlet | 1. Scalp is visible at introitus without separating the labia<br>2. Fetal skull has reached pelvic floor<br>3. Sagittal suture is in anteroposterior diameter or right or left occiput anterior or posterior position<br>4. Fetal head is at or on the perineum<br>5. Rotation does not exceed 45 degrees |
| Low | Leading point of fetal skull is at station ≥ +2cm, and not on pelvic floor<br>Rotation is 45 degrees or less (left or right occiput anterior to occiput anterior, or left or right occiput posterior to occiput posterior)<br>Rotation is greater than 45 degrees |
| Midpelvic | Station above +2cm but head is engaged |
| High | Not included in classification |



### 4) 겸자 분만 시행의 전제 조건

(1) 태아 머리는 진입(engagement)되어 있어야 한다.

(2) Vertex presentation이거나 chin anterior position의 face presentation이어야 한다.

(3) 태향을 정확히 알고 있어야 한다.

(4) 자궁 경부는 완전히 개대되어야 한다.

(5) 양막은 파수되어 있어야 한다.

(6) Cephalic - pelvic disproportion이 없어야 한다.

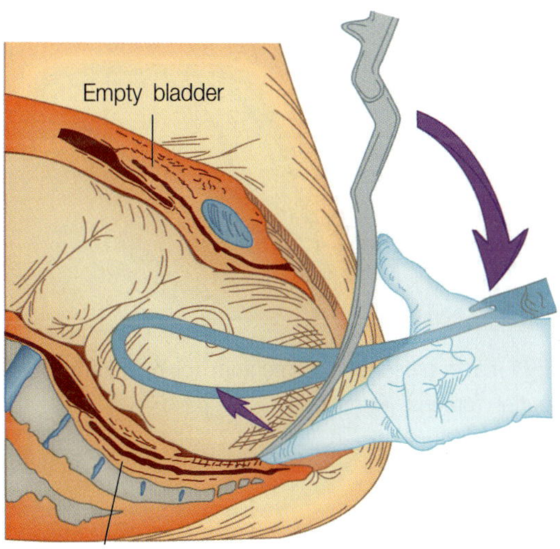


그림 4-82 The fetus is presenting as vertex with occiput anterior crowning. The application of the left blade of the Simpson forceps is shown. Next, the right blade is applied and the blades are articulated.

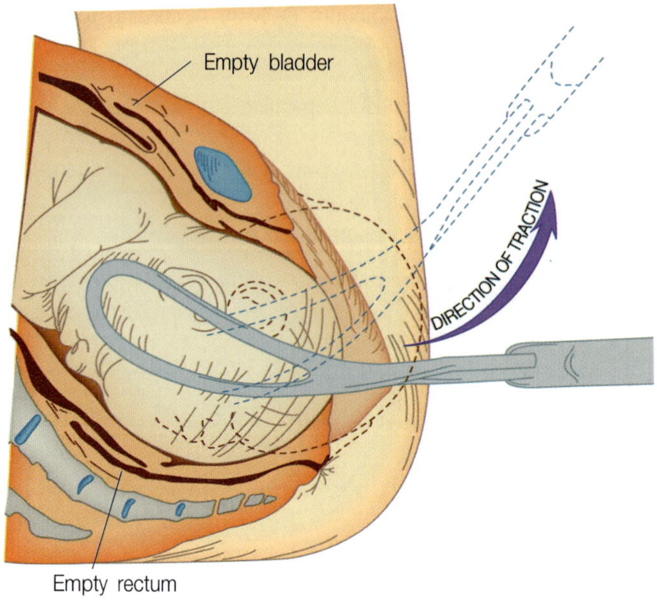


그림 4-83 Occiput anterior. Delivery by outlet forceps(Simpson). The direction of gentle traction for delivery of the head is indicated.

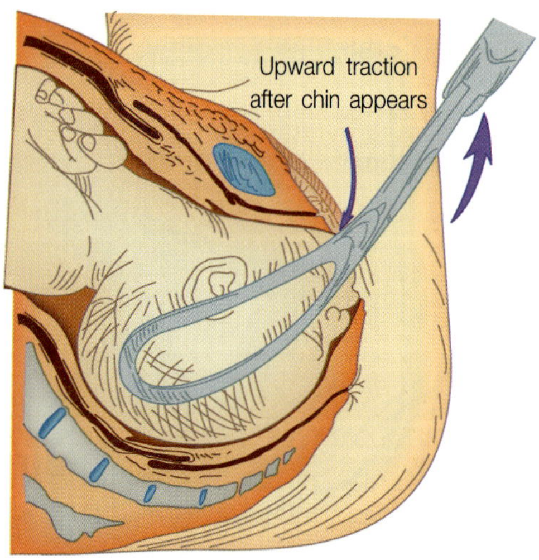


그림 4-84 Face presentation, mentum (chin) anterior. Delivery with outlet forceps (Simpson).

### 5) 적응증

(1) 원칙

① 빨리 분만하지 않을 경우 태아 혹은 산모의 건강이 위험한 모든 경우에 시행할 수 있다.

② 여러 morbidity가 따르는 시술이기 때문에 꼭 필요한 경우가 아니라면 시행하

지 않는다.

③ 진공 흡입 분만(vaccum delivery)도 같은 원칙이 적용된다.

(2) Maternal indication

① Heart disease

② Pulmonary injury or compromise

③ Intrapartum infection

④ Certain neurologic condition

⑤ Exhaustion

⑥ Prolonged second - stage labor

(3) Fetal indication

① Cord prolapse

② Premature separation of placenta

③ Nonreassuring fetal heart rate pattern



## 6) Morbidity

(1) Maternal morbidity

① 원칙

- Station이 높게 위치하고 태아 머리가 많이 rotation되어 있을수록 maternal injury가 증가한다.
- 진공 흡입 분만이나 겸자 분만과 같은 operative vaginal delivery는 합병증이 없는 제왕 절개술에 비해 수혈의 필요성이 훨씬 높다.

② Episiotomy & lacerations

논란의 여지가 있지만 겸자 분만은 회음 절개 빈도와 3~4도 회음부 열상 빈도를 증가시키는 것으로 생각된다.

③ Urinary & rectal incontinence

광범위한 회음 절개와 회음부 열상은 incontinence의 중요한 원인이다. 따라서 겸자 분만은 이러한 합병증과 관련성이 있을 수 있다.

④ Febrile morbidity

발열의 주된 원인인 postparum metritis의 빈도는 operative vaginal delivery를 시행한 산모보다 제왕 절개술을 시행한 산모에서 훨씬 흔하다.

(2) Fetal morbidity

① 중요성

Operative vaginal delivery를 시행할 경우 여러 종류의 neonatal morbidity가 증가한다.

② 종류

- Low Apgar score
- Intracranial hemorrhage, cephalohematoma
- Caput
- Facial mark, injury, nerve palsy
- Erb palsy
- Clavicle fracture
- Retinal hemorrhage

## 2. 진공 흡입 분만(vacuum extraction)

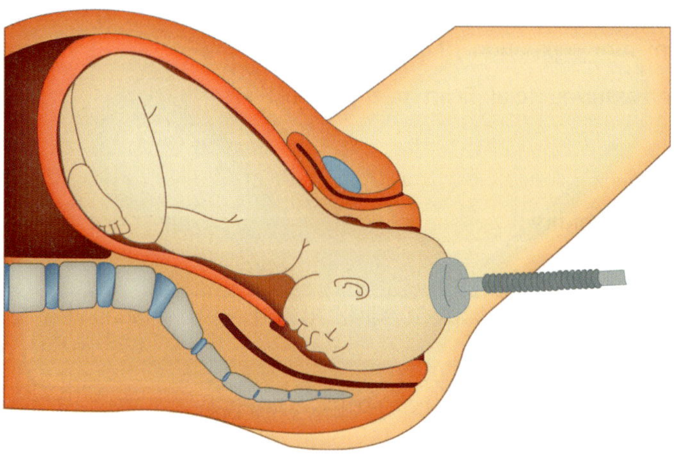

그림 4-85 진공 흡입 분만의 모식도.

### 1) 진공 흡입 분만의 장점

(1) 겸자 분만에 비해 시행하기가 훨씬 간편하다.

(2) 모체의 연부 조직을 손상시키지 않으면서 태아의 머리를 회전시키는 것이 가능하다.

(3) 겸자 분만에 비해 intracranial pressure를 더 적게 가하고서도 견인(traction)이 가능하다.

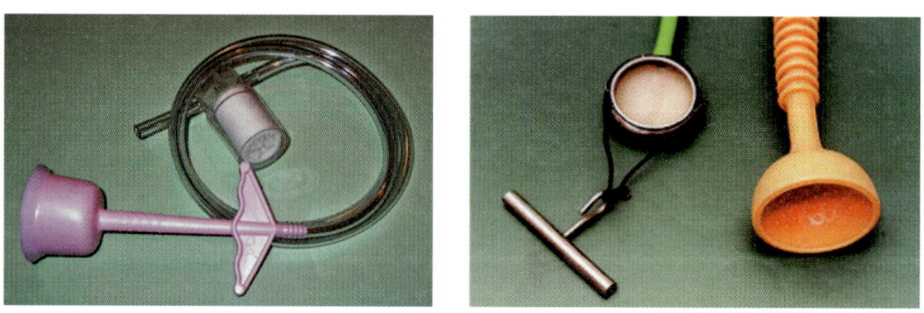

그림 4-86 여러 종류의 흡입기.

## 2) 적응증과 금기증

(1) 적응증

① 겸자 분만의 적응증과 같다.

② 대개는 34주 이상의 태아를 대상으로 시행한다.

(2) 금기증

① 수기자의 경험이 부족한 경우

② 태향을 알 수 없는 경우

③ High station

④ Cephalopelvic disproportion이 의심되는 경우

⑤ Vertex presentation이 아닌 경우

⑥ Fetal coagulopathy

⑦ Known macrosomia

⑧ Scalp blood sampling을 금방 시행한 경우

## 3) 주의 사항

(1) 적절한 흡입기의 위치가 성공적 흡입 분만에 가장 중요한 요소로 흡입기 중심점을 태아의 posterior fontanelle의 3cm 앞 쪽의 시상 봉합(sagittal suture) 위에 위치시킨다.

(2) 흡입기에 임산부의 조직이 끼게 될 경우 조직 열상과 출혈을 유발할 수 있을 뿐만 아니라 견인 도중 흡입컵이 빠지는 현상(pop - off)이 발생하기 쉬우므로 주의를 기울인다.

## 4) 태아 합병증

(1) Scalp laceration & bruising

(2) Subgaleal hematoma, cephalohematoma, intracranial hemorrhage

(3) Neonatal jaundice

(4) Clavicle fracture, shoulder dystocia

(5) Erb palsy

(6) 태아 사망

## 5) FDA가 발표한 흡입 분만에 대한 요약 사항

(1) 흡입 분만의 분류는 겸자 분만의 분류와 같은 기준을 사용한다.

(2) 흡입 분만의 적응증과 금기증은 겸자 분만과 같다.

(3) 아직 진입이 이루어지지 않은 경우 흡입 분만을 시행해서는 안 된다.

(4) 흡입 분만은 반드시 숙련된 전문가가 시행하도록 한다.

(5) 수기가 쉽게 진행되지 않거나 pop - off현상이 3번보다 많이 발생하였을 경우 흡입 분만을 시행하지 않는다.

## 3. Comparison of vacuum extraction with forceps

### 1) 겸자 분만

(1) 3~4도 회음부 열상 등의 모체 손상의 빈도가 더 높다.

(2) 산모 출혈로 인하여 수혈이 필요한 경우가 더 많다.

### 2) 진공 흡입 분만

(1) 신생아 황달 빈도가 더 높다.

(2) Shoulder dystocia, cephalohematoma, retinal hemorrhage의 빈도가 더 높다.

# 4.8 Breech presentation and delivery

## 1. Overview

### 1) 정의

태아의 엉덩이가 머리보다 먼저 산모의 골반에 진입하는 태위를 breech presentation이라 한다.

### 2) 빈도

단태아 분만 중에서 3~4%를 차지한다.

## 2. 원인 관련 인자

### 1) 재태 연령

임신 중반기의 둔위 태위의 빈도는 높은 편이지만 만삭에 도달하면서 점차 감소한다.

### 2) 자궁 확장과 관련된 인자

(1) Hydramnios

(2) Great parity

(3) Multiple fetuses

### 3) 그 밖의 관련 인자

(1) Oligohydramnios

(2) Hydrocephaly

(3) Anencephaly

(4) Previous breech delivery

(5) Uterine anomaly

(6) Fundal placental implantation

(7) Placenta previa

(8) Prior cesarean delivery



## 3. 진단

### 1) 둔위 태위의 분류

(1) 진둔위(frank breech presentation)

엉덩 관절은 굽어 있고(hip flexion) 무릎 관절은 펴져 있는(knee extension) 둔위 태위를 말한다.

(2) 완전 둔위(complete breech presentation)

진둔위와 비슷하지만 한측 혹은 양측 무릎 관절이 굽어 있는 둔위 태위를 말한다.

(3) 불완전 둔위(incomplete breech presentation)

① 한측 혹은 양측 엉덩 관절이 굽어져 있지 않고 발이나 무릎이 엉덩이보다 낮은 위치에 있어 산도(birth canal)의 가장 아래 부분을 차지하는 둔위 태위를 말한다.

② 발이 산도에서 가장 아래 부분에 있는 불완전 둔위를 footling breech presentation이라 명명한다.

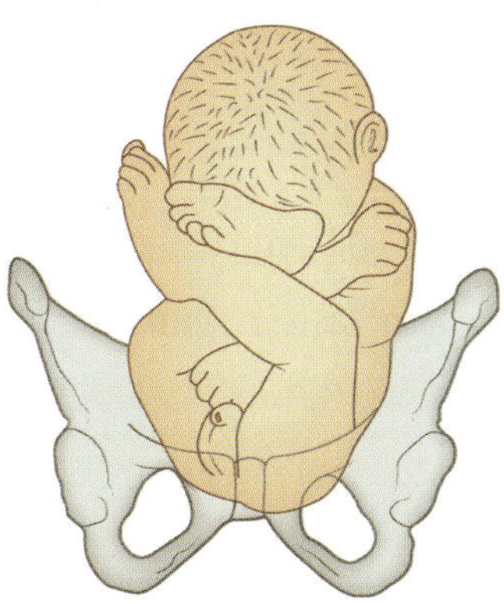

그림 4-87 Frank breech presentation.

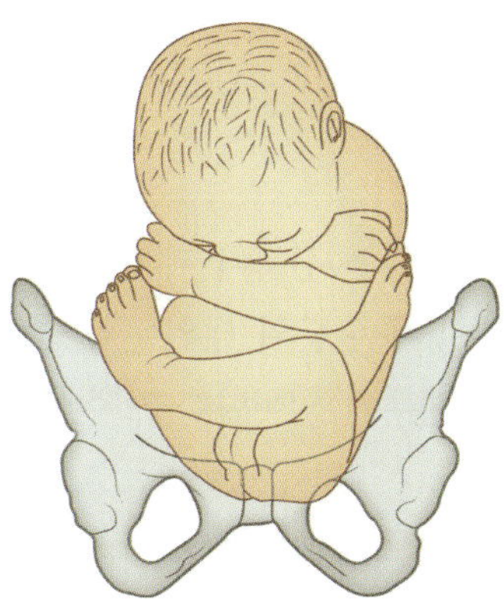

그림 4-88 Complete breech presentation.

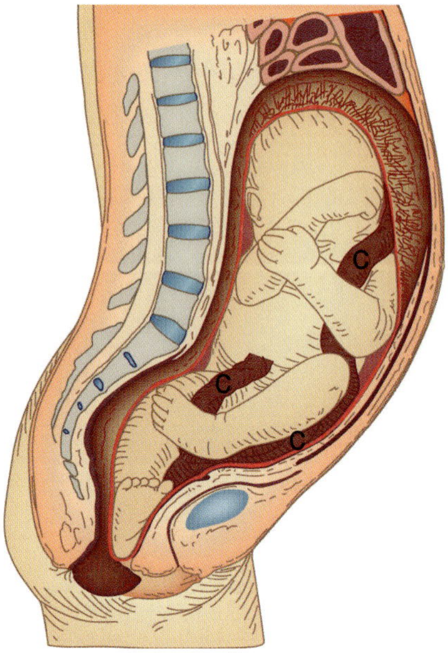


그림 4-89 Double - footling breech presentation in labor with membranes intact. note possibility of umbilical cord (C) accident at any instant, especially after rupture of membranes.

### 2) 진단법

(1) 복부 진찰

Leopold maneuver를 사용하여 둔위 태위를 진단할 수 있다.

(2) 내진

내진을 통해 태아의 항문이나 발 등을 촉지함으로써 진단한다.

(3) 영상학적 검사

초음파를 이용하면 가장 정확하게 둔위 태위를 진단할 수 있다.

## 4. 예후

### 1) 임상적 특징

(1) 둔위 태위는 산모나 태아에 모두에게 큰 위험성이 있다.

(2) 일부 학자는 둔위 태위는 우연히 발생하는 것이 아니고 태아 상태가 원래 좋지 못하기 때문에 일어난다고 주장한다.

### 2) 둔위 태위의 합병증

(1) Maternal morbidity

① 제왕절개와 같은 수술적 분만의 빈도가 높기 때문에 임산부의 morbidity와

mortality는 증가한다.

② 응급으로 제왕 절개술을 시행할 경우 위험성은 더욱 커진다.

③ 질식 분만을 시행할 경우 자궁 감염, 자궁 파열, 자궁 경부 열상, 회음부 열상, 자궁 무력증(uterine atony) 등의 합병증이 발생할 수 있다.

(2) Perinatal morbidity and mortality

① 둔위 태위의 태아는 조산이나 성장 장애 빈도가 높을 뿐 아니라 선천성 기형의 빈도 역시 3배 가량 높다.

② 분만 과정 중의 상완골이나 쇄골 골절 등의 birth trauma의 가능성 역시 높다.

③ 질식 분만으로 분만할 경우 태아 목의 과신장(overstretching)으로 인해 팔의 마비가 발생할 수 있다.

④ 둔위 태위로 태어난 신생아는 주산기 이환률과 사망률이 높다.



## 5. 질식 분만(vaginal delivery)

### 1) 질식 분만의 위험성

(1) 태아의 저산소증과 태아 손상

① 질식 분만을 시도할 경우 배꼽과 탯줄이 당겨져서 탯줄이 압박을 받기 때문에 일단 엉덩이가 분만된 이후에는 재빨리 나머지 태아 부위가 분만되어야 한다.

② 일반적으로 태아의 머리가 복부 둘레보다는 크기 때문에 vertex presentation과 같이 머리가 먼저 분만된 경우에는 쉽게 복부가 분만되지만 breech presentaion과 같이 엉덩이가 먼저 분만된 경우에는 산도가 충분히 확장되지 않아 머리 분만이 지연되는 경우가 있다.

③ 따라서 질식 분만을 시도할 경우 분만이 지연되어 태아의 저산소증의 위험성이 증가하거나 이를 예방하고자 강제적으로 분만을 유도할 경우 모체와 태아 손상이 발생할 가능성이 커진다.

④ 특히 조산아의 경우에는 이러한 위험성이 더욱 커진다.

(2) Cord prolapse

Cord prolapse는 cephalic presentation에서는 0.4%의 빈도로 나타나지만 complete breech에서는 5%, footling breech에서는 15%의 빈도로 높게 나타난다.

### 2) 질식 분만보다는 제왕절개를 권장하는 경우

(1) Unfavorable pelvis

머리 분만이 지연될 수 있는 협착 골반에서는 질식 분만이 위험할 수 있다.

(2) Hyperextension of fetal head

① 만삭 시기의 둔위 태위를 가지는 태아의 5%는 머리가 과신장(hyperextension) 되어 있다.

② 질식 분만을 시도할 경우 cervical spinal cord injury가 발생할 수 있으므로 제왕 절개술로 분만하도록 한다.

(3) Large fetus, severe fetal growth restriction

명확하게 확립되지는 않았지만 일반적으로 2~3.5kg의 frank breech에서만 질식 분만을 시행한다.

(4) Uterine dysfunction

① 자궁 수축이 원활하지 않은 경우를 말한다.

② 일부에서는 이 경우에 옥시토신을 사용하기도 하지만 일반적으로는 제왕 절개술을 권한다.

(5) Incomplete or footling breech presentation

Cord prolapse의 위험성이 높으므로 제왕 절개술을 시행하는 것이 좋다.

(6) Preterm labor

조산아의 경우에는 질식 분만을 시행할 경우 여러 위험성이 커진다.

## 6. 전위(version)

### 1) 용어의 정의

(1) 전위의 정의

전위란 인위적으로 태아의 태위를 바꾸어주는 시술을 말한다.

(2) 분류

① 선진부에 의한 전위법의 분류

- Cephalic version : 선진부를 head로 바꾸어주는 전위법
- Podalic version : 선진부를 breech로 바꾸어주는 전위법

② 방법에 의한 분류

- External version : 산모 복벽을 통해 전위를 시행하는 것을 말한다.
- Internal version : 손 전체를 자궁 공간 내로 넣어 전위를 시행하는 것을 말한다.

### 2) 임상에서 사용하는 전위법

(1) External cephalic version

① 적응증

- 아직 진통이 시작되지 않은 임신 36주의 둔위 태위에서 고려해 볼만 하다.

- 36주 이후에 시행할 경우 성공률이 떨어지고 36주 이전에 시행할 경우 성공한다 하더라도 다시 둔위 태위로 돌아올 가능성이 높아진다.

② Factors associated with successful version

- Parity
  - 전위법의 성공을 좌우하는 가장 중요한 요소이다.
  - 출산력이 많은 여성일수록 전위법이 성공할 가능성이 높다.
- Fetal presentation
  선진부의 진입이 이루어진 경우 전위법이 실패할 가능성이 높아진다.
- 양수량
  정상적인 양수량을 가질 때 성공률이 높다.
- 재태 연령
  이른 임신 주수에 시행할 경우 전위의 성공률은 높아지지만 다시 원래의 태위로 돌아올 가능성 또한 증가한다.

③ 수기법

- 산모 복벽을 통해 시술자가 직접 태아를 cephalic presentation으로 전환시킨다.
- 태반 박리나 자궁 파열, 태아 곤란증과 같은 합병증이 갑작스럽게 발생할 수 있기 때문에 응급 제왕 절개술을 언제든 시행할 수 있는 준비를 갖추어 두고 시술을 시행한다.
- 여러 차례 시행했음에도 불구하고 실패하거나 태아 심박동의 지속적인 이상이 나타날 경우 시술을 중단한다.
- Subcutaneous terbutaline과 같은 tocolytic agent를 사용하여 자궁을 이완시키는 것이 도움이 될 수 있다.

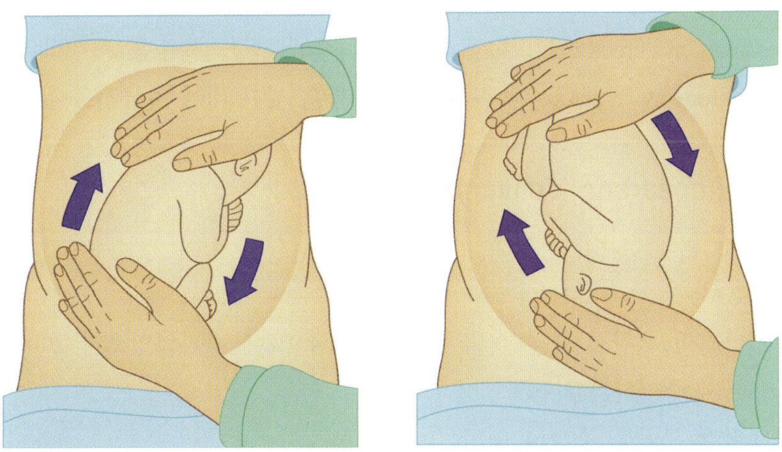

그림 4-90 External cephalic version.

④ 합병증

- Placenta abruption
- Uterine rupture
- Amnionic fluid embolism
- Fetomaternal hemorrhage
- Isoimmunization
- Preterm labor
- Fetal distress
- Fetal demise

(2) Internal podalic version

① 쌍태아 분만 중 두 번째 아기를 분만할 때만 사용한다.

② 시술자가 손을 자궁 안에 넣어서 태아의 발을 잡고 당겨서 둔위 태위로 전환시켜 질식 분만을 시행하는 것을 말한다.

## 4.9 Cesarean delivery and peripartum hysterectomy

### 1. 정의

#### 1) 제왕절개술

복벽과 자궁벽을 절개하여 태아를 분만하는 것을 말한다.

#### 2) 자궁적출술

(1) Cesarean hysterectomy : 제왕절개술 후 바로 자궁적출술을 시행하는 것

(2) Postpartum hysterectomy : 질식분만 후 짧은 시기 내에 자궁적출술을 시행하는 것

### 2. 제왕절개술(cesarean delivery)

#### 1) Frequency

(1) 변화

우리나라의 제왕절개 분만율은 1970년에 4.9%에 불과하였으나 2000년 기준으로 39%까지 증가하였다.

(2) 제왕절개 분만율 증가의 원인

① 출산율의 감소로 많은 수의 분만이 제왕절개 분만의 위험성이 높은 초산모

(nullipara)에서 이루어진다.

② 출산 연령이 고령화되고 있다. 고령 산모 역시 제왕절개 분만의 가능성이 높다.

③ 전자 태아 감시 장치(electronic fetal monitoring)의 사용이 보편화되었다. 이 경우 태아곤란증(fetal distress)에 대한 진단이 더 민감하게 이루어져서 제왕절개술을 증가시킬 수 있다.

④ 현재 대부분의 둔위는 제왕절개술로 분만하고 있다.

⑤ 겸자(forcep)나 흡입(vaccum) 분만의 빈도가 감소하고 있다.

⑥ 제왕절개술을 증가시킬 수 있는 유도 분만의 비율이 증가하고 있다.

⑦ 제왕절개술 증가의 원인인 비만 여성의 비율이 증가하였다.

⑧ 의료 소송에 대한 관심이 제왕절개술을 증가시켰다. 제왕절개술을 시행할 경우 신생아의 신경학적 병변을 예방할 수 있다는 잘못된 상식으로 인하여 불필요한 제왕절개술을 시행하고 있다.

⑨ 질식 분만은 골반저 손상(pelvic floor injury)을 유발하여 추후 요실금 등의 문제를 야기할 수도 있다. 최근에는 이에 대한 염려로 산모가 직접 제왕절개술을 원하는 경우도 있다.

### 2) Indication

(1) Prior cesarean delivery or uterine surgery

(2) Dystocia

(3) Fetal distress

(4) Malpresentation(breech presentation, transverse presentation)

(5) Placenta previa

(6) Others(HIV infection, active genital herpes)

### 3) Maternal mortality and morbidity

(1) Mortality

제왕절개술로 인한 모성 사망률은 121,000명당 7명 꼴로 절대 수치로는 극히 낮지만 질식 분만과 비교하였을 경우에는 3~5배 정도 높다.

(2) Morbidity

① Puerperal infection

② Hemorrhage

③ Thromboembolism

④ Bladder and ureteral injury

## 4) 제왕절개술의 수기

(1) 복부 절개

① Vertical incision

- 복부의 정중선을 따라 피부를 배꼽 아래부터 치골의 상단까지 수직으로 절개하는 방법이다.
- 가장 빨리 절개할 수 있어 응급 분만시에 흔히 이용된다.

② Transverse incision(modified Pfannenstiel incision)

- 치모 부위(pubic hairline level)에서 복직근(rectus muscle)의 양옆(lateral border) 너머까지 곡선(curveline)을 그리면서 피부를 절개하는 방법이다.
- 미용상으로 다른 절개 방법보다 훨씬 우수하다.
- 자궁이나 복부 장기의 노출이 좋지 않고 반복 제왕절개술을 시행할 경우 반흔(scar) 때문에 시간이 더 많이 걸린다는 단점이 있다.

(2) 자궁 절개

① Lower uterine segment transverse incision

- 방법

자궁의 하분절을 가로로 절개하는 방법을 말하고 가장 흔히 사용되는 방식이다.

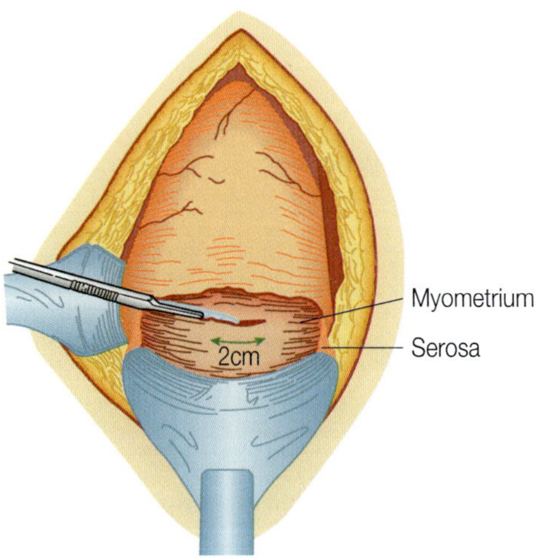


그림 4-91 The myometrium is incised carefully to avoid cutting the fetal head.

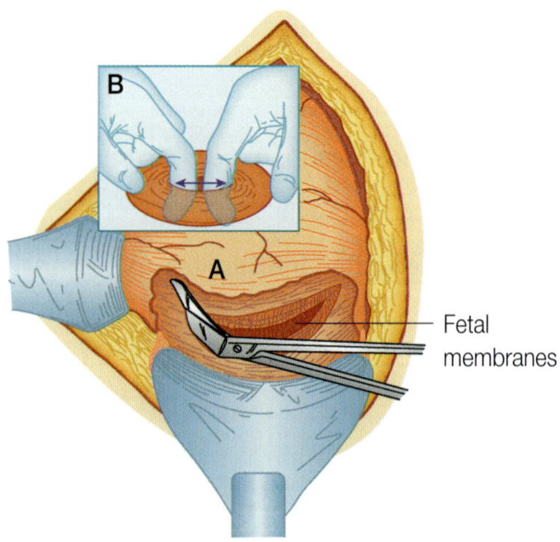


그림 4-92 After entering the uterine cavity, the incision is extended laterally with bandage scissors (A) or with the fingers, as shown in (B).

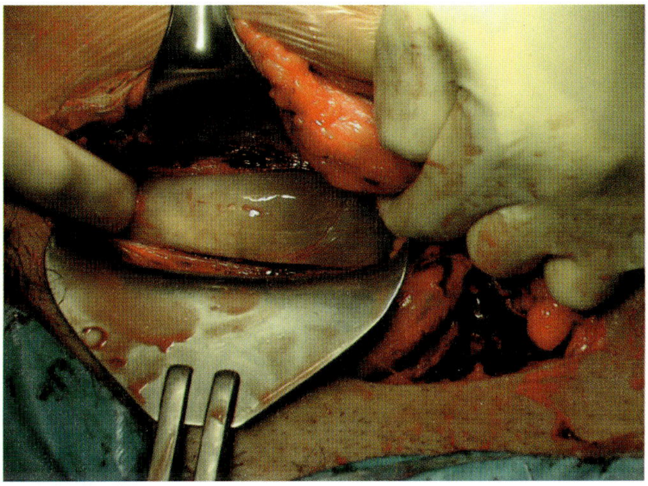

그림 4-93 Lower uterine segment transverse incision.

- 장점
  - 출혈이 적다.
  - 봉합이 쉽다.
  - 다음 임신시에 자궁 파열이 될 가능성이 낮다.
  - 장이나 장간막(omentum)이 절개선과 잘 유착(adhesion)되지 않는다.

② Lower uterine segment vertical incision

- 방법

  자궁의 하분절을 세로로 절개하는 방법을 말한다.
- 사용

  태아가 둔위이거나 횡위인 경우 가끔 사용된다.

③ Classical incision

- 방법

  자궁의 하분절에서 시작하여 자궁 저부(uterine fundus)까지 세로로 길게 절개하는 방식을 말하고 필요한 경우에서만 사용한다.
- 적응증
  - 방광이 심하게 유착되어 있거나 자궁 하분절에 근종이 있어서 lower uterine segment를 절개하기가 쉽지 않은 경우
  - Transverse lie of large fetus
  - Placenta previa with anterior implantation
  - 태아가 매우 작고 자궁 하분절이 아직 얇아지지 않은 경우
  - 임산부가 매우 비만하여 자궁 하분절로 안전하게 접근할 수 없는 경우

### (3) 태아 분만

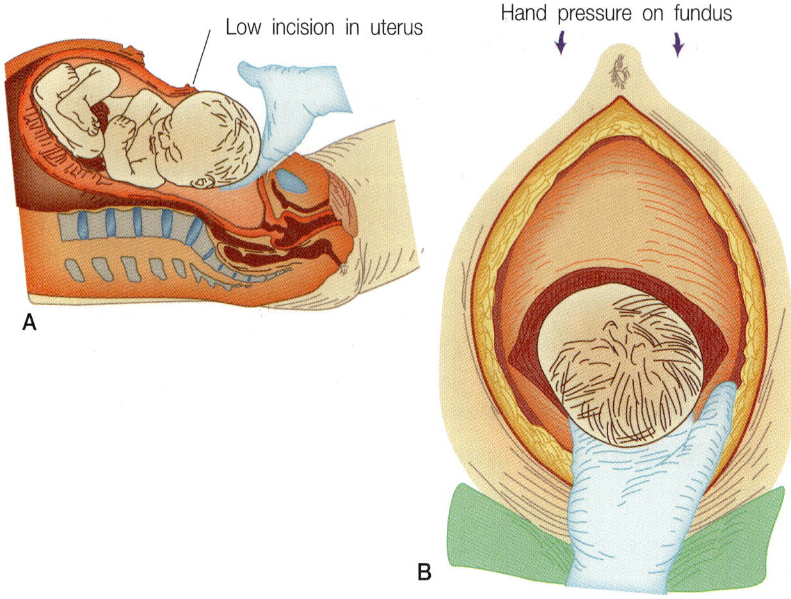


그림 4-94 **A,** Immediately after incising the uterus and rupturing the fetal membranes, the fingers are insinuated between the symphysis pubis and the fetal head until the posterior surface is reached. The head is lifted carefully anteriorly and, as necessary, superiorly to bring it from beneath the symphysis forward through the uterine and abdominal incisions. **B,** As the fetal head is lifted through the incision, pressure usually is applied to the uterine fundus through the abdominal wall to help expel the fetus.

### (4) 태반 만출

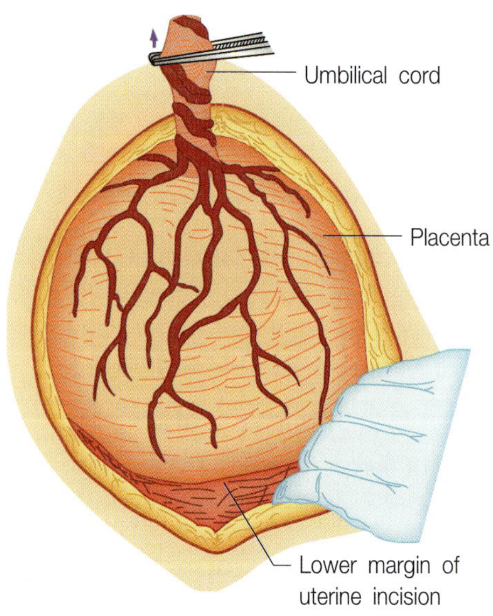


그림 4-95 Placenta bulging through the uterine incision as the uterus contracts.

(5) 자궁 봉합

자궁을 복강 밖으로 꺼내어 시행할 경우 절개선과 출혈 부위를 더 쉽게 볼 수 있기 때문에 봉합 및 지혈이 더욱 용이하다. 반면 자궁 견인에 의한 불편감과 구토가 야기될 수 있다는 단점도 있다.

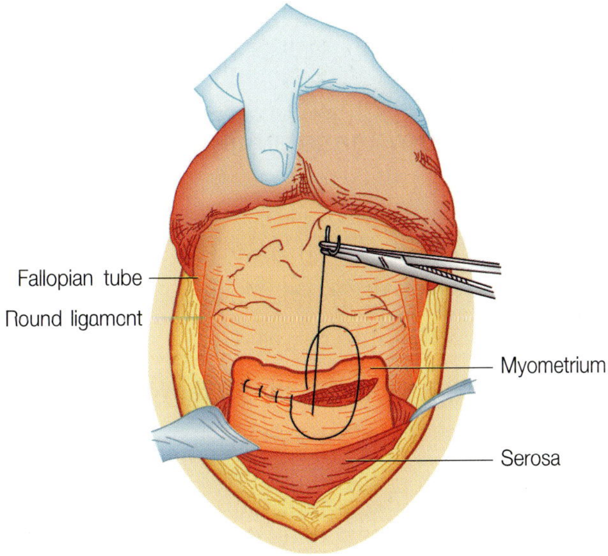


그림 4-96 The cut edges of the uterine incision are approximated with a running-lock suture.

(6) 복막 봉합

(7) 복벽 봉합

복근, 근막, 피하지방, 피부를 차례대로 봉합해 준다.

## 3. 분만 전후 자궁 절제술(peripartum hysterectomy)

### 1) Overview

(1) 분만 1,000건당 0.8~1.4회의 빈도로 발생한다.

(2) 질식 분만보다는 제왕절개술 후에 훨씬 높은 빈도로 시행한다.

(3) 대부분은 분만 후 발생하는 산과적 출혈로 시행하게 된다.

### 2) Indication

(1) Uterine atony

(2) Lower segment incision site bleeding

(3) Major uterine vessel laceration

(4) Placenta accreta

(5) Large or symptomatic myoma

(6) Severe cervical dysplasia or CIS

### 3) 합병증

(1) 출혈, 감염, 요로계 손상, 사망 등이 보고되고 있다.

(2) 응급 수술을 시행했을 때 이러한 합병증의 빈도가 더욱 높다.

## 4. 분만 전후의 관리(peripartum management)

### 1) 수술전 처치

(1) 적어도 수술 8시간 전부터는 금식이 필요하다.

(2) 수술 전에 혈색소를 다시 한 번 검사하고 indirect Coombs test를 시행하여 양성이 나오면 수혈에 적합한 피를 미리 확보해 둔다.

(3) 위 내용물의 흡인으로 인한 폐 손상을 방지하기 위해 수술 전에 제산제를 투여한다.

(4) 수술 부위의 면도는 수술 당일에 시행한다. 이는 wound infection을 감소시키는 방법이다.

### 2) Intravenous fluid

(1) 평균적인 제왕절개술의 실혈량은 1500cc 정도이다.

(2) 수술 시간 동안과 이후에 대개 1~2L의 수액을 보충하고 혈압과 소변량을 면밀히 관찰하여야 한다.

### 3) 수술 후 감염의 예방

(1) 열성 질환(febrile morbidity)은 제왕절개술에서 흔히 나타난다.

(2) 이를 예방하기 위해 cephalosporin이나 광범위 penicillin제제를 분만 후 single dose로 투여하기를 추천한다.

### 4) 회복실 관리

수술이 끝나고 회복실로 산모가 오면 자궁 수축 정도와 질출혈 여부를 반드시 확인한다.

### 5) Subsequent care

(1) Analgesia

평균 몸무게의 여성은 통증을 호소할 경우 meperidine 75~100mg 혹은 morphine sulfate 10~15mg을 필요한 경우 매 3시간마다 근육주사 할 수 있다.

(2) Vital sign

① 병실로 돌아온 후 최소한 처음 4시간 동안은 1시간마다 활력 증후를 체크하고 그 이후로는 4시간 간격으로 체크한다.

② 소변량이 시간당 30cc 이하인 경우 환자를 주의깊게 살펴보아야 한다.

(3) Bladder and bowel function

① 요도관(foley catehter)은 수술 후 12시간이 경과하면 제거할 수 있다. 이후 산모가 스스로 배뇨하는지를 자세히 관찰한다.

② 별 문제가 없었던 제왕절개술의 경우 수술 후 8시간이 경과하면 고형식을 섭취할 수 있다.

(4) Ambulation

수술 후 조기 보행은 정맥 혈전증(venous thromboembolism) 및 폐색전증(pulmonary embolism)을 예방하는데 중요하다.

(5) Wound care

피부 봉합은 수술 후 4일째 제거할 수 있지만 비만과 같이 wound seperation의 위험성이 큰 산모의 경우 7~10일까지 봉합을 남겨둔다.

(6) 검사실 검사

수술 다음 날에는 혈색소 수치를 검사하여 많이 감소하였을 경우 원인을 규명한다.

(7) Breast care

모유수유는 수술 당일부터 시작할 수 있다.

(8) 퇴원

① 합병증이 없는 경우 수술 후 3~4일 째 퇴원할 수 있다.

② 수술 후 합병증을 발견하기 위한 첫 산후 진찰은 분만 1~3주경에 시행하도록 한다.

## 4.10 Prior cesarean delivery

### 1. 이전 임신에서 제왕 절개술을 받은 산모의 분만 방식

#### 1) 반복 제왕 절개술(repeat cesarean delivery)

(1) 1910년대부터 오랜 기간 동안 신념처럼 받아들여진 분만 방식으로 당시에는 한번이라도 제왕절개를 시행한 여성은 다음에도 제왕절개술로 분만하였다.

(2) 당시에는 자궁 절개 방식으로 추후에 자궁 파열 가능성이 매우 높은 classical vertical incision을 흔히 사용했기 때문에 이를 당연한 것으로 생각하였다.

## 2) VBAC(vaginal birth after cesarean)

(1) 정의

VBAC이란 이전 임신에서 제왕절개를 시행한 후 다음 임신에서 질식 분만을 시도하는 것을 의미한다.

(2) 도입 배경

① 1950년대부터 자궁 파열 위험성이 낮은 low transverse uterine incision이 널리 시행되었다.

② 이후 1980년대에 제왕 절개의 빈도가 급격히 높아지면서 의료 비용을 감소시키기 위한 목적으로 VBAC이 활성화 되었다.

③ 실제로 1988년 미국 산부인과 학회에서는 low transverse uterine incision을 사용한 제왕절개술을 한 번만 시행한 산모에서는 VBAC을 시행할 것을 권고한 바 있다.

(3) 위험성

① 태아의 위험성

- 진통 도중에 자궁이 파열될 경우 태아 사망 혹은 저산소성 허혈성 뇌증(hypoxic ischemic encephalopathy)의 위험성이 높아진다.
- VBAC으로 인한 대략적인 태아 손상 위험성은 0.1% 정도이다.

② 산모의 위험성

- 반복 제왕 절개술과 비교했을 때 산모 사망률(maternal mortality rate)은 통계적으로 큰 차이가 없다.
- 반복 제왕 절개술과 비교했을 때 수혈, 자궁 적출술, 자궁 감염 등의 모체 이환률(maternal morbidity)에 대해서는 연구마다 다른 결과를 보여 명확한 결론이 도출되지는 않았다.

(4) VBAC을 시도해 볼 수 있는 산모의 선별 기준

① VBAC을 시행할 경우 절대적으로 안전하다고 보장할 수 있는 산모는 없다.

② 하지만 미국 산부인과 학회에서 제정한 VBAC을 시도해 볼 수 있는 산모의 선별 기준은 다음과 같다.

**표 4-18** Some Factors for Consideration in Selection of Candidates for Vaginal Birth after Cesarean Delivery(VBAC)

- One previous prior low-transverse cesarean delivery
- Clinically adequate pelvis
- No other uterine scars or previous repture
- Physician immediately available throughout active labor capable of monitoring labor and performing an emergency cesarean delivery
- Availability of anesthesia and personnel for emergency cesarean delivery

(5) 최근의 추세

① VBAC은 1990년대 초반부터 점차 증가하였으나 1990년대 중반부터 그로 인한 합병증들이 예상 외로 심각하다는 사실이 보고되면서 그 시행 빈도가 급격히 감소하였다.

② 반복 제왕 절개술과 VBAC 중에 어떤 분만 방식이 더 좋은가에 대해서는 아직도 논란 중이며 최근에는 자궁 파열의 가능성이 낮은 산모만을 주의 깊게 선별하여 VBAC을 시행하는 추세에 있다.

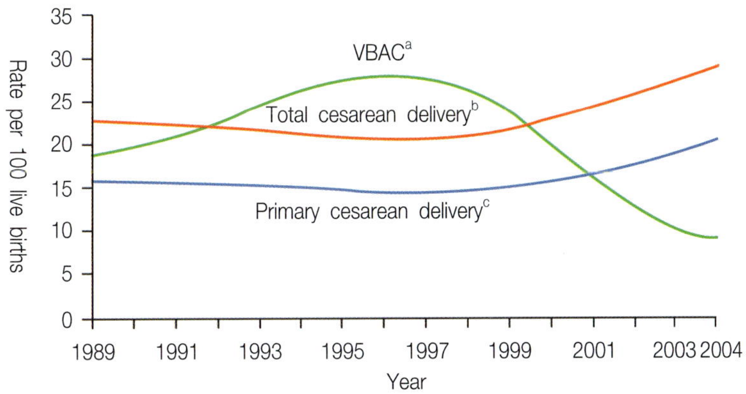


**그림 4-97** Total and primary cesarean delivery rates and vaginal birth after previous cesarean(VBAC) rate: United States, 1989~2004. aVBAC=number of vaginal births after previous cesarean delivery per 100 births. bPercentage of all live births by cesarean delivery. cNumber of primary cesarean deliveries per 100 live births to women without a prior cesarean delivery. From National Institutes of Health State-of-the-Science Conference Statement, 2006.

## 2. VBAC의 성공에 영향을 미칠 수 있는 요소

### 1) 자궁 절개 방식

(1) 이전 제왕절개술 당시에 시행한 자궁 절개 방법에 따라 VBAC의 자궁 파열 위험성이 달라진다.

4 진통과 분만

(2) Lower uterine segment transverse incision이 가장 위험성이 낮고 uterine fundus까지 절개하는 classical incision이 가장 위험성이 높다.

**표 4-19** Estimated Risks for Uterine Rupture in Women with a Prior Cesarean Delivery

| Prior Uterine Incision | Estimated Rupture(%) |
|---|---|
| Classical | 4~9 |
| T - shaped | 4~9 |
| Low - vertical | 1~7 |
| Low - transverse | 0.2~1.5 |

## 2) 자궁 기형

Unicornuate, bicornuate uterus 등의 자궁 기형을 가지고 있는 여성에서 VBAC을 시도할 경우 자궁 파열의 가능성이 8%에 육박한다.

## 3) 자궁 파열의 기왕력

이전에 자궁 파열을 경험한 여성은 재발할 가능성이 매우 높다.

## 4) 자궁 봉합 방식

(1) 자궁 절개선을 봉합할 때 한 층으로 봉합하는 방법과 두 층으로 봉합하는 방식이 있는데 이는 수술자의 취향에 따라 선택할 수 있다.

(2) 보통 절개선을 한 층으로 봉합할 경우 자궁 파열이 더 흔히 나타난다고 생각하기 쉽지만 이는 아직 결론지어진 바가 없다.

## 5) 분만 사이의 간격

(1) 제왕절개를 시행한 후 절개 상처와 반흔이 완전히 회복될 때까지는 일정 시간이 필요하다.

(2) 따라서 분만 사이의 간격이 좁을수록 자궁 파열의 위험성은 높아진다.

## 6) 이전 제왕절개술의 횟수

이전에 제왕절개술을 시행한 횟수가 많을수록 자궁 파열의 위험성은 커진다.

## 7) 이전 제왕절개술의 이유

(1) 이전에 제왕절개술을 시행한 이유에 따라 VBAC의 성공률이 달라진다.

(2) Breech presentation이나 fetal distress 때문에 제왕절개술을 시행한 경우 VBAC의

성공률이 높은 반면 dystocia로 인해 제왕절개술을 시행한 경우에는 VBAC의 성공률이 현저히 떨어진다.

### 8) 태아의 크기

아직 입증된 바는 없지만 일반적으로 태아의 몸무게가 많을수록 자궁 파열의 위험성이 커진다.

### 9) 비만

산모의 몸무게가 많을수록 VBAC의 성공률은 떨어진다.

## 3. 진통과 분만시 고려 사항

### 1) 반복 제왕 절개술을 시행할 경우의 주의 사항

(1) 태아 성숙도 측정의 필요성

① 최근의 연구 결과에 의하면 39주 이전에 분만을 시행할 경우 신생아의 사망률과 이환률이 매우 증가한다고 밝혀진 바 있다.

② 따라서 미국 소아과 학회와 산부인과 학회에서는 39주 이전에 태아를 분만할 경우에는 반드시 태아의 성숙 여부를 살펴봐야 한다고 밝혔다.

(2) 태아 성숙의 기준

**표 4-20** Criteria for Establishment of Fetal Maturity

| Fetal maturity may be assumed if one of the following criteria is met: |
| --- |
| 1. Fetal heart sounds have been documented for 20 weeks by nonelectronic fetoscope or for 30 weeks by Doppler ultrasound. |
| 2. It has been 36 weeks since a positive serum or urine hCG pregnancy test was performed by a reliable laboratory. |
| 3 A sonographic measurement of the crown-rump length, obtained at 6 to 11 weeks, supports a current gestational age of 39 weeks or more. |
| 4. Clinical history and physical and sonographic examination performed at 12 to 20 weeks support current gestational age of 39 weeks or more. |

① 39주 이전에 반복 제왕 절개술을 시행할 경우에는 상기 4가지 태아 성숙 기준에 합당한지를 평가해야 한다.

② 상기 4가지 태아 성숙 기준 중에 하나도 만족하는 것이 없을 경우 분만에 앞서 양수 검사를 통해 태아의 폐 성숙도를 측정하거나 자연적으로 진통이 올 때까지 기다려야 한다.

### 2) 유도 분만

(1) Oxytocin

① VBAC을 시행할 때 옥시토신을 이용하여 유도 분만을 시도할 경우 자궁 파열의 위험성이 높아진다.

② 따라서 oxytocin을 사용해야 할 경우에는 주의 깊은 산모의 관찰이 필요하다.

(2) Prostaglandin

VBAC을 시행할 때 prostaglandin을 통해 자궁 경부를 숙화시키고자 할 경우 자궁 파열의 위험성은 극히 높아진다. 따라서 꼭 필요한 경우가 아니면 사용하지 않는다.

### 3) Epidural analgesia

(1) 자궁 파열의 주된 증상은 태아 심박동수의 저하이고 통증과 출혈은 10%에서만 나타난다.

(2) 통증을 느끼지 못하여 자궁 파열의 진단이 늦추어지는 경우는 거의 없으므로 VBAC에서 무통 분만은 위험하지 않다.

## 4. Uterine rupture

### 1) 분류

(1) Complete rupture

자궁 전층이 갈라진 경우를 의미한다.

(2) Incomplete rupture

① 자궁 근층은 갈라졌지만 근육을 덮고 있는 복막(visceral peritoneum)은 손상되지 않은 경우를 말한다.

② Uterine dehiscence라고도 일컫는다.

### 2) 진단

(1) 증상과 진찰 소견이 애매하여 다른 질환으로 오인되기 쉽다.

(2) 가장 흔한 임상 소견은 갑작스러운 태아 심박동수의 저하이다.

(3) 통증이나 압통은 실제로는 잘 나타나지 않는 경우가 많으므로 항상 의심하는 자세가 필요하다.

### 3) 예후

(1) 태아 사망률은 50~75%에 달한다.

(2) 진단 즉시 재빨리 개복술을 시행하는 것이 중요하고 완전히 태반이 떨어져나간 경우에 태아 생존률은 급격히 낮아진다.

(3) 산모의 예후는 태아보다는 좋은 편이지만 빨리 진단되지 않을 경우 출혈 등으로 인해 사망할 수도 있다.

## 4.11 Abnormalities of placenta, umblical cord, and membrane



### 1. 태반의 이상

#### 1) 비정상적인 모양의 태반

(1) Multiple placenta

① 정상적으로 다태아의 경우가 아니라면 태반은 하나이다.

② 태반이 일반적인 하나의 둥근 원반 형태를 취하지 않고 엽(lobe)모양으로 나누어져 여러 개의 태반이 존재하는 것처럼 보이는 경우를 말한다.

(2) Succenturiate placenta

① 넓게 보면 multiple placenta의 일종으로 생각할 수 있다.

② 하나 혹은 그 이상의 작은 accessory lobe가 main placenta에서 어느 정도의 거리를 두고 존재하는 것을 의미한다.

③ 분만 후에 accessory lobe는 때때로 자궁에 잔류될 수 있으며 이로 인해 심각한 출혈이 발생할 수 있다.

(3) Membranaceous placenta

① 매우 드문 모양의 태반이다.

② 모든 태아막이 functioning villi로 덮이고 얇은 막 형태의 태반이 chorion 전체를 둘러싸고 있는 경우를 말한다.

(4) Ring - shaped placenta

① Membranaceous placenta의 변종으로 매우 드문 형태의 태반이다.

② 태반이 원반 모양으로 생기지 않고 반지 형태를 가지고 있는 경우를 말한다.

③ Antepartum & postpartum bleeding, fetal growth restriction과 연관성이 높다.

(5) Fenestrated placenta

① 원반 모양 태반의 중심 부위가 소실되어 있는 태반을 말한다.

② 대개의 경우 chorionic plate는 그대로 남아 있고 villous tissue만 소실되어 있다.

## 2. 태아막의 이상

### 1) Meconium staining

(1) 양수 내에 태변(meconium)이 존재하는 것으로 15% 내외의 빈도를 보인다.

(2) Perinatal morbidity와 mortality가 증가하고 모체의 amnionic fluid embolism의 위험성 역시 증가한다.

### 2) Chorioamnionitis

(1) 태아막의 감염을 의미하고 prolonged membrane rupture, long labor와 관련성이 있다.

(2) 항생제 치료와 신속한 분만이 필요하다.

## 3. 탯줄의 이상

### 1) 탯줄의 길이

(1) 탯줄의 평균 길이는 37cm 정도이다.

(2) 짧은 길이의 탯줄은 태아 성장 제한, 선천성 기형, 태아 사망과 관련성이 있다.

(3) 긴 길이의 탯줄은 탯줄의 엉킴, 태아 곤란증, 태아 기형, 주산기 사망과 관련성이 있다.

### 2) Cord coiling

(1) 탯줄 혈관들은 탯줄을 따라 나선형으로 주행하여 탯줄의 특징적인 coil 모양을 형성한다.

(2) Hypocoiled cord는 태변 착색, 조산, 태아 곤란증 등과 관련성이 있다.

(3) Absent cord twisting은 velamentous cord insertion과 연관성이 있다.

### 3) Single umbilical artery

(1) 정의

탯줄은 두 개의 탯줄 동맥과 하나의 탯줄 정맥을 가지는 것이 정상인데 탯줄 동맥이 하나만 존재하는 경우를 말한다.

(2) 빈도

신생아 중의 0.6% 정도와 주산기 사망 태아 중의 1.9%에서 발견된다.

(3) 임상적 중요성

① 이러한 탯줄을 가지고 태어나는 태아의 25%는 선천성 기형을 가지고 있다.

② 초음파 소견에서 다른 동반 기형을 가질 확률은 10~50% 정도이고 이럴 경우

예후는 좋지 않다.

## 4) Cord insertion

(1) 정상적인 탯줄 부착 부위

탯줄은 정상적으로 태아 쪽 태반의 중심 부위에 부착된다.

(2) 탯줄 부착의 이상

① Furcate insertion

- Furcate란 두 갈래로 갈라진 상태를 나타내는 형용사이다.
- 탯줄이 태반에 부착되기 이전부터 탯줄 혈관이 따로 갈라져 나와 태반에 부착된 경우를 말한다.
- 혈관이 쉽게 꼬이고 혈전이 잘 생긴다.

② Marginal insertion

- 탯줄이 태반 중심 부위가 아닌 가장자리에 부착된 경우를 말한다.
- 만삭 태반의 약 7%에서 발견되고 임상적으로 큰 의미는 없다.

③ Velamentous insertion

- 탯줄이 태반 가장자리에서 일정 거리 떨어져 있는 양막에 부착된 경우를 말한다.
- 임상적으로 출혈의 위험이 높고 다태아에서 흔히 발견된다.

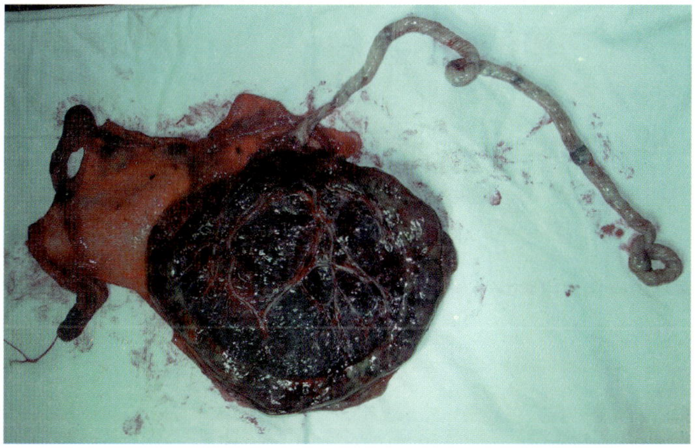

그림 4-98 Velamentous insertion. 탯줄이 태반이 아닌 양막에 부착되어 있다. 태반도 특이한 형태를 지니고 있는데 주획태반의 대표적인 예이다.

④ Vasa previa

- 정의

태아 혈관이 태아의 선진부 아래에 위치하는 cervical os 부근을 지나가는 경우를 말한다.

- 진단

  촉진, 육안 관찰, 초음파 등의 방법을 통해 선진부 아래 양막의 태아 혈관을 발견하면 진단이 가능하다.

- 관련 인자

  대부분 velamentous insertion, marginal cord insertion, succenturiate placenta과 연관성을 가지고 나타난다.

- 임상적 중요성

  양막이 파수될 경우 태아 혈관이 파열되어 태아가 즉사할 수도 있다.

## 5) 탯줄 혈액 순환의 이상

(1) 탯줄 매듭(knot)

① 태아의 움직임으로 인해 탯줄이 매듭을 형성하면서 묶인 것을 말한다.

② 1% 정도의 빈도를 보이고 monoamnionic twin에서는 더욱 흔하다.

③ 탯줄의 혈액 순환을 방해하여 심한 경우 태아 사망을 유발할 수 있다.

(2) 탯줄 고리(loop)

① 탯줄이 고리를 형성하여 태아의 몸 일부를 감고 있는 것을 말하며 목을 감는 경우(nuchal cord)가 가장 흔하다.

② 진통이 시작되기 전에는 큰 임상적 영향을 미치지 않지만 진통이 시작되고 태아가 하강하기 시작하면 자궁 수축으로 인해 탯줄이 압박을 받아 태아 심박동의 저하를 야기할 수 있다.

(3) 탯줄의 비틀림(torsion)과 협착(stricture), 얽힘(entwining)

① 태아의 움직임으로 인해 탯줄이 비틀리게 되면 태아 순환에 장애가 올 수 있다.

② 탯줄이 협착될 경우 사산이 유발될 수 있다.

③ Monoamnionic twin에서 두 태아의 탯줄이 서로 얽힐 경우 태아 사망이 야기될 수 있다.

# Chapter 4 진통과 분만

## 4.1 Normal labor and delivery

### ❑ Mechanism of labor

1) Lie, presentation, attitude, and position

(1) Fetal lie(태축)

① 정의 : 산모의 장축과 태아의 장축간의 관계

② 분류 : Longitudinal lie, Transverse lie, Oblique lie

③ Transverse lie의 원인★ : Multiparity, Placenta previa, Hydramnios, Uterine anomaly

(2) Fetal presentation(태위)

① 선진부(presenting part) : 산도(birth canal)에 가장 먼저 도달할 것으로 예상되는 태아의 신체 부위

② Cephalic presentation

- Vertex presentation
  - Occipital fontanel이 선진부, cephalic presentation의 대부분을 차지
  - 가장 흔함
- Face presentation : 목이 뒤로 급격히 젖혀져서 얼굴이 선진부인 경우
- Sinciput presentation : Anterior fontanel이 선진부
- Brow presentation : 이마가 선진부

③ Breech presentation

- Frank Breech presentation
- incomplete or complete Breech presentation

④ Shoulder presentation : 어깨가 선진부

(3) Fetal attitude or posture(태세)

(4) Fetal position(태향)

① 태아 선진부의 일정 부위가 모체 산도의 오른쪽과 왼쪽 중에 어느 쪽에 있는지를 표기하는 용어★

② 기준점 : occiput, chin, sacrum, acromion

2) 태위와 태향의 진단법

(1) Abdominal palpation(Leopold maneuvers)

① First maneuver : Uterine fundus에 태아의 어느 부위가 있는지를 확인하여 presentation을 알 수 있는 단계

② Second maneuver

- 태아의 등과 사지가 어디에 있는지를 구분할 수 있는 단계이다.
- 손바닥을 산모 복부의 양쪽에 각각 대고 부드럽게 압박을 가함

③ Third maneuver

- 태아의 engagement 여부를 확인하는 단계로 한 손의 엄지손가락과 다른 손가락들을 이용하여 치골 결합 바로 위쪽의 복부 아랫부분을 촉지
- 산모의 하복부를 잡았을 때 태아가 쉽게 움직인다면 아직 engagement되지 않았다는 것을 의미

④ Fourth maneuver

- 이전 수기들과는 반대로 검사자가 환자의 머리 쪽으로 올라가서 발쪽을 바라보고 양 손의 엄지, 검지, 중지로 pelvic inlet 방향으로 깊이 압력을 가함
- 태아 머리 돌출 부위가 가슴 쪽 혹은 등 쪽 중에 어디로 향하는지와 태아의 하강이 어느 정도 이루어졌는지를 간접적으로 확인하는 단계

(2) 내진

① Vertex presentation - suture와 fontanel을 파악할 수 있어 태위, 태향 구분

② Face presentation : 태아의 얼굴 촉지
③ breech presentation - sacrum의 여러 기관을 촉지하여 태향 판단

(3) 청진
(4) Ultrasonography and radiography

### 3) Labor with vertex(occiput) presentation

(1) Overview
① 빈도 : 전체 분만의 95%
② 분류
- Occiput transverse(OT) position
  - sagittal suture가 산모의 transverse pelvic diameter에 나란하게 위치하는 태향(position)
  - Occiput이 산모의 왼쪽에 있을 경우 LOT, 오른쪽에 있을 경우 ROT position이라 지칭
  - LOT > ROT position
- Occiput anterior(OA) position
  - occiput이 transverse position에 비해 45도 앞으로 위치하는 태향
  - LOA > ROA position
- Occiput posterior(OP) position
  - occiput이 transverse position에 비해 45도 뒤로 위치하는 태향
  - Vertex presentation의 20%, ROP > LOP

(2) 분만 기전(Cardinal movement)
① Occiput anterior position
- Engagement(진입)
  - 태아 머리의 가장 긴 직경인 biparietal diameter가 pelvic inlet을 통과하는 것
  - Asynclitism : anterior, posterior asynclitism
- Descent(하강)
  하강을 유발하는 힘★ : 양수 압력, 자궁 수축, 산모의 복근 수축, 태아의 신전
- Flexion(굴곡) : 이 과정으로 인해 태아가 골반강을 통과하는 과정에서의 머리의 앞뒤 직경이 긴 occipitofrontal diameter에서 짧은 suboccipitobregmatic diameter로 대치됨에 따라 하강이 훨씬 쉬워짐★
- Internal rotation(내회전) : occiput이 symphysis pubis 쪽으로 rotation되는 과정
- Extension(신전)
  신전이 일어나는 이유★ : 산도를 구성하는 골반 앞쪽의 길이가 뒤쪽의 길이보다 짧아 태아의 얼굴 쪽이 훨씬 긴 거리를 이동하여야 하기 때문
- External rotation(외회전)
- Expulsion(만출)

### 4) Change in shape of fetal head

(1) Caput succedaneum(산류) : 출생 후 점차적으로 크기가 줄어들며 대개 24～36시간 이내에 완전히 소실됨
(2) Molding(소형, 거푸집 현상)
① 외부 압력에 의해 태아 머리 모양이 변화를 지칭하는 용어
② suboccipitobregmatic diameter가 0.5～1.0cm까지 감소 가능
③ occipital bone이 parietal bone의 margin밑으로 들어가서 일어남

## ❑ Characteristics of normal labor

### 1) 진통 단계

(1) First stage of labor
① 정의

자궁 경관이 완전히(10cm) 열릴 때까지

② 분류

- Latent phase(잠복기)
  - 자궁 경부가 3~5cm 열릴 때까지
  - 초산모에서는 20시간 이상, 경산모에서는 14시간 이상 지속될 경우 prolonged latent phase
- Active phase(활성기)
  - 자궁 경부가 3~5cm 열릴 때부터 완전히 열릴 때까지
  - 이 시기의 진통 이상은 protraction disorder와 arrest disorder

(2) Second stage of labor : Cervix가 완전히 열린 시점부터 태아가 만출될 때까지

(3) Third stage of labor : 태반 및 태아막이 만출될 때까지의 기간

(4) Fourth stage of labor : 태반 만출 직후부터 약 1시간 동안의 기간

### 2) 진통의 기능적 분류

(1) Preparatory division

① 진통 1기의 잠복기+활성기 중의 가속기

② Cervix의 구성 성분 중에 결합 조직에 상당한 변화

③ 안정제나 마취제에 상당히 예민

(2) Dilatational division

① 진통 1기의 활성기 중의 절정기

② 진정제나 마취제에 거의 영향을 받지 않는 시기

(3) Pelvic division

① 진통 1기의 활성기 중의 감속기+진통 2기

② Cardinal fetal movement가 일어나는 시기★

## ❑ Management of normal labor and delivery

### 1) 입원시 확인 사항

(1) 진통의 진단

① True labor

- 진통 간격이 규칙적
- 진통 간격이 점차 짧아짐
- 진통 강도가 점차 커짐
- 등과 복부에 통증을 느낌
- 자궁 경부가 열림
- 진정제에 의해 통증이 완화되지 않음

② False labor

- 진통 간격이 불규칙적
- 진통 간격이 지속적으로 길다
- 진통 강도가 변하지 않음
- 하복부에 통증을 느낌
- 자궁 경부가 열리지 않음
- 진정제에 의해 통증이 완화됨

(2) Electronic fetal heart rate monitoring

(3) 활력 징후와 산과력 조사

(4) 내진

① Detection of ruptured membrane

- 양막 파수의 임상적 의미
  - engagement전에 양막이 파열된다면 선진부에 의해 cord prolapse 혹은 cord compression이

발생할 가능성이 높아짐
- 곧 진통이 시작한다는 신호
- 만약 양막이 파수된 지 24시간 안에 분만이 되지 않을 경우 자궁내 감염의 위험
- 양막 파수의 진단
  - 시진
  - Nitrazine test
  - 그 밖의 진단 검사
    - 자궁 경관점액 fernlike pattern 관찰
    - 질 상부에서 AFP이 검출
    - 양수 내 태아세포에 대한 nile blue sulfate염색법
    - 복부를 통해 양막 내로 dye를 주입한 후 이 염색 물질이 질에서 관찰

② Cervical effacement

③ Cervical dilatation

④ Position of cervix

⑤ Station
- ischial spine에서 태아 선진부까지의 거리를 centimeter로 표현한 수치
- −5에서 +5까지의 범위로 정수값으로 표현
- 선진부가 pelvic inlet에 닿으면 −3, 선진부가 ischial spine선상일 때 0, 선진부가 pelvic outlet에 닿으면 +3

(5) Laboratory study

### 2) Management of first stage of labor

(1) Monitoring fetal well-being during labor ; 산모나 태아에 특별한 이상이 없다면 진통 1기에서는 30분마다, 진통 2기에서는 15분마다 태아 심음을 청취★

(2) Uterine contraction

(3) Maternal vital sign

(4) 내진

(5) Oral intake : 진통이 활발하거나 분만이 진행 중일 때는 음식물 섭취를 금지

(6) Intravenous fluid

(7) Maternal position during labor : 진통 1기에서 임산부는 편안한 자세를 취하면 되고 측와위가 좋음

(8) Amniotomy

① 장점
- 진통 촉진
- 양수의 태변 착색을 미리 감지
- 태아에 electrode를 직접 붙일 수 있고 자궁 내로 pressure catheter를
- 넣을 수 있음

(9) Urinary bladder function : 진통 1기에는 반드시 방광을 비우도록 함

### 3) Management of second stage of labor

(1) Monitoring : 15분마다 태아 심음을 청취하고 고위험 임신의 경우라면 5분마다 시행

(2) Maternal expulsive effort

① bearing down sensation

② 대변을 보고 싶은 욕구가 생김

③ 태아의 두피가 질 입구에서 보임

(3) 분만 준비

### 4) Spontaneous delivery

(1) 태아 머리의 분만

① 회음 절개(episiotomy) : 태아의 머리가 3∼4cm 보이게 되면 시행

② Ritgen maneuver

- 질 입구가 5cm 이상의 직경이 되었을 때 시행
- 태아 머리의 extension을 도와 태아 머리가 가장 작은 직경으로 질 입구를 통과하게 하는 효과

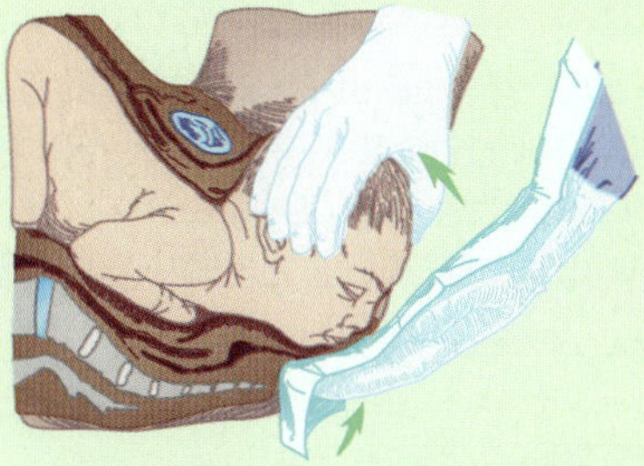

**Near completion of the delivery of the fetal head by the modified Ritgen maneuver.** Moderate upward pressure is applied to the fetal chin by the posterior hand covered with a sterile towel while the suboccipital region of the fetal head is held against the symphysis.

(2) 어깨의 분만

① 양손으로 태아의 머리의 양옆을 잡고 anterior shoulder를 분만 후 posterior shoulder를 분만

② 손가락을 태아의 겨드랑이 사이에 끼고 잡아당겨 분만을 할 경우 상지 신경이 손상을 받을 수 있으므로 주의

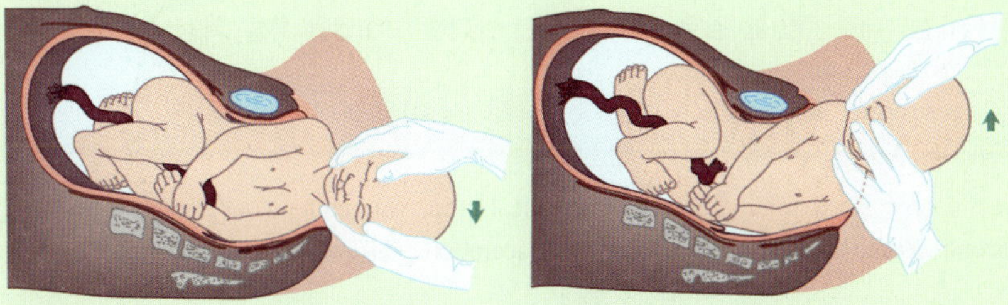

A B

**A,** Gentle downward traction to effect descent of the anterior shoulder. **B,** Delivery of the anterior shoulder completed; gentle upward traction to deliver the posterior shoulder.

(3) Clearing the nasopharynx

(4) Nuchal cord

① 탯줄이 목에 감긴 채 태어나는 것

② 일반적으로 큰 해를 끼치지는 않음

(5) Clamping the cord

① 분만 이후 약 3분 정도 신생아를 질 입구보다 낮은 곳에 위치시키면 태반에서 신생아 쪽으로 약 80mL 정도의 혈액이 이동하고 이는 신생아 빈혈을 예방하는데 도움이 됨

② 이후 탯줄을 두 군데에서 clamping하고 그 사이를 자름

### 5) Management of third stage of labor

(1) Overview : 태발이 자연적으로 배출될 때 까지 기다림

(2) 태반 분리 징후

① 자궁이 구형으로 변하고 단단해지는 것 (가장 먼저 나타나는 징후)

② 갑작스럽게 질 바깥으로 혈액 분출(gush)
③ fundus 상승
④ 탯줄이 질 바깥으로 흘러나옴

(3) 태반의 만출
① 과정
- 태반이 잘 만출되지 않을 경우 fundal pressure를 가하면 도움이 됨
- 태반이 분리되기 전에 제대 견인으로 차궁 속의 태반을 자궁 밖으로 당겨내는 것은 절대 금기, 이는 자궁 내번증으로 치명적인 출혈 초래하므로

② Manual removal of placenta : 태반이 잘 분리되지 않으며 급격한 출혈시 시도

### 6) Management of fourth stage of labor

(1) 임상적 중요성
① uterine atony로 인한 출혈을 주의깊게 관찰
② 태반, 양막, 제대 등의 기형 유무에 대한 조사

(2) 자궁 수축제
① 원리 : 자궁 수축에 의한 vasoconstriction
② 종류
- Oxytocin
  - 반감기 2~3분
  - 반드시 정맥 내로 주입
  - 약리학적 효과 : 일시적인 저혈압을 유발 Antidiuretic action
- Ergonovine and methylergonovine
  - 정맥내, 근육내, 경구 주입이 모두 가능
  - 정맥내로 주입할 경우 일시적이지만 심각한 고혈압을 유발 가능
- Prostaglandin
  postpartum hemorrhage가 예상되는 상황에서 이를 예방하고자 사용

### 7) 산도 열상의 분류

(1) First degree laceration : Fourchette, perineal skin, vaginal mucous membrane의 열상
(2) Second degree laceration : First degree laceration＋회음체를 구성하는 근막과 근육의 열상

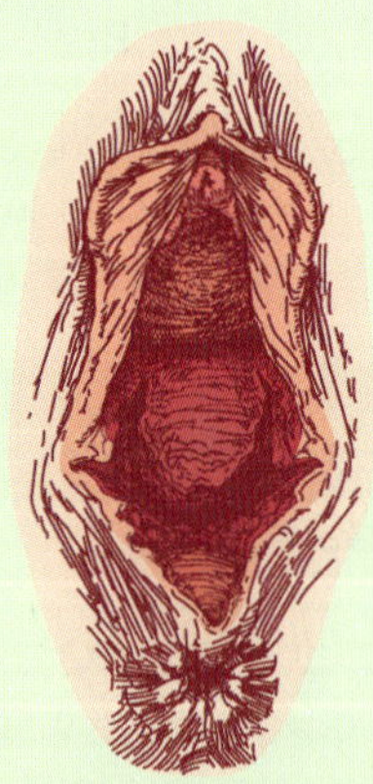

Deep second-degree laceration of the perineum and vagina.

(3) Third degree laceration : Second degree laceratio＋항문 괄약근의 열상
(4) Fourth degree laceration : Third degree laceration＋Rectal mucosa involve

### 8) Episiotomy

(1) 분류

① Midline episiotomy

② Mediolateral episiotomy

(2) 목적과 적응증

① 목적

- straight clean surgical incision만들어서 ragged laceration방지, 봉합도 쉽게함, fetus intracranial injury도 방지
- external anal sphincter, rectum 등의 posterior tear 확률이 높아지는 반면 urethra, labia 등의 anterior tear 확률은 감소

② 회음 절개의 적응증

- Shoulder dystocia
- Breech delivery
- Forceps or vacuum extractor delivery
- Occiput posterior position
- 회음 절개를 하지 않을 경우 회음부 파열이 발생할 것이 명백한 경우

(3) Midline versus mediolateral episiotomy

Midline Versus Mediolateral Episiotomy

| Characteristic | Type of Episiotomy | |
|---|---|---|
| | Midline | Mediolateral |
| Surgical repair | Easy | More difficult |
| Faulty healing | Rare | Mor common |
| Postoperative pain | Minimal | Common |
| Anatomical results | Excellent | Occasionally faulty |
| Blood loss | Less | More |
| Dyspareunia | Rare | Occasional |
| Extensions | Common | Uncommon |

① 비교

- Third, fourth degree extension이 흔한 것을 제외하고는 midline episiotomy가 더 좋음
- 3~4도 열상이 발생할 위험성이 높은 경우 mediolateral episiotomy가 더욱 합리적인 방법

② Risk factor for third & fourth degree laceration

- Nulliparity
- Second stage arrest of labor
- Persistent occiput posterior position
- Mid or low forcep
- Use of local anesthetics
- Asian race

(4) Episiotomy repair : 태반이 분만된 후 복원

## ❑ Active management of labor

## 4.2 Intrapartum assessment

### ❏ Electronic fetal monitoring

#### 1) 종류

(1) Internal electronic fetal heart rate monitoring
전극을 태아 두피에 삽입하여 심박수 측정

(2) External electronic fetal heart rate monitoring
태아의 심박동을 ultrasound Doppler principle을 이용하여 측정

#### 2) Fetal heart rate pattern

(1) Baseline fetal heart activity

① Rate

- 기본 개념
  - 기본적인 태아의 심박수는 16주에서 만삭까지 평균 24 bpm이 감소 (태아 심장의 부교감 신경 조절 능력이 성숙하기 때문)
  - 태아 심박수의 영향주는 요인
    - 임신 주수
    - 임신부의 체위
    - autonomic system의 regulation
    - 태아의 arterial chemoreceptor
- Bradycardia★
  - 정의 : 분당 110~120회 미만의 기초 태아 심박동이 15분 이상 나타남
  - 원인
    - Serious fetal compromise
    - Congenital heart block
    - 심각한 태아 손상
    - 제대 탈출
    - 태반 조기 박리
    - 자궁 파열
    - 모체 저체온
    - 자궁 과다 수축
    - 외상에 의한 출혈
    - paracervical anesthesia
    - 앙와위에 의한 저혈압
    - 모체의 저산소증
- Tachycardia
  - 정의 : 분당 160회 이상의 심박수
  - 원인★
    - Maternal fever from amnionitis : 가장 흔한 원인이다.
    - Fetal compromise
    - Cardiac arrhythmia
    - Maternal administration of parasympathetic(atropine) or sympathomimetic(terbutaline) drugs
- Wandering baseline

② Beat - to - beat variability

- 변동성의 감소나 소실은 심각한 태아 손상을 나타내는 징후
- 분류
  - Short - term variability
  - Long - term variability
- 임상적 이용 : 변동성의 소실은 태아 상태가 악화되었음을 나타내는 가장 믿을 만한 단독 지표가 됨
- Variability에 영향을 미치는 인자
  - Variability가 증가되는 경우

    - Fetal breathing
    - Fetal body movement
    - Advancing gestation
  - Variability가 감소되는 경우
    - Fetal inactivity
    - Serious fetal compromise
    - Fetal acidemia
    - Maternal acidemia
    - Maternal administration of analgesic drug during labor
    - Maternal administration of magnesium sulfate($MgSO_4$)

③ Cardiac arrhythmia

④ Sinusoidal heart rate

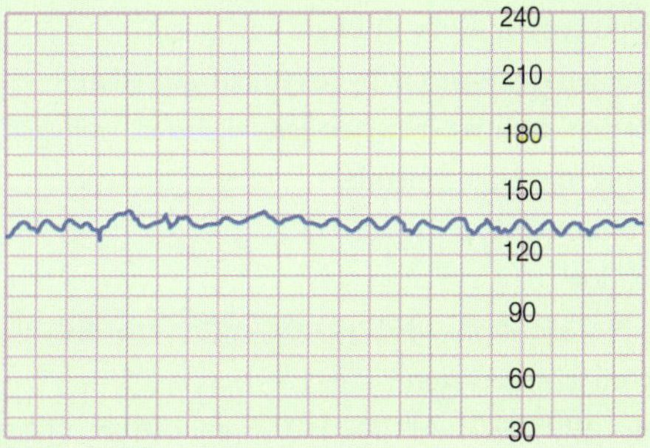


Sinusoidal fetal heart rate pattern associated with maternal intravenous meperidine administration. Sine waves are occurring at a rate of 6 cycles per minute.

- 정의
  - Baseline heart rate가 120~160회 사이에서 규칙적으로 진동
  - 5~15 bpm 이상의 진폭
  - 1분당 2~5 cycle 주기의 long - term variability
  - Short - term variability가 거의 없음
  - 일정 baseline을 기준으로 하여 위아래로 사인 곡선의 파동을 보임
  - Acceleration은 없음
- 원인
  - Serious fetal anemia★(d/t Rh - D isoimmunization, vasa previa파열, feto maternal hemorrhage, twin to twin transfusion)
  - Maternal administration of meperidine, morphine, alphaprodine, butorphanol
  - Amnionitis
  - Fetal distress
  - Umbilical cord occlusion

(2) 태아 심박동의 주기적인 변화

① Acceleration : 태아가 건강하다는 것을 시사

② Deceleration

- 정의 : early, late, variable의 세 가지 나눔
- 원인
  - Early deceleration : head compression★
  - Late deceleration : uteroplacental insufficiency★

- Variable deceleration : cord compression★

- Early deceleration
  - 정의 : 자궁 수축과 더불어 심박수가 점진적으로 감소
  - 임상적 특징
    - 심박수의 감소는 자궁 수축 강도에 비례
    - 심박수가 baseline에서 20~30bpm 이상 떨어지는 경우는 드묾
    - Fetal hypoxia나 acidemia, low Apgar score와는 연관성이 없음
  - 발생 기전 : 태아의 머리 압박
- Late deceleration
  - 정의 : 자궁 수축이 정점에 달하는 시점 후부터 심박수가 점진적으로 감소하다가 자궁 수축이 끝난 시점 이후에도 즉시 회복되지 않음
  - Lag period : 자궁 수축의 시작 시점과 심박수 감소의 시작 시점과의 시간 간격
  - Uteroplacental insufficiency와 관련된 원인
    - Maternal hypotension from epidural analgesia
    - Uterine hyperactivity caused by oxytocin stimulation
    - Maternal disease such as hypertension, diabetes, collagen - vascular disease
    - Severe chronic maternal anemia
    - Placental abruption
- Variable deceleration
  - 정의 : 심박수가 자궁 수축 시점과는 상관없이 갑작스럽게 감소하는 것
  - 발생 기전 : cord compression
  - 임상적 중요성 : 만약 태아 심박수가 70 bpm 이하로 감소하거나 deceleration이 60초 이상 지속된다면 임상적으로 의미가 있고 반드시 대처가 필요
- Prolonged deceleration
  - 정의 : 시작 시점에서 baseline으로 돌아올 때까지 걸린 시간이 2분 이상, 10분 미만인 deceleration
  - 원인★
    - Cervical examination
    - Uterine hyperactivity
    - Cord entanglement
    - Maternal supine hypotension
    - Epidural, spinal, paracervical analgesia
    - Maternal hypoperfusion or hypoxia
    - Placental abruption
    - Umbilical cord knots or prolapse
    - Maternal seizure including eclampsia and epilepsy
    - Application of fetal scalp electrode
    - Impending birth
    - Maternal Valsalva maneuver

## ❑ Other intrapartum assessment technique

1) Fetal scalp blood sampling
2) Scalp stimulation
3) Vibroacoustic stimulation
4) Fetal pulse oximetry
5) Fetal electrocardiography

### ❑ Fetal distress

1) 태아 곤란증의 진단
   (1) Late deceleration 혹은 moderate - to - severe variable deceleration이 variability가 없이 나타나는 경우
   (2) 5분 이상의 기간 동안 baseline fetal heart rate가 110 bpm 미만인 경우
2) Meconium in amnionic fluid
3) 치료
   (1) 태아 곤란증 치료의 기본 원칙
      ① 산모를 lateral position으로 변경
      ② 국소 마취에 의해 유발된 저혈압을 교정
      ③ Uteroplacental perfusion을 증진시키기 위해 oxytocin을 끊음
      ④ 내진을 시행하여 cord prolapse 등을 확인
   (2) 그 밖의 치료
      ① Tocolysis
         • 자궁 수축을 억제
         • Terbutaline이 대표적인 약제
      ② Amnioinfusion
         • 적응증
            – Treatment of variable or prolonged deceleration
            – Prophylaxis for cases of known oligohydramnios
            – Attempt to dilute or wash out thick meconium
4) Fetal brain damage
5) Current recommendation

### ❑ Intrapartum surveillance of uterine activity

#### 1) 측정 방법

(1) Internal uterine pressure monitoring
(2) External monitoring

#### 2) Patterns of uterine activity

(1) 몬테비디오 단위(Montevideo unit)
   ① 자궁 수축력을 표기하는 방법
   ② 10분 동안의 mmHg 단위로 측정한 일회 자궁 수축력 값을 모두 더하면 몬테비디오 단위가 된다

## 4.3 Obstetrical anesthesia

### ❑ General principle

1) Obstetrical anesthesia service
2) Principles of pain relief
3) 비약물 요법에 의한 통증 관리

### ❑ Analgesia and sedation during labor

1) Overview
2) 제제
   (1) 비경구 제제
      ① 종류
         • Meperidine & promethazine

- 50～100mg의 meperidine과 25mg의 promethazine을 같이 병용
- Meperidine은 태반을 통과할 수 있고 태아에 depressant effect를 유발가능

• Butorphanol(Stadol)
- 메페리딘에 비해 높은 효과
- 주요한 부작용으로는 졸림, 어지러움 등이 있고 neonatal respiratory depression은 메페리딘 보다 적은 것으로 보고

• Fentanyl

② Narcotic antagonist

(2) 흡입 진통제(nitrous oxide)

## ❑ 부위 마취(regional analgesia)

1) Sensory innervation of genital tract
2) 국소 마취제
3) 부위 마취 방법
    (1) Pudendal block
    (2) Paracervical block
    (3) Spinal(subarachnoid) block
    (4) Epidural analgesia

## ❑ 전신 마취(general anesthesia)

합병증 : 위장 내용물의 aspiration 역시 모성 사망의 주요 원인이므로 금식, 제산제 투여 등의 예방 요법이 중요

# 4.4 Dystocia(abnormal labor)

## ❑ 난산(dystocia)

1) Overview
2) 난산의 원인 분류
    (1) Power : 모체의 만출력 또는 자궁 수축력의 이상이 있을 때
    (2) Passenger(fetus) : 태아의 태위나 태향 및 발육에 이상이 있을 때
    (3) Passage(pelvis) : 모체의 골반에 이상이 있거나 산도가 너무 좁을 경우

## ❑ Abnormalities of expulsive forces(uterine dysfunction)

### 1) Uterine dysfunction의 종류

(1) Hypotonic uterine dysfunction

자궁 수축의 강도가 약하여 자궁 경부 개대가 원활하지 않는 경우

(2) Hypertonic uterine dysfunction(incoordinate uterine dysfunction)

자궁 수축이 자궁의 여러 군데에서 각각 비동시적(asynchronous)으로 발생하거나 비정상적으로 자궁의 중간 구역에서 강하게 일어나서 효과적인 자궁 수축이 야기되지 못하는 경우

### 2) Labor abnormality

(1) 용어

① 지연 장애(protraction disorder) : 정상적인 진통의 진행보다 속도가 느린 경우

② 정지 장애(arrest disorder) : 진통의 진행이 정지한 경우

(2) 시기에 따른 분류

① Active - phase disorder

• 진단 기준

- Arrest disorder의 전제 조건
  - Latent phase가 완료되고 자궁 경부는 4cm 이상 개대되어야 함
  - 자궁 수축력이 200 Montevideo unit 이상임에도 불구하고 2시간 이상 자궁 경부 변화가 없어야 함

② Second - stage disorder

- Prolonged second stage
  - 초산모에서는 부위 마취를 시행하지 않은 경우 2시간 이상, 부위 마취를 시행한 경우 3시간 이상 지연된 경우에 진단
  - 경산모에서는 부위 마취를 시행하지 않은 경우 1시간 이상, 부위 마취를 시행한 경우 2시간 이상 지연된 경우에 진단

Abnormal Labor Patterns, Diagnostic Criteria, and Methods of Treatment

| Labor Pattern | Diagnostic Criteria | | Preferred Treatment | Exceptional Treatment |
|---|---|---|---|---|
| | Nulliparas | Multiparas | | |
| Prolongation Disorder (Prolonged latent phase) | >20hr | >14hr | Bed rest | Oxytocin or cesarean delivery for urgent problems |
| Protraction Disorders | | | | |
| 1. Protracted active - phase dilatation | <1.2cm/hr | <1.5cm/hr | Expectant and support | Cesarean delivery for CPD |
| 2. Protracted descent | <1.0cm/hr | <2cm/hr | | |
| Arrest Disorders | | | | |
| 1. Prolonged deceleration phase | >3hr | >1hr | Oxytocin without CPD | Rest if exhausted |
| 2. Secondary arrest of dilatation | | | | |
| 3. Arrest of descent | >2hr | >2hr | Cesarean delivery with CPD | Cesarean delivery |
| 4. Failure of descent | >1hr, with no descent in deceleration phase or second stage | >1hr | | |

CPD = cephalopelvic disproportion

### 3) 진통 시간과 관련된 요소

(1) Epidural analgesia
(2) Chorioamnionitis
(3) Maternal position during labor
(4) Immersion in water(수중분만)

## ❑ Fetopelvic disproportion

### 1) 산모 골반과 난산과의 관계

(1) 임상적 중요성
(2) 분류

① Contracted pelvic inlet

- 정의 : 임상적으로는 diagonal conjugate를 측정하여 이것이 11.5cm보다 작을 경우
- 중요성 : Cord prolapse의 가능성도 높음

② Contracted midpelvis

- Contracted midpelvis의 정의
  - Interspinous diameter와 posterior sagittal diameter의 합이 13.5cm 미만일 때
  - Interspinous diameter가 8cm 미만일 때
- 중요성 : 내진 소견에서 spine이 뾰족하거나 골반벽이 안쪽으로 모아지는 소견이 있으면 의심

③ Contracted pelvic outlet
- Interischial tuberous diameter가 8cm 미만일 때로 정의
- 거의 대부분은 midpelvis의 contraction과 동반

④ Pelvic fracture and rare contracture

(3) Estimation of pelvic capacity

### 2) 태아와 난산과의 관계

(1) 태아의 크기

(2) 태위와 태향

① Face presentation
- 정의 : Mentum posterior position은 태아의 이마가 산모의 치골 결합에 걸리기 때문에 난산의 원인이 될 수 있고 진통 과정 중에 mentum anterior position으로 rotation되면 성공적인 질식 분만이 가능
- 진단 : 내진을 통해 태아의 입과 코 등을 촉지하여 진단
- 원인
  - Marked enlargement of neck
  - Coil of cord about neck
  - Anencephalic fetus
  - Contracted pelvis
  - Large fetus
  - High parity and pendulous abdomen

② Brow presentation
- 복부 촉진과 내진을 통해 진단, 원인은 face presentation과 같음
- 질식 자연 분만은 불가능

③ Transverse lie
- 진단 : 시진과 복부 촉진, 초음파 등으로 쉽게 진단
- 원인
  - Abdominal wall relaxation from high parity
  - Preterm fetus
  - Placenta previa
  - Abnormal uterine anatomy
  - Excessive amnionic fluid
  - Contracted pelvis
- Neglected shoulder presentation
  - 자연 분만이 불가능
  - 대표적인 응급 상황, 자궁 파열이 발생 가능
- Management
  - External version을 통해 태향을 longitudinal lie로 전환가능. 하지만 이것이 실패한다면 제왕절개를 통한 분만이 필수
  - vertical incision을 시행하는 것이 바람직

④ Compound presentation
- 정의 : 선진부 옆으로 태아의 팔다리 중에 하나가 빠져 나와 골반에서 선진부를 형성하고 있는 태위

- 예후와 치료
  - 주산기 사망률이 증가
  - 대부분의 경우 빠져나온 손이나 발이 분만을 방해하지 않으므로 그대로 내버려 두고 자연 분만을 시도 가능

⑤ Persistent occiput posterior position

- 원인과 예후
  - Midpelvis의 transverse narrowing이 주된 원인
  - 대부분의 occiput posterior position은 진통 도중에 스스로 occiput anterior position으로 변화되면서 별 문제없이 자연 분만
  - 만약 후방 후두위가 지속될 경우 성공적인 질식 분만도 가능하나 난산으로 인한 제왕 절개술이 필요할 수 있음
- Outcome
  - 발생할 수 있는 모든 분만 합병증 빈도가 증가
  - 제왕절개 분만율은 60%

(3) Shoulder dystocia

① Overview

- 0.6~1.4%의 빈도
- 태아의 어깨가 커서 머리가 분만된 이후에 어깨가 잘 분만되지 않을 때

② 산모와 태아에 미치는 영향

- Maternal consequences
  Uterine atony, cervical laceration 등으로 인한 postpartum hemorrhage가 가장 중요
- Fetal consequences
  - 심각한 fetal morbidity와 mortality를 유발
  - 25%에서 태아 손상
  - 가장 흔한 손상은 Erb 혹은 Duchenne brachial plexus palsy
  - Clavicle 혹은 humerus fracture, 심한 경우에는 태아 사망

③ 예측과 예방

- Risk factor
  - 모체측 위험요인★ : Obesity, multiparity, diabetes, postterm pregnancy
  - 분만 과정 중의 위험요인 : Midforceps delivery
  - 태아측 위험요인 : 거대 태아(macrosomia)
- 예방 : 예방하는 것은 불가능

④ 치료

- 기본 원칙 : 태아의 어깨를 최대한 빨리 분만시켜 head to body delivery interval을 단축시키는 것이 가장 중요
- 치골하부에 꽉 끼인 태아의 앞쪽 어깨를 분만하기 위한 수기들
  - Moderate suprapubic pressure with downward traction of fetal head
  - McRoberts maneuver : 다리를 발걸이에서 풀어 산모의 배에 닿도록 구부리는 수기
  - Woods corkscrew maneuver
  - Delivery of posterior shoulder
  - Rubin maneuver : 산모의 복부에 힘을 가하고 골반 내로 손을 넣어 태아의 어깨를 앞쪽 가슴을 향하도록 밀어줌
  - Deliberate fracture of clavicle
  - Hibbard maneuver
  - Zavanelli maneuver
  - Cleidotomy

- Symphysiotomy
- 견갑 난산의 응급 처치의 요약
  - Call for help
  - Gentle traction & bladder drainage
  - Generous episiotomy
  - Moderate suprapubic pressure with downward traction of fetal head
  - McRoberts maneuver
  - Woods corkscrew maneuver
  - Delivery of posterior shoulder
  - Others

(4) Fetal hydrocephalus

① 임상적 특징
- 뇌척수액이 과도하게 축적되어 두개강이 커지는 질환
- 동반 기형이 흔하고 breech presentation이 자주 나타남
- dystocia가 흔히 발생

② 치료
- cephalocentesis
- 대개 제왕절개

## ❑ 난산이 모체와 태아에 미치는 영향

### 1) Maternal effect

(1) Intrapartum infection
(2) Uterine rupture & pathological retraction ring
(3) Fistula formation
(4) Pelvic floor injury
(5) Postpartum lower extremity nerve injury

### 2) Fetal effect

(1) Caput succedaneum
(2) Fetal head molding
(3) Skull fracture

## ❑ 급속 분만(precipitous labor and delivery)

### 1) 정의

진통 시작 후 3시간 이내에 분만이 완료되는 것

### 2) Maternal effect

(1) 광범위한 열상이 발생하거나 uterine rupture가 유발
(2) postpartum hemorrhage가 발생할 수 있으므로 주의

### 3) Fetal effect

(1) 태아 산소 공급이 부족
(2) 산도의 압박으로 intracranial trauma

## 4.5 Disorders of amnionic fluid volume

### ❑ Normal amnionic fluid volume

1) 임신 시기에 따른 양수량의 변화
임신 초기부터 36주까지 점차 증가하다 36주 이후 점차 감소하는 추세

2) 양수량의 측정
Amnionic fluid index(AFI) : 자궁을 배꼽을 중심으로 4개의 부분으로 나누어 각 구획마다 가장 깊은 양수 부분의 깊이를 측정하여 이를 모두 더한 값

3) 양수량의 이상
(1) 양수과다증
① 양수가 2L 이상인 경우
② AFI가 24cm보다 클 때
(2) 양수과소증 : AFI가 5cm보다 작을 때

### ❑ 양수과다증(hydramnios)

1) Cause
(1) Idiopathic
(2) 모체측 원인
① 당뇨
② 고지대(high altitude) 거주
③ Rh 음성
(3) 태아측 원인
① 태아 기형
② Multifetal gestation
③ 그 밖의 태아 질환
- Pseudoaldosteronism
- Nephrogenic diabetes insipidus
- Sacrococcygeal teratoma
(4) 태반의 원인 : Placental chorioangioma

2) Symptom
(1) 주로 자궁 확대에 따른 인접 장기의 압박에 의한 증상이 발생
(2) dyspnea, 하대 정맥 압박에 의한 lower extremity edema, 요관 압박에 의한 oliguria 등

3) Diagnosis
초음파 검사

4) 예후
(1) 특징 : Hydramnios 정도가 심할수록 perinatal mortality가 증가
(2) 나쁜 예후와 관련된 인자
① Fetal growth restriction
② Preterm delivery
③ Anomalous fetus
④ Erythroblastosis
⑤ Maternal diabetes
⑥ Umblical cord prolapse
⑦ Placental abruption

5) Management

(1) 기본 원칙

① 경하거나 중등도의 양수과다증은 대부분 치료가 필요없고 산모의 증상이 심할 경우에만 치료

② Bed rest, 이뇨제, 수분과 염분 섭취 제한은 양수를 줄이는데 효과가 없음

(2) 치료방법

① Amniocentesis

② Indomethacin therapy

### ❑ 양수과소증(oligohydramnios)

1) 임상적 중요성

진통 과정 중에 cord compression으로 인한 fetal distress의 위험성 증가

2) 시기에 따른 분류

(1) Early - onset oligohydramnios : 폐 발달미숙, amputation, club foot과 같은 사지 변형

(2) Oligohydramnios in late pregnancy : 주산기 예후가 불량, 제왕절개율, 제대 압박

## 4.6 Induction of labor

### ❑ General concept

1) Overview

(1) 정의

① 자발적인 분만 진통이 시작되기 전에 인위적으로 자궁 수축을 일으키는 것

② Oxytocin은 자궁 수축을 인위적으로 유발할 수 있는 대표적인 호르몬으로 유도 분만에서 가장 흔히 사용

2) 선택적 유도 분만(elective induction of labor)

(1) 적응증

① Ruptured membrane with chorioamnionitis

② Membrane rupture without labor

③ Maternal hypertension including severe preeclampsia

④ Nonreassuring fetal status

⑤ Postterm gestation

cf. 거대 태아(macrosomia)는 유도 분만의 적응증이 되지 못한다.

(2) Contraindication

① 이전에 제왕 절개술이나 자궁 근육층을 포함하는 자궁 수술을 시행받은 경험이 있는 경우

② 전치 태반

③ 거대 태아, 태아 수두증, 비정상 태위와 같이 진통을 진행시키기가 힘든 경우

④ 산모의 협골반, 활동성 헤르페스 감염, 자궁경부암

### ❑ 유도 분만 이전의 자궁 경부 숙화(preinduction cervical ripening)

1) Overview

(1) 개념

① Oxytocin을 이용하여 유도 분만을 시행하기에 앞서 자궁 경부를 숙화시키는 과정

② 자궁 경부의 숙화(ripening)란 자궁 경부가 부드러워지고, 탄력적이 되며, 쉽게 확장되는 성향을 가지고, 길이가 짧아지게 되어 분만에 적절한(favorable) 상태가 되는 것

(2) Bishop score

① 자궁 경부의 적절성(favorability)을 평가하는 방법

② Bishop score가 낮을수록 유도 분만의 성공률은 감소하게 되므로 4점 이하의 점수를 가질 경우 자궁 경부의 숙화를 위한 여러 방법을 사용하는 것이 바람직

#### 2) 자궁 경부의 숙화(ripening)을 위한 방법

(1) Pharmacological technique

① Prostaglandin E2

- Bishop score를 증가시키고 유도 분만 시간을 단축시키는데 효과적
- 자궁의 과다 수축(hyperstimulation)이 나타날 수 있다는 것이 단점

② Prostaglandin E1

- 대표 약제 : Misoprostol이 대표적인 약제
- 장점
  - FDA에 의해 공인받지는 못했지만 dinoprostone에 비해 가격이 매우 저렴할 뿐만 아니라 효과가 탁월하다는 장점
  - 유도 분만 시간을 효과적으로 단축
- 단점 : Uterine hyperstimulation에 의한 태아 심박동의 이상, 제왕 절개술, 자궁 파열

(2) Mechanical technique

① Transcervical catheter

② Hygroscopic cervical dilators

③ Membrane stripping

### ❑ Labor induction and augmentation with oxytocin

#### 1) Oxytocin을 이용한 유도 분만의 두 가지 개념

(1) Induction

(2) Augmentation

#### 2) 방법

(1) Intravenous oxytocin administration

① 옥시토신의 임상적 특징

- 유도 분만 과정을 도중에 중지해야 하는 경우
  - 자궁 수축이 10분에 5회 이상이거나 15분에 7회 이상의 빈도로 발생하는 경우
  - 지속적으로 nonreassuring fetal heart rate pattern이 나타나는 경우
- Oxytocin의 작용 시간
  - 반감기는 5분
  - 3~5분 내에 uterine response가 나타나기 시작하고 40분 안에 plasma steady state에 도달

② 사용 방법 : 1L의 lactated Ringer solution에 10~20 unit의 옥시토신을 혼합해서 사용

③ 사용상의 주의점

- Uterine rupture
- Water intoxication

(2) Amniotomy

① Amniotomy induction

② Amniotomy augmentation

## 4.7 Forceps delivery and vacuum extraction

### ❑ 겸자 분만(forceps delivery)

#### 1) 겸자 분만 시행의 전제 조건

(1) deep engagement of fetal head

(2) Vertex presentation or chin anterior position의 face presentation
(3) 태향을 정확히 알아야 함
(4) 자궁 경부는 완전히 개대
(5) 양막은 파수되어 있어야 함
(6) Cephalic - pelvic disproportion이 없어야 함

### 2) 적응증

(1) Maternal indication
① Heart disease
② Pulmonary injury or compromise
③ Intrapartum infection
④ Certain neurologic condition
⑤ Exhaustion
⑥ Prolonged second - stage labor
(2) Fetal indication
① Cord prolapse
② Premature separation of placenta
③ Nonreassuring fetal heart rate pattern

### 3) Morbidity

(1) Maternal morbidity
① 원칙
- Station이 높게 위치하고 태아 머리가 많이 rotation되어 있을수록 maternal injury가 증가
- 수혈의 필요성 증가

② Episiotomy & lacerations
③ Urinary & rectal incontinence
④ Febrile morbidity
(2) Fetal morbidity
① Low Apgar score
② Intracranial hemorrhage, cephalohematoma
③ Caput
④ Facial mark, injury, nerve palsy
⑤ Erb palsy
⑥ Clavicle fracture
⑦ Retinal hemorrhage

## ❑ 진공 흡입 분만(vacuum extraction)

### 1) 진공 흡입 분만의 장점

(1) 시행이 훨씬 간편
(2) 모체의 연부 조직을 손상시키지 않으면서 태아의 머리를 회전시키는 것이 가능
(3) 겸자 분만에 비해 intracranial pressure를 더 적게 가하고서도 견인(traction)이 가능

### 2) 적응증과 금기증

(1) 적응증
① 겸자 분만의 적응증과 같다.
② 대개는 34주 이상의 태아를 대상으로 시행한다.
(2) 금기증
① 수기자의 경험이 부족한 경우

② 태향을 알 수 없는 경우
③ High station
④ Cephalopelvic disproportion이 의심되는 경우
⑤ Vertex presentation이 아닌 경우
⑥ Fetal coagulopathy
⑦ Known macrosomia
⑧ Scalp blood sampling을 금방 시행한 경우

**3) 주의 사항**

(1) 흡입기 중심점을 태아의 posterior fontanelle의 3cm 앞 쪽의 시상 봉합(sagittal suture) 위에 위치
(2) 흡입기에 임산부의 조직이 끼게 될 경우 조직 열상과 출혈을 유발, 견인 도중 흡입컵이 빠지는 현상(pop - off)이 발생하기 쉬우므로 주의

**4) 태아 합병증**

(1) Scalp laceration & bruising
(2) Subgaleal hematoma, cephalohematoma, intracranial hemorrhage
(3) Neonatal jaundice
(4) Clavicle fracture, shoulder dystocia
(5) Erb palsy
(6) 태아 사망

### ❑ Comparison of vacuum extraction with forceps

**1) 겸자 분만**

(1) 3～4도 회음부 열상 등의 모체 손상의 빈도가 더 높음
(2) 산모 출혈로 인하여 수혈이 필요한 경우가 더 많음

**2) 진공 흡입 분만**

(1) 신생아 황달 빈도가 더 높음
(2) Shoulder dystocia, cephalohematoma, retinal hemorrhage의 빈도가 더 높음

## 4.8 Breech presentation and delivery

### ❑ Overview

1) 정의 : 태아의 엉덩이가 산모의 골반에 진입하는 태위
2) 빈도 : 3～4%

### ❑ 원인 관련 인자

1) prematurity(m/c)
2) Hydramnios
3) Great parity
4) Multiple fetuses
5) Oligohydramnios
6) Hydrocephaly
7) Anencephaly
8) Previous breech delivery
9) Uterine anomaly
10) Pelvic tumor
11) Placental implantation in cornual - fundal region
12) Placenta previa

## ❑ 진단

### 1) 둔위 태위의 분류

(1) 진둔위(frank breech presentation)
(2) 완전 둔위(complete breech presentation)
(3) 불완전 둔위(incomplete breech presentation)

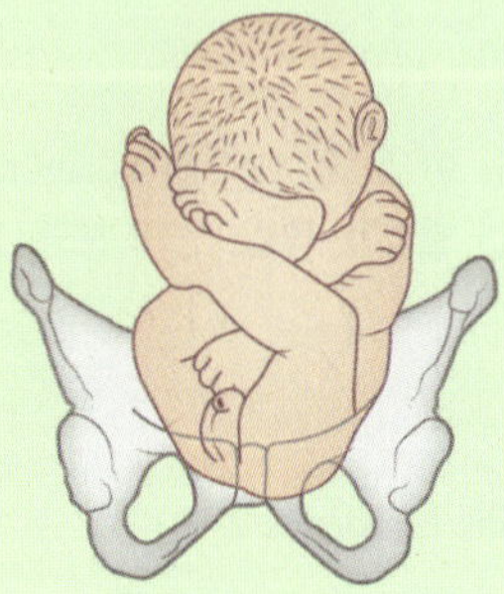

Frank breech presentation.

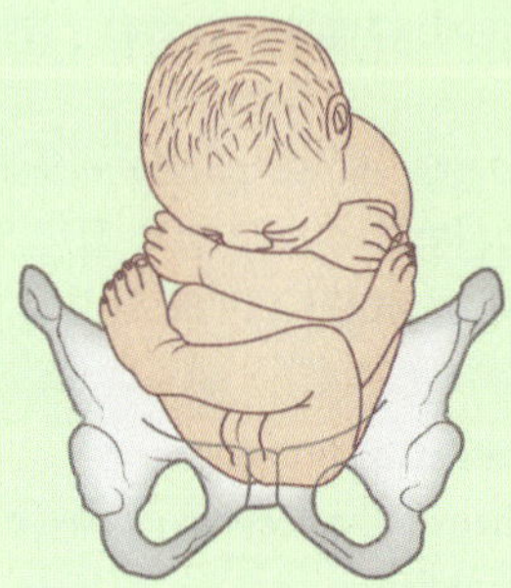

Complete breech presentation.

### 2) 진단법

(1) 복부 진찰
(2) 내진
(3) 영상학적 검사

## ❑ 예후

### 1) 임상적 특징

산모나 태아에 모두에게 큰 위험성

### 2) 둔위 태위의 합병증

(1) Maternal morbidity
① 임산부의 morbidity와 mortality는 증가
② 응급으로 제왕 절개술을 시행할 경우 위험성은 더욱 커짐
③ 질식 분만을 시행할 경우 자궁 감염, 자궁 파열, 자궁 경부 열상, 회음부 열상, 자궁 무력증 (uterine atony) 등의 합병증이 발생
(2) Perinatal morbidity and mortality
① 조산이나 성장 장애 빈도가 높을 뿐 아니라 선천성 기형의 빈도도 높음
② 분만 과정 중의 상완골이나 쇄골 골절 등의 birth trauma.
③ 질식 분만으로 분만할 경우 태아 목의 과신장(overstretching)으로 인해 팔의 마비가 발생
④ 주산기 이환률과 사망률이 높음

## ❑ 질식 분만(vaginal delivery)

### 1) 질식 분만의 위험성

(1) 태아의 저산소증과 태아 손상
(2) Cord prolapse

### 2) 질식 분만보다는 제왕절개를 권장하는 경우

(1) Unfavorable pelvis
(2) Hyperextension of fetal head
(3) Large fetus, severe fetal growth restriction

(4) Uterine dysfunction
(5) Incomplete or footling breech presentation
(6) Preterm labor

### ❑ 전위(version)

#### 1) 용어의 정의

(1) 전위의 정의 : 인위적으로 태아의 태위를 바꾸어주는 시술
(2) 분류
① 선진부에 의한 전위법의 분류
- Cephalic version
- Podalic version

② 방법에 의한 분류
- External version
- Internal version

#### 2) 임상에서 사용하는 전위법

(1) External cephalic version
① 적응증 : 아직 진통이 시작되지 않은 임신 36주의 둔위 태위
② Factors associated with successful version
- Parity
- Fetal presentation
- 양수량
- 재태 연령

③ 합병증
- Placenta abruption
- Uterine rupture
- Amnionic fluid embolism
- Fetomaternal hemorrhage
- Isoimmunization
- Preterm labor
- Fetal distress
- Fetal demise

(2) Internal podalic version
쌍태아 분만 중 두 번째 아기를 분만할 때만 사용

## 4.9 Cesarean delivery and peripartum hysterectomy

### ❑ 정의

1) 제왕절개술
2) 자궁적출술
(1) Cesarean hysterectomy
(2) Postpartum hysterectomy

### ❑ 제왕절개술(cesarean delivery)

#### 1) Frequency

(1) 변화 : 우리나라의 제왕절개 분만율은 1970년에 4.9%에 불과하였으나 2000년 기준으로 39%까지 증가

(2) 제왕절개 분만율 증가의 원인

① 출산율의 감소로 많은 수의 분만이 제왕절개 분만의 위험성이 높은 초산모(nullipara)에서 시행

② 고령 산모 증가

③ 전자 태아 감시 장치(electronic fetal monitoring)의 사용으로 태아곤란증(fetal distress)에 대한 진단 증가

④ 둔위 제왕절개술 증가

⑤ 겸자(forcep)나 흡입(vaccum) 분만의 빈도 감소

⑥ 유도 분만의 비율 증가

⑦ 비만 여성의 비율 증가

⑧ 의료 소송에 대한 관심으로 제왕절개술 증가

⑨ 산모가 직접 제왕절개술을 원하는 경우 증가

### 2) Indication

(1) Prior cesarean delivery or uterine surgery

(2) Dystocia

(3) Fetal distress

(4) Malpresentation(breech presentation, transverse presentation)

(5) Placenta previa

(6) Others(HIV infection, active genital herpes)

### 3) Maternal mortality and morbidity

(1) Mortality : 제왕절개술로 인한 모성 사망률은 121,000명당 7명으로 낮으나, 질식 분만과 비교하였을 경우에는 3~5배 정도 높음

(2) Morbidity

① Puerperal infection

② Hemorrhage

③ Thromboembolism

④ Bladder and ureteral injury

### 4) 제왕절개술의 수기

(1) 복부 절개

① Vertical incision

② Transverse incision(modified Pfannenstiel incision)

- 미용상으로 다른 절개 방법보다 훨씬 우수
- 자궁이나 복부 장기의 노출이 좋지 않고 반복 제왕절개술을 시행할 경우 반흔(scar) 때문에 시간이 더 많이 걸린다는 단점

(2) 자궁 절개

① Lower uterine segment transverse incision

- 장점
  - 출혈이 적음
  - 봉합이 쉬움
  - 다음 임신시에 자궁 파열이 될 가능성이 낮음
  - 장이나 장간막(omentum)이 절개선과 잘 유착(adhesion)되지 않음

② Lower uterine segment vertical incision : 태아가 둔위이거나 횡위인 경우

③ Classical incision

- 적응증
  - 방광이 심하게 유착되어 있거나 자궁 하분절에 근종이 있어서 lower uterine segment를 절개하기가 쉽지 않은 경우
  - Transverse lie of large fetus

– Placenta previa with anterior implantation
– 태아가 매우 작고 자궁 하분절이 아직 얇아지지 않은 경우
– 임산부가 매우 비만하여 자궁 하분절로 안전하게 접근할 수 없는 경우

(3) 태아 분만
(4) 태반 만출
(5) 자궁 봉합 : 자궁을 복강 밖으로 꺼내어 시행할 경우 절개선과 출혈 부위를 더 쉽게 볼 수 있기 때문에 봉합 및 지혈이 더욱 용이하다. 반면 자궁 견인에 의한 불편감과 구토가 야기될 수 있다는 단점도 있다.
(6) 복막 봉합
(7) 복벽

### ❑ 분만 전후 자궁 절제술(peripartum hysterectomy)

1) Indication
   (1) Uterine atony
   (2) Lower segment incision site bleeding
   (3) Major uterine vessel laceration
   (4) Placenta accreta
   (5) Large or symptomatic myoma
   (6) Severe cervical dysplasia or CIS
2) 합병증 : 출혈, 감염, 요로계 손상, 사망 등

### ❑ 분만 전후의 관리(peripartum management)

## 4.10 Prior cesarean delivery

### ❑ VBAC(vaginal birth after cesarean)

1) 정의 : VBAC이란 제왕절개를 시행한 후 질식 분만을 시도하는 것
2) Risk : 유의하게 높은 자궁 파열의 빈도를 보이므로 산모를 주의깊게 선별

### ❑ VBAC의 성공에 영향을 미칠수 있는 요소

1) 자궁 절개 방식
2) 자궁 기형
3) 자궁 파열의 기왕력
4) 자궁 봉합 방식
5) 분만 사이의 간격
6) 이전 제왕절개술의 횟수
7) 이전 제왕절개술의 이유
8) 태아의 크기
9) 비만

### ❑ VBAC을 통한 진통과 분만시 고려 사항

#### 1) 유도 분만

(1) Oxytocin : 자궁 파열의 위험성이 높아짐
(2) Prostaglandin : 자궁 파열의 위험성은 극히 높아짐

#### 2) Epidural analgesia

무통 분만은 위험하지 않음

### ❑ Uterine rupture

1) 분류
(1) Complete rupture
(2) Incomplete rupture

2) 진단
(1) 가장 흔한 임상 소견은 갑작스러운 태아 심박동수의 저하
(2) 항상 의심하는 자세가 필요

3) 예후
(1) 태아 사망률은 50～75%
(2) 진단 즉시 재빨리 개복술을 시행하는 것이 중요

## 4.11 Abnormalities of placenta, umblical cord, and membrane

### ❑ 태반의 이상

1) 비정상적인 모양의 태반
(1) Multiple placenta
(2) Succenturiate placenta
① 하나 혹은 그 이상의 작은 accessory lobe가 main placenta에서 어느 정도의 거리를 두고 존재하는 것
② 분만 후에 accessory lobe는 때때로 자궁에 잔류될 수 있으며 이로 인해 심각한 출혈이 발생 가능
(3) Membranaceous placenta
(4) Ring - shaped placenta
Antepartum & postpartum bleeding, fetal growth restriction과 연관
(5) Fenestrated placenta

### ❑ 태아막의 이상

1) Meconium staining
Perinatal morbidity와 mortality가 증가, 제왕절개 수술 빈도 증가

2) Chorioamnionitis
(1) prolonged membrane rupture, long labor와 관련
(2) 항생제 치료와 신속한 분만이 필요

### ❑ 탯줄의 이상

1) 탯줄의 길이
(1) 짧은 길이의 탯줄은 태아 성장 제한, 선천성 기형, 태아 사망과 관련
(2) 긴 길이의 탯줄은 탯줄의 엉킴, 태아 곤란증, 태아 기형, 주산기 사망과 관계

2) Cord coiling
(1) Hypocoiled cord는 태변 착색, 조산, 태아 곤란증 등과 관련
(2) Absent cord twisting은 velamentous cord insertion과 연관

3) Single umbilical artery
선천성 기형과 연관

4) Cord insertion
(1) 탯줄 부착의 이상
① Furcate insertion

② Marginal insertion

③ Velamentous insertion : 임상적으로 출혈의 위험이 높고 다태아에서 흔히 발견

④ Vasa previa

- velamentous insertion, marginal cord insertion, succenturiate placenta과 연관
- 양막이 파수될 경우 태아 혈관이 파열되어 태아가 즉사 가능

### 5) 탯줄 혈액 순환의 이상

(1) 탯줄 매듭(knot)

(2) 탯줄 고리(loop)

(3) 탯줄의 비틀림(torsion)과 협착(stricture), 얽힘(entwining)

# Obstetrics

# 5

# 태아와 신생아

## Fetus and newborn

## 5.1 Newborn infant

### 1. 호흡의 시작

#### 1) 호흡 시작에 관여하는 자극

(1) 물리적 자극

분만시 신생아를 처치하는 것이 자극이 되어 호흡이 시작된다.

(2) 산소의 결핍과 이산화탄소의 축적

① 산소의 결핍과 이산화탄소의 축적은 호흡을 자극한다.

② 또한, 출생 전후의 호흡 운동의 빈도와 정도를 증가시키는 효과가 있다.

(3) 흉곽의 압박

① 질식 분만으로 분만한 신생아는 진통 2기에 흉곽이 압박되면서 기능성 잔류 용적(functional residual capacity)의 1/4에 해당하는 폐액이 빠져 나간다.

② 따라서 흉곽 압박은 호흡 시작에 보조적 역할을 하는 것으로 생각된다.

#### 2) 호흡의 생리

(1) 폐 환기의 과정은 단순히 허탈(collapse)된 폐구조물이 펴지는 것이 아니고, alveola의 폐액이 공기로 급속히 대체되는 과정이다.

(2) 신생아가 태어나면 alveolar fluid가 폐순환계로 흡수되는데 만약 이러한 과정이 지연될 경우 신생아 일과성 과호흡 증후군(transient tachypnea syndrome of newborn)이 나타날 수 있다.

(3) 폐포의 허탈을 방지하기 위해 표면 활성 물질(surfactant)이 필요한데 이것이 충분치 않을 경우 호흡 곤란 증후군(respiratory distress syndrome)이 발생할 수 있다.

## 2. 신생아 상태의 평가 방법

### 1) Apgar score

(1) 측정 방법

심박수, 호흡 노력, 근 긴장도, 자극 반응도, 피부색의 5가지 징후를 측정하여 판정한다.

**표 5-1** Apgar Scoring System

| Sign | 0 Points | 1 Points | 2 Points |
|---|---|---|---|
| Heart rate | Absent | <100 | >100 |
| Respiratory effort | Absent | Slow, irregular | Good, crying |
| Muscle tone | Flaccid | Some flexion of extremities | Active motion |
| Reflex irritability | No response | Grimace | Vigorous cry |
| Color | Blue, pale | Body pink, extremities blue | Completely pink |

(2) 임상적 의미

① 신생아의 상태를 평가하는데 도움을 주는 임상적 지표이다.

② 하지만 이 점수만으로는 장기적인 신생아의 예후를 예측할 수 없을 뿐 아니라 신생아 가사(asphyxia) 여부를 판단하는데 사용할 수 없다.

### 2) Umbilical cord blood acid-base studies

(1) 임상적 의미

① 신생아 상태와 건강을 평가할 수 있는 객관적 자료이다.

② 신생아의 분만 직전 자궁 내 태아의 대사 상태를 가장 잘 반영하는 지표이다.

(2) 측정 방법

① 신생아가 태어난 직후 헤파린 용액으로 처리한 주사기로 탯줄동맥 혈액을 1~2cc 채취하여 얼음이 담긴 용기에 넣는다.

② 이 혈액 내의 산도(pH), 이산화탄소 분압($PCO_2$), 탄산화수소($HCO_3^-$)의 농도, 염기 초과량(base excess)을 측정한다.

③ 검사실로 보내는 시간이 너무 많이 지체되거나 상온 보관시 검사 결과에 영향을 미칠 수 있으므로 주의한다.

(3) Clinical diagnosis of significant acidemia

① 정상적으로 태아 산소 포화도와 pH는 진통 기간에 점차적으로 낮아지는 경향을 보인다.

② 신생아의 정상 pH의 lower limit는 7.04~7.10정도이다.

③ pH가 7.0이하이면서 염기 부족(base deficit)이 10mEq/L이상인 경우에 대사성 산혈증(metabolic acidosis)으로 정의할 수 있다.

(4) 정리

① 대사성 산혈증의 정도가 매우 심해도 태아의 신경학적 손상을 유발하지 않는 경우가 많고 실제로 뇌성 마비(cerebral palsy)가 발생한 태아의 동맥혈 분석 수치는 정상적인 신경학적 발달을 보인 태아와 큰 차이가 없다.

② 따라서 태아의 제대 동맥혈 분석 수치는 태아의 신경학적 이상이 발생할지를 예측하는데 효과가 떨어진다.

③ 하지만, 동맥혈 검사 소견이 정상이었는데 추후 신경학적 이상이 발생한 경우 그 원인이 intrapartum event에 의한 것이 아니라는 것을 증명할 수 있으므로 제대혈 가스 분석은 시행하는 것이 좋다.

## 3. Preventive care

### 1) Eye infection prophylaxis

(1) 임균성 안질(gonococcal ophthalmia neonatorum)

① 원인 : 임질(Neisseria gonorrhoeae)에 감염된 임산부의 산도를 통한 태아분만이 원인이다.

② 임상적 중요성 : 실명이 유발될 수도 있으므로 태어나자마자 치료하는 것이 중요하다.

③ 치료

- 1% 질산은 용액(aqueous silver nitrate)을 눈에 점안한다.
- Erythromycin 0.5% 안연고나 tetracycline 1% 안연고도 효과가 있다.

(2) 클라미디아 결막염(chlamydial conjunctivitis)

① 원인 : Active chlamydial infection을 가지고 있는 임산부의 산도를 통해 분만되는 태아의 12～25%가 이환된다.

② 치료 : 2.5% povidone - iodine solution

### 2) Hepatitis B immunization

(1) B형 간염 예방 주사는 필수적인 신생아 예방 접종이다.

(2) B형 간염 항원 양성인 산모에서 태어난 신생아는 hepatitis B immune globulin을 태어난 직후 투여한다.

### 3) Vitamin K

Vitamin K - dependent hemorrhagic disease를 예방하기 위해 생후 1시간 안에 vitamin K를 근육 주사한다.

### 4) Universal newborn screening

(1) 의미

① 흔히 발생하는 유전성 질환에 대한 생화학적 검사를 시행하는 것을 말한다.

② 약물이나 음식 조절로 치료할 수 있는 질환이어야 한다.

(2) 질환

① Phenylketonuria

② Congenital hypothyroidism

③ Galactosemia

④ Maple syrup urine disease

⑤ Homocystinuria

⑥ Congenital adrenal hyperplasia

## 4. 일반적인 신생아의 처치

### 1) 피부 관리

(1) 태지(vervix)는 대개 24시간 내에 흡수된다.

(2) 신생아는 체온이 안정될 때까지 씻기지 않는 것이 좋다.

### 2) 제대

(1) 탯줄의 주된 구성 요소인 Wharton jelly로부터 수분이 소실되면서 탯줄은 바짝 마르게 되고 생후 24시간이 지나면 청백색에서 검은색으로 바뀐다.

(2) 며칠이 지나면 탯줄이 잘려져 나가고 작은 상처를 남기며 이것이 치유되면 배꼽이 형성된다.

### 3) 영양법(feeding)

(1) 모유수유는 가능하다면 분만장에서부터 시행하는 것이 바람직하다.

(2) 2~4시간 간격으로 양쪽 젖을 교대로 물린다.

(3) 대부분 생후 첫 3~4일 동안에는 체중이 감소하게 되고 생후 10일 경에 출생체중을 회복한다.

(4) 생후 2~3일 동안에는 녹갈색의 태변(meconium)을 배변하는 것이 정상적이다.

### 4) 신생아 황달(Icterus neonatorum)

(1) 전체 신생아의 1/3은 생후 2~5일 사이에 생리적 황달을 경험한다.

(2) 조산아의 경우 간 효소가 부족하여 더욱 증상이 심하게 나타난다.

# 5.2 Disease and injury of fetus and newborn

## 1. 미숙아에서 흔한 질환(disease common in preterm fetus and newborn)

### 1) Respiratory distress syndrome

(1) 발생 기전

① 대부분 폐 성숙이 충분하지 않은 미숙아(preterm newborn)에서 발생한다.

② 계면 활성제(surfactant)는 type Ⅱ pneumocyte에서 생성되고 alveoli의 표면 장력을 유지하여 허탈(collapse)되는 것을 방지하는 역할을 한다.

③ 이러한 계면 활성제가 부족할 경우 respiratory distress syndrome이 발생하게 된다.

(2) 임상 경과

① Tachypnea(빈호흡), grunting(낑낑댐), flaring(콧구멍을 벌름거림)이 특징적인 소견이다.

② 흉부 X-ray 촬영에서 전형적인 reticulogranular infiltrate와 air bronchogram 소견을 보인다.

(3) 치료

① Mechanical ventilator

Continuous positive airway pressure(CPAP)이 흔히 사용되며 mortality를 감소시킬 수 있다.

② Surfactant treatment

RDS의 위험성이 높은 미숙아에서 예방적, 치료적 목적으로 사용된다.

③ Corticosteroid

- 산모에 corticosteroid를 분만 전에 투여한다.
- 적어도 분만 24시간 이전에 투여해야만 효과가 있다.
- 신생아의 RDS와 intraventricular hemorrhage의 빈도를 감소시킬 수 있다.

(4) 태아 폐 성숙 검사

① 중요성

여러 가지 이유로 아직 만삭이 되지 않은 미숙아를 분만해야 하는 경우에는

RDS의 가능성을 예측하기 위해 양수 검사를 통해 폐 성숙도를 파악해야 한다.

② 양수 검사에서 측정하는 폐 성숙 관련 수치

• Lecithin - to - sphingomyelin (L/S) ratio

– Lecithin(dipalmitoyl phosphatidylcholine)은 alveolar collapse를 예방하는 계면 활성층의 형성과 안정화에 중요한 역할을 하는 인지질이다.

– 임신 34주 이전에는 lecithin과 sphingomyelin이 양수 내에 비슷한 농도로 존재하다가 그 이후부터 lecithin의 농도가 증가하기 시작한다.

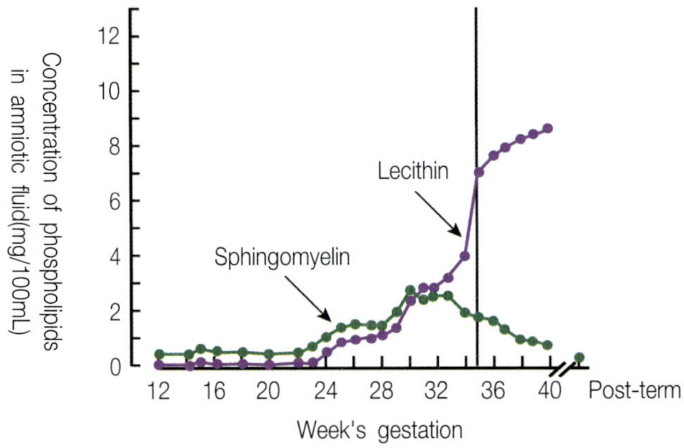


그림 5-1 Changes in mean concentrations of lecithin and sphingomyelin in amnionic fluid during gestation in normal pregnancy.

– L/S ratio가 2보다 작을 경우 respiratory distress의 가능성이 커진다.

– 혈액과 태변에 lecithin, sphingomyelin이 존재하기 때문에 이러한 물질들과 혼합될 경우 잘못된 결과를 얻을 수 있다.

• Phosphatidylglycerol

– Phosphatidylglycerol은 lecithin과 sphingomyelin의 표면 장력 특성을 강화시켜 주는 역할을 한다.

– Phosphatidylglycerol이 양수 내에 존재할 경우 호흡 곤란 증후군이 발생할 가능성이 떨어지며 L/S ratio에 비해 예측도가 더 좋은 지표이다.

– Lecithin, sphingomyelin과는 달리 혈액과 태변, 질 분비물 등에 존재하지 않으므로 결과의 오류가 발생하지 않는다.

• TDx - FLM

– 아직 원심분리가 되지 않은 양수에서 surfactant와 albumin의 비율을 측정하는 기법을 의미하고 30분 이내에 결과를 얻을 수 있다는 장점이 있어 흔히 사용된다.

– Surfactant의 비율이 높을수록 태아 폐가 성숙되어 있을 가능성이 높다.

- Foam stability test(shake test)
  - 양수 내의 surfactant가 ethanol과 섞일 때 액체 표면에 거품(stable foam)이 형성되는 원리를 이용한다.
  - 거품이 발생하면 양수 내에 surfactant가 충분히 존재하고 태아 폐 성숙이 이루어졌을 가능성이 높다고 평가할 수 있다.
  - False - negative rate가 높아 이 검사만으로 폐 성숙이 되지 않았다고 말할 수는 없다.

## 2) Retinopathy of prematurity

(1) 망막의 혈관이 생성되는 시기에 과도한 산소에 노출되면 혈관 수축으로 인하여 혈관 내피 세포가 손상되고 일련의 과정을 거쳐 실명에 이르게 된다.

(2) 미숙아로 태어난 경우 폐 기능이 호전될 때까지 고농도의 산소 치료가 필요한 경우가 많고 따라서 이러한 질환이 발생할 가능성이 높다.

## 3) Periventricular - intraventricular hemorrhage

(1) 임상적 특징

① 모든 태아에서 발생할 수 있지만 32주 미만의 조산아에서 흔히 나타난다.

② 약 반수에서는 임상적으로 문제를 일으키지 않지만 병변이 클 경우에는 수두증이나 periventricular leukomalacia 등을 유발할 수도 있다.

(2) 병태생리

① Germinal matrix capillary network의 출혈이 발생하면서 이것이 ventricular system과 그 주변 조직까지 파급되면서 periventricular - intraventricular hemorrhage가 야기된다.

② 특히 32주 이하의 미숙아에서 이 혈관계가 더욱 연약하여 쉽게 출혈이 일어난다.

(3) 예방

Corticosteroid를 분만 전에 산모에 투여할 경우 RDS와 intraventricular hemorrhage의 빈도가 감소한다.

## 4) Necrotizing enterocolitis

(1) 주로 저체중의 미숙아에서 흔히 나타난다.

(2) 복부 팽창, 장폐색, 혈변 등의 증상을 보이고 pneumatosis intestinalis의 X - ray 소견이 특징적이다.

## 5) Brain disorder

(1) 주산기 가사(birth asphyxia)

① 역사적 고찰

- 이전에는 태아의 두뇌 손상이 진통 중에 발생한 가사에 의해 발생한다고 생각하였다.
- 최근에는 여러 연구를 통해 뇌성 마비 등의 두뇌 질환(brain disorder)은 산과적 원인뿐만 아니라 유전적, 생리적, 환경적 요인이 복합적으로 작용하여 발생한다는 사실이 밝혀졌다.
- 하지만 여전히 신생아 두뇌 질환의 원인으로서 주산기 가사라는 용어가 무분별하게 사용되고 있어 이에 대한 명확한 정의를 알고 있는 것이 중요하다.

② 태아의 신경학적 병변을 유발할 수 있는 주산기 가사의 필수 조건

- 제대 동맥 검사 결과에서 산성도 7.0 미만의 대사성 혹은 혼합성 산혈증(metabolic or mixed acidemia)이 밝혀져야 한다.
- 5분 이상 지속적으로 0~3점 사이의 Apgar score를 보여야 한다.
- 발작(seizure), 혼수상태(coma), 긴장 저하증(hypotonia)과 같은 신생아 신경학적 후유증의 증거가 있거나 심혈관계, 위장관계, 혈액계, 호흡기계, 비뇨기계(cardiovascular, gastrointestinal, hematological, pulmonary, renal system)중에 한 가지 이상의 기관에서 기능 이상(dysfunction)이 발견되어야 한다.

(2) 뇌성 마비(cerebral palsy)

① 정의

대뇌 이상으로 인해 만성적인 운동과 자세 장애가 발생하는 것을 말한다.

② 발생 시점

- 일부는 intrapartum hypoxic - ischemic event에 의해 발생하기도 하지만 실제로 70% 이상의 뇌성 마비는 이미 진통이 시작되기 이전 시점부터 발생한다.
- 다음 표의 essential criteria 4가지를 모두 만족시켜야만 뇌성 마비가 intrapartum event에 의해 발생하였다고 생각할 수 있다.

③ 위험요인

- 모체의 지능 저하, 태아의 선천성 기형과 같은 유전적 이상이 있는 경우
- 출생체중이 2kg 미만인 경우
- 출생 당시의 재태 연령이 32주 미만인 경우
- 태아 감염이 있는 경우

**표 5-2** Criteria to Define an Acute Intrapartum Hypoxic Event as Sufficient to Cause Cerebral Palsy

| Essential criteria(must meet all four): |
| --- |
| 1. Evidence of metabolic acidosis in fetal umbilical cord arterial blood obtained at delivery (pH<7 and base deficit≥12 mmol/L) |
| 2. Early onset of severe or moderate neonatal encephalopathy in infants born at 34 or more weeks of gestation |
| 3. Cerebral palsy of spastic quadriplegic or dyskinetic type |
| 4. Exclusion of other identifiable etiologies, such as trauma, coagulation disorders, infectious conditions, or genetic disorders |
| **Criteria that collectively suggest intrapartum timing(within close proximity to labor and delivery, e.g., 0~48 hr) but are nonspecific to asphyxial insults:** |
| 1. Sentinel(signal) hypoxic event occurring immediately before or during labor |
| 2. Sudden and sustained fetal bradycardia or absence of fetal heart rate variability in presence of persistent, late, or variable decelerations, usually after a hypoxic sentinel event when pattern was previously normal |
| 3. Apgar scores of 0~3 beyond 5 min |
| 4. Onset of multisystem involvement within 72 hr of birth |
| 5. Early imaging study showing evidence of acute nonfocal cerebral abnormality |

④ 예방

- Corticosteroid therapy
  뇌성 마비를 유발할 수 있는 intraventricular hemorrhage의 빈도를 낮춘다.
- Treatment of infection
  태아 감염은 뇌성 마비의 위험요인으로 감염의 치료는 뇌성 마비를 예방하는 효과가 있다.
- Magnesium sulfate($MgSO_4$)
  두개강 내의 혈관 긴장도를 안정시키고 뇌혈류의 변동을 최소화시키는 작용을 하는 neuroprotective agent로 뇌성 마비 예방 효과에 대해서는 아직 연구 중이다.

## 6) Anemia

(1) 진단

임신 35주 이후의 제대 혈관의 혈색소 수치의 평균값은 17g/dL로 만약 14보다 작다면 비정상으로 생각할 수 있다.

(2) 태아-산모 출혈(fetal to maternal hemorrhage)

① 임상적 중요성

- 정상적으로 태아 적혈구의 극소량은 태반을 통과하여 모체에 전달될 수 있다.
- 이러한 태아 적혈구의 이동량은 극히 적기 때문에 대부분의 경우 산모 면역체계를 자극하지 않는다.

5 태아와 신생아

- 하지만 산전 혹은 분만 중에 많은 양의 태아 - 산모 출혈이 있는 경우 산모 면역 체계가 활성화되어 태아 적혈구에 대한 항체가 생길 수 있다.

**표 5-3** Pregnancy Events Causing Fetal - Maternal Hemorrhage

| Event | Incidence(%) | Event | Incidence(%) |
|---|---|---|---|
| Early pregnancy loss | 3~5 | Antepartum trauma | Variable |
| Elective abortion | 6~20 | Placental abruption | Low |
| Ectopic pregnancy | 5~8 | Fetal demise | Variable |
| Amniocentesis | 4~11 | Manual placental extraction | Variable |
| Chorionic villous sampling | 8~15 | External version | Variable |
| Cordocentesis | 30~50 | | |

② 진단 기법

- Rosette test
  - D항원 양성인 태아의 적혈구가 D항원 음성인 산모의 혈액에 존재할 때 이를 검출하기 위해 시행한다.
  - 항원 - 항체 반응 원리를 응용한 검사로 D항원 양성인 태아의 적혈구를 매우 민감하게 검출해낸다.
  - 정성적인(qualitative) 검사이기 때문에 출혈량을 정확히 측정할 수는 없다.
- Kleihauser - Betke test
  - Acid elution test라고도 한다.
  - 태아 적혈구는 성인에서는 볼 수 없는 hemoglobin F를 가지고 있는데 이것은 산(acid)에 강한 저항성을 가지는 성질이 있다.
  - 모체의 혈액 표본을 산에 용리(elution)시킨 후 특수 염색(special stain)을 하면 모체 순환계 내의 태아 적혈구를 동정(identification)할 수 있을 뿐만 아니라 그 양을 측정할 수도 있다.

③ 출혈량의 계산

- 공식
  - Fetal blood volume $= \dfrac{\text{MBV} \times \text{maternal Hct} \times \text{\% fetal cells in KB}}{\text{newborn Hct}}$
  - Red blood cell volume = Whole blood volume × Hct
    - MBV : maternal blood volume
    - Hct : Hematocrit
    - KB : Kleihauser - Betke stain

- 예시
    - ◦ 모체의 만삭 임신 혈액량 : 5,000mL
    - ◦ 모체의 적혈구 용적률(hematocrit) : 35%
    - ◦ 모체 혈액의 KB stain에서 검출된 태아 적혈구 비율 : 1.7%
    - ◦ 신생아의 적혈구 용적률(hematocrit) : 50%
    - ◦ 신생아의 몸무게 : 3kg
    - ◦ 만삭 시기 태아의 혈액량 : 125mL/kg
  - 이 신생아의 태아 - 산모 출혈량은?

$$\frac{5{,}000 \times 0.35 \times 0.017}{0.5} = 60\text{mL}$$

  - 이 신생아의 적혈구 출혈량은?

    $60\text{mL} \times 0.5 = 30\text{mL}$
  - 이 신생아의 전체 혈액량은?

    $3\text{kg} \times 125\text{mL/kg} = 375\text{mL}$

  즉, 이 신생아의 전체 혈액 375mL 중에 60mL의 혈액이 산모에게 전달(출혈)되었다는 것을 의미한다. 적혈구 용적률은 50%이었으므로 30mL의 적혈구가 산모의 순환계로 유입되었다.

### 7) 태아수종(hydrops fetalis)

(1) 면역성 태아수종(immune hydrops fetalis)

① 동종면역(isoimmunization)

- 정의
  - 어떤 동물이 같은 종류의 다른 개체가 가진 성분에 대해 면역 반응이 나타나는 것을 말한다.
  - 인간으로 한정지어 생각하면 태아의 혈액 성분이 태반을 통하여 모체에 유입될 때 흔히 발생한다.
  - 아버지로부터 물려받은 태아의 유전적 요소가 모체에 노출됨으로써 이에 대한 항체가 모체에서 생성되어 동종면역이 유발된다.
  - 일반적으로 임신 이외의 자연 상태에서는 발생하지 않고 치료를 위한 수혈이나 장기 이식 때 등에서만 동종면역이 일어난다.
- 임상적 중요성
  - 태아의 적혈구에는 400개 이상의 항원이 존재하고 모체에 충분한 양이 유입될 경우 이들 중 일부는 동종면역 반응을 유발하여 그에 대한 항체가 생

성될 수 있다.

- 이런 항체 중 일부는 태반을 통과할 수 있어 태아로 전달되고 항원-항체 반응에 의해 태아 적혈구를 파괴할 수 있다.
- 적혈구 파괴에 의한 빈혈이 발생하는 질환을 용혈성 질환(hemolytic disease)이라고 명명한다.

② 혈액형 부적합

• ABO 혈액형
- 적혈구 항원 A, B의 부적합성(incompatibility)은 가장 흔한 신생아 용혈성 질환의 원인이다.
- 하지만 항-A, 항-B 항체들은 IgM이기 때문에 태반을 거의 통과하지 못할 뿐만 아니라 태아 적혈구는 성인 적혈구에 비해 A, B antigenic site가 더 적어서 면역 반응이 적게 나타난다.
- 따라서 ABO 부적합성에 의한 태아 용혈성 질환은 경하고 임상적으로 의미가 떨어진다.

• CDE(Rh) 혈액형
- C, c, D, E, e의 다섯 개의 항원의 존재 유무에 의해 결정된다.
- D항원이 적혈구에 없을 때 Rh 음성이라 정의한다.
- Rh 음성의 산모는 한 번이라도 D항원에 노출되면 동종 면역 반응이 발생하기 때문에 산과 영역에서는 ABO 혈액형에 비해 훨씬 중요한 의미를 가진다.
- 심각한 태아 용혈성 질환의 상당수는 Rh 음성인 산모가 Rh 양성인 태아를 임신했을 때 발생한다.

③ 면역성 태아수종의 임상적 측면

• 태아수종(hydrops fetalis)의 정의
- 태아 신체의 둘 이상의 부위에서 비정상적으로 액체가 고이는 것을 태아수종이라 한다.
- 원인에 따라 면역성과 비면역성 태아수종으로 나눌 수 있다.

• 면역성 태아수종의 기전
- 동종 면역과 같은 면역성 원인으로 과도하고 지속적인 태아 용혈이 발생한다.
- 그로 인해 빈혈이 발생하고 골수, 간, 비장에서의 적혈구 생성이 활성화된다.
- 결국 간기능과 심장기능의 장애가 발생하면서 신체의 여러 곳에 액체가 고이게 된다.

• 증상과 징후
- 폐출혈

- 흉수, 복수
- 피부의 액체 축적
- 간비대, 비장비대
- 간문맥 고혈압
- 간기능 부전으로 인한 저단백질혈증
- 심부전으로 인한 심비대
- 태반 부종
- 고빌리루빈혈증 및 황달
- 태아 사망

④ 동종면역 임신의 진단

- 항체의 검출
  - 임신으로 처음 병원을 방문한 모든 산모에서 blood type & antibody screening을 시행한다.
  - 모체 혈청에서의 항체는 unbound form이기 때문에 indirect Coombs test로 검출하고 이 항체가 태아로 들어온 경우에는 태아의 적혈구에 부착되기 때문에 direct Coombs test로 검출한다.
- 항체의 특성 파악
  - 모체 혈청에서 태아 적혈구에 대한 항체가 검출될 경우 이 항체가 IgG 혹은 IgM 중에 어떤 subtype인지를 파악하는 것이 중요하다. 이는 IgM은 태반을 통과하지 못하기 때문이다.
  - 더불어 항체 역가(titer)도 같이 측정하여 일정 수치 이상일 경우 추가 검사가 필요하다.
- 초음파 검사
  - 태아는 빈혈 상태일 때 혈액을 먼저 태아 두뇌로 공급하여 뇌에 충분한 산소를 전달하려는 경향을 보인다.
  - 따라서 두뇌 혈류 속도가 빨라지게 되고 이는 middle cerebral artery 도플러 초음파를 통해 감지할 수 있다.
  - 항체 역가 측정과 초음파 검사를 병행하여 시행할 경우 태아 빈혈 상태를 조기에 발견할 수 있고 양수나 태아 혈액의 분석과 같은 추가적인 검사 시행의 결정에 도움이 된다.

⑤ 양수 분석

- 원리
  - 태아 적혈구가 용혈되면 적혈구 내의 bilirubin과 같은 색소 침착물이 양수

내로 흘러나와 양수 내에 존재하게 된다.

- 양수 내의 bilirubin의 양은 용혈의 정도와 대략적으로 비례하는 특성을 보이며 따라서 태아 빈혈의 중증도를 예측할 수 있는 지표가 된다.

• 분석 방법

- 산모의 양수를 채취한다.
- Spectrophotometer를 통해 채취한 양수의 450nm 파장에서의 흡광도(absorbance) 변화를 측정한다. 이를 $\triangle OD_{450}$이라 일컫는다.
- 측정한 $\triangle OD_{450}$의 수치가 높을수록 양수 내의 bilirubin양이 많다는 것을 의미하고 이는 태아 빈혈의 가능성이 높다는 것을 가리킨다.

• 평가

- Liley는 1961년에 $\triangle OD_{450}$수치와 태아의 재태 연령에 따른 태아 빈혈의 중증도를 예측할 수 있는 그래프를 고안한 바 있다. 이를 Liley graph라 명명한다.
- Zone 1에 속한 태아는 경도의, 2는 중등도의, 3는 중증의 빈혈을 가질 가능성이 높다.
- 특히, zone 3에 속한 태아는 태아 수혈, 분만 등의 즉각적인 치료를 시행하지 않을 경우 7~10일 이내에 사망할 가능성이 높다.

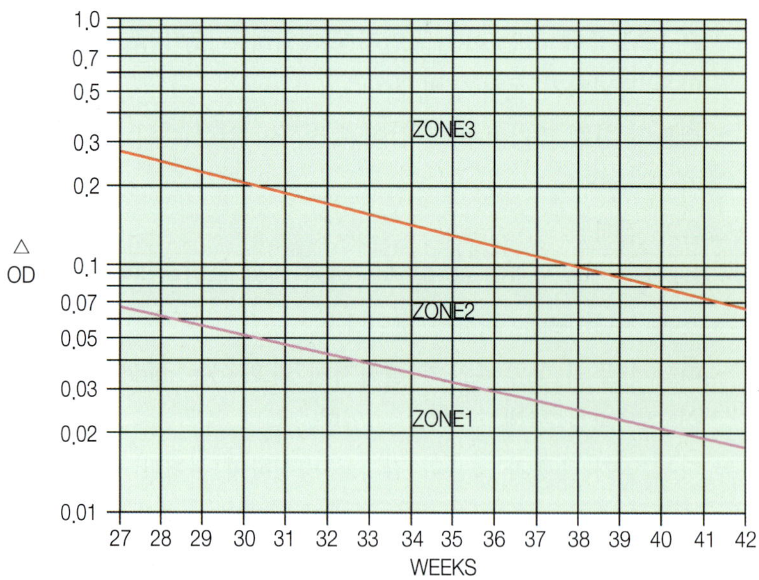


그림 5-2 Liley graph used to depict severity of fetal hemolysis with red cell isoimmunization.

- Expanded Liley graph
  - Liley graph는 그래프에서 볼 수 있듯이 임신 27주 이후의 태아에서만 평가할 수 있도록 고안되어 있는 한계가 있다.
  - Quinan은 1993년에 이러한 단점을 보완하여 modified Liley curve를 고안하였다.

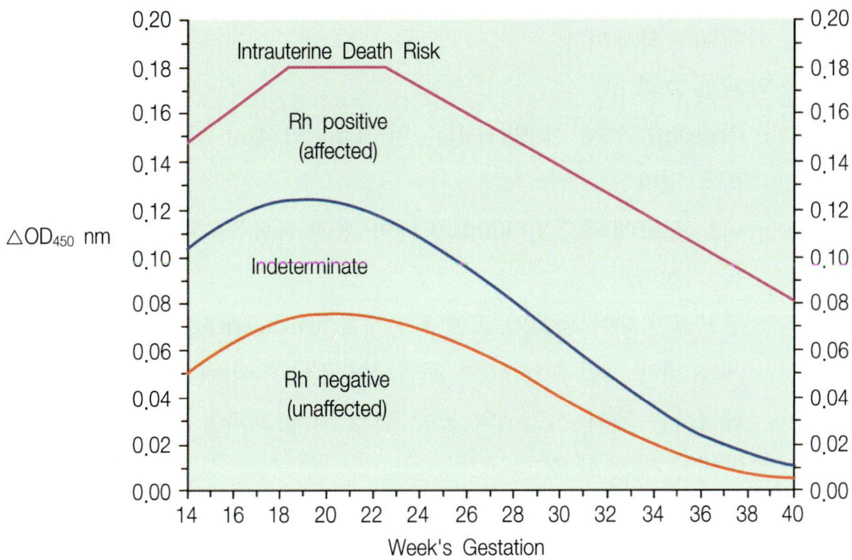


그림 5-3 Proposed amnionic fluid $\triangle OD_{450}$ management zones in pregnancies from 14 to 40 weeks.

⑥ 태아 혈액 분석

- 임상적 중요성

  양수 분석은 간접적으로 태아 빈혈의 가능성만을 예측할 수 있다는 점과는 달리 태아 혈액 분석은 직접적으로 태아의 빈혈 상태를 검사를 통해 파악할 수 있다.
- 방법
  - Cordocentesis를 시행하여 태아 혈액을 채취하고 이 혈액으로부터 hemoglobin concentration, hematocrit, direct Coombs test, 혈액형 등을 검사한다.
  - Cordocentesis는 1.4%의 높은 태아 소실률을 가지고 있는 위험한 시술이므로 반드시 필요한 경우에만 시행한다.

⑦ 태아 빈혈의 치료

- 심각한 태아 빈혈이 의심될 경우 재태 연령과 각 상황에 따라 치료를 개별화한다.
- 일반적으로 만삭에 도달한 태아는 분만을 시도하고 그렇지 않은 태아는 자궁

내 태아 수혈을 시도할 수 있다.

- 자궁내 태아 수혈은 탯줄 내의 제대 정맥 내로 바늘을 삽입하여 직접 혈액을 주입하는 것을 말한다.

⑧ 동종 면역의 예방

- 약제

Anti - D immunoglobulin(Rhogam®)은 Rh 음성 산모에서의 동종 면역 반응을 억제하는 약제이다.

- 약제의 효과
  - Rhogam® 약제 한 병(vial)은 약 300㎍의 Anti - D immunoglobulin을 포함하고 있다.
  - 이는 산모에 유입된 30mL의 태아 혈액의 동종 면역 반응을 억제하는 효과를 가진다.
  - 평균적인 태아 혈액의 적혈구 용적률(hematocrit)은 50%로 태아 혈액 30mL에는 태아 적혈구 15mL가 포함되어 있다. 따라서 약제 한 병은 약 15mL에 해당하는 태아 적혈구의 동종 면역 억제 효과를 가진다.
- 투여해야 하는 경우
  - 임신 28주에 모든 Rh 음성의 임산부를 대상으로 투여하고 분만 직후 태아의 혈액형이 Rh 양성으로 확인될 경우 다시 한 번 투여한다.
  - Rh 음성인 여성이 수혈을 받아야 할 경우에도 투여한다.
  - 다음 표의 경우처럼 다량의 태아 - 산모 출혈이 의심되는 경우에는 KB test 등을 통해 출혈량을 계산하여 이에 적절한 Rhogam dose를 투여하도록 한다.

**표 5-4** Pregnancy Events Causing Fetal - Maternal Hemorrhage

| Event | Incidence(%) | Event | Incidence(%) |
|---|---|---|---|
| Early pregnancy loss | 3∼5 | Antepartum trauma | Variable |
| Elective abortion | 6∼20 | Placental abruption | Low |
| Ectopic pregnancy | 5∼8 | Fetal demise | Variable |
| Amniocentesis | 4∼11 | Manual placental extraction | Variable |
| Chorionic villous sampling | 8∼15 | External version | Variable |
| Cordocentesis | 30∼50 | | |

(2) 비면역성 태아수종(nonimmune hydrops fetalis)

① 정의

Rh 동종면역과 같은 면역성 원인이 아닌 비면역성 원인에 의해 태아수종이 발생하는 것을 말한다.

② 원인

- 심혈관계 이상
  심장의 구조적 이상, 부정맥, 심부전 등의 심혈관계 이상은 비면역성 태아 수종의 20~45%와 관련되어 있다.
- 염색체 이상
  - $\frac{1}{3}$ 정도의 원인을 차지한다.
  - 터너 증후군, trisomy 21 등이 대표적이다.
- 쌍태아간 수혈 증후군(twin - to - twin transfusion syndrome)
  - 10%의 원인을 차지한다.
  - 혈액 공여 태아(donor)는 심각한 빈혈에 의한 심장 근육 기능 부전이 발생하고 혈액 수여 태아(recipient)는 과도한 혈액량에 의한 울혈성 심부전이 발생한다.
  - 이로 인해 쌍태아 모두에게서 태아수종이 발생할 수 있다.
- 감염
  선천성 매독, parvovirus B - 19 감염은 대표적인 태아수종의 유발 원인이다.
- 대사성 질환
  Gaucher disease, GM I gangliosidosis 등의 대사 질환도 태아수종을 유발할 수 있다.

③ 진단

- 초음파 검사로 태아수종을 진단할 수 있다.
- 일단 태아수종이 있는 것으로 진단되면 원인을 감별하기 위해 모체의 혈액 검사, 태아 심초음파, 양수 검사 등을 시행한다.

④ 치료

- 일부는 치료가 가능한 경우도 있지만 대다수의 태아수종은 치료가 불가능하다.
- 대부분의 경우에서 예후가 좋지 않고 주산기 사망률은 40~90%에 달한다.

⑤ 모체의 합병증

- 거울 증후군(maternal mirror syndrome)
  - 비대하고 수포성(hydropic) 변화를 보이는 태반 내부의 혈관 변화에 기인하

여 발생한다.
- 태반 혈관의 변화에 적응하기 위하여 모체의 혈압이 높아지고 부종이 발생한다. 산모의 이러한 증상이 태아와 비슷하여 거울 증후군이라 부른다.

- 조기 진통
  양수량 과다에 의하여 나타날 수 있다.
- Postpartum hemorrhage
  과다팽창된 자궁이 분만 후 급속히 감소하면서 유발된다.
- 잔류태반, 태반 만출 장애

### 8) 고빌리루빈혈증(hyperbilirubinemia)

(1) 연관 질환

① 핵황달(kernicterus)

- 신생아, 특히 미숙아의 unconjugated hyperbilirubinemia가 임상적으로 중요한 이유는 그것이 핵황달을 유발하기 때문이다.
- 핵황달이란 빌리루빈이 바닥핵(basal ganglia)과 해마(hippocampus)에 침착되어 근의 경직성(spasticity) 증가, 지능 저하 등의 증상을 일으키는 질환을 말한다.

② 생리적 황달(physiological jaundice)

- 가장 흔한 형태의 unconjugated nonhemolytic jaundice로 생후 3~4일 경에 혈청 빌리루빈 수치가 10mg/dL 이상까지 올라갈 수 있다.
- 미숙아에서는 수치 상승이 더욱 오래 지속되고 더욱 심한 경향을 보인다.

(2) 치료

① 광선 치료(phototherapy)

② 교환 수혈(exchange transfusion)

## 2. 만삭아(term fetus and newborn) 질환

### 1) Respiratory distress syndrome

(1) 미숙아에 비해 드물게 발생한다.

(2) 원인으로 패혈증, 지속성 폐 고혈압, 태변 흡인 증후군, 폐출혈 등을 들 수 있다.

### 2) Meconium aspiration syndrome

(1) 정의

① 만삭 시기에 20%의 태아는 정상적으로 태변을 양수 내에 배출한다.

② 대개의 경우 건강한 태아는 태변에 착색된 양수를 들이마셔도 특별한 임상적 문제를 발생하지 않는다.
③ 하지만 일부의 태아는 흡입에 의한 폐렴, 기도 폐쇄, 저산소증 등이 발생하기도 하는데 이러한 경우를 태변 흡입 증후군이라 말한다.

(2) Risk factor
① Postterm pregnancy
② 양수 과소증
③ 탯줄 압박
④ Uteroplacental insufficiency
⑤ Fetal growth restriction

(3) 예방
① 분만 직후 신생아의 코와 인후를 흡입(suction)하여 태변을 제거한다.
② 양수 주입술(amnioinfusion)은 이미 진통 이전에 태변 흡인 증후군이 발생한 태아에는 큰 효과가 없다.



### 3) 신생아 출혈성 질환

(1) 정의
출생 이후에 특별한 자극 없이도 출혈이 발생하는 질환을 말한다.

(2) 원인
① Deficiency of vitamin K dependent clotting factor(V, VII, IX, X)
② Low level of prothrombin
③ Deficiency of protein C & S
④ 산모의 항경련제 복용
⑤ 태아의 혈우병, 선천성 매독, 패혈증

(3) 예방
신생아가 태어날 경우 1mg의 vitamin $K_1$(phytonadione)을 근주한다.

## 3. 태아 사망

### 1) Definition of fetal mortality

임신 20주 이후 또는 태아 체중이 500g 이상에 도달한 후 태아가 모체의 자궁 내에서 사망한 경우로 정의한다.

## 2) Cause of fetal death

**표 5-5** Categories and Causes of Fetal Death

| | |
|---|---|
| Fetal(25～40%) | Maternal(5～10%) |
| Chromosomal anomalies | Antiphospholipid antibodies |
| Nonchromosomal birth defects | Diabetes |
| Nonimmune hydrops | Hypertensive disorders |
| Infections - viruses, bacteria, protozoa | Trauma |
| Placental(25～35%) | Abnormal labor |
| Abruption | Sepsis |
| Fetal - maternal hemorrhage | Acidosis |
| Cord accident | Hypoxia |
| Placental insufficiency | Uterine rupture |
| Intrapartum asphyxia | Postterm pregnancy |
| Previa | Drugs |
| Twin - to - twin transfusion | Unexplained(25～35%) |
| Chorioamnionitis | |

(1) 태아측 원인

① 전체 사산의 25～40%의 원인을 차지한다.

② 선천성 기형, 감염, 영양 결핍, 태아 수종, 동종 면역 등이 대표적인 태아측 원인이다.

(2) 태반측 원인

① 태반 박리(placental abruption)
태아 사망의 가장 흔한 원인으로 전체 사산의 10～15%의 원인을 차지한다.

② 태반과 태아막의 감염(placental & membrane infection)
대부분 태아 감염과 동반되어 나타난다.

③ 태반 경색(placental infarct)
태반 경색은 매우 흔하고 대부분 임상적으로 큰 문제를 일으키지 않지만 일부의 경우 태아 사망을 유발할 수 있다.

④ 태아 - 모체 출혈(fetal - maternal hemorrhage)
전체 태아 사망 원인의 4.7%를 차지한다는 보고가 있다.

(3) 모체측 원인

① 고혈압성 질환과 당뇨병이 가장 흔한 모체측 원인이고 전체 사산 원인의 5～8%를 차지한다.

② Lupus anticoagulant & anticardiolipin antibody와 관련된 자가 면역 질환은 adverse pregnancy outcome과 관련성이 있지만 사산의 원인이 될 수 있는지는 아직 확실하지 않다.

### 3) Evaluation of stillborn infant

(1) Clinical examination

① 분만 직후 태아, 태반, 태아막에 대한 철저한 검사를 시행한다.

② 사산아의 사진은 추후 해부학적인 정보를 제공할 수 있어 반드시 확보하도록 한다.

(2) 실험실 검사

① 세포유전학적 검사

- 선천성 기형, 성장 제한, 태아 수종 등이 발견되거나 사산의 특별한 원인을 알 수 없는 경우에 시행한다.
- 태아의 피부 표본과 혈액을 얻어 시행할 수 있다.

② 부검(autopsy)

태아 사망 원인을 파악하는데 유용하다.

## 4. 태아와 신생아의 손상

### 1) 두개강내 출혈(intracranial hemorrhage)

표 5-6 Major Types of Intracranial Hemorrhage in the Newborn

| Type | Gestational Age | Incidence and Severity | Cause(s) |
|---|---|---|---|
| Subdural | Term > preterm | Uncommon<br>Serious | Venous tears<br>Trauma commonly |
| Primary subarachnoid | Preterm > term | Common<br>Benign | Trauma - term<br>"Hypoxia" - preterm |
| Intracerebellar | Preterm > term | Uncommon<br>Serious | Multifactorial |
| Intracerebellar | Preterm | Common<br>Serious | Thin - walled vessels of germinal matrix |
| Miscellaneous | Term > preterm | Uncommon<br>Variable | Multifactorial<br>Trauma, hemorrhagic infarction, coagulopathy, vascular defect, ECMO |

ECMO = extracorporeal membrane oxygenation.

(1) 최근 겸자 분만과 둔위 질식 분만의 빈도가 감소하면서 신생아의 두개강내 출혈의 빈도도 감소하고 있다.

(2) Intraventricular hemorrhage가 가장 흔한 형태의 신생아 두개강내 출혈이고 이는 주로 미숙아에서 나타난다.

## 2) 두개강외 병변

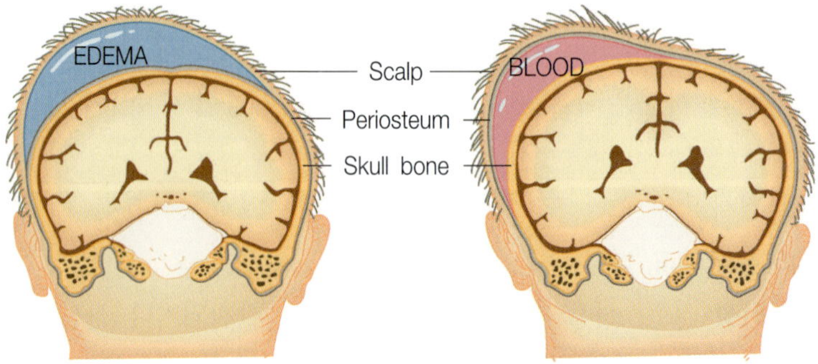


그림 5-4 Difference between a large caput succedaneum(left) and cephalohematoma(right). In a caput succedaneum, the effusion overlies the periosteum and consists of edema fluid; in a cephalophematoma, it lies under the periosteum and consists of blood.

(1) 두혈종(cephalohematoma)

① 두개골(skull)의 골막(periosteum)이 손상을 받아 이 골막 아래로 출혈이 발생하는 신생아 질환을 말한다.

② 주로 두정골(parietal bone)에 잘 생긴다.

③ 골막 아래쪽에 출혈이 발생하기 때문에 병변이 봉합선(suture)을 넘어가지 않는다.

④ 분만 몇 시간까지는 잘 감지되지 않다가 출혈이 지속되어 골막을 들어 올릴 수 있을 정도로 충분한 양이 되면 외부에서 볼 수 있다.

⑤ 크기에 따라서 2주~3개월 정도 후에 소실된다.

(2) 산류(caput succedaneum)

① 골막 위쪽을 덮고 있는 두피의 국소적인 부종이 발생하는 신생아 질환을 말한다.

② 두정부에 잘 생긴다.

③ 골막 위쪽에서 발생하므로 병변은 봉합선을 넘어갈 수 있다.

④ 분만시에 병변의 크기가 가장 크고 점점 작아져서 생후 수 시간 혹은 몇 일 이내에 소멸된다.

## 3) 신경 손상

(1) Spinal injury

① 척수가 과신장되고 척추 골절 등이 발생하는 신생아 질환을 말한다.

② 주로 겸자(forcep) 분만이나 둔위 질식 분만에서 발생한다.

(2) Brachial plexus injury

① 신생아 500~1,000명당 한 명 꼴로 발생하는 상대적으로 흔한 신경 손상이다.

② 거대아나 둔위 분만, 견갑 난산(shoulder dystocia)에서 주로 발생한다.

③ Duchenne(Erb) palsy와 Klumpke's paralysis가 대표적이다.

④ 대개는 보존적 치료로 회복되지만 일부의 경우는 정상 기능이 돌아오지 않는 경우도 있다.

(3) Facial paralysis

① 얼굴 신경의 압박으로 인해 발생한다.

② 겸자 분만이 주된 관련 인자이지만 질식 분만이나 제왕절개 분만에서도 유발될 수 있다.

③ 대개 수일 안에 자연적으로 회복된다.

## 4) 근골격계 손상

(1) 골절

① 쇄골(clavicle) 골절은 정상적인 분만 과정에서도 발생할 수 있는 매우 흔한 골절이다.

② 상완골(humerus) 골절은 드물고 견갑 난산과 관련성이 있지만 특별한 문제가 없었던 분만에서도 발생할 수 있다.

③ 대퇴골(femur) 골절은 극히 드물고 둔위 분만과 관련성이 있다.

④ 두개골(skull) 골절은 겸자 분만에서 흔히 발생하지만 자연 분만이나 제왕절개 분만에서도 나타날 수 있다.

(2) 근육 손상

Sternocleidomastoid muscle의 손상은 사경(torticolis)을 유발할 수 있고 주로 둔위 분만에서 발생한다.

## 5) 선천적 손상

(1) Amnionic band syndrome

양수 내에 원인 불명의 끈(strip)이 발생하여 이것이 태아의 사지 혹은 손가락, 발가락 등을 둘러싸서 그 구조물의 손상 혹은 절단(amputation)을 유발하는 손상을 말한다.

(2) Congenital postural deformities

① 양수가 부족하거나 자궁 공간이 좁아서 태아가 물리적인 압박을 받아 태아의 deformity가 발생하는 것을 말한다.

② Talipes equivarus, clubfoot, scoliosis, hip dislocation이 대표적인 예이다.

# Chapter 5 태아와 신생아

## 5.1 Newborn infant

### ❑ 호흡의 시작

1) 호흡 시작에 관여하는 자극
  (1) 물리적 자극
  (2) 산소의 결핍과 이산화탄소의 축적
  (3) 흉곽의 압박
2) 호흡의 생리

### ❑ 신생아 상태의 평가 방법

1) Apgar score

Apgar Scoring System

| Sign | 0 Points | 1 Points | 2 Points |
|---|---|---|---|
| Heart rate | Absent | $<100$ | $>100$ |
| Respiratory effort | Absent | Slow, irregular | Good, crying |
| Muscle tone | Flaccid | Some flexion of extremities | Active motion |
| Reflex irritability | No response | Grimace | Vigorous cry |
| Color | Blue, pale | Body pink, extremities blue | Completely pink |

2) Umbilical cord blood acid-base studies
  (1) 임상적 의미
    신생아 상태와 건강을 평가할 수 있는 객관적 자료
  (2) Clinical diagnosis of significant acidemia
    ① 신생아의 정상 pH의 lower limit는 7.04~7.10
    ② pH가 7.0 이하이면서 염기 부족(base deficit)이 10mEq/L 이상인 경우에 대사성 산혈증(metabolic acidosis)으로 정의

### ❑ Preventive care

1) Eye infection prophylaxis
  (1) 임균성 안질(gonococcal ophthalmia neonatorum)
    ① 치료
      • 1% 질산은 용액(aqueous silver nitrate)
      • Erythromycin 0.5% 안연고나 tetracycline 1% 안연고
  (2) 클라미디아 결막염(chlamydial conjunctivitis)
    치료 : 2.5% povidone-iodine solution
2) Hepatitis B immunization
3) Vitamin K
  생후 1시간 안에 vitamin K를 근육 주사
4) Universal newborn screening
  (1) Phenylketonuria

(2) Congenital hypothyroidism
(3) Galactosemia
(4) Maple syrup urine disease
(5) Homocystinuria
(6) Congenital adrenal hyperplasia

### ❑ 일반적인 신생아의 처치

1) 피부 관리
2) 제대
3) 영양법(feeding)
4) 신생아 황달(Icterus neonatorum)

## 5.2 Disease and injury of fetus and newborn

### ❑ 미숙아(preterm fetus and newborn) 질환

#### 1) Respiratory distress syndrome

(1) 발생 기전 : 계면 활성제가 부족할 경우 발생
(2) 임상 경과
① Tachypnea(빈호흡), grunting(낑낑댐), flaring(콧구멍을 벌름거림)이 특징적인 소견
② 흉부 X - ray 촬영에서 전형적인 reticulogranular infiltrate와 air bronchogram 소견
(3) 치료
① Mechanical ventilator
② Surfactant treatment
③ Corticosteroid
(4) 태아 폐 성숙 검사
① 양수 검사에서 측정하는 폐 성숙 관련 수치
- Lecithin - to - sphingomyelin (L/S) ratio
  G466L/S ratio가 2보다 작을 경우 respiratory distress의 가능성
- Phosphatidylglycerol
  - lecithin과 sphingomyelin의 표면 장력 특성을 강화시켜 주는 역할
  - L/S ratio에 비해 예측도가 더 좋은 지표
  - Lecithin, sphingomyelin과는 달리 결과의 오류가 발생하지 않음
- TDx - FLM
- Foam stability test(shake test)
  - 거품이 발생하면 양수 내에 surfactant가 충분히 존재하고 태아 폐 성숙이 이루어졌을 가능성이 높음
  - 하지만 위음성이 많음

#### 2) Retinopathy of prematurity

#### 3) Periventricular - intraventricular hemorrhage

#### 4) Necrotizing enterocolitis

#### 5) Brain disorder

(1) 주산기 가사(birth asphyxia)
① 태아의 신경학적 병변을 유발할 수 있는 주산기 가사의 필수 조건
- 제대 동맥 검사 결과에서 산성도 7.0 미만의 대사성 혹은 혼합성 산혈증(metabolic or mixed acidemia)

- 5분 이상 지속적으로 0~3점 사이의 Apgar score
- 발작(seizure), 혼수상태(coma), 긴장 저하증(hypotonia)과 같은 신생아 신경학적 후유증의 증거가 있거나 심혈관계, 위장관계, 혈액계, 호흡기계, 비뇨기계(cardiovascular, gastrointestinal, hematological, pulmonary, renal system)중에 한 가지 이상의 기관에서 기능 이상(dysfunction)이 발견

(2) 뇌성 마비(cerebral palsy)

① 위험요인

- 모체의 지능 저하, 태아의 선천성 기형과 같은 유전적 이상이 있는 경우
- 출생체중이 2kg 미만인 경우
- 출생 당시의 재태 연령이 32주 미만인 경우
- 태아 감염이 있는 경우

### 6) Anemia

### 7) 태아수종(hydrops fetalis)

(1) 면역성 태아수종(immune hydrops fetalis)

① 동종면역(isoimmunization)

② 혈액형 부적합

③ 면역성 태아수종의 임상적 측면

- 태아수종(hydrops fetalis)의 정의
  원인에 따라 면역성과 비면역성 태아수종
- 면역성 태아수종의 기전
  - 과도하고 지속적인 태아 용혈이 발생
  - 빈혈이 발생하고 골수, 간, 비장에서의 적혈구 생성이 활성화
  - 간기능과 심장기능의 장애가 발생, 신체의 여러 곳에 액체가 고임
- 증상과 징후
  - 폐출혈
  - 흉수, 복수
  - 피부의 액체 축적
  - 간비대, 비장비대
  - 간문맥 고혈압
  - 간기능 부전으로 인한 저단백질혈증
  - 심부전으로 인한 심비대
  - 태반 부종
  - 고빌리루빈혈증 및 황달
  - 태아 사망

④ 동종면역 임신의 진단

- 항체의 검출
  - 모든 산모에서 blood type & antibody screening을 시행
  - 모체 혈청에서의 항체는 indirect Coombs test로 검출, 이 항체가 태아로 들어온 경우에는 direct Coombs test로 검출
- 초음파 검사
  - middle cerebral artery 도플러 초음파
  - 항체 역가 측정과 초음파 검사를 병행하여 시행할 경우 태아 빈혈 상태를 조기에 발견 가능

⑤ 양수 분석

- 원리 : 양수 내의 bilirubin의 양은 태아 빈혈의 중증도를 예측할 수 있는 지표
- 분석 방법 : Spectrophotometer를 통해 측정한 양수의 $\triangle OD_{450}$의 수치가 높을수록 양수 내의 bilirubin양이 많다는 것을 의미하고 이는 태아 빈혈의 가능성이 높다는 것 의미
- 평가

- Liley graph
- Zone 1에 속한 태아는 경도의, 2는 중등도의, 3는 중증의 빈혈을 가질 가능성
- 특히, zone 3에 속한 태아는 태아 수혈, 분만 등의 즉각적인 치료를 시행하지 않을 경우 7~10일 이내에 사망할 가능성이 높음

• Expanded Liley graph

⑥ 태아 혈액 분석

⑦ 태아 빈혈의 치료 : 일반적으로 만삭에 도달한 태아는 분만, 그렇지 않은 태아는 자궁내 태아 수혈을 시도

⑧ 동종 면역의 예방

(2) 비면역성 태아수종(nonimmune hydrops fetalis)

① 정의

② 원인

• 심혈관계 이상
• 염색체 이상
• 쌍태아간 수혈 증후군(twin - to - twin transfusion syndrome)
• 감염
• 대사성 질환

③ 진단

• 초음파 검사로 태아수종을 진단
• 모체의 혈액 검사, 태아 심초음파, 양수 검사 등을 시행

④ 치료

• 대다수의 태아수종은 치료가 불가능
• 예후가 좋지 않고 주산기 사망률은 40~90%

⑤ 모체의 합병증

• 거울 증후군(maternal mirror syndrome)
• 조기 진통, 양수량 과다
• Postpartum hemorrhage
• 잔류태반, 태반 만출 장애

### 8) 고빌리루빈혈증(hyperbilirubinemia)

## ❑ 만삭아(term fetus and newborn) 질환

### 1) Respiratory distress syndrome

### 2) Meconium aspiration syndrome

(1) Risk factor

① Postterm pregnancy

② 양수 과소증

③ 탯줄 압박

④ Uteroplacental insufficiency

⑤ Fetal growth restriction

### 3) 신생아 출혈성 질환

(1) 원인

① Deficiency of vitamin K dependent clotting factor(V, VII, IX, X)

② Low level of prothrombin

③ Deficiency of protein C & S

④ 산모의 항경련제 복용

⑤ 태아의 혈우병, 선천성 매독, 패혈증

## ❑ 태아 사망

### 1) Definition of fetal mortality

### 2) Cause of fetal death

(1) 태아측 원인 : 선천성 기형, 감염, 영양 결핍, 태아 수종, 동종 면역 등

(2) 태반측 원인

① 태반 박리(placental abruption)

② 태반과 태아막의 감염(placental & membrane infection)

③ 태반 경색(placental infarct)

④ 태아 - 모체 출혈(fetal - maternal hemorrhage)

(3) 모체측 원인 : 고혈압성 질환과 당뇨병이 가장 흔한 모체측 원인

### 3) Evaluation of stillborn infant

(1) Clinical examination

(2) 실험실 검사

① 세포유전학적 검사

② 부검(autopsy)

## ❑ 태아와 신생아의 손상

### 1) 두개강내 출혈(intracranial hemorrhage)

### 2) 두개강외 병변

(1) 두혈종(cephalohematoma)

① 두개골(skull)의 골막(periosteum) 아래로 출혈

② 주로 두정골(parietal bone)에 잘 생김

③ 병변이 봉합선(suture)을 넘어가지 않음

④ linear fracture와 동반, 출생 후 크기 증가 있을 수 있음

⑤ 크기에 따라서 2주~3개월 정도 후에 소실된다.

(2) 산류(caput succedaneum)

① 골막 위쪽을 덮고 있는 두피의 국소적인 부종

② 두정부에 잘 생김

③ 병변은 봉합선을 넘어갈 수 있고 skull fracture는 없음

④ 점점 작아져서 생후 수 시간 혹은 몇 일 이내에 소멸

### 3) 신경 손상

(1) Spinal injury

(2) Brachial plexus injury

(3) Facial paralysis

### 4) 근골격계 손상

(1) 골절

(2) 근육 손상

### 5) 선천적 손상

(1) Amnionic band syndrome

(2) Congenital postural deformities

# 6 산욕기

Puerperium

## 6.1 Puerperium

### 1. 정의

산욕기란 통상적으로 분만 후 6주 동안을 지칭한다.

### 2. 산욕기의 임상적, 생리적 변화

#### 1) Uterine change

(1) Uterine vessel

임신 중에 혈류 증가와 더불어 커진 혈관들이 분만 후에는 직경이 감소하거나 소멸된다.

(2) Cervix

① 분만이 가능할 정도로 넓게 개대된 자궁 경부는 분만 이후 서서히 수축되면서 수일 후에는 손가락 두 개만 통과할 정도의 개구부(cervical opening)를 가진다.

② 개구부가 좁아지면서 두께가 두꺼워지고 도관(canal)이 다시 형성된다.

③ 임신 중에 자주 나타나는 자궁 경부 이형성증(dysplasia)은 분만 후에 퇴행(regression)되는 경향을 보인다.

(3) Involution of uterine corpus

① 자궁 퇴축(involution)의 과정

- 태반이 분만된 직후 자궁 수축이 발생하면서 자궁의 기저부(fundus)는 배꼽 아래에 위치하게 된다.
- 분만 2일째부터 자궁의 크기가 줄어들기 시작하면서 2주가 지나면 자궁이 골반 내로 들어올 정도로 작아진다.
- 분만 4주 후에는 분만 전 크기로 돌아온다.
- 자궁의 무게는 분만 직후 1,000g이었던 것이 1주 후에는 500g이 되고 2주 후

에는 300g으로 감소한다.

- 이러한 변화들은 자궁 근육 세포 숫자의 감소가 아닌 세포 크기의 감소로 인해 발생한다.

② 훗배앓이(afterpain)

- 초산모에서는 분만 이후에 자궁이 지속적인 긴장 상태로 수축되어 있는 경향을 보이는 반면 경산모에서는 자궁이 주기적으로 강하게 수축함에 따라 자궁 부위의 강한 통증을 느끼게 되는데 이를 훗배앓이라고 한다.
- 훗배앓이는 아기를 낳은 경험이 많을수록 더욱 심해지는 경향을 보이고 모유 수유를 할 때 옥시토신이 분비됨에 따라 통증의 강도가 강해진다.

③ 오로(lochia)

- 산욕기의 초기에는 적혈구, 탈락막(decidua), 상피세포, 세균으로 구성된 질 분비물이 다양한 양으로 배출되는데 이를 오로라고 일컫는다.
- 분만 후 첫 몇 일 동안에는 충분한 양의 혈액이 같이 나오면서 오로는 붉은 색(lochia rubra)을 띠지만 이후 점차 묽어지면서 점액 색깔(lochia serosa)로 변화한다. 10일 지나면 백혈구가 섞이고 액체 성분이 감소하면서 황백색(lochia alba)으로 바뀌게 된다.
- 오로는 대개 4주 정도 지속되지만 일부의 경우 8주까지도 분비될 수가 있다.

④ 불완전 퇴축(subinvolution)

- 정의
  자궁 퇴축(involution) 과정이 정지되거나 지연되는 것을 의미한다.
- 증상
  - 오로(lochia)가 지속적으로 분비된다.
  - 다량의 산후 자궁 출혈이 발생할 수 있다.
  - 자궁은 예상보다 더 크고 부드러운 경향을 보인다.
- 원인
  - 태반 조직의 잔류(retention of placental fragment)
  - 감염(pelvic infection)
- 치료
  - 자궁 수축제 : ergonovine or methylergonovine
  - 항생제 : azithromycin or doxycycline

(4) Endometrial regeneration

① 태반의 분리는 자궁내막의 spongy layer에서 일어나므로 기저 탈락막(decidua basalis)은 떨어져 나가지 않고 그대로 자궁 내에 남아 있게 된다.

② 기저 탈락막은 분만 후 2~3일 경에 2개의 층으로 나누어져 표층은 괴사되어 오로(lochia)로 배출되고 아래층은 새로운 자궁내막을 형성하게 된다.

③ 분만 후 1주일 경에 자궁내막의 표면은 상피로 덮이게 되고 3주일 경에는 전체 자궁내막이 완전히 재생된다.

(5) Placental site involution

① 과정

분만 직후에 태반이 부착되었던 부위는 손바닥 크기와 비슷하지만 그 이후 급속히 감소하여 2주 말에는 직경이 3~4cm 정도로 줄어든다.

② Late postpartum hemorrhage

- 태반 부착 부위의 퇴축이 잘 이루어지지 않거나 태반의 일부분이 잔류될 경우 late onset puerperal hemorrhage가 발생할 수 있다.
- 흔히 분만 후 1~2주 경에 발생한다.
- 잔류 태반을 제거하기 위해 curretage를 시행할 경우 출혈을 더 악화시킬 수 있으므로 oxytocin이나 ergonovine과 같은 자궁 수축제를 먼저 사용한다.

## 2) Urinary tract change

(1) Puerperal diuresis

① 정상적으로 임신 중에는 세포외액(extracellular water)이 상당히 증가하고 분만 후에는 이것이 배출되면서 이뇨(diuresis) 현상이 발생한다.

② 대개 분만 후 2~5일 경에 발생한다.

(2) Puerperal bladder

① 분만 후 방광은 용적(capacity)이 증가하고 방광내 압력(intravesical fluid pressure)에 둔감해진다.

② 따라서 과다팽창(overdistention), 불완전 요배출(incomplete emptying), 소변 잔류량의 증가(excessive residual urine) 등이 야기될 수 있다.

③ 이러한 분만 후의 방광 긴장 저하(bladder hypotonia)는 진통 중 도관 삽입(urinary catheterization)을 통해 적절한 시간에 소변을 배출해 줄 경우 어느 정도 예방할 수 있다.

(3) Ureter, renal pelvis

임신 중에는 정상적으로 요관과 신우는 확장되어 있고 분만 후 2~8주 경에 임신 전의 상태로 돌아온다.

### 3) Vaginal outlet relaxation and uterine prolapse

- 산욕기 초기에 질과 질 입구는 점차적으로 크기가 감소하지만 분만 전의 상태로 회복되지는 않는다.
- 분만 후에 질 입구(vaginal outlet)가 늘어나고 골반을 지지해 주는 구조물의 변화가 심할 경우 자궁 탈출(uterine prolapse) 및 긴장성 요실금이 유발될 수 있다.

### 4) Blood change

임신 중에 늘어난 혈액량은 분만 후 1주 경에는 임신 이전의 상태로 돌아온다.

### 5) Weight change

- 분만 직후에는 태아가 분만되고 출혈이 되면서 대략 5~6kg의 체중 감소가 있다. 이후 산욕기 동안에 이뇨 현상으로 인해 2~3kg의 추가적인 체중 감소가 나타난다.
- 임신 중 늘어난 몸무게는 임신 이전의 상태로 회복되지 않는 경우가 많고 평균적으로 1.4kg의 몸무게가 남게 된다.

## 3. 모유수유(breast feeding)

### 1) 시기에 따른 모유의 구분

(1) 초유(colostrum)

① 분만 후 처음으로 분비되는 deep lemon - yellow 색깔의 모유이다.

② 수일 이후에 분비되는 모유에 비해 더 많은 무기질, 단백질, 글로불린(globulin)을 포함하고 있으며 당, 지방 함량은 더 적다.

③ 초유에서 분비되는 immunoglobulin A는 장내 세균에 대한 저항력을 신생아에게 제공한다. 또한 초유에는 complement, macrophage, lymphocyte, lactoferrin, lactoperoxidase, lysozyme 등이 존재하여 신생아의 방어 기전으로서 중요한 역할을 한다.

④ 대개 산후 5일까지 분비되고 이후에는 모유(mature milk)로 대체된다.

(2) 모유(milk)

① 인간의 모유는 주로 지방과 단백질로 구성되어 있고 여러 종류의 cytokine도 포함되어 있다.

② 대부분의 비타민은 거의 포함되어 있지만 유일하게 비타민 K만 없으므로 신생아는 출생 직후 비타민 K의 근주가 필요하다.

### 2) 젖 분비의 생리

(1) 관련 호르몬

① Progesterone은 임신 중에 젖이 분비되지 않도록 억제하는 작용을 한다.

② 분만 직후 progesterone의 분비가 급속히 줄어들지만 prolactin은 계속 높은 농도를 유지하므로 모유 분비가 활성화된다.

(2) 젖분출 반사(milk ejection reflex)

① 유방에서 젖이 생성되더라도 분출이 되지 않으면 젖의 생산은 억제된다.

② 아기가 젖꼭지를 빨면 모체의 뇌하수체에서 옥시토신이 생성된다.

③ 옥시토신은 젖꽈리(alveoli)와 젖샘관(milk duct)의 근육상피세포(myoepithelial cell)를 수축시켜 젖을 젖꼭지 쪽으로 분출하게 하는 역할을 한다.

④ 옥시토신은 아기가 우는 소리만 들어도 분비가 촉진되고 공포나 스트레스 상황에서는 분비가 억제된다.

### 3) 모유수유(nursing)

(1) 모유수유의 장점

① 모유는 신생아에게 가장 이상적인 음식으로 엄마 젖의 질과 양은 엄마의 음식 섭취와 관계없이 아기에게 가장 적합하도록 분비된다.

② 모유수유를 받은 아기는 감염성 질환의 빈도가 감소될 뿐 아니라 천식이나 크론씨병, 당뇨병 등의 비감염성 질환의 빈도 역시 감소한다.

③ 아기의 지능지수, 정서적 안정도, 사회성 역시 모유수유를 받은 아기에서 더욱 높다.

④ 모유수유는 산모의 골다공증과 유방암을 감소시키는 효과도 있다.

(2) 모유 분비의 억제

① 여러 가지 상황으로 인해 모유수유를 하지 않기로 결정한 산모는 well - fitting brassiere 등으로 유방을 지지하고 더 이상 젖 분비 자극을 받지 않도록 한다.

② 많은 경우에서 유방통이나 유방 울혈을 겪게 되는데 이 경우 진통제를 복용하거나 얼음찜질을 하는 것이 도움이 된다.

③ Bromocriptine은 prolactin 분비를 억제하는 작용을 하는 약제이지만 협심증, 뇌출혈, 간질 등의 문제를 야기할 수 있으므로 모유 분비 억제의 목적으로는 사용하지 않는 것이 좋다.

(3) 모유수유 중 피임방법

① 모유수유를 한다 하더라도 배란이 될 수 있으므로 필요한 경우에는 피임 요법을 시행해야 한다.

② 모유수유 중에 난포 호르몬-황체 호르몬 병용 피임제(combined estrogen-progestin contraceptive)를 사용할 경우 모유의 양과 질에 영향을 줄 수 있으므로 mini-pill과 같은 황체 호르몬만 들어있는 피임 약제(progestin-only pill)를 사용하는 것이 좋다.

(4) 모유수유의 금기

① 산모가 마약 혹은 알코올 중독자인 경우
② 태아가 galactosemia를 가지고 있는 경우
③ 산모가 human immunodeficiency virus(HIV)에 감염되어 있는 경우
④ 산모가 아직 치료를 받지 않은 활동성의 결핵을 앓고 있는 경우
⑤ 산모가 모유수유 금기 약제를 복용하고 있는 경우
⑥ 산모가 유방암으로 치료를 받고 있는 경우
cf. HIV infection 이외의 다른 바이러스 질환(CMV, HBV, HCV 등)은 모유수유의 금기증이 아니다.

(5) 모유로 분비되는 약물

① 산모가 복용하고 있는 대부분의 약물은 모유로 분비된다.
② 미국소아과학학회에서는 모유수유 중의 약물을 위험성에 따라 분류하고 있다. 하지만 전 세계의 무수한 약물을 모두 포함하지는 않았고 안전성이나 위험이 완전히 밝혀져 있지 않은 약물이 매우 많아 한계성을 가지고 있는 분류 체계이다.
③ 따라서 각 약물의 특성과 약물 치료의 중요성 여부에 따라 모유수유의 여부를 결정하도록 한다.

## 4) 모유수유 관련 질환

(1) 유방열(breast fever)

① 모유수유를 시작한 지 첫 24시간 동안에 흔히 유방이 팽창되고 단단해지면서 울혈되어 일시적인 열이 발생하는데 이를 breast fever라고 정의한다.
② 열이 4～16시간 이상 지속되는 경우는 드물고 만약 그럴 경우 반드시 감염 등의 다른 발열 원인을 찾아보아야 한다.
③ 일시적인 열은 얼음찜질과 적절한 진통해열제 복용 등으로 쉽게 치료할 수 있다.
④ 유방의 단단하게 뭉친 울혈 부위는 마사지로 풀어주면서 유즙을 인위적으로 분비시켜 주면 수일 내로 정상화된다.

(2) 유방염(mastitis)

① 정의와 빈도

- 젖샘(mammary gland) 실질의 감염(parenchymatous infection)을 의미한다.
- 모유수유를 하는 여성의 2～33%에서 감염된다.

② 증상

- 증상이 분만 후 1주 이전에 발생하거나 분만 후 3～4주 이상 지속되는 경우는 드물다.
- 감염은 대부분 한쪽 유방에서 발생하고 염증(inflammation) 증상이 나타나기 전에 심한 울혈(engorgement)이 먼저 나타난다.
- 울혈 증상 이후 염증 증상이 나타난다. 오한, 발열, 심계항진 등의 전신 증상과 유방 홍조, 통증 등의 국소 증상이 대표적이다.
- 10%의 유방염 환자는 더욱 진행하여 농양(abscess)이 발생한다.

③ 원인

- 가장 흔한 원인균은 Staphylococcus aureus이고 그 밖에도 coagulase - negative staphylococci나 viridans streptococci도 흔히 발견되는 원인균이다.
- 상기 원인균들이 수유 도중에 신생아의 코나 인후에서 유방으로 전파되어 발생한다.

④ 치료

- 화농(suppuration)이 일어나기 전에 적절한 치료를 시작할 경우 대개 48시간 이내에 완화된다.
- 항생제 치료가 가장 중요하고 penicillin이나 cephalosporin 제제가 흔히 사용된다.
- 모유수유는 그 자체만으로도 유방염의 치료 효과가 있기 때문에 지속하도록 한다.

(3) 유방 농양(abscess)

① 유방염이 진행되어 농양이 발생할 수 있고 S. aureus infection에서 더욱 흔하다.

② 유방염 치료 이후 48～72시간 이내에 열이 내리지 않거나 종괴가 유방에서 촉지된다면 유방 농양의 발생을 의심해 보아야 한다.

③ 전신 마취를 통한 수술적 배농술(surgical drainage)이 고전적인 치료법으로 가장 많이 사용되고 있다. 최근에는 초음파 유도 하의 농양 흡인술(ultrasonographic - guided needle aspiration)이 도입된 바 있다.

(4) 젖낭종(galactocele)

① 농축된 분비물로 인해 젖샘관이 막혀 모유가 한쪽 유방의 한 개 이상의 엽

(lobe)에 축적된 상태를 말한다.

② 이환된 쪽의 유방 압통을 느낄 수 있지만 전반적으로 임상 증상은 심하지 않다.

③ 저절로 없어지는 경우도 있지만 주사기를 통한 흡인 치료가 필요한 경우도 있다.

(5) 과잉 유방(supernumerary breasts)

① 아주 드물게 일부 여성은 유방을 추가적으로 더 가지고 있는 경우가 있다.

② 주로 정상 유방의 아래쪽 흉벽(thoracic wall)이나 복벽(abdominal wall)에 존재하지만 겨드랑이나 다른 부위에도 있을 수 있다.

③ 수유를 시작하면서 부풀어 올라 불편감을 유발하는 경우가 있지만 가만히 두면 저절로 가라앉으므로 임상적으로는 큰 의미가 없다.

(6) 젖꼭지(nipple)의 이상

① 함몰 젖꼭지(inverted nipple)

손가락으로 젖꼭지가 튀어나오게 하여 수유에 성공할 수 있다.

② 젖꼭지 균열(fissure)

- 젖을 물리는 자세와 방법이 잘못되었을 때 균열이 흔히 발생한다.
- 균열이 심한 통증을 유발하고 세균이 침투할 수 있는 통로가 될 가능성이 있을 경우 젖을 펌프로 짜서 먹이고 연고 등의 방법으로 상처가 빨리 아물도록 조치한다.

## 4. 산욕기 동안의 산모의 처치(care)

### 1) 병원에서의 처치(hospital care)

(1) 분만 직후의 처치

① 분만 후 첫 1시간 동안은 혈압과 맥박수를 15분 간격으로 측정한다.

② 질 출혈량을 꼼꼼히 살펴보고 자궁 수축이 잘 되어 있는지를 파악한다.

③ 심각한 출혈은 분만 직후에 가장 흔히 발생하므로 적어도 한 시간 동안은 숙련된 의료진이 산모를 관찰하도록 한다.

(2) 조기 보행(early ambulation)

산모가 조기 보행을 할 경우 방광 합병증과 변비의 발생률이 감소될 뿐만 아니라 산욕기 정맥 혈전증(puerperal venous thrombosis)이나 폐색전증(pulmonary embolism) 등의 치명적일 수 있는 합병증의 빈도 역시 줄어든다.

(3) 외음부 처치(care of vulva)

① 외음부는 반드시 앞에서 뒤쪽 방향으로 닦아야만 항문 쪽의 균이 오염되는 것을 방지할 수 있다.

② 회음부 절개(episiotomy)를 시행한 산모는 회음부에 몇 시간 정도 얼음주머니를 대주면 통증과 부종 완화에 도움이 된다.

③ 분만 후 24시간 후부터 좌욕(warm sitz bath)을 시행할 경우 국소적인 불편감이 완화될 수 있다.

(4) 방광 기능 관리

① 분만 후 자궁 수축을 위해 사용하는 옥시토신(oxytocin)은 항이뇨 효과를 가진다. 또한 분만 후에는 마취 등으로 인해 방광의 감각이 저하된다.

② 따라서 소변 잔류(urinary retention)와 방광 과다 팽창(bladder overdistention)은 굉장히 흔하게 발생하는 초기 산욕기 합병증이다.

③ 소변 잔류와 방광의 과다 팽창이 나타날 경우 indwelling catheter를 방광 내에 삽입하여 방광의 긴장도(tone)와 감각(sensation)이 돌아올 때까지 기다린다.

(5) 산후 우울증(postpartum blue) 관리

① 분만 후에는 통증, 피로감, 불안감 등의 여러 감정으로 인하여 많은 산모가 우울증을 앓게 된다.

② 경미한 경우에는 2~3일 이내에 스스로 호전되지만 심한 경우에는 10일까지도 지속되는 경우가 있다.

③ 자살을 시도하거나 신생아를 살해하는 경우도 있으므로 초기에 진단하는 것이 중요하다.

(6) 식이(diet) 관리

① 특별한 합병증이 없는 질식 분만을 시행한 산모의 경우에는 식이를 제한할 필요가 없고 분만 후 2시간부터 산모가 원하는 대로 식이를 시작하면 된다.

② 모유수유를 시행하는 산모는 칼로리와 단백질 용량을 증가시켜서 식단을 구성한다.

③ 철분 제제는 분만 후 3개월까지는 복용을 지속하는 것이 좋다.

(7) 임신 관련 질환

① 혈전색전성 질환(thromboembolic disorder)

임신과 관련된 혈전색전성 질환은 절반이 산욕기에 발생한다.

② 신경병증(neuropathy)

- 분만하는 동안 관련 신경이 눌려 신경성 통증과 감각 저하, 근육 마비 등의 증상이 나타나는 질환을 말한다.
- 초산모나 진통 2기가 길어진 경우에 흔히 발생한다.

③ 골반 관절 결합의 벌어짐(pelvic joint separation)

- 진통 도중에 골반 관절들의 결합이 벌어져 통증을 유발하고 보행에 장애를

받는 경우를 말한다.

- 치골 결합(symphysis pubis)이 벌어지는 경우가 가장 흔하다.
- 대개는 보존적인 치료로 충분하지만 일부는 수술이 필요한 경우도 있다.

(8) 퇴원

① 질식 분만을 한 경우 특별한 합병증이 없다면 48시간 이내에 퇴원하는 것이 가능하다.

② 제왕절개로 분만한 경우에는 특별한 합병증이 없다면 96시간 이내에 퇴원하는 것이 가능하다.

### 2) 집에서의 처치(home care)

(1) 피임

① 모유수유를 시행하지 않을 경우 생리는 6~8주 이내에 돌아온다.

② 모유수유를 시행한다 하더라도 배란이 가능하고 임신이 될 수 있다. 따라서 모유수유는 적절한 피임방법이 될 수 없다.

③ 임신을 원치 않을 경우 피임약 복용이나 콘돔 사용과 같은 적절한 피임방법을 이용하도록 한다.

(2) 부부관계(coitus)

의학적으로 언제부터 부부관계가 가능한지는 알려진 바는 없지만 대개 분만 2주 이후부터 산모가 원할 때 시행하는 것이 일반적이다.

(3) Follow - up care

① 산모는 퇴원을 하면 모든 일상적인 행동이 가능하다.

② 분만 3주 후에 외래를 방문하여 산욕기 이상이 있는지를 진찰받고 피임에 관한 상담을 받도록 한다.

## 6.2 Puerperal infection

### 1. 정의

산욕기 감염(puerperal infection)이란 분만 이후에 생식로(genital tract)가 세균에 감염되는 것을 의미한다.

## 2. 산욕열(puerperal fever)

### 1) 진단 기준

(1) 하루에 적어도 4번 이상 측정한 구강 체온이 38℃ 이상이어야 한다.

(2) 분만 당일 이후부터 10일 이내에 발열이 시작되어 2일 이상 지속되어야 한다.

(3) 단, 분만 이후 24시간 이내에 나타나는 발열은 진단 기준에서 제외된다.

### 2) 산욕열의 원인 및 감별 진단

(1) 생식로(genital tract) 감염

분만 후 산욕기에 발생하는 지속적인 발열의 원인은 대부분 생식로 감염이다.

(2) 유방 울혈(breast engorgement)

① 전체 산욕기 발열 원인의 15%를 차지한다.

② 39℃ 이상 발열되는 경우는 드물고 발열이 24시간 이상 지속되지 않는다.

(3) 호흡기계 합병증

① Atelectasis

② Aspiration pneumonia

③ Bacterial pneumonia

(4) 급성 신우신염(acute pyelonephritis)

체온이 상승하면서 늑골척추각 압통(costovertebral angle tenderness), 오심, 구토 등의 소견이 보이면 의심할 수 있다.

(5) 혈전정맥염(thrombophlebitis)

하지 정맥의 혈전에 의해 주로 발생하고 체온 상승은 심하지 않다.

## 3. 산욕기 감염의 종류

### 1) 자궁 감염(uterine infection)

(1) 정의와 발병 기전

① 분만 이후 자궁의 남아있는 탈락막(decidua) 조직과 자궁 근육, 자궁 결조직(parametrial tissue)이 감염되는 것을 의미한다.

② 대부분의 자궁 감염을 유발하는 세균은 여성의 생식로(genital tract)에 흔히 존재하는 균들이다.

③ 자궁 경부에는 여러 종류의 세균이 존재하지만 일반적으로 자궁내막은 무균 상태의 조직이다.

④ 진통이나 분만 과정 중에 양막이 파수될 경우 여러 종류의 세균이 자궁내막으로 침입할 수 있고 이것이 더욱 확산되면 자궁 감염을 유발할 수 있다.

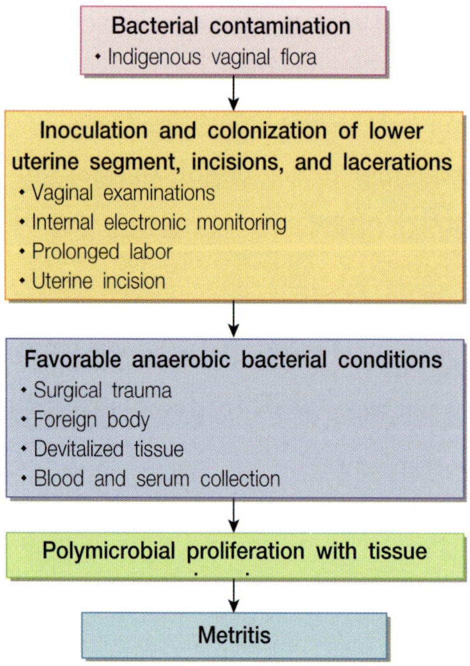


그림 6-1 Pathogenesis of metritis following cesarean delivery.

(2) 위험요인(risk factor)

① Cesarean delivery

② Prolonged membrane rupture and labor

③ Multiple cervical examination

④ Internal fetal monitoring

⑤ Lower socioeconomic status

⑥ Bacterial colonization of lower genital tract

(3) 임상 증상

① 발열은 산욕기 자궁 감염의 가장 중요한 특징으로 체온은 흔히 38~39℃ 이상 상승한다.

② 복통과 자궁 주위 조직의 압통이 나타난다.

③ 냄새가 심한 오로가 분비될 수 있지만 그렇지 않은 경우도 있다.

(4) 치료

① 원칙

- 경구 혹은 정맥 항생제 치료가 원칙이다.
- 90%의 여성은 항생제 치료 이후 48~72시간 내에 호전된다.

② 약제

- 질식 분만 후 발생한 자궁 감염

  Ampicillin과 gentamicin 병용 요법만으로도 효과적이다.

- 제왕절개술 후 발생한 자궁 감염
  - 혐기성 균도 치료할 수 있는 광범위 항생제를 사용한다.
  - Gentamicin과 clindamycin 병용 요법이 표준 요법이다.
  - 필요에 따라 ampicillin, cefotetan, aztreonam, clavulanic acid, metronidazole, imipenem 등의 약제를 사용할 수도 있다.

**표 6-1** Antimicrobial Regimens for Pelvic Infection Following Cesarean Delivery

| Regimen | Comments |
|---|---|
| Clindamycin 900mg + gentamicin 1.5mg/kg, q8h intravenously plus ampicillin | "Gold standard," 90~97% efficacy, once-daily gentamicin dosing acceptable<br>Added to regimen with sepsis syndrome or suspected enterococcal infection |
| Clindamycin + aztreonam | Gentamicin substitute with renal insufficiency |
| Extended-spectrum penicillins | Piperacillin, ampicillin/sulbactam |
| Extended-Spectrum cephalosporins | Cefotetan, cefoxitin, cefotaxime |
| Imipenem + cilastatin | Reserved for special indications |

(5) 예방

① 수술 이전에 항생제를 예방적으로 사용할 경우 수술 후 감염을 획기적으로 감소시킬 수 있다.

② Ampicillin이나 1세대 cephalosporin 같은 항생제를 수술 전에 1회 사용하는 것만으로도 충분한 효과를 발휘한다.

③ Bacterial vaginosis, Trichomonas vaginalis와 같은 질의 감염 질환을 임신 기간 중에 치료하는 것은 분만 후의 자궁 감염 예방에 도움을 주지 못한다.

(6) 항생제 치료 불응성 감염

① 정의

- 90%의 자궁 감염은 항생제 치료 이후 48~72시간 이내에 호전되지만 일부의 경우 적절한 치료에도 불구하고 발열이 지속되는데 이를 지칭한다.
- 발열을 유발할 수 있는 다른 합병증이 동반되어 있을 때가 대부분의 원인이다.

② 원인

- 창상 감염(wound infection)
  - 제왕 절개술 이후 복벽 절개 부위가 감염되는 것을 말하고 가장 흔한 원인이다.

- 빈도는 6% 정도이지만 예방적 항생제를 투여했을 경우 2%로 감소한다.
- 비만, 당뇨, 스테로이드 치료, 빈혈 등이 중요한 위험요인이다.
- 심한 경우 감염 부위에 농양(abscess)이 발생할 수도 있고 이 경우 항생제 치료와 수술적 배농술이 필요하다.
- 괴사성 근막염(necrotizing fascitis)은 산모 사망을 유발할 수도 있는 가장 심각한 형태의 창상 감염으로 근막 부위가 감염되어 괴사되는 질환을 의미한다. 적절한 항생제 치료와 감염 부위의 광범위한 절제 수술이 필요하다.

• 복막염(peritonitis)
- 감염이 전체 복강 내에 파급된 경우를 의미한다.
- 제왕 절개술 이후 자궁 감염이 발생한 상태에서 자궁 절개선이 괴사되어 파열될 때 흔히 발생한다.
- 극심한 통증과 마비성 장폐쇄증(adynamic ileus)을 유발한다.

• 부속기 감염(adnexal infection)

자궁 부속기(adnexa)란 난소와 난관을 일컫는 용어로 부속기가 감염되는 경우는 흔하지 않다.

• 자궁 주위 조직 연조직염(parametrial phlegmon)

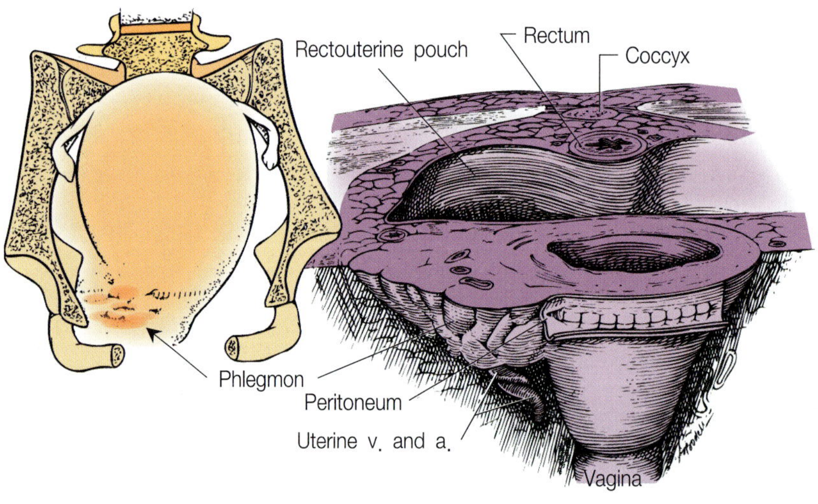


그림 6-2 Parametrial phlegmon. cellulitis in the right parametrium begins adjacent to the cesarean incision and extends to the pelvic sidewall. On pelvic examination, the phlegmon is palpable as a firm, three - dimensional mass.

- 자궁 주위 조직(parametrium)의 염증이 너무 심하여 광인대(broad ligament) 사이에 단단한 경화(induration) 부위가 형성된 상태를 지칭하는 용어이다.
- 광범위 항생제를 지속적으로 사용하여 치료하는데 경화 부위가 완전히 흡

수되는 데에는 보통 수일에서 수주가 소요된다.

- 드물지만, 연조직염(phlegmon)이 곪으면(suppuration) 광인대 내부에 농양(abscess)을 형성할 수 있다.

• 패혈성 골반 혈전성정맥염(septic pelvic thrombophlebitis)

- 감염이 정맥을 따라 전파되어 혈전을 유발할 경우를 혈전성정맥염(thrombophlebitis)이라 일컫는다.
- 골반 내의 어떠한 정맥이라도 감염될 수 있지만 태반 부착 부위의 정맥이 연결되는 난소정맥에서 주로 발생한다.
- 발열이 주된 증상으로 다른 임상 증상은 뚜렷하지 않다. 옆구리에 통증이 발생하거나 자궁각(uterine cornu) 바깥쪽 부위에 압통을 동반하는 종괴가 만져질 수도 있다.
- CT, MRI와 같은 영상학적 검사로 혈전성 정맥염을 진단한다.
- 항생제 치료가 가장 중요하고 헤파린은 임상 경과에 큰 영향을 미치지 않는다.

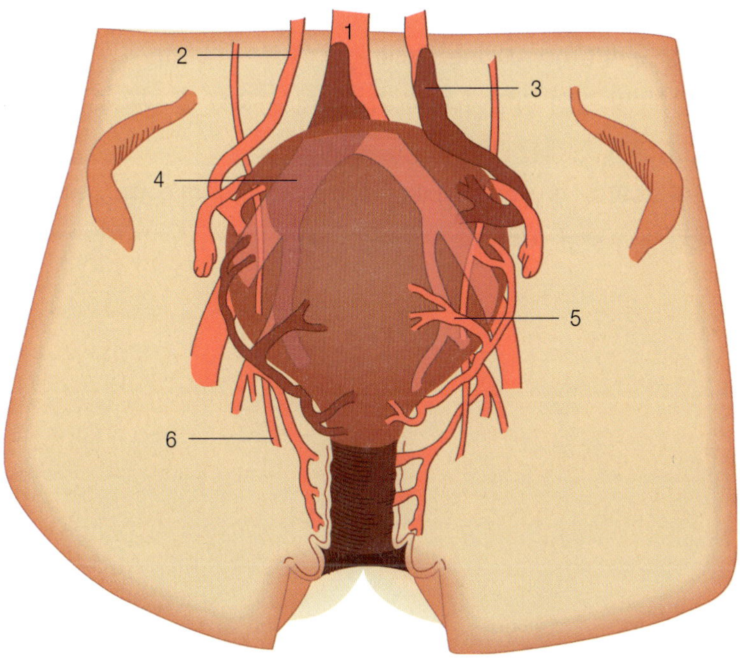


그림 6-3 Routes of extension of septic pelvic thrombophlebitis. Any pelvic vessels and the inferior vena cava may be involved: (1) inferior vena cave (2) right ovarian vein; (3) left ovarian vein; (4) clot in right common iliac vein which extends from the uterine and internal iliac veins and into the inferior uterine and internal iliac veins and into the inferior vena cava; (5) left uterine vein; and (6) right ureter

## 2) 회음부, 질, 자궁 경부의 감염

(1) 발병 기전

① 회음 절개(episiotomy) 부위의 감염은 회음 절개 부위가 파열될 때 흔히 발생한다.

② 질의 감염은 질의 열상(laceration) 부위를 통해 세균이 직접 침입하거나 회음부의 감염이 파급되어 발생한다.

③ 자궁 경부에는 평소에도 세균이 상주하므로 쉽게 감염될 수 있는데 분만 과정 중에 심한 자궁 경부 열상이 발생할 경우 임파선염(lymphangitis), 자궁 주위 조직염(parametritis), 세균혈증(bacteremia)까지 유발될 수 있다.

(2) 치료

① 회음 절개 부위 감염의 치료

- 봉합사를 제거하고 감염된 창상(wound)은 개방시키며 광범위 항생제를 사용한다.
- 수일 후에 염증이 소멸되고 분홍색의 육아 조직(granulation tissue)이 차오르면 곧바로 재봉합(secondary repair)을 시행한다.

② 괴사성 근막염(necrotizing fasciitis)의 치료

- 회음부 및 질의 감염이 더욱 확대되어 근육층 및 근막층을 포함한 심부 조직이 감염된 상태를 말한다.
- 감염 부위의 광범위한 절제와 항생제 치료가 필요하다. 하지만, 이러한 치료에도 불구하고 사망률은 50%에 달한다.

# Chapter 6 산욕기

## 6.1 Puerperium

### ❑ 정의

분만 후 6주

### ❑ 산욕기의 임상적, 생리적 변화

#### 1) Uterine change

(1) Uterine vessel : 혈관들이 분만 후에는 직경이 감소하거나 소멸

(2) Cervix : 분만 이후 서서히 수축

(3) Involution of uterine corpus

① 자궁 퇴축(involution)의 과정

- 태반이 분만된 직후 : 자궁의 기저부(fundus)는 배꼽 아래에 위치
- 분만 2주 후 : 자궁이 골반 내로 들어옴
- 분만 4주 후 : 분만 전 크기로 돌아옴
- 분만 6주 후 : placenta의 완전 퇴축

② 훗배앓이(afterpain)

- 경산모에서 더 심함
- 모유수유를 할 때 옥시토신이 분비됨에 따라 통증의 강도가 심해짐

③ 오로(lochia)

- 산욕기의 초기에 자궁에서 배출되는 배설물
- 분만 후 첫 몇 일 동안에 붉은색(lochia rubra), 이후 점차 묽어지면서 점액 색깔(lochia serosa), 10일 지나면 황백색(lochia alba)으로 바뀜

④ 불완전 퇴축(subinvolution)

(4) Endometrial regeneration : 분만 후 1주일 경에 자궁내막의 표면은 상피로 덮이게 되고 3주일 경에는 자궁내막이 완전히 재생

(5) Placental site involution

#### 2) Urinary tract change

(1) Puerperal diuresis

(2) Puerperal bladder

(3) Ureter, renal pelvis

#### 3) Vaginal outlet relaxation and uterine prolapse

#### 4) Blood change

#### 5) Weight change

### ❑ 모유수유(breast feeding)

#### 1) 시기에 따른 모유의 구분

(1) 초유(colostrum)

① 분만 후 처음으로 분비되는 deep lemon - yellow 색깔의 모유

② 더 많은 무기질, 단백질, 글로불린(globulin), immunoglobulin A, complement, macrophage, lymphocyte, lactoferrin, lactoperoxidase, lysozyme을 포함하고 있으며 당, 지방 함량은 더 적음

③ 대개 산후 5일까지 분비

(2) 모유(milk)

① 인간의 모유는 주로 지방과 단백질로 구성되어 있고 여러 종류의 cytokine도 포함

② 대부분의 비타민은 거의 포함되어 있지만 유일하게 비타민 K부족

### 2) 젖 분비의 생리

### 3) 모유수유(nursing)

(1) 모유수유의 금기

① 산모가 마약 혹은 알코올 중독자인 경우

② 태아가 galactosemia를 가지고 있는 경우

③ 산모가 human immunodeficiency virus(HIV)에 감염되어 있는 경우

④ 산모가 아직 치료를 받지 않은 활동성의 결핵을 앓고 있는 경우

⑤ 산모가 모유수유 금기 약제를 복용하고 있는 경우

⑥ 산모가 유방암으로 치료를 받고 있는 경우

cf. HIV infection 이외의 다른 바이러스 질환(CMV, HBV, HCV 등)은 모유수유의 금기증이 아님

(2) 모유로 분비되는 약물

### 4) 모유수유 관련 질환

(1) 유방열(breast fever)

(2) 유방염(mastitis)

① 증상

- 증상이 분만 후 1주 이전에 발생하거나 분만 후 3~4주 이상 지속되는 경우는 드뭄
- 감염은 대부분 한쪽 유방에서 발생, 염증(inflammation) 증상이 나타나기 전에 심한 울혈(engorgement)이 먼저 나타남
- 오한, 발열, 심계항진 등의 전신 증상과 유방 홍조, 통증 등의 국소 증상이 대표적
- 10%의 유방염 환자는 더욱 진행하여 농양(abscess)이 발생한다.

② 원인 : 가장 흔한 원인균은 Staphylococcus aureus

③ 치료

- 항생제 치료가 가장 중요
- 모유수유는 지속

(3) 유방 농양(abscess) : 전신 마취를 통한 수술적 배농술(surgical drainage)이 고전적인 치료법

(4) 젖낭종(galactocele)

(5) 과잉 유방(supernumerary breasts)

(6) 젖꼭지(nipple)의 이상

① 함몰 젖꼭지(inverted nipple)

② 젖꼭지 균열(fissure)

## ❑ 산욕기 동안의 산모의 처치(care)

### 1) 병원에서의 처치(hospital care)

(1) 분만 직후의 처치

(2) 조기 보행(early ambulation)

(3) 외음부 처치(care of vulva)

(4) 방광 기능 관리

(5) 산후 우울증(postpartum blue) 관리

(6) 식이(diet) 관리

(7) 임신 관련 질환

(8) 퇴원

2) 집에서의 처치(home care)

(1) 피임

① 모유수유를 시행하지 않을 경우 생리는 6~8주 이내에 돌아옴

② 모유수유를 시행해도 배란이 가능하고 임신가능, 따라서 모유수유는 적절한 피임방법이 될 수 없음

③ 임신을 원치 않을 경우 피임약 복용이나 콘돔 사용과 같은 적절한 피임방법을 이용

(2) 부부관계(coitus) : 대개 분만 2주 이후부터 산모가 원할 때 시행하는 것이 일반적

(3) Follow - up care

## 6.2 Puerperal infection

### ❑ 정의

분만 이후에 생식로(genital tract)가 세균에 감염되는 것

### ❑ 산욕열(puerperal fever)

1) 진단 기준

(1) 하루에 적어도 4번 이상 측정한 구강 체온이 38℃ 이상

(2) 분만 당일 이후부터 10일 이내에 발열이 시작되어 2일 이상 지속

(3) 단, 분만 이후 24시간 이내에 나타나는 발열은 진단 기준에서 제외

2) 산욕열의 원인 및 감별 진단

(1) 생식로(genital tract) 감염

(2) 유방 울혈(breast engorgement)

(3) 호흡기계 합병증

(4) 급성 신우신염(acute pyelonephritis)

(5) 혈전정맥염(thrombophlebitis)

### ❑ 산욕기 감염의 종류

1) 자궁 감염(uterine infection)

(1) 정의와 발병 기전

① 분만 이후 자궁의 남아있는 탈락막(decidua) 조직과 자궁 근육, 자궁 곁조직(parametrial tissue)이 감염되는 것

② 대부분의 자궁 감염을 유발하는 세균은 여성의 생식로(genital tract)에 흔히 존재하는 균

(2) 위험요인(risk factor)

① Cesarean delivery

② Prolonged membrane rupture and labor

③ Multiple cervical examination

④ Internal fetal monitoring

⑤ Lower socioeconomic status

⑥ Bacterial colonization of lower genital tract

(3) 임상 증상

① 발열은 산욕기 자궁 감염의 가장 중요한 특징, 체온은 흔히 38~39℃ 이상

② 복통과 자궁 주위 조직의 압통

③ 냄새가 심한 오로 분비

(4) 치료

① 경구 혹은 정맥 항생제 치료가 원칙

② 90%의 여성은 항생제 치료 이후 48~72시간 내에 호전

(5) 항생제 치료 불응성 감염

① 원인

- 창상 감염(wound infection)
- 복막염(peritonitis)
- 부속기 감염(adnexal infection)
- 자궁 주위 조직 연조직염(parametrial phlegmon)
- 패혈성 골반 혈전성정맥염(septic pelvic thrombophlebitis)

2) 회음부, 질, 자궁 경부의 감염

(1) 치료

① 회음 절개 부위 감염의 치료

- 봉합사를 제거하고 감염된 창상(wound)은 개방시키며 광범위 항생제 사용
- 수일 후에 염증이 소멸되고 분홍색의 육아 조직(granulation tissue)이 차오르면 곧바로 재봉합(secondary repair)을 시행

② 괴사성 근막염(necrotizing fasciitis)의 치료

# 7 산과적 합병증

Obstetrical Complication

## 7.1 Hypertensive disorders in pregnancy

### 1. 개요

#### 1) 임상적 중요성

임신 중 고혈압성 질환은 출혈, 감염과 더불어 3대 모성 사망 원인 중의 하나이다.

#### 2) 모성 고혈압성 질환의 분류

(1) Gestational hypertension(pregnancy - induced hypertension)

(2) Preeclampsia

(3) Eclampsia

(4) Preeclampsia superimposed on chronic hypertension

(5) Chronic hypertension

### 2. 진단

#### 1) 임신성 고혈압(gestational hypertension)

(1) 이전에는 정상이다가 임신 중에 처음으로 혈압이 140/90mmHg 이상으로 측정되어야 한다.

(2) 임신 기간 동안 단백뇨가 나타나서는 안 되고 분만 이후 12주 이내에 혈압이 정상화되어야 한다. 따라서 확진은 분만 후 몇 주가 지나야만 이루어질 수 있다.

**표 7-1** Diagnosis of hypertensive Disorders Complicating Pregnancy

| | |
|---|---|
| **Gestational hypertension** | BP≥140/90mmHg for first time during pregnancy<br>No proteinuria<br>BP returns to normal<12 weeks' postpartum<br>Final diagnosis made only postpartum<br>May have other signs or symptoms of preeclampsia, for example, epigastric discomfort of thrombocytopenia |
| **Preeclampsia** | Minimum criteria<br>BP≥140/90mmHg after 20 weeks' gestation<br>Proteinuria≥300mg/24 hours or≥1+dipstick<br>Increased certainty of preeclampsia<br>BP≥160/110mgHg<br>Proteinuria 2.0g/24hours or 2+dipstick<br>Serum creatinine>1.2mg/dL unless known to be previously elevated<br>Platelets<100,000/mm$^3$<br>Microangiopathic hemolysis(increased LDH)<br>Elevated ALT or AST<br>Persistent headache or other cerebral or visual disturbance<br>Persistent epigastric pain |
| **Eclampsia** | Seizures that cannot be attributed to other causes in a woman with preeclampsia |
| **Superimposed Preeclampsia (on chronic hypertension)** | New-onset proteinuria≥300mg/24 hours in hypertensive women but on proteinuria before 20 weeks' gestation<br>Asudden increase in proteinuria or blood pressure or platelet count <100,000/mm$^3$ in women with hypertension and proteinuria before 20 weeks' gestation |
| **Chronic Hypertension** | BP≥140/90mmHg before pregnancy or diagnosed before 20 weeks' gestation not attributable to gestational trophoblastic disease<br>or<br>Hypertension first diagnosed after 20 weeks' gestation and persistent after 12 weeks' postpartum |

ALT=alanine aminotransferase; AST=aspartate aminotransferase; BP=blood pressure; LDH=lactate dehydrogenase.

## 2) 자간전증(preeclampsia)

(1) 진단 기준

① 임신 20주 이후에 처음으로 혈압이 140/90mmHg 이상으로 측정되어야 한다.

② 단백뇨가 고혈압에 동반되어야 한다. 이는 24시간 동안 모은 소변에서의 단백질 총량이 300mg을 넘거나 무작위로 추출한 소변 검체의 단백질 농도가 항상 30mg/dL(1+dipstick)를 초과할 때로 정의한다.

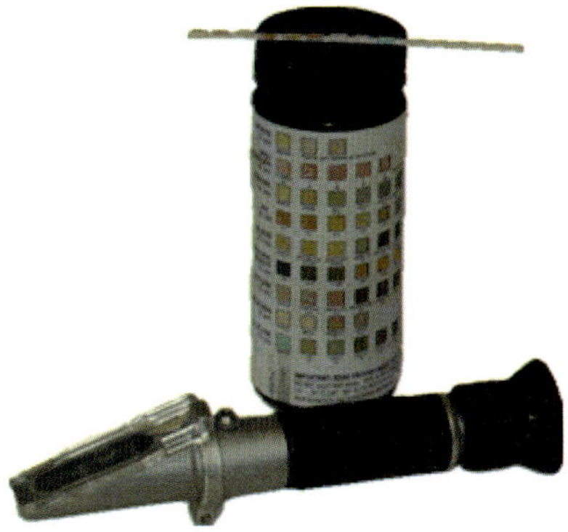

그림 7-1 Dipstick test.
테스트 용지에 소변을 묻혀 소변에 포함되어 있는 각종 성분의 농도를 파악할 수 있는 간편한 검사로 이 검사를 통해 소변의 단백질 농도, 케톤체 농도, 산성도 등의 여러 가지 정보를 빠른 시간 안에 알아낼 수 있다.

(2) 자간전증의 가능성을 높이는 소견

① 검사실 소견

- 혈중 creatinine 농도의 상승
- 혈소판 감소
- 미세혈관성 용혈(microangiopathic hemolysis)
- 혈중 ALT, AST 수치의 상승

표 7-2 Indications of Severity of Hypertensive Disorders During Pregnancy

| Abnormality | Mild | Severe |
|---|---|---|
| Diastolic blood pressure | <100mmHg | 110mmHg or higher |
| Proteinuria | Trace to 1+ | Persistent 2+or more |
| Headache | Absent | Present |
| Visual disturbances | Absent | Present |
| Upper abdominal pain | Absent | Present |
| Oliguria | Absent | Present |
| Convulsion(eclampsia) | Absent | Present |
| Serum creatinine | Normal | Elevated |
| Thrombocytopenia | Absent | Present |
| Liver enzyme elevation | Minimal | Marked |
| Fetal growth restriction | Absent | Obvious |
| Pulmonary edema | Absent | Present |

② 증상 및 징후

- 명치부 혹은 우상복부 통증(epigastric or right upper quadrant pain)
  - Hepatocellular necrosis, ischemia, edema로 인해서 발생한다.
  - Serum hepatic transaminase의 상승과 동반되는 경우가 많다.
  - 이러한 통증이 나타나면 분만을 고려해야 한다.
- 두통(headache)
- 시력 장애(visual disturbance)

(3) 자간전증의 심각도에 따른 분류

자간전증은 여러 임상 소견에 따라 경증과 중증으로 구분할 수 있다.

**표 7-3** Underlying Causes of Chronic Hypertensive Disorders

| |
|---|
| Essential familial hypertension(hypertensive vascular disease) |
| Obesity |
| Arterial abnormalities |
| Renovascular hypertension |
| Coarctation of the aorta |
| Endocrine disorders |
| Diabetes mellitus |
| Cushing syndrome |
| Primary aldosteronism |
| Pheochromocytoma |
| Thyrotoxicosis |
| Glomerulonephritis(acute and chronic) |
| Renoprival hypertension |
| Chronic glomerulonephritis |
| Chronic renal insufficiency |
| Diabetic nephropathy |
| Connective tissue diseases |
| Lupus erythematosus |
| Systemic sclerosis |
| Periarteritis nodosa |
| Polycystic kidney disease |
| Acute renal failure |

## 3) 자간증(eclampsia)

(1) 자간전증의 산모에서 경련(convulsion)이나 발작(seizure)이 나타나면 진단할 수 있다.

(2) 발작은 임신 기간 중에 아무 때나 발생할 수 있고 분만 후 48시간까지도 나타날 수 있다.

### 4) 만성 고혈압(chronic hypertension)

(1) 임신이 되기 이전부터 고혈압이 있었던 경우

(2) 임신 20주 이전에 고혈압이 발병한 경우

(3) 임신 20주 이후에 처음으로 발병했지만 분만 12주 이후에도 고혈압이 지속되는 경우

### 5) 중복 자간전증(preeclampsia superimposed on chronic hypertension)

(1) 임신 20주 이전에 단백뇨가 없었던 만성 고혈압 산모에서 새로이 단백뇨가 발생한 경우

(2) 임신 20주 이전에 이미 단백뇨가 존재했던 만성 고혈압 산모에서 갑작스럽게 단백뇨나 혈압이 증가하거나 혈소판 감소증이 발생한 경우

## 3. 빈도 및 위험요인

### 1) Incidence

(1) 임신성 고혈압의 빈도는 5% 정도이다.

(2) 산과력, 인종 등에 따라 빈도는 큰 차이를 보인다.

### 2) Risk factor

(1) 초산모(nulliparous women)

(2) 고령(old age)

(3) 다태 임신(multiple pregnancy)

(4) 만성 고혈압(chronic hypertension history)

(5) 비만(obesity)

(6) 흑인(African American)

cf. 산모 흡연, 전치 태반은 오히려 위험성이 감소되는 요인이다.

### 3) 위험인자에 관련된 이론

(1) 초산모와 같이 처음으로 융모막 융모(chorionic villi)에 접하는 여성이 잘 발생한다.

(2) 쌍둥이나 포상기태(hydatidiform mole)와 같이 융모막 융모(chorionic villi)의 양이 많은 여성에서 잘 발생한다.

(3) 만성 고혈압과 같이 이전에 심혈관계 질환을 가지고 있었던 여성에서 흔히 발생한다.

(4) 유전적으로 임신성 고혈압 성향을 가지고 있는 여성에서 흔히 발생한다.

## 4. 병인론(pathogenesis)

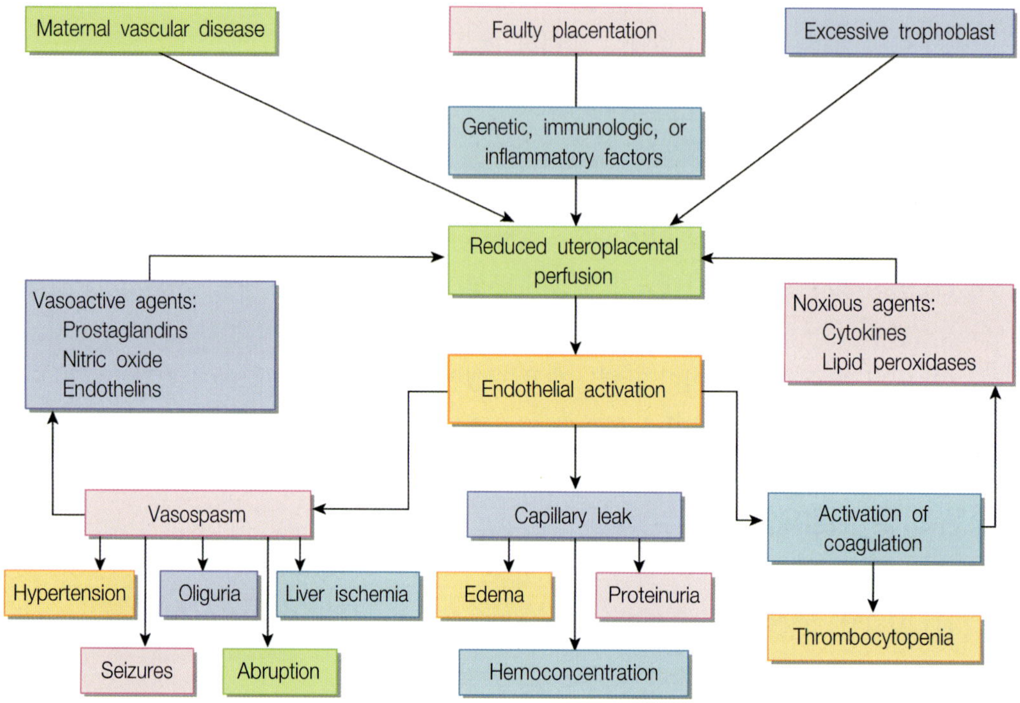


그림 7-2 Pathophysiological considerations in the development of hypertensive disorders due to pregnancy.

### 1) 혈관경련수축(vasospasm)

(1) 자간전증의 기본적인 병태생리로 혈관이 경련수축되어 혈류에 장애가 오게 되고 고혈압이 유발된다.

(2) 혈류가 감소되고 조직들이 허혈 상태에 빠짐에 따라 결국 신장이나 간과 같은 산모의 여러 장기들이 손상받게 된다.

### 2) 혈관 내피 세포의 활성화(endothelial cell activation)

(1) 혈관의 경련수축과 더불어 자간전증의 중요한 병태생리가 된다.

(2) 자간전증의 산모에서는 태반에서 어떠한 물질이 분비되어 이것이 모체 혈류 내로 유입되고 혈관 내피를 활성화시켜 혈관 내피세포를 손상시킨다.

(3) 혈관 내피세포가 활성화되면 혈관 내부의 응고가 촉진되면서 내피 안쪽에 혈소판과 섬유소원(fibrinogen)이 침착된다.

(4) 혈관 내피가 손상되면서 혈관 투과도(vascular permiability)가 증가하고 혈장(plasma)이 세포외 공간으로 빠져나가는 경향을 보인다.

### 3) 혈압 상승 물질에 대한 민감도의 증가

(1) 혈관 내피세포의 활성화에 대한 결과로 혈압 상승 물질(vasopressor)에 대한 민감도가 증가된다.

(2) 정상 임신에서는 norepinephrine이나 angiotensin Ⅱ와 같은 승압 작용을 하는 물질에 대해서 특별한 반응을 보이지 않는다.

(3) 하지만, 임신성 고혈압 질환에서는 이러한 승압 물질에 대한 반응이 매우 민감하게 나타나서 소량의 승압제에도 혈압이 급격히 상승하는 반응을 보인다.

## 5. 병태생리(pathophysiology)

### 1) Cardiovascular system

(1) 고혈압으로 인해 심장의 후부하(afterload)가 증가한다.

(2) 전체 혈액량은 임신 중에 정상적으로 증가해야 하는데 자간증의 경우에는 혈관 경련 수축과 혈관 투과도의 증가로 인해 혈액량이 증가하지 않는다.

(3) 결과적으로 자간증의 산모는 적은 양의 수액 주입이나 실혈에도 매우 민감하게 반응이 나타난다.

### 2) Blood and coagulation

(1) 혈소판의 변화

① 혈소판 감소증

- 혈소판 감소증(thrombocytopenia)은 자간전증이나 자간증의 대표적인 특징이다.
- 혈소판 숫자가 100,000/μℓ 이하로 감소할 경우 중증에 해당한다.
- 혈소판 감소증은 자간전증의 중요한 병태생리인 platelet activation, aggregation, consumption의 결과로 발생한다.

② HELLP syndrome

- Hemolysis(H), Elevated Liver enzyme(EL), Low Platelet(LP)을 주된 소견으로 하는 임상 증후군을 의미한다.
- 자간증에서 흔히 보이는 소견들이다.

(2) 응고 체계의 변화

① Prothrombin time(PT), activated partial thromboplastin time(aPTT)와 같은 응고 상태를 반영하는 검사실 수치들은 큰 변화를 보이지 않는 경우가 많다.

② 응고 인자(coagulation factor)의 결핍이 발생하는 경우는 거의 없다.

(3) 용혈성 변화(fragmentation hemolysis)

① 혈관 내피의 손상에 의해 유발되는 미세혈관성 용혈(microangiopathic hemolysis)에 의해 발생한다.

② 용혈의 결과로 혈청 내의 LDH 수치가 높아지고 말초 혈관내의 겸상 적혈구(schizocyte), 구상 적혈구(spherocyte) 등이 증가한다.

## 3) Volume homeostasis

(1) 내분비적 변화

① Renin, angiotensin Ⅱ, aldosterone

- 정상적으로 임신 중에는 renin, angiotensin Ⅱ, aldosterone의 수치가 증가하는 것이 정상이다.
- 하지만, 자간전증의 경우에 이러한 수치는 증가하지 않는다.

② Atrial natriuretic peptide(ANP)

- ANP는 sodium과 water를 배설하는 역할을 하는 호르몬이다.
- ANP의 혈청 농도는 임신 중에 혈장량이 증가함에도 불구하고 임신 전과 차이를 보이지 않는다.
- 하지만, 자간전증의 경우에 sodium은 체내에 잔류되는 경향을 보이고 ANP의 수치는 증가한다.

(2) 체액의 변화

① 자간전증의 경우 혈관 내피의 손상으로 인해 혈관 내의 혈장이 세포 외액으로 빠져나가면서 심한 부종(edema)이 발생하는 경향을 보인다.

② 단백뇨로 인하여 혈장의 삼투압(oncotic pressure)은 감소하므로 혈관내 체액(intravascular fluid)이 사이질(interstitium)로 빠져나가게 된다.

## 4) Kidney

(1) 정상적으로 임신 기간 동안에는 신혈류량(renal blood flow)과 사구체 여과율(glomerular filtration rate)이 증가한다.

(2) 하지만, 자간전증의 경우 혈장량(plasma volume)이 줄기 때문에 사구체 여과율은 감소하고 혈장 크레아티닌(plasma creatinine) 수치가 정상 임신 때의 두 배에 달하게 된다.

(3) 자간전증의 경우 고분자량의 단백질이 사구체를 투과함에 따라 단백뇨가 나타난다.

### 5) Liver

(1) 출혈을 동반한 간 경색이 나타나고 혈중 간수치(transaminase)가 증가한다.

(2) 출혈이 지속되어 간 파열(hepatic rupture)이 발생하면 산모가 사망할 수도 있다.

(3) Hemolysis(H), Elevated Liver enzyme(EL), Low Platelet(LP)의 세 가지 소견이 동반될 경우 HELLP syndrome이라 부른다.

### 6) Brain

(1) 자간전증의 특징적 뇌 관련 소견

① 두통

② 시력 장애(visual disturbance), 시력 소실(blindness)

③ 경련(convulsion), 혼수상태(coma)

(2) 해부학적인 뇌 병변

① 고혈압에 의한 뇌출혈

② 뇌부종, 뇌경색, 혈전

### 7) Uteroplacental perfusion

(1) 혈관 경련 수축(vasospasm)은 자간전증의 대표적인 병태생리로 정상적인 자궁 근육층의 나선 동맥(spiral artery)의 평균 직경은 500μm이지만 자간전증에서는 200μm로 줄어든다.

(2) 이로 인하여 자궁 태반 혈류(uteroplacental perfusion)의 원활한 흐름이 방해를 받아 태아 발육 부전이 유발될 수도 있다.

## 6. 예측과 예방

### 1) 예측(prediction)

(1) 발병 예측을 위한 검사의 종류

① Roll - over test

- 임신 28~32주 사이의 산모를 옆으로 눕혔다가 반듯이 눕게 하였을 때 고혈압이 나타나는지를 관찰하는 검사이다.
- 고혈압 반응이 나타날 경우를 검사 양성으로 판정한다.
- 검사가 양성일 경우 추후 자간전증이 발병할 확률은 33% 정도로 예측도가 떨어진다.

② 요산(uric acid)

- 자간전증의 경우 신장의 요산 배출이 저하되므로 혈중 요산 농도는 증가하는

경향을 보인다.

- 하지만, 자간전증의 발병 이전부터 요산의 수치가 증가하는지는 확실하지 않아 예측 표지자로 사용하는데 한계가 있다.

③ 그 밖의 예측 인자

Fibronectin, 혈소판 부피, plasminogen activator inhibitor, ascorbic acid, interleukin, 태반 호르몬, fetal DNA, uterine artery doppler velocimetry 등이 연구되어 왔지만 아직까지 예측력이 확실히 입증된 검사는 없다.

(2) 결론

현재까지는 자간전증을 예측하고 선별하기 위한 믿을만하고 유효하며 경제적인 검사는 없다.

## 2) 예방(prevention)

(1) 자간전증 예방을 위한 방법

① 식이 요법

- 염분 섭취 제한이나 이뇨제 사용은 예방 효과가 없다.
- 그 밖에도 칼슘이나 생선 기름 등의 섭취 연구가 있었으나 자간전증 예방 효과는 없었다.

② Low - dose aspirin

Thromboxane을 감소시켜 자간전증을 예방하고자 하였으나 큰 효과가 없었다.

③ Antioxidants

- 산화 스트레스(oxidative stress)는 내피 세포의 기능 부전과 관련성이 있는 것으로 생각된다.
- 자간전증의 산모는 이러한 산화 스트레스에 대항하는 항산화 작용의 활동도가 현저히 감소되어 있다.
- 현재 항산화제(antioxidant) 작용을 하는 비타민 C나 E의 투여가 자간전증 예방 효과가 있는지에 대한 대규모 연구를 진행 중이다.

(2) 결론

현재까지는 임상적으로 유용한 예방법은 발견된 바 없다.

## 7. 중증 자간전증(severe preeclampsia)의 치료

### 1) 조기 산전 발견(early prenatal detection)

(1) 자간전증을 조기에 발견하기 위해서 임신 3분기가 되면 자주 외래를 방문하는 것이 중요하다.

(2) 이완기 혈압(diastolic pressure)이 81～89mmHg에 도달하거나 갑작스럽게 체중이 증가될 경우(900g/week 이상) 3～4일 간격으로 외래를 방문하도록 한다.

(3) 고혈압이 발생할 경우 임산부와 태아의 상태를 파악하기 위해 입원을 고려한다.

### 2) 분만전 입원 관리(antepartum hospital management)

(1) 검사

① 두통, 시력 장애, 상복부 통증(epigastric pain), 급격한 체중 증가가 있는지를 매일 관찰한다.

② 체중은 매일 측정한다.

③ 적어도 2일 간격으로 단백뇨 유무를 검사한다.

④ 한밤중만 제외하고 4시간 간격으로 혈압을 측정한다.

⑤ 혈장 내의 creatinine, hematocrit, platelet, liver enzyme 등을 일정 간격으로 측정한다.

⑥ 태아 크기와 양수량을 자주 측정한다.

(2) 그 밖의 입원 관리

① 정상적인 임산부와는 달리 신체적 활동을 줄이는 것이 좋지만 항상 침대에 누워있을 필요는 없다.

② 충분하지만 과다하지 않은 단백질과 열량을 섭취하도록 한다.

③ 염분과 수분은 제한할 필요가 없다.

### 3) 임신 종결

(1) 분만의 중요성

① 중증의 자간전증이 지속될 경우 분만을 고려한다. 태아가 미숙하다고 분만을 연기해서는 안 된다.

② 중증 자간전증 산모의 분만을 연기할 경우 산모 경련이 발생할 수 있고 두개골내 출혈과 다른 장기의 심각한 손상이 야기될 수도 있으며 태아의 안녕에도 악영향을 미칠 수 있다.

③ 분만은 중증 자간전증의 유일한 치료방법이고 분만이 이루어질 때까지는 magnesium sulfate와 같은 항경련제(anticonvulsant) 투여가 요구되고 필요에 따라

항고혈압제도 투여할 수 있다.

(2) 분만 방법

① 옥시토신을 이용한 유도 분만이 추천된다.

② 유도 분만이 성공할 가능성이 떨어지거나 유도 분만에 실패한 경우 제왕절개술을 시행한다.

### 4) 항고혈압 약제 치료

(1) Labetalol

① 중증 자간전증 환자의 혈압을 낮출 수는 있지만 전반적인 임신 결과를 호전시키지 못한다.

② 오히려 치료로 인한 혈압 감소는 신생아의 발육 부전만 유발할 수 있으므로 필요한 경우에만 사용하도록 한다.

(2) Angiotensin - converting enzyme(ACE) inhibitor

임신 중에는 사용 금기이다.

### 5) Glucocoticoid therapy

(1) 만삭까지의 기간이 아직 많이 남아 있는 경우 태아의 폐성숙을 촉진시키기 위해 분만을 지연시키면서 사용할 수 있다.

(2) 신생아의 호흡기계 합병증의 빈도는 감소시킬 수 있지만 분만 지연에 따른 산모와 태아의 사망을 야기할 수 있다는 점을 고려해야 한다.

## 8. 자간증(eclampsia)

### 1) 개요

(1) 정의

자간전증(preeclampsia)의 산모에서 전신적인 강직성 - 간대성 경련(generalized tonic - clonic convulsion)이 나타나거나 경련 없이 혼수상태가 발생할 때 진단할 수 있다.

(2) 자간증의 치명적 합병증

① Placental abruption

② Neurological deficit

③ Aspiration pneumonia

④ Pulmonary edema

⑤ Cardiopulmonary arrest

⑥ Acute renal failure

⑦ Maternal death

(3) 발생 시기

① 임신 중 아무 때나 발생할 수 있지만 만삭으로 갈수록 흔하게 발생한다.

② 경련은 분만 후에도 발생할 수 있으므로 주의 깊게 살펴보아야 한다.

(4) 경련의 양상

① 입 주위를 씰룩거리면서 시작되고 몸 전체가 뻗뻗해지는 경련을 보인다.

② 경련 기간 동안에는 횡격막이 고정되면서 호흡이 멈춘다.

③ 심한 경우에는 경련 지속 상태(status epilepticus)가 나타나면서 산모가 사망할 수 있다.

④ 고열이 나타날 경우 중추 신경계의 출혈을 의심해야 한다.

(5) 진통 중 발생하는 자간증의 특징

① 경련이 진통 중에 발생할 경우 자궁 수축의 강도가 강해진다.

② 경련 후에는 산모의 저산소증으로 인하여 태아 서맥(bradycardia)이 나타날 수 있는데 이것이 10분 이상 지속될 경우 태반 조기 박리(placental abruption)와 같은 다른 원인을 생각해야 한다.

(6) 자간증으로 발생할 수 있는 그 밖의 합병증

① Blindness

② Psycosis

## 2) 감별 진단

Epilepsy, encephalitis, meningitis, cerebral tumor, ruptured cerebral aneurysm 등도 임신 기간에 경련을 유발할 수 있다.

## 3) 치료

(1) 기본 원칙

① 경련 조절 : Magnesium sulfate를 이용하여 경련을 조절한다.

② 혈압 조절 : 혈압이 높을 때마다 항고혈압 약제를 사용하여 혈압을 조절한다.

③ 수액 요법 : 이뇨제 사용이나 과도한 수분 공급은 피한다.

④ 분만 : 분만이 가장 중요한 치료방법이다.

(2) 각론

① 경련 조절

- 약제와 투여 방법
  - Magnesium sulfate($MgSO_4$)를 투여한다.

- 진통 중이나 분만 후 24시간까지 투여를 지속한다.
- 경련이 발생했을 경우 이를 안정화시키는 목적으로 사용할 수 있지만 경련이 발생하기 전에 이를 예방하는 목적으로도 효과적인 약제이다.
- 자간증의 치료와 예방에 있어서는 diazepam이나 phenytoin보다 magnesium sulfate가 더 우수한 항경련제이다.

• Magnesium sulfate의 독성 부작용
- Magnesium의 혈중 농도가 4~7mEq/L일 때가 적절한 치료 농도이고 높은 농도에서는 독성이 유발된다.
- 혈중 농도가 10mEq/L를 초과할 경우 슬개 반사(patellar reflex)가 소실되고 12mEq/L를 초과할 경우에는 호흡 정지가 발생할 수 있다.
- 경증에서 중등도의 호흡 저하가 발생했을 경우 1g의 calcium gluconate를 정맥으로 투여하여 호흡을 정상화시킬 수 있다. 호흡이 정지되었을 때는 즉각적으로 기도 삽관을 시행하고 인공호흡을 시도한다.
- Magnesium은 거의 신장으로 배설되기 때문에 신기능이 저하되어 있는 환자에서는 유지 용량을 줄여서 사용한다.
- 독성을 방지하기 위해 적절한 소변량을 유지하는 것이 중요하고 슬개 반사(patellar reflex)의 유무와 호흡이 처지지 않는지 자주 확인하는 것이 필요하다.

**표 7-4** Intravenous and Intramuscular Magnesium Sulfate Dosage Schedules for Severe Preeclampsia and Eclampsia

| Continuous Intravenous Infusion | Intermittent Intramuscular Injections |
|---|---|
| 1. Give 4 - to 6 - g loading dose of magnesium sulfate diluted in 100mL of Ⅳ fluid administered over 15~20min.<br>2. Begin 2g/hr in 100mL of Ⅳ maintenance in fusion<br>3. Measure serum magnesium level at 4~6hr and adjust infusion to maintain levels between 4~7mEq/L(4.8~8.4m/dL).<br>4. Magnesium sulfate is discontinued 24hr after delivery. | 1. Give 4g of magnesium sulfate($MgSO_4 \cdot 7H_2O$ USP) as a 20% solution intravenously at a rate not to exceed 1g/min<br>2. Follow promptly with 10g of 50% magnesium sulfate solution, one - half(5g) injected deeply in the upper outer quadrant of both buttocks through a 3 - inch - long, 20 - gauge needle.(Addition of 1.0mL of 2% lidocaine minimizes discomfort.) If convulsions persist after 15min, give up to 2g more intravenously as a 20% solution at a rate not to exceed 1g/min. If the woman is large, up to 4g may be given slowly.<br>3. Every 4hr thereafter give 5g of a 50% solution of magnesium sulfate injected deeply in the upper outer quadrant of alternate buttocks, but only after ensuring that:<br>a. the patellar reflex is present<br>b. respirations are not depressed<br>c. urine output the previous 4hr exceeded 100mL<br>4. magnesium sulfate is discontinued 24hr after delivery. |

② 혈압 조절

- Hydralazine
  - 이완기 혈압이 105mmHg 이상이거나 수축기 혈압이 160mmHg 이상일 경우 투여한다.
  - 5~10mg의 용량을 이완기 혈압이 90~100mmHg로 감소될 때까지 15~20분 간격으로 투여한다.
  - 과도하게 혈압을 낮출 경우 태반 혈류가 감소되어 태아에 악영향을 미칠 수도 있다.
  - 임신성 고혈압에 가장 효과적인 약제로 이 약제에 반응하지 않는 경우는 거의 없다.
  - Hydralazine은 분만 후 지속되는 고혈압에도 사용할 수 있지만 이때는 다른 항고혈압 약제도 효과적으로 사용할 수 있다.
- Labetalol
  - 빠른 혈압 강하 효과를 발휘할 수 있는 제제로 임신 중의 급성 고혈압에 사용할 수 있다.
  - 10~20mg의 초기 용량을 투여하고 반응이 없을 경우 용량을 증가시킨다.
- 그 밖의 약제
  - Nifedipine : 경구용 제제로 고혈압으로 인한 응급 상황에서 사용할 수 있다.
  - Veraparmil : 평균 동맥압을 20% 가량 감소시킨다.
  - Nitroprusside : hydralazine, labetalol, nifedipine에 반응이 없는 경우에만 사용할 수 있다.
- 이뇨제
  - 이뇨제는 intravascular volume을 감소시켜 태반 관류(placental perfusion)에 악영향을 미칠 수 있으므로 분만 이전에는 사용하지 않는다.
  - 고삼투압 제제(hyperosmotic agent)는 뇌부종이나 폐부종만 심화시킬 수 있으므로 사용하지 않는다.

③ 수액 요법

- Lactated Ringer solution을 사용하도록 한다.
- 과도한 수액 투여는 부족한 혈관 내액(intravascular volume)은 증가시키지 않고 오히려 과도한 혈관 외액(extravascular fluid)만 축적시켜 폐부종이나 뇌부종을 악화시키므로 금물이다.

④ 분만

- 분만은 자간증의 유일한 치료방법이다.
- 제왕절개가 꼭 필요한 경우가 아니라면 질식 분만을 시도하는 것이 원칙이다.
- 자간증 산모는 정상 산모에 비해 혈액량이 부족하므로 적은 양의 실혈에도 크게 반응을 보인다. 따라서 분만 후 주의 깊은 관찰이 필요하다.
- 이러한 산모에서 제왕절개를 시행할 때의 마취 방법은 과거에는 전신 마취를 시행하였으나 최근에는 경막외 마취와 같은 부위 마취(regional anesthesia)가 선호되고 있다.

## 9. 예후

### 1) 향후 임신에 미치는 영향

(1) 자간전증을 경험한 산모는 추후 임신에서 이러한 합병증이 재발될 가능성이 높다.

(2) 이른 임신 주수에 자간전증이 발생한 경우 재발할 가능성이 높아진다.

### 2) 장기간의 예후

경산모가 자간증을 앓은 경우 추후 만성 고혈압을 가질 가능성이 높아진다.

# 7.2 Obstetrical hemorrhage

## 1. Overview

- 산과적 출혈은 모성 사망의 가장 중요한 원인이다.
- 산과적 출혈은 분만 이전에 발생할 수도 있지만 분만 이후에 더 흔히 발생한다.
- 산과적 출혈은 질식 분만을 시행한 경우에는 3.9%, 제왕절개를 시행한 경우에는 6~8%의 빈도를 보인다.

표 7-5 Causes and Predisposing Factors of Obstetrical Hemorrhage

| | |
|---|---|
| **Abnormal Placentation** | **Uterine Atony** |
| Palcenta previa | Overdistended uterus |
| Placental abruption | Large fetus |
| Placenta accreta/increta/perrcreta | Multiple fetuses |
| Ectopic pregnancy | Hydramnios |
| Hydatidiform mole | Distension with clots |
| **Trauma During Labor and Delivery** | Labor induction |
| Episiotomy | Anesthesia or analgesia |
| Complicated vaginal delivery | Halogenated agents |
| Low - or midforceps delivery | Conduction analgesia with hypotension |
| Cesarean delivery or hysterectomy | Exhausted myomentrium |
| Uterine rupture - risk increased by: | Rapid labor |
| Previously scarred uterus | Oxytocin or prostaglandin stimulation |
| High parity | Chorioamnionitis |
| Hyperstimulation | Previous uterine atony |
| Obstructed labor | **Coagulation Defects - intensify Other Causes** |
| Intrauterine manipulation | Massive transfustions |
| Midoforceps ratation | Placental abruption |
| **Small Maternal Blood Volume** | Sepsis syndrome |
| Small women | Severe preeclampsia and eclampsia |
| Pregnancy hypervolemia not yet maximal | Anticoagulant treatment |
| Pregnancy hypervolemia constricted | congenital coagulopathies |
| Severe preeclampsia | Amnionic fluid embolism |
| Eclampsia | Prolonged retention of deat fetus |
| Sepsis syndrome | Saline - induced abortion |
| Chronic renal insufficiency | |
| **Other Factors** | |
| Obesity | |
| Previous postpartum hemorrhage | |

## 2. Antepartum hemorrhage

### 1) 분만 이전에 발생할 수 있는 산과적 출혈의 주요 원인

(1) 전치 태반(placenta previa)

(2) 태반 조기 박리(placental abruption)

(3) 전치 혈관(vasa previa)

(4) 원인을 알 수 없는 질출혈(unexplained vaginal bleeding)

### 2) 각론

(1) Placental abruption

① 정의

- 태아가 분만되기 전에 태반이 착상 부위에서 분리되는 것을 의미한다.
- 출혈로 인한 태아와 모체 사망의 중요한 원인이다.

② 구분

- External hemorrhage
  혈액이 자궁 경부를 통해 바깥으로 흘러나오는 경우를 말한다.
- Concealed hemorrhage
  - 혈액이 빠져 나오지 않고 태반과 자궁 사이에 고일 경우를 말한다.
  - 소모성 응고병증(consumptive coagulopathy)이 유발되거나 진단이 늦어지는 경우가 많아 external hemorrhage보다 더 위험할 수 있다.
- Total abruption
  태반이 완전히 박리된 경우를 말한다.
- Partial abruption
  태반이 부분적으로 박리된 경우를 말한다.

③ 빈도

평균 1/200의 빈도를 보인다.

④ 위험요인(risk factor)

- Increased age and parity
- Preeclampsia or chronic hypertension
- Preterm premature ruptured membrane
- Multifetal gestation

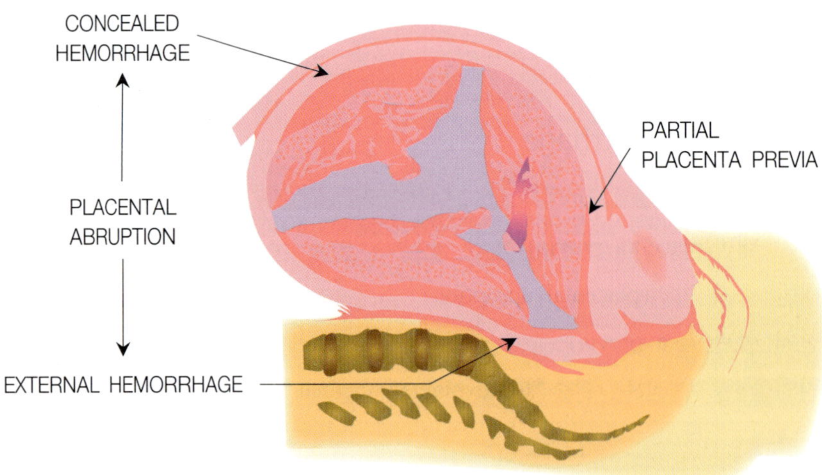


그림 7-3 **Hemorrhage from premature placental separation.** Upper left: Extensive placental abruption but with the periphery of the placenta and the membranes still adherent, resulting in completely concealed hemorrhage. Lower: Placental abruption with the placenta detached peripherally and with the membranes between the placenta and cervical canal stripped from underlying decidua, allowing external hemorrhage. Right: Partial placenta previa with placental separation and external hemorrhage.

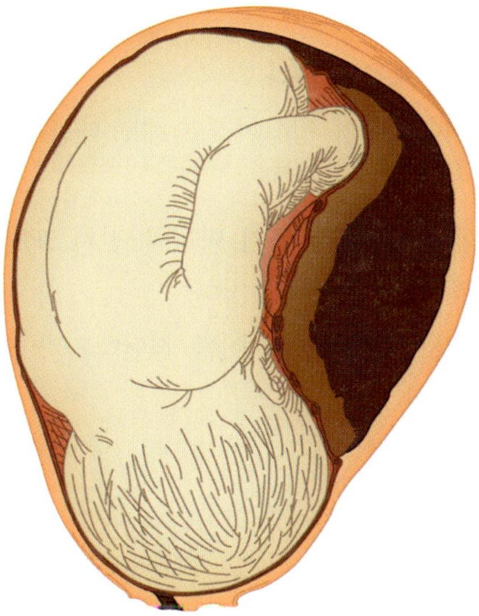

그림 7-4 Total placental abruption with concealed hemorrhage. The fetus is now dead.

- Hydramnios
- Cigarette smoking
- Thrombophilias
- Cocaine use
- Prior abruption
- Retroplacental uterine myoma
- External trauma

⑤ 진단

- 증상 및 징후

표 7-6 Signs and Symptoms Determined Prospectively in 59 Women with Abruptio Placentae

| Sign or Symptom | Frequency(%) |
|---|---|
| Vaginal bleeding | 78 |
| Uterine tenderness or back pain | 66 |
| Fetal distress | 60 |
| Preterm labor[a] | 22 |
| High - frequency contractions | 17 |
| Hypertonus | 17 |
| Dead fetus | 15 |

[a] All treated with tocolytic agents.

- 초음파 검사
  - 진단율이 25%에 불과하다.
  - 따라서 초음파 검사가 정상이라고 해도 태반 조기 박리를 배제할 수는 없다.

⑥ 감별진단

- 통증의 유무에 따라 태반 조기 박리와 전치 태반을 구분하는 경우도 있지만 실제로는 그렇게 단순하지가 않다.
- 태반 조기 박리가 경한 경우 이를 진단하기가 쉽지 않고 감별 진단을 위한 검사 방법은 거의 없다.

⑦ 합병증

- Shock

  대량 출혈로 인해 발생할 수 있고 태아 사망이나 핍뇨(oliguria)가 동반될 수 있다.
- Consumptive coagulopathy
  - 산과 영역에서 소모성 응고병증의 가장 흔한 원인이 태반 조기 박리이다.
  - 광범위한 혈관내 응고(intravascular coagulation)가 진행하면서 혈중의 fibrinogen, coagulation factor가 감소한다.
- Renal failure
  - 대량 출혈로 인해 신장 관류(renal perfusion)가 감소하면서 흔히 발생한다.
  - 예후는 좋아서 관류 저하로 인한 신세뇨관 괴사가 일어나도 75%에서는 회복된다.
  - 즉각적으로 수액 치료를 시행할 경우 심각한 신장 손상은 방지할 수 있다.
- Couvelaire uterus
  - 혈액이 자궁 근층(musculature)과 자궁 장막(serosa) 아래로 광범위하게 유출(extravasation)되는 현상을 말한다.
  - 자궁 수축을 방해하지 않으므로 분만 후 출혈(postpartum hemorrhage)을 유발하는 경우는 드물고 따라서 자궁적출술의 적응증이 아니다.

⑧ 치료

- 원칙
  - 모체와 태아의 상태와 임신 주수를 종합적으로 판단하여 치료를 결정한다.
  - 심한 출혈이 있고 태아가 위험하다고 생각될 경우에는 제왕절개를 통해 신속한 분만을 시행하면서 수혈과 수액 공급 등의 치료를 병행한다.
  - 진단이 불명확하고 태아가 미숙한 경우에는 태아를 주의 깊게 살펴보면서 임신을 유지할 수도 있다.

• 분만 방식

– 태아 서맥(bradycardia) 등의 태아 곤란증(fetal distress) 증후가 발견될 경우 즉시 제왕절개 분만을 시행한다.

– 이미 태아가 사망한 경우에는 출혈이 매우 심하거나 산과적으로 반드시 제왕절개를 시행해야 하는 경우를 제외하고는 질식 분만을 시행한다.

(2) Placenta previa

① 정의

태반이 자궁 경부의 속구멍(internal os)에 매우 근접해 있거나 이를 덮고 있을 때를 말한다.

② 분류

• Total placenta previa

속구멍이 태반에 의해 완전히 덮여 있는 경우를 말한다.

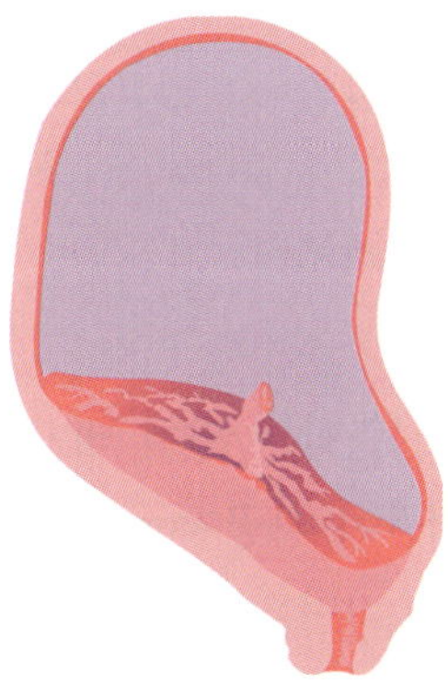

그림 7-5 Total placenta previa. Even with the modest cervical dilatation illustrated, copious hemorrhage would be anticipated.

• Partial placenta previa

속구멍이 태반에 의해 부분적으로 덮여 있는 경우를 말한다.

• Marginal placenta previa

태반의 가장 자리가 속구멍에 닿게 위치하는 경우를 말한다.

• Low lying placenta

태반이 자궁 하분절(lower uterine segment)에 착상되었으며 태반의 가장 자리가 속구멍에 닿지 않고 근접하여 위치하는 경우를 말한다.

③ 역학

• 빈도는 대략 0.3~0.6% 정도이다.

• 기전은 알 수 없지만 태아 기형이나 조기 분만(preterm delivery)의 빈도가 증가된다.

④ 위험요인

- Old maternal age
- Multiparity
- Multifetal gestation
- Prior cesarean delivery
- Smoking

⑤ 임상 소견

- 통증 없는 출혈이 가장 특징적인 증상이다.
- Placenta accreta, increta, percreta와 같은 비정상적인 태반 부착 상태가 동반되어 있는 경우가 흔하다.
- 태반 조기 박리와는 달리 소모성 응고병증(consumptive coagulopathy)이 나타나는 경우는 드물다.

⑥ 진단

- 내진은 대량 출혈을 유발할 수 있으므로 절대 금기이다.
- 초음파 검사가 가장 좋은 진단 방법이다. 복부 초음파 검사도 유용하지만 질 초음파 검사가 더욱 정확하다.

⑦ 태반의 이동(migration)

- 임신 초기나 중기에 진단받은 전치 태반이 만삭까지 모두 지속되는 것은 아니고 일부의 경우 태반이 자궁저(uterine fundus) 쪽으로 이동한다.
- 이러한 현상의 정확한 기전은 알 수 없지만 아마도 임신이 진행되면서 자궁의 하부 및 상부의 성장 속도가 다르기 때문에 태반이 이동하는 것처럼 보이는 것으로 추정된다.

⑧ 처치(management)

- 원칙
  - 미숙아 상태인 전치 태반의 경우 출혈이 없다면 주의 깊게 관찰하면서 임신을 유지할 수 있다.
  - 태아 곤란증(fetal distress)이 의심되거나 과도한 질출혈이 지속될 경우 분만을 시행한다.
- 분만 방식
  - 제왕절개로 분만한다.
  - 자궁 절개 방식은 횡절개(transverse uterine incision)가 일반적이지만 태반이 앞쪽에 위치해 있는 경우 출혈이 심할 수 있으므로 종절개(vertical incision)를 시행하기도 한다.

- 일반적인 경우에 비해 전치 태반으로 인한 제왕 절개술에서는 태반이 만출된 이후 대량 출혈이 발생할 가능성이 높으므로 주의 깊게 관찰하는 것이 필요하다.

(3) Vasa previa

① 탯줄이 태반에 부착되지 않고 태아막에 부착되는 velamentous insertion과 동반되는 경우가 많다.

② 태아 혈관이 선진부 아래에 있는 속구멍 근처의 태아막을 지나가는 경우를 말한다.

③ 드물지만 태아 사망률이 높으므로 분만 전 출혈이 있을 때는 항상 전치 혈관을 염두에 두어야 한다.



## 3. Postpartum hemorrhage

### 1) 정의

(1) 진통 3기가 완료된 이후부터 500mL 이상의 출혈이 있을 때로 정의한다.

(2) 분만 후 첫 24시간 동안에 발생할 경우 조기 산후 출혈(early postpartum hemorrhage)이라 하고 24시간 이후부터 6주 사이에 생길 경우 만기 산후 출혈(late postpartum hemorrhage)이라 명명한다.

### 2) 선행 인자와 원인

표 7-7 Predisposing Factors and Causes of Immediate Postpartum Hemorrhage

| | |
|---|---|
| **Bleeding from placental Implantation Site** | Hypotonic myometrium - uterine atomy<br>Some general anesthetics - hylogenated hydrocarbons<br>Poorly perfused myometrium - hypotension<br>Hemorrhage<br>Conduction analgesia<br>Overdistended uterus - large fetus, twins, hydramnios<br>Following prolonged labor<br>Following very rapid labor<br>Following oxytocin - induced or augmented labor<br>High parity<br>Uterine atony in previous pregnancy<br>Chorioamnionitis<br>Retained placental tissue<br>Avulsed cotyledon, succenturiate lobe<br>Abnormally adherent - accreta, increta, percreta |
| **Trauma to the Genital Tract** | Large episiotomy, including extensions<br>lacerations of perineum, vagina, or cervix<br>Ruptured uterus |
| **Coagulation Defects** | Intensify all of the above |

### 3) 임상적 특징

(1) 산후 출혈 시 상당량의 실혈이 있기 전까지는 산모의 혈압이나 맥박의 변동이 크지 않으므로 혈량저하증(hypovolemia)이 매우 늦게 발견되는 경우가 많다.

(2) 정상적인 임신에서는 산모의 전체 혈액량이 증가하게 되는데 자간전증 혹은 자간증 임산부는 이러한 혈량증가(hypervolemia)가 없어 평균적인 실혈량에도 견디기 힘들 수가 있으므로 더욱 주의를 기울인다.

### 4) 각론

(1) 자궁 이완증(uterine atony)

① 정의

- 태반이 자궁에서 분리되면 착상 부위의 혈관들에서 출혈이 발생한다. 이 때 자궁이 수축되어 혈관들이 압박되면서 출혈이 멈추게 된다.
- 만약 적절한 자궁 수축이 이루어지지 않으면 심한 출혈이 발생하게 되는데 자궁 수축이 잘 되지 않는 것을 자궁 이완증이라 명명한다.

② 산후 출혈의 응급 치료 조치

- Bimanual uterine compression
- Obtain help!
- Addition of second large - bore intravenous catheter
- Crystalloid with oxytocin
- Blood transfusion
- Manual exploration of uterine cavity : retained placental fragment or laceration

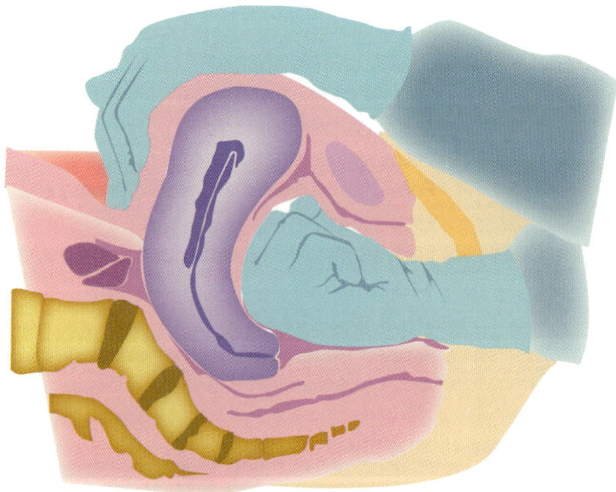

그림 7-6 Bimanual compression of the uterus and massage with the abdominal hand usually effectively controls hemorrhage from uterine atony.

- Inspection of cervix and vagina
- Insertion of Foley catheter to monitor urine output

③ 자궁 수축제

- Oxytocin
  - Normal saline이나 lactated Ringer solution에 희석하여 사용한다.
  - 고농도로 투여할 경우 심각한 저혈압이나 심부정맥이 발생할 수 있으므로 주의한다.
- Ergot derivative
  - Methyl ergonovine(methergine)을 근육 주사한다.
  - 정맥으로 주입할 경우 중증 고혈압을 유발할 수 있다.
  - 전자간증과 같은 임신성 고혈압 질환을 가지고 있는 환자에서는 사용하지 않는다.
- Prostaglandin

  PGF2$\alpha$(Carboprost)를 근육 주사하거나 PGE2, PGE1(misoprostol)을 직장에 삽입한다.

④ 자궁 이완증의 외과적 치료

- Hysterectomy
- Uterine artery ligation
- Internal iliac artery ligation
- Uterine compression suture
- Uterine packing
- Angiographic embolization

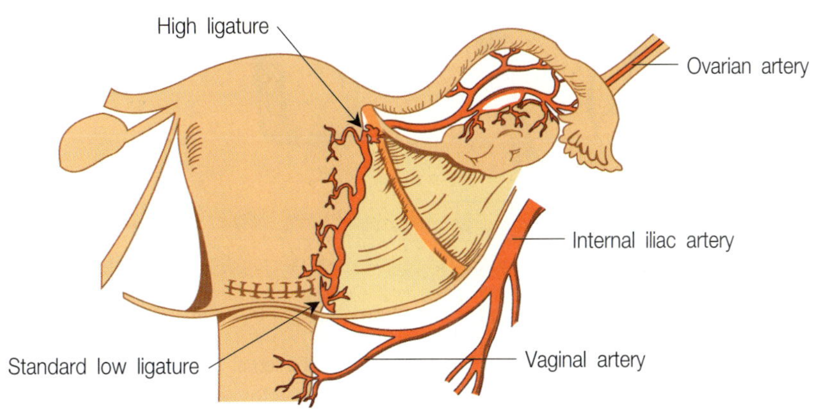


그림 7-7 Uterine artery ligation performed superiorly at the approximate junction between the utero-ovarian ligament and the uterus and inferiorly just below the uterine incision.

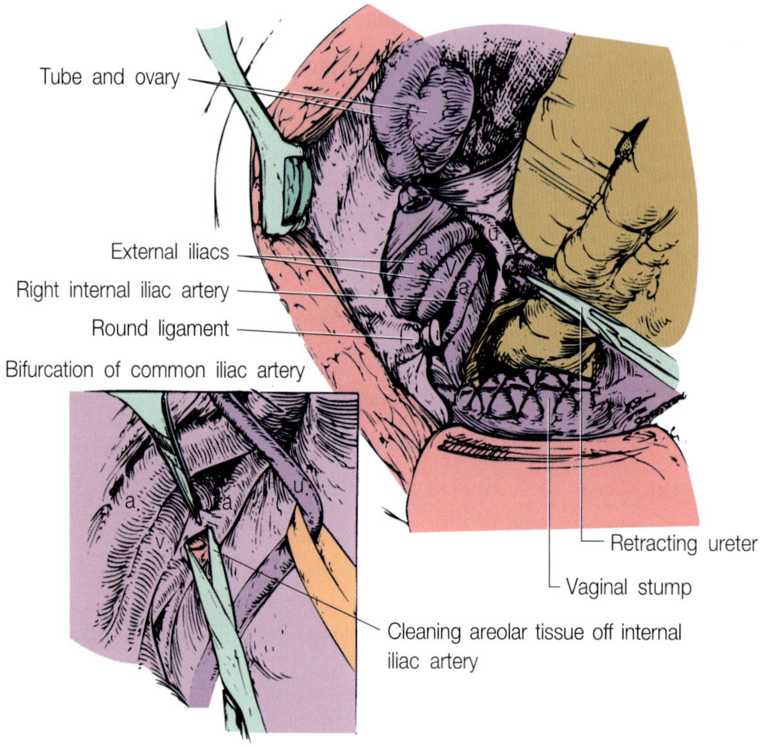


그림 7-8 Ligation of the right internal iliac artery. In the lower left insert, the areolar sheath covering the artery is being opened. (a.=artery; u.=ureter; v.=vein.)

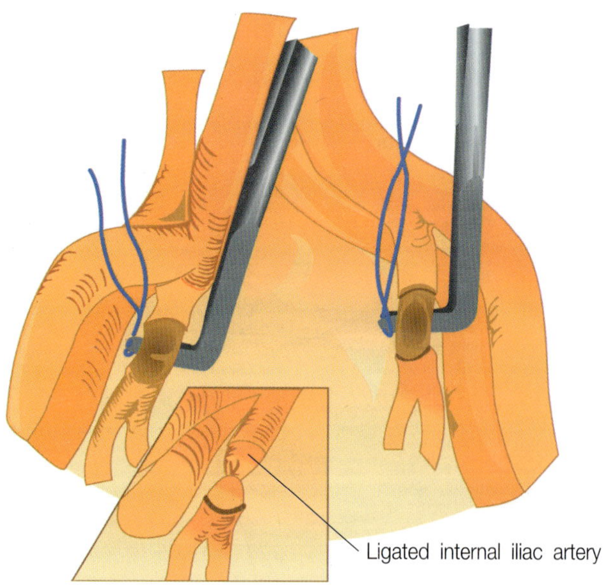


그림 7-9 Ligation of both internal iliac arteries. After the covering sheath has been opened and the artery has been carefully freed from the immediately adjacent veins, a ligature is carried beneath the artery with a right angle clamp and firmly tied.

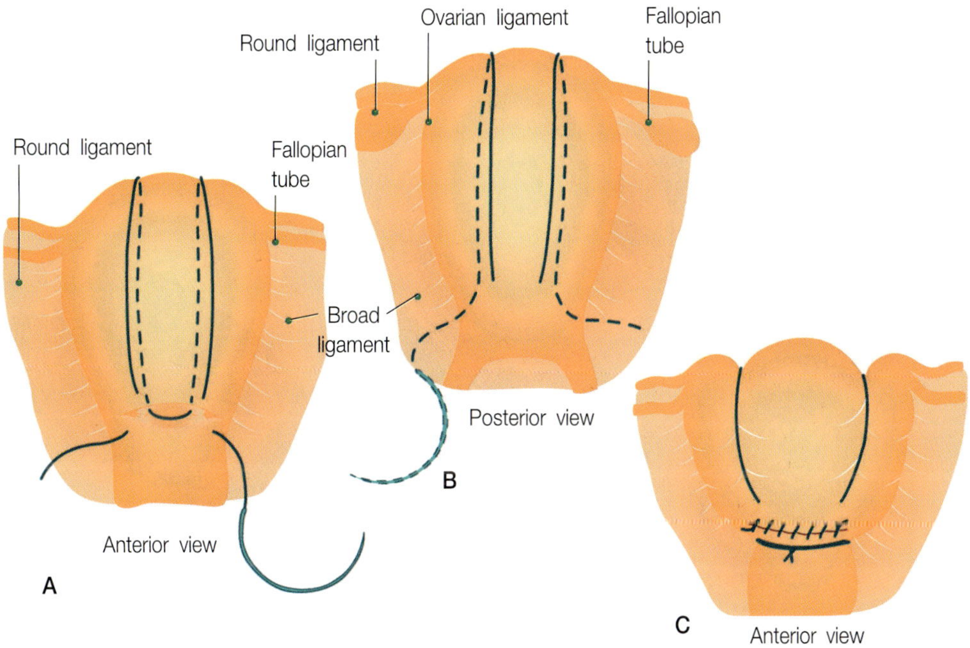


그림 7-10 The B-Lynch uterine compression suture technique. Parts (A) and (B) demonstrate the anterior and posterior views of the uterus showing application of the suture. Part (C) shows the anatomical appearance after completion.

(2) 태반 잔류(retained placental fragment)

① 만기 산후 출혈(late postpartum hemorrhage)의 흔한 원인이다.

② 태반이 만출된 후에는 태반을 잘 살펴보아서 결손된 부분이 있으면 자궁 내를 조사하여 잔류 태반 조직을 제거해야 한다.

(3) 유착 태반(adherent placenta)

① 정의

- 해면 탈락막(decidua spongiosa)은 분만이 이루어질 때 태반과 자궁이 분리되는 층이다.
- 해면 탈락막이 없거나 부족한 부위에 태반이 착상되면 그 부위의 태반이 기저 탈락막(decidua basalis)이나 자궁 근층과 비정상적으로 유착된다.
- 이런 기전으로 태반이 자궁 벽에 단단히 붙는 현상을 유착 태반이라 정의한다.

② 유착 태반의 분류

- Placenta accreta

  태반 융모(placental villi)가 자궁 근층에 부착되어 있는 경우를 말한다.

- Placenta increta

  태반 융모가 자궁 근층을 침입한 경우를 말한다.

- Placenta percreta

  태반 융모가 자궁 근층을 천공한 경우를 말한다.

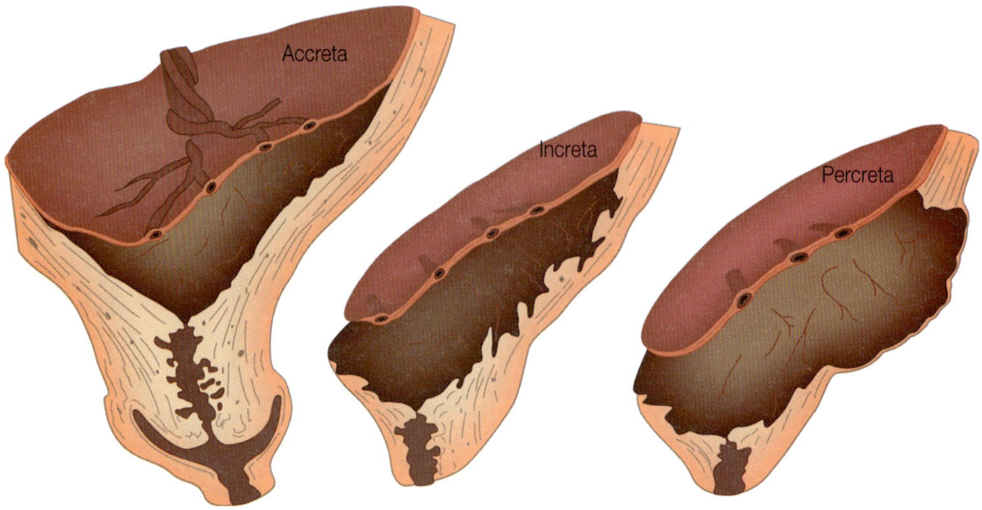


그림 7-11 Placenta accreta, increta, and percreta.

③ 임상적 의의

심한 산후 출혈, 자공 천공, 감염을 유발하므로 이환율과 사망률이 매우 높다.

④ 위험요인

- Placenta previa
- Prior cesarean delivery
- Previous curettage experience
- Multiparity
- Old maternal age( >35 years)

⑤ 진단

일반 초음파, 컬러 도플러 초음파, MRI 등을 진단에 이용할 수 있지만 산전 진단율이 높지는 않다.

⑥ 치료

- 국소적인 태반 유착이 있을 경우에는 특별한 조치 없이도 정상적으로 분만이 진행될 수 있고 실제로 모르고 지나가는 경우도 많다.
- 광범위하게 태반이 유착되어 있을 경우에는 산후 출혈이 과다하게 발생하거나 태반이 자궁에서 분리되지 않을 수가 있는데 이때는 즉각적인 수혈과 자궁 적출술이 필요하다.
- 태반이 자궁에서 분리되지 않을 때 무리하게 탯줄을 잡아당기면 자궁 내번증

(uterine inversion)이 발생할 수 있으므로 주의하도록 한다.

(4) 자궁 내번증(uterine inversion)

① 발생 기전

- 태반이 자궁과 분리되지 않은 상태에서 무리하게 탯줄을 잡아당길 경우 발생한다.
- 태반 유착과 관련되어 있을 수 있지만 그렇지 않은 경우에서도 발생한다.

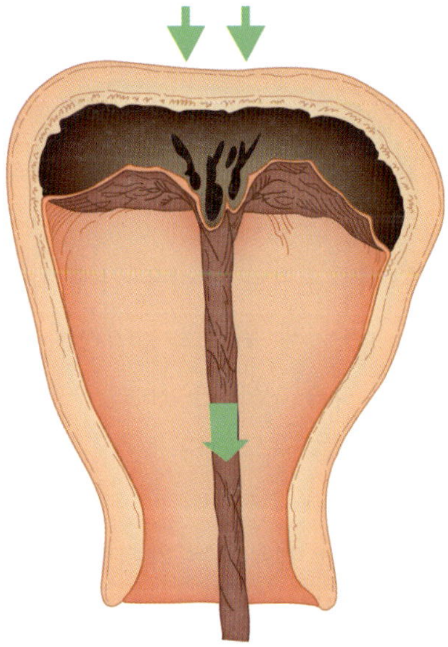

그림 7-12 Most likely site of placental implantation in cases of uterine inversion. With traction on the cord and the placenta still attached, the likelihood of inversion is obvious.

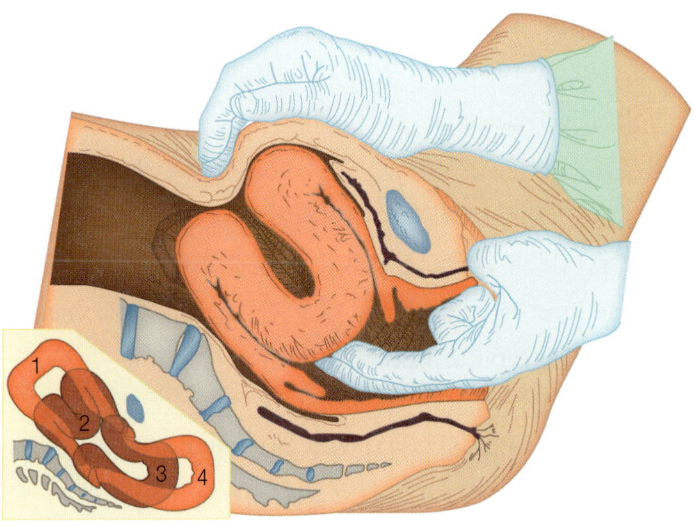


그림 7-13 Incomplete uterine inversion. The diagnosis is made by abdominal palpation of the crater-like depression and vaginal palpation of the fundal wall in the lower segment and cervix. Progressive degrees of inversion are shown in the inset.

② 임상 경과

치명적인 출혈이 즉각적으로 발생되고 적절한 치료를 신속히 시행하지 못할 경우 임산부는 사망할 수도 있다.

③ 응급 치료

- 마취과 의사를 포함한 의료진을 즉시 모은다.
- 태반이 분리된 후에 자궁이 내번된 경우에는 즉시 손으로 자궁을 밀어 넣으면 자궁이 제 위치로 돌아가는 경우가 있다.
- 두 개 이상의 정맥 주사 경로를 확보하고 수액 투여와 수혈을 시작한다.
- 태반이 분리되지 않은 채로 자궁이 내번된 경우에는 정맥 주사 경로가 확보되어 수액이 주입되고 마취 약제가 투여된 이후에 자궁 수축 억제제를 사용하면서 태반 제거를 시도한다.
- 태반을 제거한 후에는 손으로 압력을 가해 자궁저(uterine fundus)를 자궁 경부 위쪽으로 밀어 넣어 제 위치로 돌아가게 한다.
- 자궁 위치가 정상으로 된 후에는 자궁 수축 억제제를 중단하고 옥시토신을 투여하면서 자궁 수축을 유도한다.

④ 수술적 치료

위와 같은 방법이 실패한 경우에는 개복술을 시행하여 질을 통하여 아래에서 자궁을 밀면서 개복 부위를 통하여 위에서 자궁을 잡아 당겨 자궁을 제 자리로 위치시킬 수 있다.

(5) 생식로 열상(genital tract laceration)

① 회음부 열상(perineal laceration)

산후 출혈의 원인이 될 수 있고 대부분 질의 열상을 동반하는 경우가 많다.

② 질 열상(vaginal laceration)

- 회음부위나 자궁 경부의 열상을 동반하는 경우가 많다.
- 종종 열상이 심부 조직까지 확장되어 심각한 출혈을 유발한다.
- 자궁 수축이 충분함에도 불구하고 산후 출혈이 지속될 경우 반드시 생식로 열상(genital tract laceration)이나 태반 잔류(retained placenta)를 의심해야 한다.

③ 자궁 경부 열상(cervical laceration)

- 임상적 중요성
    - 질식 분만의 반수 이상에서 자궁 경부 열상이 발생하지만 대부분 0.5cm 미만의 손상으로 임상적으로 문제를 일으키지 않는다.
    - 일부의 경우 질이나 자궁 하분절(lower uterine segment), 복막(peritoneum)까지 열상이 확대될 수 있으며 이 경우 심각한 출혈을 야기할 수 있다.

- 진단
  - 자궁 수축이 충분한데도 산후 출혈이 지속될 경우 의심할 수 있다.
  - 내진만으로는 진단하기 어렵고 자궁 경부를 견인자(retractor)를 통해 충분히 노출시켜 육안으로 관찰하는 방법이 가장 좋은 진단법이다.

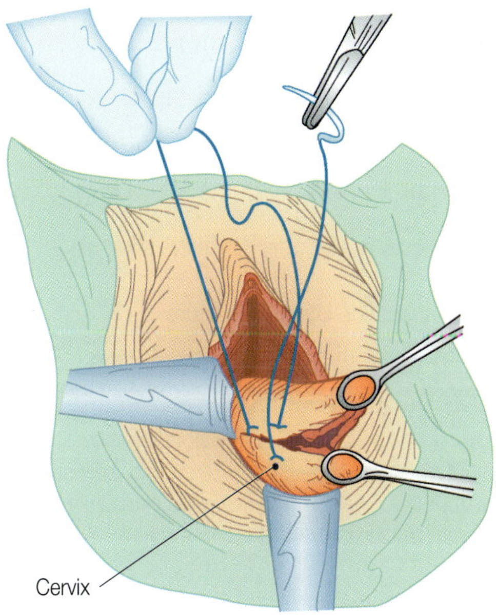


그림 7-14 Cervical laceration exposed for repair.

- 치료

  2cm 정도까지의 열상은 특별한 치료가 필요없고 이보다 깊은 열상은 봉합이 필요하다.

(6) 산욕기 혈종(puerperal hematoma)

① 정의

골반 연조직 사이의 혈관이 찢기면서 출혈이 발생하여 혈종이 외음부(vulva), 질(vagina), 후복막(retroperitoneum) 등에 생기는 것을 말한다.

② 소견

- 외음부 혈종의 경우 심한 회음부 통증을 동반한 종괴가 관찰되고 그 위를 덮은 피부가 혈종에 의해 검붉게 보이는 것이 특징적이다.
- 후복막 혈종의 경우 출혈로 인한 쇼크 상태가 발생하기 이전까지는 진단되지 않는 경우가 있어 치명적일 수 있다.

③ 치료

- 작은 외음부 혈종은 스스로 흡수되므로 지켜봐도 좋지만 통증이 심하고 혈종

이 지속적으로 커진다면 피부를 절개하여 혈종을 제거해야 한다.

- 예상보다 실혈이 심한 경우가 많으므로 필요한 경우 수혈을 시행한다.
- 질 상부나 복막 아래 혈종의 경우 치료가 쉽지 않을 수 있으며 개복술이 필요한 경우도 있다.
- 손상된 혈관을 찾아 내강을 막아 버리는 혈관조영 색전술(angiographic embolization)도 최근 많이 사용되고 있다.

(7) 자궁 파열(uterine rupture)

① 원인

가장 흔한 원인은 이전에 제왕절개를 시행했을 때 생긴 자궁 반흔(scar)이 이번 임신의 진통 중에 파열되는 것이다.

**표 7-8** Classification of Causes of Uterine Rupture

| Uterine Injury or Anomaly sustained Before Current Pregnancy | Uterine Injury or Abnormality During Current Pregnancy |
|---|---|
| 1. surgery involving the myometrium<br>Cesarean delivery or hysterotomy<br>Previously repaired uterine rupture<br>Myomectomy incision through or to the endometrium<br>Deep cornual resection of interstitial oviduct<br>Metroplasty<br>2. Coincidental uterine trauma<br>Abortion with instrumentation - curette, sound<br>Sharp or blunt trauma - accidents, bullets, knives<br>Silent rupture in previous pregnancy<br>3. Congenital anomaly<br>Pregnancy in undeveloped uterine horn | 1. Before delivery<br>Persistent, intense, spontaneous contractions<br>Labor stimulation - oxytocin or prostaglandins<br>Intra - amnionic instillation - saline or prostaglandins<br>Perforation by internal uterine pressure catheter<br>External trauma - sharp or blunt<br>External version<br>Uterine overdistention - hydramnios, multifetal pregnancy<br>2. During delivery<br>Internal version<br>Difficult forceps delivery<br>Breech extraction<br>Fetal anomaly distending lower segment<br>Vigorous uterine pressure during delivery<br>Difficult manual removal of placenta<br>3. Acquired<br>Placenta increta or percreta<br>Gestational trophoblastic neoplasia<br>Adenomyosis<br>Sacculation of entrapped retroverted uterus |

② 임상적 중요성

진통 중에 자궁이 파열된 경우 태아 사망률이 70%에 달하고 과다 출혈로 인해 산모가 사망할 수도 있다.

## 4. Hypovolemic shock

### 1) 개요

(1) 산과적 출혈은 산전이나 산후 어느 시기나 발생할 수 있고 저혈량성 쇼크(hypovolemic shock)를 유발할 수 있다.

(2) 쇼크 초기에는 혈류의 자가 조절 기전이 작동하면서 콩팥, 비장, 피부, 자궁으로의 관류는 감소되는 반면 심장, 뇌, 부신으로 가는 혈류는 유지된다.

(3) 혈액량이 25% 이상 감소되면 더 이상 보상 기전만으로 심박출량과 혈압을 유지하기가 힘들어지면서 산모의 상태가 급격히 악화되기 시작한다.

(4) 쇼크 발생시 수혈만으로 치료하는 것보다는 혈액과 링거액을 동시에 투여하는 것이 훨씬 효과적이다.

### 2) 실혈량의 예측

(1) 눈으로 예측한 실혈량은 매우 부정확해서 대개 실제 출혈량의 절반 정도에 불과하다.

(2) 출혈 직후에 측정한 적혈구 용적률(hematocrit) 역시 실제 출혈량을 반영하지 못한다.

(3) 요량(urine output)은 산과적 출혈 환자에서 가장 중요한 활력 징후로 이를 측정하면 신장 관류량을 파악할 수 있고 결과적으로 주요 장기에 공급되는 혈액량을 예측할 수 있다.

### 3) 응급 처치 및 치료

(1) 마취과 의사를 포함한 의료진을 신속히 모은다.

(2) 직경이 큰 주사 바늘로 적어도 2개 이상의 정맥을 확보하여 혈액 및 전해질 용액을 신속히 투여한다.

(3) 출혈의 원인을 파악하고 그에 맞는 치료를 시행한다.

### 4) 수액 공급 및 수혈 치료

(1) 수액 보충(fluid replacement)

① 출혈 치료의 중요한 원칙은 빠져나간 혈관내 용적(intravascular compartment)을 즉각적이고 적절하게 다시 채워주는 것이다.

② 출혈 치료에는 정질액(crystalloid solution)과 혈액이 가장 유용하고 교질액(colloid)은 효과가 떨어진다.

(2) 혈액 보충(blood replacement)

① 기준

- 수혈의 기준이 되는 혈색소나 적혈구 용적률 수치는 존재하지 않고 임상적으로 적절히 판단하여 필요한 경우에 수혈을 하는 것이 타당하다.
- 일반적으로 적혈구 용적률(hematocrit)이 25% 미만이거나 혈색소 수치가 8미만으로 감소할 경우에는 수혈을 시행한다.
- 그 밖에도 수술이 예정되어 있거나 급성 저산소증에 빠진 경우에도 수혈을 시행하는 것이 좋다.

② 혈액 성분

**표 7-9** Blood Products Commonly Transfused in Obstetrical Hemorrhage

| One Unit | Volume per Unit | Contents per Unit | Effect(s) in Obstetrical Hemorrhage |
|---|---|---|---|
| Whole blood | About 500mL; Hct∼40% | RBCs, plasma, 600∼700mg of fibrinogen, no platelets | restores TBV and fibrinogen; increases hct 3∼4 volume % perunit |
| Packed RBCs ("packed cells") | About 250mL plus additive solution; Hct∼55∼80% | RBCs only, no fibrinogen, no platelets | Increases hct 3∼4 volume % perunit |
| Fresh-frozen plasma | About 250mL; 30-minute thaw needed before use | Colloid plus about 600∼700mg fibrinogen, no platelets | Restores TBV and fibrinogen |
| Cryoprecipitate | About 15mL, frozen | About 200mg fibrinogen plus other clotting factors, no platelets | About 3,000∼4,000mg total is needed to restore maternal fibrinogen to>150mg/dL |
| Platelets | About 50mL, stored at room temperature | One unit has $5.5\times10^{10}$ platelets in 50mL plasma | 6∼10 units usually transfused; each increases platelets 5,000/㎕ |

Hct=hematocrit; RBCs=red blood cells; TBV=total blood volume.

- 전혈(whole blood)
  - 급성 대량 출혈의 치료에 가장 이상적인 혈액 제제이다.
  - 적혈구뿐만 아니라 혈소판, 응고 인자, 피브리노겐 등의 대부분의 혈액 성분이 포함되어 있다.
  - 상태가 안정적이고 많은 양의 피를 흘리지 않은 환자에게는 적혈구 수혈이 더 적합하다.

- 농축 적혈구(packed red blood cell)
  - 한 단위(unit)의 농축 적혈구 내에 포함된 적혈구의 양은 한 단위의 전혈(whole blood)내에 포함되어 있는 적혈구의 양과 같다.
  - 한 단위의 농축 적혈구를 수혈할 경우 적혈구 용적률은 3~4% 정도 상승한다.
  - 산과적 출혈에서 가장 흔히 사용되는 수혈 요법은 농축 적혈구와 정질액(crystalloid)을 투여하는 것이다.
- 혈소판
  - 혈소판 수혈은 일반적으로 혈소판 수치가 50,000/㎕ 이하일 경우 시행한다.
  - 한 단위의 혈소판을 수혈할 경우 혈소판 수치가 대개 5,000/㎕ 정도 상승한다.
- 신선 냉동 혈장(fresh - frozen plasma)
  - 피브리노겐(fibrinogen)을 포함한 모든 응고 인자(clotting factor)가 포함되어 있다.
  - 소모성 혹은 희석성 응고병증(consumptive or dilutional coagulopathy)의 치료에 사용된다.
  - 피브리노겐 수치가 100mg/dL 이하이거나 PT, aPTT가 비정상적으로 증가되어 있는 출혈 환자에서 사용한다.
- 동결침전물(cryoprecipitate)
  - Factor Ⅷ:C, factor Ⅷ:von Willebrand factor, fibrinogen factor Ⅷ, fibronectin을 포함하는 신선 냉동 혈장에서 추출한 혈액 제제이다.
  - Fibrinogen 수치가 극도로 낮은 경우에 주로 사용한다.

③ 희석성 응고병증(dilutional coagulopathy)

- 전혈(whole blood)에는 factor Ⅴ, Ⅷ, Ⅺ과 혈소판이 결핍되어 있고 농축 적혈구(packed red blood cell)에는 모든 응고 인자가 존재하지 않는다.
- 대량 출혈이 발생했을 때 다량의 수액 공급과 여러 차례의 수혈을 시행할 경우 환자의 혈액 내의 혈소판과 응고 인자가 결핍되면서 희석성 응고병증(dilutional coagulopathy)이 발생한다.
- 임상적으로 범발성 혈관내 응고병증(disseminated intravascular coagulopathy)과 비슷한 양상을 보인다.
- 신선 냉동 혈장(fresh - frozen plasma)을 투여하여 치료한다.

④ 수혈 부작용

- Hemolytic transfusion reaction
  - ABO 부적합 혈액을 수혈받은 경우에 흔히 발생하고 심한 경우 환자가 사망할 수도 있다.
  - 대부분 의료진의 과실로 발생하고 예방할 수 있는 경우가 많다.
- Transfusion - related acute lung injury
  - 수혈 6시간 이내에 발생하고 심한 호흡 곤란증으로 인해 환자가 사망할 수도 있는 합병증이다.
  - 발생 기전은 잘 알려져 있지 않다.
- Bacterial contamination

  혈액 내에 세균이 오염되어 있는 경우를 말한다.
- Viral transmission

  HIV, HCV, HBV, CMV 등이 수혈로 인해 감염될 수 있지만 가능성은 낮다.

## 5. Consumptive coagulopathy(disseminated intravascular coagulation)

### 1) 정의

(1) 응고 체계가 비정상적으로 활성화되어 광범위하게 혈관 내에 혈전이 침착되면서 조직의 저산소증이 유발되고 여러 기관의 기능 부전이 발생하는 상태를 말한다.

(2) 과다한 thrombin 생성이 가장 중요한 병태생리로 이로 인해 상당량의 fibrinogen이 fibrin으로 전환되어 이것이 혈관 내에 쌓이게 된다.

(3) 응고가 활성화되면서 혈소판과 응고 인자들은 감소하게 된다.

### 2) 증상 및 징후

혈액 채취를 한 부위에서 출혈이 지속되거나 잇몸에서 자연 출혈이 발생하는 등 작은 외상에도 불구하고 과다 출혈이 발생할 경우 의심해 볼 수 있다.

### 3) 검사실 소견

(1) Hypofibrinogenemia

(2) Increased fibrin degradation product(FDP)

(3) Thrombocytopenia

(4) Prolonged prothrombin and partial thromboplastin time

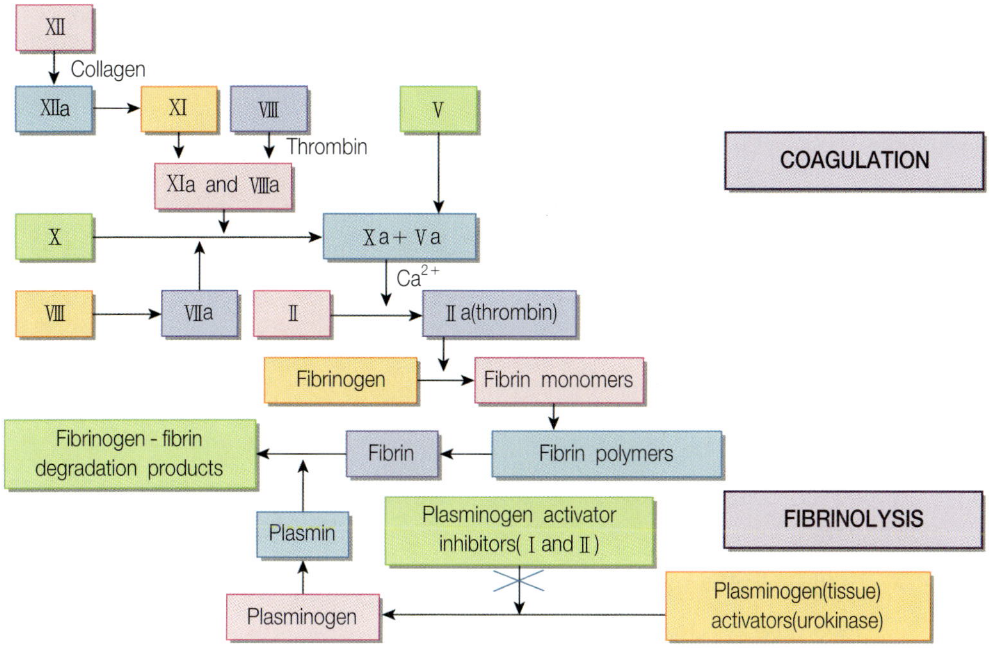


그림 7-15 The coagulation and fibrinolysis cascades.

## 4) 원인

(1) 태반 박리(placental abruption)

산과 영역에서 소모성 응고병증의 가장 흔한 원인이다.

(2) 자궁내 태아 사망(fetal death)

① 자궁 내에서 태아가 사망한 채로 1달 이상 잔류될 경우 소모성 응고병증이 발생할 수 있다.

② 죽은 태아에서 생성되는 thromboplastin에 의해 소모성 응고병증이 유발되는 것으로 생각된다.

③ 쌍태아에서 한 명의 태아가 사망하고 다른 한 명의 태아가 생존한 경우에는 명백한 응고 체계 이상은 발생하지 않는다.

(3) 양수 색전증(amnionic fluid embolism)

① 정의

- 양수가 모체의 혈관 내로 유입되어 색전증을 유발하는 것을 말한다.
- 임신 기간과 분만 중에 양수가 모체의 혈관계로 유입되는 현상은 비교적 흔하게 발생하고 대부분 문제를 일으키지 않지만 일부의 여성에서는 anaphylaxis 유사 반응을 유발한다.

② 임상적 특징

- 갑작스런 저혈압과 저산소증, 소모성 응고병증이 대표적인 양수 색전증의 특징이다.
- 드물게 발생하지만 전체 산모 사망 원인의 10% 정도를 차지한다.

③ 임상 경과

- 진통 후반기나 분만 직후에 갑작스럽게 숨을 헐떡거리면서 시작한다.
- 이후 경련(seizure)과 심폐 정지가 나타난다.
- 심한 경우에는 소모성 응고병증, 대량 출혈이 동반되면서 산모가 사망하게 된다.

④ 진단

특별한 진단법은 없고 대개 임상 증상과 징후를 통해 진단한다.

⑤ 치료

특별히 효과가 입증된 치료법은 없고 심폐 소생술, 산소 공급, 심근 지지 등의 증상 치료를 시행한다.

(4) 패혈증(septicemia)

① 정확한 기전은 알 수 없지만 패혈증은 소모성 응고병증을 유발한다.

② 다른 원인으로 유발된 소모성 응고병증과 마찬가지로 신선 냉동 혈장과 혈소판을 이용하여 치료한다.

③ 헤파린 치료는 절대 금기이다.

(5) 유산(abortion)

죽은 태아가 오랜 기간 동안 자궁에 잔류되거나 유산으로 인해 패혈증이 야기될 경우에 소모성 응고병증이 발생할 수 있다.

# 7.3 Preterm birth

## 1. 개요

### 1) 정의

임신 37주가 되기 이전에 분만하는 것을 말한다.

### 2) 생존율

(1) 신생아의 생존율은 임신 주수 24~26주를 기점으로 급속히 증가하는데 임신 24주

에 태어난 태아의 생존율은 20% 정도인 것에 반해 임신 26주에 태어난 태아의 경우에는 50% 정도의 생존율을 가진다.

(2) 신생아 이환율과 사망률은 출생 몸무게보다는 주로 임신 주수에 영향을 받는다.

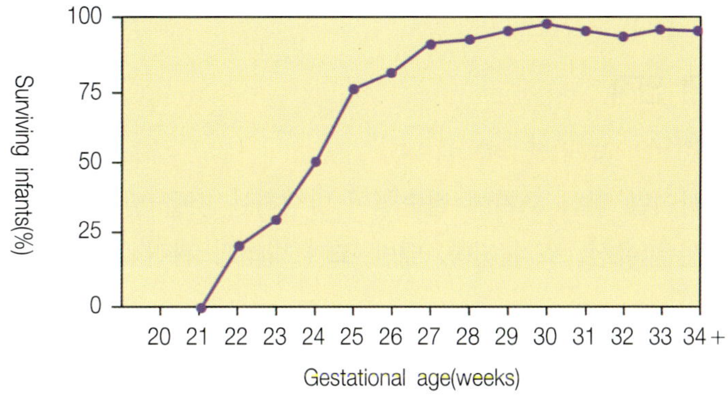


그림 7-16 Neonatal Research network: Survival of preterm liveborn infants according to gestational age at birth.

### 3) 임신 주수의 임상적 중요성

(1) 생존력을 갖추게 되는 임신 주수(lower limit of survival)

① 대개 임신 24주 이전에 태어나는 아기는 생존할 가능성이 높지 않다.

② 또한, 만약 생존한다 하더라도 심각한 신경학적 장애를 가지는 경우가 많다.

③ 따라서 많은 산부인과 의사는 24주 이전에 태어나는 아기에서 응급 제왕절개 혹은 진통 중 감시(intrapartum monitoring) 등의 산과적 중재 치료(intervention)를 시행하는 것은 의미가 없다고 생각한다.

(2) 생존력에 큰 영향을 미치지 않는 임신 주수(upper limit for adverse outcome)

① 임신 34주에 태어난 태아의 생존율은 만삭에 태어난 태아의 생존율과 거의 차이가 없다.

② 따라서 많은 산부인과 의사는 34주 이후에는 분만이 꼭 필요한 상황이라면 이를 지연시키지 않는다.

## 2. 조산의 분류

### 1) 임산부나 태아의 분만 적응증에 의한 조산

(1) 자간전증, 태아 절박 가사(fetal distress), 태아 성장 저하, 태반 조기 박리, 태아 사망 등으로 인해 만삭이 되기 이전에 어쩔 수 없이 분만을 하게 되는 경우를 말한다.

(2) 전체 조산의 약 25%를 차지한다.

### 2) 자연적인 진통과 조기 양막 파수에 의한 조산

(1) 조기 진통(spontaneous preterm labor)이 나타나거나 조기 양막 파수(preterm rupture of membrane)가 발생하여 만삭이 되기 이전에 자연스럽게 분만되는 것을 말한다.

(2) 전체 조산의 약 75%를 차지한다.

## 3. 원인 및 연관 인자

### 1) 절박 유산(threatened abortion)

(1) 절박 유산이란 임신 초기에 질출혈이 발생하는 것을 말한다.

(2) 절박 유산은 유산, 조기 진통, 태반 조기 박리와 관련성이 있다.

### 2) 생활 습관(lifestyle factor)

(1) 흡연, 임신 중의 임산부 체중 증가가 잘 되지 않는 경우, 불법 약물 복용 등은 조산과 관련성이 있다.

(2) 산모의 연령이 너무 적거나 많은 경우, 가난한 경우, 작은 키, 비타민 C 결핍 등도 조산의 위험요인으로 생각되고 있다.

### 3) 유전적 요인(genetic factor)

조산은 재발하는 경향을 가지고 있고 인종에 따라 발생률의 차이가 있는 것으로 보아 유전적 요인이 원인으로 작용할 가능성이 있다.

### 4) 융모양막염(chorioamnionitis)

태아막과 양수의 감염은 조기 진통과 조기 양막 파수의 중요한 원인으로 생각되고 있다.

## 4. 예측과 조기 발견

### 1) 조산의 기왕력(prior preterm birth)

(1) 조산의 과거력을 가진 임산부는 이후 임신에서 조산을 경험할 확률이 증가한다.

(2) 재발된 조산은 전체 조산의 10%에 불과하기 때문에 이들의 조기 발견이 전체 조산의 예측에 큰 영향을 미치지는 않는다.

### 2) 자궁 경부 무력증(incompetent cervix)

(1) 반복적으로 임신 중기에 진통도 없이 자궁 경부가 열리고 태아막이 질 쪽으로 빠져나오면서 미성숙 태아가 분만되는 것을 말한다.

(2) 재발하는 경향을 보이므로 미리 예측하여 조기 치료를 시행하는 것이 필수적이다.

### 3) 자궁 경부의 변화

(1) 임신 중반기 이후 특별한 증상 없이 자궁 경부가 개대(dilatation)되거나 숙화(effacement)되어 있는 경우 조산의 위험성이 높아진다.

(2) 임신 중에 초음파 검사를 통해 자궁 경부의 길이와 개대 여부를 측정할 수 있으며 이를 통해 조산의 위험성을 예측하고자 하는 연구들이 많이 이루어지고 있다.

### 4) 증상 및 징후

(1) Pelvic pressure, menstrual - like cramp, watery vaginal discharge 등은 조산의 전구 증상이다.

(2) 이러한 증상 및 징후는 조기 진통이 발생하기 24시간 이내에만 나타나므로 조기 예측에 큰 도움을 주지 못한다.

### 5) 태아 섬유결합소(fetal fibronectin)

(1) 생성과 역할

① 태아 섬유결합소는 당단백의 일종으로 융모막(chorion)에서 생성된다.

② 정확한 역할은 모르지만 착상과 태반의 자궁 부착 과정에 도움을 줄 것으로 생각된다.

(2) 조산과의 관련성

① 태아 섬유결합소는 모체의 혈액과 양수 내에는 고농도로 존재하지만 자궁경부 질분비물(cervicovaginal secretion)에는 만삭인 경우를 제외하면 잘 측정되지 않는다.

② 만약 자궁경부 질분비물에서 측정한 태아 섬유결합소의 농도가 50ng/mL 이상일 경우 검사 양성으로 판정한다.

③ 검사가 양성일 경우 산모가 조산을 경험할 가능성이 높고 음성일 경우에는 조산이 나타나지 않을 가능성이 높다.

### 6) 감염

(1) Bacterial vaginosis

① 하나의 감염이라기보다는 정상적으로 질 내에 상주하는 세균총인 lactobacillus가 Gardnerella vaginalis, Mobliuncus, Mycoplasma hominis 등으로 대체된 상태를 지칭하는 용어이다.

② 자연 유산, 조기 진통, 조기 양막 파수, 융모양막염, 양수 내 감염 등과 같은 여러 산과적 합병증과 관련성이 있다.
③ 하지만, 이에 대한 조기 선별 검사와 치료가 조산을 예방해 주지는 못한다.

(2) Lower genital tract infection
① Trichomonas, Candida, Chlamydia 등의 여러 하부 생식기 감염은 조산에 큰 영향을 미치지 않는 것으로 생각된다.
② 따라서 현재 이에 대한 선별 검사나 치료는 추천되지 않고 있다.

### 7) 치주염(periodontitis)

(1) 치주염을 가지고 있는 여성은 그렇지 않은 여성보다 조산의 위험성이 높다.
(2) 치주염의 치료가 조산을 예방할 수 있는지의 연구가 현재 진행 중에 있다.

## 5. 치료

### 1) 조기 양막 파수(preterm ruptured membrane)

(1) 적극적 분만(intentional delivery)
① 양막은 태아를 보호하는 막으로 이것이 파열될 경우 태아가 감염되기 쉽다.
② 태아의 감염을 예방하기 위하여 일정 주수(30~34주)에 도달하면 유도 분만을 시행하는 치료를 말한다.

(2) 기대 치료(expectant management)
① 정의
- 유도 분만을 시행하지 않고 주의 깊게 지켜보면서 태아 성장과 성숙에 필요한 시간을 버는 치료를 말한다.
- 분만 진통이 시작되거나 태아 감염, 태아 곤란증 등이 발생할 경우에는 언제든지 태아를 분만시킨다.

② 위험성
- 자궁 감염과 패혈증의 가능성이 있다.
- 임신 25주 이전부터 양막 파수가 된 경우 양수 과소증으로 인하여 태아 폐형성 부전(pulmonary hypoplasia)과 사지 압박 기형(limb compression deformity)이 발생할 수 있다.

③ 융모양막염(clinical chorioamnionitis)
- 증상 및 징후
  - 38℃ 이상의 고열(high fever)
  - 산모의 백혈구 증가증(maternal leukocytosis)

- 산모나 태아의 빈맥증(maternal or fetal tachycardia)
- 자궁 압통(uterine tenderness)
- 악취가 나는 질분비물(malodorous vaginal discharge)

• 조치

기대 치료 도중에 상기 소견이 나타나면 임상적으로 융모양막염을 의심할 수 있고 신속히 질식 유도 분만을 시도한다.

④ 항생제 치료

• 의의

- 감염은 조기 양막 파수와 조기 진통의 중요한 원인으로 생각되고 있다.
- 기대 치료 환자에서 항생제를 투여할 경우 태아분만을 지연시킬 수 있을 뿐 아니라 감염에 의한 합병증을 예방할 수 있을 것으로 사료된다.

• 효과

- 융모양막염(chorioamnionitis)과 신생아 패혈증(sepsis)이 감소한다.
- 전체 임신 기간을 연장할 수 있다.
- Necrotizing enterocolitis, respiratory distress, intracranial hemorrhage와 같은 신생아 합병증에 미치는 영향은 아직 논란의 여지가 있다.

• 방법

- Ampicillin, amoxicillin, erythromycin, sulbactam 등의 제제를 병용하여 단기간 투여한다.
- 장기간 지속적으로 투여할 경우 항생제 저항성이 증가할 수 있으므로 주의해야 한다.

(3) 조기 양막 파수의 치료 지침

① 질경 검사(speculum examination)

소독된 질경을 이용하여 자궁 경부의 개대(dilatation)와 숙화(effacement) 정도를 눈으로 관찰한다.

② 기대 치료(expectant management)

• 아직 임신 34주가 되지 않았고 즉각적으로 분만을 해야 하는 경우가 아니라면 처음에는 진통실(labor unit)에서 산모와 태아를 주의 깊게 관찰하면서 기대 치료를 시행한다.
• 광범위 항생제를 투여하여 융모양막염을 예방한다.
• 태아 심박동과 자궁 수축 정도를 측정한다.

③ 태아 폐 성숙(pulmonary maturation)

아직 임신 32주가 되지 않았다면 betamethasone이나 dexamethasone을 투여하여 폐 성숙을 유도한다.

④ 주의 깊은 관찰(monitoring)

- 태아의 상태가 안정적이고 조기 진통이 발생하지 않을 경우 산모를 분만실에서 일반 산전 병실(antepartum unit)로 옮길 수 있다.
- 진통, 감염, 태아 상태 악화를 주의 깊게 관찰해야 하지만 지속적 태아 심박동 감시(continuous fetal monitoring)는 시행할 필요가 없다.

⑤ 적극적 분만(intentional delivery)

- 임신 34주가 지났고 자연 진통이 아직 시작되지 않았다면 옥시토신을 이용하여 유도 분만을 시행한다.
- 필요한 경우 제왕절개를 시행할 수 있다.
- 진통 도중에는 신생아의 Group B streptococcal infection을 예방하기 위해 적절한 항생제를 투여한다.

### 2) 양막이 파수되지 않은 상태에서의 조기 진통(preterm labor with intact fetal membrane)

(1) 조기 진통의 진단 기준

① 자궁 수축이 20분에 4회 혹은 60분에 8회 이상 나타나야 한다.

② 자궁 수축과 동시에 자궁 경부의 변화가 진행되어야 한다.

③ 자궁 경부가 1cm 이상 개대(dilatation)되어야 한다.

④ 자궁 경부가 80% 이상 숙화(effacement)되어야 한다.

(2) 양수 검사

① 목적

감염은 조기 진통의 중요한 원인으로 생각되고 있고 이를 발견하기 위해 시행한다.

② 방법

- 양수를 일부 채취하여 여러 가지 감염 관련 검사를 시행한다.
- 감염 관련 검사로는 백혈구 수치나 IL-6의 농도 측정, 그람 염색 등을 들 수 있고 이런 검사를 통해 양수 감염 여부를 어느 정도 예측할 수 있다.

③ 한계점

양수 검사를 통해 감염 여부를 파악한다 하더라도 임신 결과에는 큰 영향을 미치지 못한다.

(3) 치료

① 태아 폐 성숙(fetal lung maturation)

• 의의

신생아의 호흡 곤란 증후군(respiratory distress syndrome)과 사망률(mortality)이 감소된다.

• 방법

− 임신 24주에서 34주 이내의 조산 위험이 있는 산모들을 대상으로 시행한다.

− Betamethasone 혹은 dexamethasone을 근육 주사한다.

− 효과는 투여한 지 적어도 24시간 이후에 분만해야만 나타나고 7일간 지속된다.

− 7일 이후에 반복 투여를 하는 것은 신생아 패혈증, 태아 성장 제한, 태아의 신경학적 발달 이상 등의 부작용이 보고되면서 잘 시행하지 않는다.

② 조산의 방지(intervention to delay preterm birth)

• 항생제

− 조기 양막 파수 때와는 달리 임신 기간이 연장되지 않는다.

− 감염이 의심되지 않는 경우에 단순히 분만을 지연시키기 위해서 항생제를 사용해서는 안 된다.

• 세균질증(bacterial vaginosis)의 치료

− 세균질증은 조산뿐만 아니라 자연 유산, 융모양막염, 양수 내 감염 등과 같은 여러 산과적 합병증과 관련성이 있다.

− 대부분의 연구에서 세균질증을 치료한다 하더라도 조산을 예방할 수 없다고 밝히고 있다.

− 최근 일부 연구에서 세균질증을 임신 초반기에 치료할 경우 조산을 감소시킬 수 있다고 보고하고 있지만 아직 더 많은 연구가 필요하다.

③ 조기 진통 억제제

• $\beta$ - adrenergic receptor agonist

− 세포 내 이온화 칼슘의 농도를 낮추어 자궁 근육 수축 단백질의 활성화를 방지한다.

− Ritodrine이 대표적인 약제로 조기 진통 환자에서 사용할 경우 분만을 지연시킬 수 있다.

− 저혈압, 심부정맥, 심근 허혈, 폐부종과 같은 심각한 합병증을 야기할 수 있으므로 주의해야 한다.

− 분만이 지연되는 것은 확실하지만 임신 결과는 호전되지 않고 치명적인 부

작용이 발생할 수 있어 최근 미국에서는 약제의 생산을 중단하였다.

- Magnesium sulfate
  - 자간전증의 대표적인 치료 약제로 calcium antagonist로 작용하여 자궁 수축을 방지하는 기능도 있다.
  - 비록 진통을 억제하는 효과가 있지만 효과에 비해 부작용이 커서 임상적으로 조기 진통 치료에는 잘 사용되지 않는다.
- Prostaglandin inhibitor
  - 프로스타글란딘은 진통과 밀접하게 연관되어 있는 물질로 이 물질의 생성을 억제하는 약제는 진통 억제 효과를 가진다.
  - Indomethacin이 대표적인 약제로 조기 진통을 억제하는 효과는 ritodrine과 비슷하나 양수 과소증을 유발할 수 있고 동맥관(ductus arteriosus) 폐쇄, 폐동맥 고혈압 등의 태아 합병증을 유발시킬 수 있는 단점을 가진다.
- Calcium channel blocker
  - Nifedipine이 대표적인 약제로 칼슘이 세포 내로 유입되는 것을 억제하여 근육 수축을 억제한다.
  - 베타 차단제에 비해 더 안전하고 효과적인 제제이지만 저혈압을 유발하여 자궁 태반 관류를 악화시킬 수 있다.
  - 마그네슘과 같이 사용할 경우 신경근 차단 효과가 심해져서 심폐기능에 장애를 유발할 수 있다.
- Atosiban
  - 옥시토신 유사 물질로 옥시토신과 경쟁적으로 작용하여 자궁 수축을 방해한다.
  - 효과가 확실하지 않고 신생아의 합병증 위험성이 높아 아직 흔히 사용되지 않는다.

**표 7-10** Potential Complications of Tocolytic Agents

| Beta - adrenergic Agonists | Magnesium sulfate(Toxicity) | Indomethacin(Toxicity) | Nifedipine |
|---|---|---|---|
| Pulmonary edema<br>Hyperglycemia<br>Hypokalemia<br>Hypotension<br>Arrhythmias<br>Myocardial ischemia | Respiratory depression<br>Weakness diplopia<br>Muscular paralysis<br>Cardiac arrest | Hepatitis<br>Renal failure | Transient hypotension |

④ 조기 진통 억제제의 요약

- 여러 종류의 조기 진통 억제제는 자궁 수축을 일시적으로 억제하는 효과는

있지만 조산을 거의 예방하지 못할 뿐 아니라 임신 결과에도 큰 영향을 미치지 못한다.

- 비록 큰 이득이 없고 심각한 부작용이 나타날 수도 있지만 많은 병원에서는 조기 진통 억제제를 사용하고 있다.
- 임상적으로 임신 34주 이전에 조기 진통 억제제를 사용할 때는 태아 폐 성숙을 위하여 corticosteroid를 같이 사용한다.
- 임신 34주 이후에는 조기 진통 억제제를 사용하지 않는 것이 좋다.

⑤ 조기 진통의 치료 지침

- 정확한 진단
  일단 조기 진통이 확실한지를 진단한다.
- 세밀한 관찰
  임신 34주 이전이고 당장 분만을 시행해야 하는 경우가 아니라면 자궁 수축 정도, 태아 심박수, 자궁 경부 변화를 주의 깊게 살펴보면서 지켜본다.
- 태아 폐 성숙
  임신 34주 이전일 경우 태아 폐 성숙을 위하여 glucocorticoid를 사용한다.
- 자궁 수축 억제제의 사용
  임신 34주 이전이고 진통이 많이 진행되지 않았다면 자궁 수축 억제제를 사용할 수도 있다.
- 진통의 진행
  - 임신 34주 이후라면 자궁 수축 억제제나 폐 성숙 촉진제를 사용하지 않고 자궁 수축과 태아를 주의 깊게 살펴본다.
  - 진통이 발생하면 그대로 진행시킨다.
- Group B streptococcal infection 예방
  - Group B streptococcal infection은 조산에서 더 흔히 나타나고 훨씬 위험하다.
  - 진통이 활성화 단계(active labor)에 도달하면 ampicillin 등의 항생제를 투여하여 신생아의 group B streptococcal infection 발생을 예방한다.

# 7.4 Postterm pregnancy

## 1. Definition

- 과숙 임신이란 최종 월경 주기로부터 42주 이상 경과된 임신을 말한다.
- 정확하게는 295일(42주 1일)부터의 임신으로 정의한다.

## 2. Incidence

- 전체 임신의 4~19%를 차지한다.
- 최근에는 과숙 임신의 위험성을 사전에 방지하고자 42주가 되기 전에 여러 방식으로 미리 분만을 시도하는 추세가 나타나면서 과숙 임신의 빈도는 급격히 줄어들었다.

## 3. Pregnancy outcome

### 1) Maternal outcome

(1) 임신 42주 이후에는 유도 분만 시행률이 증가한다.

(2) 난산(dystocia)이나 태아 절박 가사(fetal distress)로 인한 제왕 절개율도 증가한다.

### 2) Fetal outcome

(1) 주산기 사망률(perinatal mortality)은 진통 이전, 진통 중, 분만 이후 태아나 신생아의 사망률을 포함하는 개념으로 임신 42주를 지나면서 급속히 증가한다.

(2) 신생아의 중환자실 입원 비율과 신생아 경련(seizure) 빈도 역시 증가한다.

## 4. Pathophysiology

### 1) 과숙 증후군(postmaturity syndrome)

(1) 과숙 증후군의 특징

① 피부가 건조하고 주름지며 껍질이 벗겨져 있다.

② 태어날 때 눈을 뜨고 있거나 각성(alert)되어 보이며 나이가 먹어 보이고 걱정이 있는 표정을 짓는다.

③ 손바닥과 발바닥에 특징적인 주름이 있고 손톱은 길다.

(2) 빈도

① 임신 41~43주에는 약 10% 정도, 44주에 이르면 약 33%에서 발생한다.

② 양수 과소증(oligohydramnios)이 동반될 경우 빈도가 더욱 높아진다.

### 2) 중요한 병태생리

(1) 과숙 임신에서는 양수 과소증이 자주 발생하고 이는 가장 중요한 병태생리이다.

(2) 과숙 임신이 위험한 이유는 양수 과소증에 의해 탯줄이 압박되면서 태아 절박 가사의 발생 가능성이 높아지기 때문이다.

(3) 과숙 임신에서는 태변의 양수 방출이 흔하게 나타나고 태변 흡입 증후군의 위험성이 증가한다.

## 5. Management

### 1) Overview

(1) 치료 원칙

① 임신 41주 혹은 42주에 중재 치료(intervention)를 시행한다.

② 중재 치료는 적극적으로 유도 분만(induction)을 시행하는 치료와 자주 태아 검사를 시행하면서 분만을 기다리는 기대 치료(expectantant management)로 나눌 수 있다.

③ 어느 시기에 어떠한 중재 치료를 시행하는지는 자궁 경부의 상태(favorability)에 따라 임상적으로 결정한다.

(2) Unfavorable cervix

① 자궁 경부 상태가 좋지 않을 경우(unfavorable cervix) 유도 분만 성공률이 떨어지고 난산에 의한 제왕절개의 빈도가 증가한다.

② 이 경우 자궁 경부를 숙화(ripening)시키거나 진통을 유발하기 위해 prostaglandin E2를 사용할 수 있다.

### 2) 치료 결정

(1) 유도 분만과 기대 치료의 비교

① 유도 분만을 시행할 경우 기대 치료를 시행할 때보다 제왕절개의 빈도가 낮아지고 태아 사망률도 낮아지며 경제적 비용도 감축시킬 수 있다는 보고가 있다.

② 하지만, 유도 분만을 시행할 경우 제왕 절개술의 빈도가 높아진다는 연구도 있어 아직은 어떠한 치료가 더 좋은지에 대해서는 논란 중이다.

(2) 치료 시기의 비교

주산기 사망률이 41주에 비해 42주에 현저히 증가하므로 41주에 중재 치료를 시행하자는 주장이 있지만 어느 시기가 더 좋은지는 아직 논란 중이다.

### 3) 미국산부인과학회의 과숙 임신 치료 지침(2004)

(1) 과숙 임신은 42주 이상 경과된 임신으로 정의한다.

(2) 자궁 경부 상태가 분만에 적합하지 않은(unfavorable cervix) 과숙 임신의 경우 유도 분만을 시행할 수도 있고 기대 치료를 시행할 수도 있다.

(3) 자궁 경부 상태가 분만에 적합하고(favorable cervix) 다른 합병증이 없는 과숙 임신의 경우 바로 분만을 시행할 것을 권장한다.

(4) 자궁 경부를 숙화시키거나 진통을 유발시키기 위해 prostaglandin을 사용할 수 있다.

(5) 태아의 상태가 나쁘거나(fetal compromise) 양수과소증(oligohydramnios)이 있을 경우 분만을 시행해야 한다.

(6) 임신 41주와 42주 사이에 비록 효과는 확실하지 않지만 산전 태아 감시를 시작한다.

(7) 산전 태아 감시 방법은 비수축 검사(nonstress test)나 양수량 측정 검사가 적당하다.

# 7.5 Fetal growth disorder

## 1. 정상적인 태아 성장(normal fetal growth)

### 1) 태아의 성장 단계

(1) Initial phase

① 임신 16주까지를 말한다.

② Hyperplasia 단계로 세포의 숫자가 급속히 증가한다.

(2) Second phase

① Initial phase 이후부터 임신 32주까지를 말한다.

② 세포의 hyperplasia와 hypertrophy가 동시에 나타난다.

(3) Third phase

① Second phase 이후시기를 말한다.

② 태아의 성장은 주로 세포의 hypertrophy에 의해 일어난다.

### 2) 정상 출생 체중

**표 7-11** Smoothed Percentiles of Birthweight(g) for Gestational Age in the United States Based on 3,134,879 Single Live Births

| Age(wk) | Percentile | | | | |
|---|---|---|---|---|---|
| | 5th | 10th | 50th | 90th | 95th |
| 20 | 249 | 275 | 412 | 772 | 912 |
| 21 | 280 | 314 | 433 | 790 | 957 |
| 22 | 330 | 376 | 496 | 826 | 1023 |
| 23 | 385 | 440 | 582 | 882 | 1107 |
| 24 | 435 | 498 | 674 | 977 | 1223 |
| 25 | 480 | 558 | 779 | 1138 | 1397 |
| 26 | 529 | 625 | 899 | 1362 | 1640 |
| 27 | 591 | 702 | 1035 | 1635 | 1927 |
| 28 | 670 | 798 | 1196 | 1977 | 2237 |
| 29 | 772 | 925 | 1394 | 2361 | 2553 |
| 30 | 910 | 1085 | 1637 | 2710 | 2847 |
| 31 | 1088 | 1278 | 1918 | 2986 | 3108 |
| 32 | 1294 | 1495 | 2203 | 3200 | 3338 |
| 33 | 1513 | 1725 | 2458 | 3370 | 3536 |
| 34 | 1735 | 1950 | 2667 | 3502 | 3697 |
| 35 | 1950 | 2159 | 2831 | 3596 | 3812 |
| 36 | 2156 | 2354 | 2974 | 3668 | 3888 |
| 37 | 2357 | 2541 | 3117 | 3755 | 3956 |
| 38 | 2543 | 2714 | 3263 | 3867 | 4027 |
| 39 | 2685 | 2852 | 3400 | 3980 | 4107 |
| 40 | 2761 | 2929 | 3495 | 4060 | 4185 |
| 41 | 2777 | 2948 | 3527 | 4094 | 4217 |
| 42 | 2764 | 2935 | 3522 | 4098 | 4213 |
| 43 | 2741 | 2907 | 3505 | 4096 | 4178 |
| 44 | 2724 | 2885 | 3491 | 4096 | 4122 |

## 2. 태아 성장 지연(fetal growth restriction)

### 1) 정의

(1) 임신 주수별 출생시 체중 기준으로 10 백분위(percentile) 이하인 경우를 말한다.

(2) 10 백분위 이하의 아이를 모두 단순하게 태아 성장 지연으로 진단할 경우 유전적, 체질적인 이유로 작지만 정상적인 발육을 하고 있는 태아가 진단에 포함되는 경우가 많다.

(3) 따라서 최근에는 3백분위(percentile)가 더 임상적으로 의미있는 기준이라는 주장이 제기되고 있다.

## 2) 임상적 중요성

(1) 태아 성장 지연은 주산기 이환율(morbidity)과 사망률(mortality)을 증가시킨다.

(2) 태아 사망, 출생 가사(birth asphyxia), 태변 흡인, 신생아 저혈당증과 저체온증 등의 합병증이 모두 증가한다.

## 3) 분류

(1) 개요

① 태아 성장 지연이 의심될 경우에는 초음파로 머리 둘레(head circumference, HC)와 복부 둘레(abdominal circumference, AC)를 측정하여 그 비율을 계산한다.

② 비율이 일정하면서 전체적으로 신체가 작은 경우에는 대칭형(symmetrical) 성장 지연이라 할 수 있고 머리에 비해 복부 둘레가 훨씬 작은 경우에는 비대칭형(asymmetrical) 성장 지연으로 분류한다.

③ 중증 자간전증, 태아 곤란증, 수술적 중재 치료, 낮은 Apgar 점수 등의 합병증은 대칭형보다는 비대칭형 성장 지연과 관련성이 더욱 높다.

(2) 임신 시기에 따른 비교

① 임신 초기

- 이 시기는 주로 세포의 숫자가 증가(hyperplasia)하는 시기이다.
- 임신 초기에 성장 지연을 유발할 수 있는 원인에는 약물 복용, 바이러스 감염, 유전적 이상 등을 들 수 있다.
- 세포 숫자가 상대적으로 감소하므로 머리와 몸통의 크기가 모두 작은 대칭형 성장 지연이 흔하다.

② 임신 후기

- 이 시기는 주로 세포의 크기가 증가(hypertrophy)하는 시기이다.
- 임신 후기에 성장 지연을 유발할 수 있는 원인에는 고혈압성 질환으로 유발되는 태반 기능 부전 등을 들 수 있다. 이 경우 산소와 영양분은 주로 태아의 두뇌로 공급된다.
- 상대적으로 복부의 세포 성장이 제한되므로 몸통의 크기가 작은 비대칭형 성장 지연이 흔하다.

## 4) 위험요인

(1) Constitutionally small mother

① 작은 여성은 작은 신생아를 분만할 가능성이 높다.

② 성장 지연으로 태어난 여성은 마찬가지로 성장 지연 태아를 가지는 경향을 보인다.

(2) Poor maternal nutrition

정상적인 체질량 지수(BMI)를 가지고 있는 산모에서 임신 중에 체중 증가가 적절히 이루어지지 않는다면 태아 성장 지연이 나타날 가능성이 높아진다.

(3) Social deprivation

① 사회적으로 빈곤한 여성은 성장 지연 태아를 가질 가능성이 높다.

② 이러한 여성은 흡연, 알코올 중독, 영양 결핍의 가능성이 높고 이로 인해 더욱 태아 성장이 악화될 수 있다.

(4) Fetal infection

① 바이러스, 세균, 원충 등에 의한 태아 감염 질환은 태아 성장 지연의 5%의 원인을 차지한다.

② 풍진(rubella), 거대 세포 바이러스(cytomegalovirus) 감염증, 간염, 결핵, 매독, 톡스플라스마 감염증(toxoplasmosis) 등이 태아 성장을 지연시키는 대표적인 질환이다.

(5) Congenital malformation

중증 태아 기형(major structural anomaly)을 가지고 있는 태아의 약 22%는 성장이 지연된다.

(6) Chromosomal aneuploidy

① 세 염색체 증후군(autosomal trisomy)

- 이러한 태아의 태반은 융모 내 혈관 숫자가 감소되어 있고 따라서 태아 성장 지연이 나타나는 경향을 보인다.
- 다운 증후군(trisomy 21), 에드워드 증후군(trisomy 18), 파타우 증후군(trisomy 13) 모두 정도의 차이는 있지만 태아 성장 지연을 보인다.

② 그 외의 염색체 홀배수체(aneuploidy) 질환

터너 증후군(45,X)이나 클라인펠터 증후군(47,XXY)에서는 태아 성장 지연이 나타나지 않는다.

(7) Disorder of bone and cartilage

불완전 골생성증(osteogenesis imperfecta)과 같은 유전성 증후군과 여러 종류의 연골 발생 장애(chodrodystrophy)를 가지는 태아는 성장 지연이 나타난다.

(8) Teratogen

항경련제나 항암제와 같은 약물과 담배, 마약, 알코올 등은 태아 성장 지연을 유발할 수 있다.

(9) Vascular disease

산모의 만성 혈관 질환은 태아 성장 지연을 유발할 수 있는데 자간전증이 동반되

어 있는 경우 더욱 심하게 나타난다.

(10) Renal disease

산모가 만성 신질환을 앓고 있는 경우 태아 성장이 지연되는 경우가 많다.

(11) Chronic hypoxia

① 만성적으로 저산소 환경에 노출되어 있는 태아는 성장이 지연된다.

② 실제로 고도가 높은 지역에 거주하는 여성의 태아는 낮은 지역에 거주하는 여성의 태아보다 몸무게가 적은 경향을 보인다.

③ 산모가 청색성 심장 질환(cyanotic heart disease)을 가지는 경우 심각한 태아 성장 지연이 유발될 수 있다.

(12) Anemia

대부분의 경우 빈혈은 태아 성장 지연을 유발하지 않는다.

(13) Placental and cord abnormality

태반 박리, 태반 경색, 탯줄 부착 이상, 전치 태반 등과 같은 질환은 자궁 태반 기능 부전(uteroplacental insufficiency)을 유발하는 경우가 많으며 따라서 태아 성장이 지연될 수 있다.

(14) Multiple fetuses

다태아는 단태아에 비해 체중이 적은 경향이 있다.

(15) Antiphospholipid antibody syndrome

이러한 자가 면역 질환을 가지고 있는 여성의 태아는 성장이 지연되는 경우가 많고 전반적인 임신 결과가 좋지 않다.

(16) Extrauterine pregnancy

태반이 자궁 밖에 착상되거나 자궁 기형이 있는 경우 태아 성장에 장애가 올 수 있다.

## 5) 진단

(1) 산모 진찰

① 정확한 임신 주수를 파악하고 적절한 체중 증가가 있는지를 판단한다.

② 위험요인이 있는 경우 더욱 주의 깊게 진찰한다.

(2) 자궁고(uterine fundal height)

① 자궁고란 치골 상단에서 자궁 체부 상단까지의 길이(cm)를 의미한다.

② 자궁고를 측정하는 것은 태아 성장 지연을 진단하기 위한 간단하면서도 비교적 정확한 선별 검사이다.

③ 18~30주 사이에 자궁고의 수치는 임신 주수와 대략 일치하는 경향을 보이고 만약 2~3cm 이상 차이나는 경우에는 부적절한 태아 성장을 의심해 보아야 한다.

(3) 초음파 검사

① 태아 성장 지연을 진단하기 위해 가장 흔히 사용되는 검사법이다.

② 임신 16~20주 경에 초음파를 통해 정확한 임신주수와 중증 기형 유무를 확인하고 임신 32~34주에 태아 성장에 관한 평가를 시행한다.

③ 초음파에서 측정하는 여러 태아 측정 변수 중에서 복부 둘레가 태아 체중을 가장 잘 반영한다.

④ 성장이 지연된 모든 태아를 초음파에서 진단할 수 있는 것은 아니라는 한계점이 있다.

(4) 도플러 초음파(Doppler velocimetry)

① 태아 성장 지연의 도플러 초음파 소견은 확장기말 혈류의 단절이나 역류(absent or reverse end-diastolic flow)가 특징적이다.

② 태아 성장 지연이 의심되는 경우 NST, BPP와 더불어 도플러 초음파를 시행하도록 한다.

(5) 태아 제대혈 천자(cordocentesis)

① 홀배수체(aneuploidy) 등과 같은 치명적인 유전자 질환을 발견하기 위해 태아 혈액을 채취하여 염색체 검사를 시행할 수 있다.

② 하지만, 제대혈 천자 검사는 반드시 필요한 검사는 아니다.

## 6) 치료

(1) Growth restriction near term

① 만삭이거나 혹은 만삭에 가까운 성장이 지연된 태아는 즉각적인 분만이 필요하다.

② 임상적으로 대부분의 산과 의사는 34주 이후에 양소 과소증이 동반된 경우 분만을 시도할 것을 권장한다.

(2) Growth restriction remote from term

① 34주 이전이고 해부학적으로 정상이며 양수량이 정상이고 NST, BPP, 도플러 초음파 등의 태아 안녕 검사(fetal surveilance)에 이상이 없다면 경과를 관찰한다.

② 태아가 지속적으로 성장하고 태아 안녕 검사 소견이 계속 정상이라면 태아 폐가 성숙될 때까지 임신을 유지한다.

③ 하지만 이러한 조치를 취한다 하더라도 태아의 예후는 크게 달라지지 않는다. 즉, 조산 시기의 성장 지연 태아를 치료하는 효과적인 방법은 없다.

## 7) 진통과 분만

(1) 성장이 지연된 태아는 태반 기능 부전이 관련된 경우가 흔하므로 진통을 잘 견디

지 못하는 경우가 많다.

(2) 특히 양수 저하증이 동반된 경우 진통 과정 중에 탯줄이 압박될 가능성이 높다.

(3) 따라서 성장이 지연된 태아는 진통 중에 고위험군으로 간주하여 주의 깊게 살펴보아야 하고 제왕 절개술로 분만할 가능성이 높아진다.

## 3. 큰몸증(macrosomia)

### 1) 정의

국제적으로 정확한 정의는 없지만 미국산부인과학회에서는 출생시 체중이 4,500g 이상인 경우로 정의한다.

### 2) 위험요인

(1) Maternal diabetes

(2) Larger size of parents

(3) Multiparity

(4) Prolonged gestation

(5) Increased maternal age

(6) Male fetus

(7) Previous infant weighing more than 4,000g

(8) Race and ethnicity

### 3) 진단

(1) 태아의 크기를 정확히 예측할 수 있는 방법이 없으므로 분만시까지는 진단을 할 수 없다.

(2) 초음파 검사는 저체중에 대해서는 비교적 정확한 예측 수치를 제공하지만 과체중에 대해서는 만족스러운 결과를 제시하지 않는다.

### 4) 처치(management)

(1) 예방적 유도 분만(prophylactic labor induction)

① 큰몸증이 예상되는 경우 태아가 더 이상 성장하는 것을 방지하여 발생 가능한 분만 합병증을 줄이기 위해 유도 분만을 시행하는 것을 말한다.

② 하지만, 큰 효과가 없고 오히려 제왕 절개율만 증가시킨다는 것이 밝혀져 현재는 시행하고 있지 않다.

(2) 예방적 제왕 절개술(elective cesarean delivery)

① 큰몸증인 태아를 자연 분만으로 분만할 때 발생할 수 있는 가장 중요한 합병증

인 견갑난산(shoulder dystocia)과 상완신경총 손상(brachial plexus injury)을 예방하기 위해 제왕절개를 시행하는 것을 말한다.

② 미국산부인과학회에서는 산모가 당뇨성 질환이 없는 경우에는 예측 태아 몸무게가 5,000g 이상일 때와 산모가 당뇨성 질환을 가지는 경우에는 예측 태아 몸무게가 4,500g 이상일 때에만 시행하도록 권고하고 있다.



## 7.6 Multifetal gestation

### 1. 개요

- 최근 다태 임신의 빈도는 불임 치료 등으로 인해 급속히 증가하고 있다.
- 다태 임신은 조산을 유발하여 태아의 주산기 이환율과 사망률을 증가시킬 수 있을 뿐만 아니라 기형과 쌍태아간 수혈 증후군을 야기할 수 있으므로 단태 임신보다 더 위험하다.
- 그 밖에도 다태 임신은 자간전증, 산후 출혈, 산모 사망 등의 모성 합병증도 증가시키므로 임상적으로 중요한 의미를 가진다.

### 2. 분류

#### 1) 일란성 쌍둥이(monozygotic twin)

(1) 발생 기전

① 하나의 수정란이 두 개로 나뉘어져 각각 한 개체로 성장하여 발생한다.

② 자연적으로 발생하는 쌍둥이의 약 1/3을 차지한다.

(2) 태아막의 유형

① 수정란이 착상 후 72시간 이내에 분할된 경우

- 포배(blastocyst)의 바깥쪽 막이 아직 융모막(chorion)을 형성하지 않은 시기이다.
- 이 시기에 수정란이 분할되면 각각의 배아(embryo)가 각각의 융모막을 형성하므로 두 개의 융모막과 두 개의 양막(dichorionic diamnionic)이 나타난다.

② 수정란이 착상 후 4~8일 사이에 분할된 경우

- 융모막이 되기로 결정된 세포는 이미 분화(differentiation)를 마쳤지만 양막(amnion)이 되기로 결정된 세포들은 아직 분화되지 않은 시기이다.
- 이 시기에 수정란이 분할되면 각각의 배아가 융모막은 공유하지만 양막은 따로 형성하므로 단일 융모막과 두 개의 양막(monochorionic diamnionic)이 나타난다.

③ 수정란이 착상 후 8~12일 사이에 분할된 경우

- 양막 세포까지 이미 분화를 마친 시기이지만 아직 배아 원반(embryonic disk)은 형성되지 않은 시기이다.
- 이 시기에 수정란이 분할되면 각각의 배아가 융모막과 양막을 공유하게 되어 단일 융모막과 단일 양막(monochorionic monoamnionic)이 나타난다.

④ 수정란이 착상 후 12일 이후에 분할된 경우

이미 배아 원반이 형성된 이후이므로 분할이 불완전하게 일어나 결합 쌍둥이(conjoined twin)가 된다.

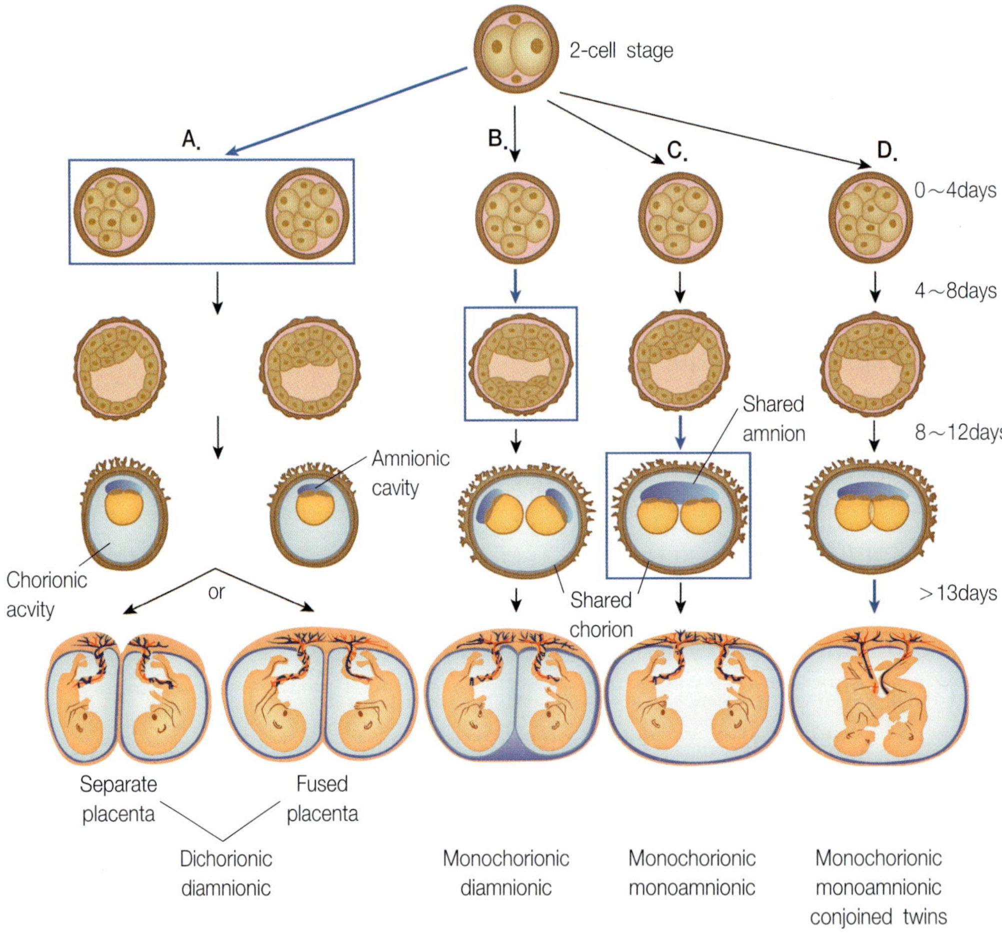


그림 7-17 **Mechanism of monozygotic twinning. Black boxing and blue arrows in columns A, B and C indicates timing of division. A,** At 0 to 4 days postfertilization, an early conceptus may divide in to tow. Division at this early stage creates two chorions and two amnions(dichorionic, diamnionic). Placentas may be separate or fused. **B,** Division between 4 to 8 days leads to formation of a blastocyst with two separate embryoblasts(inner cell masses). Each embryoblast will form its own amnion within a shared chorion(monochorionic, diamnionic). **C,** Between 8 and 12days, the amnion and amnionic cavity form above the germinal disc. Embryonic division leads to two embryos with a shared amnion and shared chorion(monochorionic, monoamnionic). **D,** Differing theories explain conjoined twin development. One describes an incomplete splitting of one embryo into two. The other describes fusion of a portion of one embryo from a monozygotic pair onto the other.

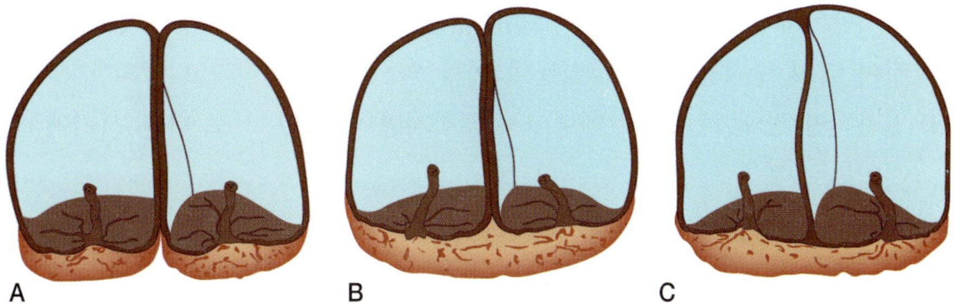


그림 7-18 **Placenta and membranes in twin pregnancies. A,** Two placentas, two amnions, two chorions (from either dizygotic twins or monozygotic twins with cleavage of zygote during first 3 days after fertilization). **B,** Single placenta, two amnions, and two chorions (from either dizygotic twins or monozygotic twins with cleavage of zygote during first 3 days). **C,** One placenta, one chorion, two amnions (monozygotic twins with cleavage of zygote from the fourth to the eighth day after fertilization).

### 2) 이란성 쌍둥이(dizygotic twin)

(1) 발생 기전

① 2개의 난자가 각각 수정되어 발생한다.

② 자연적으로 발생하는 쌍둥이의 약 3/2를 차지한다.

(2) 태아막의 유형

두 개의 수정란이 형성된 후 자궁에서 각각 착상되기 때문에 두 개의 융모막과 두 개의 양막(dichorionic diamnionic)이 나타난다.

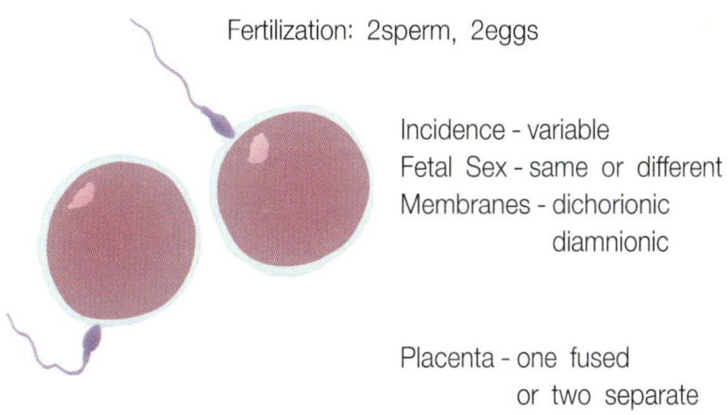


그림 7-19 Mechanism of dizygotic twinning.

## 3. 특수한 형태의 쌍태아 발생 기전

### 1) 임신중 임신(superfetation)

(1) 일반적으로 일단 수정이 되면 다음 생리주기부터는 더 이상 배란이 일어나지 않고 처음 임신이 유지된다.

(2) 하지만, 특이하게 이미 수정이 일어났는데 그 이후의 생리주기에 배란이 되고 이것이 다시 수정될 경우가 있는데 이를 임신 중 임신이라고 정의한다.

(3) 일반적인 쌍태아는 재태 연령이 동일하지만 이 경우 서로 다른 시기에 수정이 된 것이므로 재태 연령이 서로 다르다.

(4) 인간에서는 아직 보고된 바 없다.

### 2) 중복 임신(superfecundation)

(1) 두 개의 난자가 서로 다른 성관계에 의해 수정되어 임신된 경우를 말한다.

(2) 따라서 한 남성의 정자가 아닌 두 남성의 정자에 의해 수정되어 각각 착상될 수 있다.

(3) 임신 중 임신이 서로 다른 생리주기에 배란된 두 개의 난자가 수정되는 것과는 달리 중복 임신은 같은 생리주기에 배란된 두 개의 난자가 수정되는 것이 둘의 중요한 차이점이다.

(4) 인간에서 보고된 바 있다.

## 4. 빈도

### 1) 일란성 쌍둥이

그 빈도가 거의 일정하여 전 세계적으로 1/250로 비슷하다.

### 2) 이란성 쌍둥이

(1) 이란성 쌍둥이는 난포 자극 호르몬(FSH)이 많이 분비되는 여성에서 빈도가 높아지는 것으로 생각된다.

(2) 난포 자극 호르몬은 산모의 인종, 유전력, 나이, 산과력, 영양 상태, 불임 치료 등에 따라 분비량이 달라진다.

(3) 따라서 상기 요소들에 따라 이란성 쌍둥이의 빈도는 큰 차이를 보인다.

(4) 실제로 흑인 여성, 쌍둥이의 가족력이 있는 경우, 고령의 여성, 출산 횟수가 많은 경우, 비만 여성, 불임 치료로 임신한 경우에서는 쌍둥이의 빈도가 높다.

## 5. 소멸 쌍둥이(vanishing twin)

1) 다태 임신(multifetal pregnancy)에서 하나 이상의 태아가 유산되는 것을 말한다.

2) 실제로 자연적으로 임신된 쌍태아의 21~63%는 임신 2분기가 되기 이전에 하나의 태아가 소멸되어 단태아가 된다.

3) 단일 융모막을 가진 쌍태아(monochorionic twins)가 두 개의 융모막을 가지는 쌍태아

(dichorionic twins)에 비해 유산율이 높다.

4) 소멸 쌍둥이를 가진 임산부는 혈청의 알파 태아 단백(alpha - fetoprotein) 수치가 증가하기 때문에 임신 중기 혈청 검사(serum screening test) 해석에 주의를 기울여야 한다.



## 6. 진단

### 1) 쌍태아의 진단

(1) 임상적 검사

자궁고(fundal height) 측정, 자궁 촉진, 태아 심박동 청진 등의 임상적 검사로 쌍둥이 진단에 도움이 될 수 있다.

(2) 초음파 검사

임신 초기부터 쌍태아를 진단할 수 있는 우수한 검사로 현재 가장 많이 이용되는 진단 방법이다.

(3) 다른 진단적 검사

방사선 검사, 혈청 임신 관련 호르몬(hCG, AFP) 정량 검사 등은 진단에 도움을 주는 검사이긴 하지만 확진 검사는 아니다.

### 2) 접합성(zygosity), 융모막성(chorionicity), 양막성(amnionicity)의 진단

(1) 정의

① 접합성이란 쌍태아가 일란성인지 이란성인지를 지칭하는 용어이다.

② 융모막성이란 쌍태아가 단일 융모막을 가지는지 혹은 두 개의 융모막을 가지는지를 지칭하는 용어이다.

③ 양막성이란 쌍태아가 단일 양막을 가지는지 혹은 두 개의 양막을 가지는지를 지칭하는 용어이다.

(2) 관계

① 융모막성과 접합성은 필연적인 연관 관계가 있는 것은 아니다. 즉, 단일 융모막이라 해서 반드시 일란성이라 할 수 없고 두 개의 융모막을 가지고 있다고 해서 꼭 이란성이라고는 할 수 없다.

② 실제로 예전에는 단일 융모막 쌍둥이는 반드시 일란성이라고 생각했지만 최근 단일 융모막을 가지는 이란성 쌍둥이가 보고되면서 접합성 이론이 변화되었다.

③ 양막이 한 개만 있을 때는 융모막도 한 개이지만 양막이 두 개가 있을 경우에는 융모막의 개수가 한 개일 수도 있고 두 개일 수도 있다.

(3) 임상적 중요성

① 쌍태아의 합병증은 접합성에 따라 빈도가 달라지며 따라서 임신 초반에 일란

성인지 이란성인지를 구분하는 것은 매우 중요하다.

② 일반적으로 단일 융모막을 가진 쌍태아가 여러 합병증의 빈도가 높아진다.

**표 7-12** Overview of the Incidence of Twin Pregnancy Zygosity and Corresponding Twin-Specific Complications

| Type of Twinning | Twin-Specific Complication(percent) | | | | |
|---|---|---|---|---|---|
| | Twins | Fetal Growth Restriction | Preterm Delivery[a] | Placental Vascular Anastomosis | Perinatal Mortality |
| Dizygotic | 80 | 25 | 40 | 0 | 10~12 |
| Monozygotic | 20 | 40 | 50 | | 15~18 |
| Diamnionic/dichorionic | 6~7 | 30 | 40 | 0 | 18~20 |
| Diamnionic/monochorionic | 13~14 | 50 | 60 | 100 | 30~40 |
| Monoamnionic/monochorionic | <1 | 40 | 60~70 | 80~90 | 58~60 |
| Conjoined | 0.002~0.008 | – | 70~80 | 100 | 70~90 |

[a] Delivery before 37 weeks.

(4) 진단 방법

① 초음파 검사

- 태아 분리막(dividing membrane)의 두께
  - 임신 1분기에 두 태아 사이의 분리막이 2mm 이상으로 두껍게 보이는 소견이 있으면 두 융모막 쌍둥이(dichorionic twin)일 가능성이 높다.
  - 단일 융모막 쌍둥이는 두 태아 사이의 분리막이 두 개의 양막으로만 구성되므로 굉장히 얇아서 2mm 미만의 두께를 가지고 있고 임신 2분기가 되기 전까지는 잘 보이지도 않는다.

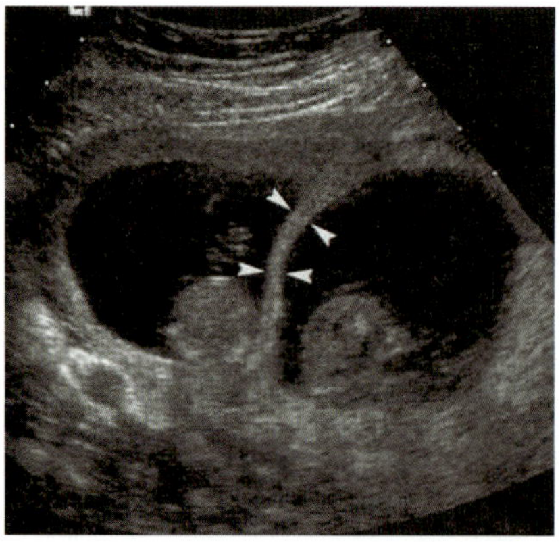

그림 7-20 두 융모막 쌍둥이의 초음파 소견. 두 태아 사이의 분리막의 두께가 매우 두꺼워 두 융모막 쌍둥이일 가능성이 높다.

- 태아의 성별(sex)

태아의 성별이 같을 때는 접합성을 구분할 수 없지만 다를 때는 이란성이 확실하다.

- 태반의 개수

태반이 서로 완전히 분리되어 있을 경우에는 융모막의 개수가 두 개라고 확신할 수 있지만 태반이 하나만 있을 경우에는 융모막의 개수가 한 개일 수도 있고 두 개일 수도 있다.

- 쌍둥이 분리 징후(twin peak sign)
  - 태반이 한 덩어리로 보일 때 원래 하나의 태반인지 아니면 두 개의 태반이 서로 융합되어 나란히 놓여 있는 것인지를 구분하기는 쉽지 않다.
  - 이런 경우 분리막(dividing membrane)이 태반 표면과 만나는 지점을 자세히 살펴보면 태반의 개수를 구분하는데 도움이 될 수 있다.
  - 이 부위에 표면 위로 삼각형 모양의 태반 조직이 돌출되어 있으면 하나의 태반이 아니라 두 개의 태반이 나란히 놓여 있는 것으로 생각할 수 있고 이러한 소견을 쌍둥이 분리 징후라고 명명한다.
  - 쌍둥이 분리 징후가 보일 경우 서로 분리된 태반을 가지는 두 융모막 쌍둥이(dichorionic twin)일 가능성이 매우 높다.

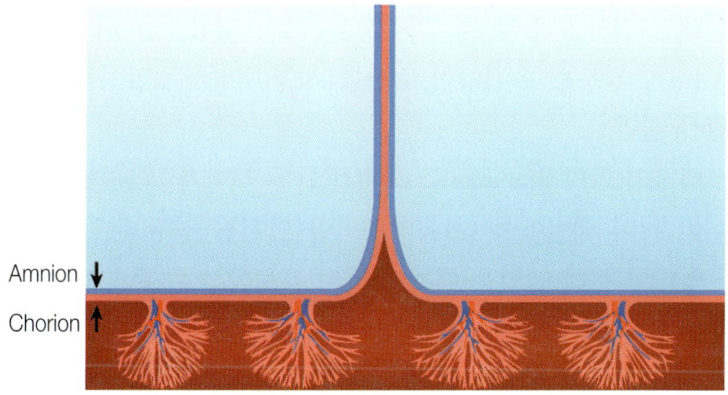


그림 7-21 Schematic diagram of the "twin-peak" sign. A triangular portion of placenta is seen insinuation between the amniochorion layers.

- 'T' 징후('T' sign)
  - 2mm 미만의 태아 분리막이 태반 표면과 만나는 지점에 특별한 돌출 태반 조직이 없고 분리막과 태반이 서로 직각을 형성하고 있는 소견을 T 징후라고 명명한다.

– 이 징후가 보일 경우 단일 융모막 쌍둥이(monochorionic twin)일 가능성이 매우 높다.

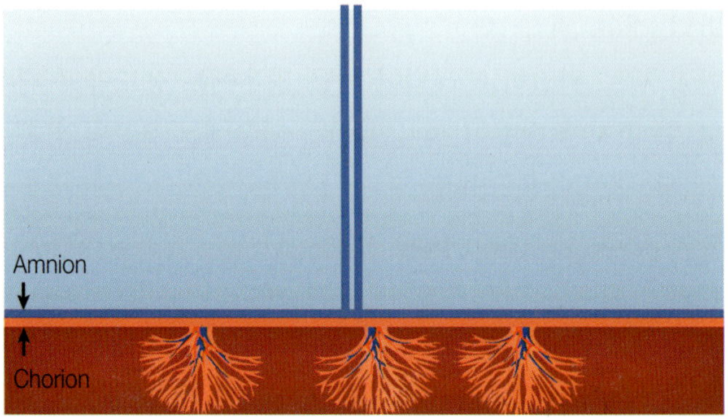


그림 7-22 Schematic diagram of the "T" sign. Twins are separated only by a membrane created by the juxtaposed amnion of each twin. A "T" is formed at the point at which amnions meet the placenta.

② 태반 검사(placental examination)

- 방법
  - 태반이 만출되면 이를 자세히 관찰하고 양막과 융모막을 조심스럽게 분리하여 개수를 파악한다.
  - 태반 검사를 통해 약 2/3의 경우에서 접합성을 진단할 수 있지만 나머지 1/3의 경우는 유전학적 검사를 시행해야만 접합성을 정확히 알 수 있다.
- 검사 결과
  - 하나의 양막강(amnionic cavity)을 두 태아가 공유하여 태아 사이에 분리막이 없이 태반에서 하나의 양막만 발견될 경우 단일 양막 쌍태아이다.
  - 양막이 하나만 있을 때는 하나의 융모막만 존재하므로 단일 양막 쌍태아는 단일 융모막 쌍태아라고 할 수 있다.
  - 태아 사이에 분리막이 발견되고 그것이 두 개의 양막으로만 구성될 경우 단일 융모막 쌍태아이다.
  - 분리막에서 두 개의 양막과 그 사이의 융모막이 발견된다면 두 융모막 쌍둥이이다.

③ 혈액형 검사

- 각각의 태아에서 제대 혈액을 채취하여 혈액형 검사를 시행한다.
- 혈액형이 다르다면 이란성임을 확신할 수 있다. 하지만, 혈액형이 같다면 일란성인지 이란성인지 알 수 없다.

④ 유전학적 검사
의학적으로 꼭 필요한 경우라면 DNA fingerprinting을 시행하여 접합성을 정확히 진단할 수 있지만 일반적으로 잘 시행하지는 않는다.

## 7. 예후

### 1) 유산(abortion)

(1) 다태 임신에서는 자연 유산 혹은 사산이 흔하게 발생한다.
(2) 두 융모막 쌍둥이보다는 단일 융모막 쌍둥이에서 훨씬 빈도가 높다.

### 2) 기형(malformation)

(1) 다태 임신은 단태 임신에 비해 선천성 기형의 빈도가 상당히 높다.
(2) 일란성 쌍둥이가 이란성보다 위험하다.

### 3) 출생 체중(birthweight)

(1) 다태 임신에서는 태아 성장 지연(restricted fetal growth)과 조산(preterm delivery)이 흔히 발생하기 때문에 저체중아의 출생 빈도가 높다.
(2) 일반적으로 태아 성장 지연은 태아 수가 많을수록 심해지는 경향을 보이고 일란성이 이란성보다 더 심하다.

### 4) 재태 기간(duration of gestation)

(1) 개요
① 일반적으로 태아의 수가 증가할수록 평균 재태 기간은 짧아진다.
② 우리나라 쌍태아의 평균 재태 기간은 36.3주 정도로 쌍태아의 약 60%는 조산으로 태어난다.
③ 네 쌍둥이나 다섯 쌍둥이는 거의 모든 경우에서 조산으로 태어난다.
(2) 조산
① 조산은 쌍태아 임신에서 신생아 이환과 사망의 주된 원인이다.
② 일단 조산이 되면 태어난 쌍둥이는 같은 임신 주수에 태어난 단태아와 예후가 비슷하다.
③ 같은 임신 주수의 조산으로 태어난다 하더라도 불일치 쌍둥이(discordant twin)가 일치 쌍둥이(concordant twin)에 비해 예후가 좋지 않다.
(3) 과숙 임신(postterm pregnancy)
① 단태 임신과는 달리 쌍둥이 임신에서는 일반적으로 임신 40주 이후를 과숙 임

신으로 생각한다.

② 이는 이 시기를 지나면 태아 사망률이 매우 높아지고 태아가 과숙 징후를 보이기 때문이다.

## 8. 합병증

### 1) 단일 양막 쌍둥이(monoamnionic twins)

(1) 빈도

단일 양막 쌍둥이는 드물어서 일란성 쌍둥이의 1%가 이에 해당한다.

(2) 임상적 중요성

① 단일 양막 쌍둥이는 태아 사망률과 이환율이 매우 높다.

② 두 태아가 서로 같은 양막강(amnionic cavity) 내에 존재하기 때문에 탯줄이 서로 꼬이는 경우(umblical cord entanglement)가 많으며 이는 태아 사망의 가장 흔한 원인이다.

(3) 처치

① 매우 위험한 임신이기 때문에 임신 28주부터는 1주일에 두 번씩 태아 평가 검사를 시행하고 임신 34주부터는 폐 성숙을 확인하기 위해 양수 검사를 시행한다.

② 폐 성숙이 확인되거나 36주가 되면 제왕절개를 시행하여 분만한다.

### 2) 결합 쌍둥이(conjoined twins)

(1) 개요

① 샴쌍둥이(Siamese twins)라고도 불리고 신체의 일부를 공유하는 쌍둥이를 말한다.

② 수정란이 늦게 분할되어 배아 원반(embryonic disc)이 불완전하게 분리되는 경우에 발생한다.

(2) 종류

① 가슴 붙은 쌍둥이(thoracopagus)

② 엉덩이 붙은 쌍둥이(pygopagus)

③ 머리 붙은 쌍둥이(craniopagus)

④ 좌골 붙은 쌍둥이(ischiopagus)

(3) 진단과 예후

① 초음파로 진단할 수 있다.

② 생명에 필수적인 장기를 공유하지 않을 경우 외과적 분리 수술이 가능하다.

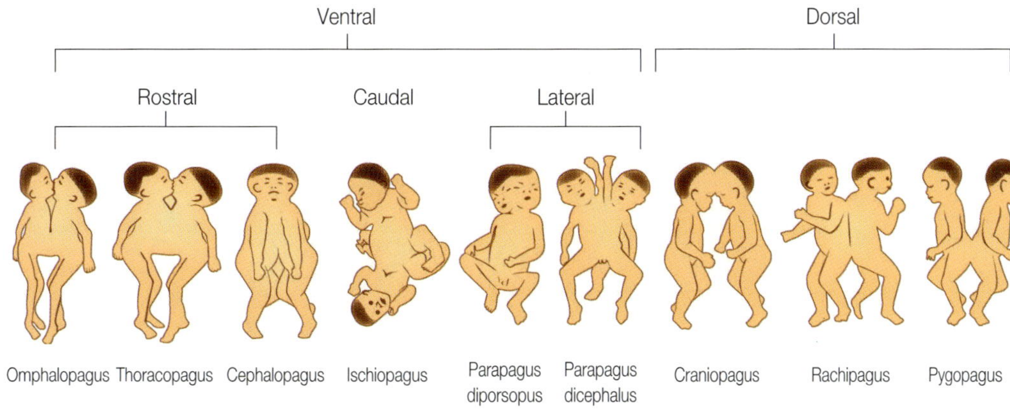


그림 7-23 Types of conjoined twins.

### 3) 무심장 쌍둥이(acardiac twins)

(1) 정의

① 하나의 태아에 심장이 없고 다른 태아에만 심장이 있는 쌍태아에서 심장이 있는 태아의 심혈관계가 심장이 없는 태아의 심혈관계를 대신하는 경우가 있다.

② 이 때 심장이 정상적으로 형성되어 있는 태아를 펌프 쌍둥이(pump twin)라 지칭하고 심장과 그 밖의 여러 기관이 생성되지 않은 태아를 무심장 쌍둥이(acardiac twin)이라고 정의한다.

(2) 병태생리

① 단일 융모막을 가지는 일란성 쌍태아에서 발생한다.

② 태반에 큰 동맥간 연결(artery - to - artery shunt)과 정맥간 연결(vein - to - vein shunt)이 존재하여 펌프 쌍둥이의 심장에 의해 두 태아의 혈액 순환이 이루어진다.

(3) 예후

① 펌프 쌍둥이는 심장 과부하로 인하여 울혈성 심부전에 빠지게 되고 50~75%의 경우에서 사망하게 된다.

② 무심장 쌍둥이는 상부의 몸체는 정상적인 발달을 하지 못하여 머리가 없는 경우가 많지만 하부의 몸체는 정상적으로 발달하는 경향이 있다.

### 4) 쌍둥이간 수혈 증후군(twin-to-twin transfusion syndrome)

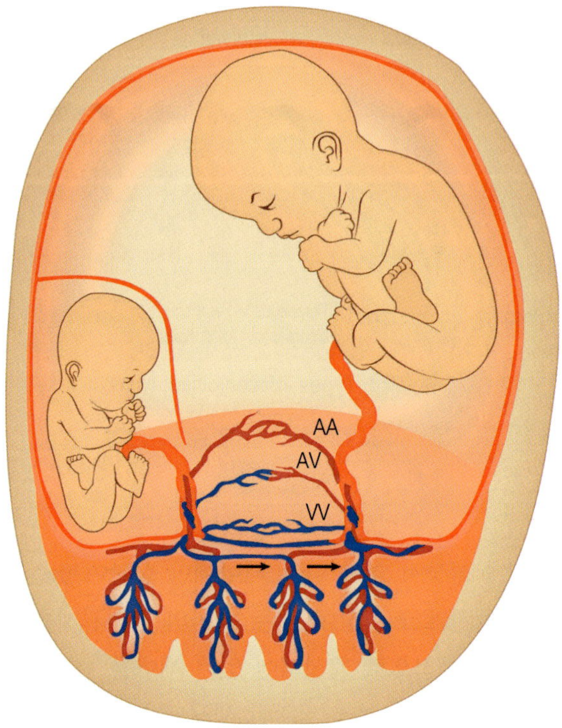


그림 7-24 Anastomoses between twins may be artery-to-venous(AV), artery-to-artery(AA), or vein-to-vein(VV).

(1) 병태생리

① 무심장 쌍둥이와 마찬가지로 태아 사이의 혈관 연결(vascular anastomosis)이 중요한 병태생리이다.

② 역시 단일 융모막을 가지는 일란성 쌍태아에서 발생한다.

(2) 정의

공여 쌍둥이(donor twin)에서 혈액이 수여 쌍둥이(recipient twin)로 수혈되는 경우를 말한다.

(3) 임상적 소견

① 공여 쌍둥이

- 신장 관류량 감소에 따른 소변량 감소
- 양수 과소증(oligohydramnios)
- 성장 지연(growth restriction)
- 구축(contracture)
- 폐형성 저하증(pulmonary hypoplasia)

- 빈혈

② 수여 쌍둥이

- 신장 관류량 증가에 따른 소변량 증가
- 양수 과다증(hydramnios)
- 조기 양막 파수(premature rupture of membrane)
- 심부전(heart failure)
- 태아 수종(hydrops)
- 적혈구 증가증

(4) 진단

① 산후(postnatal) 진단 기준

- 쌍태아 간의 체중이 15~20% 이상 차이를 보여야 한다.
- 쌍태아 간의 혈색소(hemoglobin) 수치가 5g/dL 이상 차이가 나야 한다.
- 작은 태아가 빈혈이 있어야 한다.

② 산전(prenatal) 진단 기준

- 초음파 검사 소견
  - 성별이 같아야 한다.
  - 태반에 혈관 연결(vascular anastomosis)이 있는 단일 융모막 쌍태아여야 한다.
  - 두 쌍태아 간의 예측 체중이 20% 이상 차이를 보여야 한다.
  - 큰 태아는 양수 과대증이 있고 작은 태아는 양수 과소증이 있어서 두 쌍태아 간의 양수량에 차이가 나야 한다.
- 탯줄 천자술(cordocentesis) 소견

  두 태아의 혈색소(hemoglobin) 수치에 있어 5g/dL 이상의 차이를 보여야 한다.

(5) 치료

① 양수 감압술(amnioreduction) : 양수 과대증 태아의 양수를 줄여 주는 시술

② 사이막 절개술(septostomy) : 두 태아의 사이막에 인공적으로 구멍을 만들어 주는 시술

③ 레이저 절제(laser ablation) : 태반의 혈관 연결을 레이저로 제거해 주는 시술

④ 선택적 낙태(selective fetocide) : 예후가 더 나쁠 것으로 생각되는 태아를 죽이는 시술

(6) 예후

허혈성 신경학적 손상(ischemic brain damage), 태아 산전 사망, 조산 등이 흔히 발생하므로 예후는 매우 나쁜 편이다.

## 5) 불일치 쌍둥이(discordant twins)

(1) 정의

① 몸무게가 크게 차이나는 쌍둥이를 말한다.

② 정확한 기준은 정해져 있지 않지만 대략 25~30% 이상의 몸무게 차이가 있을 때를 지칭하는 경우가 많다.

(2) 원인

① 단일 융모막 쌍둥이

- 태반 혈관 연결에 따른 쌍둥이간 수혈 증후군이 가장 중요한 원인이다.
- 한 태아에만 구조적 기형(structural anomaly)이 있을 때에도 발생할 수 있다.

② 두 융모막 쌍둥이

- 두 태아의 유전적 차이
- 다른 성별
- 태반 면적의 차이

(3) 예후

몸무게의 차이가 크고 더 이른 시기에 나타날수록 신생아 이환율과 사망률이 높아진다.

(4) 치료

① 특별한 치료 지침은 없고 쌍둥이간 수혈 증후군, 태아 성장 지연, 양수 과소증 등이 발생했을 때 그에 맞는 적절한 치료를 시행한다.

② 단지 몸무게가 차이난다는 이유만으로는 분만을 서두르지 않는다.

## 6) 한 태아의 사망(death of one fetus)

(1) 빈도

쌍태아 중에서 하나의 태아가 사망할 확률은 약 2~6% 정도이다.

(2) 위험요인

① 같은 성별의 쌍태아

② 단일 융모막 쌍태아

③ 체중의 불일치(weight discordancy)

(3) 치료

① 이론적으로는 태아가 사망하여 소모성 응고병증(consumptive coagulopathy)이 유발될 것으로 예상되지만 실제로는 소수에서만 나타난다.

② 많은 연구 결과에서 만삭이 되기 전에 쌍태아 중에서 하나의 태아가 사망했을 경우에는 분만을 서두르지 말고 보존적인 치료를 시행할 것을 권고하고 있다.

## 9. 처치(management)

### 1) 쌍둥이(twin)의 처치

(1) 산전 처치

① 식이

- 다태아 임신에서는 단태아 임신에 비해 칼로리, 단백질, 미네랄, 비타민, 필수 지방산의 요구량이 증가한다.
- 단태 임신에 비해 칼로리를 하루에 300kcal 더 추가한다.
- 철분은 하루에 60～100mg 정도를 공급하고 엽산도 1mg을 공급하도록 한다.

② 산전 검사(antepartum surveillance)

- 초음파 검사
  - 임신 3분기에는 단태 임신에 비해 더 자주 실시하는 것이 좋다.
  - 양수량을 평가하는 방법에는 여러 가지가 있는데 두 태아 각각의 양수 주머니(amnionic sac)에서 가장 깊은 수직 깊이(deepest vertical pocket)를 측정하는 방법이 흔히 사용된다.
- 태아 안녕 검사(test of fetal well-being)
  기술적으로 쉽지 않지만 단태아와 마찬가지로 비수축 검사(NST)와 생물리학계수 검사(BPP)를 안녕 검사에 이용한다.
- 도플러 초음파(Doppler velocimetry)
  - 도플러 초음파는 제대 혈관 저항과 혈류 속도를 측정하여 성장이 지연된 태아를 평가하는데 사용된다.
  - 단태 임신에서와 마찬가지로 다태 임신에도 사용할 수 있지만 임상적 유용성에 대해서는 아직 논란이 있다.

③ 조산 방지(prevention of preterm delivery)

- 쌍태 임신에서는 단태 임신에 비해 조산이 흔히 발생하고 조산은 각종 이환율과 사망률을 증가시키므로 조산을 방지하는 것은 매우 중요하다.
- 이에 침상 안정, 자궁 수축 억제제, 예방적 자궁 경부 원형 결찰술(cerclage) 등의 여러 방법을 사용하였으나 임신 결과에 큰 영향을 미치지 못했다.
- 다만 폐 성숙이 필요한 상황에서는 단태 임신과 마찬가지로 corticosteroid를 사용할 수 있다.

(2) 분만

① 진통(labor)

- 태위(presentation)
  - 쌍둥이의 가장 흔한 태위는 두위-두위(cephalic-cephalic), 두위-둔위

(cephalic - breech), 두위 - 횡위(cephalic - transverse) 태위이다.

– 이 중 진통에 가장 적합한 태위는 두위 - 두위 태위이고 나머지 태위들은 불안정하다.

② 질식 분만(vaginal delivery)

• 분만 방식

– 두위 - 두위 태위일 때는 질식 분만을 시행하는 것이 바람직하다.

– 두위 - 비두위(cephalic - noncephalic) 태위일 때는 어떠한 분만 방식이 좋은지에 대해서 논란 중이다.

– 비두위 - 두위, 비두위 - 비두위 태위일 때는 역시 논란의 여지가 있지만 미국산부인과학회에서는 제왕절개를 시행할 것을 권고하고 있다.

• 질식 분만 지침

– 첫 번째 태아는 일반적인 방법으로 질식 분만을 시행한다.

– 첫 번째 태아가 태어난 직후 내진, 초음파 등을 시행하여 두 번째 태아의 선진부, 산도(birth canal)와의 관계 등을 신속히 파악한다.

– 두 번째 태아의 선진부가 산도에 고정되어 있다면 중등도의 자궁 압박(fundal pressure)을 가하면서 양막을 파수시키고 태아 심박수를 감시하면서 진통을 기다린다. 10분 이내로 진통이 재개되지 않으면 옥시토신을 사용할 수도 있다.

– 두 번째 태아의 선진부가 산도에 고정되어 있지 않다면 한 손으로 자궁 바닥(fundus)을 압박하면서 다른 한 손으로는 질 속으로 손을 넣어 선진부를 골반으로 유도한다.

• 두 태아의 분만 간격

두 번째 태아가 늦게 태어난다 하더라도 예후에 큰 영향을 미치는 것은 아니지만 30분 이상 분만이 지연될 경우 주의 깊은 관찰이 필요하다.

③ 제왕절개(cesarean delivery)

• 산모 저혈압의 위험성이 크기 때문에 산모를 약간 왼쪽으로 눕히는 것이 좋다.

• 자궁은 크게 절개하는 것이 좋고 필요한 경우 가로 절개(transverse incision)가 아닌 세로 절개(vertical incision)를 시행하도록 한다.

• 때때로 첫 번째 태아를 질식 분만한 후에 남아 있는 태아의 심박수가 이상을 보이거나 자궁 경부가 수축되고 닫혀서 두 번째 태아를 제왕 절개술로 분만해야 할 경우도 있다.

## 2) 세 쌍둥이 이상의 처치(triplet or higher-order gestation)

(1) 분만 방식

비정상 태위가 흔하고 질식 분만 중의 합병증 발생 빈도가 높아 일반적으로 제왕절개를 추천한다.

(2) 선택적 감수술 및 중절(selective reduction or termination)

① 정의

- 셋 이상의 쌍태 임신에서 태아의 수를 둘이나 셋으로 줄이는 시술을 말하는데 이를 통해 나머지 태아의 생존율을 향상시킬 수 있다.
- 임신 초기에 시행할 경우 선택적 감수술이라 표현하고 그 이후에 시행할 경우 선택적 중절이라고 말한다.

② 선택적 감수술(selective reduction)

- 가장 작거나 기형이 있는 태아를 희생시킨다.
- 초음파 유도 하에 희생시킬 태아의 심장이나 흉곽에 바늘을 삽입하여 염화칼륨(KCl)을 주입한다.
- 자궁 경부, 질, 복부를 통해 바늘을 삽입할 수 있는데 복부 경유 방식(transabdominal fetal reduction)이 기술적으로 가장 쉽다.
- 복부 경유 방식을 이용할 경우 임신 10~13주 사이에 시행한다.

③ 선택적 중절(selective termination)

- 한 태아의 심각한 구조적 기형이 임신 중기 이후에 발견될 경우에 시행할 수 있다.
- 굉장히 위험하고 남아 있는 태아의 생존에 영향을 미칠 수 있으므로 심사숙고하여 시행을 결정한다.

④ 산모에게 미리 설명해 주어야 하는 시술의 위험성

- 시술 후에 남아 있는 태아도 유산될 수 있다.
- 실수로 정상적인 태아가 제거될 수 있다.
- 시술이 끝나고 남은 태아에서 추후에 유전적, 구조적 이상이 발견될 수 있다.
- 태아를 사망시키지 못하고 손상만 줄 수 있다.
- 조기 진통이 발생할 수 있다.
- 성장 불일치(discordancy) 혹은 태아 성장 지연이 발생할 수 있다.
- 죽은 태아의 수태 잔여물로 인해 산모가 감염되거나 소모성 응고병증이 발생할 수 있고 심한 출혈이 유발될 수도 있다.

# Chapter 7 산과적 합병증

## 7.1 Hypertensive disorders in pregnancy

### ❏ 개요

1) 임상적 중요성

임신 중 고혈압성 질환은 출혈, 감염과 더불어 3대 모성 사망 원인 중의 하나

2) 모성 고혈압성 질환의 분류

(1) Gestational hypertension(pregnancy - induced hypertension)

(2) Preeclampsia

(3) Eclampsia

(4) Preeclampsia superimposed on chronic hypertension

(5) Chronic hypertension

### ❏ 진단

1) 임신성 고혈압(gestational hypertension)

(1) 이전에는 정상이다가 임신 중에 처음으로 혈압이 140/90mmHg 이상으로 측정

(2) 임신 기간 동안 단백뇨가 나타나서는 안 되고 분만 이후 12주 이내에 혈압이 정상화되어야 한다. 따라서 확진은 분만 후 몇 주가 지나야만 가능

Diagnosis of hypertensive Disorders Complicating Pregnancy

| | |
|---|---|
| **Gestational hypertension** | BP ≥ 140/90mmHg for first time during pregnancy<br>No proteinuria<br>BP returns to normal < 12 weeks' postpartum<br>Final diagnosis made only postpartum<br>May have other signs or symptoms of preeclampsia, for example, epigastric discomfort of thrombocytopenia |
| **Preeclampsia** | Minimum criteria<br>BP ≥ 140/90mmHg after 20 weeks' gestation<br>Proteinuria ≥ 300mg/24 hours or ≥ 1 + dipstick<br>Increased certainty of preeclampsia<br>BP ≥ 160/110mgHg<br>Proteinuria 2.0g/24hours or 2 + dipstick<br>Serum creatinine > 1.2mg/dL unless known to be previously elevated<br>Platelets < 100,000/$mm^3$<br>Microangiopathic hemolysis(increased LDH)<br>Elevated ALT or AST<br>Persistent headache or other cerebral or visual disturbance<br>Persistent epigastric pain |
| **Eclampsia** | Seizures that cannot be attributed to other causes in a woman with preeclampsia |
| **Superimposed Preeclampsia (on chronic hypertension)** | New - onset proteinuria ≥ 300mg/24 hours in hypertensive women but on proteinuria before 20 weeks' gestation<br>Asudden increase in proteinuria or blood pressure or platelet count < 100,000/$mm^3$ in women with hypertension and proteinuria before 20 weeks' gestation |

Diagnosis of hypertensive Disorders Complicating Pregnancy (계속)

| | |
|---|---|
| **Chronic Hypertension** | BP≥140/90mmHg before pregnancy or diagnosed before 20 weeks' gestation not attributable to gestational trophoblastic disease<br>or<br>Hypertension first diagnosed after 20 weeks' gestation and persistent after 12 weeks' postpartum |

ALT=alanine aminotransferase; AST=aspartate aminotransferase; BP=blood pressure; LDH=lactate dehydrogenase.

### 2) 자간전증(preeclampsia)

(1) 진단 기준

① 임신 20주 이후에 처음으로 혈압이 140/90mmHg 이상으로 측정

② 단백뇨 동반, 이는 24시간 동안 모은 소변에서의 단백질 총량이 300mg을 넘거나 무작위로 추출한 소변 검체의 단백질 농도가 항상 30mg/dL(1+dipstick)를 초과할 때로 정의

(2) 자간전증의 가능성을 높이는 소견

① 검사실 소견

- 혈중 creatinine 농도의 상승
- 혈소판 감소
- 미세혈관성 용혈(microangiopathic hemolysis)
- 혈중 ALT, AST 수치의 상승

Indications of Severity of Hypertensive Disorders During Pregnancy

| Abnormality | Mild | Severe |
|---|---|---|
| Diastolic blood pressure | <100mmHg | 110mmHg or higher |
| Proteinuria | Trace to 1+ | Persistent 2+or more |
| Headache | Absent | Present |
| Visual disturbances | Absent | Present |
| Upper abdominal pain | Absent | Present |
| Oliguria | Absent | Present |
| Convulsion(eclampsia) | Absent | Present |
| Serum creatinine | Normal | Elevated |
| Thrombocytopenia | Absent | Present |
| Liver enzyme elevation | Minimal | Marked |
| Fetal growth restriction | Absent | Obvious |
| Pulmonary edema | Absent | Present |

② 증상 및 징후

- 명치부 혹은 우상복부 통증(epigastric or right upper quadrant pain)
- 두통(headache)
- 시력 장애(visual disturbance)

(3) 자간전증의 심각도에 따른 분류

Underlying Causes of Chronic Hypertensive Disorders

| | |
|---|---|
| **Essential familial hypertension (hypertensive vascular disease)** | **Glomerulonephritis(acute and chronic)** |
| **Obesity** | **Renoprival hypertension** |
| **Arterial abnormalities** | Chronic glomerulonephritis |
| Renovascular hypertension | Chronic renal insufficiency |
| Coarctation of the aorta | Diabetic nephropathy |
| **Endocrine disorders** | **Connective tissue diseases** |
| Diabetes mellitus | Lupus erythematosus |
| Cushing syndrome | Systemic sclerosis |
| Primary aldosteronism | Periarteritis nodosa |
| Pheochromocytoma | **Polycystic kidney disease** |
| Thyrotoxicosis | **Acute renal failure** |

### 3) 자간증(eclampsia)

(1) 자간전증의 산모에서 경련(convulsion)이나 발작(seizure)이 나타나면 진단

(2) 발작은 임신 기간 중 또는 분만 후 48시간까지도 나타날 수 있음

### 4) 만성 고혈압(chronic hypertension)

(1) 임신이 되기 이전부터 고혈압이 있었던 경우

(2) 임신 20주 이전에 고혈압이 발병한 경우

(3) 임신 20주 이후에 처음으로 발병했지만 분만 12주 이후에도 고혈압이 지속되는 경우

### 5) 중복 자간전증(preeclampsia superimposed on chronic hypertension)

(1) 임신 20주 이전에 단백뇨가 없었던 만성 고혈압 산모에서 새로이 단백뇨가 발생한 경우

(2) 임신 20주 이전에 이미 단백뇨가 존재했던 만성 고혈압 산모에서 갑작스럽게 단백뇨나 혈압이 증가하거나 혈소판 감소증이 발생한 경우

## ❑ 빈도 및 위험요인

### 1) Incidence

5% 정도

### 2) Risk factor

(1) 초산모(nulliparous women)

(2) 고령(old age)

(3) 다태 임신(multiple pregnancy)

(4) 만성 고혈압(chronic hypertension history)

(5) 비만(obesity)

(6) 흑인(African American)

cf. 산모 흡연, 전치 태반은 오히려 위험성이 감소되는 요인

## ❑ 병인론(pathogenesis)

1) 혈관경련수축(vasospasm)

2) 혈관 내피 세포의 활성화(endothelial cell activation)

3) 혈압 상승 물질에 대한 민감도의 증가

## ❑ 병태생리(pathophysiology)

### 1) Cardiovascular system

(1) 심장의 후부하(afterload)가 증가.

(2) 혈관 경련 수축과 혈관 투과도의 증가로 인해 혈액량이 증가하지 않음

(3) 결과적으로 적은 양의 수액 주입이나 실혈에도 매우 민감하게 반응

### 2) Blood and coagulation

(1) 혈소판의 변화

① 혈소판 감소증

② HELLP syndrome : Hemolysis(H), Elevated Liver enzyme(EL), Low Platelet(LP)을 주된 소견으로 하는 임상 증후군

(2) 응고 체계의 변화

(3) 용혈성 변화(fragmentation hemolysis) : 혈청 내의 LDH 수치 증가, 말초 혈관내의 겸상 적혈구(schizocyte), 구상 적혈구(spherocyte) 등이 증가

### 3) Volume homeostasis

(1) 내분비적 변화

① Renin, angiotensin Ⅱ, aldosterone 수치는 증가하지 않음

② Atrial natriuretic peptide(ANP) 수치는 증가

(2) 체액의 변화 : 심한 부종(edema)이 발생

### 4) Kidney

(1) 사구체 여과율은 감소하고 혈장 크레아티닌(plasma creatinine) 수치가 정상 임신 때의 두 배로 증가

(2) 단백뇨

### 5) Liver

(1) 출혈을 동반한 간 경색 발생, 혈중 간수치(transaminase) 증가

(2) 출혈이 지속되어 간 파열(hepatic rupture)이 발생하면 산모 사망 가능

(3) Hemolysis(H), Elevated Liver enzyme(EL), Low Platelet(LP)의 세 가지 소견이 동반될 경우 HELLP syndrome

### 6) Brain

(1) 자간전증의 특징적 뇌 관련 소견

① 두통

② 시력 장애(visual disturbance), 시력 소실(blindness)

③ 경련(convulsion), 혼수상태(coma)

(2) 해부학적인 뇌 병변

① 고혈압에 의한 뇌출혈

② 뇌부종, 뇌경색, 혈전

### 7) Uteroplacental perfusion

(1) 혈관 경련 수축(vasospasm)은 자간전증의 대표적인 병태생리

(2) 자궁 태반 혈류(uteroplacental perfusion)의 원활한 흐름이 방해를 받아 태아 발육 부전이 유발

## ❑ 예측과 예방

### 1) 예측(prediction)

(1) 발병 예측을 위한 검사의 종류

① Roll - over test

② 요산(uric acid)

③ 그 밖의 예측 인자 : Fibronectin, 혈소판 부피, plasminogen activator inhibitor, ascorbic acid, interleukin, 태반 호르몬, fetal DNA, uterine artery doppler velocimetry 등

2) 예방(prevention)

(1) 자간전증 예방을 위한 방법

① 식이 요법

② Low - dose aspirin

③ Antioxidants

## ❑ 중증 자간전증(severe preeclampsia)의 치료

1) 조기 산전 발견(early prenatal detection)

2) 분만전 입원 관리(antepartum hospital management)

(1) 검사

① 두통, 시력 장애, 상복부 통증(epigastric pain), 급격한 체중 증가가 있는지를 매일 관찰

② 체중은 매일 측정

③ 적어도 2일 간격으로 단백뇨 유무를 검사

④ 한밤중만 제외하고 4시간 간격으로 혈압을 측정

⑤ 혈장 내의 creatinine, hematocrit, platelet, liver enzyme 등을 일정 간격으로 측정

⑥ 태아 크기와 양수량을 자주 측정

3) 임신 종결

(1) 분만의 중요성

① 중증의 자간전증이 지속될 경우 분만을 고려

② 분만은 중증 자간전증의 유일한 치료방법이고 분만이 이루어질 때까지는 magnesium sulfate와 같은 항경련제(anticonvulsant) 투여가 요구되고 필요에 따라 항고혈압제도 투여할

(2) 분만 방법

① 옥시토신을 이용한 유도 분만

② 유도 분만에 실패한 경우 제왕절개술을 시행

4) 항고혈압 약제 치료

(1) Labetalol

(2) Angiotensin - converting enzyme(ACE) inhibitor : 임신 중에는 사용 금기

5) Glucocoticoid therapy

## ❑ 자간증(eclampsia)

1) 개요

(1) 정의 : 자간전증(preeclampsia)의 산모에서 전신적인 강직성 - 간대성 경련(generalized tonic - clonic convulsion)이 나타나거나 경련 없이 혼수상태가 발생할 때 진단

(2) 자간증의 치명적 합병증

① Placental abruption

② Neurological deficit

③ Aspiration pneumonia

④ Pulmonary edema

⑤ Cardiopulmonary arrest

⑥ Acute renal failure

⑦ Maternal death

(3) 발생 시기

① 임신 중 아무 때나 발생 가능, 만삭으로 갈수록 흔하게 발생

② 경련은 분만 후에도 발생할 수 있으므로 주의

(4) 자간증으로 발생할 수 있는 그 밖의 합병증

① Blindness

② Psycosis

### 2) 감별 진단

Epilepsy, encephalitis, meningitis, cerebral tumor, ruptured cerebral aneurysm 등

### 3) 치료

(1) 기본 원칙

① 경련 조절 : Magnesium sulfate

② 혈압 조절 :항고혈압 약제

③ 수액 요법 : 과도한 수분 공급은 피함

④ 분만 : 가장 중요한 치료방법

(2) 각론

① 경련 조절

- 약제와 투여 방법
  - Magnesium sulfate($MgSO_4$)를 투여한다.
  - 진통 중이나 분만 후 24시간까지 투여를 지속
- Magnesium sulfate의 독성 부작용
  - 혈중 농도가 4～7mEq/L일 때가 적절한 치료 농도
  - 10mEq/L를 초과할 경우 슬개 반사(patellar reflex) 소실, 12mEq/L를 초과할 경우에는 호흡 정지 발생
  - 호흡 저하가 발생 시 1g의 calcium gluconate를 정맥으로 투여하여 호흡을 정상화 또는 호흡이 정지되었을 때는 즉시 기도 삽관 시행, 인공호흡 시도
  - 신기능이 저하되어 있는 환자에서는 유지 용량을 줄여서 사용
  - 독성을 방지하기 위해 적절한 소변량을 유지하는 것이 중요하고 슬개 반사(patellar reflex)의 유무와 호흡 유무 자주 확인하는 것이 필요

② 혈압 조절

- Hydralazine
- Labetalol
- 그 밖의 약제
  - Nifedipine
  - Veraparmil
  - Nitroprusside
- 이뇨제 : 폐부종 있을 때만 사용

③ 수액 요법 : 과도한 수액은 피함

④ 분만

- 자간증의 유일한 치료방법
- 질식 분만을 시도하는 것이 원칙

## ❑ 예후

1) 향후 임신에 미치는 영향

2) 장기간의 예후

## 7.2 Obstetrical hemorrhage

### ❑ Overview

### ❑ Antepartum hemorrhage

1) 분만 이전에 발생할 수 있는 산과적 출혈의 주요 원인

(1) 전치 태반(placenta previa)
(2) 태반 조기 박리(placental abruption)
(3) 전치 혈관(vasa previa)
(4) 원인을 알 수 없는 질출혈(unexplained vaginal bleeding)

2) 각론

(1) Placental abruption

① 정의 : 태아가 분만되기 전에 태반이 착상 부위에서 분리되는 것을 의미

② 구분
- External hemorrhage
- Concealed hemorrhage
  - 혈액이 빠져 나오지 않고 태반과 자궁 사이에 고일 경우
  - 소모성 응고병증(consumptive coagulopathy)이 유발되거나 진단이 늦어지는 경우가 많아 external hemorrhage보다 더 위험
- Total abruption
- Partial abruption

③ 빈도 : 0.3～0.5%

④ 위험요인(risk factor)
- Increased age and parity
- Preeclampsia or chronic hypertension
- Preterm premature ruptured membrane
- Multifetal gestation
- Hydramnios
- Cigarette smoking
- Thrombophilias
- Cocaine use
- Prior abruption
- Retroplacental uterine myoma
- External trauma

⑤ 진단
- 증상 및 징후
  - painful bleeding
  - uterine tenderness or back pain
  - fetal distress
- 초음파 검사

⑥ 합병증
- Shock
- Consumptive coagulopathy : 태반 조기 박리가 소모성 응고병증의 가장 흔한 원인
- Renal failure
- Couvelaire uterus(uteroplacental apoplexy)
  - 자궁 수축제, 용수 마찰로 회복

- 자궁 수축을 방해하지 않으므로 분만 후 출혈(postpartum hemorrhage)을 유발하는 경우는 드물고 따라서 자궁적출술의 적응증이 아님

⑦ 치료
- 원칙
  - 모체와 태아의 상태와 임신 주수를 종합적으로 판단하여 치료 결정
  - 되도록 빨리 양막 파열술 시행
  - 옥시토신 투여
  - hypovolemia교정
  - 응고장애 교정
  - 심한 자궁 손상이 있거나, 자궁 수축이 안되어 출혈 지속시 자궁 적출술 시행

(2) Placenta previa

① 정의 : 태반이 자궁 경부의 속구멍(internal os)에 매우 근접해 있거나 이를 덮고 있을 때

② 분류
- Total placenta previa
- Partial placenta previa
- Marginal placenta previa
- Low lying placenta

③ 역학 : 0.3~0.6%

④ 위험요인
- Old maternal age
- Multiparity
- Multifetal gestation
- Prior cesarean delivery
- Smoking

⑤ 임상 소견
- 통증 없는 출혈(m/c)
- 예고 없이 출혈, 첫 출혈이 심하지 않음, 간혹 분만 후 심한 출혈 동반

⑥ 진단
- 내진은 대량 출혈을 유발할 수 있으므로 절대 금기
- 초음파 검사가 가장 좋은 진단 방법

⑦ 태반의 이동(migration)

⑧ 처치(management)
- 원칙
  - 출혈이 없다면 주의 깊게 관찰하면서 임신 유지
  - 태아 곤란증(fetal distress)이 의심되거나 과도한 질출혈이 지속될 경우 분만을 시행
- 분만 방식 : 제왕절개로 분만

(3) Vasa previa

## ❑ Postpartum hemorrhage

### 1) 정의

진통 3기가 완료된 이후부터 500mL 이상의 출혈이 있을 때

### 2) 선행 인자와 원인

Predisposing Factors and Causes of Immediate Postpartum Hemorrhage

| | |
|---|---|
| **Bleeding from placental Implantation Site** | Hypotonic myometrium - uterine atomy<br>Some general anesthetics - hylogenated hydrocarbons<br>Poorly perfused myometrium - hypotension<br>Hemorrhage<br>Conduction analgesia<br>Overdistended uterus - large fetus, twins, hydramnios<br>Following prolonged labor<br>Following very rapid labor<br>Following oxytocin - induced or augmented labor<br>High parity<br>Uterine atony in previous pregnancy<br>Chorioamnionitis<br>Retained placental tissue<br>Avulsed cotyledon, succenturiate lobe<br>Abnormally adherent - accreta, increta, percreta |
| **Trauma to the Genital Tract** | Large episiotomy, including extensions<br>lacerations of perineum, vagina, or cervix<br>Ruptured uterus |
| **Coagulation Defects** | Intensify all of the above |

### 3) 임상적 특징

### 4) 각론

(1) 자궁 이완증(uterine atony)

① 정의 : 자궁 수축이 잘 되지 않는 것을 자궁 이완증이라 명명

② 산후 출혈의 응급 치료 조치

- Bimanual uterine compression
- Obtain help!
- Addition of second large - bore intravenous catheter
- Crystalloid with oxytocin
- Blood transfusion
- Manual exploration of uterine cavity : retained placental fragment or laceration
- Inspection of cervix and vagina
- Insertion of Foley catheter to monitor urine output

③ 자궁 수축제

- Oxytocin
- Ergot derivative
- Prostaglandin

④ 자궁 이완증의 외과적 치료

- Hysterectomy
- Uterine artery ligation
- Internal iliac artery ligation
- Uterine compression suture
- Uterine packing
- Angiographic embolization

(2) 태반 잔류(retained placental fragment)

(3) 유착 태반(adherent placenta)

① 정의 : 태반이 자궁 벽에 단단히 붙는 현상

② 유착 태반의 분류

- Placenta accreta
- Placenta increta
- Placenta percreta

③ 임상적 의의 : 심한 산후 출혈, 자공 천공, 감염을 유발, 이환율과 사망률이 매우 높음

④ 위험요인

- Placenta previa
- Prior cesarean delivery
- Previous curettage experience
- Multiparity
- Old maternal age( >35 years)

⑤ 진단 : 일반 초음파, 컬러 도플러 초음파, MRI 등

⑥ 치료

- 국소적인 태반 유착 시 정상적으로 분만 가능
- 광범위하게 태반이 유착되어 있을 경우에는 산후 출혈이 발생하거나 태반이 자궁에서 분리되지 않을 수가 있는데 이때는 즉각적인 수혈과 자궁 적출술이 필요
- 태반이 자궁에서 분리되지 않을 때 무리하게 탯줄을 잡아당기면 자궁 내번증(uterine inversion)이 발생할 수 있으므로 주의

(4) 자궁 내번증(uterine inversion)

① 발생 기전

- 태반이 자궁과 분리되지 않은 상태에서 무리하게 탯줄을 잡아당길 경우
- 태반 유착
- 이완된 자궁의 fundus에 무리한 압력을 가할 때

② 임상 경과 : 치명적인 출혈이 즉각적으로 발생, 저혈압 발생, 적절한 치료를 신속히 시행하지 못할 경우 임산부는 사망가능

③ 응급 치료

- 마취과 의사를 포함한 의료진을 즉시 소집
- 태반이 분리된 후에 자궁이 내번된 경우에는 즉시 손으로 자궁을 밀어 넣으면 자궁이 제 위치로 돌아가는 경우도 있음.
- 두 개 이상의 정맥 주사 경로를 확보하고 수액 투여와 수혈을 시작
- 태반이 분리되지 않은 채로 자궁이 내번된 경우에는 정맥 주사 경로가 확보되어 수액이 주입되고 마취 약제가 투여된 이후에 자궁 수축 억제제를 사용하면서 태반 제거를 시도
- 태반을 제거한 후에는 손으로 압력을 가해 자궁저(uterine fundus)를 자궁 경부 위쪽으로 밀어 넣어 제 위치로 돌아가게 함
- 자궁 위치가 정상으로 된 후에는 자궁 수축 억제제를 중단하고 옥시토신을 투여하면서 자궁 수축을 유도

④ 수술적 치료

(5) 생식로 열상(genital tract laceration)

① 회음부 열상(perineal laceration)

② 질 열상(vaginal laceration)

③ 자궁 경부 열상(cervical laceration)

- 임상적 중요성
  - 대부분 0.5cm 미만의 손상은 임상적으로 문제 없음

- 일부의 경우 질이나 자궁 하분절(lower uterine segment), 복막(peritoneum)까지 열상 발생시 심각한 출혈을 야기 가능
- 진단
  - 자궁 수축이 충분한데도 산후 출혈이 지속될 경우 의심
  - 육안으로 관찰하는 방법이 가장 좋은 진단법
- 치료 : 2cm 이상의 열상은 봉합이 필요

(6) 산욕기 혈종(puerperal hematoma)

(7) 자궁 파열(uterine rupture)

원인 : 가장 흔한 원인은 이전에 제왕절개를 시행했을 때 생긴 자궁 반흔(scar)이 진통 중에 파열되는 것

### ❑ Hypovolemic shock

1) 개요
2) 실혈량의 예측
3) 응급 처치 및 치료
4) 수액 공급 및 수혈 치료

### ❑ Consumptive coagulopathy(disseminated intravascular coagulation)

1) 원인

(1) 태반 박리(placental abruption) (m/c)

(2) 자궁내 태아 사망(fetal death)

(3) 양수 색전증(amnionic fluid embolism)

① 정의

② 임상적 특징 : 갑작스런 저혈압과 저산소증, 소모성 응고병증

③ 임상 경과

④ 진단 : 대개 임상 증상과 징후를 통해 진단

⑤ 치료 : 특별히 효과가 입증된 치료법은 없고 심폐 소생술, 산소 공급, 심근 지지 등의 증상 치료를 시행

(4) 패혈증(septicemia)

(5) 유산(abortion)

## 7.3 Preterm birth

### ❑ 개요

1) 정의 : 임신 37주가 되기 이전에 분만하는 것
2) 생존율
3) 임신 주수의 임상적 중요성

### ❑ 조산의 분류

### ❑ 원인 및 연관 인자

1) medical & obstetrical complications
   preeclampsia, fetal distress, fetal growth restriction, placental abruptio, spontaneous
2) 절박 유산(threatened abortion)
3) 생활 습관(lifestyle factor)

(1) 흡연, 임신 중의 임산부 체중 증가가 잘 되지 않는 경우, 불법 약물 복용
(2) 산모의 연령이 너무 적거나 많은 경우, 가난한 경우, 작은 키, 비타민 C 결핍
4) 유전적 요인(genetic factor)
5) 융모양막염(chorioamnionitis)

## ❑ 예측과 조기 발견

1) 조산의 기왕력(prior preterm birth) : 조산의 과거력을 가진 임산부는 이후 임신에서 조산을 경험할 확률이 증가
2) 자궁 경부 무력증(incompetent cervix) : 재발하는 경향을 보이므로 미리 예측하여 조기 치료를 시행하는 것이 필수
3) 자궁 경부의 변화
(1) 자궁경부 질분비물에서 측정한 태아 섬유결합소의 농도가 50ng/mL이상일 경우
(2) 검사 양성으로 판정하고 이 경우 산모가 조산을 경험할 가능성 높음
4) 증상 및 징후 : Pelvic pressure, menstrual - like cramp, watery vaginal discharge 등이 전구 증상
5) 감염
6) 치주염(periodontitis)

## ❑ 치료

### 1) 조기 양막 파수(preterm ruptured membrane)

(1) 적극적 분만(intentional delivery) : 일정 주수(34주)에 도달하면 유도 분만을 시행
(2) 기대 치료(expectant management)
① 정의
② 위험성
- 자궁 감염과 패혈증의 가능성
- 임신 25주 이전부터 양막 파수가 된 경우 양수 과소증으로 인하여 태아 폐 형성 부전(pulmonary hypoplasia)과 사지 압박 기형(limb compression deformity)이 발생 가능

③ 융모양막염(clinical chorioamnionitis)
- 증상 및 징후
  - 38℃ 이상의 고열(high fever)
  - 산모의 백혈구 증가증(maternal leukocytosis)
  - 산모나 태아의 빈맥증(maternal or fetal tachycardia)
  - 자궁 압통(uterine tenderness)
  - 악취가 나는 질분비물(malodorous vaginal discharge)
- 조치 : 융모양막염 의심 시 신속히 질식 유도 분만을 시도

④ 항생제 치료
(3) 조기 양막 파수의 치료 지침
① 질경 검사(speculum examination) : 질경을 이용하여 자궁 경부의 개대(dilatation)와 숙화(effacement) 정도를 눈으로 관찰
② 기대 치료(expectant management)
- 아직 임신 34주가 되지 않았고 즉각적으로 분만을 해야 하는 경우가 아니라면 기대 치료 시행
- 광범위 항생제를 투여하여 융모양막염 예방
- 태아 심박동과 자궁 수축 정도를 측정

③ 태아 폐 성숙(pulmonary maturation) : 아직 임신 32주가 되지 않았다면 betamethasone이나 dexamethasone을 투여하여 폐 성숙을 유도
④ 주의 깊은 관찰(monitoring)
⑤ 적극적 분만(intentional delivery)

- 임신 34주가 지났고 자연 진통이 아직 시작되지 않았다면 옥시토신을 이용하여 유도 분만을 시행
- 필요한 경우 제왕절개 시행
- 진통 도중에는 신생아의 Group B streptococcal infection을 예방하기 위해 적절한 항생제를 투여

2) 양막이 파수되지 않은 상태에서의 조기 진통(preterm labor with intact fetal membrane)

(1) 조기 진통의 진단 기준

① 자궁 수축이 20분에 4회 혹은 60분에 8회 이상

② 자궁 수축과 동시에 자궁 경부의 변화가 진행

③ 자궁 경부가 1cm 이상 개대(dilatation)

④ 자궁 경부가 80% 이상 숙화(effacement)

(2) 양수 검사

(3) 치료

① 태아 폐 성숙(fetal lung maturation) : 임신 24주에서 34주 이내의 조산 위험이 있는 산모들을 대상으로 Betamethasone 혹은 dexamethasone을 근육 주사

② 조산의 방지(intervention to delay preterm birth)

- 항생제
- 세균질증(bacterial vaginosis)의 치료

③ 조기 진통 억제제

- $\beta$-adrenergic receptor agonist
- Magnesium sulfate
- Prostaglandin inhibitor
- Calcium channel blocker
- Atosiban

④ 조기 진통 억제제의 요약

⑤ 조기 진통의 치료 지침

- 정확한 진단
- 세밀한 관찰
- 태아 폐 성숙 : 임신 34주 이전일 경우 태아 폐 성숙을 위하여 glucocorticoid를 사용
- 자궁 수축 억제제의 사용 : 임신 34주 이전이고 진통이 많이 진행되지 않았다면 자궁 수축 억제제를 사용
- 진통의 진행
  - 임신 34주 이후라면 자궁 수축 억제제나 폐 성숙 촉진제를 사용하지 않고 자궁 수축과 태아를 주의 깊게 관찰
  - 진통이 발생하면 그대로 진행
- Group B streptococcal infection 예방

## 7.4 Postterm pregnancy

### ❑ Definition

최종 월경 주기로부터 42주 이상 경과된 임신

### ❑ Risk factor

1) 이전에 과숙 임신을 경험한 여성

2) 태아가 무뇌증(anencephay), 부신 형성 저하증(adrenal hypoplasia)인 경우

## ❑ Pregnancy outcome

### 1) Maternal outcome

(1) 임신 42주 이후에는 유도 분만 시행률이 증가

(2) 난산(dystocia)이나 태아 절박 가사(fetal distress)로 인한 제왕 절개율도 증가

### 2) Fetal outcome

(1) 주산기 사망률(perinatal mortality)이 임신 42주를 지나면서 급속히 증가

(2) 신생아의 중환자실 입원 비율과 신생아 경련(seizure) 빈도 역시 증가

## ❑ Pathophysiology

## ❑ Management

### 1) Overview

(1) 치료 원칙

① 임신 41주 혹은 42주에 중재 치료(intervention)를 시행

② 자궁 경부의 상태(favorability)에 따라 유도 분만(induction)이나 기대 치료(expectantant management) 시행

(2) Unfavorable cervix : 자궁 경부 상태가 좋지 않을 경우(unfavorable cervix) 자궁 경부를 숙화(ripening)시키거나 진통을 유발하기 위해 prostaglandin E2를 사용

# 7.5 Fetal growth disorder

## ❑ 정상적인 태아 성장(normal fetal growth)

## ❑ 태아 성장 지연(fetal growth restriction)

### 1) 정의

임신 주수별 출생시 체중 기준으로 10 백분위(percentile) 이하인 경우

### 2) 임상적 중요성

(1) 주산기 이환율(morbidity)과 사망률(mortality) 증가

(2) 태아 사망, 출생 가사(birth asphyxia), 태변 흡인, 신생아 저혈당증과 저체온증 등의 합병증 모두 증가

### 3) 분류

(1) 개요

① 비율이 일정하면서 전체적으로 신체가 작은 경우에는 대칭형(symmetrical) 성장 지연이라 할 수 있고 머리에 비해 복부 둘레가 훨씬 작은 경우에는 비대칭형(asymmetrical) 성장 지연으로 분류

② 중증 자간전증, 태아 곤란증, 수술적 중재 치료, 낮은 Apgar 점수 등의 합병증은 대칭형보다는 비대칭형 성장 지연과 관련성이 더욱 높음

(2) 임신 시기에 따른 비교

① 임신 초기 : 대칭형 성장 지연이 흔함

② 임신 후기 : 비대칭형 성장 지연이 흔함

### 4) 위험요인

(1) Constitutionally small mother

(2) Poor maternal nutrition

(3) Social deprivation

(4) Fetal infection

(5) Congenital malformation

(6) Chromosomal aneuploidy
(7) Disorder of bone and cartilage
(8) Teratogen
(9) Vascular disease
(10) Renal disease
(11) Chronic hypoxia
(12) Anemia
(13) Placental and cord abnormality
(14) Multiple fetuses
(15) Antiphospholipid antibody syndrome
(16) Extrauterine pregnancy

### 5) 진단

(1) 산모 진찰
(2) 자궁고(uterine fundal height) : 만약 2~3cm 이상 차이나는 경우에는 부적절한 태아 성장을 의심
(3) 초음파 검사 : 복부 둘레가 태아 체중을 가장 잘 반영
(4) 도플러 초음파(Doppler velocimetry)
(5) 태아 제대혈 천자(cordocentesis)

### 6) 치료

(1) Growth restriction near term
① 즉각적인 분만이 필요
② 34주 이후에 양소 과소증이 동반된 경우 분만을 시도할 것을 권장
(2) Growth restriction remote from term
① 34주 이전이고 해부학적으로 정상이며 양수량이 정상이고 태아 안녕 검사(fetal surveilance)에 이상이 없다면 경과 관찰
② 태아가 지속적으로 성장하고 태아 안녕 검사 소견이 계속 정상이라면 태아 폐가 성숙될 때까지 임신을 유지

### 7) 진통과 분만

제왕 절개술로 분만할 가능성 높음

## ❑ 큰몸증(macrosomia)

### 1) 정의

### 2) 위험요인

(1) Maternal diabetes
(2) Larger size of parents
(3) Multiparity
(4) Prolonged gestation
(5) Increased maternal age
(6) Male fetus
(7) Previous infant weighing more than 4,000g
(8) Race and ethnicity

### 3) 진단

### 4) 처치(management)

(1) 예방적 제왕 절개술(elective cesarean delivery)

## 7.6 Multifetal gestation

### ❑ 개요

### ❑ 분류

1) 일란성 쌍둥이(monozygotic twin)

(1) 발생 기전

(2) 태아막의 유형

① 수정란이 착상 후 72시간 이내에 분할된 경우 : 두 개의 융모막과 두 개의 양막(dichorionic diamnionic)

② 수정란이 착상 후 4~8일 사이에 분할된 경우 : 단일 융모막과 두 개의 양막(monochorionic diamnionic)

③ 수정란이 착상 후 8~12일 사이에 분할된 경우 : 단일 융모막과 단일 양막(monochorionic monoamnionic)

④ 수정란이 착상 후 12일 이후에 분할된 경우 : 결합 쌍둥이(conjoined twin)

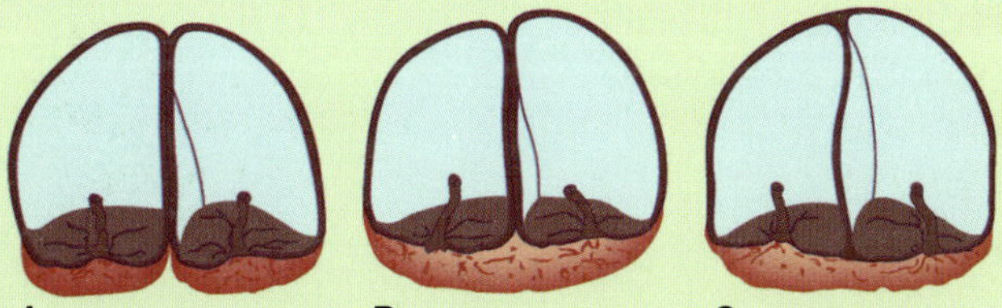


**Placenta and membranes in twin pregnancies. A,** Two placentas, two amnions, two chorions (from either dizygotic twins or monozygotic twins with cleavage of zygote during first 3 days after fertilization). **B,** Single placenta, two amnions, and two chorions (from either dizygotic twins or monozygotic twins with cleavage of zygote during first 3 days). **C,** One placenta, one chorion, two amnions (monozygotic twins with cleavage of zygote from the fourth to the eighth day after fertilization).

2) 이란성 쌍둥이(dizygotic twin)

### ❑ 특수한 형태의 쌍태아 발생 기전

1) 임신중 임신(superfetation)

2) 중복 임신(superfecundation)

### ❑ 빈도

1) 일란성 쌍둥이

전세계적으로 1/250로 일정

2) 이란성 쌍둥이

(1) 산모의 인종, 유전력, 나이, 산과력, 영양 상태, 불임 치료 등에 따라 다름

(2) 흑인 여성, 쌍둥이의 가족력이 있는 경우, 고령의 여성, 출산 횟수가 많은 경우, 비만 여성, 불임 치료로 임신한 경우에서는 쌍둥이의 빈도가 높음

### ❑ 소멸 쌍둥이(vanishing twin)

## ❑ 진단

### 1) 쌍태아의 진단

(1) 임상적 검사
(2) 초음파 검사
(3) 다른 진단적 검사 : 방사선 검사, 혈청 임신 관련 호르몬(hCG, AFP) 정량 검사 등

### 2) 접합성(zygosity), 융모막성(chorionicity), 양막성(amnionicity)의 진단

(1) 정의
(2) 관계
(3) 임상적 중요성
(4) 진단 방법
① 초음파 검사
- 태아 분리막(dividing membrane)의 두께
- 태아의 성별(sex)
- 태반의 개수
- 쌍둥이 분리 징후(twin peak sign)
- 'T' 징후('T' sign)

② 태반 검사(placental examination)
③ 혈액형 검사
④ 유전학적 검사

## ❑ 예후

1) 유산(abortion) 증가
2) 기형(malformation) : 일란성에서 흔하며, monoamnionic에서 가장 빈도가 높음
3) 출생 체중(birthweight) : 태아 성장 지연(restricted fetal growth)과 조산(preterm delivery) 때문에 저체중아의 출생 빈도가 높음
4) 재태 기간(duration of gestation) : 태아의 수가 증가할수록 평균 재태 기간은 짧아짐

## ❑ 합병증

1) 단일 양막 쌍둥이(monoamnionic twins)
2) 결합 쌍둥이(conjoined twins)
3) 무심장 쌍둥이(acardiac twins)
4) 쌍둥이간 수혈 증후군(twin - to - twin transfusion syndrome)
(1) 병태생리
① 태아 사이의 혈관 연결(vascular anastomosis)이 중요한 병태생리
② 단일 융모막을 가지는 일란성 쌍태아에서 발생
(2) 정의 : 공여 쌍둥이(donor twin)에서 수여 쌍둥이(recipient twin)로 수혈되는 경우
(3) 임상적 소견
① 공여 쌍둥이
- 신장 관류량 감소에 따른 소변량 감소
- 양수 과소증(oligohydramnios)
- 성장 지연(growth restriction)
- 구축(contracture)
- 폐형성 저하증(pulmonary hypoplasia)
- 빈혈

② 수여 쌍둥이
- 신장 관류량 증가에 따른 소변량 증가

- 양수 과다증(hydramnios)
- 조기 양막 파수(premature rupture of membrane)
- 심부전(heart failure)
- 태아 수종(hydrops)
- 적혈구 증가증

(4) 진단

- 쌍태아 간의 체중이 15~20% 이상 차이
- 쌍태아 간의 혈색소(hemoglobin) 수치가 5g/dL 이상 차이
- 작은 태아가 빈혈 존재
- 같은 성별
- 단일 융모막 쌍태아

(5) 예후 : 예후는 매우 나쁜 편

5) 불일치 쌍둥이(discordant twins)

큰 쌍태아가 신생아 이환율과 사망률이 높음

6) 한 태아의 사망(death of one fetus)

만삭이 되기 전에 쌍태아 중에서 하나의 태아가 사망했을 경우에는 분만을 서두르지 말고 보존적인 치료를 시행할 것을 권고

## ❑ 처치(management)

### 1) 쌍둥이(twin)의 처치

(1) 산전 처치

(2) 분만

① 진통(labor)

태위(presentation) : 쌍둥이의 가장 흔한 태위는 두위 - 두위(cephalic - cephalic), 두위 - 둔위(cephalic - breech), 두위 - 횡위(cephalic - transverse) 태위

② 질식 분만(vaginal delivery)

- 분만 방식 : 두위 - 두위 태위일 때는 질식 분만을 시행하는 것이 바람직
- 질식 분만 지침
  - 첫 번째 태아는 일반적인 방법으로 질식 분만을 시행
  - 두 번째 태아의 선진부가 산도에 고정되어 있다면 중등도의 자궁 압박(fundal pressure)을 가하면서 양막을 파수시키고 태아 심박수를 감시하면서 진통을 기다림. 10분 이내로 진통이 재개되지 않으면 옥시토신을 사용 가능
  - 두 번째 태아의 선진부가 산도에 고정되어 있지 않다면 한 손으로 자궁 바닥(fundus)을 압박하면서 다른 한 손으로는 질 속으로 손을 넣어 선진부를 골반으로 유도
- 두 태아의 분만 간격 : 30분 이상 분만이 지연될 경우 주의 깊은 관찰이 필요

③ 제왕절개(cesarean delivery)

### 2) 세 쌍둥이 이상의 처치(triplet or higher－order gestation)

일반적으로 제왕절개를 추천

# Obstetrics

# 8

# 임신 중의 내·외과적 합병증

Medical and surgical complication

## 8.1 General considerations and maternal evaluation

### 1. 임신 중의 약물 복용

- 임신 중에 비산과적 질환(nonobstetrical disorder)으로 인해 여러 가지 약제를 복용해야 하는 경우가 있다.
- 대부분의 약제는 안전하지만 일부는 임신 중에 사용해서는 안 된다.

### 2. 임신 중의 수술

#### 1) 수술이 임신에 미치는 영향

(1) 비산과적 질환으로 임신 중에 수술을 시행할 경우 저체중 출생아, 조산, 태아 성장 제한 등의 합병증 빈도가 증가한다.

(2) 하지만, 이는 수술로 인해서가 아니라 질환 자체로 인해 빈도가 증가하는 것으로 일반적인 수술은 임신에 악영향을 미치지는 않는다.

(3) 수술 방법에 따라 합병증의 빈도가 달라지는 것은 아니다. 즉, 복강경 수술과 개복술 중에 어떠한 수술 방식을 취한다 하더라도 큰 차이는 없다.

#### 2) 마취가 임신에 미치는 영향

(1) 마취 자체가 임신에 큰 영향을 미치지는 않는다.

(2) 하지만 임신 초기에 마취 약제를 사용할 경우 태아에 기형이 유발될 수도 있으므로 산모에게 이를 충분히 설명할 필요는 있다.

## 3. 임신 중의 영상 진단

### 1) 이온화 방사선(ionizing radiation)

(1) 정의

파장이 짧고 매우 높은 에너지를 가지는 방사선을 말하고 X선(X - ray)이나 감마선(gamma ray)이 대표적이다.

(2) 태아에 미치는 영향

① DNA를 손상시키거나 조직을 파괴하여 태아의 사망, 성장 지연, 기형, 작은 머리증, 불임 등을 유발할 수 있다.

② 임신 8~15주에 노출될 때는 적은 방사선 양도 위험하고 16~25주는 상당히 많은 양에 노출되어야만 위험성이 나타나며 8주 이전이나 25주 이후에는 특별한 위험성을 보이지 않는다.

③ 5 rad 이하의 방사선은 비교적 안전하여 기형, 성장 지연, 유산 등의 합병증을 증가시키지 않는다.

④ 단 한 번의 진단 방사선 촬영으로는 배아나 태아에 큰 영향을 미치지는 않으며 이로 인해 인공 유산을 시행할 필요는 없다.

(3) 이온화 방사선 검사의 종류

① 일반 촬영(radiography)

- 흉부나 사지 촬영과 같이 직접 복부에 조사되지 않는 X - ray 일반 촬영에서 태아에 조사되는 방사선양은 극소량이다.
- 경정맥 신우 조영술(IVP)과 같이 태아에 방사선이 직접적으로 노출될 가능성이 있는 촬영에서는 단 한 번의 촬영(one - shot pyelogram)으로 정보를 얻도록 한다.

② 투시 검사(fluoroscopy)와 혈관 조영술(angiography)

- 임신 중에는 위장관 조영술(gastrointestinal series)이나 바륨 검사법(barium enema)과 같은 X선 투시 검사보다는 내시경을 시행하는 것이 바람직하다.
- 혈관 조영술은 심각한 산모 질환이 의심되는 경우에서만 제한해서 사용한다.

③ 전산화 단층 촬영(computed tomography)

한 번의 CT 촬영으로 태아에 조사되는 방사선량은 대개 5 rad 미만으로 필요한 경우에는 시행할 수 있다.

④ 핵의학 검사(nuclear medicine study)

- 산모에 투여된 방사선 동위 원소(radioisotope)는 태반을 통과할 뿐 아니라 산모의 방광에 축적되므로 태아에 방사선을 노출시킬 수 있다.
- 갑상선 기능 항진증 치료에 이용하는 $I^{131}$은 태아 갑상선의 영구적 기능 저

하를 유발할 수 있으므로 임신 중에는 사용하지 않는 것이 좋다.

- 폐환기 관류 스캔(ventilation - perfusion lung scan)에 사용되는 동위 원소인 $^{99}$Tc, xenon1$^{27}$ 등의 태아 방사선 노출량은 극히 미미하여 임상적으로 문제되지 않는다.



### 2) 초음파

일반 초음파나 도플러 초음파와 같이 산과 영역에서 일상적으로 사용하는 낮은 강도의 초음파는 태아에 악영향을 미치지 않는다.

### 3) 자기 공명 단층 촬영(magnetic resonance imaging)

(1) 안전성

① MRI는 이온화 방사선을 방출하지 않기 때문에 산과 영역에서 유용하게 사용된다.

② 임신 기간 중 어느 때나 이용해도 태아에 해를 끼치지 않는 장점이 있다.

③ 조영제는 꼭 필요한 경우가 아니면 사용하지 않을 것을 권한다.

(2) 적응증

① 모체의 뇌종양, 척수 손상의 진단에 흔히 이용되고 자궁 및 난소 종양, 산욕기 감염증, 골반 정맥 혈전증의 진단에는 CT보다 MRI가 훨씬 우수하다.

② 태아 뇌기형, 뇌경색, 비뇨기계 기형 등의 진단에도 사용한다.

### 4) 임신 중 영상 진단 지침

(1) 단 한 번의 진단적 방사선 촬영으로는 태아에 큰 영향을 미치지는 않으며 5 rad 미만의 방사선 노출은 태아의 기형이나 유산을 유발시키지 않는다.

(2) 이온화 방사선이 노출될 것을 염려해 의학적으로 꼭 필요한 산모에서 진단적 방사선 검사의 시행을 주저해서는 안 된다.

(3) 임신 기간 동안에는 가능하다면 방사선 촬영보다는 태아에 해를 미치지 않는 초음파나 MRI 등과 같은 검사를 사용할 것을 추천한다.

(4) 임산부에서 여러 차례에 걸쳐 진단적 방사선 검사를 시행해야 할 경우 전문가와 상의하여 정확한 방사선 조사 용량을 계산하도록 한다.

(5) 임신 기간 동안에는 갑상선 질환을 치료하기 위한 요오드 방사선 동위 원소의 사용을 금한다.

(6) CT나 MRI를 촬영할 때 사용하는 조영제는 태아에 크게 해롭지 않고 어느 정도의 진단적 이점이 있는 것으로 생각되지만 꼭 필요한 경우에만 사용하도록 한다.

# 8.2 Critical care and trauma

## 1. 개요

- 임신, 출산과 관련되어 중환자실 치료가 필요한 상황으로는 급성 폐부종, 패혈증 증후군, 외상, 중증 자간전증, 심장 질환 등을 들 수 있다.
- 임산부는 젊고 건강 상태가 좋기 때문에 중환자실에 입원한 다른 환자들보다는 예후가 좋다.

## 2. 급성 폐부종(acute pulmonary edema)

### 1) 임신 중에 발생하는 급성 폐부종의 원인

(1) 심부전(heart failure)

(2) 급성 호흡 장애 증후군(ARDS)

(3) 자궁 수축 억제제의 사용(beta - mimetic tocolytic therapy)

(4) 과다한 수액 치료(iatrogenic fluid overload)

### 2) 각론

(1) 심부전(heart failure)

① 심부전은 폐부종의 중요한 원인이다.

② 중복 전자간증, 과다 출혈, 빈혈, 산욕기 패혈증 등은 심부전을 악화시킬 수 있는 요인들이다.

(2) 급성 호흡 장애 증후군(acute respiratory distress syndrome)

① 정의

폐포 상피 세포와 폐의 미세 혈관 내피 세포의 손상으로 폐포 모세 혈관막의 투과성이 증가되어 폐부종을 초래하는 급성 폐 손상을 말한다.

② 원인

- 비산과적으로 가장 중요한 두 가지의 원인은 패혈증과 감염성 폐렴이다.
- 산과적으로는 패혈증, 양수 색전증, 자간증, 패혈성 유산, 태반 조기 박리, 산과적 출혈, 대량 수혈 등을 원인으로 들 수 있다.

③ 임상 소견

- 위험요인을 가지는 산모에서 과호흡(hyperventilation)이 나타나고 흉부 방사선 촬영에서 폐부종 소견을 보일 경우 의심해 보아야 한다.
- 의심될 경우 타과와 협진하여 조기에 진단 및 치료를 시행하는 것이 중요하다.

④ 치료
- 적절한 산소 공급
- 수액 투여 및 수혈 요법
- 항생제 치료

## 3. 패혈증 증후군(sepsis syndrome)

### 1) 정의

세균이나 내독소 혹은 외독소에 의해 전신성 염증 반응(systemic inflammatory response)이 유발되고 패혈증을 보이면서 쇼크에 빠지게 되는 일련의 증후군을 일컫는다.

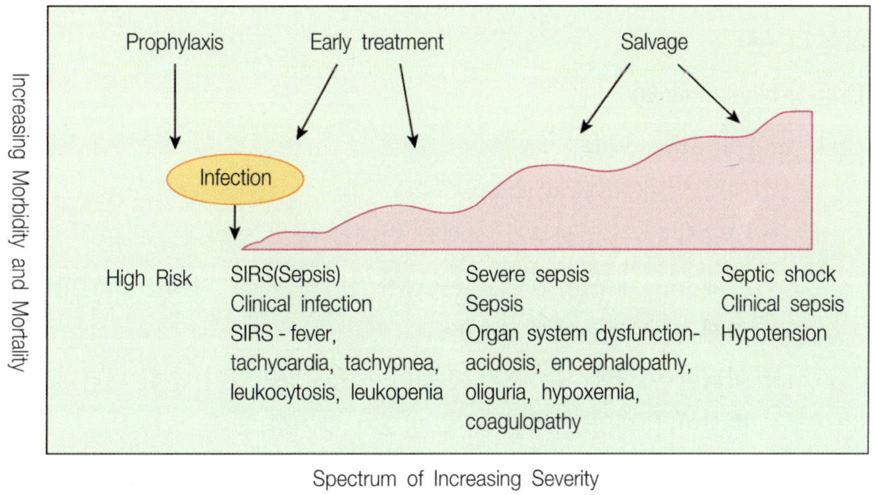


그림 8-1 The sepsis syndrome begins with a systemic inflammatory response syndrome(SIRS) in response to infection that may progress to septic shock. (Courtesy Dr. Robert S. Munford.)

### 2) 임신과 관련된 원인

(1) 신우신염(pyelonephritis)

(2) 융모양막염(chorioamnionitis)

(3) 산욕기 패혈증(puerperal sepsis)

(4) 패혈성 유산(septic abortion)

(5) 괴사성 근막염(necrotizing fasciitis)

### 3) 임상 증상

(1) 심각한 감염증을 가지는 산모에서 혈압이 감소되고 소변량이 감소될 경우 의심해 보아야 한다.

(2) 의심될 경우 타과와 협진하여 조기에 진단 및 치료를 시행하는 것이 중요하다.

### 4) 치료

(1) 활력 징후와 소변량의 지속적 감시

(2) 수액 투여 및 수혈 요법

(3) 광범위 항생제 치료

(4) 적절한 산소 공급

(5) 괴사 조직의 수술적 제거

## 4. 외상(trauma)

### 1) 외상의 분류

(1) 둔상(blunt trauma)

① 둔상의 종류

- 신체적 학대(physical abuse)
  - 상당히 많은 임산부가 신체적 학대를 받고 있다.
  - 가해자는 대부분 남편 혹은 남자 친구로 신체 학대는 가난하거나 교육을 적게 받은 계층에서 흔하다.
  - 이러한 여성에서는 조기 진통이나 융모양막염이 흔히 나타나고 저체중아 출산이나 제왕 절개술 시행 빈도가 증가한다.
- 성폭행(sexual assault)
  - 일생 동안 전체 성인 여성의 17%는 성폭행을 경험하는데 그 중에는 임산부도 포함된다.
  - 일반적인 성폭행과 마찬가지로 임산부에서도 성매개 질환(sexually transmitted disease)에 대한 검사와 치료를 시행해야 한다.
- 자동차 사고
  - 전체 임산부의 1~3%는 자동차 사고를 경험하고 이는 외상성 태아 사망의 가장 중요한 원인이다.
  - 삼점식 안전벨트(three - point restraint)를 착용하지 않은 경우 태아 사망률이 3배나 증가한다.

**표 8-1** Guidelines for Prophylaxis of Sexually Transmitted Disease in Victims of Sexual Assault

| Prophylaxis | Regimen | Alternative |
|---|---|---|
| Neisseria gonorrhoeae | Ceftriaxone, 125mg IM single dose | Cefixime, 400mg po single dose, or Spectinomycin, 2g IM single dose |
| Chlamydia trachomatis | Azithromycin, 1g po single dose[a] | Erythromycin-base, 500mg po qid×7 days, or Amoxicillin, 500mg po tid×7 days |
| Trichomonas vaginalis | Metronidazole, 2g po single dose[b] | |
| Hepatitis B virus | If not previously vaccinated, give first dose hepatitis vaccine, repeat at 1-2 and 4-6 months | |
| Human immunodeficiency virus | Consider retroviral prophylaxis if risk for HIV exposure is likely high | |

② 합병증

- 태아 손상과 사망
  둔상으로 인해 태아와 태반이 손상을 입거나 산모가 쇼크에 빠질 경우 태아가 사망할 수 있다.
- 태반 박리(placental abruption)
  - 경미한 둔상의 1~6%, 중한 둔상의 50%에서 태반 박리가 발생한다.
  - 특별한 임상 증상 없이 발생하는 경우가 많아 진단이 늦어 다른 원인의 태반 박리보다 응고 장애가 흔히 발생한다.
  - 둔상 이후 자궁 수축이 발생한다면 태반 박리를 반드시 의심해 보아야 한다.
- 자궁 파열(uterine rupture)
  - 중한 둔상의 1% 미만에서 발생한다.
  - 태반 박리와 비슷한 소견을 보이고 태아와 산모가 급속히 상태가 악화된다.
- 태아-산모 출혈(fetal-maternal hemorrhage)
  둔상으로 인하여 태반이 손상(laceration)되면서 발생한다.

(2) 관통상(penetrating trauma)

① 칼이나 총에 의해 산모가 손상을 입는 경우를 말한다.

② 자궁을 관통 당했을 경우에는 산모보다는 태아의 손상이 심하다.

## 2) 외상의 치료

(1) 원칙

① 태아보다는 산모에 초점을 두어 치료하는 것이 중요하다.

② 적절한 응급 소생술을 시행하고 산소를 공급하고 수액 치료를 실시한다.

③ 필요한 경우 개복술을 시행하여 출혈 부위에 대한 평가를 시행한다.

④ 개복술을 하는 과정에서 반드시 제왕절개 분만을 할 필요는 없다.

(2) 전자 태아 감시(electonic monitoring)

① 산모가 안정화되면 곧바로 전자 태아 감시를 시행한다.

② 외상을 입은 경우에는 적어도 4시간 이상 전자 태아 감시를 시행하는 것이 바람직하다.

③ 검사 소견에서 10분 이내 간격의 자궁 수축이 지속될 경우 반드시 태반 박리를 의심해 보아야 한다.

(3) 태아 - 산모 출혈의 치료

D 항원 음성인 산모가 외상을 당했을 경우 anti - D immunoglobulin을 투여할 것을 고려해 보아야 한다.

### 5. 심폐 소생술(cardiopulmonary resuscitation)

- 임신 후반기에는 자궁에 의해 대혈관이 눌리면서 심장에 돌아오는 정맥 혈류량이 감소된다.
- 따라서 심폐 소생술 동안에는 침대 경사를 변화시키거나 산모의 우측 엉덩이 부근에 받침대(wedge)를 위치시켜 자궁이 대혈관을 압박하는 것을 방지하는 것이 중요하다.
- 태아가 살아 있다면 심폐 소생술을 시작한 지 4~5분 이내에 제왕 절개술로 분만을 시행하도록 한다.

## 8.3 Obesity

### 1. Definition

- 체질량 지수(BMI)란 체중(kg)을 키(m)의 제곱으로 나눈 값을 의미한다.
- 체질량 지수가 25를 넘을 경우 과체중이라 하고 30을 넘을 경우 비만으로 정의한다.
- 국내에서는 다른 기준을 사용하여 체질량 지수가 23을 넘을 경우 과체중이라 하고 25를 넘을 경우 비만으로 정의하기도 한다.

### 2. Prevalance

- 우리나라의 과체중과 비만 빈도는 각각 약 30% 정도로 지난 10년간 급속히 비만 인구가 증가하였다.

- 최근에는 성인 비만보다 소아청소년 비만이 더욱 중요한 문제로 부각되고 있다.

## 3. Pregnancy and obesity

### 1) 비만과 임신과의 관계

(1) 비만 여성은 인슐린 저항성이 증가하여 가임력이 감소하는 경향을 보인다.

(2) 만약 임신을 한다 하더라도 비만이 태아와 산모에 부정적인 결과를 초래하는 경우가 많다.

### 2) 합병증

(1) 비만 여성에서 임신과 관련되어 증가되는 합병증

① 만성 고혈압(chronic hypertension)

② 임신성 당뇨(gestational hypertension)

③ 자간전증(preeclampsia)

④ 과숙 임신(postterm pregnancy)

⑤ 제왕절개 분만(cesarean delivery)

⑥ 산후 출혈(postpartum hemorrhage)

⑦ 산욕기 감염(puerperal infection)

(2) 비만 여성의 태아에서 증가하는 합병증

① 신경관 결손증(neural tube defect), 배꼽탈장(omphalocele), 심장 결손(heart defect) 등의 선천성 기형

② 태아 큰몸증(fetal macrosomia)

③ 사산(stillbirth)

# 8.4 Cardiovascular disease

## 1. 역학

- 전체 임산부의 1%는 심혈관계 질환을 가진다.
- 심장 질환은 임신과 관련된 모성 사망 원인의 15%를 차지하고 있으며 미국산부인과학회는 여러 가지 심장 질환을 모성 사망 위험도에 따라 세 군으로 분류한 바 있다.

**표 8-2** Risks for Maternal Mortality Caused by Various Types of Heart Disease

| Cardiac Disorder | Mortality |
|---|---|
| Group 1 - Minimal Risk<br>Atrial septal defect<br>Ventricular septal defect<br>Patent ductus arteriosus<br>Pulmonic or tricuspid disease<br>Fallot tetralogy, corrected<br>Bioprosthetic valve<br>Mitral stenosis, NYHA class Ⅰ and Ⅱ | 0～1% |
| Group 2 - Moderate Risk<br>2A: Mitral stenosis, NYHA class Ⅲ and Ⅳ<br>Aortic stenosis<br>Aortic coarctation without valvular involvement<br>Fallot tetralogy, uncorrected<br>Previous myocardial infarction<br>Marfan syndrome, normal aorta<br>2B: Mitral stenosis with atrial fibrillation<br>Artificial valve | 5～15% |
| Group 3 - Major Risk<br>Pulmonary hypertension<br>Aortic coarctation with valvular involvement<br>Marfan syndrome with aortic involvement | 25～50% |

NYHA=New York Heart Association

## 2. 임신 중 심혈관계의 생리적 변화

- 임신 중에는 혈액량이 40～45% 정도까지 증가한다.
- 혈관 저항이 감소함에 따라 일회 박출량(stroke volume)이 증가하게 되고 따라서 심박출량은 임신 전에 비해 30～50% 정도 증가하게 된다.
- 전반적인 심박출량은 증가하지만 좌심실 수축력에는 큰 변화가 없다.

**표 8-3** Hemodynamic Changes in 10 Normal Pregnant Women at Term Compared with Postpartum Values

| Parameter | Change(%) |
|---|---|
| Cardiac output | +43 |
| Heart rate | +17 |
| Left ventricular stroke work index | +17 |
| Vascular resistance | |
| Systemic | −21 |
| Pulmonary | −34 |
| Mean arterial pressure | +4 |
| Colloid osmotic pressure | −14 |

## 3. 임신 중 심장 질환의 진단

### 1) 증상과 징후

표 8-4 Clinical Indicators of Heart Disease During Pregnancy

| Symptoms | Clinical Findings |
|---|---|
| Progressive dyspnea or orthopnea<br>Nocturnal cough<br>hemoptysis<br>Syncope<br>Chest pain | Cyanosis<br>Clubbing of fingers<br>Persistent neck vein distention<br>systolic murmur grade 3/6 or greater<br>Diastolic murmur<br>Cardiomegaly<br>Persistent arrhythmia<br>Persistent split second sound<br>Criteria for pulmonary hypertension |

### 2) 진단적 검사

(1) 심전도

(2) 심장 방사선 검사(X - ray)

(3) 심장 초음파

## 4. 심장 질환의 임상적 분류(NYHA)

### 1) Class Ⅰ

(1) Uncompromised

(2) 일상적인 신체적 활동에 증상이 없는 경우를 말한다.

### 2) Class Ⅱ

(1) Slightly compromised

(2) 쉬고 있는 동안에는 편안하지만 일상적인 신체적 활동을 할 경우 피로감이나 심계항진, 호흡 곤란, 협심증 등의 불편감을 느끼는 경우를 말한다.

### 3) Class Ⅲ

(1) Markedly compromised

(2) 쉬고 있는 동안에는 편안하지만 가벼운 신체적 활동에도 피로감이나 심계항진, 호흡 곤란, 협심증 등의 불편감을 느끼는 경우를 말한다.

### 4) Class Ⅳ

(1) Severely compromised

(2) 쉬고 있는 동안에도 심부전이나 협심증 등의 증상을 보이는 경우를 말한다.

## 5. 심장 질환 임산부에 대한 일반적 처치

### 1) NYHA Class Ⅰ, Ⅱ 심장 질환의 처치

(1) 산전 관리

① 원칙

임신 중에 특별히 악화되는 경우는 드물기 때문에 임신 유지가 가능하다.

② 예방 접종

- 판막 질환을 가지고 있는 여성에서 세균성 심내막염이 발생한다면 치명적일 수 있다.
- 따라서 이러한 산모는 호흡기 질환을 앓고 있는 사람과의 접촉은 피하고 폐렴구균과 인플루엔자에 대한 예방 접종을 받도록 한다.

③ 금연

흡연과 불법 약물의 사용은 금지한다.

(2) 진통

① 통증 완화

- 진통 중에는 통증과 불안을 감소시켜 주는 것이 매우 중요하므로 경막외 마취를 시행할 것을 권고한다.
- 하지만 경막외 마취는 저혈압을 유발할 수 있으므로 폐고혈압(pulmonary hypertension)이나 대동맥판 협착(aortic stenosis)과 같이 저혈압이 위험할 수 있는 상황에서는 정맥주사 진통제를 사용하는 것이 좋다.

② 자세

- 진통 중에는 심장박출량이 증가함에 따라 쉽게 심부전이 발생할 수 있다.
- 심장박출량은 옆으로 누운 자세에서 적어지므로 진통 중에는 좌측 옆 누움 자세(left lateral tilting position)를 취하는 것이 좋다.

(3) 분만

① 분만을 서두른다고 해서 산모의 심장 질환이 개선되는 것은 아니고 제왕 절개술과 같은 방법은 오히려 상태를 더 악화시킬 수 있다.

② 따라서 특별히 제왕 절개술의 적응증이 아니라면 질식 분만이 원칙이다.

③ 만약 제왕절개를 시행한다면 마취는 일반적으로 척수 마취보다는 경막외 마취가 권장되고 저혈압이 위험할 수 있는 상황에서는 전신 마취를 시도할 수도 있다.

### 2) NYHA Class Ⅲ, Ⅳ 심장 질환의 처치

(1) 임신을 피하는 것이 현명하지만 임신을 유지하기로 결정한 경우에는 위험성을 잘 설명해 주고 장기간의 입원 치료를 시행한다.

(2) 특별히 제왕 절개술의 적응증이 아니라면 질식 분만이 원칙이다.

## 6. 판막 치환 수술을 받은 여성의 임신

### 1) 임신에 미치는 영향

(1) 기계 판막(mechanical valve prosthesis)

① 일반적으로 기계 판막 치환술을 받은 산모는 임신 중에 혈전색전증(thromboembolism)의 빈도가 높아진다.

② 이를 방지하기 위해 항응고 치료가 필요하지만 그로 인해 출혈 위험성은 높아진다.

③ 자연 유산, 사산, 태아 기형(embryopathy)의 위험성도 높다.

(2) 조직 판막(porcine tissue valve)

① 항응고 치료가 필요없기 때문에 출혈 위험성은 없다.

② 하지만 임신 중에 판막 기능 상실로 인한 심부전이 흔하게 나타난다는 단점이 있다.

### 2) 기계 판막을 가지는 임산부의 처치

(1) 원칙

임신 기간 동안 지속적으로 항응고(anticoagulation) 치료가 필요하지만 어떤 항응고제를 어떻게 사용할 것인지에 대해서는 아직 논란의 여지가 있다.

(2) 항응고제의 종류

① 헤파린(heparin)

- 와파린에 비해 효과는 떨어지지만 태반을 통과하지 않으므로 태아 기형 발생 가능성이 없다.
- aPTT가 기저 수치의 1.5~2.5배가 되도록 용량을 조절한다.
- 진통이 시작되면 투여를 중지한다.

② 비분할 헤파린(unfractionated heparin)

하루에 2회 피하 주사를 시행하고 일주일에 두 번은 응고 관련 검사를 시행한다.

③ 와파린(warfarin)

- 일반적으로 와파린(warfain)은 헤파린(heparin)에 비해 혈전색전증을 방지하는 효과가 탁월하지만 자연 유산, 사산, 태아 기형(embryopathy)의 위험성이

높다는 단점이 있다.

- PT INR이 2.0～3.0을 유지하도록 용량을 조절한다.
- 태아 기형과 출혈을 예방하기 위해 임신 6～12주 사이와 36주 이후에는 다른 항응고제로 교체하는 경우가 많다.

(3) 분만 후 항응고 치료

① 질식 분만을 시행했을 경우에는 와파린이나 헤파린을 6시간 후에 다시 투여한다.

② 제왕절개를 시행했을 때에는 적어도 24시간 동안에는 항응고 치료를 시행하지 않는다.

③ 와파린은 거의 모유로 분비되지 않으므로 수유모에서도 안전하게 사용할 수 있다.

## 7. 심장 판막 질환을 가지는 여성의 임신

표 8-5 Major Cardiac Valve Disorders

| Type | Cause | Pathophysiology | Pregnancy |
|---|---|---|---|
| Mitral stenosis | Rheumatic | LA dilatation, pulmonary hypertension, and atrial fibrillation | Heart failure from fluid overload, tachycardia |
| Mitral insufficiency | Rheumatic<br>Mitral valve prolapse<br>LV dilatation | LV dilatation and eccentric hypertrophy | Ventricular function improves with afterload decrease |
| Aortic stenosis | Congenital<br>Bicuspid valve | LV concentric hypertrophy, decreased cardiac output | Moderate stenosis tolerated; severe is life-threatening with decreased preload (e.g., hemorrhage, regional analgesia) |
| Aortic insufficiency | Rheumatic heart disease<br>Connective tissue disease<br>Congenital | LV hypertrophy and dilatation | Ventricular function improves with afterload decrease |
| Pulmonary stenosis | Congenital<br>Rheumatic | Severe stenosis associated with RA and RV enlargement | Mild stenosis usually well tolerated; severe stenosis associated with right-sided heart failure and atrial arrhythmias |

LA=left atrial; LV=left ventricular; RA=right atrial; RV=right ventricular.

## 1) 승모판 협착(mitral stenosis)

(1) 개요

① 승모판이 구축(contracture)되어 좌심방에서 좌심실으로의 혈액 흐름이 방해를 받는 질환을 말한다.

② 류머티스 심내막염(rheumatic endocarditis)이 전체 원인의 75%를 차지한다.

③ 전체 환자의 25%는 임신 중에 처음으로 심부전을 경험한다.

④ 임산부의 예후는 NYHA class에 따라 크게 좌우된다.

(2) 처치

① 산전 처치

- 활동을 제한하도록 권고한다.
- 이뇨제, 베타 차단제, 디곡신, 칼슘 채널 길항제 등의 약물은 필요한 경우 사용할 수 있다.

② 진통

- 진통 중에는 통증과 불안으로 인해 빈맥과 그에 따른 심부전이 나타날 수 있다.
- 따라서 이를 예방하기 위해 경막외 마취를 시행하고 수액의 과다한 투여는 피한다.

③ 분만

- 질식 분만이 바람직하다.
- 후천성 판막 질환 환자의 분만에서 특별한 합병증이 없을 경우에는 심내막염에 대한 예방 조치가 필요 없지만 많은 임상의들은 항생제 투여를 관례적으로 실시하고 있다.

## 2) 승모판 역류(mitral insufficiency)

(1) 개요

① 심장 수축기 동안에 비정상적으로 승모판이 열리면서 혈액이 역류하는 질환을 말한다.

② 좌심실의 확장과 편심성 심비대(eccentric hypertrophy)가 특징이다.

③ 대부분 승모판 탈출증(mitral valve prolapse)에 의해 발생한다.

(2) 처치

① 임신이 아닌 기간에도 증상이 나타나는 경우는 드물기 때문에 판막 치환술 등의 특별한 치료를 시행하지 않는 경우가 많다.

② 마찬가지로 임신 기간 동안에 문제되는 경우는 드물고 심부전은 거의 발생하지 않아 특별한 처치 없이 잘 견디는 경우가 많다.

### 3) 대동맥판 협착(aortic stenosis)

(1) 개요

① 대동맥판이 협착되어 좌심실에 과부하가 걸리고 심박출량이 감소하는 질환을 말한다.

② 중등도 이하인 경우에는 임신과 분만진통을 잘 견디나 중증인 경우에는 임신 기간 동안 극도로 위험해질 수 있고 모성 사망률은 7~8%에 달하므로 임신은 금기이다.

(2) 처치

① 산전 처치

- 증상이 없는 산모는 특별한 치료가 필요없다.
- 증상이 있는 산모는 활동을 제한하고 필요한 경우 판막 수술을 시행한다.

② 진통과 분만

- 이러한 산모에게 저혈압은 치명적일 수 있으므로 경막외 마취보다는 정맥 주사 진통 요법을 사용하는 것이 바람직하다.
- 질식 분만을 시도한다.

### 4) 대동맥판 역류(aortic insufficiency)

(1) 판막 이상으로 이완기에 혈액이 대동맥에서 좌심실로 역류하는 질환을 말한다.

(2) 승모판 역류와 마찬가지로 임신 중에는 혈관 저항이 감소하기 때문에 임상 경과가 악화되는 경우는 거의 없다.

### 5) 폐동맥판 협착(pulmonary stenosis)

(1) 폐동맥 판막의 협착으로 인해 우심방과 우심실이 확장되는 질환을 말한다.

(2) 중증이 아닌 산모는 임신과 분만 진통을 비교적 잘 견딘다.

## 8. 선천성 심장 질환을 가지는 여성의 임신

### 1) 중격 결손(septal defect)

(1) 심방 중격 결손(atrial septal defect)

① 심방 중격의 결손으로 인하여 이 지름길(shunt)을 통해 심장의 좌측에서 우측으로 혈액이 흘러가는 질환을 말한다.

② 임신 중에는 혈관 저항이 감소하기 때문에 지름길을 통한 혈류의 이동은 별로 증가하지 않아 임신은 잘 유지되는 경우가 보통이다.

(2) 심실 중격 결손(ventricular septal defect)

① 심실 중격의 결손으로 인하여 좌심실 기능 부전과 폐동맥 고혈압이 발생하는 질환을 말한다.

② 작은 결손만 있을 경우에는 임신을 유지할 수 있지만 큰 결손으로 인해 Eisenmenger 증후군이 발생했을 경우에는 모성 사망률이 30~50%에 달하게 된다.



## 2) 청색성 심장 질환(cyanotic heart disease)

(1) 기전

① 여러 가지 선천성 심장 질환으로 인하여 혈액이 폐를 거치지 않고 지름길(shunt)을 통해 심장의 우측에서 좌측으로 곧장 흐르는 경우에 발생할 수 있다.

② 임신 기간에는 전신 혈관 저항이 감소되기 때문에 청색증이 더욱 악화되는 경향을 보인다.

(2) 임신에 미치는 영향

교정 치료를 받지 않은 경우에는 대개 임신을 잘 견디지 못하여 매우 높은 모성 사망률을 보일 뿐 아니라 유산, 조산, 사산의 빈도도 높아진다.

(3) 분만

질식 분만을 시행하는 것이 좋다.

## 3) Eisenmenger syndrome

(1) 정의

① 선천적으로 전신 순환계와 폐 순환계 사이에 혈액 교통이 있는 환자에서 발생한다.

② 폐 순환계의 저항이 증가하여 전신 순환계의 저항과 비슷해지거나 이보다 높을 경우에 나타나는 일련의 병리 현상을 일컫는 용어이다.

(2) 임상 소견

폐 순환계의 저항이 더 높아지는 경우에 혈류 방향이 폐 순환계에서 전신 순환계로 역전되고 청색증이 나타난다.

(3) 임신에 미치는 영향

① 임신의 예후는 폐동맥 고혈압의 중증도에 달려 있다.

② 산모와 태아의 사망률이 매우 높기 때문에 임신이 되면 초기에 유산시킬 것을 권장한다.

## 9. 그 밖의 심혈관계 질환을 가지는 여성의 임신

### 1) 일차성 폐동맥 고혈압(primary pulmonary hypertension)

(1) 심장 병변이나 대동맥 - 폐동맥 단락(aortopulmonary shunt) 등과 같은 특별한 원인 없이 폐 순환계에 고혈압이 발생하는 질환을 말한다.

(2) 모성 사망률이 매우 높기 때문에 중증인 경우에는 임신을 시도하지 않는 것이 좋다.

### 2) 부정맥(arrhythmia)

(1) 부정맥은 임신 중에 비교적 흔하게 나타난다.

(2) 대부분의 경우에서 치료는 임신이 아닐 때와 동일하다.

### 3) 대동맥 질환(disease of aorta)

(1) Marfan syndrome

① 상염색체 우성 유전 질환으로 비정상적인 fibrillin이 생산되어 전신적으로 결합 조직(connective tissue)이 약화되는 질환이다.

② 임신 중에는 대동맥 벽의 박리(dissection)와 파열(rupture)로 인한 모성 사망의 위험성이 상당히 증가한다.

(2) 대동맥 축착(aortic coarctation)

① 대동맥 일부가 좁아지는 질환을 말하는데 주로 대동맥 궁(aortic arch)에 생기는 경우가 많아 상지와 하지의 혈압 차이를 유발한다.

② 임신 중의 모성 사망률은 3% 정도이다.

### 4) 허혈성 심장 질환(ischemic heart disease)

- 이전에 심근 경색을 앓은 여성에게는 일반적으로 임신을 권유하지 않는다. 이는 이 질환이 진행성이고 고혈압이나 당뇨병과 합병된 경우가 많기 때문이다.
- 임신 중에 허혈성 심장 질환이 발생하는 경우는 드물지만 만약 발생할 경우에는 예후가 좋지 않아 모성 사망률은 30%에 달한다.

### 5) 비대 심근병증(hypertrophic cardiomyopathy)

- 좌측 심실의 근육이 비대해지는 질환을 말하고 대부분의 경우에서 증상이 없다.
- 진통 분만 시 척수 마취는 금기이고 균혈증이 의심될 경우 감염성 심내막염에 대한 예방 조치를 취한다.

## 10. 감염성 심내막염(infective endocarditis)

### 1) 개요

(1) 심장의 내막(cardiac endothelium)이 세균에 감염되는 것을 의미한다.

(2) 세균은 보통 판막에서 증식하고 혈액을 따라 전신에 감염을 유발할 수 있다.

(3) 정맥 약물 남용자나 선천성 심장 질환에 대한 교정 수술을 받은 사람에서 흔히 발생한다.

### 2) 예방

(1) 질환 발생 과정

① 일반적으로 분만 과정 중에 1～5%의 산모에서는 일시적인 균혈증(bacteremia)이 발생한다.

② 이러한 균혈증이 발생했을 때 감염성 심내막염의 위험성을 가지는 일부의 산모에서는 질환이 유발될 수 있다.

(2) 질환 발생 위험군

① 분류

- 각종 심장 질환에 따라 세 가지 위험군으로 구분한다.
- 각 위험군에 따라 예방 요법을 시행하는 기준이 다르다. 하지만 임상적으로는 거의 모든 경우에서 관례적으로 항생제 예방 요법을 시행하고 있다.

② 치료 방침

- 고위험군
  - 인공 판막을 가지고 있거나 청색성 심장 질환을 앓고 있는 산모는 이에 해당된다.
  - 균혈증이 의심될 경우 예방 요법을 시행한다.
  - 특별한 합병증이 없는 경우 선택적으로 예방 요법을 시행할 수 있다.
- 중등도 위험군
  - 고위험군이나 저위험군에 속하지 않는 선천성 심장 질환을 가지고 있거나 이전에 류머티스열 등의 질환을 앓아 후천성 심장 판막 질환이 유발된 산모는 이에 해당된다.
  - 균혈증이 의심되거나 활동성 감염이 있는 경우에만 예방 요법을 시행한다.
- 저위험군
  - 역류가 없는 승모판 탈출증을 가지고 있거나 이전에 류머티스열 등의 질환을 앓았지만 판막 기능에 손상을 받지 않은 산모는 이에 해당된다.
  - 단독 둘째 사이막 심방 중격 결손(isolated atrial septal defect)을 가지거나

중격 결손, 동맥관 열림증 등의 선천성 심장 질환이 있었지만 이를 수술적으로 교정한 산모도 이에 해당된다.

– 균혈증이 의심되는 경우에도 예방 요법을 시행할 필요가 없다.

**표 8-6** American College of Cardiology/American Heart Association Recommendation for Antimicrobial Prophylaxis to Prevent Bacterial Endocarditis

| Cardiac Lesion | Prophylaxis for Uncomplicated Delivery | Prophylaxis for Suspected Bacteremia[a] |
|---|---|---|
| High Risk | | |
| Prosthetic cardiac valves(both homograft and bioprosthetic) | Optional | Recommended |
| Prior bacterial endocarditis | Optional | Recommended |
| Complex cyanotic congenital cardiac malformations | Optional | Recommended |
| Surgically constructed systemic pulmonary shunts or conduits | Optional | Recommended |
| Moderate Risk | | |
| Congenital cardiac malformations(except repaired atrial septal defect, ventricular septal defect, or patent ductus arteriosus, or isolated secundum atrial septal defect) | Not Recommended | Recommended |
| Acquired valvular dysfunction(most commonly rheumatic heart disease) | Not Recommended | Recommended |
| Hypertrophic cardiomyopathy | Not Recommended | Recommended |
| Mitral valve prolapse with valvular regurgitation or thickened leaflets or both | Not Recommended | Recommended |
| Negligible Risk[b] | | |
| Mitral valve prolapse without valvular regurgitation | Not Recommended | Not Recommended |
| Physiological, functional, or innocent heart murmurs | Not Recommended | Not Recommended |
| Previous Kawasaki disease without valvular dysfunction | Not Recommended | Not Recommended |
| Previous rheumatic fever without valvular dysfunction | Not Recommended | Not Recommended |
| Cardiac pacemakers and implanted defibrillators | Not Recommended | Not Recommended |
| Prior coronary bypass graft surgery | Not Recommended | Not Recommended |

③ 예방 요법

- Ampicillin(2g), gentamicin(1.5mg/kg)을 먼저 투여하고 6시간 후에 ampicillin(1g)이나 amoxicillin(1g)을 재투여하여 완료한다.
- 분만 30분 이전에 예방 요법이 완료되어야 효과가 있으므로 분만 시간을 미리 예측하는 것이 필요하다.

# 8.5 Chronic hypertension

## 1. 만성 고혈압의 분류와 일반적 처치

표 8-7 Classification and Management of Blood Pressure for Adults

| Classification | Blood Pressure | | Management[a] | | |
|---|---|---|---|---|---|
| | | | Lifestyle Modification | *Initial Drug Therapy* | |
| | Systolic (mm Hg) | Diastolic (mm Hg) | | Without Compelling Indication | With Compelling Indications[b] |
| Normal | <120 | and<80 | Encourage | Treatment not indicated | Chronic renal disease or diabetes |
| Prehypetension | 120~139 | or 80~90 | Yes | | |
| Stage 1 hypertension | 140~159 | or 90~99 | Yes | Thiazide-type diuretics for most<br>May consider ACE inhibiter, ARB, β-blocker, CCB, or combination | Chronic renal disease or diabetes<br>Other drugs as needed: diuretic, ACE inhibitor, ARB, β-blocker, CCB |
| Stage 2 hypertension | ≥160 | or≥1,000 | Yes | Two-drug combination[c] for most: usually thiazide-type diuretic and ACE inhibitor, or ARB, or β-blocker, or CCB | |

ACE=angiotensin-converting enzyme; ARB=angiotensin-receptor blocker; CCB=calcium-channel blocker.
[a] Treatment determined by highest blood pressure category.
[b] Treat patients with chronic kidney disease or diabetes to goal of blood pressure < 130/80mm Hg
[c] Initial combined therapy should be used cautiously in those at risk for orthostatic hypotension

## 2. 진단

임신 이전부터 고혈압이 존재하거나 혹은 임신 20주 이전에 고혈압이 나타나는 경우에 진단할 수 있다.

## 3. 만성 고혈압이 임신에 미치는 영향

### 1) 모체에 미치는 영향

중복 자간전증(superimposed preeclampsia)과 태반 박리(placental abruption)의 위험성이 높아진다.

### 2) 태아와 신생아에 미치는 영향

태아 성장 지연(fetal growth restriction), 조산(preterm birth), 주산기 사망(perinatal death)이 증가한다.

## 4. 임신 중의 만성 고혈압 산모의 처치

### 1) 약물 치료

(1) 약제의 종류

① 이뇨제(diuretics)

- 염분과 수분을 배출시켜서 혈압을 떨어뜨린다.
- 산모는 정상적으로 혈장량이 증가하기 때문에 효과가 떨어지므로 임신 중에는 잘 사용하지 않는다.

② 교감 신경 차단제(adrenergic - blocking agent)

- 교감 신경을 차단하여 혈관 저항을 낮추어 혈압을 떨어뜨리고 임신 중 만성 고혈압을 치료하기 위해 가장 흔히 사용된다.
- 임신 중에 사용하는 대표적인 약제로 methyldopa, labetalol 등이 있다.

③ 혈관 확장제(vasodilator)

- 동맥 평활근을 이완시켜 혈압을 떨어뜨리고 hydralazine이 대표적인 약제이다.
- 만성 고혈압의 치료에 단독으로는 효과가 미약하여 잘 사용하지 않고 다른 약제와 같이 사용하는 것이 일반적이다.

④ 칼슘 통로 차단제(calcium - channel blocker)

- 칼슘 이온이 심장 및 말초 혈관 평활근의 세포막으로 유입되는 것을 억제하여 혈압을 떨어뜨린다.
- 임신 중 사용에 대해서는 연구 결과가 별로 없다.

⑤ 안지오텐신 전환 효소 억제제(angiotensin - converting enzyme inhibitor)

- 안지오텐신 - Ⅰ이 강력한 혈관 수축제인 안지오텐신 - Ⅱ로 전환되는 것을 억제하여 혈압을 떨어뜨린다.
- 태아에 심각한 기형을 유발하므로 임신 중에는 금기이다.

(2) 치료 권고 사항

① 어느 시점에 어떠한 약제를 사용해야 하는지에 대해서는 아직 명확한 결론은 없다.

② 수축기 혈압이 150～160mmHg 이상이거나 이완기 혈압이 100～110mmHg 이상이거나 주요 기관의 손상(target organ damage)이 발생할 경우 경험적으로 치료를 시작하는 경우가 많다.

③ 임상의들은 임신 중에 만성 고혈압의 일차 치료 약제로 methyldopa를 가장 많이 사용하고 있다.

### 2) 분만

(1) 특별한 합병증이 없고 혈압이 잘 조절될 경우 만삭까지 진통이 생기길 기다려 분만이 가능하다.

(2) 중증의 중복 자간전증이 있거나 태아 안녕 검사에서 이상이 발견될 경우 만삭이 되기 전이라도 유도 분만을 시행할 수 있다.

(3) 질식 분만이 바람직하고 진통 시기 동안에는 경막외 마취를 통해 통증을 경감시켜 주는 것이 중요하다.

## 8.6 Pulmonary disorder

### 1. 임신 중 호흡기계의 변화

#### 1) 폐기능 검사의 변화

(1) 용량(capacity)의 변화

① 폐활량(vital capacity) : 100～200cc 증가

② 들숨 폐활량(inspiratory capacity) : 300cc 증가

③ 기능적 잔기 용량(functional residual capacity) : 500cc 감소

④ 전폐 용량(total lung capacity) : 200～400cc 감소

(2) 부피(volume)의 변화

① 날숨 예비량(expiratory reserve volume) : 1300cc에서 1100cc로 감소

② 잔기량(residual volume) : 1500cc에서 1200cc로 감소

③ 일회 호흡량(tidal volume) : 500～700cc 증가

#### 2) 동맥혈 가스 검사의 변화

(1) 분당 환기량이 약 40% 증가하여 호흡성 알칼리증(respiratory alkalosis)이 유발된다.

(2) 결과적으로 $PaCO_2$는 약간 감소하여 28mmHg를 보이고 pH는 7.45 정도를 유지하며 혈장내 중탄산염(bicarbonate) 농도는 20mEq/L로 감소된다.

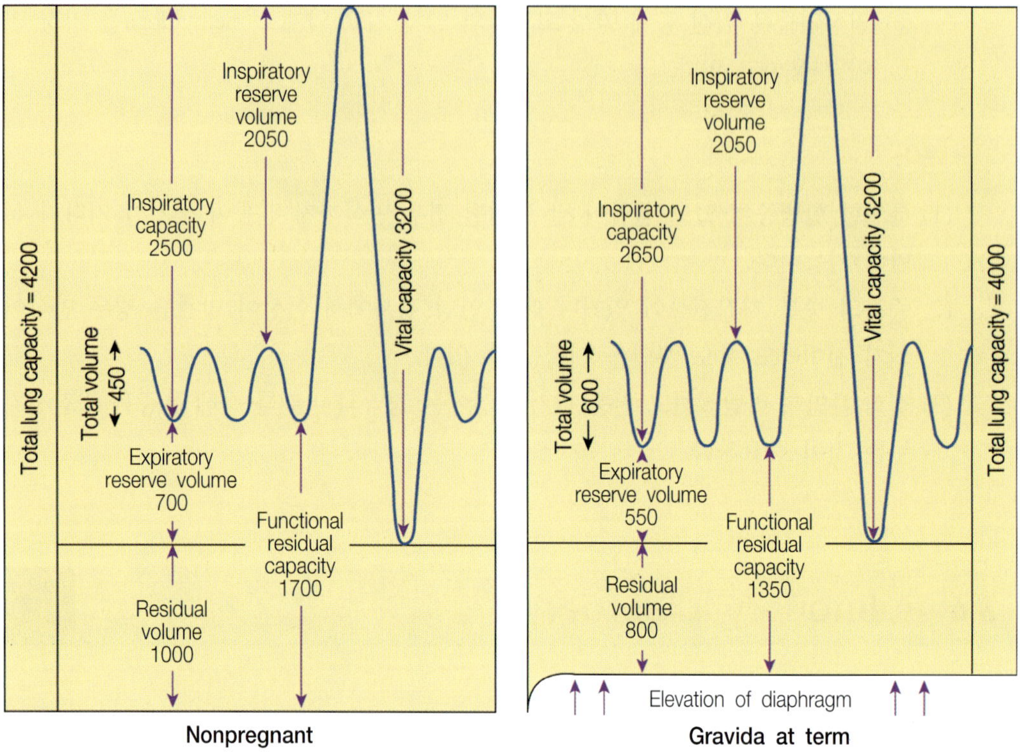


그림 8-2 Respiratory changes during pregnancy.

## 2. 폐렴(pneumonia)

### 1) 개요

(1) 폐렴은 하기도의 염증이나 감염을 의미한다.

(2) 폐렴의 발생 빈도는 임신 여부에 따른 차이는 없지만 폐렴은 임신 기간 동안에 생길 수 있는 가장 흔한 비산과적 감염이다.

(3) 중증으로 진행될 경우 조산이나 저체중아 출산을 유발할 수 있으므로 폐렴이 의심되는 산모는 반드시 흉부 방사선 촬영을 시행하여 조기에 진단하는 것이 중요하다.

### 2) 폐렴의 종류

(1) 세균성 폐렴

① 빈도나 원인, 진단, 치료 등은 임신이 아닐 때와 큰 차이가 없다.

② 폐렴구균 백신(pneumococcal vaccine)을 시행할 경우 어느 정도의 예방 효과를 기대할 수는 있지만 특별한 문제가 없는 건강한 임산부에서는 시행할 필요가 없다.

(2) 바이러스성 폐렴

① 인플루엔자 폐렴(influenza pneumonia)

- 인플루엔자 바이러스에 의해 유발되며 겨울에 호발한다.
- 이 바이러스는 태반을 통과하므로 태아에게도 전염될 수 있다.
- 진단 및 치료는 임신이 아닐 때와 비슷하다.
- 모든 산모와 인플루엔자가 활동하는 계절에 임신할 계획이 있는 모든 여성은 예방 접종을 시행할 것을 권장한다.

② 수두 폐렴(varicella pneumonia)

- 대부분의 산모가 면역력이 있으므로 드물게 발생하지만 임신 중에 발병하면 모성 사망과 조산을 유발할 수 있다.
- 진단 및 치료는 임신이 아닐 때와 비슷하다.
- 환자와 접촉한 산모는 96시간 이내에 면역 글로불린을 투여한다. 수두 예방 접종은 임신 중 금기이다.

## 3. 천식(asthma)

### 1) 역학

전체 인구의 약 8%는 천식을 가진다.

### 2) 병태생리

(1) 천식은 여러 가지 자극에 의해 기도가 과민 반응을 보이는 만성 염증성 기도 질환을 의미한다.

(2) 산과적으로 흔히 사용되는 약제인 프로스타글란딘 F 그룹(F - series prostaglandin)과 에르고노빈(ergonovine)은 천식을 악화시킬 수 있으므로 사용해서는 안 된다.

### 3) 임신과 천식과의 관계

(1) 임신이 천식에 미치는 영향

① 천식은 임신 기간 동안 호전되는 경우도 있고 악화되는 경우도 있다.

② 질환의 중증도가 심할수록 임신 기간 동안 악화되는 빈도가 높아진다.

(2) 천식이 임신에 미치는 영향

① 중증 천식을 앓고 있는 산모는 자간전증이나 조기 진통을 경험할 확률이 높아진다.

② 또한 이러한 산모의 태아는 주산기 사망률이 높고 저체중으로 태어날 가능성이 높아진다.

③ 대부분의 천식 약제는 FDA B 혹은 C 등급으로 임신이나 모유수유 중에 사용하여도 태아에 큰 영향을 끼치지 않는다.

### 4) 임상적 평가

(1) 폐기능 검사는 치료를 결정하는데 있어서 매우 중요한 검사이다.

(2) 가장 중요한 검사 수치는 $FEV_1$으로 이 수치가 변화가 있을 때는 천식의 악화를 염두에 두어야 한다.

(3) 최대 날숨 유량 속도(peak expiratory flow rate, PEFR)는 $FEV_1$과 비례하는 것으로 알려져 있으며 휴대용 최대 유량계를 이용하여 집에서도 쉽게 측정할 수 있다.

### 5) 치료

**표 8-8** Step Therapy of Chronic Asthma During Pregnancy

| Severity | Step Therapy |
|---|---|
| Mild intermittent | Inhaled β - agonists - isoetharine, metaproterenol, isoproterenol, salmeterol |
| Mild persistent | Inhaled β - agonists - as above<br>Inhaled cromolyn - continue if taking prior to pregnancy with good response<br>Substitute inhaled corticosteroids if no response - beclomethasone, budesonide, triamcinolone |
| Moderate persistent | Inhaled β - agonists as above<br>Inhaled corticosteroids as above, add oral theophylline and/or inhaled salmeterol if inhaled medium - dose steroids inadequate |
| Severe persistent | For moderate as above plus oral corticosteroids - burst for active symptoms, alternate - day or daily if necessary |

(1) 만성 천식의 치료

① 임신이 아닐 때의 치료와 큰 차이는 없다.

② 질환의 중증도에 따른 치료를 시행한다.

(2) 급성 천식의 치료

① 정맥으로 수액을 투여한다.

② 마스크로 산소를 공급한다.

③ 필요한 경우 혈액 가스 분석을 시행한다.

④ $FEV_1$과 PEFR을 포함한 폐 기능 검사를 실시한다.

⑤ 우선적인 약물 치료로는 β - adrenergic agonist를 이용한다.

⑥ 심한 급성 천식 발작이 발생했을 경우에는 corticosteroid를 β - adrenergic agonist와 같이 투여한다.

### 6) 진통과 분만

(1) 진통과 분만 과정 중에는 평상시의 투약을 지속하도록 한다.

(2) 분만 4주 이내에 전신성 스테로이드 치료(systemic steroid therapy)를 받은 산모는 진통 분만 과정 중에 코르티코스테로이드(stress - dose corticosteroid, hydrocortisone)를 투여해야 한다.

(3) 펜타닐(fentanyl)은 다른 마약성 제제와는 달리 히스타민을 분비시키지 않으므로 천식 산모의 통증 경감에 주로 이용한다.

(4) 전신 마취는 심각한 기관지 경련(bronchospasm)을 유발할 수 있으므로 경막외 마취와 같은 전도 마취(conduction anesthesia)를 시행하는 것이 좋다.

(5) 산후 출혈이 발생했을 때 prostaglandin $F_{2\alpha}$를 사용할 경우 천식이 악화될 수 있으므로 prostaglandin $E_2$제제나 옥시토신과 같은 다른 자궁 수축제를 이용하는 것이 좋다.



## 4. 결핵(tuberculosis)

### 1) 결핵과 임신과의 관계

(1) 결핵이 임신에 미치는 영향

조산, 저체중 출생아, 태아 성장 지연, 주산기 사망률이 증가한다.

(2) 임신이 결핵에 미치는 영향

임신 자체가 결핵에 악영향을 미치는 것은 아니다.

### 2) 결핵의 위험군

(1) 결핵에 이환될 가능성이 매우 높은 위험군(very high - risk group)

① HIV 양성인 사람

② 흉부 방사선 촬영 결과가 비정상인 사람

③ 최근에 활동성 결핵 환자와 접촉한 사람

(2) 결핵에 이환될 가능성이 높은 위험군(high - risk group)

① 높은 유병률을 보이는 지역에서 태어난 사람

② HIV 음성이지만 불법 정맥 약물을 투여하고 있는 사람

③ 저소득 계층자

④ 결핵의 위험성이 높은 의료 계열 종사자

(3) 결핵에 이환될 가능성이 거의 없는 저위험군

상기 위험요인이 없는 사람

### 3) 진단

(1) 방법

PPD(purified protein derivative) test를 이용하여 진단한다.

(2) 양성 기준

① 매우 높은 위험군(very high - risk group) : 5mm 이상의 피부반응을 보일 때

② 높은 위험군(high - risk group) : 10mm 이상의 피부반응을 보일 때

③ 저위험군 : 15mm 이상의 피부반응을 보일 때

### 4) 치료

(1) 비활동성 결핵

① PPD test 결과가 음성에서 양성으로 전환된 시간이 2년 이내인 산모

- 활동성으로 진행할 위험성이 높다.
- Isoniazid를 예방적으로 복용하기 시작하고 6~9개월간 지속한다.

② PPD 검사 결과가 음성에서 양성으로 전환된 시간이 2년을 경과한 산모

- 35세 미만인 경우
  - HIV가 음성이면 isoniazid 치료를 분만 후로 연기하는 것이 좋다.
  - HIV가 양성이면 isoniazid를 예방적으로 복용하기 시작하고 6~9개월간 지속한다.
- 35세 이상인 경우

  Isoniazid의 예방적 복용은 필요없다.

③ PPD 검사 결과가 음성에서 양성으로 전환된 시점을 잘 모르는 산모

양성으로 전환된 시간이 2년을 경과한 산모와 동일한 원칙으로 치료한다.

(2) 활동성 결핵

① 임신하지 않은 여성

약물 저항성 결핵을 예방하기 위해 isoniazid, rifampin, pyrazinamide, ethambutol의 4가지 약제 병용 요법을 사용한다.

② 임신한 여성

- Isoniazid, rifampin, ethambutol의 3가지 약제 병용 요법을 9개월 동안 시행한다.
- 이 약물들은 임신이나 모유수유 중에 안전하게 투여할 수 있는 약제이다.
- Streptomycin, kanamycin, amikacin 등의 aminoglycoside는 태아에 이독성(ototoxicity)을 유발할 수 있으므로 임신 중에는 금기이다.

### 5) 신생아 결핵(neonatal tuberculosis)

(1) 결핵균이 태반을 통해 태아를 감염시키거나 분만 중 신생아가 감염된 분비물을 흡인할 경우 신생아 결핵이 발생할 수 있다.

(2) 드물지만 발생할 경우 태아에 치명적인 결과를 초래할 수 있다.

(3) 모체가 활동성 결핵을 앓고 있다 하더라도 분만 전에 치료를 받으면 신생아 결핵은 잘 발생하지 않는다.

# 8.7 Thromboembolic disorder

## 1. 역학

- 정맥 혈전증(venous thrombosis)과 폐색전증(pulmonary embolism)의 발생 가능성은 임신기간 동안에 상당히 높아져서 약 0.1% 정도의 임산부는 혈전색전증(thromboembolism)을 경험한다.
- 폐색전증은 임신 관련 모성 사망의 15%의 원인을 차지한다.

## 2. 임신과 관련된 혈전색전증의 위험요인

### 1) 중요한 위험요인

(1) 중증 자간전증(severe preeclampsia)

(2) 제왕절개(cesarean delivery)

(3) 당뇨(diabetes)

(4) 다태 임신(multifetal gestation)

(5) 혈전성향증(thrombophilia)

### 2) 그 밖의 위험요인

(1) 이전에 혈전색전증을 경험한 경우(prior thromboembolism)

(2) 35세 이상의 나이(age of 35 years or more)

(3) 경구 피임약의 복용(oral contraceptive use)

(4) 정형외과적 수술(orthopedic surgery)

(5) 고혈압(hypertension)

(6) 종양(cancer)

(7) 비만(obesity)

(8) 흡연(smoking)
(9) 표층 정맥 혈전증(superficial venous thrombosis)
(10) 반신 마비(paraplegia)
(11) 탈수(dehydration)
(12) 감염성, 염증성 질환(infective and inflammatory illness)
(13) 신증후군(nephrotic syndrome)
(14) 장시간 동안의 고정된 자세(immobility)

## 3. 심부 정맥 혈전증(deep venous thrombosis)

### 1) 임상 증상

(1) 임신 중 발생하는 대부분의 정맥 혈전증은 하지의 심부 정맥에서 나타난다.
(2) 갑작스럽게 나타나는 다리(leg)와 허벅지(thigh)의 통증과 부종이 주된 증상이다.
(3) 치료하지 않을 경우 25%에서 폐색전증이 발생한다.

### 2) 진단

(1) 정맥 조영술(venography)
시간이 많이 소요되고 굉장히 침습적(invasive)이기 때문에 최근에는 잘 사용하지 않는 검사법이다.
(2) 교류 저항 혈량 측정법(impedance plethysmography)
역시 임신 중에는 잘 사용하지 않는 진단 방법이다.
(3) 압박 초음파(compression ultrasonography)
① 심부 정맥 혈전증이 의심되는 산모에서 가장 먼저 시행하는 검사법이다.
② 비침습적(noninvasive)인 진단 방법으로 흔히 컬러 도플러 초음파와 같이 사용한다.
③ 심부 골반 정맥(deep pelvic vein)에서 혈전증이 발생했을 경우에 이를 진단하지 못하는 단점이 있다.
(4) D-Dimer 검사
임신 중에는 정상적으로도 수치가 약간 올라가기 때문에 진단적 가치가 떨어진다.
(5) 전산화 단층 촬영(CT)
① 널리 사용되고 유용한 진단 방법이다.
② 방사선과 조영제를 사용해야 하는 단점이 있지만 태아에 미치는 영향은 크지 않다.

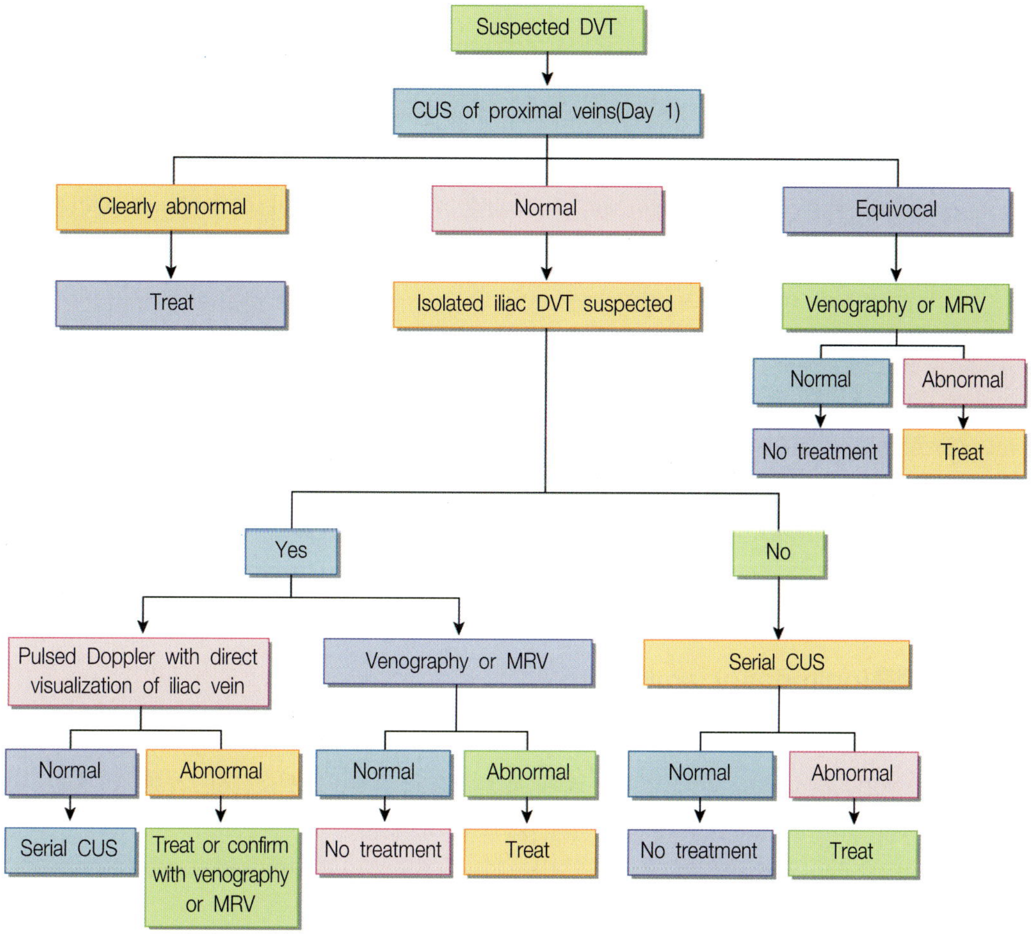


그림 8-3 Algorithm for the investigation of suspected deep venous thrombosis during pregnancy. [For nonpregnant patients, if an isolated iliac DVT is suspected and if D-dimer testing is normal, further testing is withheld, and if abnormal, further investigation is done - this has not been evaluated in pregnancy.] If an isolated iliac DVT is not suspected, repeat serial compression ultrasonography(CUS) on days 2 and 3 and 6 to 8; if conditions are highly suspicious, perform magnetic resonance venography(MRV) or venography.

(6) 자기 공명 영상(MRI)

① 심부 골반 정맥의 혈전증도 진단이 가능하고 세부 병변을 해부학적으로 자세히 관찰할 수 있다는 장점이 있어 진단에 매우 유용하다.

② 영상을 재조합하여 정맥만을 볼 수 있는 기법(magnetic resonance venography)을 흔히 사용한다.

## 3) 치료

(1) 원칙

임신 중 치료방법에 대해서는 아직까지 의견이 분분하나 대개 다음과 같은 방법을 사용한다.

(2) 방법

① 비분할 혹은 저분자량(unfractionated or low - molecular - weight) 헤파린을 이용하여 항응고 치료를 시작한다.

② 임신이 끝날 때까지는 헤파린 치료를 지속하다가 분만 이후에는 와파린을 같이 사용하기 시작한다.

③ 통증이 완화되면 단계적으로 걷기 운동(ambulation)을 시작한다.

④ 항응고 치료와 더불어 탄력 스타킹(elastic stocking)을 착용하도록 한다.

⑤ 분만 후 6주까지 항응고 치료를 지속하도록 한다.

(3) 항응고 치료의 합병증

① 출혈(hemorrhage)

② 혈소판 감소증(thrombocytopenia)

③ 골다공증(osteoporosis)

## 4. 폐색전증(pulmonary embolism)

### 1) 임상 증상

임신 기간 혹은 분만 후에 갑작스럽게 호흡 곤란, 흉통, 기침, 실신, 각혈, 빈호흡, 빈맥 등의 증상이 나타나면 반드시 의심해 보아야 한다.

### 2) 진단

(1) 흉부 방사선 촬영

실제적으로 폐색전증 발생 빈도는 굉장히 낮기 때문에 증상이 나타날 경우 먼저 흉부 방사선 촬영을 하여 다른 폐 질환이 있는지를 검사한다.

(2) 압박 초음파(compression ultrasonography)

심부 정맥 혈전증이 원인인 경우가 많기 때문에 우선적으로 시행하는 검사이다.

(3) 폐환기 스캔(ventilation - perfusion lung scan)

① 폐색전증 진단에 흔히 사용된다.

② 하지만 확진이 어렵고 임상적으로 시행하기가 매우 번거롭기 때문에 최근에는 바로 나선식 전산화 단층 촬영(spiral computed tomography) 시행하는 경향이 있다.

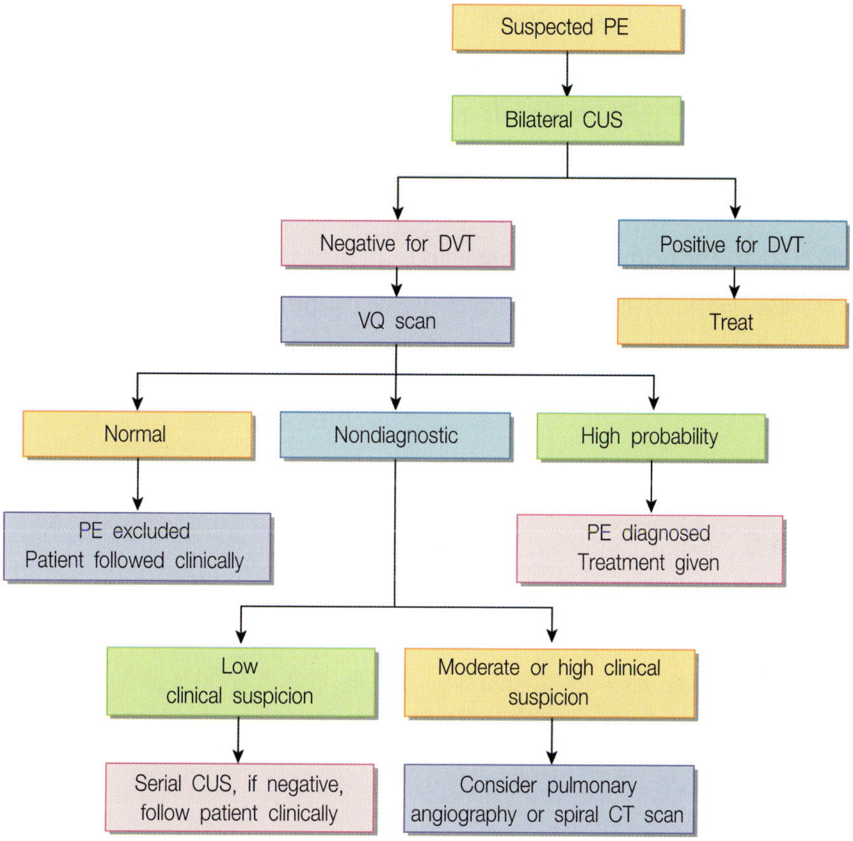


그림 8-4 Evaluation of suspected pulmonary embolism during pregnancy. (CT=computed tomography; CUS=compression ultrasonography; DVT=deep vein thrombosis; PE=pulmonary embolism; VQ=ventilation - perfusion.)

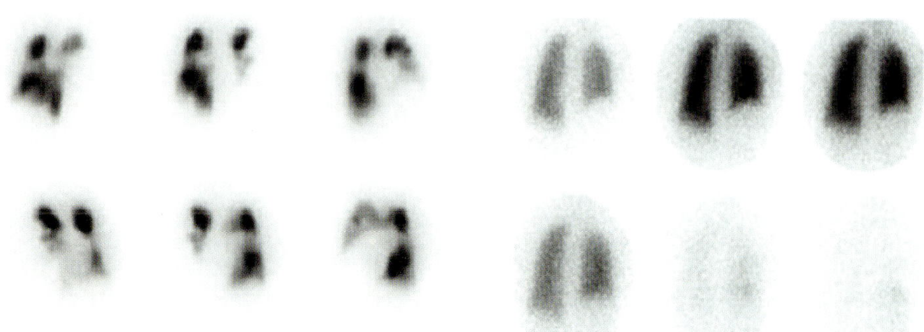

그림 8-5 폐색전증의 폐환기 스캔 검사 소견.

(4) 나선식 전산화 단층 촬영(spiral computed tomography)

① 폐동맥을 해부학적으로 하분절 기관지(subsegmental branch) 수준까지 자세히 보여주는 영상을 얻을 수 있는 진단 방법이다.

② 진단적 정확도가 높고 태아에 미치는 영향이 크지 않아 최근 많이 이용되는 방법이다.

(5) 자기 공명 혈관 조영술(magnetic resonance angiography)

진단적 정확도가 나선식 전산화 단층 촬영과 비슷하고 태아에 방사선을 조사할 염려가 없다는 장점이 있어 많이 이용되고 있다.

(6) 폐동맥 조영술(pulmonary angiography)

① 폐색전증의 절대 표준 진단법(gold standard)이다.

② 하지만 굉장히 침습적이고 합병증의 염려가 있어 꼭 필요한 경우가 아니면 시행하지 않는다.

### 3) 치료

(1) 항응고제 치료

치료 약제와 방법은 심부 정맥 혈전증의 치료와 거의 같다.

(2) 대정맥 여과 장치(vena caval filter)

① 혈전이 폐로 가는 것을 방지하는 장치로 항응고제 치료와 같이 시행한다.

② 일반적으로 항응고제 단독 치료에 비해 추가적인 효과는 없지만 제왕절개를 할 때 도움이 될 수 있다.

(3) 혈전 용해술(thrombolysis)

① 헤파린과 비교해 보았을 때 폐 동맥의 혈전을 더욱 빨리 용해시킬 수 있고 폐 동맥 고혈압을 개선 효과도 크다.

② 임신 기간 중의 사용에 대해서는 연구 결과가 부족하다.

(4) 색전 제거술(embolectomy)

직접 색전을 제거하는 수술을 말하는데 임신 중에는 추천되지 않는다.

## 8.8 Renal and urinary tract disorder

### 1. 임신 중의 신요로계 변화

- 콩팥술잔(renal calyx)과 요관(ureter)이 확장되고 방광-요관 역류(vesicoureteral reflux)의 빈도가 증가한다.
- 콩팥 내부의 혈관이 확장되어 신혈류량과 사구체 여과률이 크게 증가하게 된다.

## 2. 임신 중의 콩팥 질환에 대한 평가

### 1) 소변 검사

(1) 임신 이전과 비교해 검사 결과가 크게 변화하지 않는다.

(2) 단백질 배출량이 어느 정도 증가하긴 하지만 하루에 300mg 이상 배출되는 경우는 드물고 만약 그럴 경우 단백뇨로 정의한다.

(3) 가끔 기립성 단백뇨(orthostatic proteinuria)를 보이는 산모가 있는데 세균뇨, 요침전물, 고혈압 등의 다른 이상이 동반되지 않을 경우 특별히 신경쓸 필요는 없다.

### 2) 혈청 검사

임신 중에는 혈청 크레아티닌(serum creatinine)의 정상 수치가 내려가는데 만약 이 수치가 0.9mg/dL를 상회한다면 신질환을 강력히 의심해 보아야 한다.

### 3) 그 밖의 검사

(1) 신장 초음파(ultrasonography)

(2) 신우 조영술(intravenous pyelography)

(3) 방광경 검사(cystoscopy)

(4) 콩팥 조직 생검(renal biopsy)

## 3. 임신 중의 신요로계 질환

### 1) 요로 감염(urinary tract infection)

(1) 무증상 세균뇨(asymptomatic bacteriuria)

① 정의 및 진단

- 요로계(urinary tract) 내에서 세균이 활발히 번식하지만 특별한 증상을 유발하지 않는 경우를 말한다.
- 특별한 증상이 없는 여성의 깨끗하게 받은 소변에서 같은 종류의 균이 1cc당 10만 개 이상 발견될 때 진단할 수 있다.

② 임상적 중요성

- 무증상 세균뇨를 가지고 있는 여성을 치료하지 않을 경우 약 25%는 임신 기간 동안에 급성 증상을 나타내는 요로 감염이 발생한다.
- 따라서 미국산부인과학회는 산모가 처음으로 산부인과를 방문했을 때 세균뇨에 대한 선별 검사를 반드시 시행하고 무증상 세균뇨가 발견될 경우 이를 치료할 것을 권고하고 있다.

③ 치료

- 경험적 항생제 치료를 시행한다.
- 치료방법에는 상기 표에서와 같이 여러 가지가 있지만 어떠한 것을 사용한다 하더라도 효과는 비슷하다.
- 30%에서 재발(treatment failure)하는데 이는 숨겨져 있는 상부 요로계 감염이 그 원인일 가능성이 높으며 이 경우 장기간의 항생제 치료가 필요하다.
- 자주 재발할 경우 남은 임신 기간 동안 지속적으로 항생제를 복용한다.

**표 8-9** Antimicrobial Agents Used for Treatment of Pregnant Women with Asymptomatic Bacteriuria

| | |
|---|---|
| **Single - dose treatment** | Amoxicillin, 3g<br>Ampicillin, 2g<br>Cephalosporin, 2g<br>Nitrofurantoin, 200mg<br>Trimethoprim - sulfamethoxazole, 320/1600mg |
| **3 - day course** | Amoxicillin, 500mg three times daily<br>Ampicillin, 250mg four times daily<br>Cephalosporin, 250mg four times daily<br>Ciprofloxacin, 250mg twice daily<br>Levofloxacin, 250mg daily<br>Nitrofurantoin, 50 to 100mg four times daily; 100mg twice daily<br>Trimethoprim - sulfamethoxazole, 160/800mg two times daily |
| **Other** | Nitrofurantoin, 100mg four times daily for 10 days<br>Nitrofurantoin, 100mg at bedtime for 10 days |
| **Treatment failures** | Nitrofurantoin, 100mg four times daily for 21 days |
| **Suppression for bacterial persistence or recurrence** | Nitrofurantoin, 100mg at bedtime for remainder of pregnancy |

(2) 방광염(cystitis)

① 배뇨 통증(dysuria), 절박뇨(urgency), 빈뇨(frequency) 등의 증상을 보이는 방광의 염증성 질환을 의미한다.

② 대개 합병증을 동반하지는 않지만 상행 감염(ascending infection)을 유발할 수 있으므로 치료를 시행하는 것이 좋다.

③ 치료방법은 무증상 세균뇨와 동일하지만 일회 요법(single - dose treatment)보다는 3일 요법(3 - day course)을 주로 사용한다.

(3) 급성 신우신염(acute pyelonephritis)

① 특징

- 임신 중기(second trimester)에 흔히 발생하고 초산모나 젊은 산모에서 자주 나타난다.
- 75%에서는 질환이 한쪽에서만 발생하는데 주로 오른쪽에서 발생한다.
- 소변이나 혈액 배양 검사에서 발견되는 균은 75% 이상이 대장균(E. coli)이다.

② 임상 소견

- 특별한 증상이 없던 산모에서 갑작스럽게 열과 오한, 허리 부위의 동통이 나타날 경우 의심할 수 있다.
- 늑척추각 압통(costovertebral angle tenderness)은 특징적인 소견으로 진단에 도움이 된다.
- 전체 환자의 15~20%는 세균혈증이 발견되는데 일부는 패혈증 증후군(sepsis syndrome)이나 급성 호흡 곤란 증후군(acute respiratory distress syndrome)으로 진행하기도 한다.
- 전체 환자의 20%는 신기능 부전(renal dysfunction)에 빠지기 때문에 혈청 크레아티닌의 꾸준한 검사가 필요하다.
- 세균의 내독소(endotoxin)에 의해 자궁 수축(uterine contraction)과 용혈(hemolysis)이 흔히 발생한다.

③ 치료

- 원칙
  - 임신이 아닐 때와 큰 차이는 없다.
  - Ampicillin, gentamicin, cephalosporin 등의 항생제를 적절히 병용하여 치료한다.
  - 대개는 72시간 안에 열이 떨어지게 된다.

**표 8-10** Management of the Pregnant Woman with Acute Pyelonephritis

1. Hospitalization
2. Urine and blood cultures
3. Hemogram, serum creatinine, and electrolytes
4. Monitor vital signs frequently, including urinary output; consider indwelling catheter
5. Intravenous crystalloid to establish urinary output to ≥30mL/hr
6. intravenous antimicrobial therapy
7. Chest radiograph if there is dyspnea or tachypnea
8. Repeat hematology and chemistry studies in 48 hours
9. Change to oral antimicrobials when afebrile
10. Discharge when afebrile 24 hours; consider antimicrobial therapy for 7 to 10 days
11. Urine culture 1 to 2 weeks after antimicrobial therapy completed

- 일반적인 치료에 반응이 없는 경우
  - 치료를 시작한 지 48~72시간 안에 호전을 보이지 않을 경우 반응이 없는 것으로 간주한다.
  - 이 경우 신장 초음파를 시행하여 요석 등으로 인한 요로 폐쇄(urinary tract obstruction) 병변이 있는지를 살펴보아야 한다. 필요한 경우 복부 방사선 촬영이나 자기 공명 영상을 시행할 수도 있다.
  - 요로 폐쇄 병변이 발견될 경우 요관 스텐트(double - J ureteral stent)를 삽입하거나 경피적 신루 설치술(percutaneous nephrostomy)을 시행하여 치료한다.
- 추후 치료

  급성 신우신염을 앓은 산모는 완치가 된 후에도 자주 요로 감염이 재발되는 경향을 보이기 때문에 남은 임신 기간 동안 지속적으로 항생제 치료를 시행한다.

## 2) 신장 결석(nephrolithiasis)

(1) 임신과의 관계

① 임신으로 인해 신장 결석 발생률이 증가하지는 않고 또한 신장 결석이 임신에 악영향을 미치지도 않는다.

② 임산부는 요관이 확장되어 있으므로 신장 결석이 요관을 통과할 때 거의 증상을 느끼지 못한다.

(2) 진단

① 옆구리 동통과 혈뇨가 나타날 때 의심할 수 있다.

② 초음파 검사를 일차적으로 시행해 보아야 하지만 확실하지 않을 경우에는 복부 방사선 촬영이나 요로 조영술(one - shot pyelogram)을 시행할 수도 있다.

(3) 치료

① 요로 결석의 상당수는 적절한 수분 공급, 진통제, 항생제 치료 등을 시행하면 자연 배출된다.

② 이러한 보존적 치료로 결석이 배출되지 않을 경우에는 요관 스텐트(ureteral stent), 경피 신루술(percutaneous nephrostomy), 수술적 배출술(surgical exploration) 등의 침습적인 방법을 사용할 수 있다.

### 3) 사구체병증(glomerulopathies)

(1) 급성 신증후군(acute nephritic syndrome)

① 정의

신사구체(glomerulus)에 급성 염증이 유발되어 혈뇨와 단백뇨를 동반한 부종, 고혈압, 순환계 울혈 등의 전신 증상이 나타나는 질환을 말한다.

② 원인

- 원인은 굉장히 다양하고 모든 경우에서 원인이 밝혀지는 것은 아니다.
- 임신 중에 시행한 조직 검사에서 가장 흔한 원인 병변은 막성 사구체 신염(membranous glomerulonephritis), IgA 사구체 신염(IgA glomerulonephritis) 등으로 밝혀졌다.

③ 임신에 미치는 영향

- 태아의 유산, 사산, 조산, 주산기 사망 빈도가 증가한다.
- 산모의 고혈압과 단백뇨가 악화된다.

(2) 신증후군(nephrotic syndrome)

① 정의

- 사구체의 여과 기능의 손상에 의해 소변으로 많은 양의 단백질이 소실되는 질환을 말한다.
- 하루에 3g 이상의 단백뇨, 저알부민혈증, 고지혈증, 부종이 특징적인 임상 소견이다.

② 임신 중 발생하는 신증후군

- 중증의 고혈압과 신장 기능 저하를 가지는 임산부의 임신 결과는 전반적으로 좋지 않다.
- 임신 전부터 단백뇨를 가지고 있던 임산부는 자간전증과 조산의 빈도가 매우 높다.

### 4) 만성 신질환(chronic renal disease)

(1) 개요

① 신장 질환이 발생하여 만성적으로 신장 기능 부전과 그와 관련된 합병증을 유발하는 상태를 의미한다.

② 신장 기능 부전은 혈청 크레아티닌 수치에 따라 중증도를 구분할 수 있는데 크레아티닌이 1.5mg/dL 미만일 때 경증, 1.5~3.0mg/dL일 때 중등도, 3.0mg/dL 이상일 때 중증이라 표현한다.

(2) 임신과의 관계

① 만성 신질환은 임신에 전반적으로 나쁜 영향을 미친다.

② 임신 결과는 신장 기능 부전의 정도와 고혈압 동반 여부에 따라 좌우되는데 신장 기능이 정상이고 고혈압이 없다 하더라도 임신 결과가 항상 좋은 것은 아니다.

③ 만성 신질환을 앓고 있는 환자 중에 상당수는 임신 중에 신장 기능과 단백뇨의 악화가 나타나고 심각한 고혈압을 경험한다.

④ 태아의 주산기 사망이나 조산의 빈도도 크게 증가한다.

## 4. 투석 환자와 신장 이식 환자의 임신

### 1) 투석 환자의 임신

임신 결과는 비교적 좋지 않아 유산, 조산, 사산의 빈도가 높고 태아 기형도 흔히 발생한다.

### 2) 신장 이식 환자의 임신

(1) 임신 결과

신장 이식을 받은 임산부의 35%는 임신 초기에 자연적 혹은 인공적인 유산을 경험하지만 나머지는 대부분 성공적인 분만을 경험한다.

(2) 임신 중 증가하는 합병증

① 신장 거부 반응

② 모성 고혈압 및 자간전증

③ 감염

④ 조기 양막 파수 혹은 조기 진통

⑤ 제왕절개

⑥ 태아 성장 지연

⑦ 신생아 호흡 곤란 증후군

cf. 태아 기형은 증가하지 않는다.

(3) 임신의 전제 조건

① 원칙

다음의 기준을 만족하는 경우에만 임신을 권유한다.

② 기준

- 신장 이식 이후 적어도 2년 동안은 좋은 건강 상태를 유지해야 한다.
- 안정적인 신장 기능을 유지해야 한다. 즉, 혈청 크레아티닌 수치는 적어도 2mg/dL

이하여야 하고 단백뇨와 신장 거부 반응, 깔대기 술잔의 확장(pyelocalyceal distention) 등이 없어야 한다.

- 고혈압이 없거나 쉽게 조절이 가능해야 한다.
- 면역 억제제 치료가 유지 용량 수준까지 낮아져야 한다.

(4) 임신 중 처치

① 산전 처치

- 무증상 세균뇨는 반드시 치료해야 한다.
- 면역 억제제의 독성을 예방하기 위해 주기적으로 간 효소 농도와 혈구 수치를 측정한다.
- 코르티코스테로이드를 복용할 경우 임신성 당뇨가 흔하게 발생하기 때문에 임신성 당뇨 검사는 임신 26주에 당겨서 시행하는 것이 좋다.
- 신장 기능을 평가하기 위해 혈청 크레아티닌 수치를 자주 측정하고 이상이 있을 경우 원인을 규명한다.
- 고혈압이 발생할 경우 일반적인 산모의 고혈압과 비슷한 방식으로 치료한다.

② 분만

특별한 적응증이 없을 경우 질식 분만이 원칙이지만 이식 신장이 진통을 방해하는 경우가 많아 50%에서 제왕절개를 시행하고 있다.

# 8.9 Gastrointestinal disorder

## 1. 상부 위장관 질환

### 1) 입덧(hyperemesis gravidarum)

(1) 정의

임신 초반기에 나타나는 오심과 구토를 말하며 흔히 임신 16주까지 지속된다.

(2) 원인

① 융모 성선 자극 호르몬(hCG)과 에스트로겐(estrogen)의 증가와 관련성이 있는 것으로 보인다.

② 특히 여아를 임신한 여성에서 입덧의 빈도가 증가하는 것으로 보아 입덧과 에스트로겐은 어느 정도 연관성이 있는 것으로 생각된다.

(3) 치료

① 소량을 자주 먹는 것이 도움이 된다.

② 증상이 심한 경우 입원하여 정맥으로 수분과 전해질, 비타민 등을 공급해야 한다.

③ 구역과 구토가 심할 경우 promethazine이나 prochlorperazine 등의 진토제를 사용할 수 있다.

### 2) 역류성 식도염(reflux esophagitis)

(1) 임신 중에는 하부 식도 괄약근이 이완되어 식도염이 쉽게 발생할 수 있으며 이로 인해 속쓰림(heartburn)을 흔히 경험한다.

(2) 이 경우 베개를 높이고 제산제를 사용하여 증상을 완화시킬 수 있다.

(3) 대증 요법으로 완화되지 않는 경우 cimetidine, ranitidine, omeprazole 등의 약제 치료를 시행한다. misoprostol은 자궁 수축을 유발할 수 있으므로 금기이다.

(4) 약제 치료에도 반응이 없을 경우 내시경 검사를 시행한다.

### 3) 소화 궤양(peptic ulcer)

(1) 발생 빈도

① 임신 중에는 소화 궤양이 드물게 발생한다.

② 이는 프로게스테론의 증가로 위산 분비가 감소하는 반면 점액 분비는 증가하고 위 운동이 감소하기 때문인 것으로 생각된다.

③ 또한 임신 중에는 역류성 식도염 치료를 받는 경우가 많은데 이로 인해 소화 궤양의 발생이 억제되는 것으로 보인다.

(2) 치료

① 우선적으로 제산제를 투여한다.

② 제산제에 듣지 않는 경우 $H_2$ - receptor blocker, proton pump inhibitor, sucralfate 등을 사용할 수 있으며 이러한 약제들은 임신 중에 비교적 안전하다.

③ H. pylori 양성인 산모는 이에 대한 치료를 병행한다.

## 2. 하부 위장관 질환

### 1) 변비

(1) 임신 중에는 소장의 운동성이 저하되고 대장에서의 수분과 나트륨의 흡수가 증가됨에 따라 흔히 변비가 발생한다.

(2) 따라서 임신 중에는 고섬유질 식사를 하는 것이 좋고 필요한 경우 대변량을 풍부하게 만드는 변완화제(laxative)를 사용한다.

## 2) 염증성 장질환(inflammatory bowel disease)

(1) 정의

만성적으로 소장과 대장, 직장 등에 염증이 유발되는 질환으로 궤양성 대장염(ulcerative colitis)과 크론씨병(Crohn disease)으로 구분할 수 있다.

(2) 임신과의 관계

① 임신이 염증성 장질환에 미치는 영향

- 임신이 염증성 장질환의 갑작스러운 악화를 유발하지는 않는다.
- 임신 중에 질환이 활성화되었을 경우에는 예후가 좋지 않다.
- 산모나 태아에 악영향을 끼칠 것을 우려하여 진단적 검사를 주저해서는 안 된다.
- 임신 기간에도 염증성 장질환에 대한 치료는 지속해야 하고 필요한 경우에는 수술도 시행할 수 있다.

② 염증성 장질환이 임신에 미치는 영향

조산, 저체중 출생아, 태아 성장 제한, 제왕절개의 빈도가 다소 증가하는데 궤양성 대장염보다는 크론씨병에서 빈도가 더욱 높다.

## 3) 충수돌기염(appendicitis)

(1) 진단

① 방법

- 임상 증상과 징후
  - 지속적인 복통과 특징적인 우하 복부의 압통이 있을 경우 의심할 수 있다.
  - 임신 중에는 충수돌기의 위치가 변화하므로 통증의 위치가 위쪽으로 이동할 수 있다.
- 초음파

  충수돌기의 위치 변화로 인해 시행하기가 쉽지는 않지만 진단적 정확도가 높은 방법이다.

② 임신 중에 충수돌기염의 진단이 어려운 이유

- 충수돌기염에서 흔한 식욕 감소, 오심, 구토 등은 정상적인 임신에서도 자주 보이는 비특이적인 증상이다.
- 자궁이 비대해짐에 따라 충수돌기의 위치가 점차 위쪽, 바깥쪽으로 이동하므로 충수돌기염의 중요한 소견인 우측 하복부의 통증 및 압통이 뚜렷하지 않을 수 있다.
- 충수돌기염의 혈액 검사 소견인 중등도의 백혈구 증가(leukocytosis)는 정상 임신에서도 관찰할 수 있는 소견이다.

- 충수돌기염은 조기 진통, 신우신염(pyelonephritis), 콩팥 경련통(renal colic), 태반 조기 박리, 자궁 근종 변성 등과 비슷한 증상을 가지므로 이들과 구분하기가 쉽지 않다.
- 임신한 여성, 특히 임신 후반기의 경우에서는, 전형적인 충수돌기염의 증상을 보이지 않는 경우가 많다.

(2) 치료

① 오진으로 인해 정상 충수돌기를 제거하는 것이 염려된다 하더라도 의심될 경우에는 즉각적으로 수술을 시행해야 한다.

② 오진이 두려워 수술을 지연할 경우 맹장이 파열되어 전신성 복막염(generalized peritonitis)이 유발됨에 따라 산모와 태아에 매우 심각한 영향을 미칠 수 있다.

(3) 충수돌기염이 임신에 미치는 영향

임신 중에 충수돌기염이 발생할 경우 유산이나 조기 진통의 가능성이 증가되는데, 특히 복막염으로 진행된 경우 더욱 증가한다.

## 8.10 Hepatic, biliary tract, and pancreatic disorder

### 1. 간질환

#### 1) 임신성 간내 쓸개즙 정체(intrahepatic cholestasis of pregnancy)

(1) 정의

특별한 원인 없이 임신 중에 혈중 담즙산(bile acid) 농도가 증가하고 간내 쓸개즙 정체를 보이는 질환을 말한다.

(2) 임상적 특징

① 가려움증(pruritis)이 대표적인 증상이고 약 10%에서는 황달(jaundice)을 경험한다.

② 다음 임신에도 재발하는 경향을 보인다.

(3) 치료

① 가려움증에 대한 대증적인 치료를 시행한다.

② 필요한 경우 cholestyramine, ursodeoxycholic acid 등의 약제를 사용할 수 있다.

#### 2) 임신성 급성 지방간(acute fatty liver of pregnancy)

(1) 정의

임신 중에 간에 소수포성 지방(microvesicular fat)이 다량 침착되면서 급성 간기능 부전(acute liver failure)이 유발되는 질환을 말한다.

(2) 임상 경과

① 임신 후반기에 나타나는 지속적인 구토가 가장 주된 증상이고 그 밖에 피로감, 상복부 통증, 황달 등의 증상을 보일 수 있다.

② 반 이상의 환자에서 간성 뇌증(hepatic encephalopathy), 응고병증(coagulopathy), 신부전증(renal failure)을 경험하고 15~20%에서는 태아가 사망한다.

③ 분만이 이루어지면 급격히 간기능을 회복한다.

(3) 진단

① 대개 임상 증상과 혈액 검사 등의 소견을 바탕으로 진단을 내린다.

② 초음파, CT, MRI 등의 영상 기법을 시행할 수 있지만 진단에 큰 도움이 되지 않는다.

(4) 치료

분만이 유일한 치료방법이다.

### 3) 바이러스성 간염(viral hepatitis)

(1) A형 간염

① 주로 환자의 배설물에 의해 오염된 음식물을 섭취하여 감염이 발생하고 4주간의 잠복기를 거쳐 증상이 나타난다.

② A형 간염 환자와 최근에 접촉한 경력이 있는 산모는 예방적 면역 글로불린을 투여한다.

③ A형 간염이 임신에 미치는 영향은 크지 않다.

(2) B형 간염

① 임상 소견이나 진단 및 치료는 임신이 아닐 때와 큰 차이는 없다.

② 바이러스는 태반을 통과하지 않기 때문에 대부분의 신생아 감염은 분만 후에 감염된 모체의 체액에 노출되어 발생한다. 특히 모체의 HBeAg이 양성일 때 더욱 쉽게 감염된다.

③ B형 간염에 감염된 태아는 일반적으로 증상은 없지만 85%에서 만성 간염으로 진행한다.

④ B형 간염을 가지고 있는 산모의 태아에게는 출생 즉시 B형 간염 면역 글로불린을 투여하고 B형 간염 예방 접종을 실시한다.

⑤ B형 간염 음성이지만 고위험군인 산모에게는 임신 중에 B형 간염 예방 접종을 시행할 수 있다.

(3) C형 간염

① 다른 간염과 마찬가지로 임신에 미치는 영향은 크지 않다.

② 신생아 수직 감염은 C형 간염을 앓고 있는 산모의 3~6%에서 발생하지만 이를 막을 방법은 없다.

### 4) 간경화(cirrhosis)

(1) 광범위한 섬유화(fibrosis)와 재생 결절(regenerative nodule)을 특징으로 하는 비가역적 만성 간 손상 질환을 말한다.

(2) 증상이 있는 간경화 여성의 임신 결과는 대체로 좋지 않은데 특히 이런 산모에서 식도 정맥류(varix)의 출혈은 모성 사망의 주요 원인이다.

## 2. 담낭과 췌장 질환

### 1) 임신 중의 담낭 질환

(1) 담석증(cholelithiasis)과 담낭염(cholecystitis)

① 임산부 천 명당 한 명꼴로 담낭염이 발생한다.

② 임신 중에는 담즙이 정체되는 경향을 보이기 때문에 담석증의 위험성도 증가한다.

(2) 치료

① 임신 중에 발생하는 급성 담낭염은 대개 담석과 관련성이 있고 치료는 임신이 아닐 때와 비슷하다.

② 예전과는 달리 최근에는 임신 중에도 수술적 치료를 적극적으로 권장하고 있다.

③ 증상이 없는 담석은 치료가 필요없다.

### 2) 췌장염(pancreatitis)

(1) 원인

임신이 아닐 때는 담석과 알코올 남용이 중요하지만 임신일 때는 담석이 대부분의 원인이다.

(2) 임신 중의 췌장염

① 진단과 치료는 임신이 아닐 때와 동일하다.

② 임신 중의 예후는 좋은 편이다.

# 8.11 Hematological disorder

## 1. 빈혈(anemia)

### 1) 정의

(1) 임신이 아닐 때는 혈색소 농도가 12g/dL, 임신일 때는 10g/dL 미만일 때로 정의한다.

(2) 임신 중에는 적혈구 증가량에 비해 혈장 증가량이 훨씬 크기 때문에 정상적으로 혈색소 농도가 감소한다.

### 2) 원인

(1) 후천성 원인에 의한 빈혈

① 철분 결핍성 빈혈(iron - deficiency anemia)

- 급성 실혈과 더불어 임신 중 빈혈의 가장 흔한 원인이다.

**표 8-11** Causes of Anemia During Pregnancy

| Acquired | Hereditary |
|---|---|
| Iron - deficiency anemia<br>Anemia caused by acute blood loss<br>Anemia of inflammation or malignancy<br>Megaloblastic anemia<br>Acquired hemolytic anemia<br>Aplastic or hypoplastic anemia | Thalassemias<br>Sickle - cell hemoglobinopathies<br>Other hemoglobinopathies<br>Hereditary hemolytic anemias |

- 혈청의 ferritin 수치가 15㎍/L 미만의 수치를 보인다면 철분 결핍성 빈혈을 확진할 수 있다.
- 경구 혹은 비경구 요법으로 철분제를 공급하여 치료하고 빈혈이 교정된 후에도 3개월 동안은 치료를 지속해야 한다.

② 급성 실혈로 인한 빈혈(anemia from acute blood loss)

임신 중 빈혈의 흔한 원인으로 응급 처치를 요하는 경우가 많다.

③ 만성 질환과 관련된 빈혈(anemia associated with chronic disease)

- 임신 중에 빈혈을 유발할 수 있는 만성 질환에는 만성 신질환, 염증성 장질환, 전신성 홍반성 낭창, 악성 종양, 류마티스성 관절염 등을 들 수 있다.
- 일반적으로 재조합 적혈구 조혈제(recombinant erythropoietin)로 치료하지만 임신 중에는 사용이 제한된다.

④ 거대적혈모구 빈혈(megaloblastic anemia)
- 임신 중에는 거의 엽산 결핍으로 인해 발생한다.
- 이를 예방하기 위해 미국산부인과학회는 임신 중에 하루에 0.4mg의 엽산을 복용할 것을 권장하고 있다.

(2) 선천성 혈색소병증(hemoglobinopathy)

① 낫모양 적혈구 혈색소 병증(sickle - cell hemoglobinopathy)
- 혈색소 분자 가운데 하나의 베타 사슬 이상으로 나타나는 유전성 질환이다.
- 이 질환을 가지고 있는 산모에게 임신은 상당한 부담이 되고 여러 장기의 허혈과 경색증이 발생하여 사망할 수 있다.
- 태아의 성장 지연과 사산 빈도가 증가하므로 임신 32~34주 이후부터는 매주 산전 진찰을 시행한다.
- 진통과 분만은 심장 질환을 가진 산모와 동일한 방법으로 시행한다.

② 지중해 빈혈(thalassemia)
- 선천적으로 혈색소 분자 알파 또는 베타 사슬 가운데 한 개 이상의 사슬 형성이 부족하여 발생한다.
- 임신 결과는 어떠한 아형의 질환인지에 따라 다르다.

## 2. 혈소판 질환(platelet disorder)

### 1) 임신성 저혈소판증(gestational thrombocytopenia)

임신 제 3분기에 혈소판이 감소되는 경우가 흔한데 이는 정상적인 반응으로 혈장 증가에 의하여 상대적으로 혈소판이 희석되면서 유발된다.

### 2) 면역성 혈소판 감소 자색반(immune thrombocytopenic purpura, ITP)

(1) 병태생리

① 항혈소판 자가 항체에 의해 발생한다.

② 비장과 같은 세망내피계(reticuloendothelial system)에서의 혈소판 파괴가 증가한다.

(2) 치료

① Corticosteroid
- 비장에서의 탐식 작용(phagocytic activity)을 억제하여 효과를 발휘한다.
- 혈소판의 숫자가 50,000/$\mu l$ 미만인 경우에 치료를 고려한다.
- 태반을 쉽게 통과하지 않는 prednisone을 주로 이용하고 하루에 kg당 1mg을 투여한다.

- 2/3에서 혈소판 숫자가 증가하지만 재발이 매우 흔하다.

② Gamma globulin

- Kg당 400mg의 고용량을 5일간 투여한다.
- 2/3의 환자에서 효과가 나타난다.

③ Splenectomy

- Corticosteroid나 immunoglobulin 치료에 반응이 없는 경우 사용한다.
- 60%에서 혈소판이 증가한다.

④ Immunosuppressive drug

임신 중에는 사용하지 않는 것이 좋다.

(3) 임신과의 관계

① 임신이 질환에 미치는 영향

임신으로 인해 병의 재발률이나 활성화 빈도가 증가하는 것은 아니다.

② 질환이 태아에 미치는 영향

- 항혈소판 IgG 항체는 태반을 통과할 수 있으므로 태아에 저혈소판증을 유발할 수 있다.
- 드물지만 진통이나 분만 과정 중에 태아 출혈을 유발해 사망을 야기할 수 있다.

(4) 분만

① 심각한 신생아 혈소판 감소증과 그로 인한 합병증은 드물다.

② 따라서 태아의 혈소판 숫자 측정 검사와 제왕절개를 통한 분만은 필요가 없다.

# 8.12 Diabetes

## 1. 개요

### 1) 정의

(1) 현성 당뇨병(pregestational or overt diabetes)

임신 전부터 당뇨병이 있었던 경우를 말한다.

(2) 임신성 당뇨병(gestational diabetes)

임신 기간 동안 당뇨가 진단된 경우를 말한다.

### 2) 빈도

국내의 임신성 당뇨병 빈도는 2.2~3.6% 정도이다.

### 3) 분류

임신성 당뇨병은 class A에 해당되고 현성 당뇨병은 class B에서 H사이에 해당된다.

**표 8-12** Classification of Diabetes Complicating Pregnancy

| Class | Onset | Fasting Plasma Glucose | 2 - hour Postprandial Glucose | Therapy |
|---|---|---|---|---|
| A1 | Gestational | <105mg/dL | <120mg/dL | Diet |
| A2 | Gestational | >105mg/dL | >120mg/dL | Insulin |
| **Class** | **Age of Onset(yr)** | **Duration(yr)** | **Vascular Disease** | **Therapy** |
| B | Over 20 | <10 | None | Insulin |
| C | 10 to 19 | 10 to 19 | None | Insulin |
| D | Before 10 | >20 | Benign retinopathy | Insulin |
| F | Any | Any | Nephropathy[a] | Insulin |
| R | Any | Any | Proliferative retinopathy | Insulin |
| H | Any | Any | Heart | Insulin |

[a] When diagnosed during pregnancy: 500mg or more proteinuria per 24 hours measured before 20 weeks' gestation.

### 4) 진단

(1) 현성 당뇨병(2011 ADA기준)

: 이전에 제 2형 당뇨병 진단을 받지 않은 산모의 경우 임신 후 첫 병원 방문시 일반 성인에 적용되는 당뇨병 위험인자가 있을 경우 표준 진단기준에 근거해 당뇨병 위험을 평가 받는다.

① HbA1C 6.5% 이상인 경우 ; 미국국립당화혈색소표준화프로그램(NGSP)의 인증을 받은 표준화된 HbA1c 검사법에 근거할 것

② 공복 혈당이 126mg/dL 이상인 경우

③ 무작위로 측정한 혈당 수치가 200mg/dL 이상이면서 다음, 다뇨, 원인 불명의 체중 감소 등 고혈당에 의한 전형적인 증상과 징후가 있는 경우

(2) 임신성 당뇨병

① 선별 검사

**표 8-13** Fifth International Workshop - Conference on Gestational Diabetes : Recommended Screening Strategy Based on Risk Assessment for Detecting Gestational Diabetes(GDM)

| GDM risk assessment : Should be ascertained at the first prenatal visit |
|---|
| • **Low Risk** : Blood glucose testing not routinely required if all the following are present:<br>– Member of an ethnic group with a low prevalence of GDM<br>– No known diabetes in first - degree relatives<br>– Age <25 years<br>– Weight normal before pregnancy<br>– Weight normal at birth<br>– No history of abnormal glucose metabolism<br>– No history of poor obsterical outcome<br>• **Average Risk** : perform blood glucose testing at 24 to 28 weeks using either:<br>– Two - step procedure : 50 - g oral glucose challenge test(GCT), followed by a diagnostic 100 - g oral glucose tolerance test for those meeting the threshold value in the GCT.<br>– One - step procedure : Diagnostic 100 - g oral glucose tolerance test performed on all subjects.<br>• **High Risk** : Perform blood glucose testing as soon as feasible, using the procedures described above if one or more of these are present:<br>– Severe obesity<br>– Strong family history of type 2 diabetes<br>– previous history of GDM, impaired glucose metabolism, or glucosuria. If GDM is not diagnosed, blood glucose testing should be repeated at 24 to 28 weeks or at any time there are symptoms or signs suggestive of hyperglycemia. |

- 시행 대상
  - 저위험군은 선별 검사를 시행할 필요가 없다.
  - 중등도 위험군은 24~28주 사이에 선별 검사를 시행하는데 우리나라 임산부와 같은 동아시아인은 고위험군 산모가 아니라면 여기에 해당한다.
  - 고위험군은 임신이 진단되면 가능한 빨리 선별 검사를 시행하고 이 때 임신성 당뇨가 진단되지 않으면 추후에 다시 선별 검사를 시행한다.
- 시행 방법
  - 50g 경구 당부하 검사(50g oral glucose challenge test)를 시행한다.
  - 이는 마지막 식사 시간과 상관없이 하루 중 아무 때나 50g의 포도당 용액을 섭취하고 1시간 후에 혈당을 측정하는 검사이다.
- 해석
  - 검사 결과에서 기준 수치 이상의 혈당을 보일 경우 양성으로 판정한다.
  - 기준 수치를 140mg/dL로 설정할 경우 80%의 임신성 당뇨 환자를 선별할 수 있고 130mg/dL로 설정할 경우 90%의 환자를 선별해 낼 수 있다.

② 진단적 검사

• 시행 대상

선별 검사 양성인 산모에서 시행한다.

• 시행 방법

- 100g 경구 당부하 검사(100g oral glucose challenge test)를 표준방법으로 이용한다.
- 이는 공복 후 혈당을 측정하고 이어서 100g의 포도당 용액을 섭취한 지 1, 2, 3시간 후에 다시 각각 혈당을 측정하는 검사이다.

**표 8-14** Fifth International Workshop Conference on Gestational Diabetes : Diagnosis of Gestational diabetes by Oral Glucose Tolerance Testing[a]

| Oral Glucose Load | | | | |
|---|---|---|---|---|
| Time | 100 - g Glucose[b] | | 75 - g Glucose[b] | |
| Fasting | 95mg/dL | 5.3mmol/L | 95mg/dL | 5.3mmol/L |
| 1 - h | 180mg/dL | 10.0mmol/L | 180mg/dL | 10.0mmol/L |
| 2 - h | 155mg/dL | 8.6mmol/L | 155mg/dL | 8.6mmol/L |
| 3 - h | 140mg/dL | 7.8mmol/L | – | – |

[a] The test should be performed in the morning after an overnight fast of at least 8h but not more than 14h and after at least 3days of unrestricted diet(≥150g carbohydrate/d) and physical activity. The subject should remain seated and should not smoke during the test.

[b] Two or more of the venous plasma glucose concentrations indicated below must be met or exceeded for a positive diagnosis.

• 해석

측정한 네 개의 혈당 수치 중에서 2개 이상의 수치가 기준치보다 높을 때 임신성 당뇨병으로 진단할 수 있다.

## 2. 임신성 당뇨병

### 1) 모체와 태아에 미치는 영향

(1) 모체에 미치는 영향

① 임신성 당뇨병을 경험한 여성의 50% 이상에서 20년 안에 현성 당뇨병이 발병한다.

② 모체 고혈압과 제왕절개 분만의 빈도가 증가한다.

(2) 태아에 미치는 영향

① 적절한 치료가 이루어지지 않을 경우 주산기 사망률이 증가한다.

② 태아가 과도하게 성장하면서 분만 손상(birth trauma)이 발생할 가능성이 높아진다.

③ 이러한 태아는 일정 기간 성장한 후에 비만과 당뇨병이 발병할 가능성이 높다.

④ 태아 기형은 증가하지 않는다.

⑤ Class $A_1$의 경우는 유산의 위험성이 증가하지 않지만 class $A_2$는 증가한다.
cf. 현성 당뇨병에서는 태아 기형과 유산의 가능성이 증가한다.

## 2) 치료

(1) 원칙

① 적절한 운동과 식이 요법과 치료를 먼저 시작한다.

② 식이 치료에도 불구하고 공복 혈당이 95mg/dL를 넘거나 식후 2시간 혈당이 120mg/dL 이상인 경우에는 인슐린 치료를 시행한다.

(2) 세부 사항

① 식이 요법

- 어떠한 식이 요법이 제일 적당한지에 대해서는 아직 정해져 있지 않다.
- 하지만 일반적으로 임신 전 체중을 기준으로 하루에 평균 30kcal/kg의 식사를 권장한다.

② 운동 요법

임신 중에 적절한 운동을 시행할 경우 임신성 당뇨병의 발생 위험도가 감소하며 비만한 임신성 당뇨병 환자에서는 인슐린 치료를 피할 수도 있다.

③ 혈당 조절

- 인슐린
  - 총 20~30 단위를 아침 식전에 1회 투여하는 것으로 시작하여 혈당에 따라 투여 시간과 용량을 조절한다.
  - 혈당은 하루에 4회 이상은 측정해야 하는데 식전보다는 식후에 측정하는 것이 좋다.
  - Class $A_1$ 환자에서 예방적으로 인슐린 치료를 시행하는 것은 큰 도움이 되지 않는다.
- 경구용 혈당 강하제(oral hypoglycemic agent)
  임신 중에는 사용하지 않는다.

## 3) 분만

미국산부인과학회에서는 초음파로 측정한 태아의 예상 체중이 4,500g 이상인 경우 제왕절개를 시행할 것을 권고하고 있다.

### 4) 분만 후 관리

(1) 분만 후 6~12주 경에 75g 경구 당부하 검사를 시행한다.

(2) 50% 이상의 경우에서 20년 안에 현성 당뇨병이 발병하기 때문에 지속적인 추적 관찰이 필요하다.

(3) 다음 임신에도 재발하는 경향을 보이므로 체중 조절과 운동을 통해 재발을 방지하도록 교육한다.

## 3. 현성 당뇨병

### 1) 모체와 태아, 신생아에 미치는 영향

(1) 태아에 미치는 영향

① 유산

현성 당뇨병 산모가 혈당 조절이 불량한 경우 임신 초기의 유산률이 증가한다.

② 조산

현성 당뇨병 임산부는 임신 35주 이전의 조산의 빈도가 높다.

③ 기형

- 1형 당뇨병 산모의 태아의 주요 기형 발생률은 5%에 달하며 태아 기형은 주산기 사망 원인의 반을 차지한다.
- 수태 직전과 임신 초기의 혈당 조절이 불량할 경우 태아 기형 발생 빈도가 더욱 증가한다.

④ 원인 불명의 사산

- 뚜렷한 원인을 알 수 없는 사산이 현성 당뇨병에서 약 1%의 빈도로 나타난다.
- 대개 태아는 임신 주수에 비해 큰 소견을 보이고 진통이 발생하기 이전에 사망한다.
- 임신 35주 경 혹은 그 이후에 잘 발생한다.

⑤ 양수 과다증

종종 양수 과다증이 동반되는데 정확한 원인은 잘 모른다.

(2) 신생아에 미치는 영향

① 호흡 곤란증

조산으로 인한 태아 폐성숙 지연이 원인이다.

② 저혈당증

- 분만 직후에 혈당의 급격한 저하가 흔히 발생한다.
- 이는 모체의 고혈당에 의해 태아 소도 세포($\beta$-islet cell)의 과증식이 일어나서 발생한다.

③ 저칼슘혈증
- 당뇨병 산모에서 태어난 신생아의 주된 대사 장애이다.
- 원인은 불분명하다.

④ 고빌리루빈혈증
역시 원인은 확실하지 않다.

⑤ 심근 비대
- 비후성 심근병증이 발생하여 울혈성 심부전으로 발달한다.
- 대개 6세 이전에 사라진다.

⑥ 당뇨병의 유전
모체가 현성 당뇨병을 가질 경우 태어난 자식에서 1형 당뇨가 발병할 확률은 1～3%이지만 부모 둘다 1형 당뇨병을 가질 경우에는 20%에 달한다.

⑦ 거대아
모체 혈당이 130mg/dL 이상인 경우 거대아가 발생할 가능성이 높다.

(3) 산모에 미치는 영향

① 모성 사망률 증가
당뇨병을 가진 임산부는 정상 임산부보다 10배 정도 사망률이 높다.

② 자간전증
- 현성 당뇨병 산모는 자간전증 발생률이 높다.
- 특히 당뇨병 관련 합병증을 가지는 class F, R, H 산모에서 자간전증 발생 확률은 36%에 달한다.

③ 케톤산증
- 여러 원인에 의해 당뇨병 산모에서 케톤산증이 발생할 수 있다.
- 비록 발생 빈도는 낮지만 일단 발생하면 태아 손실율은 20%에 이를 정도로 임신 결과가 좋지 않다.

④ 감염
- 현성 당뇨병 산모에서는 거의 모든 종류의 감염이 증가한다.
- 흔히 발생하는 감염증으로는 캔디다 질염, 요로 감염, 호흡기 감염, 산욕기 골반 감염 등을 들 수 있다.

## 2) 처치

(1) 수태전(preconception)

① 임신 초기의 유산과 태아 기형을 예방하기 위해 임신 전부터 교육과 혈당 조절이 이루어져야 한다.

② 식전에 70~100mg/dL, 식후 1시간에 140mg/dL 이하, 식후 2시간에 120mg/dL 이하가 적절한 혈당 수치이다.

③ 당화 혈색소(hemoglobin A1c)는 이전 4~8주의 평균 혈당치를 반영하는 것으로 수치가 10 percent를 넘을 경우 태아 기형의 가장 유의한 위험요인이 된다.

④ 신경관 결손증의 위험성이 높기 때문에 수태 전과 임신 초기에 하루 400mg의 엽산 복용을 권장한다.

(2) 임신 초기(first trimester)

① 이 시기에는 주의 깊은 혈당 조절이 필수적이므로 대개 입원을 권장한다.

② 경구 혈당 강하제는 금기이므로 인슐린을 사용하여 혈당을 조절한다.

③ 목표 혈당치는 아래 표와 같지만 과도한 고혈당이나 저혈당이 초래되지 않도록 개별화된 프로그램이 필요하다.

**표 8-15** Self - Monitored Capillary Blood Glucose Goals

| Specimen | Level(mg/dL) | Specimen | Level(mg/dL) |
|---|---|---|---|
| Fasting | ≤95 | 0200 - 0600 | ≥60 |
| Premeal | ≤100 | Mean(average) | 100 |
| 1 - hr postprandial | ≤140 | Hb A1C | ≤6 |
| 2 -hr postprandial | ≤120 | | |

(3) 임신 중기(second trimester)

태아 기형 유무를 확인하기 위해 16~20주에 모체 혈청의 알파 태아 단백(alpha - fetoprotein)을 측정하고 18~20주에는 정밀 초음파 검사(targeted ultrasound)를 시행한다.

(4) 임신 후기(third trimester)와 분만

① 분만 시기

- 32~34주 경부터는 매주 태아 감시 검사를 시행하며 혈당 조절이 불량한 경우에는 주 2회의 태아 감시 검사를 시행할 것을 권장한다.
- 이러한 검사 소견에서 혈당 조절이 양호하고 태아 감시 검사에 특별한 이상이 없을 경우에는 자연 진통이 나타날 때까지 분만을 연장할 수 있다.
- 그렇지 않은 경우에는 원인 불명의 사산을 방지하기 위하여 태아의 폐성숙을 확인한 후 바로 분만을 시도한다.

② 분만 방식

- 태아가 크지 않거나 자궁 경부 상태가 진통에 적합한 경우에는 유도 분만을 시행할 수 있다.

- 하지만 임상적으로는 많은 경우에서 태아 손상을 방지하기 위해 제왕절개를 시행하고 있다.

③ 분만 중 혈당 조절
- 분만 이후에는 인슐린 요구량이 급격히 감소한다.
- 따라서 분만 당일부터는 지속형 인슐린은 줄이거나 빼고 속효성 인슐린만을 사용한다.
- 진통 중에는 혈당을 자주 측정하고 결과에 따라 속효성 인슐린을 투여한다.

## 4. 피임

- 혈관 질환의 위험성 때문에 호르몬 피임 제제는 잘 사용하지 않는다.
- 또한 감염의 위험성 때문에 자궁내 장치도 권하지 않는다.
- 콘돔과 같은 barrier 방법이나 불임 시술을 흔히 추천한다.

**▶ 2011년에 개정된 ADA guideline에서는 임신성 당뇨와 관련하여 여러 가지 내용이 바뀌었다. 본 책의 내용은 Williams Obstetrics 23판을 기준으로 한 것들이지만, 참고사항으로 주요하게 변경된 guideline 내용을 넣으면 다음과 같다.**

1) Detection and diagnosis of GDM
   (1) Screen for undiagnosed type 2 diabetes at the first prenatal visit in those with risk factors, using Standard diagnostic criteria
   (2) In pregnant women not known to have diabetes, screen for GDM at 24~29 weeks of gestation, using a 75-g 2-h OGTT and the diagnostic cut poins in following table

Screening for and diagnosis of GDM

| Perform a 75-g OGTT, with plasma glucose measurement fasting and at 1 and 2 h, at 24~28 weeks of gestation in women not previously diagnosed with overt diabetes.<br>The OGTT should be performed in the morning after an overnight fast of at least 8 h.<br>The diagnosis of GDM is made when any of the following plasma glucose values are exceeded :<br>① Fasting ≥ 92mg/dL(5.1mmol/L)<br>② 1h ≥ 180mg/dL(10.0mmol/L)<br>③ 2h ≥ 153 mg/dL(8.5mmol/L) |
|---|

   (3) Screen women with GDM for persistent diabetes 6~12 weeks postpartum
   (4) Women with a history of GDM should have lifelong screening for the development of diabetes or prediabetes at least every 3years
   cf) GDM risk assessment 관련 내용은 2011 ADA guideline에서 언급되지 않았다. 다만 첫 번째 방문에서 overt DM이 확인되지 않은 '모든' 임신 여성이 24~28주에 GDM에 대한 screening 및 diagnosis를 받아야 한다는 말이 언급되었다.

cf) 선별검사와 확진검사가 따로 나뉘지 않고 75-g OGTT를 통해 선별 및 확진을 하며 fasting, 1시간 후, 2시간 후, 혈당 검사에서 기준치를 단 한 가지만 넘어도 GDM을 진단할 수 있다고 개정되었다.

2) target maternal capillary glucose concentration in GDM
   (1) Preprandial ≤ 95mg/dL(5.3mmol/L) and either
   (2) 1-h postmeal ≤ 140mg/dL(7.8 mmol/L) or
   (3) 2-h postmeal ≤ 120mg/dL(6.7mmol/L)

3) type 1 or type 2 diabetes 환자에서 임신을 하려하는 경우 임신전 glycemic goal (과도한 저혈당이 오지 않는 범위에서 달성)
   (1) premeal, bedtime, and overnight glucose 60~99mg/dL(3.3~5.4mmol/L)
   (2) peak postprandial glucose 100~129mg/dL(5.4~7.1mmol/L)
   (3) HbA1C < 6.0%

# 8.13 Thyroid and other endocrine disorder

## 1. Thyroid gland

### 1) 임신 중의 모체 갑상샘 생리의 변화

(1) 갑상샘 크기

임신 중에는 갑상샘의 크기가 약간 증가한다.

(2) TBG

에스트로겐에 의해 합성이 촉진되면서 갑상샘 결합 단백(thyroid binding globulin)은 상당량 증가한다.

(3) TSH

① 갑상샘 자극 호르몬(thyroid - stimulating hormone)은 태반을 통과하지 못한다.

② 임신 초기에는 갑상샘에 대해 비슷한 역할을 수행하는 hCG의 증가로 인해서 일시적으로 감소하지만 임신 중반기 이후에는 비임신시와 같은 농도를 유지하게 된다.

(4) $T_4$와 $T_3$

① 갑상샘의 요오드 흡수가 증가되고 혈청 내의 $T_4$(thyroxine)와 $T_3$(triiodothyroxine) 농도는 증가한다.

② $T_4$는 임신 기간 동안 소량이 태아에 전달되는데 이는 태아의 정상적인 두뇌 발달에 필수적이다.

③ 자유 $T_4$및 자유 $T_3$의 농도는 hCG가 최대치에 도달하는 임신 12주 경에는 약간 증가하지만 임신 중기 이후에는 비임신시와 같은 농도를 유지한다.

④ 따라서 임신 중에 갑상샘 기능을 가장 정확하게 측정할 수 있는 지표는 TSH와 free $T_4$이다.

## 2) 갑상샘 질환

(1) 갑상샘 기능 항진증(hyperthyroidism)

① 역학

- 임산부 1,000~2,000명당 한 명 꼴로 발생한다.
- 여러 질환이 갑상샘 기능 항진증을 유발할 수 있지만 그레이브씨병(Grave's disases)이 대부분의 원인을 차지한다.

② 진단

- 임신 중에는 정상적으로 대사가 증가하기 때문에 갑상선 기능 항진증과 비슷한 증상을 보일 수 있어 진단이 쉽지 않다.
- 혈중 TSH의 저하와 free $T_4$의 상승 소견을 보이면 진단할 수 있다.

③ 치료

- 약물 요법
  - 임신 중에는 수술적 치료보다는 약물 치료가 우선이다.
  - Propylthiouracil(PTU)과 methimazole은 둘 다 효과적이지만 임신 중에는 PTU를 주로 사용한다.
  - PTU는 일부가 태반을 통과할 수 있다.
- 수술 요법

  환자가 약물을 잘 복용하지 않는 경우에 갑상샘 절제술을 시행할 수 있지만 임신 중에는 잘 시행하지 않는다.
- 요오드 방사선 동위 원소 치료

  태아 갑상샘까지 파괴할 수 있으므로 임신 중에는 금기이다.

④ 합병증

- 종류
  - 갑상선 중독 발작(thyroid storm)
  - 심부전(heart failure)
- 임상적 특징
  - 갑상샘 항진증이 잘 조절되지 않는 경우에 발생한다.
  - 갑상선 중독 발작보다는 심부전이 임신 중에 비교적 흔하게 나타나는 합병

증이다.

- 갑상샘 중독 발작과 심부전은 치료가 서로 비슷하고 중환자실 가료가 필요하다.

• 치료

- 즉각적인 수액 공급, 전해질 투여, 혈압 조절 등의 일반적인 응급조치를 먼저 시행한다.
- 응급조치가 끝나면 PTU 1g을 경구나 비위관(nasogastric tube)을 통해 투여한다. 이후에는 6시간 간격으로 200mg씩을 투여한다.
- PTU 투여 후 1시간 후부터는 정맥을 통해 500~1,000mg의 sodium iodide를 8시간 간격으로 주입한다. 정맥으로 sodium iodide을 주입하는 대신 경구로 potassium iodide 용액이나 Lugol 용액을 투여할 수도 있다. 만약 iodide에 과민 반응(anaphylaxis)을 가지고 있다면 lithium carbonate 300mg을 6시간 간격으로 대체하여 주입할 수 있다.
- Dexamethsone을 추가적으로 투여할 경우 큰 도움이 될 수 있다. 대개는 2mg의 용량을 6시간 간격으로 4회 정맥 주입한다.
- 필요한 경우 빈맥을 치료하기 위해 $\beta$-blocker를 사용할 수도 있지만 심부전에 미치는 영향을 반드시 고려해야 한다.
- 자간전증, 감염, 빈혈이 동반되어 있을 경우 상황을 극도로 악화시킬 수 있으므로 이러한 동반 질환에 대한 치료도 병행해야 한다.

⑤ 임신에 미치는 영향

• 모체에 미치는 영향

잘 조절되지 않을 경우 자간전증, 심부전, 모성 사망의 빈도가 증가한다.

• 태아에 미치는 영향

**표 8-16** Pregnancy Outcomes in 239 women with Overt Thyrotoxicosis

| Factor | Treated and Euthyroid(n = 149) | Uncontrolled Thyrotoxicosis(n = 90) |
|---|---|---|
| Maternal Outcome | | |
| Preeclampsia | 17(11%) | 15(17%) |
| Heart failure | 1 | 7(8%) |
| Death | 0 | 1 |
| Perinatal Outcome | | |
| Preterm delivery | 12(8%) | 29(32%) |
| Growth restriction | 11(7%) | 15(17%) |
| Stillborn | 0/59 | 6/33(18%) |
| Thyrotoxicosis | 1 | 2 |
| Hypothyroid | 4 | 0 |
| Goiter | 2 | 0 |

- 갑상샘 자극 항체가 태반을 통과하여 태아에게 전달되어 태아의 갑상선 기능 항진증을 유발할 수 있다.
- 반대로 산모에게 투여된 항갑상샘 약제가 태반을 통과하여 태아의 갑상샘 기능 저항증을 유발할 수도 있다.
- 그 밖에도 유산이나 사산, 태아 성장 지연이나 조산의 빈도도 증가한다.

(2) 갑상샘 기능 저하증(hypothyroidism)

① 역학

- 갑상샘 기능 저하증은 불임과 임신 초기의 유산을 유발하는 경우가 흔하기 때문에 임신 중에는 흔하지 않다.
- 자가 면역 항체에 의한 갑상샘 파괴가 가장 흔한 원인이다.

② 진단

혈중 TSH의 상승과 free $T_4$의 저하 소견을 보이면 진단할 수 있다.

③ 치료

- 갑상샘 호르몬을 투여하는데 주로 이용되는 것은 levothyroxine(Synthyroid®)이다.
- 매일 50~100㎍을 투여하는데 4~6주 간격으로 혈청 $T_4$ 수치를 측정하여 용량을 조절한다.

④ 임신에 미치는 영향

- 산모에서는 자간전증, 태반 조기 박리, 심부전의 빈도가 증가한다.
- 태아에서는 저체중 출생아, 자연 유산, 사산, 조산의 빈도가 증가한다.
- 태아가 출생한 이후 성장 과정에서 신경 및 지능 발달이 약간 저하된다는 연구도 있다.

**표 8-17** Pregnancy Complications in 112 Women with Hypothyroidism

| Complications | Hypothyroidism(%) | |
|---|---|---|
| | Overt(n = 49) | Subclinical(n = 63) |
| Preeclampsia | 31 | 16 |
| Abruptio placentae | 8 | 0 |
| Cardiac dysfunction | 3 | 2 |
| Birthweight less than 2,000g[a] | 31 | 19 |
| Stillbirths | 8 | 2[b] |

[a] Preterm or term delivery were the only outcomes reported by Abalovich and colleagues(2002).
[b] One infant died from syphilis.

## 2. Parathyroid gland

### 1) 부갑상샘 기능 항진증(hyperparathyroidism)

(1) 개요

① 종양이나 증식에 의해 부갑상샘 호르몬의 분비가 과다해지는 질환을 말한다.

② 고칼슘혈증이 가장 특징적이다.

(2) 임신과의 관계

① 임신이 질환에 미치는 영향

임신이 되면 증상이 호전되는데 이는 혈중 칼슘이 태아로 많이 이동하고 또한 산모 신장을 통해 다량이 배설되기 때문이다.

② 질환이 임신에 미치는 영향

- 사산, 조산이 증가한다.
- 태아는 반대로 부갑상샘 기능이 억제되어 신생아 강직증(tetany)이 발생하는 경우가 있다.

(3) 치료

증상이 있는 산모는 임신 중에라도 수술적 치료를 받는 것이 좋다.

### 2) 부갑상샘 기능 저하증(hypoparathyroidism)

(1) 대부분 부갑상샘 제거술을 받은 경우에서 발생한다.

(2) 태아에 전달되는 칼슘이 저하되면서 태아의 부갑상선 기능 항진증이 나타난다.

## 3. Pituitary gland

### 1) 프로락틴 분비 종양(prolactinoma)

(1) 개요

① 종양에서 프로락틴이 과다 분비되어 무월경, 유즙 분비, 고프로락틴 혈증을 유발하는 질환을 말한다.

② 1cm보다 작은 경우 미세 선종(microadenoma), 큰 경우에는 거대 선종(macroadenoma)으로 불린다.

(2) 진단

① 미세 선종

- 임신 중 특별한 문제를 일으키지 않는 경우가 많다.
- 주기적으로 두통이나 시력 이상 등의 증상 유무를 물어본다.

② 거대 선종

- 임신 중에 종양의 증가로 시야 장애, 두통, 요붕증 등의 증상이 유발되는 경

우가 흔하다.

- 각 분기(trimester)마다 시야 검사를 시행하고 증상이 있는 경우에는 CT, MRI를 시행한다.
- 임신 중에는 정상적으로 혈청의 프로락틴 수치가 증가하기 때문에 이 호르몬 검사는 시행할 필요가 없다.

(3) 치료

① 증상이 있는 경우 bromocriptine 치료를 시행한다. 이 약물은 임신에 특별한 악영향을 미치지 않는다.

② 약물 치료에 반응이 없는 경우 수술적 치료를 시행한다.

## 2) 시한 증후군(Sheehan syndrome)

(1) 산과적 출혈로 인해 뇌하수체 전엽의 허혈성 괴사가 발생하여 뇌하수체 기능 저하증이 유발되는 질환을 말한다.

(2) 과다 출혈을 경험한 산모가 출산 이후 저혈압, 빈맥, 저혈당 및 모유 생산이 안 되는 증상이 발생할 경우 의심할 수 있다.

# 8.14 Connective tissue disorder

## 1. 면역 매개성 결합 조직 질환(immune - mediated connective tissue disorder)

### 1) 전신성 홍반성 루푸스(systemic lupus erythematosus, SLE)

(1) 정의

일종의 유전 질환으로 자신의 항원에 대한 자가 항체가 생성되어 조직과 세포가 손상되는 질환을 말한다.

표 8-18 Some Autoantibodies Produced in Patients with Systemic Lupus Erythematosus

| Antibody | Incidence(%) | Clinical Associations |
|---|---|---|
| Antinuclear | 84～98 | Multiple antibodies; repeat negative test makes lupus unlikely |
| Anti - dsDNA | 62～70 | Specific for systemic lupus erythematosus - associated with nephritis and lupus activity |
| Anti - Sm | 30～38 | specific for lupus |
| Anti - RNP | 33～40 | Present in lupus; correlates with myositis, esophageal dysmotility; defining antibody for mixed connective tissue disease |
| Anti - Ro(SS - A) | 30～49 | Sjögren syndrome, cutaneous lupus, antinuclear antibody - negative lupus, neonatal lupus with heart block |
| Anti - La(SS - B) | 10～35 | Present in lupus - possibly decreased risk of nephritis: Sjögren syndrome |
| Antihistone | 70 | Common in drup - induced lupus(95%) |
| Antiphospholipid | 21～50 | Lupus anticoagulant and anticardiolipin antibodies associated with thrombosis, fetal loss, thrombocytopenia, valvular heart disease; false - positive test for syphilis |
| Anti - erythrocyte | 60 | Overt hemolysis uncommon |
| Antiplatelet | 30 | Thrombocytopenia(15%) |

(2) 임상 양상

① 여러 장기가 침범되므로 굉장히 다양한 증상이 나타난다.

② 흔한 증상으로는 피로감, 발열, 관절염, 피부 발진 등을 들 수 있다.

(3) 검사실 소견

① 항핵 항체(antinuclear antibody) 검사는 가장 좋은 선별 검사이지만 특이도는 떨어진다.

② 항이중가닥 DNA항체(anti - ds DNA antibody)와 항Sm 항체(anti - Sm antibody) 검사는 루푸스에 대해 상대적으로 특이도가 좋다.

(4) 진단

다음 표의 11가지 항목 중에 4가지 이상이 존재한다면 진단할 수 있다.

**표 8-19** The 1997 Revised Criteria of American Rheumatism Association for Systemic Lupus Erythematosus

| Criteria[a] | Comments |
|---|---|
| Malar rash | Malar erythema |
| Discoid rash | Erythematous patches, scaling, follicular plugging |
| Photosensitivity | |
| Oral ulcers | Usually painless |
| Arthritis | Nonerosive involving two or more peripheral joints |
| Serositis | Pleuritis or pericarditis |
| Renal disorder | Proteinuria greater than 0.5g/day or >3+dipstick, or cellular casts |
| Neurological disorders | Seizures or psychosis without other cause |
| Hematological disorders | Hemolytic anemia, leukopenia, lymphopenia, or thrombocytopenia |
| immunological disorders | Anti-dsDNA or anti-Sm antibodies, or false-positive VDRL, IgM or IgG anticardiolipin antibodies, or lupus anticoagulant |
| Antinuclear antibodies | abnormal titer of ANAs |

VDRL=Venereal Disease Research Laboratory.
a If four criteria are present at any time during course of disease, systemic lupus can be diagnosed with 98-percent specificity and 97-percent sensitivity.

(5) 임신과의 관계

① 임신이 질환에 미치는 영향

임신이 되면 질환의 1/3은 호전되고, 1/3은 악화되며, 나머지 1/3은 변화가 없다.

② 질환이 임신에 미치는 영향

- 모체와 태아에 미치는 악영향
  - 자간전증이 흔하게 나타난다.
  - 조산과 사산 발생 빈도가 높아진다.
  - 태아 성장 지연과 주산기 사망 빈도가 높아진다.
  - 신생아 루푸스, 선천성 심장 차단(congenital heart block)이 유발된다.

**표 8-20** Maternal and Perinatal Effects of Systemic Lupus Erythematousus

| Outcome | Description |
|---|---|
| Maternal | |
| Lupus flare | Overall a third flare during pregnancy<br>Flare can be life threatening(1 in 20 chance)<br>Flares associated with worse perinatal outcomes<br>Prognosis worse if antiphospholipid antibodies present<br>Increased incidence common with nephritis |
| Preeclampsia | Controversial if incidence is increased |
| Preterm labor | Increased |
| Perinatal | |
| Preterm delivery | Increased with preeclampsia |
| Growth restriction | Increased |
| Stillbirth | increased, especially with antiphospholipid antibodies |
| Neonatal lupus | About 10% incidence(transient except for heart block) |

- 좋은 예후를 보이는 경우
  - 임신 6개월 전부터 질환의 활동성이 없는 경우
  - 단백뇨나 신기능 저하 등의 신장 침범 증후가 없는 경우
  - 중복 자간전증이 발생하지 않은 경우
  - 항인지질 항체가 없는 경우

(6) 임신 중 처치

① 질환의 평가

- 임신 중에는 여러 가지 임상 상황을 토대로 질환의 악화 여부를 자세히 관찰해야 한다.
- $C_3$, $C_4$, $CH_{50}$의 수치가 낮아지거나 항 DNA 항체가 증가할 경우 질환의 악화를 의심해 보아야 한다.
- 혈청의 간효소 수치를 자주 측정하여 간 침범 여부를 파악한다.
- 새로이 단백뇨가 나타나거나 기존의 단백뇨가 악화될 경우 임신 결과가 좋지 않으므로 자주 소변 검사를 시행하도록 한다.

② 약물 치료

- 비스테로이드성 항염증제(NSAID)
  - 경증의 관절통이나 장막염(serositis)의 치료에 효과적이다.
  - 태아 동맥관 조기 폐쇄의 위험성이 있으므로 임신 24주 이후에는 사용하지 않는다.

- 스테로이드(corticosteroid)
  - 중증인 경우에 사용한다.
  - Prednisone을 하루에 1~2mg/kg의 용량으로 투여하기 시작하여 증상이 완화되면 하루에 10~15mg이 될 때까지 서서히 감량한다.
  - 스테로이드를 사용할 경우 임신성 당뇨의 발생률이 높아지니 주의 깊게 관찰해야 한다.
- 세포 독성제 및 면역 억제제(immunosuppressive and cytotoxic agent)
  - Azothioprine과 cyclophosphamide가 대표적이다.
  - 임신 중에는 잘 사용하지 않는다.
- 항말라리아 약제(antimalarials)
  - 피부 병변을 조절하는데 도움을 준다.
  - 대반을 통과하지만 기형을 유발하지는 않기 때문에 임신 중에도 사용이 가능하다.
- 항체 기반 면역 흡수 치료(long - term antibody - based immunoabsorption)
  - 혈중에서 자가 항체와 지질단백질을 제거하는 치료를 말한다.
  - 다른 치료에 반응이 없는 임산부에서 사용한다.

## 2) 항인지질 항체 증후군(antiphospholipid antibody syndrome, APS)

(1) 항인지질 항체(APA)와 항인지질 항체 증후군(APS)

① 항인지질 항체(antiphospholipid antibody, APA)의 종류

- Lupus anticoagulant(LAC)
- Anticardiolipin antibody(ACA)

② 항인지질 항체 증후군(APS)의 정의

항인지질 항체(APA)와 연관되어 반복적인 혈관 혈전증(arterial or venous thrombosis), 혈소판 감소증(thrombocytopenia), 태아 소실과 사산(fetal loss and stillbirth)등이 유발되는 질환을 말한다.

(2) 항인지질 항체 증후군의 진단

① 항인지질 항체 검사법

- 종류
  - LAC : aPTT나 dRVVT 등의 비특이적 응고 검사를 이용한다.
  - ACA : ELISA를 이용하는데 결과는 negative, low, medium, high positive의 4단계로 표기한다.
- 항인지질 항체 검사를 시행해야 하는 적응증

**표 8-21** Indications to Identify Lupus Anticoagulant and Antiphospholipid Antibodies

| |
|---|
| Recurrent pregnancy loss |
| Unexplained second - or third - trimester loss |
| Early - onset severe preeclampsia |
| Venous or arterial thrombosis |
| Unexplained fetal growth restriction |
| Autoimmune or connective tissue disease |
| False - positive serological test for syphilis |
| Prolonged coagulation studies |
| Positive autoantibody tests |

② 항인지질 항체 증후군의 진단 기준

- 임상 소견

혈전증(vascular thrombosis), 태아 소실 또는 사산(fetal loss or stillbirth)의 두 가지 임상 소견 중에 한 가지는 반드시 존재해야 한다.

- 검사 소견

– LAC activity, medium~high positive IgG ACA, medium~high positive IgM ACA의 세 가지 검사 소견 중에 반드시 두 가지 이상이 존재해야 한다.

– 또한, 검사를 6주 간격을 두고 반복하였을 때에도 같은 소견이 나와야 한다.

**표 8-22** Classification Criteria for the Antiphospholipid antibody Syndrome

| Criteria | |
|---|---|
| **Clinical** | |
| Thrombosis | Un |
| Pregnancy | On |
| **Laboratory** | |
| Anticardiolipin antibodies | IgE or IgM isotypes in medium to high titers at least 6 weeks apart |
| Lupus anticoagulant | Identified twice, at least 6 weeks apart |

(3) 항인지질 항체(APA)가 임신에 미치는 영향

① 탈락막의 혈관 병변(decidual vasculopathy)과 태반 경색(placental infarction)을 유발한다.

② 태아 발육 지연이나 유산, 사산의 빈도가 증가한다.

③ 조발성 자간전증(early - onset preeclampsia)의 발생 가능성이 높아진다.

(4) 항인지질 항체를 가지고 있는 여성의 임신 중의 치료 지침

① 치료 원칙

- 우연히 항인지질 항체를 가지고 있는 것이 발견되었고 혈전증이나 산과적 문제가 없는 임산부는 치료가 필요 없다.

- 아직 어떠한 치료를 누구한테 시행해야 하는지에 대해서는 명확한 결론이 없고 각각의 임상 상황에 맞추어 치료를 시행하고 있다.

② 치료의 적응증

- 혈전증(thromboembolic event)의 과거력과 항인지질 항체를 가지고 있는 임산부
- 원인 불명의 임신 2분기 및 3분기의 태아 사망 과거력이 있으면서 고역가의 항체를 가지고 있는 임산부
- 반복적인 초기 유산의 과거력과 고역가의 항체를 가지고 있는 임산부

③ 치료 종류

- 저용량 아스피린(low - dose aspirin)
  - 매일 60~80mg을 복용한다.
- 헤파린(heparin)
  - 12시간마다 5,000~10,000 단위를 피하 주사한다.
  - 최근에는 헤파린의 부작용을 줄이기 위해 저분자량 헤파린(low - molecular - weight heparin)으로 대체하여 사용하는 경우가 많다.
- 겉질스테로이드(glucocorticoid)
  - 항인지질 항체 치료에 1차적으로 사용하지 않는다.
  - 대개는 결체 조직 질환에 의해 항인지질 항체가 동반된 경우에서 사용한다.
  - 임신 중에 사용할 경우 여러 가지 부작용을 유발할 수 있으므로 가장 낮은 용량으로 사용해야 한다.
- 면역 글로불린(immunoglobulin)
  - 다른 1차 치료에 반응을 하지 않는 경우에 사용한다.
  - 하루에 0.4g/kg의 용량을 5일간 투여하고 이를 매달 반복한다.
- 면역 억제 치료(immunosuppressive therapy)

  임신 중에는 잘 사용하지 않는다.

## 3) 류머티스 관절염(rheumatoid arthritis)

(1) 정의

① 손과 발의 소관절의 대칭적 다발성 관절염을 특징으로 하는 만성 염증성, 자가면역성 질환이다.

② 혈관염이나 폐 증상과 같은 관절외 증상(extra - articular manifestation)도 유발한다.

(2) 질환이 임신에 미치는 영향

① 전반적인 임상적 경과는 임신 기간 동안에는 호전되나 출산 후에는 악화되는 경우가 흔하다.

②이는 임신 중 분비되는 성호르몬이 관절염 형성 기전에 관여하여 이를 방해하기 때문인 것으로 생각된다.

(3) 임신 중 치료

① 임신 중의 치료는 아직까지 확실히 정립된 바 없고 임신이 아닐 때와 비슷하게 치료한다.

② 가장 중요한 치료 약제인 아스피린과 비스테로이드성 항염증제(NSAID)는 태아와 신생아에 악영향을 미칠 수 있으므로 꼭 필요한 경우에서만 최소 용량으로 사용한다.

③ 그 밖의 약제들도 필요한 경우에는 사용할 수 있지만 역시 안전성이 확립되지는 않았다.

### 2. 유전성 결합 조직 질환(inherited connective tissue disorder)

#### 1) 말판 증후군(Marfan syndrome)

상염색체 우성 결합 조직 질환으로 임신 중에는 대동맥 박리나 동맥류 파열의 위험성이 매우 높아진다.

#### 2) Ehlers - Danlos syndrome

여러 형태의 유전 양식을 보이는 결합 조직 질환으로 임신 중에 조기 양막 파수, 조산, 제왕절개의 위험성이 높아진다.

## 8.15 Neurological and psychiatric disorder

### 1. 신경과적 질환(neurological disorder)

#### 1) 두통(headache)

(1) 개요

① 임신 중에 가장 흔하게 나타나는 신경학적 증상이다.

② 대부분이 긴장성 두통 혹은 편두통이다.

(2) 분류

① 긴장성 두통(tension headache)

머리와 목 뒤의 근육의 긴장과 통증을 주된 특징으로 하는 두통으로 대개는 자연 해소된다.

② 편두통(migraine headache)

- 정의

주기적인 심한 두통과 자율 신경계 기능 이상을 주된 특징으로 하는 신경혈관성 질환이다.

- 임신 중의 치료
  - 대부분의 편두통은 aspirin, ibuprofen, acetaminophen 등의 단순 진통제에 잘 반응하고 임신 중의 단기 사용은 큰 문제가 없다.
  - 전조 증상(aura)이 있는 편두통에 흔히 사용되는 ergotamine은 임신 중에는 사용해서는 안 된다.
  - 세로토닌 수용체 작용제인 sumatriptan은 임신 중에 사용해도 안전한 것으로 생각된다.

## 2) 발작 질환(seizure disorder)

(1) 역학

① 두통에 이어 임신 중에 두 번째로 흔한 신경과적 질환이다.

② 전체 임산부의 0.5%는 간질(epilepsy)을 가지고 있다.

(2) 간질과 임신과의 관계

① 임신이 간질에 미치는 영향

- 빈도
  - 간질 발작의 빈도는 35%에서는 증가하고 15%에서는 감소하며 50%는 변화가 없다.
  - 간질 발작의 빈도가 증가한 임산부의 대부분은 약물 농도의 감소가 그 원인으로 생각된다.
- 임신 중 약물 농도의 감소 원인
  - 오심과 구토로 복용을 잊는 경우가 많다.
  - 장의 운동성이 감소되고 제산제를 사용하는 경우가 많아 약물 흡수가 저해된다.
  - 혈장량이 늘어나므로 상대적으로 약물의 농도가 낮아진다.
  - 간, 혈장, 태반에서의 효소 생성이 증가하여 약물 대사가 증진된다.

- 신장 관류량이 증가하여 약물 배설이 증가된다.
- 태아 기형이 염려되어 산모 스스로 약물을 끊는 경우가 많다.

② 간질이 임신에 미치는 영향

- 태아의 선천성 기형 빈도가 증가한다.
- 예전에는 여러 산과적 합병증의 빈도도 증가한다는 보고가 많았지만 최근의 연구에서는 그렇지 않다는 보고들도 발표되고 있다.

(3) 치료

① 치료 방침

정확한 치료 원칙은 정립된 바 없지만 임상의들은 대체로 다음과 같은 방법을 흔히 사용한다.

② 치료방법

- 임신 전부터 임신 제1삼분기까지 엽산을 복용한다.
- 가능하다면 많은 약제의 병용 요법은 피하고 기형 유발 효과가 작은 단일 제제를 가장 적은 용량으로 사용하는 것이 바람직하다.
- 임신 초기에는 오심과 구토로 인해 약물 농도가 떨어지는 경우가 흔하므로 이러한 경우에는 항구토 치료를 병행하는 것이 좋다.
- 체내의 약물 농도를 일정하게 유지하게 위해 환자의 약물 순응도를 평가하고 필요한 경우에는 혈청 약물 농도를 측정한다.
- 태아 기형의 발생 위험도가 높기 때문에 임신 중기에 정밀 초음파 검사를 시행하는 것이 좋다.
- 페니토인을 복용하고 있는 산모에게 신생아 출혈성 질환을 예방하기 위해서 임신 후반기에 비타민 K를 정주하는 경우가 있으나 이에 대한 효과는 확실하지 않다.
- 분만 후에는 피임에 관한 상담을 하는데 흔히 사용하는 항경련제는 간에서의 효소 생성을 증가시키기 때문에 경구 피임약의 효과가 떨어질 수 있다는 것을 반드시 주지시킨다.

## 2. 정신과적 질환(psychiatric disorder)

### 1) 산후 우울 기분 장애(postpartum blue)

(1) 분만 첫 주에 흔히 발생하는 정서 장애 상태로 절반의 산모가 경험한다.

(2) 과장된 감정 기복 상태가 특징으로 불면증, 슬픔, 우울증, 불안, 안절부절한 모습 등을 보인다.

(3) 몇 시간 동안 슬픈 기분으로 있다가도 금방 완전히 회복되며 다음 날에 이러한 상

태가 반복된다.

(4) 대개는 안정 치료로 호전되지만 일부는 심한 정신 질환으로 발전할 수 있으므로 주의 깊게 살펴보아야 한다.

### 2) 산후 우울증(postpartum depression)

(1) 정의

① 분만 후 4주 이내에 발생하는 우울증을 말한다.

② 증상은 적어도 2주 이상은 지속되어야 한다.

(2) 임상적 특징

① 전체 산모의 10~15%에서 발생하고 대개는 6개월 이내에 점차적으로 호전된다.

② 필요한 경우 약물 치료를 시행하는데 이러한 약제의 대부분은 모유수유에 큰 지장이 없다.

### 3) 산후 정신병(postpartum psychosis)

(1) 분만 후 2주 이내에 나타나는 가장 심한 형태의 정신 장애로 흔히 원래부터 가지고 있던 양극성 장애(bipolar disorder)로 인해 발생한다.

(2) 망상, 환각, 병식 소실, 감정 장애가 주된 이상 소견이다.

(3) 입원 후 약물 치료가 대부분 필요하다.

(4) 자살과 영유아 살해 등을 유발할 수도 있으므로 주의 깊게 살펴보아야 한다.

# 8.16 Dermatological disorder

## 1. 임신 중의 생리적인 피부 변화

### 1) 과다 색소 침착(hyperpigmentation)

(1) 임신 중에는 멜라닌 침착으로 인해 피부 색깔이 짙어지는 경우가 흔하다.

(2) 원래부터 색깔이 짙은 유륜, 회음, 배꼽 부위나 겨드랑이와 같은 접히는 부위의 색소 침착이 두드러진다.

(3) 백색선(linea alba) 부위도 짙어지면서 흑색선(linea nigra)으로 변한다.

(4) 얼굴 부위에도 색소가 침착되면서 기미(melasma)가 증가하는데 이는 자외선으로 악화되는 특징이 있다.

### 2) 점(nevi)

임신 중에 커지고 악성화되는 빈도가 높을 것으로 생각하기 쉽지만 실제로는 그렇지 않다.

### 3) 모발 성장의 변화(change in hair growth)

임신 호르몬의 영향으로 모발이 성장하는 경향을 보이고 경미한 다모증이 흔히 나타난다.

### 4) 혈관 변화(vascular change)

(1) 말초 혈관의 저항이 저하되면서 피부 혈류가 크게 증대된다.

(2) 에스트로겐의 영향으로 소혈관의 변화가 흔히 나타나는데 거미 혈관종(spider angioma), 수장 홍반(palmar erythema), 모세 혈관종(capillary hemangioma)이 대표적이다.

## 2. 임신 중의 피부 가려움 질환

### 1) 임신 소양성 두드러기성 구진 및 판(pruritic urticarial papules and plaques of pregnancy, PUPPP)

(1) 개요

임신 중에 가장 흔한 피부 가려움 질환이다.

(2) 임상적 특징

① 임신 후반기에 나타나는 극심한 소양성 표피성 발진(intensely pruritic cutaneous eruption)이 중요한 증상이다.

② 주된 피부 병변은 홍반성 두드러기성 구진 및 판(erythmatous urticarial papules and plaques)의 형태로 나타난다.

③ 이러한 피부 병변은 처음에 복부에서 발생하여 점차적으로 엉덩이, 넓적다리, 사지로 퍼져 나간다.

④ 병변은 얼굴까지 퍼지지만 표피 박리(excoriation)가 나타나는 경우는 드물다.

⑤ 초산모나 쌍둥이를 임신한 여성에서 흔히 나타나고 다음 임신에 잘 재발되지 않는다.

⑥ 임신 결과에는 큰 영향을 미치지 않는다.

(3) 치료

① 가려움증을 완화시켜 주는 대증 요법을 사용한다.

② 대부분의 산모는 경구 항히스타민제와 피부 완화제, 국소 겉질스테로이드 크림이나 연고로 치료가 가능하다.

③ 치료로 가려움증이 없어지는 경우에는 경구로 겉질스테로이드를 복용한다.

### 2) 임신 헤르페스(herpes gestationis)

(1) 개요

'herpes'라는 용어를 사용하고 있지만 'herpes virus'와는 관련성이 없는 비감염성 자가 면역성 수포성 피부 발진 질환이다.

(2) 임상적 특징

① 임신 후반기에 나타나는 극심한 소양성 광범위 발진(extremely pruritic wide-spread eruption)이 중요한 증상이다.

② 피부 병변은 홍반성, 부종성 구진(erythematous and edematous papule)에서 크고 긴장성인 수포(large, tense vesicle and bulla)까지 다양한 형태로 나타난다.

③ 이러한 피부 병변은 복부와 사지에 호발한다.

④ 병변은 임신 기간 내내 악화와 완화가 반복되고 분만 중에 심한 발적(flare)이 흔하다.

⑤ 경산모에서 흔히 나타나고 다음 임신에 더 이른 시기에 더 심하게 재발하는 경향을 보인다.

⑥ 조산이나 태아 성장 제한 등과 관련이 있다는 보고가 있지만 확실하지는 않다.

(3) 치료

① 가려움증을 완화시켜 주는 대증 요법을 사용한다.

② 일부의 산모는 경구 항히스타민제와 피부 완화제, 국소 코르티코스테로이드 크림이나 연고로 치료가 가능하다.

③ 하지만, 대부분의 산모는 경구 겉질스테로이드를 복용하여 치료한다.

### 3) 임신 가려움증(pruritis gravidarum)

(1) 엄밀한 의미에서 일차 피부 질환은 아니고 임신성 간내 쓸개즙 정체(intrahepatic cholestasis of pregnancy)에 의해 발생하는 이차 피부 질환이다.

(2) 담즙산염(bile salt)이 피부에 축적되면서 가려움증을 유발한다.

### 4) 임신 가려움 발진(prurigo of pregnancy)

(1) 임신 25~30주에 나타나는 피부 가려움 병변이 주된 증상이다.

(2) 피부 병변은 작고 빠르게 박리(excoriation)되는 특징을 보이고 이는 주로 아래팔(forearm)이나 몸통(trunk)에 나타난다.

(3) 치료는 대증 요법이고 항히스타민제나 국소 겉질스테로이드 크림을 주로 사용한다.

### 5) 임신 소양성 모낭염(pruritic folliculitis of pregnancy)

(1) 임신 후반에 나타나는 매우 드문 물집 고름성 발진(pustular eruption) 피부 질환이다.

(2) 홍반(erythmatous patch) 주변을 에워싸고 있는 무균성 물집 고름(sterile pustule)이 주된 피부 병변이다.

(3) 가려움증은 심하지 않으나 오심, 구토, 설사, 발열 등의 전신 증상이 흔하다.

(4) 전신 겉질스테로이드와 이차 감염 예방을 위한 항생제 치료를 시행한다.

**표 8-23** Dermatosis Unique to Pregnancy

| Disorder | Frequency | Clinical Characteristics | Histopathology | Perinatal Outcome | Treatment | Comments |
|---|---|---|---|---|---|---|
| Pruritus gravidarum (cholestasis of pregnancy) | Common (1～2%) | Onset in third trimester; intense pruritus; generalized; excoriations common | Nonspecific; no primary lesions, but excoriations common | Perinatal morbidity increased | Antipruritics, cholestyramine, ursodeoxycholic acid | Mild form of cholestatic jaundice; recurs in subsequent pregnancies |
| Pruritic urticarial papules and plaques of pregnancy (PUPPP) (polymorphic eruption of pregnancy) | Common (0.25～1%) | Onset usually in third trimester; intense pruritus; patchy or generalized on abdomen, thighs, arms, buttocks; erythematous papules, urticarial papules, plaques | Lymphocytic perivascular infiltrate; negative immunofluorescence | No adverse effects | Antipruritics, emollients, topical steroids, oral steroids if severe | Common in nulliparas and twins; seldom recurs in subsequent pregnancies |
| Prurigo of pregnancy (prurigo gestationis, papular dermatitis) | Uncommon (1:300～1:2400) | Onset in late second or early third trimester; localized or generalized; 1～5mm pruritic papules; excoriations common | Lymphocytic perivascular infiltrate; parakeratosis; acanthosis; negative immunofluorescence | Probably unaffected | Antipruritics, topical steroids, oral steroids if severe | Prurigo gestationis localized to forearms and trunk; papular dermatitis is generalized; does not recur in subsequent pregnancies |
| Herpes gestationis (pemphigoid gestationis) | Rare (1:10,000) | Onset in second or third trimester, sometimes 1～2 weeks postpartum; severe pruritus; abdomen, extremities, or generalized; urticarial papules and plaques, erythema, vesicles, and bullae | Edema; infiltrate of lymphocytes, histiocytes, and eosinophils; C3 and IgG deposition at basement membrane | Possibly increased preterm birth; transient neonatal lesions (5～10%) | Antipruritics, topical steroids, oral steroids if severe | Autoimmune HLA-=related; seen with trophoblastic disease; exacerbations and remissions during pregnancy and postpartum common; recurrence common; neonatal skin lesions in 10% |
| Pruritic folliculitis of pregnancy (impetigo herpetiformis) | Rare | Onset in third trimester; local, then generalized; erythema with marginal sterile pustules; mucous membranes involved; systemic symptoms | Microabscesses; spongiform pustules of Kogoj; neutrophils | Maternal sepsis common | Antimicrobials, oral steroids | Possibly pustular psoriasis; persists for weeks to months postpartum; usually does not recur with subsequent pregnancies |

# 8.17 Neoplastic disease

## 1. 유방암

### 1) 임신과 유방암과의 관계

(1) 임신이 유방암의 경과에 영향을 미치지는 것은 아니고 또한 치료적 유산이 질환의 예후에 영향을 미치지도 않는다.

(2) 하지만 임신 중에 유발된 유방 변화로 인해 진단과 치료가 늦어져 임신이 아닐 때에 비해 진행된 병기를 보이는 경우가 많다.

### 2) 진단

(1) 임신이 아닐 때와 큰 차이는 없다.

(2) 임신 중에 유방 종괴가 발견될 경우 초음파, 미세 바늘 흡인술, 유방 생검 등의 검사를 즉각적으로 시행해야 한다.

### 3) 치료

(1) 임신으로 인해 수술적 치료가 연기되어서는 안 된다.

(2) 유방 보존 수술(breast conserving surgery) 후에 일반적으로 시행하는 추가 방사선 치료(adjunctive radiotherapy)는 임신 중에는 시행하지 않는다.

(3) 림프절 양성이거나 말기 암인 경우에 시행하는 항암제 치료는 임신 중에도 시행한다. 항상 그런 것은 아니지만 항암제 치료는 임신 초기라면 치료적 유산 후에, 분만이 멀었다면 곧바로, 분만이 가까워졌다면 분만을 먼저 시도한 후 시행하는 것이 일반적이다.

## 2. 자궁 경부암

### 1) 상피내 종양(intraepithelial neoplasia)

(1) 진단적 검사

① 자궁 경부 도말 검사(Papanicolaou smear)

- 임신 중에는 비정상 자궁 경부 세포 병변(abnormal cervical cytology)의 빈도가 높아진다.
- 검사 결과가 ASCUS로 나온 경우 임신이 아닐 때와 같은 방식으로 추가 검사를 시행한다.
- 검사 결과가 고위험 병변(HSIL)으로 나온 경우 자궁 경부 확대경(colposcopy)

검사를 시행한다.

② 자궁 경부 확대경 검사(colposcopy)

- 자궁 경부 확대경 검사에서 악성이 의심되는 병변이 보일 경우 곧바로 조직 검사(colposcopically directed biopsy)를 시행하는데 이는 임신 중에도 큰 문제를 일으키지 않는다.
- 만약 자궁 경부 확대경 검사 결과가 애매할 때는 6~12주 내에 다시 한 번 검사를 시행한다.
- 조직 검사와 흔히 같이 시행하는 자궁 경관 안쪽 소파술(endocervical curettage)은 양막 파수의 위험성이 있으므로 임신 중에는 절대 금기이다.

③ 자궁 경부 원형 절개술(conization)

- 고위험 병변이 있을 때 악성 종양을 찾기 위해 시행하는 LEEP이나 cone biopsy는 임신 중에는 시행하지 않는다.
- 이는 출혈, 조산, 유산의 위험성이 높아지기 때문이다.

(2) 치료

조직 검사에서 상피내 종양이 확진된 경우에는 주기적으로 세포 도말 검사와 자궁 경부 확대경 검사를 시행하면서 지켜보다가 분만이 된 후에 적절한 치료를 시행한다.

## 2) 자궁 경부 침윤암(invasive cervical cancer)

(1) 진단

① 임신 중에는 내진을 통한 병변의 파급 정도를 파악하기 어렵기 때문에 병기가 낮게 설정되는 경향이 있다.

② 방광경 검사, 직장경 검사는 임신 중에도 시행할 수 있고 필요하다면 CT, MRI 등의 영상 진단법도 추가할 수 있다.

(2) 치료

① Stage IA1(microinvasive disease)

만삭까지 추적 관찰하여 질식 분만을 시도한 후 치료를 시행한다.

② 그 이상의 병기

- 원칙

  임신 초반기라면 임신을 지속할지를 결정한 후 즉각적인 치료를 시행하고 임신 후반기이고 종양이 크지 않다면 태아가 생존력을 갖출 때까지 기다린 후 치료를 시행하는 것이 합리적이다.

- 병기에 따른 치료방법

  - Stage ⅡA 이하인 경우에는 수술적 치료를 권한다. 임신 전반기일 때는 바

로 자궁 적출술을 시행하지만 후반기일 때는 자궁을 절개하여 태아를 먼저 분만한 후 자궁을 적출한다.

- Stage ⅡB 이상인 경우에는 방사선 치료를 권하고 필요한 경우 항암제 치료를 시행한다. 임신 전반기일 때는 바로 치료를 시행하지만 후반기일 때는 태아를 제왕절개로 먼저 분만한 후 치료를 시행할 수도 있다.
- 최근에는 낮은 병기에서 자궁 적출술 대신에 자궁 경부 제거술(radical trachelectomy)이 시도됨에 따라 임신을 지속하면서도 치료가 가능하게 되었다.



## 3. 난소암

### 1) 진단

(1) 임신 중에는 대부분의 여성이 초음파를 시행하므로 난소 종양이 발견율이 높아진다.

(2) 초음파 소견에서 악성이 의심되는 소견이 있을 때는 임신 중에라도 진단적 수술을 시행하도록 한다.

### 2) 치료

(1) 진단적 수술 동안에 시행한 동결 절편 검사에서 악성이 확진되었을 경우에는 임신이 아닐 때와 마찬가지로 병기 결정 수술을 시행한다.

(2) 낮은 병기에서와는 달리 진행된 병기에서는 자궁 절제술과 양쪽 부속기 절제술이 필요하므로 수술에 임하기 전에 산모와 가족에게 이러한 상황이 발생할 수 있음을 충분히 설명해야 한다.

# 8.18 Infectious disease

## 1. Viral infection

### 1) 수두 - 대상 포진(varicella - zoster)

(1) 개요

① 수두 - 대상 포진 바이러스(varicella - zoster virus)는 수두와 대상 포진이라는 2가지 임상 증후군을 유발한다.

② 일차 감염은 주로 유년기(childhood)에 발생하고 수두(chickenpox)가 유발된다. 감염된 이후 바이러스는 신경절에 잠복해 있다가 추후에 활동을 재개하여 대상 포진(herpes zoster)을 유발한다.

③ 95%의 성인은 이미 면역력을 가지므로 임신 중에 수두가 발생하는 경우는 드물지만 만약 발생할 경우에는 증상이 매우 심하다.

(2) 예방

① Varicella - zoster immunoglobulin(VZIG)

- 면역력이 없는 사람이 바이러스와 접촉하였을 경우에 96시간 안에 투여할 경우 감염을 예방할 수 있다.
- 미국 질병 관리 본부에서는 면역력이 없는 임산부가 바이러스에 노출되었을 때 모든 경우에서 투여할 것을 권고하고 있지만 임상적으로 접종률은 높지가 않다.

② Attenuated live - virus vaccine

- 이 예방 접종을 시행할 경우 97%에서 바이러스에 대한 항체가 형성된다.
- 임신 중에는 시행하지 않는다.

(3) 태아에 미치는 영향

① 결과

임신 전반기에 산모가 수두에 이환될 경우 바이러스가 태반을 통과하여 태아의 선천성 기형을 유발할 수 있다.

② 기형의 종류

- 맥락망막염(chorioretinitis)
- 대뇌 피질 위축(cerebral cortical atrophy)
- 수신증(hydronephrosis)
- 피부와 다리 골격 결함(cutaneous and bony leg defect)

③ 임신 시기에 따른 위험성

- 태아가 임신 13~20주 사이에 바이러스에 노출될 때가 가장 위험하다.
- 태아가 임신 20주 이후에 바이러스에 노출된 경우에는 태아에 경미한 선천성 수두 병변이 나타날 수는 있지만 선천성 기형은 잘 발생하지 않는다.
- 태아가 분만 기간 동안에 바이러스에 노출된 경우에는 태아에 치명적인 파종성 병변이 유발된다. 따라서 분만 전후로 5일 동안에 산모에서 수두가 발생할 경우 산모뿐만 아니라 신생아에게도 VZIG를 투여해야 한다.

## 2) 인플루엔자(influenza)

(1) 개요

① 발열, 기침, 전신 증상을 유발하는 바이러스 감염증을 말한다.

② 정상적인 성인과 달리 임산부는 생리적으로 폐 기능이 변화되어 있으므로 인

플루엔자 감염이 치명적일 수 있다.

③ 인플루엔자 감염이 태아에 미치는 영향은 아직 확실히 밝혀진 바 없다.

(2) 예방

미국산부인과학회는 인플루엔자 계절(11월~2월) 동안에 모든 임산부에서 예방접종을 시행할 것을 권고하고 있다.

(3) 치료

① Amantadine이나 rimantadine과 같은 항바이러스 제제는 influenza A virus에 대한 예방과 치료 효과를 가진다.

② Oseltamivir나 zanamivir와 같은 항바이러스 제제는 influenza A와 B virus에 대한 초기 치료 효과가 뛰어나다.

③ 임신 중에는 대부분의 항바이러스제의 안전성이 확립되어 있지는 않지만 꼭 필요한 경우에는 사용할 수 있다.

### 3) 볼거리(mumps)

(1) 대개 유년기에 감염되므로 성인의 80~90%는 면역력이 있다.

(2) 흔히 침샘에 바이러스가 감염되면서 질환이 발생하고 다른 장기로 퍼져 나간다.

(3) 예방 접종(MMR vaccine)은 임신 중에는 금기이다.

(4) 임신 초기에 질환이 발생할 경우 자연 유산의 위험성이 높아지지만 태아 기형을 유발하지는 않는다.

### 4) 파르보 바이러스(parvovirus)

(1) 개요

파르보 바이러스 B19는 전염성 홍반(erythema infectiosum)을 유발하는 바이러스로 전체 임산부의 반 정도는 이에 대한 면역력이 있다.

(2) 태아에 미치는 영향

① 산모에 감염될 경우 유산, 사산을 유발할 수 있다.

② 파르보 바이러스는 비면역성 태아수종(nonimmune hydrops)의 가장 흔한 원인이다.

(3) 치료

① 임신 중 감염이 의심되는 산모는 바이러스에 대한 혈청 항체 검사를 시행한다.

② IgM 양성인 경우에는 초음파를 시행하여 태아 수종 여부를 파악한다.

③ 태아 수종이 있는 경우 태아 수혈을 시행하면 예후에 도움이 될 수 있다.

④ 파르보 바이러스에 대한 예방 접종이나 항바이러스 치료 제제는 없다.

## 5) 풍진(rubella, German measles)

(1) 증상

① 미열 및 두통, 관절통, 임파선 종대, 눈의 충혈, 전신 발진 등을 보이고 특별한 치료는 필요없다.

② 경한 질환으로 20~50%는 감염이 되어도 증상이 없다.

③ 바이러스 감염에서 임상 증상이 나타날 때까지 소요되는 시간은 12~23일 정도이고 임상 증상이 시작되기 일주일 전에 바이러스 혈증(viremia)이 나타난다.

(2) 진단

① IgM

- 임상 증상이 발생한 날로부터 4~5일 경에 혈청에서 IgM 항체가 검출되고 이는 증상이 나타난 후 6주까지 지속된다.
- 드물게 예방 접종을 받거나 이전에 풍진을 앓은 산모에서 풍진이 재감염되기도 하는데 이때는 일시적으로 낮은 수치의 IgM이 검출될 수 있다.

② IgG

- 이전에 면역이 없던 환자가 초회 감염될 경우 IgG 항체 수치는 임상 증상 시작 시점부터는 1~2주 후에, 바이러스 혈증 시작 시점부터는 2~3주 후에 정점을 이루고 평생 지속된다.
- 따라서 초회 감염을 진단하기 위해서는 발진과 같은 임상 증상이 발생한 지 수일 안에 항체 검사를 시행해야 한다.
- 만약 증상이 발생한 지 1~2주 후에 검사를 시행할 경우에는 IgG 항체가 검출된다 하더라도 이번에 감염된 것인지 예전에 감염된 것인지를 구분할 수가 없다.

(3) 선천성 풍진 증후군(congenital rubella syndrome)

① 유발되는 기형

- 눈 결함 : 선천성 백내장, 녹내장, 망막 색소 침착
- 심장 질환 : 동맥관 개존증, 폐동맥 협착
- 귀머거리
- 중추 신경계 결함 : 소두증, 지능 저하
- 간비 종대와 황달
- 골 질환

② 임신 시기에 따른 위험성

임신 12주 이내에 감염된 경우 80%, 13~14주에는 54%, 2분기 말에는 25%에서 선천성 풍진 증후군이 나타난다.

③ 예방

- 임신을 앞둔 항체가 없는 여성은 MMR vaccine을 접종받을 것을 권장한다.
- MMR vaccine은 임신 1개월 전이나 임신 기간 동안에 시행해서는 안 된다.

## 6) 거대 세포 바이러스(cytomegalovirus, CMV)

(1) 특징

① 모든 사람은 언젠가는 감염이 되는데 출산 후 1년 이내에 대다수의 사람이 감염되고 태아 시기에 감염될 확률은 0.2～2% 정도이다.

② 초회 감염 후 바이러스는 잠복해 있다가 주기적으로 재활성화되어 바이러스를 퍼트린다.

③ 산모가 바이러스에 대한 면역력을 가지고 있다 하더라도 내부 바이러스의 재활성화와 외부로부터의 바이러스 재감염을 막을 수 있는 것은 아니고 태아의 선천성 감염도 예방하지 못한다.

④ 산모가 초회 감염될 경우 40%에서 태아에 전염되고 심각한 결과를 초래한다. 반면, 산모 내부 바이러스의 재활성화에 의한 태아 감염은 태아에 훨씬 적은 후유증을 유발한다.

(2) 태아의 선천성 감염

① 태아에 미치는 영향

감염된 신생아가 모두 임상 증상을 나타내는 것은 아니지만 증상이 나타날 경우에는 심각한 후유증이 초래된다.

② 증상

- 태아 사망(fetal death)
- 저체중 출생아(low birthweight)
- 소뇌증(microcephaly)
- 맥락망막염(chorioretinitis)
- 정신 및 운동 지체(mental and motor retardation)
- 감각신경 이상(sensorineural deficit)
- 간비종대(hepatosplenomegaly)
- 황달(jaundice)
- 용혈성 빈혈(hemolytic anemia)
- 출혈성 피부반(thrombocytopenic purpura)

(3) 예방 및 치료

특별한 방법은 없다.

## 2. Bacterial infection

### 1) A군 연쇄 구균(group A streptococcus)

(1) S. pyogenes가 유일한 A군 연쇄 구균으로 감염을 유발하는 경우는 비교적 드물다.

(2) 산모의 패혈증, 균혈증, 자궁근염, 복막염, 패혈성 유산 등을 야기할 수 있다.

### 2) B군 연쇄 구균(group B streptococcus, GBS)

(1) 개요

① B군 연쇄 구균은 질이나 직장에서 흔히 발견되는 정상 세균총의 하나로 임신 35주 산모의 20~30%에서 세균 군집(colony)을 발견할 수 있다.

② 산모와 태아의 감염 증상은 무증상에서 패혈증까지 다양하게 나타난다.

③ 조산, 조기 양막 파수, 융모양막염, 분만 중 태아 감염, 세균뇨, 각종 산욕기 감염 등을 유발할 수 있어 임상적으로 큰 의미를 가진다.

(2) 예방

① 예방 조치의 적응증

일단 모든 산모에서 임신 35~37주에 질과 직장에서 GBS 배양 검사를 시행하고 검사 결과에 따라 적응증이 되는 경우 진통 중 예방 조치를 시행한다.

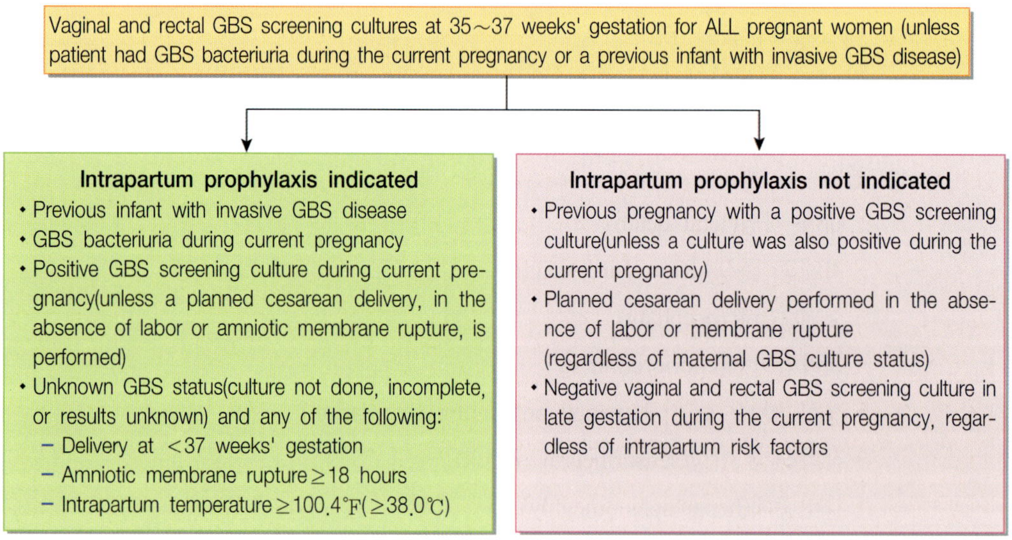


그림 8-6 Indications for intrapartum prophylaxis to prevent perinatal group B streptococcal(GBS) disease under a universal prenatal screening strategy based on combined vaginal and rectal cultures taken at 35 to 37 weeks' gestation.

② 예방 조치

- 진통이 시작되면 항생제를 투여하고 분만이 이루어질 때까지 주기적으로 항생제 투여를 지속한다.
- 일차 치료 항생제로는 페니실린을 권고하고, 암피실린도 사용할 수 있으며, 페니실린 알레르기가 있는 경우에는 다른 항생제를 사용한다.

**표 8-24** Regimens for Intrapartum Antimicrobial Prophylaxis for Perinatal Prevention of Group B Streptococcal Disease

| Regimen | Treatment |
|---|---|
| **Recommended** | Penicillin G, 5 million units Ⅳ initial dose, then 2.5million units Ⅳ every 4 hours until delivery |
| **Alternative** | Ampicillin, 2g, Ⅳ initial dose, then 1g Ⅳ every 4hours or 2g every 6 hours until delivery |
| **If penicillin allergic**[a] | |
| Patients **not** at high risk for anaphylaxis | Cefazolin, 2g Ⅳ initial dose, then 1g Ⅳ every 8hours until delivery |
| Patients at high risk for anaphylaxis and with GBS susceptible to clindamycin and erythromycin | Clindamycin, 900mg Ⅳ every 8 hours until delivery **OR** Erythromycin, 500mg Ⅳ every 6 hours until delivery |
| GBS resistant to clindamycin or erythromycin or susceptibility unknown | Vancomycin, 1g Ⅳ every 12 hours until delivery |

## 3. Protozoal infection

### 1) 톡소플라스마 감염증(toxoplasmosis)

(1) 원충인 Toxoplasma gondii의 감염으로 인해 발생하고 대개 오염된 음식물을 날로 섭취하여 전염된다.

(2) 임신 중에 감염될 경우 태아로 전달되어 선천성 태아 감염을 유발할 수 있다.

(3) 선천성 태아 감염의 전형적인 3대 소견은 맥락망막염(chorioretinitis), 두개내 석회화(intracranial calcification), 수두증(hydrocephalus)이다.

### 2) 말라리아(malaria)

(1) 산모가 말라리아에 이환될 경우 유산과 조기 진통의 빈도가 증가한다.

(2) 치료제로는 chloroquine, mefloquine을 흔히 사용하는데 대부분의 항말라리아 약제는 임신 중에도 안전하게 사용할 수 있다.

(3) 말라리아가 풍토병인 지역에 거주하거나 이러한 지역을 여행할 예정인 임산부들은 반드시 말라리아 약제를 예방적으로 복용해야 한다.

# 8.19 Sexually transmitted disease

## 1. 매독(syphilis)

### 1) 매독이 임신에 미치는 영향

(1) 조산, 태아 사망, 신생아 감염을 유발할 수 있다.

(2) 산모 매독이 어떠한 병기(stage)이던 간에 태아의 선천성 감염이 나타날 수 있다.

(3) 태아의 선천성 감염은 수많은 증상과 징후를 유발할 수 있다. 거대 태반, 간비 종대, 부종, 복수, 황달, 발진, 뼈 질환, 귀머거리 등이 대표적이다.

### 2) 진단

(1) 산모의 진단

① 선별 검사(nontreponemal test)

- 첫 번째로 산전 방문을 하는 모든 임산부에서 시행하고 고위험군의 경우에는 임신 3분기와 분만 시기에 반복하여 시행한다.
- VDRL 혹은 RPR 검사가 대표적이다.

② 확진 검사(treponemal test)

- 선별 검사 양성으로 나온 경우에 시행한다.
- FTA - ABS, MHA - TP, TP - PA 검사가 대표적이다.

(2) 태아의 진단

① 양수 검사를 시행하여 treponemal DNA를 직접 동정할 수 있지만 임상적으로 잘 시행하지 않는다.

② 태아의 초음파 소견을 이용하면 진단에 큰 도움이 된다. 대표적인 소견은 거대 태반, 부종, 복수, 태아 수종 등을 들 수 있다.

### 3) 치료

(1) Benzathine penicillin G를 이용할 경우 98%의 경우에서 산모의 초기 감염이 완치되고 태아의 선천성 감염이 예방된다.

(2) 만약 이전에 페니실린에 대한 과민 반응의 과거력이 있고 이어 시행한 페니실린 피부 알레르기 검사가 양성이라면 먼저 페니실린 탈감작화(desensitization) 치료를 시행한 후 페니실린을 투여한다.

(3) 임신 중에는 페니실린을 대체할 만한 치료 약제는 없다.

**표 8-25** Recommended Treatment for Pregnant Women with Syphilis

| Category | Treatment |
|---|---|
| Early syphilis[a] | Benzathine penicillin G, 2.4 million units intramuscularly as a single injection - some recommend a second dose 1 week later |
| More than 1 year duration[b] | Benzathine penicillin G, 2.4 million units intramuscularly weekly for 3 doses |
| Neurosyphilis[c] | Aqueous crystalline penicillin G, 3∼4million units intravenously every 4hours for 10∼14 days<br>or<br>Aqueous procaine penicillin, 2.4 million units intramuscularly daily, plus probenecid 500mg orally four times daily, both for 10∼14 days |

[a] Primary, secondary, and latent syphilis of less than 1 year duration.

[b] Latent syphilis of unknown or more than 1 year duration; tertiary syphilis.

[c] Some recommend benzathine penicillin, 2.4 million units intramuscularly after completion of the neurosyphilis treatment regimens.

## 2. 임질(gonorrhea)

### 1) 임상적 의의

(1) 임질에 감염되어 있는 임산부는 클라미디아나 HIV 감염과 같은 다른 성병의 위험성이 증가하므로 이에 대한 검사를 병행해야 한다.

(2) 임질에 감염된 산모는 패혈성 유산, 조산, 조기 양막 파수, 융모양막염, 산욕기 감염의 빈도가 증가한다.

### 2) 치료

(1) 가장 흔히 이용하는 약제는 ceftriaxone이다.

(2) 클라미디아 감염이 동반되어 있을 가능성이 높을 때는 이에 대한 치료도 병행한다.

**표 8-26** Treatment of Uncomplicated Gonococcal Infections During Pregnancy

| |
|---|
| Ceftriaxone, 125mg intramuscularly as a single dose<br>or<br>Cefixime, 400mg orally[a] in a single dose<br>or<br>Spectinomycin, 2g intramuscularly as a single dose<br>plus<br>Treatment for chlamydial infection unless it is ruled out[b] |

[a] Limited availability after 2003.

[b] See Table 8 - 24

## 3. Chlamydial infection

### 1) 개요

(1) 전체 가임기 여성의 10%가 감염되어 있는 굉장히 흔한 감염 질환이다.

(2) 감염된 임산부는 대개 증상이 없지만 일부의 경우에서는 급성 요도 증후군이나 바르톨린선염과 같은 임상 소견을 보인다.

(3) 질식 분만을 시행할 경우 신생아의 30~50%에서 전염되어 결막염이나 폐렴 등이 유발될 수 있다.

### 2) 치료

(1) 감염된 임산부에게 우선적으로 추천하는 치료는 erythromycin 500mg을 경구로 하루에 4회씩 7일 동안 복용하는 것이다.

(2) 그 밖에 amoxicillin도 erythromycin과 거의 동등한 효과를 보인다.

**표 8-27** Treatment of Chlamydia trachomatis During Pregnancy

| Regimen | Drug and Dosage |
|---|---|
| First choice | Erythromycin base, 500mg orally four times daily for 7 days<br>or<br>Amoxicillin, 500mg orally three times daily for 7 days |
| Alternatives | Erythromycin base, 250mg orally four times daily for 14 days<br>or<br>Erythromycin ethylsuccinate, 800mg orally four times daily for 7days<br>or<br>Erythromycin ethylsuccinate, 400mg orally four times daily for 14days<br>or<br>Azithromycin, 1g orally as a single dose |

## 4. Herpes simplex virus(HSV) infection

### 1) 임산부의 감염증

(1) 원인 및 진단

① HSV에는 2가지 형태가 있는데 type 1보다는 type 2가 생식기 병변에 더 중요한 원인이다.

② 대부분의 진단적 검사는 효율이 떨어지고 많은 시간이 소요되기 때문에 대개는 임상 병변을 통해 추정 진단을 시행한다.

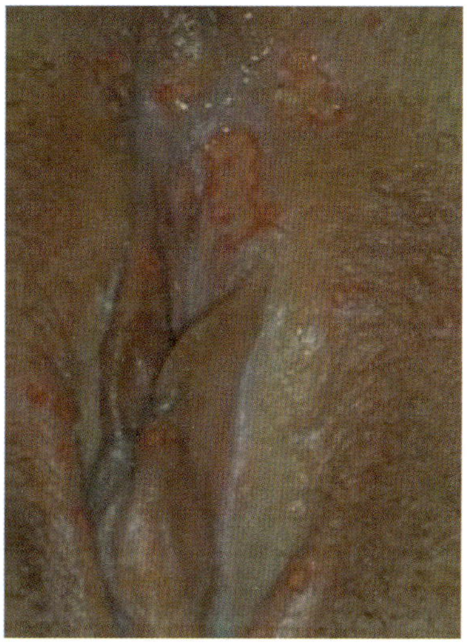

그림 8-7 HSV infection 병변.

(2) 치료

임신 중에 주로 사용하는 약제는 acyclovir이고 이 약제는 태아에 특별한 악영향을 미치지 않는다.

## 2) 태아와 신생아의 감염증

(1) 원인

① 85%의 신생아 감염은 분만 전후에 발생한다.

② 감염원은 산모의 자궁 경부나 하부 생식기에서 떨어져 나오는 바이러스이다.

(2) 증상

신생아가 감염될 경우 눈이나 입 등의 경한 국소 증상만을 보이는 경우도 있지만 파종성으로 여러 장기에 퍼져 사망하는 경우도 있다.

(3) 신생아 감염의 예방

① 산모의 처치

지속적으로 임신 중에 재발과 완화를 반복한 산모에게는 분만 기간 중의 재발을 방지하기 위하여 임신 36주부터 acyclovir를 예방적으로 투여할 수 있다.

② 분만 방식

- 활동성 병변이 있거나 감염의 전구 증상을 보이는 산모는 제왕절개를 시행한다.
- 특별한 활동성 병변이 없는 경우에는 질식 분만을 시도할 수 있다.

## 5. Human immunodeficiency virus(HIV) infection

### 1) 개요

(1) 정의

HIV는 후천성 면역 결핍 증후군(AIDS)을 유발할 수 있는 바이러스로 대부분은 성교에 의해 전염된다.

(2) 임상 경과

① 감염이 되면 수일~수주의 잠복기를 거친 후 발열, 인후염, 설사와 같은 급성 증상이 나타난다.

② 급성 증상은 10일 안에 호전되지만 이때부터 만성적인 바이러스 혈증(viremia)이 시작된다.

③ 평균 10년 동안 특별한 증상 없이 바이러스 혈증만 지속되다가 후천성 면역 결핍 증후군으로 진행된다.

(3) HIV 감염의 진단

① 선별 검사

- ELISA를 사용한다.
- 99.5%의 민감도를 가지고 있다.

② 확진 검사

Western blot이나 immunofluorescence assay(IFA)를 주로 사용한다.

### 2) HIV 감염 임산부의 처치

(1) 산전 처치

모든 HIV 감염 산모는 $CD4^{+}$ T - cell 숫자나 HIV RNA 수치와 관계없이 항바이러스 치료(antiretroviral therapy)를 임신 초기부터 지속적으로 시행해야 한다.

(2) 신생아 감염

① 신생아 감염의 경로

- 임신 초기에 태반을 통해 전파될 수 있다.
- 출생 전후에 직접적으로 감염될 수 있는데 이는 대부분의 전파 경로가 된다.
- 출생 후에 모유수유를 통해 전파될 수 있다.

② 신생아 감염의 예방

- 항바이러스제 치료와 제왕절개에 의한 분만이 가장 중요하다.
- 산전과 분만 중에 산모에게 지속적으로 항바이러스제를 투여하고 신생아도 항바이러스치료를 받으며 제왕절개로 분만한 경우 신생아 감염률은 87%나 감소한다.

**표 8-28** Pediatric AIDS Clinical Trials Group (PATCG) 076 Zidovudine Regimen

| Time of Administration | Zidovudine Regimen |
|---|---|
| Antepartum | 100mg orally five times daily, initiated at 14 to 34 weeks and continued throughout the pregnancy[a]. |
| Intrapartum | During labor, intravenous zidovudine in a 1-hour initial dose of 2mg/kg, followed by a continuous infusion of 1mg/kg/hr until delivery[b]. |
| Neonate | Begin at 8 to 12 hours after birth, and give syrup at 2mg/kg every 6hours for 6weeks[c]. |

[a] Acceptable alternative regimens include 200mg three times daily or 300mg twice daily.

[b] For elective cesarean delivery, intravenous zidovudine is begun at least 3 hours prior to surgery, For premature rupture of membranes or labor with a planned operative delivery, the loading dose may be given during 30 minutes prior to surgery.

[c] Intravenous dosage for infants who cannot tolerate oral intake is 1.5mg/kg intravenously every 6hours.

(3) 산후 처치

① HIV 감염 산모는 모유수유를 해서는 안 된다.

② 특별한 문제가 없고 정상적인 $CD4^+$ T-cell 숫자와 낮은 HIV RNA 수치를 가지고 있는 산모는 분만 후에 항바이러스제 치료를 중단하고 일반적인 치료 지침에 따르도록 한다.

## 6. Human papillomavirus infection(genital wart)

### 1) 원인

HPV에는 여러 type이 있는데 이중 type 6, 11은 외음부 사마귀(wart)의 중요한 원인이 된다.

### 2) 임신 중 치료

(1) 치료 원칙

① 임신 중에는 치료에 불완전하게 반응하지만 분만 후에는 급속히 완화된다.

② 따라서 임신 중에는 병변을 완전히 소멸시키려고 노력할 필요는 없고 태아와 산모에 미치는 악영향을 줄이고 증상을 완화하는 정도의 치료만 시행해도 충분하다.

(2) 치료방법

① 약물 치료

80~90%의 trichloroacetic acid 혹은 bichloracetic acid를 일주일에 한번 국소적으로 도포한다.

② 시술 치료

- 병변에 대한 cryotherapy나 laser ablation과 같은 시술을 시행할 수도 있다.
- 약물 치료와 거의 비슷한 효과를 보인다.

③ 임신 중 금기인 치료방법

- Podophyllin resin
- Podofilox solution or gel
- 5 - fluorouracil cream
- Imiquimod cream
- Interferon therapy

# Chapter 8 임신 중의 내·외과적 합병증

## 8.1 General considerations and maternal evaluation

### ❑ 임신 중의 약물 복용

### ❑ 임신 중의 수술

1) 수술이 임신에 미치는 영향

(1) 비산과적 질환으로 임신 중에 수술을 시행할 경우 저체중 출생아, 조산, 태아 성장 제한 등의 합병증 빈도가 증가

(2) 하지만, 이는 수술 때문이 아니라 질환 자체로 인해 빈도가 증가하는 것으로 일반적인 수술은 임신에 악영향을 미치지는 않음

(3) 수술 방법에 따라 합병증의 빈도가 달라지지 않음

2) 마취가 임신에 미치는 영향

(1) 마취 자체가 임신에 큰 영향을 미치지는 않음

(2) 하지만 임신 조기에 마취 약제를 사용할 경우 태아에 기형이 유발될 수도 있으므로 산모에게 이를 충분히 설명할 필요

### ❑ 임신 중의 영상 진단

1) 이온화 방사선(ionizing radiation)

2) 초음파

3) 자기 공명 단층 촬영(magnetic resonance imaging)

4) 임신 중 영상 진단 지침

## 8.2 Critical care and trauma

### ❑ 개요

### ❑ 급성 폐부종(acute pulmonary edema)

1) 임신 중에 발생하는 급성 폐부종의 원인

2) 각론

(1) 심부전(heart failure)

(2) 급성 호흡 장애 증후군(acute respiratory distress syndrome)

### ❑ 패혈증 증후군(sepsis syndrome)

1) 정의

2) 임신과 관련된 원인

3) 임상 증상

4) 치료

### ❑ 임신 중 외상(trauma in pregnancy)

1) 외상의 분류

(1) 둔상(blunt trauma)

① 태아 손상과 사망

② 태반 박리(placental abruption)
③ 자궁 파열(uterine rupture)
④ 태아 - 산모 출혈(fetal - maternal hemorrhage)
(2) 관통상(penetrating trauma)

2) 외상의 치료
(1) 원칙
(2) 전자 태아 감시(electonic monitoring)
(3) 태아 - 산모 출혈의 치료 : D 항원 음성인 산모가 외상을 당했을 경우 anti - D immunoglobulin을 투여

### ❑ 심폐 소생술(cardiopulmonary resuscitation)

## 8.3 Obesity

### ❑ Definition

### ❑ Prevalance

### ❑ Pregnancy and obesity

비만과 임신과의 관계 : 비만 여성은 가임력이 감소하는 경향

## 8.4 Cardiovascular disease

### ❑ 역학

### ❑ 임신 중 심혈관계의 생리적 변화

### ❑ 심장 질환의 임상적 분류(NYHA)

1) Class Ⅰ
2) Class Ⅱ
3) Class Ⅲ
4) Class Ⅳ

### ❑ 심장 질환 임산부에 대한 일반적 처치

1) NYHA Class Ⅰ, Ⅱ 심장 질환의 처치
(1) 산전 관리
원칙 : 임신 유지가 가능
(2) 진통
① 통증 완화 : 경막외 마취를 시행할 것을 권고
② 자세 : 진통 중에는 좌측 옆 누움 자세(left lateral tilting position)
(3) 분만 : 특별히 제왕 절개술의 적응증이 아니라면 질식 분만이 원칙

2) NYHA Class Ⅲ, Ⅳ 심장 질환의 처치
(1) 임신을 피하는 것이 현명
(2) 특별히 제왕 절개술의 적응증이 아니라면 질식 분만이 원칙

### ❑ 판막 치환 수술을 받은 여성의 임신

1) 임신에 미치는 영향
   (1) 기계 판막(mechanical valve prosthesis)
   (2) 조직 판막(porcine tissue valve)
2) 기계 판막을 가지는 임산부의 처치

### ❑ 심장 판막 질환을 가지는 여성의 임신

1) 승모판 협착(mitral stenosis)
   (1) 활동을 제한
   (2) 경막외 마취를 시행하고 수액의 과다한 투여는 피함
   (3) 질식 분만이 바람직
2) 승모판 역류(mitral insufficiency)
   (1) 판막 치환술 등의 특별한 치료를 시행하지 않는 경우가 많음
   (2) 특별한 처치 없이 잘 견디는 경우가 많음
3) 대동맥판 협착(aortic stenosis)
   (1) 임신은 금기
   (2) 증상이 있는 산모는 활동을 제한하고 필요한 경우 판막 수술을 시행
   (3) 경막외 마취보다는 정맥 주사 진통 요법을 사용하는 것이 바람직
   (4) 질식 분만을 시도
4) 대동맥판 역류(aortic insufficiency)
5) 폐동맥판 협착(pulmonary stenosis)

### ❑ 선천성 심장 질환을 가지는 여성의 임신

1) 중격 결손(septal defect)
2) 청색성 심장 질환(cyanotic heart disease)
3) Eisenmenger syndrome

### ❑ 그 밖의 심혈관계 질환을 가지는 여성의 임신

1) 일차성 폐동맥 고혈압(primary pulmonary hypertension)
2) 부정맥(arrhythmia)
3) 대동맥 질환(disease of aorta)
4) 허혈성 심장 질환(ischemic heart disease)
5) 비대 심근병증(hypertrophic cardiomyopathy)

### ❑ 감염성 심내막염(infective endocarditis)

## 8.5 Chronic hypertension

## 8.6 Pulmonary disorder

### ❑ 임신 중 호흡기계의 변화

### ❑ 폐렴(pneumonia)

1) 개요
2) 폐렴의 종류

### ❑ 천식(asthma)

1) 역학
2) 병태생리
3) 임신과 천식과의 관계
   (1) 천식이 임신에 미치는 영향
      ① 자간전증이나 조기 진통을 경험할 확률이 높아짐
      ② 주산기 사망률이 높고 저체중으로 태어날 가능성이 높아짐
4) 임상적 평가
5) 치료
6) 진통과 분만 : 진통과 분만 과정 중에는 평상시의 투약을 지속

### ❑ 결핵(tuberculosis)

1) 결핵과 임신과의 관계
   (1) 결핵이 임신에 미치는 영향 : 조산, 저체중 출생아, 태아 성장 지연, 주산기 사망률이 증가
   (2) 임신이 결핵에 미치는 영향 : 임신 자체가 결핵에 악영향을 미치는 것은 아님
2) 결핵의 위험군
3) 진단
4) 치료
   (1) 비활동성 결핵
      ① PPD test 결과가 음성에서 양성으로 전환된 시간이 2년 이내인 산모
         • 활동성으로 진행할 위험성이 높다.
         • Isoniazid를 예방적으로 복용하기 시작하고 6~9개월간 지속한다.
      ② PPD 검사 결과가 음성에서 양성으로 전환된 시간이 2년을 경과한 산모
         • 35세 미만인 경우
           – HIV가 음성이면 isoniazid 치료를 분만 후로 연기하는 것이 좋다.
           – HIV가 양성이면 isoniazid를 예방적으로 복용하기 시작하고 6~9개월간 지속한다.
         • 35세 이상인 경우
           Isoniazid의 예방적 복용은 필요없다.
      ③ PPD 검사 결과가 음성에서 양성으로 전환된 시점을 잘 모르는 산모
         양성으로 전환된 시간이 2년을 경과한 산모와 동일한 원칙으로 치료한다.
   (2) 활동성 결핵
      ① 임신하지 않은 여성
         약물 저항성 결핵을 예방하기 위해 isoniazid, rifampin, pyrazinamide, ethambutol의 4가지 약제 병용 요법을 사용한다.
      ② 임신한 여성
         • Isoniazid, rifampin, ethambutol의 3가지 약제 병용 요법을 9개월 동안 시행한다.
         • 이 약물들은 임신이나 모유수유 중에 안전하게 투여할 수 있는 약제이다.

- Streptomycin, kanamycin, amikacin 등의 aminoglycoside는 태아에 이독성(ototoxicity)을 유발할 수 있으므로 임신 중에는 금기이다.

5) 신생아 결핵(neonatal tuberculosis)

(1) 결핵균이 태반을 통해 태아를 감염시키거나 분만 중 신생아가 감염된 분비물을 흡인할 경우 신생아 결핵이 발생할 수 있다.
(2) 드물지만 발생할 경우 태아에 치명적인 결과를 초래할 수 있다.
(3) 모체가 활동성 결핵을 앓고 있다 하더라도 분만 전에 치료를 받으면 신생아 결핵은 잘 발생하지 않는다.

## 8.7 Thromboembolic disorder

### ❑ 역학

1) 정맥 혈전증(venous thrombosis)과 폐색전증(pulmonary embolism)의 발생 가능성은 임신 기간 동안에 상당히 높아져서 약 0.1% 정도의 임산부는 혈전색전증(thromboembolism)을 경험한다.
2) 폐색전증은 임신 관련 모성 사망의 15%의 원인을 차지한다.

### ❑ 임신과 관련된 혈전색전증의 위험요인

1) 중요한 위험요인

(1) 중증 자간전증(severe preeclampsia)
(2) 제왕절개(cesarean delivery)
(3) 당뇨(diabetes)
(4) 다태 임신(multifetal gestation)
(5) 혈전성향증(thrombophilia)

2) 그 밖의 위험요인

(1) 이전에 혈전색전증을 경험한 경우(prior thromboembolism)
(2) 35세 이상의 나이(age of 35 years or more)
(3) 경구 피임약의 복용(oral contraceptive use)
(4) 정형외과적 수술(orthopedic surgery)
(5) 고혈압(hypertension)
(6) 종양(cancer)
(7) 비만(obesity)
(8) 흡연(smoking)
(9) 표층 정맥 혈전증(superficial venous thrombosis)
(10) 반신 마비(paraplegia)
(11) 탈수(dehydration)
(12) 감염성, 염증성 질환(infective and inflammatory illness)
(13) 신증후군(nephrotic syndrome)
(14) 장시간 동안의 고정된 자세(immobility)

### ❑ 심부 정맥 혈전증(deep venous thrombosis)

1) 임상 증상

(1) 임신 중 발생하는 대부분의 정맥 혈전증은 하지의 심부 정맥에서 나타난다.
(2) 갑작스럽게 나타나는 다리(leg)와 허벅지(thigh)의 통증과 부종이 주된 증상이다.
(3) 치료하지 않을 경우 25%에서 폐색전증이 발생한다.

2) 진단

(1) 정맥 조영술(venography)

시간이 많이 소요되고 굉장히 침습적(invasive)이기 때문에 최근에는 잘 사용하지 않는 검사법이다.

(2) 교류 저항 혈량 측정법(impedance plethysmography)

역시 임신 중에는 잘 사용하지 않는 진단 방법이다.

(3) 압박 초음파(compression ultrasonography)

① 심부 정맥 혈전증이 의심되는 산모에서 가장 먼저 시행하는 검사법이다.

② 비침습적(noninvasive)인 진단 방법으로 흔히 컬러 도플러 초음파와 같이 사용한다.

③ 심부 골반 정맥(deep pelvic vein)에서 혈전증이 발생했을 경우에 이를 진단하지 못하는 단점이 있다.

(4) D - Dimer 검사 : 임신 중에는 정상적으로도 수치가 약간 올라가기 때문에 진단적 가치가 떨어진다.

(5) 전산화 단층 촬영(CT)

① 널리 사용되고 유용한 진단 방법이다.

② 방사선과 조영제를 사용해야 하는 단점이 있지만 태아에 미치는 영향은 크지 않다.

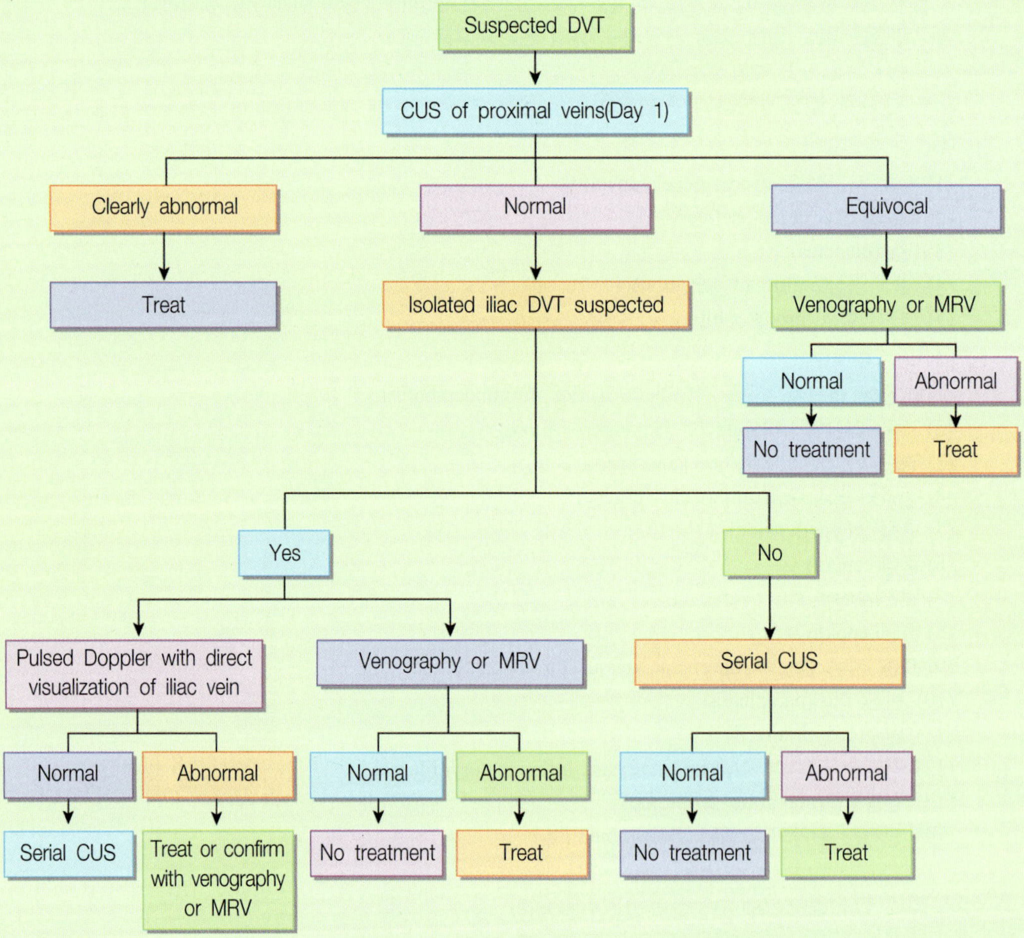


**Algorithm for the investigation of suspected deep venous thrombosis during pregnancy.** [For nonpregnant patients, if an isolated iliac DVT is suspected and if D - dimer testing is normal, further testing is withheld, and if abnormal, further investigation is done - this has not been evaluated in pregnancy.] If an isolated iliac DVT is not suspected, repeat serial compression ultrasonography(CUS) on days 2 and 3 and 6 to 8; if conditions are highly suspicious, perform magnetic resonance venography(MRV) or venography.

(6) 자기 공명 영상(MRI)

① 심부 골반 정맥의 혈전증도 진단이 가능하고 세부 병변을 해부학적으로 자세히 관찰할 수 있다는 장점이 있어 진단에 매우 유용하다.

② 영상을 재조합하여 정맥만을 볼 수 있는 기법(magnetic resonance venography)을 흔히 사용한다.

### 3) 치료

(1) 원칙 : 임신 중 치료방법에 대해서는 아직까지 의견이 분분하나 대개 다음과 같은 방법을 사용한다.

(2) 방법

① 비분할 혹은 저분자량(unfractionated or low - molecular - weight) 헤파린을 이용하여 항응고 치료를 시작한다.

② 임신이 끝날 때까지는 헤파린 치료를 지속하다가 분만 이후에는 와파린을 같이 사용하기 시작한다.

③ 통증이 완화되면 단계적으로 걷기 운동(ambulation)을 시작한다.

④ 항응고 치료와 더불어 탄력 스타킹(elastic stocking)을 착용하도록 한다.

⑤ 분만 후 6주까지 항응고 치료를 지속하도록 한다.

(3) 항응고 치료의 합병증

① 출혈(hemorrhage)

② 혈소판 감소증(thrombocytopenia)

③ 골다공증(osteoporosis)

## ❑ 폐색전증(pulmonary embolism)

### 1) 임상 증상

임신 기간 혹은 분만 후에 갑작스럽게 호흡 곤란, 흉통, 기침, 실신, 각혈, 빈호흡, 빈맥 등의 증상이 나타나면 반드시 의심해 보아야 한다.

### 2) 진단

(1) 흉부 방사선 촬영

실제적으로 폐색전증 발생 빈도는 굉장히 낮기 때문에 증상이 나타날 경우 먼저 흉부 방사선 촬영을 하여 다른 폐 질환이 있는지를 검사한다.

(2) 압박 초음파(compression ultrasonography)

심부 정맥 혈전증이 원인인 경우가 많기 때문에 우선적으로 시행하는 검사이다.

(3) 폐환기 스캔(ventilation - perfusion lung scan)

① 폐색전증 진단에 흔히 사용된다.

② 하지만 확진이 어렵고 임상적으로 시행하기가 매우 번거롭기 때문에 최근에는 바로 나선식 전산화 단층 촬영(spiral computed tomography) 시행하는 경향이 있다.

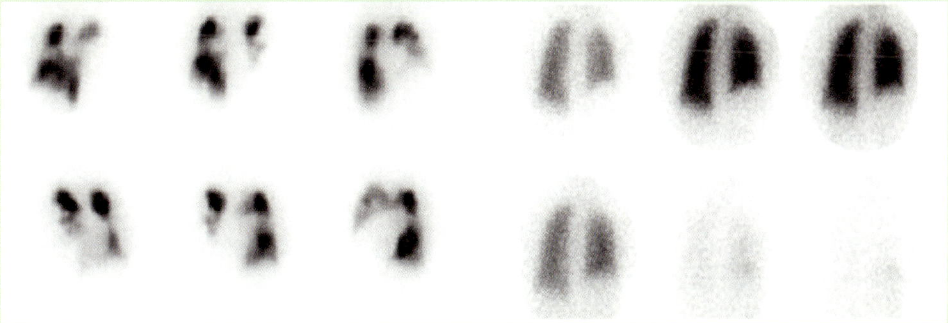

폐색전증의 폐환기 스캔 검사 소견.

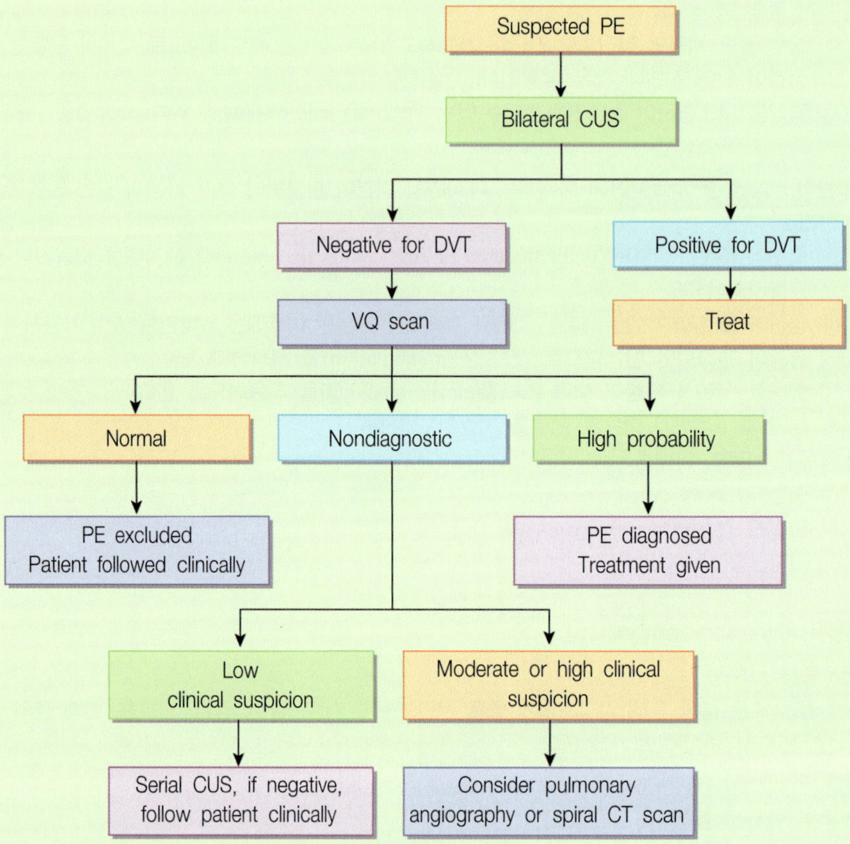


**Evaluation of suspected pulmonary embolism during pregnancy.** (CT=computed tomography; CUS=compression ultrasonography; DVT=deep vein thrombosis; PE=pulmonary embolism; VQ=ventilation-perfusion.)

(4) 나선식 전산화 단층 촬영(spiral computed tomography)

① 폐동맥을 해부학적으로 하분절 기관지(subsegmental branch) 수준까지 자세히 보여주는 영상을 얻을 수 있는 진단 방법이다.

② 진단적 정확도가 높고 태아에 미치는 영향이 크지 않아 최근 많이 이용되는 방법이다.

(5) 자기 공명 혈관 조영술(magnetic resonance angiography)

진단적 정확도가 나선식 전산화 단층 촬영과 비슷하고 태아에 방사선을 조사할 염려가 없다는 장점이 있어 많이 이용되고 있다.

(6) 폐동맥 조영술(pulmonary angiography)

① 폐색전증의 절대 표준 진단법(gold standard)이다.

② 하지만 굉장히 침습적이고 합병증의 염려가 있어 꼭 필요한 경우가 아니면 시행하지 않는다.

### 3) 치료

(1) 항응고제 치료 : 치료 약제와 방법은 심부 정맥 혈전증의 치료와 거의 같다.

(2) 대정맥 여과 장치(vena caval filter)

① 혈전이 폐로 가는 것을 방지하는 장치로 항응고제 치료와 같이 시행한다.

② 일반적으로 항응고제 단독 치료에 비해 추가적인 효과는 없지만 제왕절개를 할 때 도움이 될 수 있다.

(3) 혈전 용해술(thrombolysis)

① 헤파린과 비교해 보았을 때 폐 동맥의 혈전을 더욱 빨리 용해시킬 수 있고 폐동맥 고혈압을 개선 효과도 크다.
② 임신 기간 중의 사용에 대해서는 연구 결과가 부족하다.
(4) 색전 제거술(embolectomy) : 직접 색전을 제거하는 수술을 말하는데 임신 중에는 추천되지 않는다.

## 8.8 Renal and urinary tract disorder

### ❑ 임신 중의 신요로계 변화

1) 콩팥술잔(renal calyx)과 요관(ureter)이 확장되고 방광 - 요관 역류(vesicoureteral reflux)의 빈도가 증가한다.
2) 콩팥 내부의 혈관이 확장되어 신혈류량과 사구체 여과률이 크게 증가하게 된다.

### ❑ 임신 중의 콩팥 질환에 대한 평가

1) 소변 검사
(1) 임신 이전과 비교해 검사 결과가 크게 변화하지 않는다.
(2) 단백질 배출량이 어느 정도 증가하긴 하지만 하루에 300mg 이상 배출되는 경우는 드물고 만약 그럴 경우 단백뇨로 정의한다.
(3) 가끔 기립성 단백뇨(orthostatic proteinuria)를 보이는 산모가 있는데 세균뇨, 요침전물, 고혈압 등의 다른 이상이 동반되지 않을 경우 특별히 신경쓸 필요는 없다.

2) 혈청 검사
임신 중에는 혈청 크레아티닌(serum creatinine)의 정상 수치가 내려가는데 만약 이 수치가 0.9mg/dL를 상회한다면 신질환을 강력히 의심해 보아야 한다.

3) 그 밖의 검사
(1) 신장 초음파(ultrasonography)
(2) 신우 조영술(intravenous pyelography)
(3) 방광경 검사(cystoscopy)
(4) 콩팥 조직 생검(renal biopsy)

### ❑ 임신 중의 신요로계 질환

1) 요로 감염(urinary tract infection)
(1) 무증상 세균뇨(asymptomatic bacteriuria)
① 정의 및 진단
- 요로계(urinary tract) 내에서 세균이 활발히 번식하지만 특별한 증상을 유발하지 않는 경우를 말한다.
- 특별한 증상이 없는 여성의 깨끗하게 받은 소변에서 같은 종류의 균이 1cc당 10만 개 이상 발견될 때 진단할 수 있다.

② 임상적 중요성
- 무증상 세균뇨를 가지고 있는 여성을 치료하지 않을 경우 약 25%는 임신 기간 동안에 급성 증상을 나타내는 요로 감염이 발생한다.
- 따라서 미국산부인과학회는 산모가 처음으로 산부인과를 방문했을 때 세균뇨에 대한 선별 검사를 반드시 시행하고 무증상 세균뇨가 발견될 경우 이를 치료할 것을 권고하고 있다.

③ 치료
- 경험적 항생제 치료를 시행한다.
- 치료방법에는 상기 표에서와 같이 여러 가지가 있지만 어떠한 것을 사용한다 하더라도 효과는 비슷하다.
- 30%에서 재발(treatment failure)하는데 이는 숨겨져 있는 상부 요로계 감염이 그 원인일 가능

성이 높으며 이 경우 장기간의 항생제 치료가 필요하다.

- 자주 재발할 경우 남은 임신 기간 동안 지속적으로 항생제를 복용한다.

Antimicrobial Agents Used for Treatment of Pregnant Women with Asymptomatic Bacteriuria

| | |
|---|---|
| **Single - dose treatment** | Amoxicillin, 3g<br>Ampicillin, 2g<br>Cephalosporin, 2g<br>Nitrofurantoin, 200mg<br>Trimethoprim - sulfamethoxazole, 320/1600mg |
| **3 - day course** | Amoxicillin, 500mg three times daily<br>Ampicillin, 250mg four times daily<br>Cephalosporin, 250mg four times daily<br>Ciprofloxacin, 250mg twice daily<br>Levofloxacin, 250mg daily<br>Nitrofurantoin, 50 to 100mg four times daily; 100mg twice daily<br>Trimethoprim - sulfamethoxazole, 160/800mg two times daily |
| **Other** | Nitrofurantoin, 100mg four times daily for 10 days<br>Nitrofurantoin, 100mg at bedtime for 10 days |
| **Treatment failures** | Nitrofurantoin, 100mg four times daily for 21 days |
| **Suppression for bacterial persistence or recurrence** | Nitrofurantoin, 100mg at bedtime for remainder of pregnancy |

(2) 방광염(cystitis)

① 배뇨 통증(dysuria), 절박뇨(urgency), 빈뇨(frequency) 등의 증상을 보이는 방광의 염증성 질환을 의미한다.

② 대개 합병증을 동반하지는 않지만 상행 감염(ascending infection)을 유발할 수 있으므로 치료를 시행하는 것이 좋다.

③ 치료방법은 무증상 세균뇨와 동일하지만 일회 요법(single - dose treatment)보다는 3일 요법(3 - day course)을 주로 사용한다.

(3) 급성 신우신염(acute pyelonephritis)

① 특징

- 임신 중기(second trimester)에 흔히 발생하고 초산모나 젊은 산모에서 자주 나타난다.
- 75%에서는 질환이 한쪽에서만 발생하는데 주로 오른쪽에서 발생한다.
- 소변이나 혈액 배양 검사에서 발견되는 균은 75% 이상이 대장균(E. coli)이다.

② 임상 소견

- 특별한 증상이 없던 산모에서 갑작스럽게 열과 오한, 허리 부위의 동통이 나타날 경우 의심할 수 있다.
- 늑척추각 압통(costovertebral angle tenderness)은 특징적인 소견으로 진단에 도움이 된다.
- 전체 환자의 15∼20%는 세균혈증이 발견되는데 일부는 패혈증 증후군(sepsis syndrome)이나 급성 호흡 곤란 증후군(acute respiratory distress syndrome)으로 진행하기도 한다.
- 전체 환자의 20%는 신기능 부전(renal dysfunction)에 빠지기 때문에 혈청 크레아티닌의 꾸준한 검사가 필요하다.
- 세균의 내독소(endotoxin)에 의해 자궁 수축(uterine contraction)과 용혈(hemolysis)이 흔히 발생한다.

③ 치료

- 원칙
  - 임신이 아닐 때와 큰 차이는 없다.
  - Ampicillin, gentamicin, cephalosporin 등의 항생제를 적절히 병용하여 치료한다.
  - 대개는 72시간 안에 열이 떨어지게 된다.

Management of the Pregnant Woman with Acute Pyelonephritis

1. Hospitalization
2. Urine and blood cultures
3. Hemogram, serum creatinine, and electrolytes
4. Monitor vital signs frequently, including urinary output; consider indwelling catheter
5. Intravenous crystalloid to establish urinary output to ≥30mL/hr
6. intravenous antimicrobial therapy
7. Chest radiograph if there is dyspnea or tachypnea
8. Repeat hematology and chemistry studies in 48 hours
9. Change to oral antimicrobials when afebrile
10. Discharge when afebrile 24 hours; consider antimicrobial therapy for 7 to 10 days
11. Urine culture 1 to 2 weeks after antimicrobial therapy completed

- 일반적인 치료에 반응이 없는 경우
  - 치료를 시작한 지 48~72시간 안에 호전을 보이지 않을 경우 반응이 없는 것으로 간주한다.
  - 이 경우 신장 초음파를 시행하여 요석 등으로 인한 요로 폐쇄(urinary tract obstruction) 병변이 있는지를 살펴보아야 한다. 필요한 경우 복부 방사선 촬영이나 자기 공명 영상을 시행할 수도 있다.
  - 요로 폐쇄 병변이 발견될 경우 요관 스텐트(double - J ureteral stent)를 삽입하거나 경피적 신루 설치술(percutaneous nephrostomy)을 시행하여 치료한다.
- 추후 치료

  급성 신우신염을 앓은 산모는 완치가 된 후에도 자주 요로 감염이 재발되는 경향을 보이기 때문에 남은 임신 기간 동안 지속적으로 항생제 치료를 시행한다.

### 2) 신장 결석(nephrolithiasis)

(1) 임신과의 관계

① 임신으로 인해 신장 결석 발생률이 증가하지는 않고 또한 신장 결석이 임신에 악영향을 미치지도 않는다.

② 임산부는 요관이 확장되어 있으므로 신장 결석이 요관을 통과할 때 거의 증상을 느끼지 못한다.

(2) 진단

① 옆구리 동통과 혈뇨가 나타날 때 의심할 수 있다.

② 초음파 검사를 일차적으로 시행해 보아야 하지만 확실하지 않을 경우에는 복부 방사선 촬영이나 요로 조영술(one - shot pyelogram)을 시행할 수도 있다.

(3) 치료

① 요로 결석의 상당수는 적절한 수분 공급, 진통제, 항생제 치료 등을 시행하면 자연 배출된다.

② 이러한 보존적 치료로 결석이 배출되지 않을 경우에는 요관 스텐트(ureteral stent), 경피 신루술(percutaneous nephrostomy), 수술적 배출술(surgical exploration) 등의 침습적인 방법을 사용할 수 있다.

### 3) 사구체병증(glomerulopathies)

(1) 급성 신증후군(acute nephritic syndrome)

① 정의 : 신사구체(glomerulus)에 급성 염증이 유발되어 혈뇨와 단백뇨를 동반한 부종, 고혈압, 순환계 울혈 등의 전신 증상이 나타나는 질환을 말한다.

② 원인
- 원인은 굉장히 다양하고 모든 경우에서 원인이 밝혀지는 것은 아니다.
- 임신 중에 시행한 조직 검사에서 가장 흔한 원인 병변은 막성 사구체 신염(membranous glomerulonephritis), IgA 사구체 신염(IgA glomerulonephritis) 등으로 밝혀졌다.

③ 임신에 미치는 영향
- 태아의 유산, 사산, 조산, 주산기 사망 빈도가 증가한다.
- 산모의 고혈압과 단백뇨가 악화된다.

(2) 신증후군(nephrotic syndrome)

① 정의
- 사구체의 여과 기능의 손상에 의해 소변으로 많은 양의 단백질이 소실되는 질환을 말한다.
- 하루에 3g 이상의 단백뇨, 저알부민혈증, 고지혈증, 부종이 특징적인 임상 소견이다.

② 임신 중 발생하는 신증후군
- 중증의 고혈압과 신장 기능 저하를 가지는 임산부의 임신 결과는 전반적으로 좋지 않다.
- 임신 전부터 단백뇨를 가지고 있던 임산부는 자간전증과 조산의 빈도가 매우 높다.

### 4) 만성 신질환(chronic renal disease)

(1) 개요

① 신장 질환이 발생하여 만성적으로 신장 기능 부전과 그와 관련된 합병증을 유발하는 상태를 의미한다.

② 신장 기능 부전은 혈청 크레아티닌 수치에 따라 중증도를 구분할 수 있는데 크레아티닌이 1.5mg/dL 미만일 때 경증, 1.5～3.0mg/dL일 때 중등도, 3.0mg/dL 이상일 때 중증이라 표현한다.

(2) 임신과의 관계

① 만성 신질환은 임신에 전반적으로 나쁜 영향을 미친다.

② 임신 결과는 신장 기능 부전의 정도와 고혈압 동반 여부에 따라 좌우되는데 신장 기능이 정상이고 고혈압이 없다 하더라도 임신 결과가 항상 좋은 것은 아니다.

③ 만성 신질환을 앓고 있는 환자 중에 상당수는 임신 중에 신장 기능과 단백뇨의 악화가 나타나고 심각한 고혈압을 경험한다.

④ 태아의 주산기 사망이나 조산의 빈도도 크게 증가한다.

## ❑ 투석 환자와 신장 이식 환자의 임신

### 1) 투석 환자의 임신

임신 결과는 비교적 좋지 않아 유산, 조산, 사산의 빈도가 높고 태아 기형도 흔히 발생한다.

### 2) 신장 이식 환자의 임신

(1) 임신 결과

신장 이식을 받은 임산부의 35%는 임신 초기에 자연적 혹은 인공적인 유산을 경험하지만 나머지는 대부분 성공적인 분만을 경험한다.

(2) 임신 중 증가하는 합병증

① 신장 거부 반응

② 모성 고혈압 및 자간전증

③ 감염

④ 조기 양막 파수 혹은 조기 진통

⑤ 제왕절개

⑥ 태아 성장 지연

⑦ 신생아 호흡 곤란 증후군

cf. 태아 기형은 증가하지 않는다.

(3) 임신의 전제 조건

① 원칙 : 다음의 기준을 만족하는 경우에만 임신을 권유한다.

② 기준
- 신장 이식 이후 적어도 2년 동안은 좋은 건강 상태를 유지해야 한다.
- 안정적인 신장 기능을 유지해야 한다. 즉, 혈청 크레아티닌 수치는 적어도 2mg/dL 이하여야 하고 단백뇨와 신장 거부 반응, 깔대기 술잔의 확장(pyelocalyceal distention) 등이 없어야 한다.
- 고혈압이 없거나 쉽게 조절이 가능해야 한다.
- 면역 억제제 치료가 유지 용량 수준까지 낮아져야 한다.

(4) 임신 중 처치
① 산전 처치
- 무증상 세균뇨는 반드시 치료해야 한다.
- 면역 억제제의 독성을 예방하기 위해 주기적으로 간 효소 농도와 혈구 수치를 측정한다.
- 코르티코스테로이드를 복용할 경우 임신성 당뇨가 흔하게 발생하기 때문에 임신성 당뇨 검사는 임신 26주에 당겨서 시행하는 것이 좋다.
- 신장 기능을 평가하기 위해 혈청 크레아티닌 수치를 자주 측정하고 이상이 있을 경우 원인을 규명한다.
- 고혈압이 발생할 경우 일반적인 산모의 고혈압과 비슷한 방식으로 치료한다.

② 분만 : 특별한 적응증이 없을 경우 질식 분만이 원칙이지만 이식 신장이 진통을 방해하는 경우가 많아 50%에서 제왕절개를 시행하고 있다.

## 8.9 Gastrointestinal disorder

### ❑ 상부 위장관 질환

#### 1) 입덧(hyperemesis gravidarum)

(1) 정의 : 임신 초반기에 나타나는 오심과 구토를 말하며 흔히 임신 16주까지 지속된다.
(2) 원인
① 융모 성선 자극 호르몬(hCG)과 에스트로겐(estrogen)의 증가와 관련성이 있는 것으로 보인다.
② 특히 여아를 임신한 여성에서 입덧의 빈도가 증가하는 것으로 보아 입덧과 에스트로겐은 어느 정도 연관성이 있는 것으로 생각된다.
(3) 치료
① 소량을 자주 먹는 것이 도움이 된다.
② 증상이 심한 경우 입원하여 정맥으로 수분과 전해질, 비타민 등을 공급해야 한다.
③ 구역과 구토가 심할 경우 promethazine이나 prochlorperazine 등의 진토제를 사용할 수 있다.

#### 2) 역류성 식도염(reflux esophagitis)

(1) 임신 중에는 하부 식도 괄약근이 이완되어 식도염이 쉽게 발생할 수 있으며 이로 인해 속쓰림(heartburn)을 흔히 경험한다.
(2) 이 경우 베개를 높이고 제산제를 사용하여 증상을 완화시킬 수 있다.
(3) 대증 요법으로 완화되지 않는 경우 cimetidine, ranitidine, omeprazole 등의 약제 치료를 시행한다. misoprostol은 자궁 수축을 유발할 수 있으므로 금기이다.
(4) 약제 치료에도 반응이 없을 경우 내시경 검사를 시행한다.

#### 3) 소화 궤양(peptic ulcer)

(1) 발생 빈도
① 임신 중에는 소화 궤양이 드물게 발생한다.
② 이는 프로게스테론의 증가로 위산 분비가 감소하는 반면 점액 분비는 증가하고 위 운동이 감소하기 때문인 것으로 생각된다.
③ 또한 임신 중에는 역류성 식도염 치료를 받는 경우가 많은데 이로 인해 소화 궤양의 발생이 억제되는 것으로 보인다.

(2) 치료

① 우선적으로 제산제를 투여한다.

② 제산제에 듣지 않는 경우 $H_2$-receptor blocker, proton pump inhibitor, sucralfate 등을 사용할 수 있으며 이러한 약제들은 임신 중에 비교적 안전하다.

③ H. pylori 양성인 산모는 이에 대한 치료를 병행한다.

## ❑ 하부 위장관 질환

### 1) 변비

(1) 임신 중에는 소장의 운동성이 저하되고 대장에서의 수분과 나트륨의 흡수가 증가됨에 따라 흔히 변비가 발생한다.

(2) 따라서 임신 중에는 고섬유질 식사를 하는 것이 좋고 필요한 경우 대변량을 풍부하게 만드는 변완화제(laxative)를 사용한다.

### 2) 염증성 장질환(inflammatory bowel disease)

(1) 정의

만성적으로 소장과 대장, 직장 등에 염증이 유발되는 질환으로 궤양성 대장염(ulcerative colitis)과 크론씨병(Crohn disease)으로 구분할 수 있다.

(2) 임신과의 관계

① 임신이 염증성 장질환에 미치는 영향

- 임신이 염증성 장질환의 갑작스러운 악화를 유발하지는 않는다.
- 임신 중에 질환이 활성화되었을 경우에는 예후가 좋지 않다.
- 산모나 태아에 악영향을 끼칠 것을 우려하여 진단적 검사를 주저해서는 안 된다.
- 임신 기간에도 염증성 장질환에 대한 치료는 지속해야 하고 필요한 경우에는 수술도 시행할 수 있다.

② 염증성 장질환이 임신에 미치는 영향

조산, 저체중 출생아, 태아 성장 제한, 제왕절개의 빈도가 다소 증가하는데 궤양성 대장염보다는 크론씨병에서 빈도가 더욱 높다.

### 3) 충수돌기염(appendicitis)

(1) 진단

① 방법

- 임상 증상과 징후
  - 지속적인 복통과 특징적인 우하 복부의 압통이 있을 경우 의심할 수 있다.
  - 임신 중에는 충수돌기의 위치가 변화하므로 통증의 위치가 위쪽으로 이동할 수 있다.
- 초음파 : 충수돌기의 위치 변화로 인해 시행하기가 쉽지는 않지만 진단적 정확도가 높은 방법이다.

② 임신 중에 충수돌기염의 진단이 어려운 이유

- 충수돌기염에서 흔한 식욕 감소, 오심, 구토 등은 정상적인 임신에서도 자주 보이는 비특이적인 증상이다.
- 자궁이 비대해짐에 따라 충수돌기의 위치가 점차 위쪽, 바깥쪽으로 이동하므로 충수돌기염의 중요한 소견인 우측 하복부의 통증 및 압통이 뚜렷하지 않을 수 있다.
- 충수돌기염의 혈액 검사 소견인 중등도의 백혈구 증가(leukocytosis)는 정상 임신에서도 관찰할 수 있는 소견이다.
- 충수돌기염은 조기 진통, 신우신염(pyelonephritis), 콩팥 경련통(renal colic), 태반 조기 박리, 자궁 근종 변성 등과 비슷한 증상을 가지므로 이들과 구분하기가 쉽지 않다.
- 임신한 여성, 특히 임신 후반기의 경우에서는, 전형적인 충수돌기염의 증상을 보이지 않는 경우가 많다.

(2) 치료

① 오진으로 인해 정상 충수돌기를 제거하는 것이 염려된다 하더라도 의심될 경우에는 즉각적으로

수술을 시행해야 한다.

② 오진이 두려워 수술을 지연할 경우 맹장이 파열되어 전신성 복막염(generalized peritonitis)이 유발됨에 따라 산모와 태아에 매우 심각한 영향을 미칠 수 있다.

(3) 충수돌기염이 임신에 미치는 영향

임신 중에 충수돌기염이 발생할 경우 유산이나 조기 진통의 가능성이 증가되는데, 특히 복막염으로 진행된 경우 더욱 증가한다.

## 8.10 Hepatic, biliary tract, and pancreatic disorder

### ❑ 간질환

#### 1) 임신성 간내 쓸개즙 정체(intrahepatic cholestasis of pregnancy)

(1) 정의 : 특별한 원인 없이 임신 중에 혈중 담즙산(bile acid) 농도가 증가하고 간내 쓸개즙 정체를 보이는 질환을 말한다.

(2) 임상적 특징

① 가려움증(pruritis)이 대표적인 증상이고 약 10%에서는 황달(jaundice)을 경험한다.

② 다음 임신에도 재발하는 경향을 보인다.

(3) 치료

① 가려움증에 대한 대증적인 치료를 시행한다.

② 필요한 경우 cholestyramine, ursodeoxycholic acid 등의 약제를 사용할 수 있다.

#### 2) 임신성 급성 지방간(acute fatty liver of pregnancy)

(1) 정의 : 임신 중에 간에 소수포성 지방(microvesicular fat)이 다량 침착되면서 급성 간기능 부전(acute liver failure)이 유발되는 질환을 말한다.

(2) 임상 경과

① 임신 후반기에 나타나는 지속적인 구토가 가장 주된 증상이고 그 밖에 피로감, 상복부 통증, 황달 등의 증상을 보일 수 있다.

② 반 이상의 환자에서 간성 뇌증(hepatic encephalopathy), 응고병증(coagulopathy), 신부전증(renal failure)을 경험하고 15~20%에서는 태아가 사망한다.

③ 분만이 이루어지면 급격히 간기능을 회복한다.

(3) 진단

① 대개 임상 증상과 혈액 검사 등의 소견을 바탕으로 진단을 내린다.

② 초음파, CT, MRI 등의 영상 기법을 시행할 수 있지만 진단에 큰 도움이 되지 않는다.

(4) 치료 : 분만이 유일한 치료방법이다.

#### 3) 바이러스성 간염(viral hepatitis)

(1) A형 간염

① 주로 환자의 배설물에 의해 오염된 음식물을 섭취하여 감염이 발생하고 4주간의 잠복기를 거쳐 증상이 나타난다.

② A형 간염 환자와 최근에 접촉한 경력이 있는 산모는 예방적 면역 글로불린을 투여한다.

③ A형 간염이 임신에 미치는 영향은 크지 않다.

(2) B형 간염

① 임상 소견이나 진단 및 치료는 임신이 아닐 때와 큰 차이는 없다.

② 바이러스는 태반을 통과하지 않기 때문에 대부분의 신생아 감염은 분만 후에 감염된 모체의 체액에 노출되어 발생한다. 특히 모체의 HBeAg이 양성일 때 더욱 쉽게 감염된다.

③ B형 간염에 감염된 태아는 일반적으로 증상은 없지만 85%에서 만성 간염으로 진행한다.

④ B형 간염을 가지고 있는 산모의 태아에게는 출생 즉시 B형 간염 면역 글로불린을 투여하고 B형 간염 예방 접종을 실시한다.

⑤ B형 간염 음성이지만 고위험군인 산모에게는 임신 중에 B형 간염 예방 접종을 시행할 수 있다.

(3) C형 간염

① 다른 간염과 마찬가지로 임신에 미치는 영향은 크지 않다.

② 신생아 수직 감염은 C형 간염을 앓고 있는 산모의 3~6%에서 발생하지만 이를 막을 방법은 없다.

### 4) 간경화(cirrhosis)

(1) 광범위한 섬유화(fibrosis)와 재생 결절(regenerative nodule)을 특징으로 하는 비가역적 만성 간 손상 질환을 말한다.

(2) 증상이 있는 간경화 여성의 임신 결과는 대체로 좋지 않은데 특히 이런 산모에서 식도 정맥류(varix)의 출혈은 모성 사망의 주요 원인이다.

## ❑ 담낭과 췌장 질환

### 1) 임신 중의 담낭 질환

(1) 담석증(cholelithiasis)과 담낭염(cholecystitis)

① 임산부 천 명당 한 명꼴로 담낭염이 발생한다.

② 임신 중에는 담즙이 정체되는 경향을 보이기 때문에 담석증의 위험성도 증가한다.

(2) 치료

① 임신 중에 발생하는 급성 담낭염은 대개 담석과 관련성이 있고 치료는 임신이 아닐 때와 비슷하다.

② 예전과는 달리 최근에는 임신 중에도 수술적 치료를 적극적으로 권장하고 있다.

③ 증상이 없는 담석은 치료가 필요없다.

### 2) 췌장염(pancreatitis)

(1) 원인

임신이 아닐 때는 담석과 알코올 남용이 중요하지만 임신일 때는 담석이 대부분의 원인이다.

(2) 임신 중의 췌장염

① 진단과 치료는 임신이 아닐 때와 동일하다.

② 임신 중의 예후는 좋은 편이다.

# 8.11 Hematological disorder

## ❑ 빈혈(anemia)

### 1) 정의

(1) 임신이 아닐 때는 혈색소 농도가 12g/dL, 임신일 때는 10g/dL 미만일 때로 정의한다.

(2) 임신 중에는 적혈구 증가량에 비해 혈장 증가량이 훨씬 크기 때문에 정상적으로 혈색소 농도가 감소한다.

### 2) 원인

(1) 후천성 원인에 의한 빈혈

① 철분 결핍성 빈혈(iron - deficiency anemia)

- 급성 실혈과 더불어 임신 중 빈혈의 가장 흔한 원인이다.

Causes of Anemia During Pregnancy

| Acquired | Hereditary |
|---|---|
| Iron - deficiency anemia | Thalassemias |
| Anemia caused by acute blood loss | Sickle - cell hemoglobinopathies |
| Anemia of inflammation or malignancy | Other hemoglobinopathies |
| Megaloblastic anemia | Hereditary hemolytic anemias |
| Acquired hemolytic anemia | |
| Aplastic or hypoplastic anemia | |

- 혈청의 ferritin 수치가 15㎍/L 미만의 수치를 보인다면 철분 결핍성 빈혈을 확진할 수 있다.
- 경구 혹은 비경구 요법으로 철분제를 공급하여 치료하고 빈혈이 교정된 후에도 3개월 동안은 치료를 지속해야 한다.

② 급성 실혈로 인한 빈혈(anemia from acute blood loss)

임신 중 빈혈의 흔한 원인으로 응급 처치를 요하는 경우가 많다.

③ 만성 질환과 관련된 빈혈(anemia associated with chronic disease)

- 임신 중에 빈혈을 유발할 수 있는 만성 질환에는 만성 신질환, 염증성 장질환, 전신성 홍반성 낭창, 악성 종양, 류마티스성 관절염 등을 들 수 있다.
- 일반적으로 재조합 적혈구 조혈제(recombinant erythropoietin)로 치료하지만 임신 중에는 사용이 제한된다.

④ 거대적혈모구 빈혈(megaloblastic anemia)

- 임신 중에는 거의 엽산 결핍으로 인해 발생한다.
- 이를 예방하기 위해 미국산부인과학회는 임신 중에 하루에 0.4mg의 엽산을 복용할 것을 권장하고 있다.

(2) 선천성 혈색소병증(hemoglobinopathy)

① 낫모양 적혈구 혈색소 병증(sickle - cell hemoglobinopathy)

- 혈색소 분자 가운데 하나의 베타 사슬 이상으로 나타나는 유전성 질환이다.
- 이 질환을 가지고 있는 산모에게 임신은 상당한 부담이 되고 여러 장기의 허혈과 경색증이 발생하여 사망할 수 있다.
- 태아의 성장 지연과 사산 빈도가 증가하므로 임신 32~34주 이후부터는 매주 산전 진찰을 시행한다.
- 진통과 분만은 심장 질환을 가진 산모와 동일한 방법으로 시행한다.

② 지중해 빈혈(thalassemia)

- 선천적으로 혈색소 분자 알파 또는 베타 사슬 가운데 한 개 이상의 사슬 형성이 부족하여 발생한다.
- 임신 결과는 어떠한 아형의 질환인지에 따라 다르다.

## ❑ 혈소판 질환(platelet disorder)

### 1) 임신성 저혈소판증(gestational thrombocytopenia)

임신 제 3분기에 혈소판이 감소되는 경우가 흔한데 이는 정상적인 반응으로 혈장 증가에 의하여 상대적으로 혈소판이 희석되면서 유발된다.

### 2) 면역성 혈소판 감소 자색반(immune thrombocytopenic purpura, ITP)

(1) 병태생리

① 항혈소판 자가 항체에 의해 발생한다.

② 비장과 같은 세망내피계(reticuloendothelial system)에서의 혈소판 파괴가 증가한다.

(2) 치료

① Corticosteroid

- 비장에서의 탐식 작용(phagocytic activity)을 억제하여 효과를 발휘한다.
- 혈소판의 숫자가 50,000/㎕ 미만인 경우에 치료를 고려한다.
- 태반을 쉽게 통과하지 않는 prednisone을 주로 이용하고 하루에 kg당 1mg을 투여한다.
- 2/3에서 혈소판 숫자가 증가하지만 재발이 매우 흔하다.

② Gamma globulin

- Kg당 400mg의 고용량을 5일간 투여한다.
- 2/3의 환자에서 효과가 나타난다.

③ Splenectomy

- Corticosteroid나 immunoglobulin 치료에 반응이 없는 경우 사용한다.
- 60%에서 혈소판이 증가한다.

④ Immunosuppressive drug
임신 중에는 사용하지 않는 것이 좋다.

(3) 임신과의 관계
① 임신이 질환에 미치는 영향 : 임신으로 인해 병의 재발률이나 활성화 빈도가 증가하는 것은 아니다.
② 질환이 태아에 미치는 영향
- 항혈소판 IgG 항체는 태반을 통과할 수 있으므로 태아에 저혈소판증을 유발할 수 있다.
- 드물지만 진통이나 분만 과정 중에 태아 출혈을 유발해 사망을 야기할 수 있다.

(4) 분만
① 심각한 신생아 혈소판 감소증과 그로 인한 합병증은 드물다.
② 따라서 태아의 혈소판 숫자 측정 검사와 제왕절개를 통한 분만은 필요가 없다.

## 8.12 Diabetes

### ❑ 개요

#### 1) 정의
(1) 현성 당뇨병(pregestational or overt diabetes) : 임신 전부터 당뇨병이 있었던 경우를 말한다.
(2) 임신성 당뇨병(gestational diabetes) : 임신 기간 동안 당뇨가 진단된 경우를 말한다.

#### 2) 빈도
국내의 임신성 당뇨병 빈도는 2.2～3.6% 정도이다.

#### 3) 분류
임신성 당뇨병은 class A에 해당되고 현성 당뇨병은 class B에서 H사이에 해당된다.

Classification of Diabetes Complicating Pregnancy

| Class | Onset | Fasting Plasma Glucose | 2-hour Postprandial Glucose | Therapy |
|---|---|---|---|---|
| A1 | Gestational | $<$105mg/dL | $<$120mg/dL | Diet |
| A2 | Gestational | $>$105mg/dL | $>$120mg/dL | Insulin |
| **Class** | **Age of Onset(yr)** | **Duration(yr)** | **Vascular Disease** | **Therapy** |
| B | Over 20 | $<$10 | None | Insulin |
| C | 10 to 19 | 10 to 19 | None | Insulin |
| D | Before 10 | $>$20 | Benign retinopathy | Insulin |
| F | Any | Any | Nephropathy[a] | Insulin |
| R | Any | Any | Proliferative retinopathy | Insulin |
| H | Any | Any | Heart | Insulin |

[a] When diagnosed during pregnancy: 500mg or more proteinuria per 24 hours measured before 20 weeks' gestation.

#### 4) 진단
(1) 현성 당뇨병
① 무작위로 측정한 혈당 수치가 200mg/dL 이상이면서 다음, 다뇨, 원인 불명의 체중 감소 등의 전형적인 증상과 징후가 있는 경우
② 공복 혈당이 125mg/dL를 초과하는 경우

(2) 임신성 당뇨병
① 선별 검사
- 시행 대상

- 저위험군은 선별 검사를 시행할 필요가 없다.
- 중등도 위험군은 24~28주 사이에 선별 검사를 시행하는데 우리나라 임산부와 같은 동아시아인은 고위험군 산모가 아니라면 여기에 해당한다.
- 고위험군은 임신이 진단되면 가능한 빨리 선별 검사를 시행하고 이 때 임신성 당뇨가 진단되지 않으면 추후에 다시 선별 검사를 시행한다.

• 시행 방법
- 50g 경구 당부하 검사(50g oral glucose challenge test)를 시행한다.
- 이는 마지막 식사 시간과 상관없이 하루 중 아무 때나 50g의 포도당 용액을 섭취하고 1시간 후에 혈당을 측정하는 검사이다.

Fourth International Workshop–Conference on Gestational Diabetes: Recommended Screening Strategy Based on risk Assessment for Detecting Gestational Diabetes

| | |
|---|---|
| **Low Risk** | Blood glucose testing not routinely required if all of the following characteristics are present:<br>Member of an ethnic group with a low prevalence of gestational diabetes<br>No known diabetes in first-degree relatives<br>Age less than 25 years<br>Weight normal before pregnancy<br>No history of abnormal glucose metabolism<br>No history of poor obstetrical outcome |
| **Average Risk** | Perform blood glucose testing at 24~28 weeks using one of the following:<br>women of Hispanic, African, Native American, South or East Asian origins |
| **High Risk** | Perform blood glucose testing as soon as feasible. If gestational diabetes is not diagnosed, blood glucose testing should be repeated at 2Ⅳ28 weeks or at any time a patient has symptoms or signs suggestive of hyperglycemia<br>women with marked obesity, strong family history of type 2 diabetes, prior gestational diabetes, or glucosuria |

• 해석
- 검사 결과에서 기준 수치 이상의 혈당을 보일 경우 양성으로 판정한다.
- 기준 수치를 140mg/dL로 설정할 경우 80%의 임신성 당뇨 환자를 선별할 수 있고 130mg/dL로 설정할 경우 90%의 환자를 선별해 낼 수 있다.

② 진단적 검사

• 시행 대상 : 선별 검사 양성인 산모에서 시행한다.

• 시행 방법
- 100g 경구 당부하 검사(100g oral glucose challenge test)를 표준방법으로 이용한다.
- 이는 공복 후 혈당을 측정하고 이어서 100g의 포도당 용액을 섭취한 지 1, 2, 3시간 후에 다시 각각 혈당을 측정하는 검사이다.

American College of Obstetricians and Gynecologists 2001 Criteria for Diagnosis of Gestational Diabetes Using the 100-g Oral Glucose Tolerance Test

| Status | National Diabetes Plasma Data Group | |
|---|---|---|
| | mg/dL | mmol/L |
| Fasting | 105 | 5.8 |
| 1hr | 190 | 10.6 |
| 2hr | 165 | 9.2 |
| 3hr | 145 | 8.0 |

- 해석
  측정한 네 개의 혈당 수치 중에서 2개 이상의 수치가 기준치보다 높을 때 임신성 당뇨병으로 진단할 수 있다.

## ❑ 임신성 당뇨병

### 1) 모체와 태아에 미치는 영향

(1) 모체에 미치는 영향

① 임신성 당뇨병을 경험한 여성의 50% 이상에서 20년 안에 현성 당뇨병이 발병한다.

② 모체 고혈압과 제왕절개 분만의 빈도가 증가한다.

(2) 태아에 미치는 영향

① 적절한 치료가 이루어지지 않을 경우 주산기 사망률이 증가한다.

② 태아가 과도하게 성장하면서 분만 손상(birth trauma)이 발생할 가능성이 높아진다.

③ 이러한 태아는 일정 기간 성장한 후에 비만과 당뇨병이 발병할 가능성이 높다.

④ 태아 기형은 증가하지 않는다.

⑤ Class $A_1$의 경우는 유산의 위험성이 증가하지 않지만 class $A_2$는 증가한다.
cf. 현성 당뇨병에서는 태아 기형과 유산의 가능성이 증가한다.

### 2) 치료

(1) 원칙

① 적절한 운동과 식이 요법과 치료를 먼저 시작한다.

② 식이 치료에도 불구하고 공복 혈당이 95mg/dL를 넘거나 식후 2시간 혈당이 120mg/dL 이상인 경우에는 인슐린 치료를 시행한다.

(2) 세부 사항

① 식이 요법

- 어떠한 식이 요법이 제일 적당한지에 대해서는 아직 정해져 있지 않다.
- 하지만 일반적으로 임신 전 체중을 기준으로 하루에 평균 30kcal/kg의 식사를 권장한다.

② 운동 요법 : 임신 중에 적절한 운동을 시행할 경우 임신성 당뇨병의 발생 위험도가 감소하며 비만한 임신성 당뇨병 환자에서는 인슐린 치료를 피할 수도 있다.

③ 혈당 조절

- 인슐린
  - 총 20~30 단위를 아침 식전에 1회 투여하는 것으로 시작하여 혈당에 따라 투여 시간과 용량을 조절한다.
  - 혈당은 하루에 4회 이상은 측정해야 하는데 식전보다는 식후에 측정하는 것이 좋다.
  - Class $A_1$ 환자에서 예방적으로 인슐린 치료를 시행하는 것은 큰 도움이 되지 않는다.
- 경구용 혈당 강하제(oral hypoglycemic agent)
  임신 중에는 사용하지 않는다.

### 3) 분만

미국산부인과학회에서는 초음파로 측정한 태아의 예상 체중이 4,500g 이상인 경우 제왕절개를 시행할 것을 권고하고 있다.

### 4) 분만 후 관리

(1) 분만 후 6~12주 경에 75g 경구 당부하 검사를 시행한다.

(2) 50% 이상의 경우에서 20년 안에 현성 당뇨병이 발병하기 때문에 지속적인 추적 관찰이 필요하다.

(3) 다음 임신에도 재발하는 경향을 보이므로 체중 조절과 운동을 통해 재발을 방지하도록 교육한다.

## ❏ 현성 당뇨병

### 1) 모체와 태아, 신생아에 미치는 영향

(1) 태아에 미치는 영향

① 유산 : 현성 당뇨병 산모가 혈당 조절이 불량한 경우 임신 초기의 유산률이 증가한다.

② 조산 : 현성 당뇨병 임산부는 임신 35주 이전의 조산의 빈도가 높다.

③ 기형

- 1형 당뇨병 산모의 태아의 주요 기형 발생률은 5%에 달하며 태아 기형은 주산기 사망 원인의 반을 차지한다.
- 수태 직전과 임신 초기의 혈당 조절이 불량할 경우 태아 기형 발생 빈도가 더욱 증가한다.

④ 원인 불명의 사산

- 뚜렷한 원인을 알 수 없는 사산이 현성 당뇨병에서 약 1%의 빈도로 나타난다.
- 대개 태아는 임신 주수에 비해 큰 소견을 보이고 진통이 발생하기 이전에 사망한다.
- 임신 35주 경 혹은 그 이후에 잘 발생한다.

⑤ 양수 과다증

종종 양수 과다증이 동반되는데 정확한 원인은 잘 모른다.

(2) 신생아에 미치는 영향

① 호흡 곤란증 : 조산으로 인한 태아 폐성숙 지연이 원인이다.

② 저혈당증

- 분만 직후에 혈당의 급격한 저하가 흔히 발생한다.
- 이는 모체의 고혈당에 의해 태아 소도 세포($\beta$-islet cell)의 과증식이 일어나서 발생한다.

③ 저칼슘혈증

- 당뇨병 산모에서 태어난 신생아의 주된 대사 장애이다.
- 원인은 불분명하다.

④ 고빌리루빈혈증 : 역시 원인은 확실하지 않다.

⑤ 심근 비대

- 비후성 심근병증이 발생하여 울혈성 심부전으로 발달한다.
- 대개 6세 이전에 사라진다.

⑥ 당뇨병의 유전 : 모체가 현성 당뇨병을 가질 경우 태어난 자식에서 1형 당뇨가 발병할 확률은 1~3%이지만 부모 둘다 1형 당뇨병을 가질 경우에는 20%에 달한다.

⑦ 거대아 : 모체 혈당이 130mg/dL 이상인 경우 거대아가 발생할 가능성이 높다.

(3) 산모에 미치는 영향

① 모성 사망률 증가 : 당뇨병을 가진 임산부는 정상 임산부보다 10배 정도 사망률이 높다.

② 자간전증

- 현성 당뇨병 산모는 자간전증 발생률이 높다.
- 특히 당뇨병 관련 합병증을 가지는 class F, R, H 산모에서 자간전증 발생 확률은 36%에 달한다.

③ 케톤산증

- 여러 원인에 의해 당뇨병 산모에서 케톤산증이 발생할 수 있다.
- 비록 발생 빈도는 낮지만 일단 발생하면 태아 손실율은 20%에 이를 정도로 임신 결과가 좋지 않다.

④ 감염

- 현성 당뇨병 산모에서는 거의 모든 종류의 감염이 증가한다.
- 흔히 발생하는 감염증으로는 캔디다 질염, 요로 감염, 호흡기 감염, 산욕기 골반 감염 등을 들 수 있다.

### 2) 처치

(1) 수태전(preconception)

① 임신 초기의 유산과 태아 기형을 예방하기 위해 임신 전부터 교육과 혈당 조절이 이루어져야 한다.

② 식전에 70～100mg/dL, 식후 1시간에 140mg/dL 이하, 식후 2시간에 120mg/dL 이하가 적절한 혈당 수치이다.

③ 당화 혈색소(hemoglobin A1c)는 이전 4～8주의 평균 혈당치를 반영하는 것으로 수치가 10 percent를 넘을 경우 태아 기형의 가장 유의한 위험요인이 된다.

④ 신경관 결손증의 위험성이 높기 때문에 수태 전과 임신 초기에 하루 400mg의 엽산 복용을 권장한다.

(2) 임신 초기(first trimester)

① 이 시기에는 주의 깊은 혈당 조절이 필수적이므로 대개 입원을 권장한다.

② 경구 혈당 강하제는 금기이므로 인슐린을 사용하여 혈당을 조절한다.

③ 목표 혈당치는 아래 표와 같지만 과도한 고혈당이나 저혈당이 초래되지 않도록 개별화된 프로그램이 필요하다.

Patient - Monitored Capillary Blood Glucose Goals During Pregnancy in Diabetic Women

| Specimen | Blood Glucose(mg/dL) |
|---|---|
| Fasting | 60～90(3.3～5.0mmol) |
| Premeal | 60～105(3.3～5.8mmol) |
| Postprandial 1hr | 100～120(5.5～6.7mmol) |
| 0200～0300hr | 60～120(3.3～6.7mmol) |

(3) 임신 중기(second trimester)

태아 기형 유무를 확인하기 위해 16～20주에 모체 혈청의 알파 태아 단백(alpha - fetoprotein)을 측정하고 18～20주에는 정밀 초음파 검사(targeted ultrasound)를 시행한다.

(4) 임신 후기(third trimester)와 분만

① 분만 시기

- 32～34주 경부터는 매주 태아 감시 검사를 시행하며 혈당 조절이 불량한 경우에는 주 2회의 태아 감시 검사를 시행할 것을 권장한다.
- 이러한 검사 소견에서 혈당 조절이 양호하고 태아 감시 검사에 특별한 이상이 없을 경우에는 자연 진통이 나타날 때까지 분만을 연장할 수 있다.
- 그렇지 않은 경우에는 원인 불명의 사산을 방지하기 위하여 태아의 폐성숙을 확인한 후 바로 분만을 시도한다.

② 분만 방식

- 태아가 크지 않거나 자궁 경부 상태가 진통에 적합한 경우에는 유도 분만을 시행할 수 있다.
- 하지만 임상적으로는 많은 경우에서 태아 손상을 방지하기 위해 제왕절개를 시행하고 있다.

③ 분만 중 혈당 조절

- 분만 이후에는 인슐린 요구량이 급격히 감소한다.
- 따라서 분만 당일부터는 지속형 인슐린은 줄이거나 빼고 속효성 인슐린만을 사용한다.
- 진통 중에는 혈당을 자주 측정하고 결과에 따라 속효성 인슐린을 투여한다.

### ❑ 피임

1) 혈관 질환의 위험성 때문에 호르몬 피임 제제는 잘 사용하지 않는다.
2) 또한 감염의 위험성 때문에 자궁내 장치도 권하지 않는다.
3) 콘돔과 같은 barrier 방법이나 불임 시술을 흔히 추천한다.

## 8.13 Thyroid and other endocrine disorder

### ❑ Thyroid gland

#### 1) 임신 중의 모체 갑상샘 생리의 변화

(1) 갑상샘 크기 : 임신 중에는 갑상샘의 크기가 약간 증가한다.

(2) TBG : 에스트로겐에 의해 합성이 촉진되면서 갑상샘 결합 단백(thyroid binding globulin)은 상당량 증가한다.

(3) TSH

① 갑상샘 자극 호르몬(thyroid - stimulating hormone)은 태반을 통과하지 못한다.

② 임신 초기에는 갑상샘에 대해 비슷한 역할을 수행하는 hCG의 증가로 인해서 일시적으로 감소하지만 임신 중반기 이후에는 비임신시와 같은 농도를 유지하게 된다.

(4) $T_4$와 $T_3$

① 갑상샘의 요오드 흡수가 증가되고 혈청 내의 $T_4$(thyroxine)와 $T_3$(triiodothyroxine) 농도는 증가한다.

② $T_4$는 임신 기간 동안 소량이 태아에 전달되는데 이는 태아의 정상적인 두뇌 발달에 필수적이다.

③ 자유 $T_4$및 자유 $T_3$의 농도는 hCG가 최대치에 도달하는 임신 12주 경에는 약간 증가하지만 임신 중기 이후에는 비임신시와 같은 농도를 유지한다.

④ 따라서 임신 중에 갑상샘 기능을 가장 정확하게 측정할 수 있는 지표는 TSH와 free $T_4$이다.

#### 2) 갑상샘 질환

(1) 갑상샘 기능 항진증(hyperthyroidism)

① 역학

- 임산부 1,000~2,000명당 한 명 꼴로 발생한다.
- 여러 질환이 갑상샘 기능 항진증을 유발할 수 있지만 그레이브씨병(Grave's disases)이 대부분의 원인을 차지한다.

② 진단

- 임신 중에는 정상적으로 대사가 증가하기 때문에 갑상선 기능 항진증과 비슷한 증상을 보일 수 있어 진단이 쉽지 않다.
- 혈중 TSH의 저하와 free $T_4$의 상승 소견을 보이면 진단할 수 있다.

③ 치료

- 약물 요법
  - 임신 중에는 수술적 치료보다는 약물 치료가 우선이다.
  - Propylthiouracil(PTU)과 methimazole은 둘 다 효과적이지만 임신 중에는 PTU를 주로 사용한다.
  - PTU는 일부가 태반을 통과할 수 있다.
- 수술 요법
  환자가 약물을 잘 복용하지 않는 경우에 갑상샘 절제술을 시행할 수 있지만 임신 중에는 잘 시행하지 않는다.
- 요오드 방사선 동위 원소 치료
  태아 갑상샘까지 파괴할 수 있으므로 임신 중에는 금기이다.

④ 합병증

- 종류
  - 갑상선 중독 발작(thyroid storm)
  - 심부전(heart failure)
- 임상적 특징
  - 갑상샘 항진증이 잘 조절되지 않는 경우에 발생한다.
  - 갑상선 중독 발작보다는 심부전이 임신 중에 비교적 흔하게 나타나는 합병증이다.
  - 갑상샘 중독 발작과 심부전은 치료가 서로 비슷하고 중환자실 가료가 필요하다.

- 치료
  - 즉각적인 수액 공급, 전해질 투여, 혈압 조절 등의 일반적인 응급조치를 먼저 시행한다.
  - 응급조치가 끝나면 PTU 1g을 경구나 비위관(nasogastric tube)을 통해 투여한다. 이후에는 6시간 간격으로 200mg씩을 투여한다.
  - PTU 투여 후 1시간 후부터는 정맥을 통해 500~1,000mg의 sodium iodide를 8시간 간격으로 주입한다. 정맥으로 sodium iodide을 주입하는 대신 경구로 potassium iodide 용액이나 Lugol 용액을 투여할 수도 있다. 만약 iodide에 과민 반응(anaphylaxis)을 가지고 있다면 lithium carbonate 300mg을 6시간 간격으로 대체하여 주입할 수 있다.
  - Dexamethsone을 추가적으로 투여할 경우 큰 도움이 될 수 있다. 대개는 2mg의 용량을 6시간 간격으로 4회 정맥 주입한다.
  - 필요한 경우 빈맥을 치료하기 위해 $\beta$-blocker를 사용할 수도 있지만 심부전에 미치는 영향을 반드시 고려해야 한다.
  - 자간전증, 감염, 빈혈이 동반되어 있을 경우 상황을 극도로 악화시킬 수 있으므로 이러한 동반 질환에 대한 치료도 병행해야 한다.

⑤ 임신에 미치는 영향
- 모체에 미치는 영향 : 잘 조절되지 않을 경우 자간전증, 심부전, 모성 사망의 빈도가 증가한다.
- 태아에 미치는 영향
  - 갑상샘 자극 항체가 태반을 통과하여 태아에게 전달되어 태아의 갑상선 기능 항진증을 유발할 수 있다.
  - 반대로 산모에게 투여된 항갑상샘 약제가 태반을 통과하여 태아의 갑상샘 기능 저항증을 유발할 수도 있다.
  - 그 밖에도 유산이나 사산, 태아 성장 지연이나 조산의 빈도도 증가한다.

Pregnancy Outcomes in 239 women with Overt Thyrotoxicosis

| Factor | Treated and Euthyroid(n = 149) | Uncontrolled Thyrotoxicosis(n = 90) |
|---|---|---|
| Maternal Outcome | | |
| Preeclampsia | 17(11%) | 15(17%) |
| Heart failure | 1 | 7(8%) |
| Death | 0 | 1 |
| Perinatal Outcome | | |
| Preterm delivery | 12(8%) | 29(32%) |
| Growth restriction | 11(7%) | 15(17%) |
| Stillborn | 0/59 | 6/33(18%) |
| Thyrotoxicosis | 1 | 2 |
| Hypothyroid | 4 | 0 |
| Goiter | 2 | 0 |

(2) 갑상샘 기능 저하증(hypothyroidism)

① 역학
- 갑상샘 기능 저하증은 불임과 임신 초기의 유산을 유발하는 경우가 흔하기 때문에 임신 중에는 흔하지 않다.
- 자가 면역 항체에 의한 갑상샘 파괴가 가장 흔한 원인이다.

② 진단 : 혈중 TSH의 상승과 free $T_4$의 저하 소견을 보이면 진단할 수 있다.

③ 치료
- 갑상샘 호르몬을 투여하는데 주로 이용되는 것은 levothyroxine(Synthyroid®)이다.
- 매일 50~100㎍을 투여하는데 4~6주 간격으로 혈청 $T_4$ 수치를 측정하여 용량을 조절한다.

④ 임신에 미치는 영향

- 산모에서는 자간전증, 태반 조기 박리, 심부전의 빈도가 증가한다.
- 태아에서는 저체중 출생아, 자연 유산, 사산, 조산의 빈도가 증가한다.
- 태아가 출생한 이후 성장 과정에서 신경 및 지능 발달이 약간 저하된다는 연구도 있다.

Pregnancy Complications in 112 Women with Hypothyroidism

| Complications | Hypothyroidism(%) | |
|---|---|---|
| | Overt(n = 49) | Subclinical(n = 63) |
| Preeclampsia | 31 | 16 |
| Abruptio placentae | 8 | 0 |
| Cardiac dysfunction | 3 | 2 |
| Birthweight less than 2,000ga | 31 | 19 |
| Stillbirths | 8 | 2b |

a Preterm or term delivery were the only outcomes reported by Abalovich and colleagues(2002).
b One infant died from syphilis.

## ❑ Parathyroid gland

### 1) 부갑상샘 기능 항진증(hyperparathyroidism)

(1) 개요

① 종양이나 증식에 의해 부갑상샘 호르몬의 분비가 과다해지는 질환을 말한다.

② 고칼슘혈증이 가장 특징적이다.

(2) 임신과의 관계

① 임신이 질환에 미치는 영향 : 임신이 되면 증상이 호전되는데 이는 혈중 칼슘이 태아로 많이 이동하고 또한 산모 신장을 통해 다량이 배설되기 때문이다.

② 질환이 임신에 미치는 영향

- 사산, 조산이 증가한다.
- 태아는 반대로 부갑상샘 기능이 억제되어 신생아 강직증(tetany)이 발생하는 경우가 있다.

(3) 치료

증상이 있는 산모는 임신 중에라도 수술적 치료를 받는 것이 좋다.

### 2) 부갑상샘 기능 저하증(hypoparathyroidism)

(1) 대부분 부갑상샘 제거술을 받은 경우에서 발생한다.

(2) 태아에 전달되는 칼슘이 저하되면서 태아의 부갑상선 기능 항진증이 나타난다.

## ❑ Pituitary gland

### 1) 프로락틴 분비 종양(prolactinoma)

(1) 개요

① 종양에서 프로락틴이 과다 분비되어 무월경, 유즙 분비, 고프로락틴 혈증을 유발하는 질환을 말한다.

② 1cm보다 작은 경우 미세 선종(microadenoma), 큰 경우에는 거대 선종(macroadenoma)으로 불린다.

(2) 진단

① 미세 선종

- 임신 중 특별한 문제를 일으키지 않는 경우가 많다.
- 주기적으로 두통이나 시력 이상 등의 증상 유무를 물어본다.

② 거대 선종

- 임신 중에 종양의 증가로 시야 장애, 두통, 요붕증 등의 증상이 유발되는 경우가 흔하다.
- 각 분기(trimester)마다 시야 검사를 시행하고 증상이 있는 경우에는 CT, MRI를 시행한다.

- 임신 중에는 정상적으로 혈청의 프로락틴 수치가 증가하기 때문에 이 호르몬 검사는 시행할 필요가 없다.

(3) 치료

① 증상이 있는 경우 bromocriptine 치료를 시행한다. 이 약물은 임신에 특별한 악영향을 미치지 않는다.

② 약물 치료에 반응이 없는 경우 수술적 치료를 시행한다.

2) 시한 증후군(Sheehan syndrome)

(1) 산과적 출혈로 인해 뇌하수체 전엽의 허혈성 괴사가 발생하여 뇌하수체 기능 저하증이 유발되는 질환을 말한다.

(2) 과다 출혈을 경험한 산모가 출산 이후 저혈압, 빈맥, 저혈당 및 모유 생산이 안 되는 증상이 발생할 경우 의심할 수 있다.

## 8.14 Connective tissue disorder

### ❑ 면역 매개성 결합 조직 질환(immune-mediated connective tissue disorder)

1) 전신성 홍반성 루푸스(systemic lupus erythematosus, SLE)

(1) 정의 : 일종의 유전 질환으로 자신의 항원에 대한 자가 항체가 생성되어 조직과 세포가 손상되는 질환을 말한다.

Some Autoantibodies Produced in Patients with Systemic Lupus Erythematosus

| Antibody | Incidence(%) | Clinical Associations |
|---|---|---|
| Antinuclear | 84∼98 | Multiple antibodies; repeat negative test makes lupus unlikely |
| Anti-dsDNA | 62∼70 | Specific for systemic lupus erythematosus-associated with nephritis and lupus activity |
| Anti-Sm | 30∼38 | specific for lupus |
| Anti-RNP | 33∼40 | Present in lupus; correlates with myositis, esophageal dysmotility; defining antibody for mixed connective tissue disease |
| Anti-Ro(SS-A) | 30∼49 | Sjögren syndrome, cutaneous lupus, antinuclear antibody-negative lupus, neonatal lupus with heart block |
| Anti-La(SS-B) | 10∼35 | Present in lupus-possibly decreased risk of nephritis: Sjögren syndrome |
| Antihistone | 70 | Common in drup-induced lupus(95%) |
| Antiphospholipid | 21∼50 | Lupus anticoagulant and anticardiolipin antibodies associated with thrombosis, fetal loss, thrombocytopenia, valvular heart disease; false-positive test for syphilis |
| Anti-erythrocyte | 60 | Overt hemolysis uncommon |
| Antiplatelet | 30 | Thrombocytopenia(15%) |

(2) 임상 양상

① 여러 장기가 침범되므로 굉장히 다양한 증상이 나타난다.

② 흔한 증상으로는 피로감, 발열, 관절염, 피부 발진 등을 들 수 있다.

(3) 검사실 소견

① 항핵 항체(antinuclear antibody) 검사는 가장 좋은 선별 검사이지만 특이도는 떨어진다.

② 항이중가닥 DNA항체(anti-ds DNA antibody)와 항Sm 항체(anti-Sm antibody) 검사는 루푸스에 대해 상대적으로 특이도가 좋다.

(4) 진단

다음 표의 11가지 항목 중에 4가지 이상이 존재한다면 진단할 수 있다.

The 1997 Revised Criteria of American Rheumatism Association for Systemic Lupus Erythematosus

| Criteria[a] | Comments |
|---|---|
| Malar rash | Malar erythema |
| Discoid rash | Erythematous patches, scaling, follicular plugging |
| Photosensitivity | |
| Oral ulcers | Usually painless |
| Arthritis | Nonerosive involving two or more peripheral joints |
| Serositis | Pleuritis or pericarditis |
| Renal disorder | Proteinuria greater than 0.5g/day or >3+dipstick, or cellular casts |
| Neurological disorders | Seizures or psychosis without other cause |
| Hematological disorders | Hemolytic anemia, leukopenia, lymphopenia, or thrombocytopenia |
| immunological disorders | Anti-dsDNA or anti-Sm antibodies, or false-positive VDRL, IgM or IgG anticardiolipin antibodies, or lupus anticoagulant |
| Antinuclear antibodies | abnormal titer of ANAs |

VDRL=Venereal Disease Research Laboratory.

[a] If four criteria are present at any time during course of disease, systemic lupus can be diagnosed with 98-percent specificity and 97-percent sensitivity.

(5) 임신과의 관계

① 임신이 질환에 미치는 영향

임신이 되면 질환의 1/3은 호전되고, 1/3은 악화되며, 나머지 1/3은 변화가 없다.

② 질환이 임신에 미치는 영향

- 모체와 태아에 미치는 악영향
  - 자간전증이 흔하게 나타난다.
  - 조산과 사산 발생 빈도가 높아진다.
  - 태아 성장 지연과 주산기 사망 빈도가 높아진다.
  - 신생아 루푸스, 선천성 심장 차단(congenital heart block)이 유발된다.
- 좋은 예후를 보이는 경우
  - 임신 6개월 전부터 질환의 활동성이 없는 경우
  - 단백뇨나 신기능 저하 등의 신장 침범 증후가 없는 경우
  - 중복 자간전증이 발생하지 않은 경우
  - 항인지질 항체가 없는 경우

Maternal and Perinatal Effects of Systemic Lupus Erythematousus

| Outcome | Description |
|---|---|
| Maternal | |
| Lupus flare | Overall a third flare during pregnancy<br>Flare can be life threatening(1 in 20 chance)<br>Flares associated with worse perinatal outcomes<br>Prognosis worse if antiphospholipid antibodies present<br>Increased incidence common with nephritis |
| Preeclampsia | Controversial if incidence is increased |
| Preterm labor | Increased |
| Perinatal | |
| Preterm delivery | Increased with preeclampsia |
| Growth restriction | Increased |
| Stillbirth | increased, especially with antiphospholipid antibodies |
| Neonatal lupus | About 10% incidence(transient except for heart block) |

(6) 임신 중 처치

① 질환의 평가

- 임신 중에는 여러 가지 임상 상황을 토대로 질환의 악화 여부를 자세히 관찰해야 한다.
- $C_3$, $C_4$, $CH_{50}$의 수치가 낮아지거나 항 DNA 항체가 증가할 경우 질환의 악화를 의심해 보아야 한다.
- 혈청의 간효소 수치를 자주 측정하여 간 침범 여부를 파악한다.
- 새로이 단백뇨가 나타나거나 기존의 단백뇨가 악화될 경우 임신 결과가 좋지 않으므로 자주 소변 검사를 시행하도록 한다.

② 약물 치료

- 비스테로이드성 항염증제(NSAID)
  - 경증의 관절통이나 장막염(serositis)의 치료에 효과적이다.
  - 태아 동맥관 조기 폐쇄의 위험성이 있으므로 임신 24주 이후에는 사용하지 않는다.
- 스테로이드(corticosteroid)
  - 중증인 경우에 사용한다.
  - Prednisone을 하루에 1~2mg/kg의 용량으로 투여하기 시작하여 증상이 완화되면 하루에 10~15mg이 될 때까지 서서히 감량한다.
  - 스테로이드를 사용할 경우 임신성 당뇨의 발생률이 높아지니 주의 깊게 관찰해야 한다.
- 세포 독성제 및 면역 억제제(immunosuppressive and cytotoxic agent)
  - Azothioprine과 cyclophosphamide가 대표적이다.
  - 임신 중에는 잘 사용하지 않는다.
- 항말라리아 약제(antimalarials)
  - 피부 병변을 조절하는데 도움을 준다.
  - 태반을 통과하지만 기형을 유발하지는 않기 때문에 임신 중에도 사용이 가능하다.
- 항체 기반 면역 흡수 치료(long - term antibody - based immunoabsorption)
  - 혈중에서 자가 항체와 지질단백질을 제거하는 치료를 말한다.
  - 다른 치료에 반응이 없는 임산부에서 사용한다.

### 2) 항인지질 항체 증후군(antiphospholipid antibody syndrome, APS)

(1) 항인지질 항체(APA)와 항인지질 항체 증후군(APS)

① 항인지질 항체(antiphospholipid antibody, APA)의 종류

- Lupus anticoagulant(LAC)
- Anticardiolipin antibody(ACA)

② 항인지질 항체 증후군(APS)의 정의

- 항인지질 항체(APA)와 연관되어 반복적인 혈관 혈전증(arterial or venous thrombosis), 혈소판 감소증(thrombocytopenia), 태아 소실과 사산(fetal loss and stillbirth)등이 유발되는 질환을 말한다.

(2) 항인지질 항체 증후군의 진단

① 항인지질 항체 검사법

- 종류
  - LAC : aPTT나 dRVVT 등의 비특이적 응고 검사를 이용한다.
  - ACA : ELISA를 이용하는데 결과는 negative, low, medium, high positive의 4단계로 표기한다.
- 항인지질 항체 검사를 시행해야 하는 적응증

Indications to Identify Lupus Anticoagulant and Antiphospholipid Antibodies

| |
|---|
| Recurrent pregnancy loss |
| Unexplained second - or third - trimester loss |
| Early - onset severe preeclampsia |
| Venous or arterial thrombosis |
| Unexplained fetal growth restriction |
| Autoimmune or connective tissue disease |
| False - positive serological test for syphilis |
| Prolonged coagulation studies |
| Positive autoantibody tests |

② 항인지질 항체 증후군의 진단 기준

- 임상 소견 : 혈전증(vascular thrombosis), 태아 소실 또는 사산(fetal loss or stillbirth)의 두 가지 임상 소견 중에 한 가지는 반드시 존재해야 한다.
- 검사 소견
  - LAC activity, medium~high positive IgG ACA, medium~high positive IgM ACA의 세 가지 검사 소견 중에 반드시 두 가지 이상이 존재해야 한다.
  - 또한, 검사를 6주 간격을 두고 반복하였을 때에도 같은 소견이 나와야 한다.

(3) 항인지질 항체(APA)가 임신에 미치는 영향

① 탈락막의 혈관 병변(decidual vasculopathy)과 태반 경색(placental infarction)을 유발한다.

② 태아 발육 지연이나 유산, 사산의 빈도가 증가한다.

③ 조발성 자간전증(early - onset preeclampsia)의 발생 가능성이 높아진다.

(4) 항인지질 항체를 가지고 있는 여성의 임신 중의 치료 지침

① 치료 원칙

- 우연히 항인지질 항체를 가지고 있는 것이 발견되었고 혈전증이나 산과적 문제가 없는 임산부는 치료가 필요 없다.
- 아직 어떠한 치료를 누구한테 시행해야 하는지에 대해서는 명확한 결론이 없고 각각의 임상 상황에 맞추어 치료를 시행하고 있다.

② 치료의 적응증

- 혈전증(thromboembolic event)의 과거력과 항인지질 항체를 가지고 있는 임산부
- 원인 불명의 임신 2분기 및 3분기의 태아 사망 과거력이 있으면서 고역가의 항체를 가지고 있

는 임산부

- 반복적인 초기 유산의 과거력과 고역가의 항체를 가지고 있는 임산부

③ 치료 종류

- 저용량 아스피린(low - dose aspirin)
  매일 60~80mg을 복용한다.
- 헤파린(heparin)
  - 12시간마다 5,000~10,000 단위를 피하 주사한다.
  - 최근에는 헤파린의 부작용을 줄이기 위해 저분자량 헤파린(low - molecular - weight heparin)으로 대체하여 사용하는 경우가 많다.
- 겉질스테로이드(glucocorticoid)
  - 항인지질 항체 치료에 1차적으로 사용하지 않는다.
  - 대개는 결체 조직 질환에 의해 항인지질 항체가 동반된 경우에서 사용한다.
  - 임신 중에 사용할 경우 여러 가지 부작용을 유발할 수 있으므로 가장 낮은 용량으로 사용해야 한다.
- 면역 글로불린(immunoglobulin)
  - 다른 1차 치료에 반응을 하지 않는 경우에 사용한다.
  - 하루에 0.4g/kg의 용량을 5일간 투여하고 이를 매달 반복한다.
- 면역 억제 치료(immunosuppressive therapy)
  임신 중에는 잘 사용하지 않는다.

#### 3) 류머티스 관절염(rheumatoid arthritis)

(1) 정의

① 손과 발의 소관절의 대칭적 다발성 관절염을 특징으로 하는 만성 염증성, 자가 면역성 질환이다.

② 혈관염이나 폐 증상과 같은 관절외 증상(extra - articular manifestation)도 유발한다.

(2) 질환이 임신에 미치는 영향

① 전반적인 임상적 경과는 임신 기간 동안에는 호전되나 출산 후에는 악화되는 경우가 흔하다.

② 이는 임신 중 분비되는 성호르몬이 관절염 형성 기전에 관여하여 이를 방해하기 때문인 것으로 생각된다.

(3) 임신 중 치료

① 임신 중의 치료는 아직까지 확실히 정립된 바 없고 임신이 아닐 때와 비슷하게 치료한다.

② 가장 중요한 치료 약제인 아스피린과 비스테로이드성 항염증제(NSAID)는 태아와 신생아에 악영향을 미칠 수 있으므로 꼭 필요한 경우에서만 최소 용량으로 사용한다.

③ 그 밖의 약제들도 필요한 경우에는 사용할 수 있지만 역시 안전성이 확립되지는 않았다.

### ❑ 유전성 결합 조직 질환(inherited connective tissue disorder)

#### 1) 말판 증후군(Marfan syndrome)

상염색체 우성 결합 조직 질환으로 임신 중에는 대동맥 박리나 동맥류 파열의 위험성이 매우 높아진다.

#### 2) Ehlers - Danlos syndrome

여러 형태의 유전 양식을 보이는 결합 조직 질환으로 임신 중에 조기 양막 파수, 조산, 제왕절개의 위험성이 높아진다.

## 8.15 Neurological and psychiatric disorder

### ❑ 신경과적 질환(neurological disorder)

#### 1) 두통(headache)

(1) 개요

① 임신 중에 가장 흔하게 나타나는 신경학적 증상이다.

② 대부분이 긴장성 두통 혹은 편두통이다.

(2) 분류

① 긴장성 두통(tension headache)

머리와 목 뒤의 근육의 긴장과 통증을 주된 특징으로 하는 두통으로 대개는 자연 해소된다.

② 편두통(migraine headache)

- 정의 : 주기적인 심한 두통과 자율 신경계 기능 이상을 주된 특징으로 하는 신경혈관성 질환이다.
- 임신 중의 치료
  - 대부분의 편두통은 aspirin, ibuprofen, acetaminophen 등의 단순 진통제에 잘 반응하고 임신 중의 단기 사용은 큰 문제가 없다.
  - 전조 증상(aura)이 있는 편두통에 흔히 사용되는 ergotamine은 임신 중에는 사용해서는 안 된다.
  - 세로토닌 수용체 작용제인 sumatriptan은 임신 중에 사용해도 안전한 것으로 생각된다.

### 2) 발작 질환(seizure disorder)

(1) 역학

① 두통에 이어 임신 중에 두 번째로 흔한 신경과적 질환이다.

② 전체 임산부의 0.5%는 간질(epilepsy)을 가지고 있다.

(2) 간질과 임신과의 관계

① 임신이 간질에 미치는 영향

- 빈도
  - 간질 발작의 빈도는 35%에서는 증가하고 15%에서는 감소하며 50%는 변화가 없다.
  - 간질 발작의 빈도가 증가한 임산부의 대부분은 약물 농도의 감소가 그 원인으로 생각된다.
- 임신 중 약물 농도의 감소 원인
  - 오심과 구토로 복용을 잊는 경우가 많다.
  - 장의 운동성이 감소되고 제산제를 사용하는 경우가 많아 약물 흡수가 저해된다.
  - 혈장량이 늘어나므로 상대적으로 약물의 농도가 낮아진다.
  - 간, 혈장, 태반에서의 효소 생성이 증가하여 약물 대사가 증진된다.
  - 신장 관류량이 증가하여 약물 배설이 증가된다.
  - 태아 기형이 염려되어 산모 스스로 약물을 끊는 경우가 많다.

② 간질이 임신에 미치는 영향

- 태아의 선천성 기형 빈도가 증가한다.
- 예전에는 여러 산과적 합병증의 빈도도 증가한다는 보고가 많았지만 최근의 연구에서는 그렇지 않다는 보고들도 발표되고 있다.

(3) 치료

① 치료 방침 : 정확한 치료 원칙은 정립된 바 없지만 임상의들은 대체로 다음과 같은 방법을 흔히 사용한다.

② 치료방법

- 임신 전부터 임신 제1삼분기까지 엽산을 복용한다.
- 가능하다면 많은 약제의 병용 요법은 피하고 기형 유발 효과가 작은 단일 제제를 가장 적은 용량으로 사용하는 것이 바람직하다.
- 임신 초기에는 오심과 구토로 인해 약물 농도가 떨어지는 경우가 흔하므로 이러한 경우에는 항구토 치료를 병행하는 것이 좋다.
- 체내의 약물 농도를 일정하게 유지하게 위해 환자의 약물 순응도를 평가하고 필요한 경우에는 혈청 약물 농도를 측정한다.
- 태아 기형의 발생 위험도가 높기 때문에 임신 중기에 정밀 초음파 검사를 시행하는 것이 좋다.
- 페니토인을 복용하고 있는 산모에게 신생아 출혈성 질환을 예방하기 위해서 임신 후반기에 비타민 K를 정주하는 경우가 있으나 이에 대한 효과는 확실하지 않다.

- 분만 후에는 피임에 관한 상담을 하는데 흔히 사용하는 항경련제는 간에서의 효소 생성을 증가시키기 때문에 경구 피임약의 효과가 떨어질 수 있다는 것을 반드시 주지시킨다.

### ❑ 정신과적 질환(psychiatric disorder)

1) 산후 우울 기분 장애(postpartum blue)

(1) 분만 첫 주에 흔히 발생하는 정서 장애 상태로 절반의 산모가 경험한다.
(2) 과장된 감정 기복 상태가 특징으로 불면증, 슬픔, 우울증, 불안, 안절부절한 모습 등을 보인다.
(3) 몇 시간 동안 슬픈 기분으로 있다가도 금방 완전히 회복되며 다음 날에 이러한 상태가 반복된다.
(4) 대개는 안정 치료로 호전되지만 일부는 심한 정신 질환으로 발전할 수 있으므로 주의 깊게 살펴보아야 한다.

2) 산후 우울증(postpartum depression)

(1) 정의
① 분만 후 4주 이내에 발생하는 우울증을 말한다.
② 증상은 적어도 2주 이상은 지속되어야 한다.
(2) 임상적 특징
① 전체 산모의 10~15%에서 발생하고 대개는 6개월 이내에 점차적으로 호전된다.
② 필요한 경우 약물 치료를 시행하는데 이러한 약제의 대부분은 모유수유에 큰 지장이 없다.

3) 산후 정신병(postpartum psychosis)

(1) 분만 후 2주 이내에 나타나는 가장 심한 형태의 정신 장애로 흔히 원래부터 가지고 있던 양극성 장애(bipolar disorder)로 인해 발생한다.
(2) 망상, 환각, 병식 소실, 감정 장애가 주된 이상 소견이다.
(3) 입원 후 약물 치료가 대부분 필요하다.
(4) 자살과 영유아 살해 등을 유발할 수도 있으므로 주의 깊게 살펴보아야 한다.

## 8.16 Dermatological disorder

### ❑ 임신 중의 생리적인 피부 변화

1) 과다 색소 침착(hyperpigmentation)

(1) 임신 중에는 멜라닌 침착으로 인해 피부 색깔이 짙어지는 경우가 흔하다.
(2) 원래부터 색깔이 짙은 유륜, 회음, 배꼽 부위나 겨드랑이와 같은 접히는 부위의 색소 침착이 두드러진다.
(3) 백색선(linea alba) 부위도 짙어지면서 흑색선(linea nigra)으로 변한다.
(4) 얼굴 부위에도 색소가 침착되면서 기미(melasma)가 증가하는데 이는 자외선으로 악화되는 특징이 있다.

2) 점(nevi)

임신 중에 커지고 악성화되는 빈도가 높을 것으로 생각하기 쉽지만 실제로는 그렇지 않다.

3) 모발 성장의 변화(change in hair growth)

임신 호르몬의 영향으로 모발이 성장하는 경향을 보이고 경미한 다모증이 흔히 나타난다.

4) 혈관 변화(vascular change)

(1) 말초 혈관의 저항이 저하되면서 피부 혈류가 크게 증대된다.
(2) 에스트로겐의 영향으로 소혈관의 변화가 흔히 나타나는데 거미 혈관종(spider angioma), 수장 홍반(palmar erythema), 모세 혈관종(capillary hemangioma)이 대표적이다.

## ❑ 임신 중의 피부 가려움 질환

### 1) 임신 소양성 두드러기성 구진 및 판(pruritic urticarial papules and plaques of pregnancy, PUPPP)

(1) 개요 : 임신 중에 가장 흔한 피부 가려움 질환이다.

(2) 임상적 특징

① 임신 후반기에 나타나는 극심한 소양성 표피성 발진(intensely pruritic cutaneous eruption)이 중요한 증상이다.

② 주된 피부 병변은 홍반성 두드러기성 구진 및 판(erythmatous urticarial papules and plaques)의 형태로 나타난다.

③ 이러한 피부 병변은 처음에 복부에서 발생하여 점차적으로 엉덩이, 넓적다리, 사지로 퍼져 나간다.

④ 병변은 얼굴까지 퍼지지만 표피 박리(excoriation)가 나타나는 경우는 드물다.

⑤ 초산모나 쌍둥이를 임신한 여성에서 흔히 나타나고 다음 임신에 잘 재발되지 않는다.

⑥ 임신 결과에는 큰 영향을 미치지 않는다.

(3) 치료

① 가려움증을 완화시켜 주는 대증 요법을 사용한다.

② 대부분의 산모는 경구 항히스타민제와 피부 완화제, 국소 겉질스테로이드 크림이나 연고로 치료가 가능하다.

③ 치료로 가려움증이 없어지는 경우에는 경구로 겉질스테로이드를 복용한다.

### 2) 임신 헤르페스(herpes gestationis)

(1) 개요 : 'herpes'라는 용어를 사용하고 있지만 'herpes virus'와는 관련성이 없는 비감염성 자가 면역성 수포성 피부 발진 질환이다.

(2) 임상적 특징

① 임신 후반기에 나타나는 극심한 소양성 광범위 발진(extremely pruritic widespread eruption)이 중요한 증상이다.

② 피부 병변은 홍반성, 부종성 구진(erythematous and edematous papule)에서 크고 긴장성인 수포(large, tense vesicle and bulla)까지 다양한 형태로 나타난다.

③ 이러한 피부 병변은 복부와 사지에 호발한다.

④ 병변은 임신 기간 내내 악화와 완화가 반복되고 분만 중에 심한 발적(flare)이 흔하다.

⑤ 경산모에서 흔히 나타나고 다음 임신에 더 이른 시기에 더 심하게 재발하는 경향을 보인다.

⑥ 조산이나 태아 성장 제한 등과 관련이 있다는 보고가 있지만 확실하지는 않다.

(3) 치료

① 가려움증을 완화시켜 주는 대증 요법을 사용한다.

② 일부의 산모는 경구 항히스타민제와 피부 완화제, 국소 코르티코스테로이드 크림이나 연고로 치료가 가능하다.

③ 하지만, 대부분의 산모는 경구 겉질스테로이드를 복용하여 치료한다.

### 3) 임신 가려움증(pruritis gravidarum)

(1) 엄밀한 의미에서 일차 피부 질환은 아니고 임신성 간내 쓸개즙 정체(intrahepatic cholestasis of pregnancy)에 의해 발생하는 이차 피부 질환이다.

(2) 담즙산염(bile salt)이 피부에 축적되면서 가려움증을 유발한다.

### 4) 임신 가려움 발진(prurigo of pregnancy)

(1) 임신 25～30주에 나타나는 피부 가려움 병변이 주된 증상이다.

(2) 피부 병변은 작고 빠르게 박리(excoriation)되는 특징을 보이고 이는 주로 아래팔(forearm)이나 몸통(trunk)에 나타난다.

(3) 치료는 대증 요법이고 항히스타민제나 국소 겉질스테로이드 크림을 주로 사용한다.

### 5) 임신 소양성 모낭염(pruritic folliculitis of pregnancy)

(1) 임신 후반에 나타나는 매우 드문 물집 고름성 발진(pustular eruption) 피부 질환이다.

(2) 홍반(erythmatous patch) 주변을 에워싸고 있는 무균성 물집 고름(sterile pustule)이 주된 피부 병변이다.
(3) 가려움증은 심하지 않으나 오심, 구토, 설사, 발열 등의 전신 증상이 흔하다.
(4) 전신 겉질스테로이드와 이차 감염 예방을 위한 항생제 치료를 시행한다.

Dermatosis Unique to Pregnancy

| Disorder | Frequency | Clinical Characteristics | Histopathology | Perinatal Outcome | Treatment | Comments |
|---|---|---|---|---|---|---|
| Pruritus gravidarum (cholestasis of pregnancy) | Common (1∼2%) | Onset in third trimester; intense pruritus; generalized; excoriations common | Nonspecific; no primary lesions, but excoriations common | Perinatal morbidity increased | Antipruritics, cholestyramine, ursodeoxycholic acid | Mild form of cholestatic jaundice; recurs in subsequent pregnancies |
| Pruritic urticarial papules and plaques of pregnancy (PUPPP) (polymorphic eruption of pregnancy) | Common (0.25∼1%) | Onset usually in third trimester; intense pruritus; patchy or generalized on abdomen, thighs, arms, buttocks; erythematous papules, urticarial papules, plaques | Lymphocytic perivascular infiltrate; negative immunofluorescence | No adverse effects | Antipruritics, emollients, topical steroids, oral steroids if severe | Common in nulliparas and twins; seldom recurs in subsequent pregnancies |
| Prurigo of pregnancy (prurigo gestationis, papular dermatitis) | Uncommon (1:300∼1:2400) | Onset in late second or early third trimester; localized or generalized; 1∼5mm pruritic papules; excoriations common | Lymphocytic perivascular infiltrate; parakeratosis; acanthosis; negative immunofluorescence | Probably unaffected | Antipruritics, topical steroids, oral steroids if severe | Prurigo gestationis localized to forearms and trunk; papular dermatitis is generalized; does not recur in subsequent pregnancies |
| Herpes gestationis (pemphigoid gestationis) | Rare (1:10,000) | Onset in second or third trimester, sometimes 1∼2 weeks postpartum; severe pruritus; abdomen, extremities, or generalized; urticarial papules and plaques, erythema, vesicles, and bullae | Edema; infiltrate of lymphocytes, histiocytes, and eosinophils; C3 and IgG deposition at basement membrane | Possibly increased preterm birth; transient neonatal lesions (5∼10%) | Antipruritics, topical steroids, oral steroids if severe | Autoimmune HLA−=related; seen with trophoblastic disease; exacerbations and remissions during pregnancy and postpartum common; recurrence common; neonatal skin lesions in 10% |
| Pruritic folliculitis of pregnancy (impetigo herpetiformis) | Rare | Onset in third trimester; local, then generalized; erythema with marginal sterile pustules; mucous membranes involved; systemic symptoms | Microabscesses; spongiform pustules of Kogoj; neutrophils | Maternal sepsis common | Antimicrobials, oral steroids | Possibly pustular psoriasis; persists for weeks to months postpartum; usually does not recur with subsequent pregnancies |

## 8.17 Neoplastic disease

### ❑ 유방암

#### 1) 임신과 유방암과의 관계

(1) 임신이 유방암의 경과에 영향을 미치지는 것은 아니고 또한 치료적 유산이 질환의 예후에 영향을 미치지도 않는다.

(2) 하지만 임신 중에 유발된 유방 변화로 인해 진단과 치료가 늦어져 임신이 아닐 때에 비해 진행된 병기를 보이는 경우가 많다.

#### 2) 진단

(1) 임신이 아닐 때와 큰 차이는 없다.

(2) 임신 중에 유방 종괴가 발견될 경우 초음파, 미세 바늘 흡인술, 유방 생검 등의 검사를 즉각적으로 시행해야 한다.

#### 3) 치료

(1) 임신으로 인해 수술적 치료가 연기되어서는 안 된다.

(2) 유방 보존 수술(breast conserving surgery) 후에 일반적으로 시행하는 추가 방사선 치료(adjunctive radiotherapy)는 임신 중에는 시행하지 않는다.

(3) 림프절 양성이거나 말기 암인 경우에 시행하는 항암제 치료는 임신 중에도 시행한다. 항상 그런 것은 아니지만 항암제 치료는 임신 초기라면 치료적 유산 후에, 분만이 멀었다면 곧바로, 분만이 가까워졌다면 분만을 먼저 시도한 후 시행하는 것이 일반적이다.

### ❑ 자궁 경부암

#### 1) 상피내 종양(intraepithelial neoplasia)

(1) 진단적 검사

① 자궁 경부 도말 검사(Papanicolaou smear)

- 임신 중에는 비정상 자궁 경부 세포 병변(abnormal cervical cytology)의 빈도가 높아진다.
- 검사 결과가 ASCUS로 나온 경우 임신이 아닐 때와 같은 방식으로 추가 검사를 시행한다.
- 검사 결과가 고위험 병변(HSIL)으로 나온 경우 자궁 경부 확대경(colposcopy) 검사를 시행한다.

② 자궁 경부 확대경 검사(colposcopy)

- 자궁 경부 확대경 검사에서 악성이 의심되는 병변이 보일 경우 곧바로 조직 검사(colposcopically directed biopsy)를 시행하는데 이는 임신 중에도 큰 문제를 일으키지 않는다.
- 만약 자궁 경부 확대경 검사 결과가 애매할 때는 6~12주 내에 다시 한 번 검사를 시행한다.
- 조직 검사와 흔히 같이 시행하는 자궁 경관 안쪽 소파술(endocervical curettage)은 양막 파수의 위험성이 있으므로 임신 중에는 절대 금기이다.

③ 자궁 경부 원형 절개술(conization)

- 고위험 병변이 있을 때 악성 종양을 찾기 위해 시행하는 LEEP이나 cone biopsy는 임신 중에는 시행하지 않는다.
- 이는 출혈, 조산, 유산의 위험성이 높아지기 때문이다.

(2) 치료 : 조직 검사에서 상피내 종양이 확진된 경우에는 주기적으로 세포 도말 검사와 자궁 경부 확대경 검사를 시행하면서 지켜보다가 분만이 된 후에 적절한 치료를 시행한다.

#### 2) 자궁 경부 침윤암(invasive cervical cancer)

(1) 진단

① 임신 중에는 내진을 통한 병변의 파급 정도를 파악하기 어렵기 때문에 병기가 낮게 설정되는 경향이 있다.

② 방광경 검사, 직장경 검사는 임신 중에도 시행할 수 있고 필요하다면 CT, MRI 등의 영상 진단법도 추가할 수 있다.

(2) 치료

① Stage IA1(microinvasive disease) : 만삭까지 추적 관찰하여 질식 분만을 시도한 후 치료를 시행한다.

② 그 이상의 병기

- 원칙 : 임신 초반기라면 임신을 지속할지를 결정한 후 즉각적인 치료를 시행하고 임신 후반기이고 종양이 크지 않다면 태아가 생존력을 갖출 때까지 기다린 후 치료를 시행하는 것이 합리적이다.
- 병기에 따른 치료방법
  - Stage ⅡA 이하인 경우에는 수술적 치료를 권한다. 임신 전반기일 때는 바로 자궁 적출술을 시행하지만 후반기일 때는 자궁을 절개하여 태아를 먼저 분만한 후 자궁을 적출한다.
  - Stage ⅡB 이상인 경우에는 방사선 치료를 권하고 필요한 경우 항암제 치료를 시행한다. 임신 전반기일 때는 바로 치료를 시행하지만 후반기일 때는 태아를 제왕절개로 먼저 분만한 후 치료를 시행할 수도 있다.
  - 최근에는 낮은 병기에서 자궁 적출술 대신에 자궁 경부 제거술(radical trachelectomy)이 시도됨에 따라 임신을 지속하면서도 치료가 가능하게 되었다.

### ❑ 난소암

#### 1) 진단

(1) 임신 중에는 대부분의 여성이 초음파를 시행하므로 난소 종양이 발견율이 높아진다.

(2) 초음파 소견에서 악성이 의심되는 소견이 있을 때는 임신 중에라도 진단적 수술을 시행하도록 한다.

#### 2) 치료

(1) 진단적 수술 동안에 시행한 동결 절편 검사에서 악성이 확진되었을 경우에는 임신이 아닐 때와 마찬가지로 병기 결정 수술을 시행한다.

(2) 낮은 병기에서와는 달리 진행된 병기에서는 자궁 절제술과 양쪽 부속기 절제술이 필요하므로 수술에 임하기 전에 산모와 가족에게 이러한 상황이 발생할 수 있음을 충분히 설명해야 한다.

## 8.18 Infection

### ❑ Viral infection

#### 1) 수두 – 대상 포진(varicella – zoster)

(1) 개요

① 수두 - 대상 포진 바이러스(varicella - zoster virus)는 수두와 대상 포진이라는 2가지 임상 증후군을 유발한다.

② 일차 감염은 주로 유년기(childhood)에 발생하고 수두(chickenpox)가 유발된다. 감염된 이후 바이러스는 신경절에 잠복해 있다가 추후에 활동을 재개하여 대상 포진(herpes zoster)을 유발한다.

③ 95%의 성인은 이미 면역력을 가지므로 임신 중에 수두가 발생하는 경우는 드물지만 만약 발생할 경우에는 증상이 매우 심하다.

(2) 예방

① Varicella - zoster immunoglobulin(VZIG)

- 면역력이 없는 사람이 바이러스와 접촉하였을 경우에 96시간 안에 투여할 경우 감염을 예방할 수 있다.
- 미국 질병 관리 본부에서는 면역력이 없는 임산부가 바이러스에 노출되었을 때 모든 경우에서 투여할 것을 권고하고 있지만 임상적으로 접종률은 높지가 않다.

② Attenuated live - virus vaccine

- 이 예방 접종을 시행할 경우 97%에서 바이러스에 대한 항체가 형성된다.
- 임신 중에는 시행하지 않는다.

(3) 태아에 미치는 영향

① 결과 : 임신 전반기에 산모가 수두에 이환될 경우 바이러스가 태반을 통과하여 태아의 선천성 기형을 유발할 수 있다.

② 기형의 종류
- 맥락망막염(chorioretinitis)
- 대뇌 피질 위축(cerebral cortical atrophy)
- 수신증(hydronephrosis)
- 피부와 다리 골격 결함(cutaneous and bony leg defect)

③ 임신 시기에 따른 위험성
- 태아가 임신 13~20주 사이에 바이러스에 노출될 때가 가장 위험하다.
- 태아가 임신 20주 이후에 바이러스에 노출된 경우에는 태아에 경미한 선천성 수두 병변이 나타날 수는 있지만 선천성 기형은 잘 발생하지 않는다.
- 태아가 분만 기간 동안에 바이러스에 노출된 경우에는 태아에 치명적인 파종성 병변이 유발된다. 따라서 분만 전후로 5일 동안에 산모에서 수두가 발생할 경우 산모뿐만 아니라 신생아에게도 VZIG를 투여해야 한다.

### 2) 인플루엔자(influenza)

(1) 개요

① 발열, 기침, 전신 증상을 유발하는 바이러스 감염증을 말한다.

② 정상적인 성인과 달리 임산부는 생리적으로 폐 기능이 변화되어 있으므로 인플루엔자 감염이 치명적일 수 있다.

③ 인플루엔자 감염이 태아에 미치는 영향은 아직 확실히 밝혀진 바 없다.

(2) 예방

미국산부인과학회는 인플루엔자 계절(11월~2월) 동안에 모든 임산부에서 예방접종을 시행할 것을 권고하고 있다.

(3) 치료

① Amantadine이나 rimantadine과 같은 항바이러스 제제는 influenza A virus에 대한 예방과 치료 효과를 가진다.

② Oseltamivir나 zanamivir와 같은 항바이러스 제제는 influenza A와 B virus에 대한 초기 치료 효과가 뛰어나다.

③ 임신 중에는 대부분의 항바이러스제의 안전성이 확립되어 있지는 않지만 꼭 필요한 경우에는 사용할 수 있다.

### 3) 볼거리(mumps)

(1) 대개 유년기에 감염되므로 성인의 80~90%는 면역력이 있다.

(2) 흔히 침샘에 바이러스가 감염되면서 질환이 발생하고 다른 장기로 퍼져 나간다.

(3) 예방 접종(MMR vaccine)은 임신 중에는 금기이다.

(4) 임신 초기에 질환이 발생할 경우 자연 유산의 위험성이 높아지지만 태아 기형을 유발하지는 않는다.

### 4) 파르보 바이러스(parvovirus)

(1) 개요 : 파르보 바이러스 B19는 전염성 홍반(erythema infectiosum)을 유발하는 바이러스로 전체 임산부의 반 정도는 이에 대한 면역력이 있다.

(2) 태아에 미치는 영향

① 산모에 감염될 경우 유산, 사산을 유발할 수 있다.

② 파르보 바이러스는 비면역성 태아수종(nonimmune hydrops)의 가장 흔한 원인이다.

(3) 치료

① 임신 중 감염이 의심되는 산모는 바이러스에 대한 혈청 항체 검사를 시행한다.

② IgM 양성인 경우에는 초음파를 시행하여 태아 수종 여부를 파악한다.

③ 태아 수종이 있는 경우 태아 수혈을 시행하면 예후에 도움이 될 수 있다.

④ 파르보 바이러스에 대한 예방 접종이나 항바이러스 치료 제제는 없다.

### 5) 풍진(rubella, German measles)

(1) 증상

① 미열 및 두통, 관절통, 임파선 종대, 눈의 충혈, 전신 발진 등을 보이고 특별한 치료는 필요없다.

② 경한 질환으로 20~50%는 감염이 되어도 증상이 없다.

③ 바이러스 감염에서 임상 증상이 나타날 때까지 소요되는 시간은 12~23일 정도이고 임상 증상이 시작되기 일주일 전에 바이러스 혈증(viremia)이 나타난다.

(2) 진단

① IgM

- 임상 증상이 발생한 날로부터 4~5일 경에 혈청에서 IgM 항체가 검출되고 이는 증상이 나타난 후 6주까지 지속된다.
- 드물게 예방 접종을 받거나 이전에 풍진을 앓은 산모에서 풍진이 재감염되기도 하는데 이때는 일시적으로 낮은 수치의 IgM이 검출될 수 있다.

② IgG

- 이전에 면역이 없던 환자가 초회 감염될 경우 IgG 항체 수치는 임상 증상 시작 시점부터는 1~2주 후에, 바이러스 혈증 시작 시점부터는 2~3주 후에 정점을 이루고 평생 지속된다.
- 따라서 초회 감염을 진단하기 위해서는 발진과 같은 임상 증상이 발생한 지 수일 안에 항체 검사를 시행해야 한다.
- 만약 증상이 발생한 지 1~2주 후에 검사를 시행할 경우에는 IgG 항체가 검출된다 하더라도 이번에 감염된 것인지 예전에 감염된 것인지를 구분할 수가 없다.

(3) 선천성 풍진 증후군(congenital rubella syndrome)

① 유발되는 기형

- 눈 결함 : 선천성 백내장, 녹내장, 망막 색소 침착
- 심장 질환 : 동맥관 개존증, 폐동맥 협착
- 귀머거리
- 중추 신경계 결함 : 소두증, 지능 저하
- 간비 종대와 황달
- 골 질환

② 임신 시기에 따른 위험성

임신 12주 이내에 감염된 경우 80%, 13~14주에는 54%, 2분기 말에는 25%에서 선천성 풍진 증후군이 나타난다.

③ 예방

- 임신을 앞둔 항체가 없는 여성은 MMR vaccine을 접종받을 것을 권장한다.
- MMR vaccine은 임신 1개월 전이나 임신 기간 동안에 시행해서는 안 된다.

### 6) 거대 세포 바이러스(cytomegalovirus, CMV)

(1) 특징

① 모든 사람은 언젠가는 감염이 되는데 출산 후 1년 이내에 대다수의 사람이 감염되고 태아 시기에 감염될 확률은 0.2~2% 정도이다.

② 초회 감염 후 바이러스는 잠복해 있다가 주기적으로 재활성화되어 바이러스를 퍼트린다.

③ 산모가 바이러스에 대한 면역력을 가지고 있다 하더라도 내부 바이러스의 재활성화와 외부로부터의 바이러스 재감염을 막을 수 있는 것은 아니고 태아의 선천성 감염도 예방하지 못한다.

④ 산모가 초회 감염될 경우 40%에서 태아에 전염되고 심각한 결과를 초래한다. 반면, 산모 내부 바이러스의 재활성화에 의한 태아 감염은 태아에 훨씬 적은 후유증을 유발한다.

(2) 태아의 선천성 감염

① 태아에 미치는 영향 : 감염된 신생아가 모두 임상 증상을 나타내는 것은 아니지만 증상이 나타날 경우에는 심각한 후유증이 초래된다.

② 증상

- 태아 사망(fetal death)
- 저체중 출생아(low birthweight)
- 소뇌증(microcephaly)
- 맥락망막염(chorioretinitis)
- 정신 및 운동 지체(mental and motor retardation)
- 감각신경 이상(sensorineural deficit)
- 간비종대(hepatosplenomegaly)
- 황달(jaundice)
- 용혈성 빈혈(hemolytic anemia)
- 출혈성 피부반(thrombocytopenic purpura)

(3) 예방 및 치료 : 특별한 방법은 없다.

## ❑ Bacterial infection

### 1) A군 연쇄 구균(group A streptococcus)

(1) S. pyogenes가 유일한 A군 연쇄 구균으로 감염을 유발하는 경우는 비교적 드물다.

(2) 산모의 패혈증, 균혈증, 자궁근염, 복막염, 패혈성 유산 등을 야기할 수 있다.

### 2) B군 연쇄 구균(group B streptococcus, GBS)

(1) 개요

① B군 연쇄 구균은 질이나 직장에서 흔히 발견되는 정상 세균총의 하나로 임신 35주 산모의 20~30%에서 세균 군집(colony)을 발견할 수 있다.

② 산모와 태아의 감염 증상은 무증상에서 패혈증까지 다양하게 나타난다.

③ 조산, 조기 양막 파수, 융모양막염, 분만 중 태아 감염, 세균뇨, 각종 산욕기 감염 등을 유발할 수 있어 임상적으로 큰 의미를 가진다.

(2) 예방

① 예방 조치의 적응증 : 일단 모든 산모에서 임신 35~37주에 질과 직장에서 GBS 배양 검사를 시행하고 검사 결과에 따라 적응증이 되는 경우 진통 중 예방 조치를 시행한다.

Vaginal and rectal GBS screening cultures at 35~37 weeks' gestation for ALL pregnant women (unless patient had GBS bacteriuria during the current pregnancy or a previous infant with invasive GBS disease)

**Intrapartum prophylaxis indicated**

- Previous infant with invasive GBS disease
- GBS bacteriuria during current pregnancy
- Positive GBS screening culture during current pregnancy(unless a planned cesarean delivery, in the absence of labor or amniotic membrane rupture, is performed)
- Unknown GBS status(culture not done, incomplete, or results unknown) and any of the following:
  - Delivery at $<37$ weeks' gestation
  - Amniotic membrane rupture ≥ 18 hours
  - Intrapartum temperature ≥ 100.4°F (≥ 38.0℃)

**Intrapartum prophylaxis not indicated**

- Previous pregnancy with a positive GBS screening culture(unless a culture was also positive during the current pregnancy)
- Planned cesarean delivery performed in the absence of labor or membrane rupture (regardless of maternal GBS culture status)
- Negative vaginal and rectal GBS screening culture in late gestation during the current pregnancy, regardless of intrapartum risk factors

Indications for intrapartum prophylaxis to prevent perinatal group B streptococcal(GBS) disease under a universal prenatal screening strategy based on combined vaginal and rectal cultures taken at 35 to 37 weeks' gestation.

② 예방 조치

- 진통이 시작되면 항생제를 투여하고 분만이 이루어질 때까지 주기적으로 항생제 투여를 지속한다.
- 일차 치료 항생제로는 페니실린을 권고하고, 암피실린도 사용할 수 있으며, 페니실린 알레르기가 있는 경우에는 다른 항생제를 사용한다.

Regimens for Intrapartum Antimicrobial Prophylaxis for Perinatal Prevention of Group B Streptococcal Disease

| Regimen | Treatment |
|---|---|
| **Recommended** | Penicillin G, 5 million units Ⅳ initial dose, then 2.5million units Ⅳ every 4 hours until delivery |
| **Alternative** | Ampicillin, 2g, Ⅳ initial dose, then 1g Ⅳ every 4hours or 2g every 6 hours until delivery |
| **If penicillin allergic** | |
| Patients **not** at high risk for anaphylaxis | Cefazolin, 2g Ⅳ initial dose, then 1g Ⅳ every 8hours until delivery |
| Patients at high risk for anaphylaxis and with GBS susceptible to clindamycin and erythromycin | Clindamycin, 900mg Ⅳ every 8 hours until delivery<br>**OR**<br>Erythromycin, 500mg Ⅳ every 6 hours until delivery |
| GBS resistant to clindamycin or erythromycin or susceptibility unknown | Vancomycin, 1g Ⅳ every 12 hours until delivery |

### ❑ Protozoal infection

#### 1) 톡소플라스마 감염증(toxoplasmosis)

(1) 원충인 Toxoplasma gondii의 감염으로 인해 발생하고 대개 오염된 음식물을 날로 섭취하여 전염된다.

(2) 임신 중에 감염될 경우 태아로 전달되어 선천성 태아 감염을 유발할 수 있다.

(3) 선천성 태아 감염의 전형적인 3대 소견은 맥락망막염(chorioretinitis), 두개내 석회화(intracranial calcification), 수두증(hydrocephalus)이다.

#### 2) 말라리아(malaria)

(1) 산모가 말라리아에 이환될 경우 유산과 조기 진통의 빈도가 증가한다.

(2) 치료제로는 chloroquine, mefloquine을 흔히 사용하는데 대부분의 항말라리아 약제는 임신 중에도 안전하게 사용할 수 있다.

(3) 말라리아가 풍토병인 지역에 거주하거나 이러한 지역을 여행할 예정인 임산부들은 반드시 말라리아 약제를 예방적으로 복용해야 한다.

## 8.19 Sexually transmitted disease

### ❑ 매독(syphilis)

#### 1) 매독이 임신에 미치는 영향

(1) 조산, 태아 사망, 신생아 감염을 유발할 수 있다.

(2) 산모 매독이 어떠한 병기(stage)이던 간에 태아의 선천성 감염이 나타날 수 있다.

(3) 태아의 선천성 감염은 수많은 증상과 징후를 유발할 수 있다. 거대 태반, 간비 종대, 부종, 복수, 황달, 발진, 뼈 질환, 귀머거리 등이 대표적이다.

#### 2) 진단

(1) 산모의 진단

① 선별 검사(nontreponemal test)

- 첫 번째로 산전 방문을 하는 모든 임산부에서 시행하고 고위험군의 경우에는 임신 3분기와 분만 시기에 반복하여 시행한다.

- VDRL 혹은 RPR 검사가 대표적이다.

② 확진 검사(treponemal test)

- 선별 검사 양성으로 나온 경우에 시행한다.
- FTA - ABS, MHA - TP, TP - PA 검사가 대표적이다.

(2) 태아의 진단

① 양수 검사를 시행하여 treponemal DNA를 직접 동정할 수 있지만 임상적으로 잘 시행하지 않는다.

② 태아의 초음파 소견을 이용하면 진단에 큰 도움이 된다. 대표적인 소견은 거대 태반, 부종, 복수, 태아 수종 등을 들 수 있다.

### 3) 치료

(1) Benzathine penicillin G를 이용할 경우 98%의 경우에서 산모의 초기 감염이 완치되고 태아의 선천성 감염이 예방된다.

(2) 만약 이전에 페니실린에 대한 과민 반응의 과거력이 있고 이어 시행한 페니실린 피부 알레르기 검사가 양성이라면 먼저 페니실린 탈감작화(desensitization) 치료를 시행한 후 페니실린을 투여한다.

(3) 임신 중에는 페니실린을 대체할 만한 치료 약제는 없다.

Recommended Treatment for Pregnant Women with Syphilis

| Category | Treatment |
|---|---|
| Early syphilis[a] | Benzathine penicillin G, 2.4 million units intramuscularly as a single injection – some recommend a second dose 1 week later |
| More than 1 year duration[b] | Benzathine penicillin G, 2.4 million units intramuscularly weekly for 3 doses |
| Neurosyphilis[c] | Aqueous crystalline penicillin G, 3∼4million units intravenously every 4hours for 10∼14 days<br>or<br>Aqueous procaine penicillin, 2.4 million units intramuscularly daily, plus probenecid 500mg orally four times daily, both for 10∼14 days |

[a] Primary, secondary, and latent syphilis of less than 1 year duration.

[b] Latent syphilis of unknown or more than 1 year duration; tertiary syphilis.

[c] Some recommend benzathine penicillin, 2.4 million units intramuscularly after completion of the neurosyphilis treatment regimens.

## ❑ 임질(gonorrhea)

### 1) 임상적 의의

(1) 임질에 감염되어 있는 임산부는 클라미디아나 HIV 감염과 같은 다른 성병의 위험성이 증가하므로 이에 대한 검사를 병행해야 한다.

(2) 임질에 감염된 산모는 패혈성 유산, 조산, 조기 양막 파수, 융모양막염, 산욕기 감염의 빈도가 증가한다.

### 2) 치료

(1) 가장 흔히 이용하는 약제는 ceftriaxone이다.

(2) 클라미디아 감염이 동반되어 있을 가능성이 높을 때는 이에 대한 치료도 병행한다.

Treatment of Uncomplicated Gonococcal Infections During Pregnancy

| |
|---|
| Ceftriaxone, 125mg intramuscularly as a single dose<br>or<br>Cefixime, 400mg orally[a] in a single dose<br>or<br>Spectinomycin, 2g intramuscularly as a single dose<br>plus<br>Treatment for chlamydial infection unless it is ruled out[b] |

[a] Limited availability after 2003.

[b] See Table 8 - 24

## ❑ Chlamydial infection

### 1) 개요

(1) 전체 가임기 여성의 10%가 감염되어 있는 굉장히 흔한 감염 질환이다.

(2) 감염된 임산부는 대개 증상이 없지만 일부의 경우에서는 급성 요도 증후군이나 바르톨린선염과 같은 임상 소견을 보인다.

(3) 질식 분만을 시행할 경우 신생아의 30~50%에서 전염되어 결막염이나 폐렴 등이 유발될 수 있다.

### 2) 치료

(1) 감염된 임산부에게 우선적으로 추천하는 치료는 erythromycin 500mg을 경구로 하루에 4회씩 7일 동안 복용하는 것이다.

(2) 그 밖에 amoxicillin도 erythromycin과 거의 동등한 효과를 보인다.

Treatment of Chlamydia trachomatis During Pregnancy

| Regimen | Drug and Dosage |
|---|---|
| First choice | Erythromycin base, 500mg orally four times daily for 7 days<br>or<br>Amoxicillin, 500mg orally three times daily for 7 days |
| Alternatives | Erythromycin base, 250mg orally four times daily for 14 days<br>or<br>Erythromycin ethylsuccinate, 800mg orally four times daily for 7days<br>or<br>Erythromycin ethylsuccinate, 400mg orally four times daily for 14days<br>or<br>Azithromycin, 1g orally as a single dose |

## ❑ Herpes simplex virus(HSV) infection

### 1) 임산부의 감염증

(1) 원인 및 진단

① HSV에는 2가지 형태가 있는데 type 1보다는 type 2가 생식기 병변에 더 중요한 원인이다.

② 대부분의 진단적 검사는 효율이 떨어지고 많은 시간이 소요되기 때문에 대개는 임상 병변을 통해 추정 진단을 시행한다.

(2) 치료 : 임신 중에 주로 사용하는 약제는 acyclovir이고 이 약제는 태아에 특별한 악영향을 미치지 않는다.

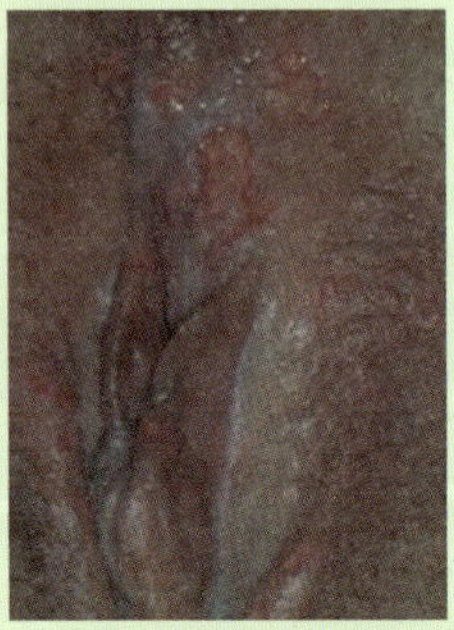

HSV infection 병변.

### 2) 태아와 신생아의 감염증

(1) 원인

① 85%의 신생아 감염은 분만 전후에 발생한다.

② 감염원은 산모의 자궁 경부나 하부 생식기에서 떨어져 나오는 바이러스이다.

(2) 증상 : 신생아가 감염될 경우 눈이나 입 등의 경한 국소 증상만을 보이는 경우도 있지만 파종성으로 여러 장기에 퍼져 사망하는 경우도 있다.

(3) 신생아 감염의 예방

① 산모의 처치 : 지속적으로 임신 중에 재발과 완화를 반복한 산모에게는 분만 기간 중의 재발을 방지하기 위하여 임신 36주부터 acyclovir를 예방적으로 투여할 수 있다.

② 분만 방식

- 활동성 병변이 있거나 감염의 전구 증상을 보이는 산모는 제왕절개를 시행한다.
- 특별한 활동성 병변이 없는 경우에는 질식 분만을 시도할 수 있다.

## ❑ Human immunodeficiency virus(HIV) infection

### 1) 개요

(1) 정의 : HIV는 후천성 면역 결핍 증후군(AIDS)을 유발할 수 있는 바이러스로 대부분은 성교에 의해 전염된다.

(2) 임상 경과

① 감염이 되면 수일~수주의 잠복기를 거친 후 발열, 인후염, 설사와 같은 급성 증상이 나타난다.

② 급성 증상은 10일 안에 호전되지만 이때부터 만성적인 바이러스 혈증(viremia)이 시작된다.

③ 평균 10년 동안 특별한 증상 없이 바이러스 혈증만 지속되다가 후천성 면역 결핍 증후군으로 진행된다.

(3) HIV 감염의 진단

① 선별 검사

- ELISA를 사용한다.
- 99.5%의 민감도를 가지고 있다.

② 확진 검사 : Western blot이나 immunofluorescence assay(IFA)를 주로 사용한다.

### 2) HIV 감염 임산부의 처치

(1) 산전 처치 : 모든 HIV 감염 산모는 $CD4^+$ T-cell 숫자나 HIV RNA 수치와 관계없이 항바이러스 치료(antiretroviral therapy)를 임신 초기부터 지속적으로 시행해야 한다.

(2) 신생아 감염

① 신생아 감염의 경로

- 임신 초기에 태반을 통해 전파될 수 있다.
- 출생 전후에 직접적으로 감염될 수 있는데 이는 대부분의 전파 경로가 된다.
- 출생 후에 모유수유를 통해 전파될 수 있다.

② 신생아 감염의 예방

- 항바이러스제 치료와 제왕절개에 의한 분만이 가장 중요하다.
- 산전과 분만 중에 산모에게 지속적으로 항바이러스제를 투여하고 신생아도 항바이러스치료를 받으며 제왕절개로 분만한 경우 신생아 감염률은 87%나 감소한다.

Pediatric AIDS Clinical Trials Group (PATCG) 076 Zidovudine Regimen

| Time of Administration | Zidovudine Regimen |
|---|---|
| Antepartum | 100mg orally five times daily, initiated at 14 to 34 weeks and continued throughout the pregnancy[a]. |
| Intrapartum | During labor, intravenous zidovudine in a 1 - hour initial dose of 2mg/kg, followed by a continuous infusion of 1mg/kg/hr until delivery[b]. |
| Neonate | Begin at 8 to 12 hours after birth, and give syrup at 2mg/kg every 6hours for 6weeks[c]. |

[a] Acceptable alternative regimens include 200mg three times daily or 300mg twice daily.

[b] For elective cesarean delivery, intravenous zidovudine is begun at least 3 hours prior to surgery, For premature rupture of membranes or labor with a planned operative delivery, the loading dose may be given during 30 minutes prior to surgery.

[c] Intravenous dosage for infants who cannot tolerate oral intake is 1.5mg/kg intravenously every 6hours.

(3) 산후 처치

① HIV 감염 산모는 모유수유를 해서는 안 된다.

② 특별한 문제가 없고 정상적인 $CD4^+$ T - cell 숫자와 낮은 HIV RNA 수치를 가지고 있는 산모는 분만 후에 항바이러스제 치료를 중단하고 일반적인 치료 지침에 따르도록 한다.

## ❑ Human papillomavirus infection(genital wart)

### 1) 원인

HPV에는 여러 type이 있는데 이중 type 6, 11은 외음부 사마귀(wart)의 중요한 원인이 된다.

### 2) 임신 중 치료

(1) 치료 원칙

① 임신 중에는 치료에 불완전하게 반응하지만 분만 후에는 급속히 완화된다.

② 따라서 임신 중에는 병변을 완전히 소멸시키려고 노력할 필요는 없고 태아와 산모에 미치는 악영향을 줄이고 증상을 완화하는 정도의 치료만 시행해도 충분하다.

(2) 치료방법

① 약물 치료 : 80~90%의 trichloroacetic acid 혹은 bichloracetic acid를 일주일에 한번 국소적으로 도포한다.

② 시술 치료

- 병변에 대한 cryotherapy나 laser ablation과 같은 시술을 시행할 수도 있다.
- 약물 치료와 거의 비슷한 효과를 보인다.

③ 임신 중 금기인 치료방법

- Podophyllin resin
- Podofilox solution or gel
- 5 - fluorouracil cream
- Imiquimod cream
- Interferon therapy

# 참/고/문/헌


이우주. 영한·한영 의학사전, 3rd edition. 아카데미서적.

지제근. 대한의사협회 의학용어에 따른 지제근 의학용어사전, 1st edition. 아카데미아.

F. Gary Cunningham, Kenneth J. Leveno, Steven L. Bloom, John C. Hauth, Larry C. Gilstrap Ⅲ, Katharine D. Wenstrom. Williams Obstetrics. twenty-second edition. Mcgraw Hill.

Fauci, Braunwald, Kasper, Hauser, Longo, Jameson, Loscalzo. Harrison's Principles of Internal Medicine, 17th edition. McGraw Hill.

# Obstetrics

# 찾/아/보/기

## 아

## 차



## 카



## 타

## 파



## 하

## A

## B

## E



## F

## G

**Q**



**R**

**편저자**

**박영수** 산부인과 전문의
(서울대학교 의과대학 졸업, 서울대학교병원 산부인과 수료)

www.papu.co.kr

# PACIFIC OBSTETRICS

1판 발행 2009년 9월 9일
2판 발행 2011년 4월 5일

편저자 박 영 수
발행인 이 웅 현
발행처 **퍼시픽북스**
서울특별시 중구 초동 42번지 아시아미디어타워 501호
TEL. 02-2272-7766(代) / FAX. 02-2272-7166
E-mail: papu77@daum.net

ISBN 978-89-6130-433-7



정가 **32,000원**

Obstetrics